口腔常见病临床防治

（上）

孔春燕等◎主编

吉林科学技术出版社

图书在版编目（CIP）数据

口腔常见病临床防治/ 孔春燕等主编. -- 长春 : 吉林科学技术出版社, 2016.9
ISBN 978-7-5578-1059-7

Ⅰ. ①口… Ⅱ. ①孔… Ⅲ. ①口腔疾病—常见病—防治Ⅳ. ①R78

中国版本图书馆CIP数据核字(2016) 第167776号

口腔常见病临床防治

Kouqiang changjianbing linchuang fangzhi

主　　编　孔春燕　赵军方　李　松　侯卫峰　陈小军　董丽艳
副 主 编　钟志华　王淑琴　熊　磊　魏　薇
出 版 人　李　梁
责任编辑　张　凌　张　卓
封面设计　长春创意广告图文制作有限责任公司
制　　版　长春创意广告图文制作有限责任公司
开　　本　787mm×1092mm　1/16
字　　数　822千字
印　　张　34
版　　次　2016年9月第1版
印　　次　2017年6月第1版第2次印刷

出　　版　吉林科学技术出版社
发　　行　吉林科学技术出版社
地　　址　长春市人民大街4646号
邮　　编　130021
发行部电话/传真　0431-85635177　85651759　85651628
　　　　　　　　85652585　85635176
储运部电话　0431-86059116
编辑部电话　0431-86037565
网　　址　www.jlstp.net
印　　刷　虎彩印艺股份有限公司

书　　号　ISBN 978-7-5578-1059-7
定　　价　135.00元
如有印装质量问题　可寄出版社调换
因本书作者较多，联系未果，如作者看到此声明，请尽快来电或来函与编辑部联系，以便商洽相应稿酬支付事宜。

主编简介

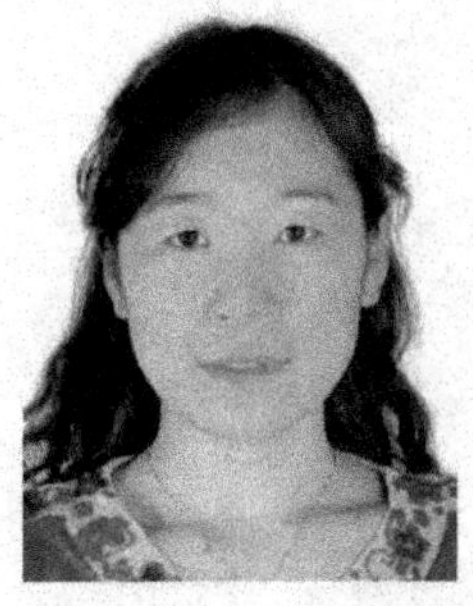

孔春燕

1980年出生。衡水市第四人民医院口腔科，主治医师。中华口腔医学会会员，河北省口腔医学会口腔种植专业委员会会员。擅长牙体、牙周、口腔种植及修复等口腔综合治疗，尤其是颌面多发骨折的救治、复杂阻生牙的拔除、口腔黏膜病的诊断和治疗；种植体定位、计算机导航种植，循证医学指导下的精准医疗系统工程的治疗设计与松动牙永久性保留，牙本质永久性脱敏，激光加综合调理治愈复发性口疮等。以第一作者或通讯作者身份发表论著2篇，获得衡水市嘉奖2次，“巾帼建功明星”称号1次。

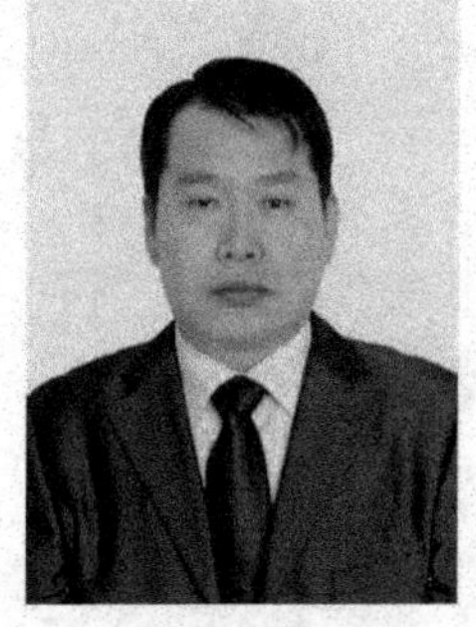

赵军方

1972年出生。郑州大学第一附属医院口腔颌面外科，副主任医师，副教授，博士。先后赴第四军医大学进修口腔颌面外科，上海交大附属第九人民医院学习正颌外科、数字化辅助导航。主要从事口腔颌面肿瘤的综合治疗，口腔颌面外科畸形整复及正颌工作。对口腔颌面颈部常见病、多发病和疑难杂症的诊治具有丰富经验。尤其擅长口腔颌面部复杂骨折、颌面部骨性畸形的正颌外科外治疗及软组织畸形缺损的整复治疗。参编教材2部，发表论文30余篇，获省厅级科学技术进步奖4项。

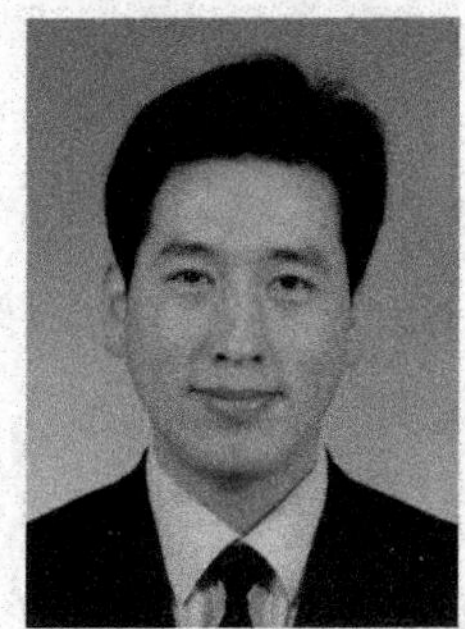

李　松

1972年出生。南京医科大学附属口腔医院/江苏省口腔医院，副主任医师，讲师。口腔医学本科学历，硕士学位。主要从事牙周病病因学及牙周组织再生研究。擅长口腔科疾病的诊疗，尤其是重度牙周炎、侵袭性牙周炎、药物性牙龈增生、牙种植体周围炎的诊疗及牙周病的手术与再生治疗、牙周激光治疗。获省级新技术引进奖1项，参加国家级课题2项，省级课题3项，主持完成课题2项；发表专业论文10余篇，参编专著2部。

编 委 会

主　编　孔春燕　赵军方　李　松
　　　　侯卫锋　陈小军　董丽艳

副主编　钟志华　王淑琴　熊　磊　魏　薇

编　委　(按姓氏笔画排序)

王淑琴　青岛市第八人民医院
孔春燕　衡水市第四人民医院
李　松　江苏省口腔医院
陈小军　甘肃省景泰县人民医院
赵军方　郑州大学第一附属医院
钟志华　荆州市中心医院
侯卫锋　郑州大学附属洛阳中心医院
董丽艳　长春中医药大学附属医院
熊　磊　湖北省荆州市中心医院
魏　薇　湖北省荆州市中心医院

前　言

口腔是人体的重要器官之一，与全身健康密切相关。近年来，随着经济的发展，人民生活水平的提高及健康意识的觉醒，口腔医疗作为朝阳事业，其重要性越来越得以显现。新的医疗设备和技术不断涌现，为口腔诊疗技术带来了革命性的变化。口腔科医师需要不断学习新知识，掌握新技术，才能更好地为患者服务，本书正是在这样的背景下编写的。

本书共分五篇来加以介绍，第一篇总论部分主要介绍口腔诊断、麻醉及拔牙术等；第二篇口腔疾病主要讲述口腔内科、口腔外科常见疾病的诊治；第三篇则主要介绍口腔正畸；第四篇为口腔修复与口腔种植；第五篇为口腔护理。论述详尽，内容新颖，图文并茂，科学性与实用性强，可供各基层医院的住院医生、主治医生及医学院校本科生、研究生参考使用。

本书参编人员较多，编写风格不尽一致，再加上当今医学发展迅速，书中难免会有不足之处，诚恳希望广大读者不吝指正。

编　者

2016 年 9 月

目　录

第一篇　总论

第二篇　口腔疾病

第三篇　口腔正畸

第四篇 口腔修复与口腔种植

第五篇 口腔护理

第一篇

总论

第一章 口腔科常见症状

发生在牙－颌－口腔系统中的疾病有数百种之多，但它们有很多相似的症状和（或）临床表现。临床医师须从一些常见的主诉症状出发，进一步采集病史和作全面的口腔检查，多数病例可以做出明确的诊断。但也有一些病例需采取其他辅助检查手段，如化验、影像学（X 线片、CT、B 超等）、涂片、活体组织检查、脱落细胞学检查、微生物培养等特殊检查，以及全身系统性检查等，然后进行综合分析和鉴别诊断，最后取得明确的诊断。有的病例还需在治疗过程中才能确诊，如药物治疗性诊断、手术过程中探查及手术后标本的特殊检查等。总之，正确的诊断有赖于周密的病史采集、局部和全身的检查及全面的分析，然后根据循证医学的原则制订出正确的、符合患者意愿的治疗计划，这些是决定疗效的重要前提。

第一节 牙痛

牙痛是口腔科临床上最常见的症状，常是患者就医的主要原因。可由牙齿本身的疾病，牙周组织及颌骨的某些疾病，甚至神经疾患和某些全身疾病所引起。对以牙痛为主诉的患者，必须先仔细询问病史，如疼痛起始时间及可能的原因，病程长短及变化情况，既往治疗史及疗效等。必要时还应询问工作性质、饮食习惯、有无不良习惯（如夜磨牙和咬硬物等）、全身健康状况及家族史等。关于牙痛本身，应询问牙痛的部位、性质、程度和发作时间。疼痛是尖锐剧烈的还是钝痛、酸痛；是自发痛还是激发痛、咬合时痛；自发痛是阵发的或是持续不断；有无夜间痛；疼痛部位是局限的或放散的，能否明确指出痛牙等。根据症状可得出一至数种初步印象，便于作进一步检查。应记住，疼痛是一种主观症状，由于不同个体对疼痛的敏感性和耐受性有所不同，而且有些其他部位的疾病也可表现为牵扯性牙痛。因此，对患者的主观症状应与客观检查所见、全身情况及实验室和放射学检查等结果结合起来分析，以做出正确的诊断。

一、引起牙痛的原因

1. 牙齿本身的疾病　如深龋，牙髓充血，各型急性牙髓炎、慢性牙髓炎，逆行性牙髓炎，由龋齿、外伤、化学药品等引起的急性根尖周炎、牙槽脓肿，微裂，牙根折裂，髓石，牙本质过敏，流电作用等。

2. 牙周组织的疾病　如牙周脓肿、急性龈乳头炎、冠周炎、坏死性溃疡性龈炎、干槽症等。

3. 牙齿附近组织的疾病所引起的牵扯痛　急性化脓性上颌窦炎和急性化脓性颌骨骨髓炎时，由于神经末梢受到炎症的侵犯，使该神经所支配的牙齿发生牵扯性痛。颌骨内或上颌窦内的肿物、埋伏牙等可压迫附近的牙根发生吸收，如有继发感染，可出现牙髓炎导致疼痛。急性化脓性中耳炎、咀嚼肌群的痉挛等均可出现牵扯性牙痛。

4. 神经系统疾病　如三叉神经痛患者常以牙痛为主诉。颞下窝肿物在早期可出现三叉神经第三支分布区的疼痛，翼腭窝肿物的早期由于压迫蝶腭神经节，可出现三叉神经第二支分布区的疼痛。

5. 全身疾患　有些全身疾患，如流感、癔症、神经衰弱，月经期和绝经期等可诉有牙痛。高空飞行时，牙髓内压力增高，可引起航空性牙痛。有的心绞痛患者可反射性地引起牙痛。

二、诊断步骤

（一）问清病史及症状特点

1. 尖锐自发痛　最常见的为急性牙髓炎（浆液性、化脓性、坏疽性）、急性根尖周炎（浆液性、化脓性）。其他，如急性牙周脓肿、髓石、冠周炎、急性龈乳头炎、三叉神经痛、急性上颌窦炎等。

2. 自发钝痛　慢性龈乳头炎，创伤性等。在机体抵抗力降低时，如疲劳、感冒、月经期等，可有轻度自发钝痛、胀痛。坏死性龈炎时牙齿可有撑离感和咬合痛。

3. 激发痛　牙本质过敏和Ⅱ°～Ⅲ°龋齿或楔状缺损等，牙髓尚未受侵犯或仅有牙髓充血时，无自发痛，仅在敏感处或病损处遇到物理、化学刺激时才发生疼痛，刺激除去后疼痛即消失。慢性牙髓炎一般无自发痛而主要表现为激发痛，但当刺激除去后疼痛仍持续一至数分钟。咬合创伤引起牙髓充血时也可有对冷热刺激敏感。

4. 咬合痛　微裂和牙根裂时，常表现为某一牙尖受力而产生水平分力时引起尖锐的疼痛。牙外伤、急性根尖周炎、急性牙周脓肿等均有明显的咬合痛和叩痛、牙齿挺出感。口腔内不同金属修复体之间产生的流电作用也可使患牙在轻咬时疼痛，或与金属器械相接触时发生短暂的电击样刺痛。

以上疼痛除急性牙髓炎患者常不能自行明确定位外，一般都能明确指出痛牙。急性牙髓炎的疼痛常沿三叉神经向同侧对颌或同颌其他牙齿放散，但不会越过中线放散到对侧牙。

（二）根据问诊所得的初步印象，作进一步检查，以确定患牙

1. 牙体疾病　最常见为龋齿。应注意邻面龋、潜在龋、隐蔽部位的龋齿、充填物下方的继发龋等。此外，如微裂、牙根纵裂、畸形中央尖、楔状缺损、重度磨损、未垫底的深龋充填体、外伤露髓牙、牙冠变色或陈旧的牙冠折断等，均可为病源牙。

叩诊对识别患牙有一定帮助。急性根尖周炎和急性牙周脓肿时有明显叩痛，患牙松动。慢性牙髓炎、急性全部性牙髓炎和慢性根尖周炎、边缘性牙周膜炎、创伤性根周膜炎等，均可有轻至中度叩痛。在有多个可疑病源牙存在时，叩诊反应常能有助于确定患牙。

2. 牙周及附近组织疾病　急性龈乳头炎时可见牙间乳头红肿、触痛，多有食物嵌塞、异物刺激等局部因素。冠周炎多见于下颌第三磨牙阻生，远中及颊舌侧龈瓣红肿，可溢脓。牙周脓肿和逆行性牙髓炎时可探到深牙周袋，后者袋深接近根尖，牙齿大多松动。干槽症可见拔牙窝内有污秽坏死物，骨面暴露，腐臭，触之疼痛。反复急性发作的慢性根尖周炎可在牙龈或面部发现窦道。

急性牙槽脓肿、牙周脓肿、冠周炎等，炎症范围扩大时，牙龈及龈颊沟处肿胀变平，可有波动。面部可出现副性水肿，局部淋巴结肿大，压痛。若治疗不及时，可发展为蜂窝织炎、颌骨骨髓炎等。上颌窦炎引起的牙痛，常伴有前壁的压痛和脓性鼻涕、头痛等。上颌窦肿瘤局部多有膨隆，可有血性鼻涕、多个牙齿松动等。

（三）辅助检查

1. 牙髓活力测验　根据对冷、热温度的反应，以及刺激除去后疼痛持续的时间，可以帮助诊断和确定患牙。也可用电流强度测试来判断牙髓的活力和反应性。

2. X线检查　可帮助发现隐蔽部位的龋齿。髓石在没有揭开髓室顶之前，只能凭X线片发现。慢性根尖周炎可见根尖周围有不同类型和大小的透射区。颌骨内或上颌窦内肿物、埋伏牙、牙根裂等也需靠X线检查来确诊。

（孔春燕）

第二节　牙龈出血

牙龈出血是口腔中常见的症状，出血部位可以是全口牙龈或局限于部分牙齿。多数患者是在牙龈受到机械刺激（如刷牙、剔牙、食物嵌塞、进食硬物、吮吸等）时流血，一般能自行停止；另有一些情况，在无刺激时即自动流血，出血量多，且无自限性。

一、牙龈的慢性炎症和炎症性增生

这是牙龈出血的最常见原因，如慢性龈缘炎、牙周炎、牙间乳头炎和牙龈增生等。牙龈缘及龈乳头红肿、松软，甚至增生。一般在受局部机械刺激时引起出血，量不多，能自行停止。将局部刺激物（如牙石、牙垢、嵌塞的食物、不良修复体等）除去后，炎症很快消退，出血亦即停止。

二、妊娠期龈炎和妊娠瘤

常开始于妊娠的第3~4个月。牙龈红肿、松软、极易出血。分娩后，妊娠期龈炎多能消退到妊娠前水平，而妊娠瘤常需手术切除。有的人在慢性牙龈炎的基础上，于月经前或月经期可有牙龈出血，可能与牙龈毛细血管受性激素影响而扩张、脆性改变等有关。长期口服激素性避孕药者，也容易有牙龈出血和慢性炎症。

三、坏死性溃疡性牙龈炎

为梭形杆菌、口腔螺旋体和中间普氏菌等的混合感染。主要特征为牙间乳头顶端的坏死性溃疡，腐臭，牙龈流血和疼痛，夜间睡眠时亦可有牙龈流血，就诊时亦可见牙间隙处或口角处有少量血迹。本病的发生常与口腔卫生不良、精神紧张或过度疲劳、吸烟等因素有关。

四、血液病

在遇到牙龈有广泛的自动出血，量多或不易止住时，应考虑有无全身因素，并及时作血液学检查和到内科诊治。较常见引起牙龈和口腔黏膜出血的血液病，如急性白血病、血友病、血小板减少性紫癜、再生障碍性贫血、粒细胞减少症等。

五、肿瘤

有些生长在牙龈上的肿瘤，如血管瘤、血管瘤型牙龈瘤、早期牙龈癌等也较易出血。其他较少见的，如发生在牙龈上的网织细胞肉瘤，早期常以牙龈出血为主诉，临床上很容易误诊为牙龈炎。有些转移瘤，如绒毛膜上皮癌等，也可引起牙龈大出血。

六、某些全身疾病

如肝硬化、脾功能亢进、肾炎后期、系统性红斑狼疮等，由于凝血功能低下或严重贫血，均可能出现牙龈出血症状。伤寒的前驱症状有时有鼻出血和牙龈出血。在应用某些抗凝血药物或非甾体类抗炎药，如水杨酸、肝素等治疗冠心病和血栓时，易有出血倾向。苯中毒时也可有牙龈被动出血或自动出血。

（孔春燕）

第三节　牙齿松动

正常情况下，牙齿只有极轻微的生理性动度。这种动度几乎不可觉察，且随不同牙位和一天内的不同时间而变动。一般在晨起时动度最大，这是因为夜间睡眠时，牙齿无㿻接触，略从牙槽窝内挺出所致。醒后，由于咀嚼和吞咽时的㿻接触将牙齿略压入牙槽窝内，致使牙齿的动度渐减小。这种 24 小时内动度的变化，在牙周健康的牙齿不甚明显，而在有㿻习惯，如磨牙症、紧咬牙者较明显。妇女在月经期和妊娠期内牙齿的生理动度也增加。牙根吸收接近替牙期的乳牙也表现牙齿松动。引起牙齿病理性松动的主要原因如下。

一、牙周炎

是使牙齿松动乃至脱落的最主要疾病。牙周袋的形成以及长期存在的慢性炎症，使牙槽骨吸收，结缔组织附着不断丧失，继而使牙齿逐渐松动、移位，终致脱落。

二、㿻创伤

牙周炎导致支持组织的破坏和牙齿移位，形成继发性㿻创伤，使牙齿更加松动。单纯的（原发性）㿻创伤，也可引起牙槽嵴顶的垂直吸收和牙周膜增宽，临床上出现牙齿松动。这种松动在㿻创伤除去后，可以恢复正常。正畸治疗过程中，受力的牙槽骨发生吸收和改建，此时牙齿松动度明显增大，并发生移位；停止加力后，牙齿即可恢复稳固。

三、牙外伤

最多见于前牙。根据撞击力的大小，使牙齿发生松动或折断。折断发生在牙冠时，牙齿一般不松动；根部折断时，常出现松动，折断部位越近牙颈部，则牙齿松动越重，预后也差。有的医师企图用橡皮圈不恰当地消除初萌的上颌恒中切牙之间的间隙，常使橡皮圈渐渐滑入龈缘以下，造成深牙周袋和牙槽骨吸收，牙齿极度松动和疼痛。患儿和家长常误以为橡皮圈已脱落，实际它已深陷入牙龈内，应仔细搜寻并取出橡皮圈。此种病例疗效一般均差，常导致拔牙。

四、根尖周炎

急性根尖周炎时，牙齿突然松动，有伸长感，不敢对𬌗，叩痛（++）~（+++）。至牙槽脓肿阶段，根尖部和龈颊沟红肿、波动。这种主要由龋齿等引起的牙髓和根尖感染，在急性期过后，牙多能恢复稳固。

慢性根尖周炎，在根尖病变范围较小时，一般牙不太松动。当根尖病变较大或向根侧发展，破坏较多的牙周膜时，牙可出现松动。一般无明显自觉症状，仅有咬合不适感或反复肿胀史，有的根尖部可有瘘管。牙髓无活力。根尖病变的范围和性质可用X线检查来确诊。

五、颌骨骨髓炎

成人的颌骨骨髓炎多是继牙源性感染而发生，多见于下颌骨。急性期全身中毒症状明显，如高热、寒战、头痛，白细胞增至（10~20）$\times 10^3$/L等。局部表现为广泛的蜂窝织炎。患侧下唇麻木，多个牙齿迅速松动，且有叩痛。这是由于牙周膜及周围骨髓腔内的炎症浸润。一旦颌骨内的化脓病变经口腔黏膜或面部皮肤破溃，或经手术切开、拔牙而得到引流，则病程转入亚急性或慢性期。除病源牙必须拔除外，邻近的松动牙常能恢复稳固。

六、颌骨内肿物

颌骨内的良性肿物或囊肿由于缓慢生长，压迫牙齿移位或牙根吸收，致使牙齿逐渐松动。恶性肿瘤则使颌骨广泛破坏，在短时间内即可使多个牙齿松动、移位。较常见的，如上颌窦癌，多在早期出现上颌数个磨牙松动和疼痛。若此时轻易拔牙，则可见拔牙窝内有多量软组织，短期内肿瘤即由拔牙窝中长出，似菜花状。所以，在无牙周病且无明显炎症的情况下，若有一或数个牙齿异常松动者，应提高警惕，进行X线检查，以便早期发现颌骨中的肿物。

七、其他

有些牙龈疾病伴有轻度的边缘性牙周膜炎时，也可出现轻度的牙齿松动，如坏死性龈炎、维生素C缺乏、龈乳头炎等。但松动程度较轻，治愈后牙齿多能恢复稳固。发生于颌骨的组织细胞增生症X，为原因不明的、累及单核－吞噬细胞系统的、以组织细胞增生为主要病理学表现的疾病。当发生于颌骨时，可沿牙槽突破坏骨质，牙龈呈不规则的肉芽样增生，牙齿松动并疼痛，拔牙后伤口往往愈合不良。X线表现为溶骨性病变，牙槽骨破坏，病变区牙齿呈现“漂浮征”。本病多见于10岁以内的男童，好发于下颌骨。其他一些全身疾患，如Down综合征、Papillon－Lefevre综合征等的患儿，常有严重的牙周炎症和破坏，造成牙齿松动、脱落。牙周手术后的短期内，术区牙齿也会松动，数周内会恢复原来动度。

（孔春燕）

第四节 口臭

口臭是指口腔呼出气体中的令人不快的气味，是某些口腔、鼻咽部和全身性疾病的一个较常见症状，可以由多方面因素引起。

一、生理因素

晨起时常出现短时的口臭，刷牙后即可消除。可由某些食物（蒜、洋葱等）和饮料（酒精性）经过代谢后产生一些臭味物质经肺从口腔呼出所引起。某些全身应用的药物也可引起口臭，如亚硝酸戊脂、硝酸异山梨酯等。

二、病理因素

（一）口腔疾病

口腔呼出气体中的挥发性硫化物（volatile sulfur compounds，VSCs）可导致口臭，其中90%的成分为甲基硫醇（CH_3SH）和硫化氢（H_2S）。临床上最常见的口臭原因是舌苔和牙周病变处的主要致病菌，如牙龈卟啉单胞菌、齿垢密螺旋体、福赛坦菌和中间普氏菌等的代谢产物。此外，牙周袋内的脓液和坏死组织、舌苔内潴留的食物残屑、脱落上皮细胞等也可引起口臭。在没有牙周炎的患者，舌苔则是口臭的主要来源，尤其与舌背的后1/3处舌苔的厚度和面积有关。用牙刷刷舌背或用刮舌板清除舌苔可显著减轻或消除口臭。

软垢、嵌塞于牙间隙和龋洞内的食物发酵腐败，也会引起口臭。有些坏死性病变，如坏死性溃疡性龈（口）炎、嗜伊红肉芽肿、恶性肉芽肿和癌瘤等，拔牙创的感染（干槽症）等，都有极显著的腐败性臭味。

如果经过治疗彻底消除了口腔局部因素，口臭仍不消失，则应寻找其他部位的疾病。

（二）鼻咽部疾病

慢性咽（喉）炎、化脓性上颌窦炎、萎缩性鼻炎、小儿鼻内异物、滤泡性扁桃体炎等均能发出臭味。

（三）消化道、呼吸道及其他全身性疾病

如消化不良、肝硬化、支气管扩张继发肺部感染、肺脓肿、先天性气管食管瘘等。糖尿病患者口中可有烂苹果气味，严重肾衰竭者口中可有氨味或尿味。此外，某些金属（如铅、汞）和有机物中毒时，可有异常气味。

（四）神经和精神异常

有些患者自觉口臭而实际并没有口臭，是存在心理性疾患，如口臭恐惧症等，或者由于某些神经疾患导致嗅觉或味觉障碍而产生。

用鼻闻法、仪器测量法（气相色谱仪、Halimeter、Diamond Probe 等）可直接检测口臭程度和挥发性硫化物的水平。

（孔春燕）

第五节　面部疼痛

面部疼痛是口腔科常见的症状，不少患者因此而就诊。有的诊断及治疗都较容易，有的相当困难。不论是何种疼痛，都必须查清引起的原因。由牙齿引起的疼痛，查出病因是较为容易的，已见前述；但牵扯性痛（referred pain）和投射性痛（projected pain）的原因，却很难发现。颞下颌关节紊乱病引起的疼痛也常引致诊断进入迷途，因为他们很类似一些其他问题引起的疼痛。

诊断困难的另一因素，是患者对疼痛的叙述。这种叙述常是不准确的，但又与诊断有关联。患者对疼痛的反应决定于两种因素，一是患者的痛阈；一是患者对疼痛的敏感性。两者在每一患者都不相同，例如后者就会因患者的全身健康状态的变化及其他暂时性因素而时时改变。

所谓的投射性痛，是指疼痛传导途径的某一部位受到刺激，疼痛可能在此神经的周缘分布区发生。颅内肿瘤引起的面部疼痛即是一例。这类病变可能压迫三叉神经传导的中枢部分而引起其周缘支分布区的疼痛。

投射性痛必须与牵扯性痛鉴别。所谓的牵扯性痛是疼痛发生部位与致痛部位远离的疼痛。在口腔科领域内，牵扯性痛最常见的例子可能是下牙病变引起的上牙疼痛。疼痛的冲动发生于有病变的牙齿，如果用局部麻醉方法阻断其传导，牵扯性痛即不发生。即是说，阻断三叉神经的下颌支，可以解除三叉神经上颌支分布区的疼痛。这也是诊断疑有牵扯性痛的一种有效方法。

投射性痛的发生机制是很清楚的，但牵扯性痛却仍不十分清楚。提出过从有病部位传导的冲动有“传导交叉”而引起中枢“误解”的看法，但争议仍大。

面部和口腔组织的感觉神经为三叉神经、舌咽神经和颈丛的分支。三叉神经的各分支分布明确，少有重叠现象。但三叉神经和颈丛皮肤支之间，常有重叠分布。三叉、面和舌咽神经，以及由自主神经系统而来的分支，特别是与血管有关的交感神经之间，有复杂的彼此交通。交感神经对传送深部的冲动有一定作用，并已证明刺激上颈交感神经节可以引起这一类疼痛。面深部结构的疼痛冲动也可由面神经的本体感受纤维传导。但对这些传导途径在临床上的意义，争论颇大。

与口腔有关的结构非常复杂，其神经之间的联系也颇为复杂。口腔组织及其深部，绝大多数为三叉神经分布。虽然其表面分布相当明确而少重叠，但对其深部的情况了解甚少。故诊断错误是难免的。

可以把面部疼痛大致分为4种类型。

（1）由口腔、面部及紧密有关部分的可查出病变引起的疼痛：例如：牙痛、上颌窦炎引起的疼痛，颞下颌关节紊乱病引起的疼痛等。

（2）原因不明的面部疼痛：包括三叉神经痛，所谓的非典型性面痛等。

（3）由于感觉传导途径中的病变投射到面部的疼痛，即投射痛。例如：肿瘤压迫三叉神经而引起的继发性神经痛是一例子，尽管罕见。偏头痛也可列为此类，因其为颅内血管变化引起。

（4）由身体其他部引起的面部疼痛，即牵扯性痛。例如：心绞痛可引起左下颌部的疼痛。

这种分类法仅是为诊断方便而作的，实际上，严格区分有时是很困难的。

对疼痛的客观诊断是极为困难的，因为疼痛本身不能产生可查出的体征，需依靠患者的描述。而患者的描述又受患者的个人因素影响，如患者对疼痛的经验、敏感性，文化程度等。疼痛的程度无法用客观的方法检测，故对疼痛的反应是“正常的”或“异常的”，也无法区别。

对疼痛的诊断应分两步进行。首先应除外由于牙齿及其支持组织，以及与其紧密相关组织的病变所引起的疼痛，例如：由上颌窦或颞下颌关节紊乱病所引起的。如果全面而仔细的检查不能发现异常，才能考虑其他的可能性。

诊断时，应注意仔细询问病史，包括起病快慢、发作持续时间、有无间歇期、疼痛部位、疼痛性质、疼痛发作时间、疼痛程度、伴随症状，诱发、加重及缓解因素，家族史等。应进行全面、仔细的体格检查及神经系统检查，并根据需要作实验室检查。

一、神经痛

可以将神经痛看作是局限于一个感觉神经分布区的疼痛，其性质是阵发性的和严重的。神经痛有不少分类，但最重要的是应将其分为原发性的和继发性的。原发性神经痛指的是有疼痛而查不到引起原因者，但并不意味没有病理性改变，也许是直到目前还未发现而已。这种神经痛中最常见的是三叉神经痛，舌咽神经痛也不少见。

（一）三叉神经痛

由于其疼痛的特殊性，三叉神经痛的研究已有多年历史，但至今对其本质仍不明了。虽然疼痛通常是一症状而非疾病，但由于缺乏其他有关症状及对病因的基础知识，现只能认为疼痛是疾病本身。

三叉神经痛多发生于中老年，女性较多。疼痛几乎都发生于一侧，限于三叉神经之一支，以后可能扩展至二支或全部三支。疼痛剧烈，刀刺样，开始持续时间很短，几秒钟即消失，以后逐渐增加，延续数分钟甚至数十分钟。有“扳机点”存在是此病的特点之一。在两次发作之间，可以无痛或仅有钝痛感觉。可有自然缓解期，数周或数月不等，然永久缓解极罕见。

在疾病的初发期，疼痛的特点不明显，此时患者常认为是牙痛，而所指出有疼痛的牙却为健康牙；有时常误诊而拔除该牙。拔除后疼痛依然存在，患者又指疼痛来源于邻牙而要求拔除。对此情况应加以注意，进行全面检查并考虑三叉神经痛的可能性。

相反，其他问题，如未萌出的牙等，可以引起类似三叉神经痛的症状。检查如发现这一类可能性，应加以处理。

此病多发生于40岁以后，如为40岁以下者，应作仔细的神经学检查，以除外其他的可能性，如多发性硬化等。

有人主张，卡马西平（痛痉宁，Tegretol，carbamazepine）本身不是止痛药，但对三叉神经痛有特异性疗效，可以用对此药的疗效反应作为诊断的方法之一。

（二）舌咽神经痛

舌咽神经痛的情况与三叉神经痛颇相似，但远较其少见。疼痛的性质相似，单侧，发生于口咽部，有时可放射至耳部。吞咽可引起疼痛发作。也可有“扳机点”存在。用表面麻醉喷于此区能解除疼痛发生。卡马西平亦可用以辅助诊断。

二、继发性神经痛

面部和头部疼痛可以是很多颅内和颅外病变的症状之一。面部疼痛可由于肿瘤压迫或浸润三叉神经节或其周缘支而产生。原发性或继发性颅内肿瘤、鼻咽部肿瘤、动脉瘤、脑上皮样囊肿等，是文献报道中最常引起面部疼痛的病变；颅脑损伤后所遗留的病变也是引起面部疼痛的原因之一：疼痛多不是仅有的症状，但可能最早发生。如有侵犯其他脑神经症状，以及有麻木或感觉异常的存在，应立即想到继发性神经痛的可能性。

畸形性骨炎（佩吉特病，Paget 病）如累及颅底，可使卵圆孔狭窄而压迫三叉神经，产生疼痛症状；疼痛也可由于整个颅骨的畸形，使三叉神经感觉根在越过岩部时受压而产生。疼痛常似三叉神经痛，但多有其他症状，如听神经受压而发生的耳聋、颈椎改变而引起的颈丛感觉神经分布区的疼痛等。

上颌或颧骨骨折遗留的眶下孔周围的创伤后纤维化，也可压迫神经而发生疼痛。

继发性神经痛在与原发性者鉴别时，关键在于可以查出引起的原因，故仔细而全面的检查是必须的。

三、带状疱疹后神经痛

面部带状疱疹发生前、中或后，均可有疼痛。开始时，可能为发病部位严重的烧灼样痛，以后出现水疱。带状疱疹的疼痛相当剧烈。病后，受累神经可出现瘢痕，引起神经痛样疼痛，持续时间长，严重，对治疗反应差。老年人患带状疱疹者特别易出现疱疹后神经痛，并有感觉过敏或感觉异常症状。

四、偏头痛

偏头痛或偏头痛样神经痛（丛集性头痛）有时也就诊于口腔门诊。偏头痛基本上发生于头部，但有时也影响面部，通常是上颌部，故在鉴别诊断时应注意其可能性。

典型的偏头痛在发作前（先兆期或颅内动脉收缩期）可有幻觉（如见闪光或某种颜色），或眩晕、心烦意乱、感觉异常、颜面变色等，症状与脑缺血有关，历时 10 ~ 30 分钟或几小时。随即出现疼痛发作，由于动脉扩张引起搏动性头痛，常伴有恶心、呕吐、面色苍白、畏光等自主神经症状。疼痛持续 2 ~ 3 小时，患者入睡，醒后疼痛消失。故睡眠能缓解偏头痛。麦角胺能缓解发作。

还有一种类似偏头痛的所谓急性偏头痛性神经痛，其病因似偏头痛，患者多为更年期的男性。疼痛为阵发性，通常持续 30 分钟，发作之间间歇时间不等。疼痛多位于眼后，扩延至上颌及颞部。患侧有流泪、结膜充血、鼻黏膜充血及流涕。常在夜间发作（三叉神经痛则少有在夜间发作者）。疼痛的发作为一连串的密集头痛发作，往往集中于一周内，随后有间歇期，达数周至数年，故又名丛集性头痛。

少见的梅 - 罗（Melkersson - Rosenthal）综合征也可有偏头痛样疼痛。患者有唇部肿胀，有时伴有一过性或复发性面神经衰弱现象和颞部疼痛。有的患者舌有深裂，颊黏膜有肉芽肿样病变，似克罗恩（Crohn）病。

以上诸病均对治疗偏头痛的药物反应良好。

五、非典型性面痛

非典型性面痛一词用以描述一种少见的疼痛情况，疼痛的分布无解剖规律可循，疼痛的性质不清，找不到与病理改变有关的证据。疼痛多为双侧，分布广泛，患者可描述疼痛从面部的某一部分放射至身体他部。疼痛多被描述为严重的连续性钝痛。

有的患者有明显的精神性因素，对治疗的反应差，有的甚至越治情况越坏。

本病有多种类型，Mumford 将其分为三类。第一类为由于诊断技术问题而未完全了解的情况；第二类为将情况扩大的患者，这些患者对其面部和口腔有超过通常应有的特别注意。这些患者显得有些特殊并易被激惹，但仍属正常范围。他们常从一个医师转到另一个，以试图得到一个满意的诊断；第三类患者的症状，从生理学上或解剖学上都不能解释，但很易被认为有精神方面的因素。这类患者的疼痛部位常广泛，疼痛的主诉稀奇古怪。

对这一类疾病，首先应作仔细而全面的检查，以除外可能引起疼痛的病变。

六、由肌肉紊乱而引起的疼痛

疼痛由肌肉的病理性改变或功能紊乱引起，包括一组疾病，在文献中相当紊乱，但至少有六种：①肌炎；②肌痉挛；③肌筋膜疼痛综合征；④纤维肌痛；⑤肌挛缩；⑥由结缔组织病引起的肌痛。

肌痉挛是肌肉突然的不随意的收缩，伴随疼痛及运动障碍。疼痛常持续数分钟至数日，运动逐渐恢复，疼痛亦渐轻。引起的原因常为过去较弱的肌肉发生过度伸张或收缩，或正常肌肉的急性过度使用。由于姿势关系而产生的肌疲劳或衰弱、肌筋膜疼痛综合征、保护有关的创伤、慢性（长期）使用等，均是发病的诱因。当肌肉随意收缩时，如举重、进食、拔第三磨牙、打呵欠等，肌痉挛皆可发生。如成为慢性，可能产生纤维化或瘢痕，引起肌挛缩。

肌炎是整个肌肉的急性炎症，症状为疼痛、对压痛极敏感、肿胀、运动障碍并疼痛。如未治疗，可使肌肉产生骨化。血沉加快。表面皮肤可肿胀及充血。引起肌炎的原因为局部感染、创伤、蜂窝织炎、对肌肉本身或其邻近的激惹等。肌肉持续过度负荷也是引起原因之一。

肌痉挛时，以低浓度（0.5%）普鲁卡因注射于局部可以缓解；但在肌炎时，任何注射皆不能耐受，且无益，应注意。

纤维肌痛罕见，为一综合征，又名肌筋膜炎或肌纤维炎，特征与肌筋膜疼痛综合征基本相同。但本病可发生于身体各负重肌肉，而后者发生于局部，如颌骨、颈部或下腰部。故本病的压痛点在身体各部均有。

结缔组织病，如红斑狼疮、硬皮病、舍格伦（Sjogren）综合征、动脉炎、类风湿关节炎等，也可累及肌肉而产生疼痛。特征为肌肉或关节滑膜有慢性炎症、压痛及疼痛。通过临床及实验室检查，诊断应不困难。

肌筋膜疼痛综合征（myofascia pain syndrome，MRS），又名肌筋膜痛、肌筋膜疼痛功能紊乱综合征等，是最常见的慢性肌痛，其诊断标准有以下几点。

（1）骨骼肌、肌腱或韧带有呈硬条状的压痛区，即扳机点。

（2）疼痛自扳机点牵涉至他处，发生牵扯痛的部位相当恒定，见表1－1。

表1－1　肌筋膜扳机点及面部疼痛部位

疼痛部位	扳机点位置	疼痛部位	扳机点位置
颞下颌关节	咬肌深部	颏部	胸锁乳突肌
	颞肌中部	牙龈	咬肌浅部
	颞肌深部		翼内肌
	颞肌外侧部	上切牙	颞肌前部
	翼内肌	上尖牙	颞肌中部
	二腹肌	上前磨牙	颞肌中部
耳部	咬肌深部		咬肌浅部
	翼外肌	上磨牙	颞肌后部
	胸锁乳突肌	下磨牙	斜方肌
颌骨部	咬肌浅部		胸锁乳突肌
	斜方肌	下切牙	咬肌浅部
	二腹肌		二腹肌前部
	翼内肌	口腔、舌、硬腭	翼内肌
颊部	胸锁乳突肌		二腹肌
	咬肌浅部	上颌窦	翼外肌

（3）刺激活动的扳机点所产生的牵扯性痛可反复引出。所谓活动的扳机点是指该区对触诊高度敏感并引起牵扯性痛。潜在性扳机点一词则用以指该区亦敏感，但刺激时不产生牵扯性痛。

对MPS的争论甚多，上述可作为在鉴别诊断时的参考。

七、炎症性疼痛

包括窦腔炎症，牙髓炎，根尖炎，各种间隙感染等。其中上颌窦炎疼痛部位主要在上颌部。因分泌物于夜间积滞，故疼痛在晨起时较重。起床后分泌物排出，疼痛缓解。弯腰低头时由于压力改变，可加重疼痛；抬头时好转。上颌窦前壁处有压痛，有流涕、鼻塞等症状，上颌窦穿刺可吸出脓液。

八、颈椎病

颈椎病可以直接引起头及面部疼痛，但更常见的是引起肌肉的紊乱而产生直接的疼痛或牵扯性痛。

颈椎病包括椎间盘、椎体骨关节及韧带等的疾患。常可产生头痛，有时为其唯一表现。头痛多在枕颈部，有时扩散至额部及颞部，或影响两侧，或在一侧。多为钝痛。疲劳、紧张、看书、颈部活动等使之加重。肩臂部疼痛、麻木、活动受限、X线片所见等有助于诊断。

九、颌骨疼痛

骨膜有丰富的感觉神经，对压力、张力等机械性刺激敏感，可产生相当剧烈的疼痛。颌骨疼痛与面部疼痛甚易混淆，在鉴别诊断时应注意。

引起颌骨疼痛的原因很多，炎症，如急性化脓性骨髓炎、骨膜炎等。

颌骨的一些骨病在临床上亦有骨痛表现，其较常见者有甲状旁腺功能亢进、老年性骨质疏松、骨质软化、畸形性骨炎、骨髓瘤等。其他的骨病及骨肿瘤在压迫或浸润神经，或侵及骨膜时，也可引起疼痛。

十、灼性神经痛

头颈部的灼性神经痛少见，引起烧灼样痛并有感觉过敏。病因为创伤，包括手术创伤，可能成为非典型性面部疼痛的原因之一。曾有文献报道发生于多种面部创伤之后，包括拔除阻生第三磨牙、枪弹伤及头部创伤。临床特征为烧灼样疼痛，部位弥散而不局限；该部皮肤在压迫或轻触时发生疼痛（感觉过敏），或有感觉异常；冷、热、运动及情绪激动可使疼痛产生或加剧；皮肤可有局部发热、红肿或发冷、发绀等表现，为血管舒缩障碍引起。活动、咀嚼、咬合关系失调、打呵欠等引起及加剧疼痛；松弛可缓解疼痛。

在诊断上，以局部麻醉药封闭星状神经节如能解除疼痛，则诊断可以成立。

十一、癌性疼痛

癌症疼痛的全面流行病学调查尚少报道。Foley 等（1979 年）报道不同部位癌痛发生率，口腔癌占 80%，居全身癌痛发生率第二位。北京大学口腔医院调查了 208 例延误诊治的口腔癌患者，因忽视疼痛的占 27%，仅次于因溃疡延误的。其原理是癌浸润增长可压迫或累及面部的血管、淋巴管和神经，造成局部缺血、缺氧，物质代谢产物积蓄，相应组织内致痛物质增加，刺激感觉神经末梢而致疼痛，尤其舌根癌常常会牵涉到半侧头部剧烈疼痛。

（孔春燕）

第六节　腮腺区肿大

引起腮腺区肿大的原因很多，可以是腮腺本身的疾病，也可以是全身性疾病的局部体征，也可以是非腮腺的组织（如咬肌）的疾病。腮腺区肿大相当常见，应对其做出准确诊断。

从病因上，可以将腮腺区肿大分为 5 种。

（1）炎症性腮腺肿大其中又可分为感染性及非感染性两类。

（2）腮腺区肿瘤及类肿瘤病变。

（3）症状性腮腺肿大。

（4）自身免疫病引起的腮腺肿大。

（5）其他原因引起的腮腺肿大。

诊断时，应根据完整的病史与临床特点，结合患者的具体情况进行各种检查，例如腮腺造影、唾液流量检查、唾液化学分析、放射性核素扫描、活组织检查、实验室检查、超声波检查等。

腮腺区肿大最常见的原因是腮腺的肿大，故首先应确定是否腮腺肿大。在正常情况下，腮腺区稍呈凹陷，因腮腺所处位置较深，在扪诊时不能触到腺体。腮腺肿大的早期表现，是腮腺区下颌升支后缘后方的凹陷变浅或消失，如再进一步肿大，则耳垂附近区向外隆起，位于咬肌浅层部的腮腺浅叶亦肿大。颜面浮肿的患者在侧卧后，下垂位的面颊部肿胀，腮腺区亦肿起，应加以鉴别。此种患者在改变体位后，肿胀即发生改变或消失。

以下分别简述鉴别诊断。

一、流行性腮腺炎

为病毒性感染，常流行于春季，4 月及 5 月为高峰。以 6 ~10 岁儿童为主，2 岁以前少见，有时亦发生于成人。病后终身免疫。患者有发热、乏力等全身症状。腮腺肿大先表现于一侧，4 ~5 日后可累及对侧，约 2/3 患者有双侧腮腺肿大。有的患者可发生下颌下腺及舌下腺肿大。腮腺区饱满隆起，表面皮肤紧张发亮，但不潮红，有压痛。腮腺导管开口处稍有水肿及发红，挤压腮腺可见清亮的分泌液。血常规白细胞计数正常或偏低。病程约 1 周。

二、急性化脓性腮腺炎

常为金黄色葡萄球菌引起，常发生于腹部较大外科手术后；也可为伤寒、斑疹伤寒、猩红热等的并发症；也见于未得控制的糖尿病、脑血管意外、尿毒症等。主要诱因为机体抵抗力低下、口腔卫生不良、摄入过少而致涎液分泌不足等，细菌经导管口逆行感染腮腺。

主要症状为患侧耳前下突然发生剧烈疼痛，后即出现肿胀，局部皮肤发热、发红，并呈硬结性浸润，触痛明显。腮腺导管口显著红肿，早期无唾液或分泌物，当腮腺内有脓肿形成时，在管口有脓栓。患者有高热、白细胞计数升高。腮腺内脓肿有时可穿透腮腺筋膜，向外耳道、颌后凹等处破溃。

三、慢性化脓性腮腺炎

早期无明显症状，多因急性发作或反复发作肿胀而就诊。发作时腮腺肿胀并有轻微肿痛、触痛，导管口轻微红肿，压迫腺体有“雪花状”唾液流出，有时为脓性分泌物。造影表现为导管系统部分扩张、部分狭窄而似腊肠状；梢部分张呈葡萄状。

四、腮腺区淋巴结炎

又称假性腮腺炎，是腮腺包膜下或腺实质内淋巴结的炎症。发病慢，病情轻，开始为局限性肿块，以后渐肿大，压痛。腮腺无分泌障碍，导管口无脓。

五、腮腺结核

一般为腮腺内淋巴结发生结核性感染，肿大破溃后累及腺实质。常见部位是耳屏前及耳垂后下，以肿块形式出现，多有清楚界限，活动。有的有时大时小的炎症发作史，有的肿块中心变软并有波动。如病变局限于淋巴结，腮腺造影表现为导管移位及占位性改变；如已累及腺实质，可见导管中断，出现碘油池，似恶性肿瘤。术前诊断有时困难，常需依赖活组织检查。

六、腮腺区放线菌病

常罹患部位为下颌角及升支部软组织以及附近颈部。肿块，极硬，与周围组织无清晰界限，无痛。晚期皮肤发红或暗紫色，脓肿形成后破溃，形成窦道，并此起彼伏，形成多个窦道。脓液中可发现“硫磺颗粒”。如咬肌受侵则有开口困难。根据症状及活组织检查（有时需作多次）可确诊。腮腺本身罹患者极罕见。

七、过敏性腮腺炎

有腮腺反复肿胀史。发作突然，消失亦快。血常规检查有嗜酸性粒细胞增多。用抗过敏药或激素可缓解症状。患者常有其他过敏史。由于与一般炎症不同，也被称为过敏性腮腺肿大。

药物（如含碘造影剂）可引起本病，多在造影侧发生。含汞药物，如胍乙啶、保泰松、长春新碱等，也可引起。腮腺及其他唾液腺可同时出现急性肿胀、疼痛与压痛。

八、腮腺区良性肿瘤

以腮腺多形性腺瘤最常见。多为生长多年的结节性中等硬度的肿块。造影表现为导管被推移位。此外，血管畸形（海绵状血管瘤）、神经纤维瘤、腺淋巴瘤等亦可见到。

九、腮腺区囊肿

腮腺本身的囊肿罕见。有时可见到第一鳃裂囊肿和第二鳃裂囊肿。前者位于腮腺区上部，与外耳道相接连；后者常位于腮腺区下部，下颌角和胸锁乳突肌之间。此等囊肿易破裂而形成窦道。

十、腮腺恶性肿瘤

腮腺本身的恶性肿瘤不少见，各有其特点，如遇生长较快的肿块，与皮肤及周围组织粘连，有局部神经症状，如疼痛、胀痛，或有面神经部分受侵症状；造影显示导管系统中断和缺损，或出现碘油池。均应考虑恶性肿瘤。

全身性恶性肿瘤，如白血病、霍奇金病等，亦可引起腮腺肿大，但罕见。

十一、嗜酸性粒细胞增多性淋巴肉芽肿

为良性慢性腮腺区肿块，可时大时小。肿区皮肤瘙痒而粗糙，末期血象嗜酸性粒细胞增多，有时可伴有全身浅层淋巴结肿大。

十二、症状性腮腺肿大

多见于慢性消耗性疾病，如营养不良、肝硬化、慢性酒精中毒、糖尿病等，有时见于妊娠期及哺乳期。腮腺呈弥散性均匀肿大，质软，左右对称，一般无症状，唾液分泌正常。随全身情况的好转，肿大的腮腺可恢复正常。

十三、单纯性腮腺肿大

多发生在青春期男性，亦称青春期腮腺肿大。多为身体健康、营养良好者。可能为生长发育期间某种营养成分或内分泌的需要量增大造成营养相对缺乏，而引起腮腺代偿性肿大。肿大多为暂时的，少数则因肿大时间过久而不能消退。

另外，肥胖者或肥胖病者因脂肪堆积，亦可形成腮腺肿大。

十四、舍格伦（Sjogren）综合征

舍格伦综合征主要有三大症状，即口干、眼干及结缔组织病（最常为类风湿关节炎）。如无结缔组织病存在，则被称为干燥综合征。约有 1/3 的患者有腮腺肿大，或表现为弥散性肿大，或呈肿块样肿大。根据临床表现、腮腺流量检查、唇腺活检、腮腺造影、放射性核素扫描、实验室检查等的发现，诊断应无困难。

十五、咬肌良性肥大

可发生于单侧或双侧，原因不明。单侧咬肌肥大可能与偏侧咀嚼有关。无明显症状，患者主诉颜面不对称。检查时可发现整个咬肌增大，下颌角及升支（咬肌附着处）亦增大。患者咬紧牙齿时，咬肌明显可见，其下方部分突出，似一软组织肿块。

十六、咬肌下间隙感染

典型的咬肌下间隙感染常以下颌角稍上为肿胀中心，患者多有牙痛史，特别是阻生第三磨牙冠周炎史。有咬肌区的炎性浸润，严重的开口困难等。腮腺分泌正常。

十七、黑福特（Heerfordr）综合征

或称眼色素层炎，是以眼色素层炎、腮腺肿胀、发热、脑神经（特别是面神经）麻痹为特点的一组症状。一般认为是结节病的一个类型。结节病是一种慢性肉芽肿型疾病，如急性发作，并同时在眼和腮腺发生，称之为黑福特综合征，其发生率约占结节病的 3% ~5%。

多见于年轻人，约 65% 在 30 岁以下。眼都症状，如虹膜炎或眼色素层炎，常发生于腮腺肿大之前，单眼或双眼先后或同时发生并反复发作，久之可致失明。患者可有长期低热。有单侧或双侧腮腺肿大，较硬，结节状，无痛。肿胀病变从不形成化脓灶，可消散，亦可持续数年。可有严重口干。面神经麻痹多在眼病及腮腺症状后数日至 6 个月出现。其他神经，如喉返神经、舌咽神经、展神经等的麻痹症状，亦偶有发现。

（孔春燕）

第二章　口腔检查

第一节　检查前准备

口腔疾病常常与全身疾病关系紧密，因此，在口腔检查中检查者不仅应关注牙体、牙周、口腔黏膜及颌面部情况，还应具有整体观念，对患者的全身状况给予关注，必要时须请相关科室人员会诊。

一、医师的准备

在口腔检查与治疗过程中，需要建立良好的医患关系。在对患者进行检查前，需要首先进行手部的消毒：剪短指甲，肥皂洗手，清水冲洗后佩戴一次性医用手套。

二、检查器械的准备

1. 椅位的检查和调节　口腔检查的第一步要进行椅位检查与调节。一般的，患者的头、颈和背应处于一条直线。检查上颌牙时，椅背应稍向后仰，使上颌牙列与地面呈45°；检查下颌牙时，椅背应稍直立，使下颌牙平面与地面基本平行。牙椅的灯光要照射在患者口腔的拟检查部位，避免因强光照射引起患者眼不适。在检查过程中，医师要注意坐姿，无法直视的部位应尽量使用口镜，减少身体前屈、弯腰低头等动作，以减轻疲劳，预防颈椎、腰椎病的发生。

2. 口腔检查器械　口腔检查时需要特殊的口腔检查器械，如口镜、探针、镊子等。检查时，医师一般左手持口镜，右手持镊子或探针。根据检查目的的不同亦可辅以其他器械，如牙周探针等。所有器械须经严格消毒后方可使用。

（1）口镜：口镜分平面和凹面两种，后者有放大作用，应根据需要选用。口镜可用于牵拉颊部或推压舌体，以便于医师检查内部情况；通过镜像反射，医师可对上颌牙等难以直视的部位进行检查。口镜还可用于聚集光线，增加检查部位的亮度与可视度。

（2）镊子：镊子的主要作用为夹持，如各种敷料、异物及其他小器械；也可用于夹持牙以检查松动度；还可用镊子末端敲击牙以检查其叩痛情况。

（3）探针：探针的两头弯曲形态不同，一端呈半圆形，另一端呈三弯形，医师可通过探诊时的手感检查牙各面的点、隙、裂、沟及龋洞等情况，结合患者的主观感觉，寻找牙的表面敏感区域及敏感程度，亦可粗略探测牙周袋。专门的牙周探针不同于普通探针，其具有刻度，且尖端圆钝，能准确测量牙周袋深度，避免刺伤袋底。

（赵军方）

第二节 检查内容

一、一般检查

1. 问诊 问诊是医师与患者通过交谈，以了解患者疾病的发生、发展和诊疗情况的过程。问诊内容一般包括主诉、现病史、既往史和系统回顾，对怀疑有遗传倾向疾病的患者还应询问家族史。

(1) 主诉：主诉是患者感受最明显的症状，也是本次就诊的主要原因。主诉的记录应包含症状、部位和患病时间等要素，如“上颌后牙冷热激发痛1周”。

(2) 现病史：现病史是病史的主体部分，是反映疾病发生、发展过程的重要依据。现病史的基本内容包括发病情况、患病时间、主要症状、可能诱因、症状加重或缓解的原因、病情发展及演变和诊治经过及效果等。在牙体牙髓病科，患者常见的症状为疼痛。疼痛性质对明确诊断意义重大，故应仔细询问。

(3) 既往史：是患者过去的患病情况，包括外伤史、手术史及过敏史等。

(4) 系统回顾：有些口腔疾病与全身情况有关，如一些患有血液病、内分泌疾病或维生素缺乏的患者可能因牙龈出血等症状到口腔科就诊，故应询问全身系统性疾病情况。

(5) 家族史：当现有疾病可能有遗传倾向时，应对家族史进行询问并记录。

2. 视诊 视诊，是指医师用眼对患者全身和局部情况进行观察、以判断病情的方法，内容如下。

(1) 全身情况：通过视诊可对患者的全身状况进行初步了解，如患者的精神状态、营养和发育状况等，一些疾病具有特殊的面容或表情特征，医师可通过视诊发现。

(2) 颌面部：首先观察左、右面部是否对称，有无肿胀、肿物或畸形；患者是否具有急性疼痛面容；面部皮肤的颜色及光滑度如何，有无瘢痕或窦道；检查面神经功能时，观察鼻唇沟是否变浅或消失，做闭眼、吹口哨等动作时面部两侧的运动是否协调，有无口角歪斜等。

(3) 牙体：重点检查主诉牙，兼顾其他牙。

1) 颜色和透明度：颜色和透明度的改变常能为诊断提供线索，如龋齿呈白垩或棕褐色，死髓牙呈暗灰色，四环素牙呈暗黄或灰棕色，氟牙症患牙呈白垩色或具有黄褐色斑纹等。

2) 形状：牙体的异常形状包括前磨牙的畸形中央尖、上颌切牙的畸形舌侧窝、畸形舌侧沟、融合牙、双生牙、结合牙和先天性梅毒牙等，这些情况均由于先天缺陷导致牙齿硬组织破坏，常引起牙髓炎等。另外，还须注意过大牙、过小牙和锥形牙等牙形态异常改变。

3) 排列和接触关系：牙列有无错位、倾斜、扭转、深覆盖/𬌗、开𬌗、反𬌗等情况。

4) 牙体缺损：可与探诊相结合。对于龋洞、楔状缺损和外伤性缺损等要注意其大小和深浅，特别要注意是否露髓。牙冠破坏1/2以上者称为残冠，牙冠全部或接近全部丧失者称为残根。原则上，有保留价值的残冠、残根应尽量保留。

(4) 牙龈和牙周组织：正常牙龈呈现粉红色，表面可有点彩，发生炎症时牙龈局部肿胀、点彩消失，因充血或淤血可呈现鲜红或暗红色，还可因血液病出现苍白、渗血、水肿、糜烂等；必要时应行血液检查以排查；牙间龈乳头有无肿胀、充血、萎缩、增生或坏死等；有无牙周袋，若有，累及范围及深度如何、袋内分泌情况如何等。

（5）口腔黏膜：指覆盖在唇、舌、腭、咽等部位的表层组织。检查中应注意以下变化。

1）色泽：口腔黏膜处于炎症时出现充血、发红，扁平苔藓可有糜烂和白色网状纹，白斑时可有各种类型的白色斑片。

2）溃疡：复发性口疮、口腔黏膜结核和癌症等均可表现为溃疡。除对溃疡的外形、分泌情况、有无局部刺激物等进行视诊外，还须结合问诊了解溃疡发生的持续时间和复发情况，结合触诊等了解溃疡质地是否坚硬，有无周围浸润等情况的发生。

3）肿胀或肿物：须结合其他检查，确定有无牙源性损害，有无压痛，活动度如何，有无粘连，边界是否清楚等。

另外，还应注意舌背有无裂纹、舌乳头的分布和变化及舌体的运动情况等。

3. 探诊　探诊指利用探测器械（探针）进行检查的检查方法。

（1）牙体：主要用于对龋洞的检查，明确龋洞部位、范围、深浅、探痛情况等。对于活髓牙，龋洞较深时探诊动作一定要轻柔，以免触及穿髓点引起剧痛。勿遗漏邻面和龈下的探诊检查。探诊还应包括明确牙的敏感区域、敏感程度、充填体边缘的密合情况及有无继发龋等。

（2）牙周：探查牙龈表面质感是松软还是坚实，牙周袋的深浅，牙龈和牙的附着关系，了解牙周袋深度和附着情况。探诊时要注意以下几点。

1）支点稳定：尽可能贴近牙面，以免器械失控而刺伤牙周组织。

2）角度正确：探诊时探针应与牙体长轴方向一致。

3）力量适中：掌握力度大小，在发现病变的同时不引起伤痛。

4）面面俱到：按一定的顺序，如牙体近中、中、远中进行牙周探诊并做记录，避免漏诊。

（3）窦道：窦道口多见于牙龈，偶见于皮肤表面。窦道的存在提示有慢性根尖周炎的患牙存在，但患牙位置不一定与窦道口对应，可将圆头探针插入窦道并缓慢推进以明确来源。

4. 叩诊　叩诊是用口镜或镊子末端叩击牙，通过患者的反应和叩击声音检查患牙的方法。叩诊要注意以下几点。

（1）选择对照牙：健康的对侧同名牙或邻牙是最好的阴性对照。叩诊时，应从健康牙开始，逐渐过渡到可疑牙。牙对叩诊的反应一般分为 5 级：（－）、（±）、（＋）、（＋＋）、（＋＋＋），分别代表“无、可疑、轻度、中度、重度”叩痛。

（2）叩击方向：垂直叩诊主要用于检查根尖部的急性炎症情况，水平叩诊主要检查牙体周围组织的炎症情况。

（3）力度适中：以健康的同名牙或邻牙叩诊无痛的最大力度为上限，对于急性尖周炎的患牙，叩诊力度要小，以免增加患者的痛苦。

5. 触诊　触诊是用手指或器械在病变部位进行触摸或按压，依靠检查者和被检查者的感觉对病变的硬度、范围、形状、活动度等进行检查的方法。口内检查时应戴手套或指套。

（1）颌面部：医师用手指触压颌面部以明确病变范围、硬度、触压痛情况、波动感和动度等。

（2）淋巴结：与口腔疾病关系密切的有颌下、颏下、颈部淋巴结。检查时可嘱患者放松，头部略低下并偏向检查者，检查者一手固定患者头部，另一手触诊相关部位的淋巴结。触诊有助于检查发生病变的淋巴结，其在大小、数目、硬度、压痛和粘连情况等方面会有所变化。炎症发生时，相关区域淋巴结出现增大、压痛，但质地无甚变化；肿瘤转移时，相关淋巴结常增大、质硬、无触痛且多与周围组织粘连；结核性淋巴增大多见于颈部，淋巴结可成串、相互粘连且易破溃。

（3）颞下颌关节：检查者面对患者，以双手示指和中指腹面贴于患者的耳屏前，嘱其做开闭口动作，继而做侧方运动，观察双侧运动是否对称、协调；检查关节运动中有无轨迹异常，有无杂音；张口度的检查是颞下颌关节检查的重要内容，张口度大小以大张口时上、下中切牙切缘间能放入自己横指（通常是示指、中指和环指）的数目为参考（表2-1）。

表2-1　张口受限程度的检查记录方法和临床意义

能放入的手指数	检查记录	临床意义
3	正常	无张口受限（张口度正常）
2	Ⅰ度受限	轻度张口受限
1	Ⅱ度受限	中度张口受限
1以下	Ⅲ度受限	重度张口受限

（4）牙周组织：检查者将手指尖置于牙颈与牙龈交界处，嘱患者做咬合动作，手感振动较大时提示存在创伤𬌗可能。

（5）根尖周组织：用手指尖或镊子夹一棉球轻压根尖部，根据压痛、波动感或脓性分泌物情况判断根尖周组织的炎症情况。

6. 嗅诊　嗅诊指通过气味的鉴别进行诊断的检查方法，一般在问诊过程中即已完成。凡口腔卫生不佳，或存在暴露的坏死牙髓，或坏死性龈口炎等可有明显的口臭甚至腐败性恶臭。

7. 松动度检查　用镊子夹持住牙冠或将镊尖并拢置于𬌗面中央进行摇动可检查牙的松动情况。依据松动幅度或松动方向，可将牙松动程度分为3级（表2-2）。

表2-2　牙松动度检查的依据和分级

分级依据	Ⅰ度	Ⅱ度	Ⅲ度
松动幅度	<1mm	1~2mm	>2mm
松动方向	唇（颊）舌向	唇（颊）舌向近、远中向	唇（颊）舌向近、远中向、𬌗龈向

8. 咬诊　咬诊是检查牙有无咬合痛或有无早接触点的检查方法。可通过空咬或咬棉签、棉球等实物时的疼痛情况判断有无根尖周病、牙周病、牙隐裂或牙本质敏感等，亦可将咬合纸或蜡片置于牙𬌗面，嘱其做各种咬合动作，根据留在牙面上的色迹深浅或蜡片厚薄确定早接触点，还可通过特殊的咬诊工具对出现咬合痛的部位进行定位。

9. 冷热诊　冷热诊是通过观察牙齿对不同温度的反应对牙髓状态进行判断的方法。正常牙髓对温度有一定的耐受范围（20~50℃）。牙髓发生炎症时，疼痛阈值降低，造成感觉敏感。牙髓变性时，疼痛阈值提高，造成感觉迟钝。牙髓坏死时通常无感觉。

用于冷诊的刺激物须低于10℃，如冷水、无水乙醇、氯乙烷、冰条或冰棒等，用于热诊的刺激物须高于60℃，如加热的牙胶、金属等。

二、特殊检查

当经过一般检查后仍无法确诊时，可借助一些特殊器械、设备进行检查，称之为特殊检查，常见如下。

1. 牙髓电活力测试法　牙髓电活力测试法是通过观察牙对不同强度电流的耐受程度对牙髓状态进行判断的方法。电测仪经过不断改进，体积更小，重量更轻，使用时更加便捷。使用电测仪时需要将患牙隔湿，然后将检测头置于待测牙面，调整刻度以变换电流的刺激强度，同时观察患者的反应，当患者示意疼痛时离开牙面。判读牙髓电活力测试结果时需要注意假阳性和假阴性的排除，必要时结合其他感觉测试结果，综合分析，得出牙髓的状况。

有些电测仪在使用时有其他要求，如需佩戴口内挂钩、仪器检查头与牙面间间隔导电介质等，还应注意如安装有心脏起搏器、全冠修复牙等禁忌证，在使用前应仔细阅读说明书。

2. 激光龋齿探测仪　德国 KaVo 公司于 1998 年生产的激光龋齿探测仪，可利用激光激发荧光诊断龋齿，并通过客观数值反映龋损的程度。激光龋齿探测仪是新近出现的一种便携式诊断龋齿仪器，其具有的 A 型探头末端较尖，可对牙面的窝沟进行点探测并将龋损程度数值化，对早期殆面龋的探测更为精确，有助于诊断无洞型龋损。

3. 诊断性备洞　临床上有时难以对牙髓状况进行准确判定，这时可通过诊断性备洞进行检查。当患牙牙髓存有活力时，备洞至牙本质会有感觉，反之，则说明患牙牙髓坏死。

4. 局部麻醉法　局部麻醉法是通过麻醉方式确定疼痛部位的方法。如当牙髓炎患者无法分清疼痛牙位置时，可用局部麻醉药（2%普鲁卡因或利多卡因等）将三叉神经中的某一支麻醉后再行检查。需要注意的是，局部麻醉法可较好地区分上、下颌牙的疼痛，但对于下颌同侧牙列效果不佳。

5. 穿刺检查　穿刺检查是用注射器刺入肿胀物抽出其中的液体等内容物进行检查的方法。穿刺检查一般在局部麻醉和常规消毒处理后进行，抽取物通常需要进行肉眼和显微镜检查。

（1）肉眼观察通过对抽取物颜色与性状的观察，初步确定是脓液、囊液还是血液等。

（2）显微镜检查在显微镜下，脓液主要为中性粒细胞，慢性炎症多为淋巴细胞，囊液可见胆固醇结晶和少量炎细胞，血液主要为红细胞。

（赵军方）

第三节　X线检查

X 线检查的应用愈发广泛，已成为牙科领域重要的辅助检查手段。正常的牙体组织在 X 线片上的表现为：牙釉质、牙本质为白色的 X 线阻射影，牙髓组织为黑色的 X 线透射影，根尖周膜为 X 线透射影，根尖周的牙槽骨为密度低于牙釉质、牙本质的 X 线阻射影。

一、分类

根据检查需要，涉及牙体牙髓病的 X 线检查通常分为根尖片、殆翼片、曲面体层片及锥形束 CT。

1. 根尖片　根尖片分为平行投照和分角线投照技术，可用于了解特定牙位的牙体、牙周、牙髓及根尖周组织情况，具有放射剂量小、空间分辨率高、操作简单等优点，是牙体牙髓病诊疗过程中最常用的X线检查技术。但需要指出，X线影像是三维物体的平面投射结果，存在影像重叠、变形失真等问题。另外，根尖周的骨质破坏需要到一定程度才可能在根尖片上反映出来，因此必须结合临床检查方能得出准确的诊断。

2. 全口牙位曲面体层X线片　曲面体层摄影是利用体层摄影和狭缝摄影原理，仅需一次曝光即可获得上、下颌的牙列影像，进而了解多个牙位的病变情况，也可用于观察牙槽嵴的吸收状况、龋病及牙根形成等情况。拍摄全口牙位曲面体层X线片的放射剂量较全口根尖片显著减少，同时，曲面体层片还可了解颌骨内病变。但是，曲面体层片的清晰度不及根尖片，如需了解特定牙位的牙体或根尖周情况时，需要补充根尖片。

3. 锥形束CT　锥形束CT（CBCT）于2000年左右开始应用于口腔临床，其采用锥形X射线束和二维探测器，取代了传统的扇形束和一维探测器。扫描时，锥形X射线只需围绕患者1周，即可完成数据采集进行三维重建。锥形束CT的有效放射剂量与曲面体层摄影类似，远小于常规医用CT。在牙体牙髓病的诊疗中，CBCT可用于检查牙体、根管系统、根尖周等组织结构，由于其解决了常规X线片结构重叠与清晰度的问题，可作为进一步的检查手段。

二、应用

1. 诊断

（1）牙体牙髓病：龋齿，如邻面龋、龈下龋、隐匿性龋、充填物底壁或边缘的继发龋等，还可用于龋病的流行病学调查；牙体发育畸形，如畸形舌侧窝、畸形中央尖等；牙根发育情况，如牙根内吸收和外吸收、根折、牙根发育不全、牙骨质增生等；髓腔情况，如髓腔钙化、髓石大小及位置、根管的数目、弯曲、粗细和走行等。

（2）根尖周病：各种根尖周病，如根尖周肉芽肿、脓肿、囊肿及致密性骨炎等。

（3）牙周病：牙槽骨吸收、破坏的程度和类型。

（4）颌面外科疾病：阻生牙、埋伏牙、先天性缺牙、恒牙萌出状态等；颌骨炎症、囊肿、肿瘤等。

2. 治疗　治疗前可用于手术难度的预估，如患牙的根管钙化情况、骨粘连情况等；治疗中可用于判断根管充填质量、牙根残留情况等；用于疗效追踪时可检查根尖周破坏区域是否愈合等。

（赵军方）

第四节　实验室检查

一、血常规检查

在牙体牙髓病的诊治过程中，有时需要进行血常规检查了解患者的健康状态，以初步排除血液系统疾病。例如，进行根尖外科手术前常需要进行血常规检查，若血小板计数偏低，则须暂缓手术。在急性根尖周炎并发间隙感染且患者全身症状明显时，有时也需要进行血常规检查以了解感染情况，进而指导全身用药。

二、细菌学检查

细菌学检查包括涂片、细菌培养、药敏实验等。必要时，细菌学检查有助于选择临床用药。例如，在治疗难治性根尖周炎时，可以根据感染根管的细菌学检查结果针对性选择抗菌药物，并可通过药敏实验提高治疗有效率。

三、细胞学检查

细胞学检查即脱落细胞学检查，是根据细胞形态学改变判断机体病理变化的方法。由于肿瘤细胞易脱落，在显微镜下观察脱落细胞的形态有利于肿瘤的早期诊断。与活检相比，细胞学检查操作简单、安全、无痛、经济，能在短时间内初步确定肿块性质，且可多次进行。但是，细胞学检查的取材范围局限，无法准确反映肿瘤类型、恶化程度、与邻近组织关系等，假阴性率较高，所以，细胞学检查不能完全取代活检。

1. 适应证　可用于检查缺乏症状、取材困难的颌面部上皮来源癌瘤，但针对非上皮来源的肿瘤如肉瘤等因细胞不脱落而不能应用。

2. 取材方法　从病变表面刮下少许组织，往复或转圈法涂片，干燥后甲醇（乙醚甲醇比为1 ∶ 1）固定，苏木精－伊红染色，显微镜观察有无形态异常的肿瘤细胞。

3. 活体组织检查　当对口腔及颌面部病变无法确诊时，可采用活体组织检查即活检。活检结果常常对治疗方案和手术范围产生重要影响。

（1）适应证：①判断口腔肿瘤性质及浸润情况；②判断口腔黏膜病是否为癌前病变，或有无恶变倾向；③确定是否为特殊感染，如梅毒、结核等；④有些肿块在术中切除后，还需要对其进行活检以明确诊断及制订下一步治疗方案。

（2）取材方法：术前准备、所用器械及术后处理同外科小手术。取材部位要有代表性，术中要减少出血，避免造成新的创伤。行活检时，病变小、有蒂或包膜完整的良性肿瘤应予全部切除；溃疡或疑为恶性肿瘤者在切除时应避开中央已坏死组织，切取边缘部；对于病变复杂者可多点取材。当活检结果与临床判断不符时，应综合多种因素，谨慎做出判断。

（赵军方）

第五节　病历记录

病历是关于检查、诊断和治疗过程的客观记录，是分析、研究疾病规律的原始资料，还是重要的法律依据，应予认真、严肃对待。

一、一般资料

病历的一般资料记录于封面或首页上，包含项目与全身性疾病病历要求相同，包括姓名、性别、年龄、民族、药物过敏史等。身份证号码、联系方式等信息是疗效复查、资料保存和查询所需，应认真工整填写，不要漏填。

二、主诉

以患者角度，用一句话描述出本次就诊的主要原因。主诉通常是患者对所患疾病的症状、部位和时间的描述，避免使用专业术语。

三、现病史

现病史是与主诉有关的疾病历史。要客观详细地记录清楚疾病发展过程，疼痛性质、部位、变化、加重或缓解的原因等，作为诊断依据。

四、既往史

特别要注意记录药物过敏史、出血和止血等情况。

五、口腔检查

在全面检查的基础上，着重记录与主诉相关的体征。如对于以牙痛为主诉的检查，牙周、黏膜、牙列及颌面部阳性所见均应做简要记录。

六、诊断

以主诉相关疾病为第一诊断，其他诊断依据严重程度由高到低的顺序记录。

七、治疗计划

治疗计划与诊断顺序相对应，治疗计划的制定原则是按轻重缓急分步实施，优先解决主诉问题或疼痛问题，其次解决功能、美观等其他问题。

八、知情同意书

制订治疗计划后，需要对患者详细讲解所患疾病及可行治疗方案，并要求患者根据自身情况加以选择。患者被治疗前应签署知情同意书，以示同意医师对其所患疾病进行的治疗，同时，也是保障患者权益的保证。

九、治疗过程记录

涉及牙体的疾病应写明牙位、龋洞或缺损部位，处理过程中的关键步骤及所见，例如腐质去除后所见，达牙本质深度，有无露髓点，敏感程度如何，所行处理或所用充填材料。

涉及牙髓的疾病应记录开髓时情况，是否麻醉下进行，有无渗出，出血量及颜色，拔髓时牙髓外观，根管数目及通畅程度。根管治疗时，还应记录各根管的预备情况以及工作长度（以 mm 为单位），所封药物或根充材料，以及充填后 X 线片表现等。

复诊病历应记录上次治疗后至本次复诊期间的症状变化和术后反应，本次治疗前的检查情况，本次治疗内容以及下次就诊计划。

每次的治疗记录都可能成为日后的参考依据，因此，每次治疗完成后都应记录治疗日期、检查情况、治疗项目、治疗效果及医嘱等，并有记录者签名。

如若需要用药，则应详细记录药名、剂量、用法、效果及不良反应等；如若涉及化验，应当记录化验项目以及重要结果。

十、牙位记录

在口腔病历书写中常涉及牙的位置，即牙位。理想的牙位表示方法应简明易学、明确、无歧义、方便计算机输入等。

（赵军方）

第三章　口腔麻醉

麻醉学是研究消除患者手术疼痛，保证患者安全，为手术创造良好条件的一门科学。此外，还包括危重患者复苏急救、呼吸疗法、休克救治、疼痛治疗等。

口腔颌面外科手术根据患者的年龄和体质、疾病的性质、手术范围的大小、手术部位，可以选用局部麻醉或全身麻醉。全身麻醉由麻醉专业人员实施，局部麻醉由口腔科医师操作。

第一节　局部麻醉

局部麻醉是使用局部麻醉药物暂时阻滞身体某一部位的感觉神经传导功能，使该部位失去痛觉，运动神经保持完好或同时也被阻滞，而患者仍保持神志清醒状态的方法。局部麻醉应完全可逆，不损害组织。麻醉前须向患者说明，解除顾虑，防止精神紧张。

口腔颌面外科常用的局部麻醉方法有冷冻麻醉、表面麻醉、浸润麻醉和神经阻滞麻醉。

一、冷冻麻醉

冷冻麻醉是应用沸点低而易挥发的药物喷射于手术区表面，使局部表面温度骤然降低，以达到临时表面麻醉作用。常用药物是氯乙烷。

冷冻麻醉适用于极松动牙齿的拔除和表浅的脓肿切开。操作时用氯乙烷从20~30cm的距离向手术区表面喷射，当表面颜色变白时即可施行手术。

氯乙烷对组织的刺激性强，在操作时，麻醉区周围的皮肤、黏膜应加以保护，可涂以凡士林或敷以消毒孔巾。喷射时不能用量过多，更不能进入眼内或吸入。

二、表面麻醉

表面麻醉是将渗透性能强的局麻药涂抹或喷射于手术区的表面，麻醉末梢神经，以达表面麻醉作用。常用药物是4%可卡因、1%~2%丁卡因和4%~7%利多卡因。

临床上适用于表浅的黏膜下脓肿切开、极松动牙的拔除、上颌窦根治术下鼻道开窗时鼻黏膜表面的麻醉，以及做气管内插管前的黏膜表面麻醉。

方法是将手术区表面擦干，用棉球蘸表面麻醉剂涂抹或将麻醉剂喷射于手术区表面，2~3分钟出现麻效，即可施行手术。

三、局部浸润麻醉

浸润麻醉是将局麻药注射于手术区组织内，麻醉神经末梢，使该区组织无痛。

口腔颌面部软组织浸润麻醉，适用于脓肿切开引流、外伤的清创缝合、成形手术和肿物的切除等软组织手术。常用0.5%~1%普鲁卡因或0.25%~0.5%利多卡因。先在局部注射少许，使成一小皮丘，再沿手术切口线分层注射。注射药液时应加压力，使其在组织内形成张力性浸润，达到与神经末梢广泛接触，以增强麻醉效果。进针时不应穿过感染灶和肿瘤，以防炎症的扩散和肿瘤细胞的种植。

在拔除上颌前牙、前磨牙，下颌切牙和乳牙时也可采用浸润麻醉。因为这些部位的牙槽骨骨质薄而疏松、多孔，麻醉液能通过这些小孔渗透到牙根部神经丛。常用麻醉剂为2%普鲁卡因或利多卡因。注射方法是在手术区的唇颊黏膜皱褶处进针，先注入麻药少许，然后针尖沿骨膜面滑行至拔除牙齿的根尖，注入麻药1～1.5ml。若需要麻醉几个牙齿的区域，可将针斜向前或后注射到各个牙齿的根部。当麻醉效果不好时，再由该拔牙齿的中部刺入到骨膜下，针尖沿骨面滑行到根尖处，注射麻药1ml（图3－1）。

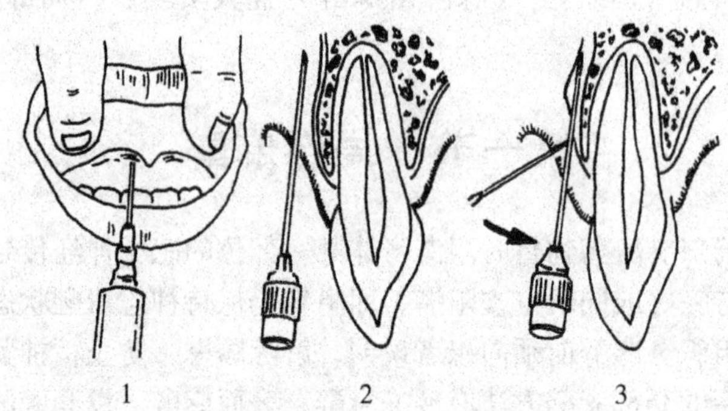

图3－1　局部浸润麻醉

普鲁卡因作用时间为45～60分钟，加1∶200 000肾上腺素时效可延长20%左右，成人一次最大剂量为1g。利多卡因较普鲁卡因作用快，麻醉时间长，麻效强0.5～1倍，加入肾上腺素可延长时间50%～100%，一次用量不超过500mg。为防心脏病和甲状腺功能亢进患者出现心律失常及高血压患者血压继续升高而出现脑血管意外，这些患者的局麻药剂中不宜加肾上腺素。

四、神经阻滞麻醉

神经阻滞麻醉也称传导麻醉，是将麻醉剂注射于神经干的周围，使神经传导受阻，产生该神经分布区的麻醉作用。

在口腔颌面外科临床上，分布于颌骨和牙齿的神经分支均位于颌骨深部，尤其是下颌骨的骨组织结构致密，用浸润麻醉效果差；瘢痕组织浸润麻醉注射困难，药液不易扩散，麻醉效果不好；局部有炎症或其他病灶，亦不宜用浸润麻醉。这些均以神经阻滞麻醉为佳。

神经阻滞麻醉用药量少，麻醉区域广，麻醉时间长，是拔牙和口腔颌面部手术常用的麻醉方法。

阻滞麻醉常用麻醉剂为2%普鲁卡因、2%利多卡因或用2%利多卡因和等量的0.33%丁卡因的混合液（均可加肾上腺素）。

（一）上颌结节麻醉

将麻醉剂注射于上颌结节处上牙槽后神经孔附近，麻醉上牙龈支和上牙槽后神经，以使其分布的上颌窦黏膜，第二、三磨牙及第一磨牙的远中颊根和腭根以及相应的牙周组织和颊侧黏膜、骨膜和牙龈无痛。又称上牙槽后神经阻滞麻醉。

患者取坐位，头稍后仰，半张口，术者将患者口角和颊部尽量向外上方拉开，充分暴露上磨牙区。以上颌第二磨牙颊侧远中根部黏膜皱褶处为刺入点，针尖斜面向着骨面沿着骨膜面与上颌牙齿殆面成45°角向上、向后，同时向内推进，进针约2~2.5cm，抽吸无血即注药1~1.5ml，3~5分钟显效（图3-2）。

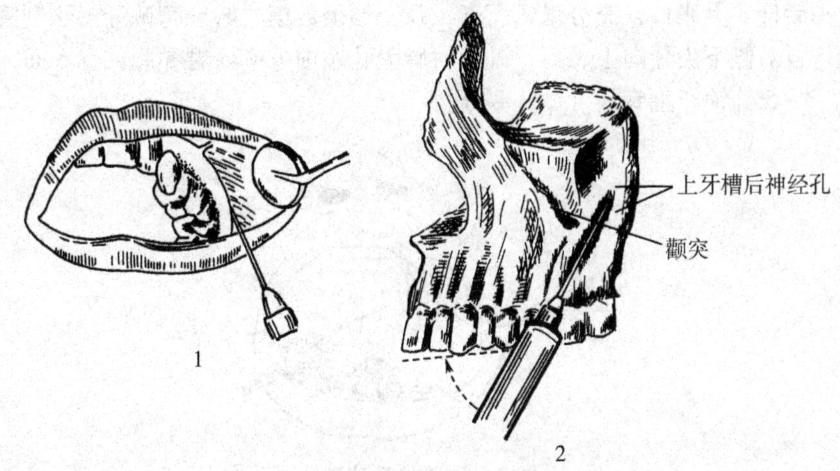

图3-2 上颌结节麻醉（口内注射法）

上颌第二磨牙未萌出的儿童，由上颌第一磨牙远中根颊侧黏膜皱褶处进针，上颌磨牙脱落的成人可在颧牙槽嵴后1cm处进针。

操作时进针不宜过深及过上，以免刺破上颌结节后上部的翼静脉丛，引起血肿。如果进针方向不正确或向内转不够，使注入药液远离上颌结节亦使麻醉失败。进针点太靠前，易被颧牙槽嵴阻挡，不能进针。

如果用上述方法进针点有炎症或其他病灶时，可用口外注射法，在颧牙槽嵴后方颧骨下缘与上颌骨颧突所形成的角部位进针，直达骨面，然后针尖沿骨膜面向上、向内、向后进针1.5~2cm，抽吸无血注药2ml（图3-3）。

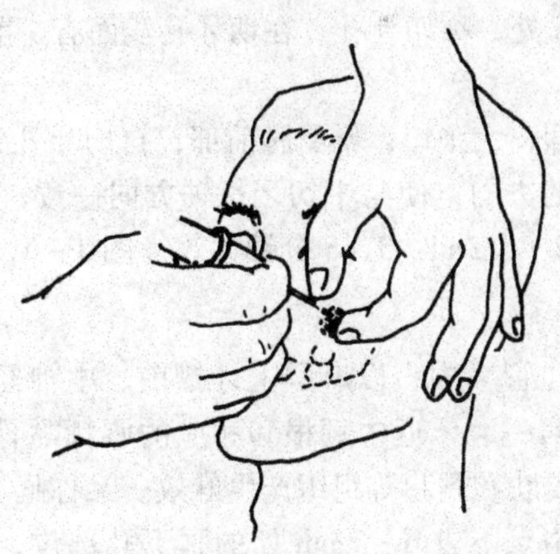

图3-3 上颌结节麻醉（口外注射法）

(二) 腭大孔麻醉

将麻醉剂注射于腭大孔稍前处，麻醉腭前神经，使其分布的前磨牙及磨牙腭侧牙龈以及黏骨膜产生麻效。又称腭前神经阻滞麻醉。

腭大孔位于上颌最后磨牙腭侧龈缘至腭中线间外1/3部位。如磨牙已脱落，腭大孔位于软硬腭交界前0.5cm处。以肉眼观察，在腭大孔部位之黏膜上可以见到有一小的扁平窝。

让患者头后仰，大张口，充分暴露腭部，从上颌倒数第二磨牙腭侧牙龈缘到腭中线连线之中点进针，自对侧下尖牙向上、后、外直对腭大孔稍前方刺入腭黏膜约0.5cm，抽吸无血注药0.5ml，3～5分钟产生麻效（图3－4）。

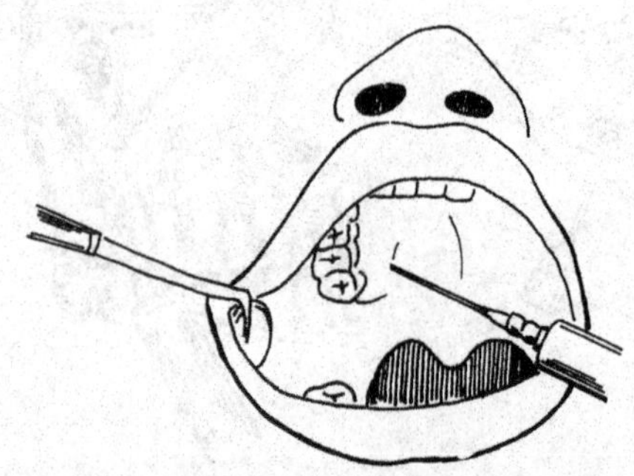

图3－4　腭大孔麻醉

上颌磨牙缺失者，进针点应在软硬腭交界前1cm处。

腭大孔麻醉注射部位不宜过后，麻醉剂量亦不宜过大，否则同时麻醉腭中、后神经而引起患者恶心、呕吐。如遇此种情况时令患者深呼吸，可减轻其症状，同时作好解释工作，以解除顾虑，消除紧张情绪。

(三) 切牙孔麻醉

将麻醉剂注射于切牙孔内以麻醉鼻腭神经，使上前牙区腭侧牙龈及黏骨膜麻醉。又称鼻腭神经阻滞麻醉。

切牙管在腭中线上，斜向前下与中切牙的长轴平行，其下端开口在上颌左、右中切牙间腭侧的牙槽突后方约6～7mm处，称切牙孔。在切牙孔浅面有一前后向梭形的切牙乳突，是注射的标志。

操作时让患者头尽量后仰，大张口，暴露腭前部，自切牙乳头侧前方进针，在黏膜下注射麻醉药少许，然后转移针的方向，使与中切牙长轴方向一致，进针约0.5～0.7cm，通过切牙孔达切牙管内，注药0.2～0.3ml，3～5分钟显效（图3－5）。

(四) 眶下孔麻醉

将麻醉剂注射于眶下孔（管）内，以麻醉上牙槽前、中神经和眶下神经的末梢支，使其分布的上前牙、前磨牙、第一磨牙近中颊根和相应的唇颊黏骨膜、牙周组织、上颌窦黏膜、鼻侧从下眼睑到上唇的皮肤和黏膜等组织产生麻效。又称眶下神经阻滞麻醉。

用左手示指置于眶下缘中点下方6～7mm处的眶下孔部位，以示标记。在鼻翼外侧约0.5～1cm处刺入，注射麻药少许，然后向上、外、后直接刺入眶下孔内。有时先触及骨面不能进入孔内，应在此部位先注射少许麻药，然后将注射针退出少许，改变方向重新刺入，寻找眶下孔，直至无阻力时，表示已进入眶下管，深入0.8～1cm，抽吸无血注药1～1.5ml，3～5分钟显效（图3－6）。

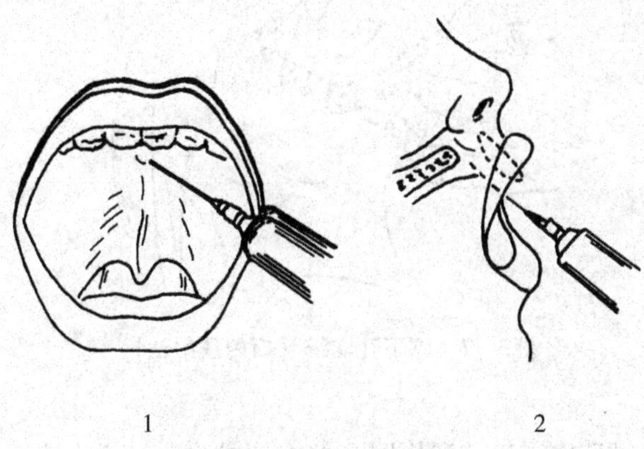

图3－5　切牙孔麻醉

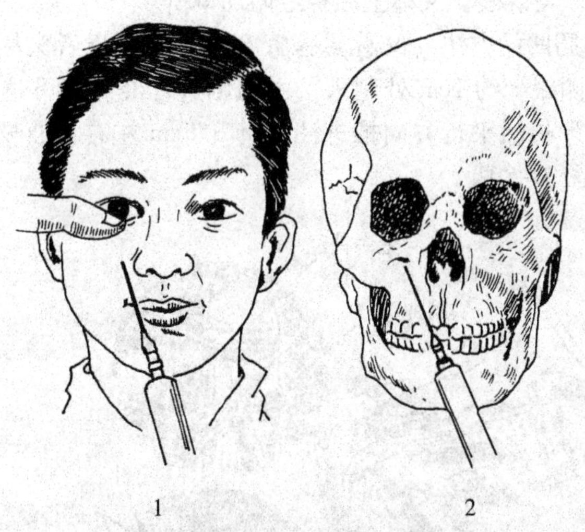

图3－6　眶下孔麻醉（口外注射法）

如用口内注射法，术者以左手中指扪得眶下孔，拇指及示指尽力将上唇牵往上前方。在上颌侧切牙根尖黏膜皱折处刺入，针头往上、后、外的方向对准眶下孔直接进针，即可达眶下孔，直接进入眶下管较困难（图3－7）。

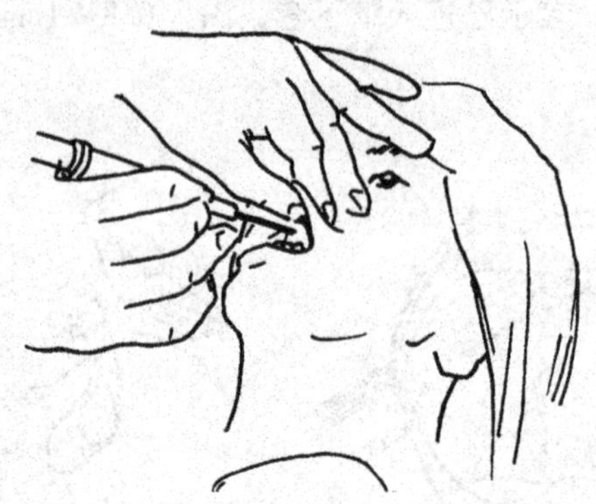

图 3-7　眶下孔麻醉（口内注射法）

(五) 圆孔麻醉

将麻醉剂注射于翼腭凹内，以麻醉出圆孔的上颌神经，使其分布的一侧上颌及同侧鼻、下睑、上唇和软、硬腭获得麻醉。又称上颌神经阻滞麻醉。

1. 经翼腭管进入翼腭凹的方法（又称翼腭管麻醉）　嘱患者头尽量后仰，大张口，由倒数第一磨牙近中距腭侧龈缘约 1cm 处刺入，由同侧进针经黏膜下达腭大孔附近时注药少许，寻其无阻力处，沿牙长轴平行方向推进注射针 3.5cm 左右，抽吸无血、无气泡，注药 2ml，7～8 分钟显效（图 3-8）。

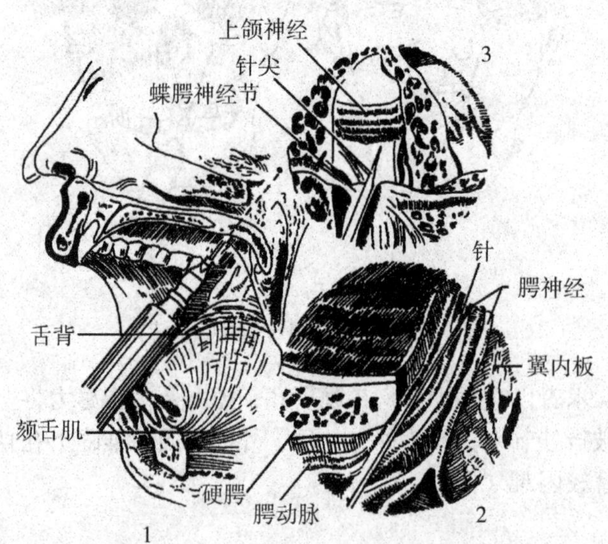

图 3-8　圆孔麻醉（经翼腭管进针法）

如触及骨面不能进入翼腭管，可稍改变进针点和进针方向，重新刺入。也有少数患者由于翼腭管弯曲而致注射针不能进入。回吸有气泡者，为注射针刺入点偏后，进入鼻腔，应退出，更换注射针头，向前移约 0.5cm，重新刺入。无磨牙患者可由软硬腭交界线前 0.7～0.8cm，距牙槽嵴约 1cm 处刺入。

2. 颧下翼突法　用 7～8cm 长的 7 号针头，从颧弓下缘、乙状切迹中点刺入。先做一皮丘，然后与皮肤垂直进针，直至针尖触及翼突外板为止，此时进针深度约 4cm。再将针退至皮下，使针尖向前上偏斜15°角，重新刺入至超过第一次进针长度1cm的深度，即可进入翼腭凹中圆孔附近。回吸无血，注药4～5ml，5～10分钟显效（图3－9）。

3. 颧下法　以眼眶外缘向下垂线与颧弓下缘交点刺入，向内、向上、向前的方向进针，抵达上颌结节后再沿骨膜面继续深入，进针约3.5～4.5cm，抽吸无血，注药3～4ml（图3－10）。

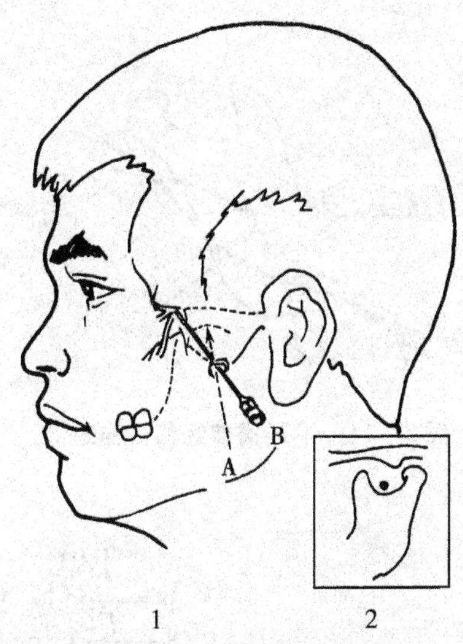

图3－9　圆孔麻醉（颧下翼突法）

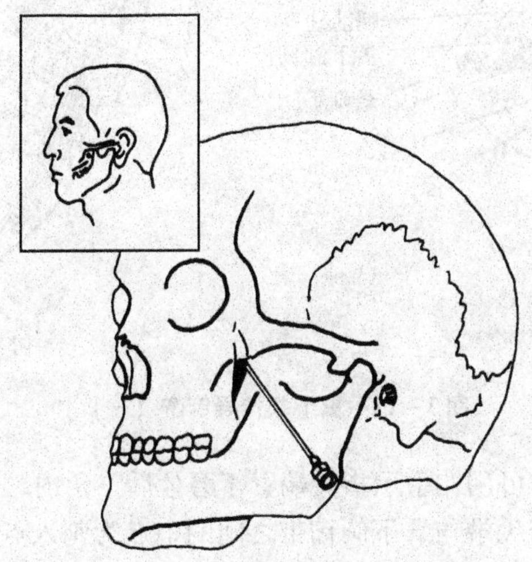

图3－10　圆孔麻醉（颧下法）

（六）翼下颌传导麻醉

将麻醉剂注射于下颌升支内侧面之下颌孔附近，以麻醉下牙槽神经，使同侧下牙、牙周组织、下颌骨和第一前磨牙以前之颊唇侧牙龈及下唇麻醉；退针1cm左右再注射麻药于舌神经附近以麻醉舌神经，使同侧口底黏膜、舌侧牙龈及舌前2/3获得麻醉。又称下牙槽神经和舌神经阻滞麻醉。

注射时令患者张大口，头稍后仰，使下牙𬌗面与地面平行，将口角及颊部拉向外侧，显露出隆起之颊脂垫及其后的翼下颌韧带。翼下颌韧带外侧的颊脂垫尖为进针点，从对侧前磨牙间的𬌗面上 1cm 呈对角线的方位，使针尖向进针点刺入，针杆与下牙𬌗面平行，通过翼下颌间隙进针约 2～3cm，触及骨面，抽吸无血，注射 1～1.5ml，以麻醉下牙槽神经。再退针 1cm 左右，注药 0.5～1ml，以麻醉舌神经，3～5 分钟，患者就可感觉到同侧舌尖和下唇麻木感（图 3－11、图 3－12）。

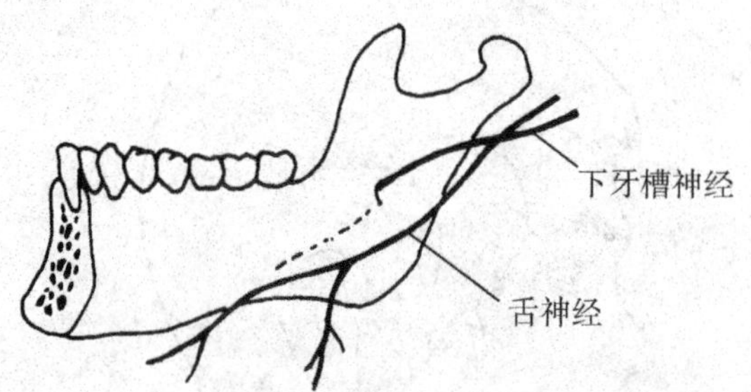

图 3－11　下牙槽神经和舌神经

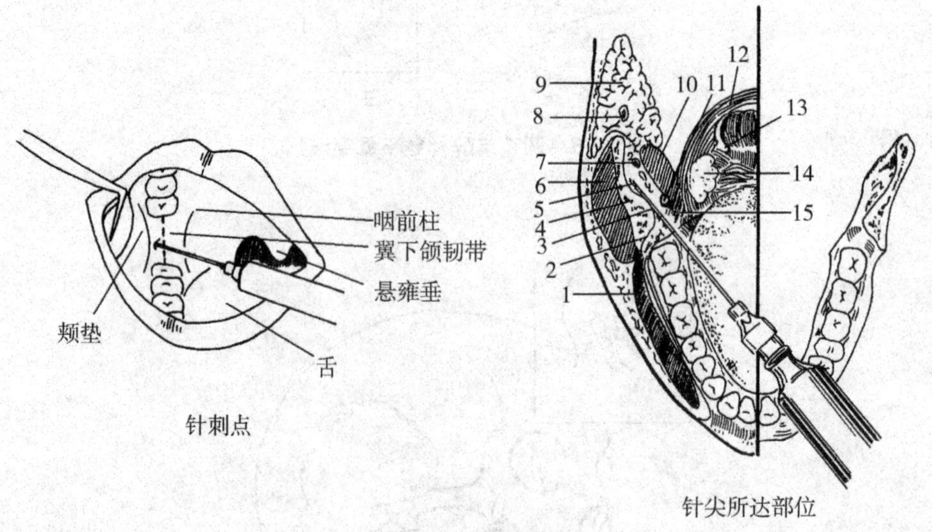

图 3－12　翼下颌传导麻醉（一）

如进针点标志不清楚，可用左手示指尖端置于磨牙后三角内，并触及内斜线，手指方向与下颌牙𬌗面平行，此手指尖端与翼下颌韧带之间的中点为刺入点（图 3－13）。

麻醉失败原因主要是进针点和进针方向不准确：①进针点偏高，进针方向太向上，使针尖超过乙状切迹，针尖不能触及骨面；②进针点低或进针方向向下，不与𬌗面平行，针尖的终点位于下颌小舌以下，不能麻醉下牙槽神经；③进针角度过小，使针尖不能触及骨面，超出下颌升支后缘，如注射麻醉药，则会注射于腮腺内，不但达不到预想麻效，反而麻醉了面神经，造成暂时性面瘫；④进针点靠前，进针很浅就触及骨面（下颌骨升支前部），达不到下颌孔，因此失败。

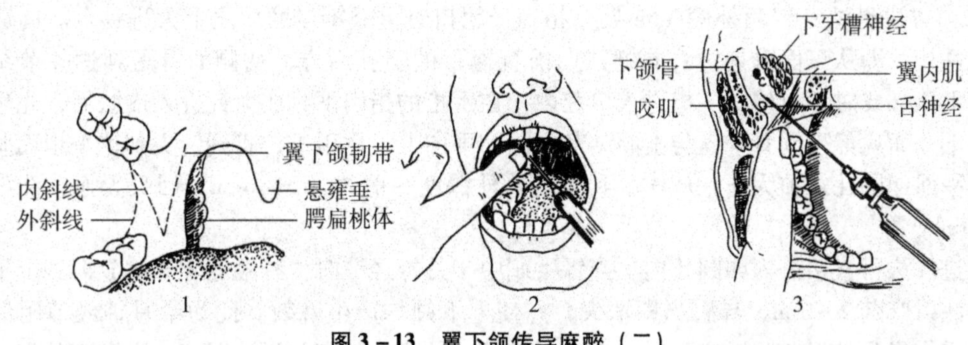

图 3－13　翼下颌传导麻醉（二）

（七）颊神经阻滞麻醉

将麻醉剂注射于下颌升支前缘内侧颊神经干附近，以麻醉其分布的下颌第二前磨牙以后的颊侧牙龈、黏骨膜和颊部。

操作时令患者大张口，在颊黏膜上，腮腺导管口下、后 1cm 处刺入至黏膜下，向后进针达下颌升支前缘，注射麻药 0.5～1ml，2～3 分钟，即可产生麻效。如果拔除下颌单个磨牙时，可在其远中根颊黏膜皱折处作黏膜下浸润麻醉。也可以在翼下颌传导麻醉过程中，针尖退至黏膜下注射麻药 0.5～1ml，麻醉颊神经。

（八）卵圆孔麻醉

将麻醉剂注射于卵圆孔附近，以麻醉出卵圆孔的下颌神经，使其支配的同侧下颌骨、下颌牙、舌、口底、下颌骨周围组织、颊部组织及颞部皮肤获得麻醉。又称下颌神经中枢性阻滞麻醉。

1. 颧下翼突法　进针点同圆孔麻醉，为乙状切迹中点，在进针点注射麻药少许，然后与皮肤垂直刺入，直至针尖触及翼突外板为止。再将针尖退至皮下，再使针尖向后、上偏斜 15°角，重新刺入至超过第一次进针长度 1cm 的深度，即达卵圆孔附近。回吸无血，注射麻药 4～5ml，5～10 分钟即产生麻效（图 3－14）。

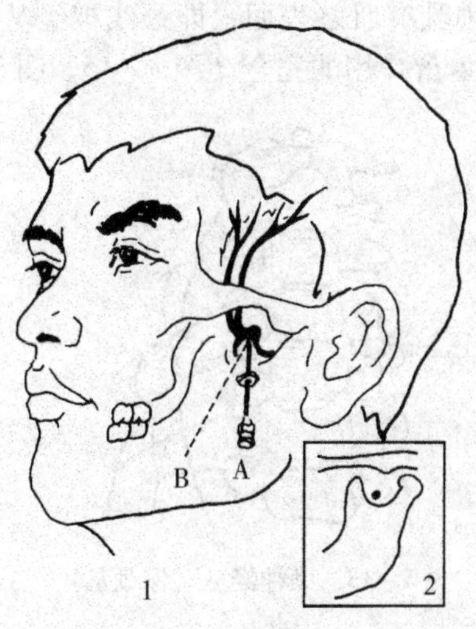

图 3－14　卵圆孔麻醉（颧下翼突法）

2. 前方进针法　口角外侧3cm处，相当于闭口时上颌第二磨牙之上为进针点。向卵圆孔部位进针，即从正面看是对着同侧“向前直视”的瞳孔后方，从侧面看是到达关节结节的连线上。必要时可以伸一手指进入口腔内，在手指的指引下，注射针进入皮肤后，先经口腔黏膜下，而后经下颌骨升支与上颌结节之间，再向上、后引进，直到针尖到达平坦而坚硬的颞下平面卵圆孔之前为止，从皮肤到卵圆孔外深度一般约为5～6cm。回吸无血，注射麻药4～5ml。

此进针法可直接进入卵圆孔内，当针尖刺中半月神经节时，有触电样异感放射到上下颌颜面，注射麻药2～3ml，异感当即消失，并使上下颌均产生麻效。此为半月神经节阻滞麻醉。如需作半月神经节阻滞麻醉时，在注射麻药前抽吸，如有脑脊液回流，阻滞应放弃。

（九）耳颞神经阻滞麻醉

将麻醉剂注射于颞下颌关节内侧，以麻醉在此经过的耳颞神经，使其分布的腮腺区、耳郭前部、外耳道、鼓膜、颞下颌关节及耳颞区域浅层皮肤产生麻效。

阻滞时以乙状切迹中点前0.5cm处为进针点，垂直进皮后，改变方向，与皮肤成45°角向后进针3cm。回抽无血，注射麻药3～5ml，5～10分钟出现麻效。

（十）颈神经丛阻滞麻醉

将麻醉剂注射于第2、3、4颈椎横突附近，以麻醉出椎间孔的颈脊神经，使其分布的颈部、枕部、乳突区、耳下缘、下颌骨下缘及胸肩后部产生麻效。

阻滞时患者仰卧，不用枕头，垫肩，头转向对侧，以使胸锁乳突肌和血管向前移位，从而使颈椎横突暴露明显。首先于乳突尖下、后1.5cm处为第一进针点，横行刺入进针约2～3cm可遇骨质阻力（即第2颈椎横突），针尖稍离开骨膜，回抽无血及脑脊液时，注射麻药3～4ml，以麻醉第2颈脊神经。注射毕将针尖退至皮下，重新取向下与皮肤成45°角进针，再次碰到骨质阻力，即触到第3颈椎横突，经回吸无误后注射麻药3～4ml，以麻醉第3颈脊神经。以胸锁乳突肌后缘中点即颈外静脉与胸锁乳突肌之交叉点之上1.5cm处为第二进针点，横行刺入，进针约2～3cm，遇到骨质阻力为第4颈椎横突，注射麻药3～4ml，以麻醉第4颈脊神经。在退针到胸锁乳突肌之表面，即颈浅神经丛穿出处时，再注射麻药4～5ml，麻醉颈浅神经丛，以确保麻醉作用的完全（图3－15、图3－16）。

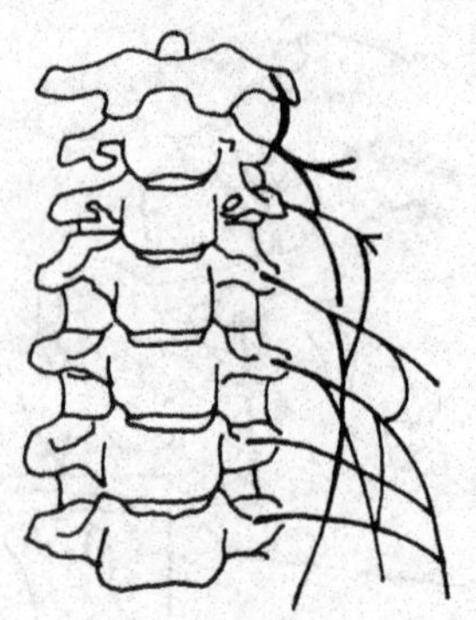

图3－15　颈神经丛（深颈丛）

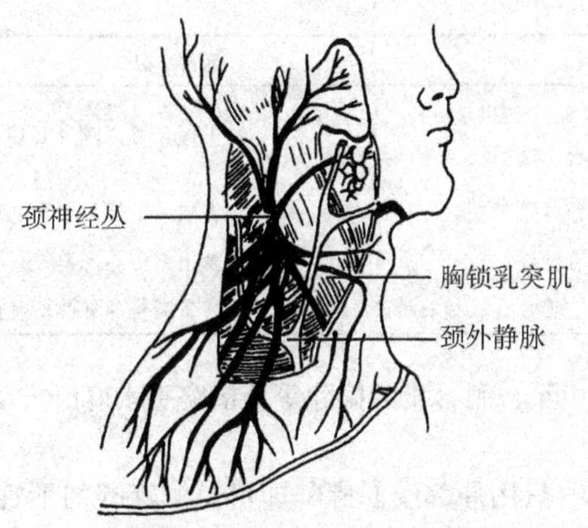

图3－16　颈神经丛（浅颈丛）

作颈神经丛阻滞麻醉时应注意并发症的发生。如注射麻药前必须回抽，避免注入血管或蛛网膜下腔，药液注入蛛网膜下腔是最严重的并发症，会引起全脊麻的危险，多因进针过深或进针方向与颈椎间孔开口方向一致。颈部椎间孔的方向是向前向下，因此进针不应从下向上和过分由前向后；膈神经主要由第4颈脊神经组成，同时接受第3和第5颈脊神经的小分支。颈神经丛阻滞常易累及膈神经，严重时可出现呼吸困难、胸闷，甚至出现轻微青紫，应给吸氧；当针刺太深使迷走神经被阻滞时会出现发音嘶哑，呼吸困难；当颈交感神经被阻滞时会出现眼睑下垂、瞳孔缩小、眼球下陷、眼结膜充血、鼻塞、面微红等症状，此为Horner综合征。

五、口腔常见手术局麻方法的选择

口腔颌面外科手术大多数都可在局麻下进行，麻醉效果的好坏取决于局麻操作的准确程度和麻醉方法选择是否恰当。在手术中往往遇到该用的麻醉方法均已采用，但仍效果不好，这是因为局麻的操作不准确，此时作麻醉效果的检查是可以测出的。也有时是对某一麻醉方法效果的检查很满意，但在某些部位仍有疼痛，这是因为麻醉方法选择不恰当或不够，使某些需要麻醉而未进行麻醉的部位疼痛。由此可见，欲使一个手术麻醉效果好，不仅要熟练掌握每一个麻醉方法的操作技术，而且要熟悉神经解剖，以便选择恰当的麻醉方法。口腔颌面外科常见典型手术的麻醉方法选择举例如下。

1. 牙齿拔除术　为便利于拔牙，特以牙齿为基础，列表示常用麻醉方法（表3－1）。

表3－1　牙齿拔除术常用麻醉方法

牙位	神经分布	麻醉方法
321│123	上牙槽前神经鼻腭神经	唇侧浸润麻醉或眶下孔麻醉腭侧浸润麻醉或切牙孔麻醉
54│45	上牙槽中神经腭前神经	颊侧浸润麻醉或眶下孔麻醉腭侧浸润麻醉或腭大孔麻醉

续　表

牙位	神经分布	麻醉方法
6|6	上牙槽后神经（近中颊根为上牙槽中神经）腭前神经	上颌结节麻醉及颊侧局部浸润麻醉腭大孔麻醉
87|78	上牙槽后神经腭前神经	上颌结节麻醉腭大孔麻醉
4321|1234	下牙槽神经舌神经	翼下颌传导麻醉
8765|5678	下牙槽神经、舌神经、颊长神经	翼下颌传导麻醉颊神经阻滞麻醉

牙槽突整形、牙龈瘤切除、颌骨囊肿摘除等牙槽突手术麻醉方法与同位置的牙齿拔除术相同。

2. 唇、舌系带延长术　只用局部浸润麻醉即可，但麻醉剂不宜注射太多，否则周围组织太膨隆，不利于手术进行。

3. 舌下腺切除、下颌下腺导管结石切除术　以舌神经阻滞麻醉为好，局部浸润麻醉效果不易完全，并因麻醉剂的注射，使组织解剖不清楚。

4. 下颌下腺切除术　以局部浸润麻醉为主，再配以舌神经阻滞麻醉，因舌神经在腺体内侧有分支与下颌下神经节相连，如果不进行舌神经麻醉，在提起腺体寻找下颌下腺主导管时会引起疼痛。

5. 颌骨骨髓炎刮治术　颌骨骨髓炎多见于下颌骨。上颌骨骨髓炎好发于新生儿，并且病灶局限。在切开引流或摘除死骨时，只用上颌结节麻醉和局部浸润麻醉即可。

下颌骨骨髓炎病灶范围大，不仅是骨髓发炎，而且是骨的炎症过程，颌面部软组织常同时有炎症存在。病灶区有较硬的炎症浸润块，骨髓腔内有炎症性肉芽组织。应用局部浸润麻醉，注射阻力大，药液不易注入，并且注射时疼痛严重，麻效不好。应用神经阻滞麻醉效果不好。如果病灶只限于下颌骨体部位，作翼下颌传导麻醉；如病灶侵及下颌升支，必须要作卵圆孔麻醉。切口部位用颈神经丛阻滞麻醉。

6. 舌部小肿物切除术　舌前2/3为舌神经分布，可根据手术的需要作局部浸润麻醉或舌神经阻滞麻醉。一般小的深部肿物以舌神经阻滞麻醉比较好，不影响肿物的寻找。如用局部浸润麻醉，由于药剂的注射，使肿物周围组织膨隆，致使肿物不易找到。表浅肿物切除以局部浸润麻醉为好，因可以使出血减少，而又不影响肿物的寻找。

舌根部肿物切除术，患者易恶心、呕吐，不易耐受，并且易出血，维持呼吸道的通畅比较困难，以气管内插管全麻下手术为好。

7. 腭部多形性腺瘤切除术　腭部多形性腺瘤切除术只麻醉黏膜、骨膜即可，可用腭大孔麻醉，术区再配以局部浸润麻醉。如肿物较大，不能进行腭大孔麻醉，局部浸润麻醉又不易使麻效完全，可用圆孔麻醉。

8. 三叉神经末段撕脱术　此手术直接将神经牵拉、撕断，因此必须麻醉达到效果完全。

（1）眶下神经撕脱术：此手术需要将眶下孔内的神经撕断，麻醉时需要在撕断部位的近心端行神经阻滞，因此，以圆孔麻醉为佳，而眶下孔麻醉往往效果不完全。

（2）下牙槽神经撕脱术：下牙槽神经的撕脱，虽然主要撕脱下颌管内的神经，但也常使下颌管外的近心端神经受到牵拉，因此，以卵圆孔麻醉为好。

9. 半侧下颌骨切除术　半侧下颌骨切除术的口外切口为耳大神经、颈皮神经、颏神经分布；口内切口有颊神经、舌神经和颏神经分布；下颌骨体部有下牙槽神经；下颌升支和关节周围有耳颞神经分布。

选用局麻时需作：①颈神经丛阻滞麻醉（也可用局部浸润麻醉），以麻醉耳大神经和颈皮神经；②卵圆孔麻醉，以麻醉下颌神经；③在下唇正中切口还需作局部浸润麻醉，以麻醉对侧颏神经的吻合支。

10. 下颌升支纵劈术　此类患者多是在走马疳或外伤后，在下颌升支前部与上颌结节部或颧弓部发生纤维性广泛粘连，甚至是骨性粘连，形成一种特殊类型的颌间瘢痕挛缩。下颌升支纵劈术就是要去除升支前1/3部的骨质和瘢痕组织。术中涉及的神经，除和半侧下颌骨切除术一样外，还要涉及上牙槽后神经和颧神经。选用局麻时常用：①圆孔麻醉：以麻醉上牙槽后神经和颧神经；②卵圆孔麻醉：以麻醉下颌神经；③颈神经丛阻滞麻醉（或局部浸润麻醉）：以麻醉耳大神经和颈皮神经。

11. 颞下颌关节手术　手术涉及的神经有耳大神经、颈皮神经和耳颞神经。可选用：①耳颞神经阻滞麻醉或卵圆孔麻醉；②颈神经丛阻滞麻醉（或切口部位作局部浸润麻醉）。

12. 腮腺切除术　术中涉及的神经是耳颞神经、耳大神经和颈皮神经，需作：①耳颞神经阻滞麻醉或卵圆孔麻醉；②颈神经丛阻滞麻醉（也可在切口部位作局部浸润麻醉）。

13. 上颌窦根治术　手术涉及的神经是上牙槽中、后神经和鼻腭神经。需作眶下孔麻醉和上颌结节麻醉，鼻腔黏膜用表面麻醉。如果用圆孔麻醉，一针即可麻醉所涉及的神经。

14. 上颌骨部分切除术　手术涉及整个上颌神经，并在鼻侧切口涉及滑车下神经和鼻睫神经，可采用：①圆孔麻醉；②鼻侧切口和上唇正中切口作局部浸润麻醉。

15. 唇裂修复术　用眶下孔麻醉，以麻醉眶下神经。如果手术涉及牙槽突，在局部尚需作浸润麻醉，以麻醉鼻腭神经的分支。

16. 颈淋巴清扫术　颈神经丛阻滞麻醉再配合舌神经阻滞麻醉，如不作舌神经阻滞麻醉时，在清扫下颌下区切除下颌下腺时会引起疼痛。

六、局部麻醉的并发症及其防治

（一）晕厥

晕厥是一个短暂的意识丧失过程，由于神经反射引起的一过性脑缺血、脑缺氧所致。

1. 原因　晕厥反应并非麻醉剂所致，常在注射麻醉剂过程中出现。临床上常见的原因多是精神心理因素，如恐惧、忧虑等。再有针刺时的疼痛刺激或器械的响声、出血等不良刺激可诱发。此外在通气不良、空气闷热、疲劳、空腹等条件下也易发生。

2. 症状　患者首先感到头晕、眼花、恶心、心悸、憋气、无力，严重时暂时失去知觉。面部及口唇苍白、出（冷）汗，脉搏先快而后慢、无力，血压可短暂下降，呼吸短促等。

3. 预防与处理　对精神紧张患者，麻醉前应给以解释和鼓励，使其消除恐惧情绪。

对出现晕厥的患者，应立即停止注射；放平座椅，置患者于平卧位，将头放低；松解颈部衣扣，使呼吸道通畅；同时给患者以安慰，消除顾虑，往往能迅速好转。较重失去知觉者可用嗅氨水、酒精，刺激人中穴位等办法帮助苏醒。心率慢、血压低者可皮下注射阿托品0. 5mg或麻黄碱30mg或肾上腺素1mg。必要时给氧吸入。

（二）中毒

单位时间内，血液中麻醉剂的浓度超过机体的耐受力而引起的各种程度的毒性反应。

1. 原因　①局麻药量过大或浓度过高；②药剂误入血管中；③患者的机体耐受力差，患者的体质不同时对药物的吸收或破坏解毒作用也不同，如高热能加快药物的扩散和吸收过程，恶病质、休克、高龄、代谢功能低下、肝功能低下、严重贫血、甲状腺功能亢进及维生素缺乏等均能降低对药物的解毒能力。肾功能不全可延迟对局麻药代谢产物的排泄。

2. 症状及处理　根据中毒程度和体征分三种：

（1）轻度中毒：有两种类型，一种为兴奋型，表现为多语、无理智、头晕、眼球震颤、运动不协调、面色潮红、血压升高、脉压变窄、脉快等体征；另外一型为昏沉嗜睡、痛觉减弱、脉弱、血压下降等体征。

当出现以上体征时应立即停止注射，使患者平卧，松解颈部衣扣，同时吸氧，加大通气，以降低 $PaCO_2$，降低局麻药对大脑皮质的刺激作用。

（2）中度中毒：患者表现为烦躁不安、头痛、心前区压迫不适感，视物模糊，常有恶心、呕吐、面部肌肉震颤、血压升高，但脉搏趋向缓慢，面色苍白或发绀等表现。此时除停药和给氧外，静脉注射安定 2.5～5mg。

（3）重度中毒：除上述体征外，患者肌肉震颤发展为肌肉痉挛、抽搐，如处理不及时会导致呼吸、循环衰竭而死亡。此时应加压辅助呼吸，同时静脉注射安定 5～10mg 或静脉缓慢注射 2.5% 硫喷妥钠（一般为 2～4ml），直至惊厥停止。

3. 预防　除要避免上述引起中毒的各因素外，可采取如下措施：

（1）用药量较大的手术，麻醉前应用安定，可有效地降低局麻药的耐量，如静注安定 0.25mg/kg，可使利多卡因中毒剂量提高 2 倍。术前应用巴比妥类药物也有类似效能，但较安定稍弱。

（2）多数局麻药使血管扩张，加快吸收，使单位时间内血液中浓度过高，容易引起中毒。如在局麻药中加入肾上腺素，使毛细血管收缩，可延缓吸收时间，减轻或避免中毒。

（三）过敏反应

是指患者曾使用过某种麻醉剂，从无不良反应，但再度使用此种麻醉剂时，却出现不同程度的中毒样反应和过敏样体征。

1. 症状　过敏反应较中毒反应发生急剧，偶尔也有迟缓反应。

（1）即刻反应：注药后数分钟内即出现不同程度的中毒样反应和全身或手发麻、发痒和寒战，也可出现皮肤荨麻疹或皮疹、血管神经性水肿等体征，也有的患者很快出现气管喘息样发作。急重的过敏反应会立即进入休克状态，甚至死亡。

（2）迟缓反应：体征与即刻反应类似，但出现较缓慢，多在用药后数小时才发生，并可出现口腔内、舌部表面肿胀，甚至咽、面、颈部肿胀。

2. 处理

（1）即刻反应：除按中毒反应对症处理外，可静脉注射 10% 葡萄糖酸钙 10ml 或 3%～5% 溴化钙 10ml，静滴地塞米松 5～10mg 或氢化可的松 100～200mg。血压下降者给 1∶1 000肾上腺素 1mg，以 0.5mg 稀释于 10ml 生理盐水中，静脉缓注；另 0.5mg 作皮下注射。急骤的过敏性休克，按休克处理。

（2）迟缓反应：主要是抗过敏治疗，如口服苯海拉明 25mg，一日 2～3 次；静脉推注 10% 葡萄糖酸钙 10mg，每日 1 次。

3. 预防　主要是询问有无过敏史，有者应避免再用，如对普鲁卡因或丁卡因等酯类局麻药过敏者，可改用利多卡因、丁哌卡因等胺类局麻药。麻醉前用抗组胺药或安定类药物对防止或减轻过敏反应有一定效果。皮肤过敏试验意义不大，因为局麻药可使局部血管扩张，并且皮内注射继发于皮内组胺释放而出现假阳性反应较多，而试验阴性者，也不一定不出现过敏反应。

（孔春燕）

第二节 全身麻醉

口腔颌面外科手术大部分可在局麻下完成，但对于精神过分紧张不合作的患者，手术时间长、创伤过大的手术及绝大多数的小儿均需在全麻或辅助麻醉下进行。

一、麻醉特点及注意事项

口腔颌面外科麻醉与其他外科手术麻醉大致相同。但由于手术部位及其疾病造成的解剖位置的改变，而使麻醉具有一定的特点，对一些特殊问题需要注意和解决。

1. 麻醉者的位置　由于手术部位在头、面、颈部，致使手术者与麻醉者互相干扰，为避免干扰，麻醉者需远离头部，一般位置为手术台的右侧或左侧。

2. 麻醉的判断　由于麻醉者需远距离操作，患者眼、口和鼻位于手术野，增加了麻醉观察和处理的复杂性和困难程度，如对麻醉征象辨别及呼吸道的管理增加了困难。因此，对麻醉深浅只有通过呼吸、血压、脉搏和肌肉张力来判断。

3. 需要气管内插管　口腔颌面手术，往往口腔内易有血液、唾液等，为了防止误吸、呼吸道梗阻，以采用气管内插管为完全，使口腔与呼吸道分离。

4. 鼻腔插管　多由于疾病或手术的需要，鼻腔插管较多，要求麻醉者不仅要能熟练地掌握经口腔插管，而且要求能熟练地掌握经鼻腔插管。

5. 开口受限　有的患者开口受限，如颞下颌关节强直患者，都有开口受限，甚至完全不能开口的症状。此种患者进行气管内插管，只有通过鼻腔盲探插管，因此时下颌骨及颌面下部发育也受到影响，下颌短小并向后缩（继发性小颌畸形），口底小，舌体相对增大，使插管增加困难；颌间瘢痕挛缩患者，除开口困难外，并有皮肤、黏膜、肌肉的瘢痕等原因，使口咽部解剖位置发生变异，造成盲探插管更为困难；面颈部深度烧伤的患者，在晚期不仅多数有开口困难，而且往往由于颈部瘢痕挛缩，使颏部和颈部紧靠一起，头部向前倾斜或偏斜，后仰受限，气管移位，使插管极为困难。以上这些患者以清醒插管再行麻醉诱导较为安全，如此也可有更多的机会进行试插。

6. 导管端开口斜面的选择　口腔颌面手术有很多需要头侧位，为了使导管开口斜面不致与气管壁闭合而影响呼吸，在选择导管时，需要选择适当的开口斜面。如我们通常用的导管开口斜面是向左侧开口，当头正面位或左侧位时，手术中导管开口不会被气管壁堵塞，但当右侧位时，导管端开口斜面变为向上方，手术又需仰头，这样就容易使导管口斜面贴于气管前壁而影响呼吸。为此，可以自行将导管口改制成向右侧开口，当头向右侧位时，导管开口由右侧而转变成向下方，如此就可避免呼吸道的堵塞。如果使用进口管，管端有相对两个开口的导管，可无须考虑导管端开口斜面的方向问题。

7. 牢固固定气管导管　由于手术的需要，常常移动或转动头部的位置，故气管导管应牢固固定于口周或鼻周皮肤，以防头部移动或转动时将导管脱出，或进入过多而插入一侧支气管。

8. 不良神经反射　颈部手术时，刺激颈动脉窦（压力感受器）易引起不良反射。如心动过缓、血压下降、呼吸减慢，甚至呼吸暂停、心搏骤停，因此，术中要求麻醉完善，局部封闭，持续心电监测，及时发现，及早防治。

9. 置胃肠减压管　口腔颌面部及颈部手术后需要在头颈部包扎固定，甚至作颌间结扎，排、吐痰能力差，为防止由于术后呕吐引起误吸或呼吸道梗阻，对时间长的手术应预先置胃肠减压管。在拔除气管导管之前吸净胃内容物，如此也便利于术后的喂养。

10. 气管塌陷　有的颈部肿瘤长期压迫气管，使气管壁软化，肿瘤切除后气管失去支撑而塌陷，发生窒息。局麻时在切除肿瘤时发生，全麻时在拔管后发生，故在拔管时可先将导管端拔至手术区之上，先不出声门，如无呼吸困难，再将导管拔出声门。

11. 拔管注意事项　口腔颌面部手术后，特别是下颌骨切除术后，舌和口底肌肉失去颌骨支持，患者在苏醒前极易产生舌后坠而致上呼吸道梗阻。其他口腔手术也可影响某些口腔功能，口腔内血性黏液难于咳出，影响呼吸。故口腔颌面部手术麻醉在能唤醒患者再行拔管较为安全，因此时患者反射能力强。严重者在清醒拔管后仍有舌后坠现象，应当留置鼻咽通气道或口咽通气道，或将舌牵出以纠正呼吸。

12. 气管切开　估计术毕拔管后影响呼吸通畅者，应在术前采取气管切开，再行麻醉，或术后拔管前先作气管切开再拔管。

二、口腔颌面外科常用麻醉方法

口腔颌面外科常用的麻醉方法有强化麻醉、基础麻醉、分离麻醉、吸入麻醉（包括乙醚、安氟醚、异氟醚、七氟醚和地氟醚、氟烷、甲氧氟烷、氧化亚氮等）、东莨菪碱静脉复合麻醉、γ-羟丁酸钠静脉复合麻醉、普鲁卡因静脉复合麻醉、控制低血压麻醉等。对麻醉剂和麻醉方法的选择应根据患者的年龄、身体状况、手术时间的长短、手术的性质、手术部位而定。一般情况下小儿不进口腔的手术，可不作气管内插管术，可用基础麻醉或分离麻醉，配合强化麻醉。进入口腔的手术需作气管内插管术以保证呼吸道的通畅，防止误吸；麻醉的维持，可用吸入麻醉、γ-羟丁酸钠复合麻醉或东莨菪碱静脉复合麻醉等。因乙醚对呼吸道的刺激性大，苏醒慢，且术后易恶心呕吐，又因其易燃爆而不能使用电凝止血，故现已少用，以安氟醚或异氟醚应用最多。4 岁以下小儿以 γ-羟丁酸钠静脉复合麻醉或东莨菪碱静脉复合麻醉为宜。

成年人的麻醉可选用吸入麻醉或普鲁卡因静脉复合麻醉，时间较长的手术，除用上述麻醉方法外，采用东莨菪碱静脉复合麻醉更有其独特的优越性。皮瓣、肌皮瓣等微血管手术和休克患者，选用东莨菪碱静脉复合麻醉较好，因其具有血管解痉作用。上颌骨切除、上颌骨畸形矫正术及血管瘤等出血较多的手术，可选用控制低血压麻醉。

口腔颌面外科手术麻醉方法有多种，除根据上述手术时间长短、手术性质、年龄大小等条件外，还要根据患者的体质、对某种麻醉剂有无禁忌来选择麻醉方法。

三、术后常见并发症及预防

口腔、颌面部手术后最常见的并发症是呼吸道梗阻。手术结束后拔除气管内插管之前，应常规检查口腔内有无渗血、血块及遗留物（如碎骨渣、脱落牙齿及纱布等）。拔管时患者完全清醒后，可自行调整舌咽的状态，主动将血液及分泌物咳出或咽下，保持呼吸道通畅。

（一）呼吸道梗阻

出血、误吸、喉头水肿及舌后坠都可造成呼吸道梗阻。口腔及周围组织的出血可使血液直接误吸入呼吸道或血块阻塞呼吸道，以及血肿阻塞和压迫呼吸道。分泌物及呕吐物可以误吸入气管内发生急性呼吸道梗阻、窒息或发绀。小颌畸形、颏后缩及颌骨支撑去除后可出现严重舌后坠。口底、舌根较大肿物切除或口腔内组织缺损后皮瓣、肌皮瓣修复手术后，可致口咽部水肿严重，使咳痰及吞咽功能受到严重的影响，出现呼吸道梗阻。

预防：手术后应在没有明显渗血的情况下，吸净口腔内的血块及分泌物再拔除气管内插管。口腔内的手术，术后患者尤其小儿可采用侧卧位或侧俯卧位，有利于血液及分泌物的流出，而不致阻塞呼吸道。术后经胃管抽吸胃内容物，可减少呕吐、误吸的发生以及误吸所致的化学性肺炎的发生。若手术后发生口腔内大出血及气管周围的血肿，应考虑重新气管内插管的全身麻醉下行紧急止血。发生舌后坠时可用舌钳将舌牵出或手术结束前在舌部留一缝线，发生舌后坠时拉缝线将舌牵出。半侧下颌骨切除后的患者，健侧下颌骨因没有对侧支撑，在肌肉的作用下可向内向后移位，出现舌后坠，造成呼吸道梗阻。尤其是在术后第一天，患者完全清醒后，行悬吊下颌的绷带包扎时，可将健侧下颌骨向内向后压。出现急性呼吸道梗阻，可出现呼吸困难，发绀，甚至意识丧失。此时，应立即剪开绷带，将一只手的示指放在健侧下颌角处将下颌向前托起，另一只手的示指放在健侧下前牙处向前向外拉，这样可将下颌骨及口底组织和舌向前向外托出，解除呼吸道梗阻。手术后出现舌后坠的患者，可放置口咽或鼻咽通气道，或经鼻气管内插管拔管至声门外留作鼻咽通气道。这种通气道可利于血液及分泌物的吸除，保持呼吸道通畅，并可经此通气道给氧。阻塞性睡眠呼吸暂停低通气综合征患者或手术后不易保持气道通畅的患者，手术后应保留气管内插管至患者可自行调整呼吸道通畅时拔管。但保留气管内插管的患者的术后护理要非常严格，一旦发生脱管或导管堵塞会危及患者的生命。颏部、双下颌骨切除或手术后缺损较大的患者及组织瓣修复口腔内缺损（口底、舌根及后颊部）的患者术后应考虑气管切开。否则，组织水肿本身或痰及分泌物都可造成严重的呼吸道梗阻。紧急环甲膜穿刺（小儿穿刺针 ID 2mm，成人穿刺针 ID 4mm）可缓解急性呼吸道梗阻，为进一步的救治争取了时间。

（二）咽痛及咽喉部水肿

口腔、颌面部手术时间长，气管插管放置时间长，手术操作在头部，头部位置不稳定，气管插管与气管黏膜总处于摩擦状态，咽喉部水肿明显，随着手术时间的延长，患者的咽痛加重。手术后的水肿，如舌根、咽旁及软腭的水肿向下蔓延也会波及咽喉部。因此，口腔、颌面部手术患者术中应考虑激素的应用，氢化可的松 100mg（儿童 50mg）或地塞米松 5 ~ 10mg（儿童 2 ~ 5mg）静滴。手术后尽早开始雾化吸入可预防或减轻术后咽喉部水肿。

（孔春燕）

第四章　牙拔除术

牙拔除术（exodontia），是临床上口腔疾病的重要治疗手段之一。对经过治疗而不能保留，对局部或全身健康状况产生不良影响的病灶牙，应尽早拔除。

第一节　拔牙器械及其使用

一、牙钳

牙钳（forceps）由钳喙（beak）、关节（hinge）和钳柄（handle）三部分组成。钳喙是夹持牙的工作部分，外凸内凹，内凹侧作为夹住牙冠或牙根之用。根据牙冠和牙根的不同形态，设计的形状多种多样，大多数钳喙为对称型的，上颌磨牙钳为非对称型，左右各一。关节是连接钳喙和钳柄的可活动部分。钳柄是术者握持的部分。牙钳的钳喙与钳柄各呈不同的角度以利于拔牙时的操作。前牙与后牙不同，上颌牙与下颌牙不同。夹持牙根的牙钳又称为根钳（图 4－1）。

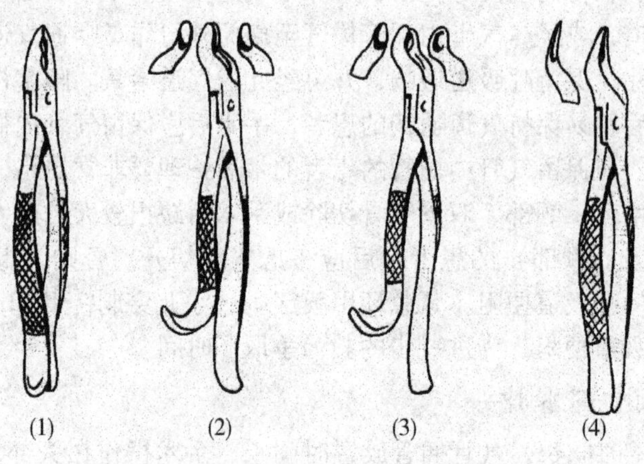

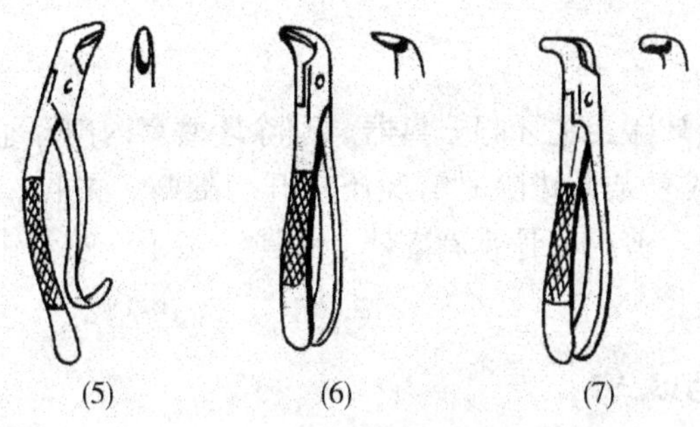

图 4－1　各类牙钳

（1）上颌前牙钳；（2）右上磨牙钳；（3）左上磨牙钳；（4）上颌根钳；（5）下颌前磨牙钳；（6）下颌前牙钳；（7）下颌磨牙钳

使用牙钳时，钳喙的内侧凹面应与牙冠唇（颊）、舌（腭）侧面，牙颈部的牙骨质，以及牙根面成面与面的广泛接触。

二、牙挺

牙挺（elevator）由刃（blade）、杆（shank）、柄（handle）三部分组成。按照功能可分为牙挺、根挺和根尖挺；按照形状可分为直挺、弯挺和三角挺等（图 4－2）。牙挺的刃宽，根挺的刃较窄，根尖挺的刃尖而薄。

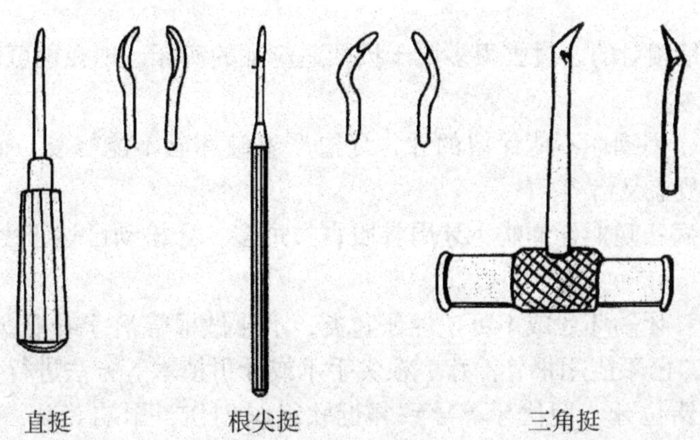

图 4－2　各类牙挺

牙挺常用于拔除阻生牙、埋伏牙、错位牙、残根、残冠、断根或较牢固的患牙。其工作原理包括杠杆、楔和轮轴三种，三者既可单独使用，亦可相互结合，其目的是将牙或牙根从牙槽窝中松动、脱位，便于拔除。

使用牙挺时要注意：①不能以邻牙为支点；②龈缘水平处的颊、舌侧骨板一般不应作为支点；③必须用手指保护周围组织，用力的方向应正确，力量大小必须加以控制。如牙挺使用不当，常常导致邻牙松动，牙挺刺伤周围软组织，将牙根推入到上颌窦或下颌神经管，甚至到口底、咽旁间隙。

三、其他器械

拔牙器械还包括分离牙龈用的牙龈分离器，刮除牙槽窝内肉芽组织、碎骨片、碎牙片的刮匙（curette），阻生牙或复杂牙拔除时需经历切开、翻瓣、去骨、劈冠、分根、修整骨创等步骤，手术涉及手术刀、剪刀、骨膜剥离器、骨凿、锤子、咬骨钳、骨挫、动力系统及缝合器械等。

四、拔牙器械的改进

为减少拔牙后牙槽骨的吸收以利于后期修复，操作时应尽力做到不去骨、减少微小骨折、不翻瓣、不使骨膜与骨面分离。为此，近年来人们提出了微创拔牙理念，并已有一系列微创拔牙器械应用于临床。此类器械刃端薄而锋利，宽度适应不同直径的牙根而成系列，并有不同的弯角。使用时渐次将挺刃楔入根面和牙槽骨间，离断牙周韧带，扩大根尖周间隙，最终使牙脱离牙槽窝。目前微创拔牙器械主要用于单根牙的拔除。

（侯卫锋）

第二节　拔牙的适应证和禁忌证

一、适应证

拔牙的适应证是相对的，过去很多属于拔牙适应证的病牙，现在也可以保留。因此，要认真对待拔牙。

（1）严重龋病：因龋坏不能保留的牙，牙冠严重破坏已不能修复，而且牙根或牙周情况不适合做桩冠或覆盖义齿等。

（2）严重牙周病：晚期牙周病，牙周骨质丧失过多，牙松动已达Ⅲ度，经常牙周溢脓，影响咀嚼功能。

（3）牙髓坏死：牙髓坏死或不可逆性牙髓炎，不愿做根管治疗或根管治疗失败的患者，严重的根尖周病变，已不能用根管治疗、根尖手术或牙再植术等方法进行保留。

（4）多生牙、错位牙、埋伏牙等导致邻近软组织创伤，影响美观，或导致牙列拥挤。如上颌第三磨牙颊向错位导致口腔溃疡，无对颌牙伸长，影响对颌义齿修复。

（5）阻生牙：反复引起冠周炎，或引起邻牙牙根吸收和破坏，位置不正，不能完全萌出的阻生牙，一般指第三磨牙。

（6）牙外伤：导致牙冠折断达牙根，无法进行根管及修复治疗并出现疼痛的牙，如仅限于牙冠折断。牙根折断不与口腔相通，通过治疗后仍可保留。牙隐裂、牙纵折、创伤导致的牙根横折，以往均需拔除，现在也可考虑保留。

（7）乳牙：乳牙滞留，影响恒牙正常萌出，或根尖外露造成口腔黏膜溃疡。如恒牙先天缺失或埋伏，乳牙功能良好，可不拔除。

（8）治疗需要的牙：因正畸需要进行减数的牙，因义齿修复需拔除的牙，颌骨良性肿瘤累及的牙，恶性肿瘤进行放射治疗前为预防严重并发症而需拔除的牙。

（9）病灶牙：引起上颌窦炎、颌骨骨髓炎、颌面部间隙感染的病灶牙，可能与某些全身性疾病，如风湿病、肾病、眼病有关的病灶牙，在相关科室医师的要求下需拔除的牙。

（10）其他：患者因美观或经济条件要求拔牙，如患者因四环素牙、氟牙症、上前牙明显前突治疗效果不佳，牙体治疗经费高，花费时间过长，要求拔牙者。

二、禁忌证

禁忌证也是相对的。以上相对适应证可行牙拔除术，还需考虑患者的全身和局部情况。有些禁忌证经过治疗可以成为适应证，当严重的疾病得不到控制，则不能拔牙。

1. 血液系统疾病　对患有贫血、白血病、出血性疾病的患者，拔牙术后均可能发生创口出血不止以及严重感染。急性白血病和再生障碍性贫血患者抵抗力很差，拔牙后可引起严重的并发症，甚至危及生命，应避免拔牙。轻度贫血，血红蛋白在8g/L以上可以拔牙，白血病和再生障碍性贫血的慢性期，血小板减少性紫癜以及血友病的患者，如果必须拔牙，要慎重对待。在进行相应治疗后可以拔牙，但在拔牙术后应继续治疗，严格预防术后出血和感染。

2. 心血管系统疾病　拔牙前了解患者属于哪一类高血压病和心脏病。重症高血压病，近期心肌梗死，心绞痛频繁发作，心功能Ⅲ～Ⅳ级，心脏病合并高血压等应禁忌或暂缓拔牙。

一般高血压患者可以拔牙，但血压高于180/100mmHg，应先行治疗后，再拔牙。高血压患者术前1h给予镇静、降压药，麻醉药物中不加血管收缩药物，临床上常用利多卡因。

心功能Ⅰ或Ⅱ级，可以拔牙，但必须镇痛完全。对于风湿性和先天性心脏病患者，为预防术后菌血症导致的细菌性心内膜炎，术前、术后要使用抗生素。冠心病患者拔牙可诱发急性心肌梗死、房颤、室颤等严重并发症，术前服用扩张冠状动脉的药物，术中备急救药品，请心内医师协助，在心电监护下拔牙，以防意外发生。

3. 糖尿病　糖尿病患者抗感染能力差，需经系统治疗，血糖控制在160mg/dl以内，无酸中毒症状时，方可拔牙。术前、后常规使用抗生素控制感染。

4. 甲状腺功能亢进　此类患者拔牙可导致甲状腺危象，有危及生命的可能。应将基础代谢率控制在+20以下，脉搏不超过100次/min，方可拔牙。

5. 肾脏疾病　各种急性肾病均应暂缓拔牙。慢性肾病，处于肾功能代偿期，临床无明显症状，术前后使用大量的抗生素，方可拔牙。

6. 肝脏疾病　急性肝炎不能拔牙。慢性肝炎需拔牙，术前后给予足量维生素K、维生素C以及其他保肝药物，术中还应加止血药物。术者应注意严格消毒，防止交叉感染。

7. 月经及妊娠期　月经期可能发生代偿性出血，应暂缓拔牙。妊娠期的前3个月和后3个月不能拔牙，因易导致流产和早产。妊娠第4、5、6个月期间进行拔牙较为安全。

8. 急性炎症期　急性炎症期是否拔牙应根据具体情况。如急性颌骨骨髓炎患牙已松动，拔除患牙有助于建立引流，减少并发症，缩短疗程。如果是急性蜂窝织炎，患牙为复杂牙，手术难度大，创伤较大，则可能促使炎症扩散，加重病情。所以，要根据患牙部位，炎症的程度，手术的难易，以及患者的全身情况综合考虑，对于下颌第三磨牙急性冠周炎，腐败坏死性龈炎，急性染性口炎，年老体弱的患者应暂缓拔牙。

9. 恶性肿瘤　位于恶性肿瘤范围内的牙，因单纯拔牙可使肿瘤扩散或转移，应与肿瘤一同切除。位于放射治疗照射部位的患牙，在放射治疗前7~10d拔牙。放射治疗时以及放射治疗后3~5年内不能拔牙，以免发生放射性颌骨骨髓炎。

10. 长期抗凝药物治疗　常用者为肝素与阿司匹林，其主要不良反应为出血。如停药待凝血酶原时间恢复至接近正常时可拔牙。如停药需冒着导致严重后果的栓塞意外之险，则不主张停药，可进行局部处理，如缝合、填塞加压、局部冷敷等手段控制出血。

11. 长期肾上腺皮质激素治疗　此类患者机体应激反应能力和抵抗力较弱，遇感染、创伤等应激情况时可导致危象发生，需要及时抢救。术后20h左右是发生危象最危险的时期。此类患者在拔牙前应与专科医师合作，术前迅速加大皮质激素用量，减少手术创伤、消除患者恐惧、保证无痛、预防感染。

12. 神经精神疾患　如帕金森病，不能合作，需全麻下拔牙。癫痫者术前给予抗癫痫药，操作时置开口器，如遇大发作应去除口内一切器械、异物，放平手术椅，头低10°角，保持呼吸道通畅，给氧，注射抗痉剂。发作缓解后，如情况许可，可继续完成治疗。

（侯卫锋）

第三节　拔牙前的准备

一、术前准备

术前详细询问病史，包括既往麻醉、拔牙或有其他手术史，是否有药物过敏，术中及术后的出血情况。患者的全身情况，是否有拔牙的禁忌证，必要时应进行化验以及药物过敏试验等检查。

根据患者的主诉，检查要拔除的患牙是否符合拔牙的适应证，同时还进一步做口腔全面检查，注意牙位、牙周情况以及牙破坏的程度，并拍摄牙片或全景X线片检查。向患者介绍病情，拔牙的必要性，拔牙术的难易程度，术中和术后可能出现的情况，以及牙拔除后的修复问题等，在征求患者的意见后，使其积极主动地配合手术后，方可做出治疗计划。

一般每次只拔除一个象限内的牙，如一次要拔除多个牙，要根据患者的全身情况，手术的难易程度，以及麻醉的方法等而定。通常先拔下颌牙再拔上颌牙，先拔后面的牙再拔前面的牙。

二、患者体位

合适的体位应使患者舒适、放松，同时便于术者操作。拔牙时，大多采用坐位。拔上颌牙时，患者头后仰，张口时上颌牙的平面与地面成45°~60°角。拔下颌牙时，患者端坐，椅位放低，张口时下颌牙的平面与地平面平行，下颌与术者的肘部平齐。不能坐起的患者可采取半卧位，但需注意防止拔除的牙和碎片掉入患者的气管内。拔除下前牙时，术者应位于患者的右后方；拔除上颌牙和下颌后牙时，术者应位于患者的右前方。

三、手术区准备

口腔内有很多种细菌存在，不可能完全达到无菌要求，但不能因此而忽视无菌操作。手术前嘱患者反复漱口，如牙结石多，应先进行洁牙。口腔卫生不好的患者，应先用3%过氧化氢溶液棉球擦洗牙，然后用生理盐水洗漱干净或高锰酸钾液冲洗术区。

口内手术区和麻醉进针点用1%或2%碘酊消毒，因碘酊对口腔黏膜有刺激性，不宜大面积涂抹，消毒直径在1~2cm范围内即可。复杂牙需切开缝合者，要用75%乙醇消毒口周及面部下1/3，在颈前和胸前铺无菌巾或孔巾。

四、器械准备

除常规口腔科检查器械，如口镜、镊子以及探针外，根据需拔除牙选择相应的牙钳和牙挺，同时准备牙龈分离器和刮匙。如需行翻瓣、劈冠、分根、去骨或进行牙槽突修整的病例，则应准备手术刀、剪、骨膜分离器、带长钻头的涡轮机、骨凿、锤、骨钳、骨锉、持针器、血管钳、组织钳以及缝针、缝线等。

（侯卫锋）

第四节　拔牙的基本步骤

在完成上述拔牙前的准备并且进行局部麻醉后，拔牙前先肯定局部麻醉的效果，然后再次核对需拔除的牙，让患者有足够思想准备，且能配合手术的前提下，进行以下操作：

一、分离牙龈

牙龈紧密地附着于牙颈部，将牙龈分离器插入龈沟内，紧贴牙面伸入到沟底，沿牙颈部推动，先唇侧后舌侧，使牙龈从牙颈部剥离开（图4-3）。如没有牙龈分离器用探针也可分离牙龈。不仔细分离牙龈，在安放牙钳或拔牙时会使牙龈撕裂，导致术后牙龈出血。

二、挺松患牙

对于阻生牙、坚固不易拔除的牙、残冠、残根、错位牙等不能用牙钳夹住的牙，应先用牙挺将牙挺松后，再拔除。使用牙挺的方法是手握挺柄，挺刃由准备拔除患牙的近中颊侧插入到牙根与牙槽之间，挺刃内侧凹面紧贴牙根面，以牙槽嵴为支点做楔入、撬动和转动等动作，使患牙松动、脱出（图4-4）。

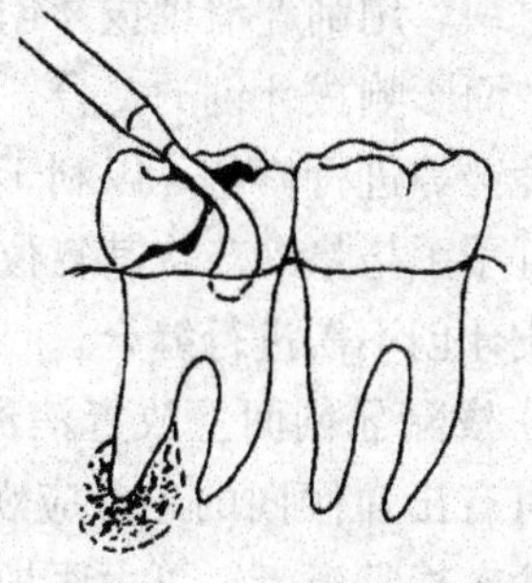

图4-3　牙龈分离

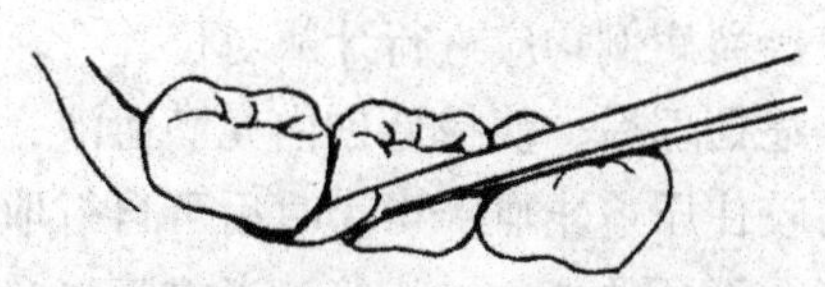

图4-4　使用牙挺

三、安放牙钳

正确选用牙钳，将钳喙分别安放于患牙的唇（颊）、舌（腭）侧，钳喙的纵轴与牙长轴平行。安放时钳喙内侧凹面紧贴牙面，先放舌腭侧，再放唇颊侧，以免夹住牙龈，喙尖应伸入到龈下，达牙根部的牙骨质面与牙槽嵴之间。手握钳柄，近末端处，将患牙夹牢（图4－5）。再次核对牙位，并确定钳喙在拔除患牙时不会损伤邻牙。

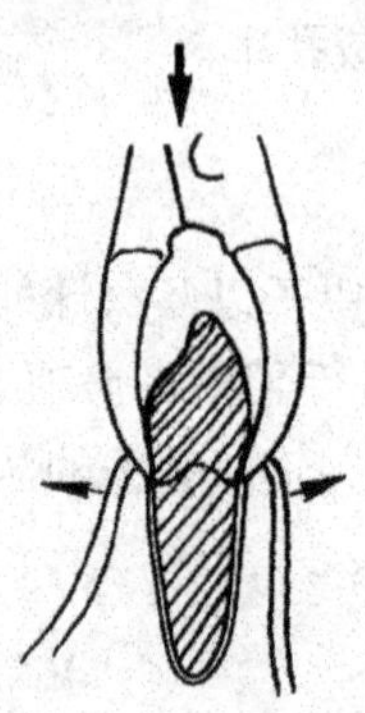

图4－5　安放牙钳

四、拔除患牙

安放好牙钳，夹紧患牙后，拔除患牙运用三种力：摇动、扭转和牵引。摇动主要用于扁根的下颌前牙，上下颌前磨牙和多根的磨牙，将牙做唇（颊）和舌（腭）侧缓慢摇动，并且逐渐加大幅度，使牙槽窝向两侧扩大，牙完全松动。摇动时动作不能过急、过猛。应向阻力较小的骨板方向多用力，防止发生断根或牙槽骨折裂。

扭转只适用于圆锥形根的上颌前牙，沿牙长轴向左右反复旋转，以撕裂牙周韧带，扩大牙槽窝，使牙松动。如此方法误用于扁根牙或多根牙则会造成断根。

牵引是在进行上述动作，牙已松动后，将牙拔除的最后一个步骤。牵引时应从阻力小的方向进行。一般前牙向唇侧，后牙向颊侧，而不是垂直牵引。牵引时用力要适度，动作缓慢，注意稳定患者的头部，掌握支点，防止用力过大、过猛导致的意外损伤。

五、拔牙创的处理

牙拔除术后，检查拔除的患牙是否完整，有无断根，如发现有断根，应予拔除。检查拔牙创口内有无牙碎片、骨碎片、牙结石以及炎性肉芽组织。用刮匙清理拔牙创，清除根尖病变和进入牙槽窝内的异物，防止术后出血、疼痛或感染而影响拔牙创的愈合。对过高或过尖的骨嵴、牙槽中隔或牙槽骨板，可用骨凿、咬骨钳、骨锉等进行修整，以利于创口愈合和后期义齿修复。对被扩大的牙槽窝或裂开的牙槽骨板，可用手指垫纱布将其复位。对切开、翻瓣拔牙或牙龈撕裂病例均应进行牙龈对位缝合。一般拔牙创不需进行缝合。

在进行上述处理后，使拔牙创内充满血液，然后在拔除牙创面上放置消毒的纱布棉卷。令患者稍用力咬住压迫止血，半小时后可自行取出。对有出血倾向的患者应观察30min，对不合作的儿童、无牙的老人、残障患者或不能自行咬纱布棉卷患者，可由医护人员或陪同家属用手指压迫纱布棉卷，观察30min后无异常可离开。

六、拔牙后注意事项

拔牙后当天不能漱口刷牙，次日可刷牙，不要用舌尖舔或吸吮伤口，以免拔牙创口内的血凝块脱落。拔牙当天进半流质或软食，食物不宜过热，避免用拔牙侧咀嚼。

拔牙当天口内有少量血液渗出，唾液内带有血丝，属正常现象。嘱患者不要惊慌，不能用手触摸伤口。如拔牙后有大量鲜血流出，应及时就诊。麻醉作用消失后伤口可感到疼痛，必要时可服用止痛药物。如术后2～3d再次出现疼痛并逐级加重，可能发生了继发感染，应就诊检查，做出相应的处理。

拔牙后一般可以不给予抗生素药物治疗。如果是急性炎症期拔牙或复杂牙以及阻生牙拔除，可在术前、后给予抗生素控制感染。

（侯卫锋）

第五节　各类牙拔除术

一、上颌前牙

上颌前牙均为单根，根似圆锥形，唇侧骨板较薄。拔除时先向唇侧和腭侧摇动，向唇侧的力量要大一些，然后向左右两侧旋转，使牙韧带撕裂。牙脱位后，顺扭转方向向前下方牵引拔出。上颌尖牙牙根粗大，对保持牙列完整、咀嚼、修复以及美观均有重要意义，应尽量保留。上颌尖牙唇侧骨板薄，拔牙时易将骨板折断与牙一同拔除。所以要先用摇动力量，向唇侧再向腭侧，反复摇动后再加用旋转力量并向前下方牵拉拔出。

二、上颌前磨牙

上颌前磨牙均为扁根，近牙颈部2/3横断面似哑铃形，在近根尖1/3或1/2处分为颊、腭2个根。拔牙时先向颊侧，后向腭侧摇动，开始摇动的力量和幅度均不能过大，反复摇动，逐渐加力，摇松后，顺牙长轴从颊侧方向牵引拔出。上颌前磨牙牙根细，易折断，要避免用旋转力。

三、上颌第一、第二磨牙

上颌第一、第二磨牙均为3个根，颊侧分为近中和远中2个根，较细；腭侧的1个根，粗大。上颌第一磨牙3个根分叉大，上颌第二磨牙牙根较短，分叉也小，颊侧近远中根常融合。拔牙时主要使用摇动的力量，向颊侧的力量应比腭侧大，反复而缓慢地摇动后，牙松动可沿阻力较小的颊侧牵引拔出。上颌第一、第二磨牙的拔除不能用旋转力，避免牙根折断。

四、上颌第三磨牙

上颌第三磨牙牙根变异很大，大多数为锥形融合根，根尖向远中弯曲。颊侧骨板较薄，牙根后方为骨质疏松的上颌结节，而且后方无牙阻挡，较易拔除。一般用牙挺向远中方向挺出，可不用牙钳。如用牙钳应先向颊侧，然后向腭侧摇动，摇松后向颊侧𬌗面牵引拔除。在拔除上颌第三磨牙之前应拍X线片，了解牙根变异情况。如发生断根，因位置靠口腔后上，不易直视下操作，取根困难，所以应尽量避免断根。

五、下颌前牙

下颌前牙均为单根，切牙牙根扁平，较短而细。尖牙牙根较粗大，呈圆锥形。切牙拔除时，充分地向唇及舌侧摇动，使牙松动后向外上方牵引拔出。尖牙拔除时，如摇动的力量不够，可稍加旋转力，然后向外上方牵引拔出。

六、下颌前磨牙

下颌前磨牙均为圆锥形单根，牙根较长而细，有时略向远中弯曲。颊侧骨板较薄。主要摇动方向是颊舌侧，颊侧用力可较大，然后向颊侧上外方向牵引拔出。有时可稍加旋转力，但弧度应很小。

七、下颌第一、第二磨牙

下颌第一磨牙多为近远中 2 个扁平宽根，少数有 3 个根，即远中有 2 个根，下颌第二磨牙多为 2 个根，形状与下颌第一磨牙相似，但牙根较小，分叉也小，有时 2 个根融合。下颌第一、第二磨牙颊侧骨板厚而坚实，拔牙时摇动需较大的力量，并且要反复多次。有时可借助牙挺，挺松患牙后，再将患牙从颊侧上外方牵引拔出。

八、下颌第三磨牙

下颌第三磨牙的生长位置、方向、牙根形态变异较大。正位和颊向错位的下颌第三磨牙较易拔除。舌侧的骨板薄，摇动时向舌侧多用力，再拔除。也可以用牙挺向远中舌侧方向将下颌第三磨牙挺出。

九、乳牙

乳牙拔除的方法与恒牙相同，因儿童颌骨骨质疏松，乳牙形态小，阻力也较小，一般采用钳拔法，少数情况下使用牙挺。由于乳牙牙根大多已逐级吸收，拔出时，可见牙根变短，呈锯齿状，有时甚至完全吸收而没有牙根，不要误认为牙根折断，乳牙拔除后不要搔刮牙槽窝，以免损伤下方的恒牙胚。

（侯卫锋）

第六节　阻生牙拔除术

阻生牙（impacted teeth）是由于邻牙、骨或软组织的阻碍，只能部分萌出或完全不能萌出。常见的阻生牙有下颌第三磨牙、上颌第三磨牙、上颌尖牙以及某些多生牙。

下颌第三磨牙又称智牙，是最易发生阻生的牙。由于此牙多引起冠周炎反复发作，常需拔除。本节主要描述下颌阻生第三磨牙拔除方法。

一、应用解剖

下颌阻生第三磨牙常被包埋于厚的颊侧牙槽骨和较薄的舌侧牙槽骨之间，并在牙根的下方与下颌骨体形成突起。厚的颊侧骨板因有外斜线的加强，去骨以及拔牙视野的暴露均较困难。舌侧骨板较薄，根尖处的骨质更薄，甚至可穿透骨板。所以在拔牙时，特别是在取断根时，有可能将牙或断根推出舌侧骨板之外，进入骨膜下或穿透骨膜，进入舌下间隙或下颌下间隙。

下颌阻生第三磨牙的内侧有舌神经，常位于黏膜下，其位置有的较高，必须避免对其损伤。下颌阻生第三磨牙的下方为下颌管。牙根与下颌管的关系较复杂：牙根可以在管的上方或侧方，根尖可紧贴下颌管或甚至进入管内等。拔除时，特别是在取断根时，必须避免盲目操作，以免将根尖推入下颌管，损伤血管神经束。下颌阻生第三磨牙位于下颌体后部与下颌支交界处，此处骨质由厚变薄，抗外力的强度较弱。拔牙时，如用力劈牙冠、分根或用牙挺不当，有发生骨折的可能性。磨牙后区的疏松结缔组织较多，分离时易出血。

下颌阻生第三磨牙解剖形态变异很大。牙冠常略小于邻牙，牙尖及发育沟也不如邻牙明显。颊面的发育沟常有 2 个，舌面的发育沟为 1 个。牙根比邻牙短，有 2 根、3 根、合并根、锥形根、融合根等，根的情况与拔牙时阻力关系很大，拔牙前应参考 X 线片检查做出判断。

二、下颌阻生第三磨牙拔除的适应证和禁忌证

下颌阻生第三磨牙拔除的适应证除与一般牙拔除的适应证相同外，主要起预防作用，包括预防第二磨牙牙体、牙周破坏，防止邻牙牙根吸收，冠周炎的发生，预防牙列拥挤引起的关系紊乱，防止发生牙源性囊肿、肿瘤以及成为颞下颌关节紊乱病的病因，预防完全骨阻生引起的某些原因不明性疼痛。另外，还有正畸、正颌、修复重建以及牙移植的需要。

下颌阻生第三磨牙拔除的禁忌证与拔牙禁忌证相同。另有下列情况，可考虑保留：下颌阻生第三磨牙与升支前缘之间有足够的间隙，可正常萌出。有正常对殆牙，牙已正位萌出，表面有软组织覆盖，但切除后冠面能全部露出。第二磨牙不能保留时，如下颌阻生第三磨牙牙根尚未完全形成，拔除第二磨牙后，下颌阻生第三磨牙能前移代替第二磨牙。完全埋伏于骨内，与邻牙牙周不相通又不压迫神经引起疼痛，可暂保留，但应定期检查。

三、下颌阻生第三磨牙的临床分类

根据牙与下颌升支及第二磨牙的关系，分为三类：第Ⅰ类：在下颌升支前缘和第二磨牙远中面之间，有足够的间隙可以容纳阻生第三磨牙牙冠的近远中径；第Ⅱ类：升支前缘与第二磨牙远中面之间的间隙不大，不能容纳阻生第三磨牙牙冠的近远中径；第Ⅲ类：阻生第三磨牙的全部或大部位于下颌升支内。

根据牙在骨内的深度，分为高位、中位及低位 3 种位置。高位：牙的最高部位平行或高于平面；中位：牙的最高部位低于平面，但高于第二磨牙的牙颈部；低位：牙的最高部位低于第二磨牙的牙颈部。骨埋伏阻生（即牙全部被包埋于骨内）也属于此类。

根据阻生智牙的长轴与第二磨牙长轴的关系，分为垂直阻生、水平阻生、近中阻生、远中阻生、颊向阻生、舌向阻生及倒置阻生。

根据在牙列中的位置，分为颊侧移位、舌侧移位、正中位。

四、术前检查

应按常规询问病史并做详细检查。口外检查，注意颊部有无红肿，下颌下及颈部有无淋

巴结肿大。下唇有无麻木或感觉异常。口内检查，包括有无张口困难，第三磨牙的阻生情况，第三磨牙周围有无炎症，第一及第二磨牙情况，注意第二磨牙有无龋坏、是否应在拔除第三磨牙前予以治疗。对全口牙及口腔黏膜等做相应检查。

常规拍摄第三磨牙根尖片，最好投照定位片，以避免失真。但根尖片投照范围有限，有时不能包括根尖及下牙槽神经管的影像，应当拍摄全景片。注意观察阻生牙的位置、牙囊间隙、下颌管情况以及与下颌阻生第三磨牙牙根的关系、外斜线等。随着 CBCT 在口腔科学中逐渐得到广泛应用，对于相对复杂的阻生牙可常规拍摄 CT 片，从三维角度观察阻生牙，这对分析阻生牙的邻牙关系、牙根数量、是否弯曲、牙根与下牙槽神经管的关系、牙周围是否存在骨质异常等有很大帮助。

五、阻力分析

第三磨牙的情况复杂，拔除前必须对拔牙时可能遇到的阻力仔细分析，设计用何种方法解除。故阻力分析是必要步骤，应与上述各种检查一并进行。

牙冠部有软组织及骨组织阻力，软组织阻力来自殆面覆盖的软组织，多在垂直阻生时出现。如软组织覆盖不超过殆面的 1/2，则多无阻力，牙可直接拔出或挺出。如覆盖超过殆面的 1/2，需将其切开、分离，才能解除阻力。骨阻力是牙冠周围骨组织对拔除该牙的阻力。高位阻生者，此种骨阻力不大。低位者冠部骨阻力大，需去除较多骨质才能解除骨阻力。

牙根部阻力是阻生牙牙根本身解剖形态所产生的阻力，所以在术前必须充分了解牙根的情况。根部的骨阻力应结合其他阻力情况分析，应用骨凿或涡轮机进行分根或去骨。

邻牙阻力是第二磨牙所产生的阻力，这种阻力需根据第二磨牙是否与阻生牙紧密接触和阻生的位置而定。邻牙阻力解除的原则与解除牙根骨阻力的原则相同。

六、拔除方法

下颌阻生第三磨牙拔除术是一项复杂的手术，手术大多需要切开软组织、翻瓣、去骨、劈开牙冠或用涡轮机磨开牙冠，用牙挺挺出、缝合等步骤。

1. 麻醉　除常规的下牙槽、舌、颊神经一次阻滞麻醉外，应在下颌阻生第三磨牙颊侧近中、颊侧近中角及远中三点注射含肾上腺素的局麻药，这可在翻瓣时减少出血，保证视野清晰。

2. 切开及翻瓣　拔牙前应彻底冲洗盲袋，切开翻瓣后还应进一步冲洗。高位阻生一般不需翻瓣，或仅切开及分离覆盖在表面的软组织以解除阻力。在去骨范围较少的病例，可用此种切口。

如牙未完全萌出，需作远中切口及颊侧切口，远中切口是在下颌升支外斜线的舌侧，距离第二磨牙远中面约 1.5cm 处开始向前切开，直到抵达第二磨牙远中面的中央，注意切口不要过于偏向舌侧，以防明显的出血。然后转向颊侧，沿第二磨牙颈部切开，直到第一、第二磨牙的牙间间隙处。颊侧切口是从远中切口的末端向下，并与远中切口成 45°角，切至颊侧前庭沟上缘处，注意勿超过前庭沟。翻瓣时，由远中切口之前端开始，向下掀起颊侧黏骨膜瓣。用薄的骨膜分离器，直抵骨面，紧贴骨面将瓣掀起。再从远中切口前端，向后向颊侧将瓣掀开。有时遇颞肌肌腱附着于磨牙后垫后部，翻瓣困难，可以用刀片进行锐性分离。

3. 去骨　翻瓣后决定去骨的量和部位。去骨量决定于阻生牙在骨内的深度、倾斜情况及根的形态等。最好采用高速涡轮机或其他动力系统去骨，可以灵活掌握去骨量。骨凿去骨时，骨凿的斜面应向后。平行于牙槽嵴顶部或呈弧线向后凿，深度达阻生牙表面。先将整块颊侧骨板去除，暴露牙冠部后，再去除覆盖牙冠远中部的骨质。此时，根据情况可选择劈开法，或再去除阻生牙的舌侧板，这种去骨法创伤较大，现已少用。

4. 分牙　过去常用劈开法，劈开方向为正中劈开，将骨凿置于正中发育沟处，骨凿的长轴与牙的长轴一致，在两根之间。用锤子迅速敲击骨凿的末端，即可将牙从中一分为二。注意握持骨凿必须有支点。有时可将近中牙冠劈开，解除邻牙阻力。近中冠劈开后，邻牙阻力解除，再用薄挺，先挺出远中冠及根，再挺出近中冠。目前广泛应用高速涡轮机或其他动力系统进行分牙，对于近中阻生和水平阻生者在牙颈部将冠根分开，先去除近中的牙冠阻力，再挺出牙根，有时根据实际情况还需进一步分割牙冠和牙根，原则是“多分牙、少去骨”。

（侯卫锋）

第七节　牙根拔除术

牙根拔除术包括拔除残根和断根两种。

残根是龋病破坏或死髓牙牙冠折断后遗留在牙槽窝内，由于时间较长，在根周和根尖存在慢性炎症和肉芽组织，根尖吸收，牙根缩短而松动，易于拔除。

断根是在拔牙过程中，将牙根折断而遗留于牙槽窝内。断根的断面锐利有光泽，拔除较困难。

残根或断根无明显炎症，特别是单根牙，无松动，可经根管治疗后做桩冠修复。不适合做桩冠修复者，还可保留作覆盖义齿。

拔牙时折断的牙根原则上均应立即取出，否则会影响拔牙创的愈合，引起炎症和疼痛，以及成为慢性感染病灶。如患者年老体弱，不能坚持拔除断根，可延期拔除。如断根短小，仅为根尖部折断，取根困难，可将其留在牙槽窝内。经长期观察，这种断根在体内无不良后果，拔牙创愈合良好。

在拔除牙根之前，应了解牙根的数目、大小、部位，必要时拍摄 X 线片。残根拔除一般较容易完成。拔断根时，必须有良好的照明，视野清楚，良好的止血，合适的器械，准确的操作。如果盲目操作，可增加手术创伤，甚至会将断根推入到邻近结构，如上颌窦、下牙槽神经管、口底间隙、翼腭窝内，造成术后出血、组织肿胀、感染、下唇麻木以及口腔上颌窦瘘等并发症。

拔除牙根的常用方法有以下几种：

一、根钳拔除法

高出牙槽嵴的牙根或低于牙槽嵴的牙根，去除少许牙槽骨壁后，可用根钳夹住的牙根，适于根钳拔除。残根上端常因龋坏，夹持时易碎，所以在安放根钳时，尽量将钳喙的尖推向根尖的方向，夹持较多的牙根部分，夹持时不宜用力过大。圆根用旋转的力，扁根用摇动的力，缓慢用力，使牙根松动，然后牵引拔出。

二、根挺拔除法

根钳不能夹持的牙根，应使用根挺拔除。常用的根挺有直根挺、弯根挺、根尖挺和三角挺。

根挺拔除牙根时，应将挺刃插入到牙根的根面与牙槽骨板之间。如牙根断面为斜面，根挺应从断面较高一侧插入（图4－6）。根挺一般从颊侧近中插入，上颌牙也可从牙根与腭侧骨板之间插入。如根尖周间隙狭窄，挺刃难以插入时可用小骨凿增宽间隙后，再将根挺插入。

前牙牙根用直根挺，后牙牙根用弯根挺，根尖折断用根尖挺。多根牙互相连接，可用骨凿或涡轮钻分根，然后逐个拔除。如遇多根牙，已有一个根拔除，其他牙根在根中或根尖折断的情况，可用三角挺将牙根与牙根间隔一同挺出（图4－7）。

根挺插入后，使用楔力、撬力和旋转力，几种力交替使用，并逐渐将根挺深入使牙根松动，最后用撬力使牙根脱出。在拔除上下颌磨牙牙根时，注意不要垂直加力，以免将牙根推入到上颌窦或下颌管内。

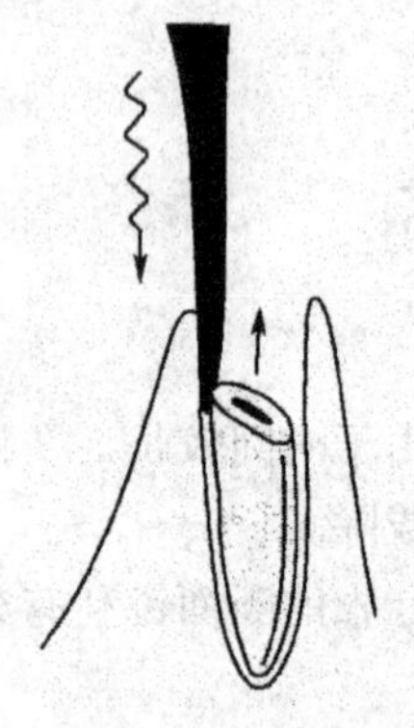

图4－6　根挺的使用

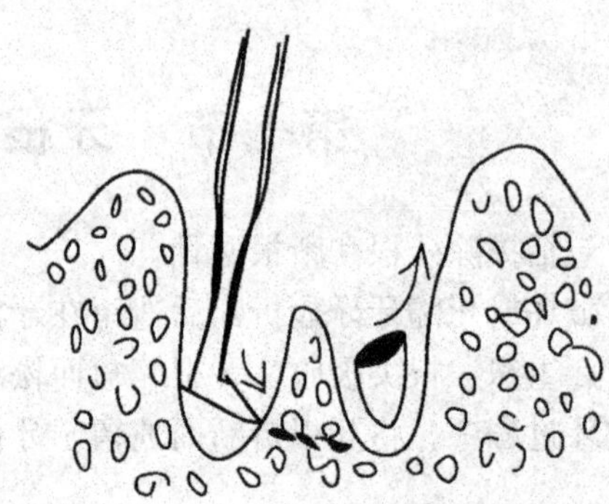

图4－7　三角挺的使用

三、翻瓣去骨法

死髓牙的牙根、根端肥大以及牙根与牙槽骨壁粘连牙周间隙消失等情况，用根钳、根挺均不易拔除的牙根，需应用翻瓣去骨法拔除牙根。

在牙根的颊侧牙龈作角形或梯形切口，切口深达骨面。从牙的近中、远中颊侧交角的游离龈处，斜行向下，龈瓣的基底要宽，下方不超过前庭沟。用骨膜剥离器翻瓣，显露颊侧骨板。用骨凿或钻头去骨，暴露部分牙根，再用牙挺将牙根取出（图4－8）。修整尖锐的骨缘或骨尖，将黏骨膜瓣复位、缝合。

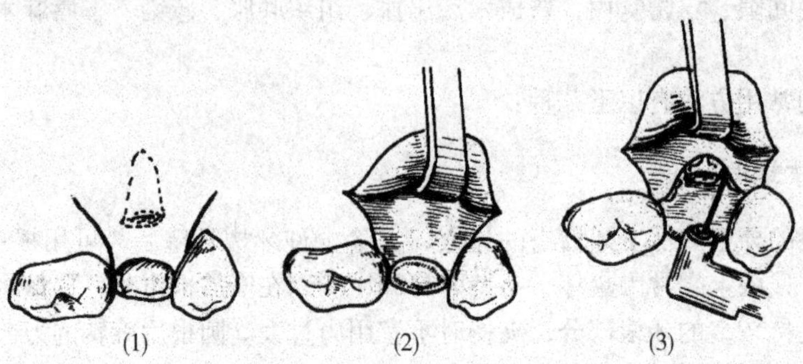

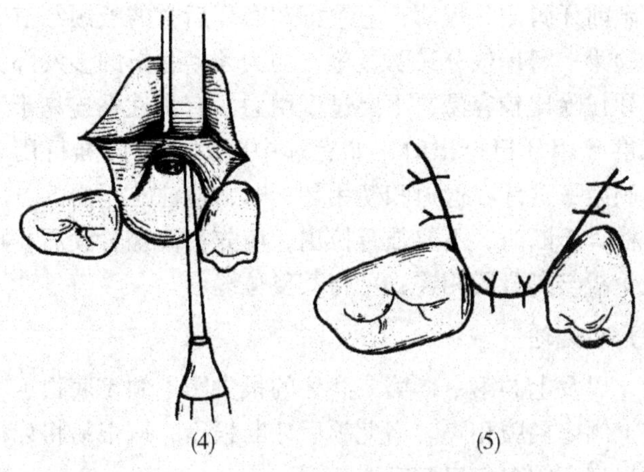

图4-8　翻瓣去骨法拔除牙根

（1）切口；（2）翻瓣；（3）去骨；（4）挺出牙根；（5）缝合

（侯卫锋）

第八节　拔牙术的常见并发症及防治

一、术中并发症

（一）软组织损伤

牙龈组织撕裂伤最常见。在安放牙钳之前，分离牙龈不彻底，安放牙钳时，钳喙咬住牙龈，在摇动、旋转和牵拉时牙龈仍与患牙附着而将其撕裂。使用牙挺时，未掌握好支点，用力不当，缺乏保护，导致牙挺滑脱刺伤口腔软组织。使用牙钳夹持时，未将口角牵开，牙钳的关节夹住下唇而导致下唇损伤。上颌牙拔出时，用力不当，牙钳柄打到下唇。翻瓣手术时，切开的深度不够，瓣过小，导致黏骨膜瓣的撕裂等。

防治：拔牙前认真仔细地分离牙龈，安放牙钳时将钳喙紧贴牙面推向牙颈部，避免夹住牙龈，同时注意上下唇是否被牙钳夹住，操作时用左手防护，使用牙钳时注意掌握好支点，缓慢加力，防止牙挺滑脱。翻瓣手术应设计足够大小的龈瓣，切开口要深达骨面，如发生软组织撕裂伤应仔细复位缝合，防止术后出血。全麻拔牙时，要保护好口腔软组织。

（二）牙根折断

断根是拔牙术的常见并发症。因牙龋坏严重，根尖弯曲，根分叉大，根肥大，牙根与牙槽骨粘连等牙本身的原因，或术者拔牙操作不当，如牙钳安放不当，用力不当，牵引方向不当而造成断根。

防治：术者在熟悉牙根解剖的基础上，按正规操作。对有可能存在牙根解剖异常或出现病理性改变者，需拍摄X线片检查，同时向患者交代清楚。如发现牙根折断，则根据断根的情况，用适当的方法拔除断根。

（三）牙槽骨损伤

在牙槽骨薄弱的部位以及牙与牙槽骨板发生粘连时，由于拔牙过程中用力不当，可造成牙槽骨折断。如上下颌前牙唇侧骨板薄，上颌第三磨牙后方的上颌结节骨质疏松，下颌第三磨牙舌侧骨板薄，上颌第一磨牙根分叉明显等，均为牙槽骨折的多发部位。

防治：上下颌前牙拔除比较容易，不要过度用力，有骨性粘连易于发现，应尽量避免损伤牙槽骨。上颌第三磨牙用牙挺挺出时，如有远中阻力，不应强行用力，拍摄 X 线片后，再决定手术方法。下颌第三磨牙在劈冠和使用牙挺时，应注意用力的方向和大小，避免损伤舌侧骨板。如发现牙槽骨折断时，不要强行拉出，应先剥离黏骨膜后，再将骨板取出。如骨板与牙无粘连，而且骨板与黏骨膜相连，可将其复位缝合。

（四）口腔上颌窦交通

上颌第二前磨牙，以及上颌第一、第二磨牙的根尖距上颌窦底很近，有的仅隔一层薄的骨板，有时甚至只有上颌窦黏膜相隔。当上颌后牙断根后，取根易将牙根推入上颌窦内，或根尖有炎症，拔牙后出现上颌窦与口腔交通。

防治：当拔除上颌后牙时，术前仔细观察 X 线片，了解牙根与上颌窦的关系，尽量避免断根。如出现断根，应仔细检查断根的情况，在视野清楚的情况下插入根挺，用力的方向不要垂直，楔力与旋转力相结合。如牙根与牙槽骨有粘连，薄刃的根尖挺不易插入时，可考虑翻瓣去骨取根法。如断根被推入到上颌窦内，一般很难取出。

对于有根尖病变的牙槽窝不必搔刮，需清除肉芽组织时，应用刮匙紧贴牙槽窝壁插入，轻轻地刮除肉芽组织。

如怀疑上颌窦与口腔相交通，可令患者鼻腔鼓气，测试是否出现上颌窦底穿孔。如穿孔小于 0.2cm，可按拔牙后的常规处理，压迫止血，待其自然愈合。同时嘱患者术后避免鼻腔鼓气和用吸管吸饮，以免压力增加使血凝块脱落。1 个月后复查，一般情况下可痊愈。如穿孔未愈合，也可等待创口的进一步缩小。半年后仍未愈合可考虑上颌窦瘘孔修补术。

如断根被推入到上颌窦内，一般很难取出。如窦底穿孔很大，可令患者改变头位，使其从牙槽窝内掉出，或用生理盐水冲洗，使其流出。如穿孔小或牙根在窦底黏膜之外，可不作处理，术后抗感染症治疗，观察。

（五）其他损伤

牙拔除术中会遇到出血、神经损伤、颞下颌关节脱位、下颌骨骨折、牙及牙根的丢失以及邻牙损伤等并发症。

术中出血过多可能与患者有凝血功能障碍的疾病、拔牙术中损伤血管有关。神经损伤最多见的是下颌第三磨牙拔除时，损伤下牙槽神经，导致下唇麻木。另外也可有舌神经、颊神经、鼻腭神经和颏神经的损伤。这些神经的损伤均与拔牙或翻瓣去骨有关。有习惯性颞下颌关节脱位的患者拔牙时易发生关节脱位。在下颌第三磨牙埋伏阻生的拔牙过程中，有颌骨肿瘤特别是巨大囊肿的患者以及骨质疏松等疾病的患者拔牙时易出现下颌骨骨折，但这种病例很少见。在拔牙过程中，会发生牙及牙根的丢失，如下颌阻生第三磨牙拔除时，牙及牙根被推向舌侧，进入到口底间隙。或者患者将拔除的牙及牙根吞到胃内。拔牙时，安放牙钳、牙挺的支点以及用力方向不正确，会导致邻牙以及对颌牙的损伤。

防治：拔牙术前详细了解患者有无出血史，有无拔牙禁忌证。术中出血较多，应压迫止血，并给予相应的处理。拔除下颌阻生智牙时，应拍摄 X 线片。了解下颌管与牙根的关系，避免损伤神经，使用牙挺及劈冠时，避免用力过大，以免引起舌侧骨板及下颌骨骨折。熟悉神经解剖，翻瓣时避免手术切断神经。如切断神经应立即行神经端端吻合术。在拔牙过程中，尽量避免过长时间的大张口。如出现颞下颌关节脱位，应立即手法复位。对可能发生下颌骨病理性骨折的病例，术前要拍摄 X 线片，一旦发生下颌骨骨折，应按下颌骨骨折的治疗原则处理。患者将拔除的牙及牙根吞到胃内，需拍 X 线观察，随访证实牙及牙根排出。下颌阻生第三磨牙拔除时，牙及牙根进入到口底间隙，需拍 X 线片了解牙及牙根的位置，决定取出的方法。安放牙钳、牙挺的支点以及用力方向要正确，避免邻牙以及对颌牙的损伤。

另外，在临床上由于工作的疏忽，可发生拔错牙，所以，在拔牙之前必须确定要拔除的患牙，需要向患者交代清楚并得到认可。拔牙前，安放牙钳或插入牙挺时要再次核对。如出现拔错牙，应立即进行牙再植术，并向患者做好解释工作。

二、术后并发症

（一）拔牙后出血

在正常情况下，拔牙创压迫半个小时后不会再出血。如在吐出消毒纱布棉卷后仍出血不止，或拔牙后第 2 天再次出血，则为拔牙后出血，拔牙后当时出血未停止是原发性出血，拔牙后第 2 天因其他原因发生出血是继发性出血。

出血的原因有全身因素和局部因素。全身原因包括各种血液疾病、高血压、肝胆疾病等。局部原因是牙龈撕裂、牙槽骨骨折、牙槽窝内有肉芽组织或异物、血凝块脱落或继发感染等。

防治：术前详细询问病史，对有全身疾病的患者应请相关科室医师会诊，必要时转科治疗。拔牙操作应仔细，减少创伤。拔牙创要认真处理，向患者和家属仔细交代拔牙后的注意事项。拔牙创伤大、有出血倾向的患者，在拔牙创咬纱布棉卷半小时后，经检查无异常方可离开。

发生拔牙后出血，首先应进行局部检查。一般可见到高出牙槽窝的凝血块，并有血液从凝血块的下方渗出。处理方法是：先清除高出牙槽窝的凝血块，检查出血部位，用生理盐水冲洗，局部外用止血药，再次压迫止血。如牙槽窝内有异物，可在局麻下彻底搔刮牙槽窝，让牙槽窝充满新鲜血液后，再压迫止血。如出血明显，可在牙槽窝内填塞吸收性明胶海绵或碘仿纱条，然后将创口拉拢缝合。在局部处理后，与全身因素有关的患者需进行化验和对症处理，如输鲜血或输凝血因子等。

（二）拔牙创感染

一般牙拔除后不发生拔牙创感染，复杂牙拔除和阻生牙拔除易发生拔牙创感染，拔牙创感染分为急性感染、干槽症和慢性感染 3 种。

1. 急性感染　与拔牙局部创伤大、拔牙前有局部感染灶、患者有糖尿病等有关。多发生于拔牙后第 2 天，局部或面部疼痛、肿胀以及开口受限。阻生牙以及翻瓣去骨或创伤严重的病例术后 12～24h 内可出现明显的面颊部肿胀以及疼痛反应，但在 3～5d 后可逐渐消退，不属于急性感染。

防治：拔牙术中坚持无菌操作，尽量减少手术创伤。有局部感染灶者拔牙后严禁粗暴的搔刮，以免引起感染扩散。糖尿病患者在病情得到控制的前提下，才能进行拔牙。术前术后给予抗生素治疗。

2. 干槽症　干槽症（dry socket）是拔牙创急性感染的另一种类型，以下颌后牙多见，特别是在阻生下颌第三磨牙拔除术后。在正常情况下，即使是翻瓣去骨拔牙术，其创口的疼痛 2 ~3d 后会逐渐消失。如果拔牙后 2 ~3d 后出现剧烈的疼痛，疼痛向耳颞部、下颌下区或头顶部放射，用一般的止痛药物不能缓解，则可能发生了干槽症。临床检查可见牙槽窝内空虚，或有腐败变性的血凝块，呈灰白色。在牙槽窝壁覆盖的坏死物有恶臭，用探针可直接触及骨面并有锐痛。颌面部无明显肿胀，张口无明显受限，下颌下可有淋巴结肿大、压痛。组织病理表现为牙槽窝骨壁的浅层骨炎或轻微的局限型骨髓炎。

防治：干槽症与手术创伤和细菌感染有关。所以术中应严格遵守无菌操作，减少手术创伤。一旦发生干槽症，治疗原则是彻底清创以及隔离外界对牙槽窝的刺激，促进肉芽组织的生长。

治疗方法是在阻滞麻醉下，用 3% 过氧化氢溶液清洗，并用小棉球反复擦拭牙槽窝，去除腐败坏死物质，直至牙槽窝干净，无臭味为止。然后再用过氧化氢溶液和生理盐水反复冲洗，在牙槽窝内放入碘仿纱条。为防止碘仿纱条脱落，还可将牙龈缝合固定一针。一般愈合过程为 1 ~2 周，8 ~10d 后可取出碘仿纱条，此时牙槽窝骨壁上已有一层肉芽组织覆盖，并可逐渐愈合。

3. 慢性感染　主要是由局部因素所致，如牙槽窝内遗留残根、肉芽组织、牙石、碎牙片或碎骨片等异物。临床表现为拔牙创经久不愈，留下一个小创口，创口周围牙龈组织红肿，可见少量脓液排出或有肉芽组织增生，一般无明显疼痛。

防治：牙拔除术后应仔细清理牙槽窝，特别是慢性根尖周炎的患牙，根尖炎性病灶不刮治干净，既可发生拔牙术后出血，也可形成慢性炎症而长期不愈。多根牙拔除时应防止残根遗留。如发生慢性感染，应拍摄 X 线片，了解牙槽窝内病变情况，是否有异物遗留，牙槽窝的愈合情况等，然后在局麻下，重新进行牙槽窝的刮治，让血液充满后，消毒纱布棉卷压迫止血，并给予口服抗生素治疗。

（侯卫锋）

第二篇

口腔疾病

第五章　龋病

第一节　龋病病因

一、牙菌斑

牙萌出至口腔后，在很短时间内有一些有机物沉积于牙面，这些后天获得的沉积物含有各种底物，如有机酸、细菌抗原、细胞毒性物质、水解酶等，这些物质可以导致龋病或牙周病。涉及牙面有机物的命名甚多，各有其功能或影响，其中最具有临床意义的牙面沉积物是牙菌斑。

牙菌斑是牙面菌斑的总称，依其所在部位可分龈上菌斑和龈下菌斑。龈上菌斑位于龈缘上方，在牙周组织相对正常的情况下，革兰阳性菌占61.5%。龈下菌斑位于龈缘下方，以革兰阴性菌为主，占52.5%。

（一）结构

牙菌斑结构有显著的部位差异，平滑面菌斑、窝沟菌斑的结构各具特征。

1. 平滑面菌斑　为了描述方便，通常人为地将平滑面菌斑分为3层，即菌斑－牙界面、中间层和菌斑表层。

（1）菌斑－牙界面：最常见的排列是细菌位于获得性膜上方。获得性膜可以是完整的一层，并有相当厚度和连续性，细菌细胞呈扇贝状排列于获得性膜表面。获得性膜也可为一菲薄不连续的电子稠密层，有些部位看不见获得性膜，微生物与釉质羟磷灰石晶体直接接触。釉质表面呈扇贝状外观，表明细菌对釉质呈活动性侵犯状态。

（2）中间层：包括稠密微生物层（condensed microbial layer）和菌斑体部（body of the plaque）。在界面外方有稠密的球菌样微生物覆盖，又称稠密微生物层，该层为3～20个细胞深度。虽然有时可见一些细菌细胞壁较厚，表明这些微生物繁殖率很低，但活性分裂细胞多见。有些微生物呈柱形外观，可能是由于侧向生长受限或营养供应不足，只能垂直生长所致。

稠密微生物层外方为菌斑体部，占菌斑的最大部分。由各种不同的微生物构成，通常呈丛状。有时丝状微生物排列呈栅栏状，垂直于牙面。

(3) 菌斑表层：菌斑表层较其他部分更为松散，细胞间间隙较宽，菌斑的表面微生物差异很大，可能是球菌状、杆菌状、玉米棒或麦穗样形式的微生物。

牙菌斑中除了细胞成分外，还有细胞间基质。基质可以呈颗粒状、球状或纤维状，由蛋白质和细胞外多糖构成，其中一些在细菌附着过程中具有重要作用。在菌斑－牙界面，菌斑基质与获得性膜连续。

2. 窝沟菌斑　窝沟中的菌斑与平滑面菌斑显著不同，窝沟中滞留有微生物和食物分子，微生物类型更为有限。在均质性基质中以革兰阳性球菌和短杆菌为主，偶尔可见酵母菌。缺少栅栏状排列的中间层，分枝丝状菌罕见，在一些区域仅见细胞躯壳，在细菌细胞内及其周围可能发生矿化。

(二) 组成

菌斑由约 80% 水和 20% 固体物质构成。固体物质包括糖类、蛋白质、脂肪及无机成分，如钙、磷和氟等。蛋白质是其主要成分，它占菌斑干重的 40% ~50%，糖类为 13% ~18%，脂肪为 10% ~14%。

1. 糖类　在菌斑的水溶性抽提物中，葡萄糖是主要的糖类成分。另外，可检测出一定数量的阿拉伯糖（arabinose)、核糖（ribose)、半乳糖（golactose）和岩藻糖（fucose)。许多糖类以胞外聚合物形式存在，如葡聚糖、果聚糖和杂多糖（heteropolysaccharides)。所有这些多糖均由菌斑微生物合成。

葡聚糖和果聚糖均用作菌斑代谢的糖类贮库，同时，葡聚糖还具有促进细菌附着至牙面及细菌间选择性黏附的功能。除胞外聚合物外，菌斑糖类也以细菌细胞壁肽聚糖（peptidoglycans）和细胞内糖原形式存在。在外源性可发酵糖类缺乏时，微生物通过降解其胞内多糖产酸。

2. 蛋白质　菌斑中的蛋白质来源于细菌、唾液、龈沟液。从菌斑中已鉴定出一些唾液蛋白质如淀粉酶、溶菌酶、IgM、IgA、IgG 和清蛋白等。IgG、IgA 和 IgM 主要来源于龈沟液。

通过免疫荧光抗体技术或菌斑中的酶活性试验已对菌斑中的细菌蛋白质有所认识。细菌酶包括葡糖基转移酶、葡聚糖水解酶（glucanhydrolase)、透明质酸酶（hyaluronidase)、磷酸酶（phosphatase）和蛋白酶。菌斑中这些酶的意义尚不清楚。抗体可能具有免疫功能，蛋白质有缓冲能力。

3. 无机成分　菌斑中无机成分的含量取决于菌斑的部位和年龄。菌斑中含有钙、磷酸盐和高浓度的氟。菌斑中氟化物浓度为 14 ~20ppm（1ppm = 1mg/L)，大大高于唾液中浓度（0.01 ~0.05ppm）和饮水中浓度（0 ~1ppm)。大多数氟化物与无机成分或细菌结合。细菌发酵糖类时，菌斑 pH 下降，释放出游离的氟离子，这将阻止 pH 进一步下降和（或）形成氟磷灰石，有利于龋病停滞。

(三) 形成和发育

在形态学和微生物学系列分析的基础上，对菌斑形成已有了充分认识。可将菌斑形成过程区分为 3 个阶段：获得性膜形成和初期聚集、细菌迅速生长繁殖和菌斑成熟。这些阶段具有连续性，在实际情况下很难决然分开。

牙菌斑形成的先驱是获得性膜形成，细菌黏附于获得性膜上形成牙菌斑。

1. 获得性膜

（1）形成过程：唾液蛋白或糖蛋白吸附至牙面所形成的生物膜（biofilm）称获得性膜（acquired pellicle）。获得性膜的形成部位不仅仅限于牙，它也可在玻璃珠表面、各种修复材料及义齿上形成。

清洁并抛光牙面后，20min 内牙表面即可由无结构物质形成拱形团块，厚度为 5 ~ 20μm，这便是获得性膜。1h 后，拱形沉积物数量增加，并开始互相融合；24h 后，散在沉积物完全融合，牙面被这些不定型物质完全覆盖。

获得性膜厚度的个体差异很大，为 30 ~ 60μm。在羟磷灰石表面形成的获得性膜有 3 种形态，分别为球状、毛状和颗粒状。然而羟磷灰石表面结构与釉质不尽相同，固体表面性质对蛋白吸附类型有重要影响，各种形态学类型与此有关。

牙面获得性膜可人为地分为两层：外层为表面膜，其下方为表面下膜。表面下膜由树枝状突起构成，扩散至釉质晶体间隙，进入釉质深度为 1 ~ 3μm。

（2）获得性膜由蛋白质、糖类和脂肪组成：获得性膜中蛋白质的总体特征是有高含量的甘氨酸、丝氨酸和谷氨酸，它们占氨基酸总量的 42%。其次为天冬氨酸、脯氨酸、丙氨酸、亮氨酸。迄今为止，从获得性膜中已鉴定出了 10 余种不同类型的蛋白质，其比例取决于受试者个体情况。典型的唾液蛋白质如淀粉酶、溶菌酶和 IgA，在获得性膜和牙菌斑中均能恒定地检出。清蛋白、IgG 和 IgM 在获得性膜中也能经常发现。

上述的化学分析结果提示获得性膜组成成分与全唾液或唾液糖蛋白具有相似性。三者之间的相似性从某种程度上证实了获得性膜的来源是唾液蛋白质对牙选择性吸附的结果。

获得性膜的糖类成分包括葡萄糖、半乳糖、葡糖胺、半乳糖胺、甘露糖和岩藻糖。脂肪含量约为 20%，其中主要是糖脂（13%），中性脂肪和磷脂共占 5%。

（3）功能获得性膜的功能：包括修复或保护釉质表面；为釉质提供有选择的渗透性；影响特异性口腔微生物对牙面的附着；作为菌斑微生物的底物和营养等。

2. 细菌附着　牙面获得性膜形成后，很快便有细菌附着。细菌附着至获得性膜的具体时间，各研究结果报告不一，由数分钟至数小时不等。最初附着至牙面的细菌为球菌，其中主要是血链球菌。不同的菌种以不同的速率吸附至获得性膜上。细菌选择性吸附的部分原因是由于细菌表面成分中有与获得性膜互补的受体。

由于变异链球菌在龋病发病过程中的重要性，故对变异链球菌早期附着进行了大量研究。变异链球菌的附着包括 2 个反应过程：初期时在细菌细胞壁蛋白与获得性膜的唾液糖蛋白之间产生微弱的吸附，此后是由葡聚糖同细胞表面受体以配位体形式结合。口腔链球菌的选择性附着开始是非特异性、低亲和力、非常迅速的结合反应，继之才是特异性、高亲和力、缓慢然而是对获得性膜强有力的附着。

在细菌附着至牙面过程中，唾液黏蛋白（mucin）也发挥了重要作用。目前已证实唾液中有两种不同类型的黏蛋白，分别为 MG1 和 MG2。MG1 是构成获得性膜的主要成分。一方面，MG1 黏蛋白作为获得性膜的主体形式接受细菌的选择性附着；另一方面，它可以作为营养底物供细菌生长和分裂。但是唾液中的 MG2 黏蛋白能够结合至细菌表面的附着素（adhesins）上，导致细菌凝聚，使细菌从口腔中清除。

牙面经清洁处理后 8h 至 2d 细菌迅速生长，已在获得性膜上牢固附着的细菌自身繁殖，细菌在局部聚集为若干层。约 2d 后菌斑开始成形，由于细菌团块是不稳定的实体，因此能连续无限制形成，在这一阶段，微生物总量仍然相对恒定，但其组成变得更为复杂。总的模式是早期以链球菌为主，继之有较多更为厌氧的细菌和丝状菌丛，特别是放线菌数量增加。早期菌斑中链球菌、奈瑟菌和放线菌是主要微生物，至第 9 天时链球菌仍然是主体，其次是放线菌，同时两种厌氧微生物韦永菌和梭状杆菌增加。接着各种革兰阴性菌如类杆菌、梭状杆菌和密螺旋体增加，各种细胞类型形成具有高度特异性和有秩序的共集桥（coaggregation bridge）。

（四）微生物学

口腔中存在着天然菌群，其种类繁多，目前已知至少有 700 多种。口腔各部位的微生物群体差异很大，牙面沟裂、牙邻面、口腔黏膜表面和牙龈沟均有不同的菌群分布，在口腔疾病发生发展过程中分别起到不同作用。临床观察证实，不是所有的牙面都易受到龋病损害，龋病的产生必须取决于一些重要条件，即在牙表面有比较隐蔽的部位；保持高浓度的致龋菌；能使致龋菌持续发挥损害作用的因素。这一过程只有依靠牙菌斑才能介导和完成。

1. 微生物与龋病　为了阐明微生物的致龋机制，动物实验是重要的方法和手段。1946 年，证实了青霉素能抑制大鼠的龋病，这一发现是对龋病细菌学病因的重要支持。

Orland 等于 1954 年首次进行了龋病研究的悉生动物实验。他们的研究表明，使用高糖类饮食，无菌鼠不发生龋病，然而在同样条件下饲养的动物，在饲料中加入细菌后，动物口腔就具有代谢单糖和双糖产酸的能力，并造成磨牙龋病损害。其后又证实了一些产酸的口腔细菌能导致无菌鼠发生龋病。

由无菌鼠的实验研究证实：没有微生物存在就不会发生龋病；龋病损害只在饲以糖类饮食的动物中发生；凡能造成龋病损害的微生物均能代谢蔗糖产酸；但不是所有能产酸的微生物均能致龋。

大量的动物实验研究结果证实：动物口腔中具有天然菌群，外源性细菌定居将很困难；能诱发动物产生龋病的微生物主要是变异链球菌，但某些唾液链球菌、黏性放线菌、发酵乳杆菌和唾液乳杆菌、血链球菌也能诱导日常大鼠产生龋病；这些微生物均能产酸，能与口腔中其他的天然菌群竞争，最后在牙面附着；各菌种诱导龋病形成的能力存在着差异。

第二方面的研究涉及多糖。大量研究注意到人类牙菌斑中胞外多糖的合成，其中 α-1，3 链的不溶性葡聚糖又称变聚糖（mutan），在龋病发病过程中意义最大。龋活跃患者牙菌斑中分离出的不溶性葡聚糖较无龋患者显著增多。变异链球菌、血链球菌、轻链球菌、黏性放线菌、内氏放线菌均能合成胞外不溶性葡聚糖。此外，上述细菌还具有合成细胞内多糖的能力，这类细菌的比例与龋病发病呈正相关。当外源性糖原长期缺乏时，这类细菌能在牙菌斑内维持并继续产酸。

对人类龋病微生物的研究还发现，产碱细菌能减轻牙菌斑中酸的有害影响。如牙菌斑中的韦永菌能利用其他细菌产生的乳酸，将其转变为丙酸或其他弱酸，反应的结果导致酸分子总量降低，减少牙脱矿。

2. 菌斑微生物　龈上牙菌斑中大多为革兰阳性菌兼性厌氧菌，主要为链球菌属。在链球菌中最常见的是血链球菌，约占细菌总量的 10%。此外，几乎所有标本中均能发现黏性放线菌、内氏放线菌和衣氏放线菌。能规律性分离的其他革兰阳性菌株为轻链球菌、变异链球菌、罗氏龋齿菌（Rothia dentocariosa）、消化链球菌和表皮葡萄球菌。革兰阴性菌包括有产碱韦永菌和口腔类杆菌。

菌斑结构和微生物组成受到局部微环境因素影响，平滑面和窝沟内菌斑的微生物组成不尽相同。

3. 致龋微生物　牙菌斑中的微生物与龋病发病密切相关，随着龋病的发生，牙菌斑内细菌比例可不断发生变化，某些菌种数量增加时，另一些细菌数量可能减少（图5-1）。

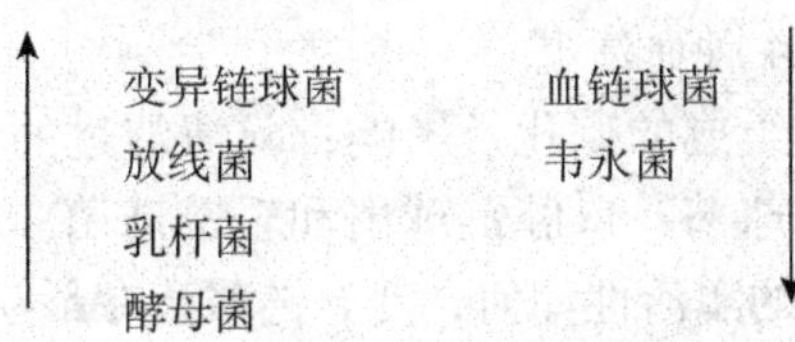

图5-1　龋病发病期间牙菌斑细菌变化

常见的致龋微生物包括链球菌属、乳杆菌属、放线菌属等。

（1）链球菌属：口腔中所有部位均能分离出链球菌，该菌群多数为革兰阳性菌兼性厌氧菌。在口腔天然菌群中链球菌所占比例很大，链球菌在口腔中各部位所分离的比例不同，在菌斑内占28%，龈沟中为29%，舌面占45%，唾液中达46%。

1）血链球菌（streptococcus sanguis）：血链球菌是最早在牙面定居的细菌之一，也是口腔中常分离到的链球菌种。目前已证实血链球菌在动物模型中具有致龋性，但人类患龋者口腔中血链球菌的检出率并不增高。

2）变异链球菌（streptococcus mutans）：该菌于1924年由Clarke首先描述为致龋菌。经反复研究证实，变异链球菌可以造成啮齿类动物和灵长类动物实验性龋，同时也有证据表明该菌与人类龋病密切相关。变异链球菌的致龋性主要取决于其产酸性和耐酸性。在菌斑中生存的变异链球菌可使局部pH下降至5.5以下，从而造成局部脱矿，龋病病变过程开始。

3）轻链球菌（streptococcus mitis）：轻链球菌可能是牙菌斑中最常分离到的细菌。轻链球菌能储存多糖，这一特征使菌斑在缺乏糖类的情况下继续产酸。但目前尚无报告证实轻链球菌与龋病的正相关关系。

（2）乳杆菌属（lactooacillus）：乳杆菌属包括一些革兰阳性菌兼性厌氧和专性厌氧杆菌。能将其分为两组：一为同源发酵菌种（homofermentative species），利用葡萄糖发酵后主要产生乳酸，比例超过65%，这一类乳杆菌的代表为干酪乳杆菌（L. casei）和嗜酸乳杆菌（L. acidophilus），这两种乳杆菌与龋病密切相关；另一类为异源发酵菌种（heterofermentative species），发酵后产生乳酸和较大量的乙酸、乙醇和 CO_2，该菌种的代表为发酵乳杆菌（L. fermentum）。在唾液样本中最常分离到的菌种为嗜酸乳杆菌，在牙菌斑中最常见者为发酵乳杆菌。

某些乳杆菌在动物实验中具有致龋性，但次于变异链球菌，且仅能导致窝沟龋。乳杆菌对人类的致龋作用较弱，它更多地涉及牙本质龋，在龋病发展过程中作用较大。有些学者认为，乳杆菌数量增加不是导致龋病开始的原因，而是龋病进展的结果。

（3）放线菌属：放线菌是一种革兰阳性菌不具动力、无芽孢形成的微生物，呈杆状或丝状，其长度有显著变化。丝状菌通常较长、较细并可能出现分支。在口腔中发现的放线菌种可分为两类。其一为兼性厌氧菌，包括内氏放线菌（A. naeslundi）和黏性放线菌（A. viscosus），另一类为厌氧菌，包括依氏放线菌（A. israelii）、迈氏放线菌（A. meyeri）和溶牙放线菌（A. odontolyticus）。

所有的放线菌均能发酵葡萄糖产酸，主要产生乳酸，少量乙酸、琥珀酸及痕量甲酸。在悉生动物实验中证实，接种黏性放线菌和内氏放线菌后，可在实验动物中造成根部龋、窝沟龋和牙周组织破坏，因此目前有关放线菌的研究多集中在这两种细菌。黏性放线菌可分为两种血清型，内氏放线菌可分为4种血清型。

（4）龋病进程中的微生物组成的变化及影响：新清洁过的牙面最初定植者为高度选择性的口腔微生物，主要是血链球菌，口腔链球菌和轻链球菌。但还有其他种细菌，如放线菌。令人吃惊的是，无论个体的龋活性如何，变异链球菌在最初定植的链球菌中仅占2%或更少。血链球菌、放线菌和其他的草绿色链球菌常被称为“非变异链球菌性链球菌”，以与变异链球菌相区别。釉质出现白垩色病损时，牙菌斑中的变异链球菌比例高于临床上正常的牙面部位。然而，非变异链球菌在白垩色病损中依然是主要微生物。即使在变异链球菌和乳杆菌缺乏的条件下，早期定植的微生物群也可导致釉质溶解。在牙本质龋病损中，包括猖獗龋（猛性龋），变异链球菌约占整个菌群的30%，提示变异链球菌与龋病的进展密切相关。乳杆菌、普氏菌和双歧杆菌也较常见。

牙菌斑微生物的菌斑形成和成熟过程中不断发生变化，从非变异链球菌和放线菌为主，到以变异链球菌和产酸性非变异链球菌、乳杆菌和双歧杆菌为主。

（五）物质代谢

菌斑中的物质代谢，包括糖代谢、蛋白质代谢和无机物代谢。这些代谢活动可能对牙的各种成分造成影响。其中最重要的是糖代谢。

菌斑细菌致龋的基础是糖代谢。变异链球菌等致龋菌以糖作为能源，通过分解代谢和合成代谢两条途径致龋。

1. 糖的分解代谢　口腔及牙菌斑是口腔细菌生长代谢的外环境，饮食中的糖类是其能量代谢的底物。细菌通过酶的作用如α-淀粉酶、糖苷酶等切断多糖链上各单糖之间的糖苷键，将多糖转变为单糖。多糖降解成单糖或双糖后才能被菌体利用。此外，胞外蔗糖酶（又称转换酶，invertase）也可将胞外的蔗糖直接转化为葡萄糖和果糖，以利于菌体细胞提取能源。

口腔细菌通过透性酶（permease）转运系统和磷酸转移酶系统（phosphotransferase，PTS）完成糖的主动转运过程，实现糖的吸收，将糖由胞外转入胞内。

口腔链球菌细胞内糖代谢途径包括有氧氧化和无氧酵解，两种途径有一共同过程是产生丙酮酸。在有氧的条件下，丙酮酸完全氧化生成 CO_2 和 H_2O，并产生大量能量。在无氧条件下，丙酮酸则通过酵解方式最终生成有机酸。牙菌斑中生成的有机酸可为乳酸、乙酸、甲酸、丙酸等，细菌种类不同，发酵的最终产物也不同。

2. 糖的合成代谢

（1）胞内聚合物：口腔细菌通过分解代谢获得能量的同时，还进行合成代谢，形成细胞内聚合物储存能源。在外源性能源缺乏时，细胞内聚合物便发挥作用，维持细菌细胞生存。口腔细菌的胞内聚合物包括细胞内多糖（糖原）、聚-β羟丁酸、聚磷酸盐等。胞内多糖是变异链球菌的毒力因素之一。缺乏胞内多糖的变异链球菌突变株在定菌鼠的沟裂及平滑面的致龋力明显减弱。

(2) 胞外聚合物：口腔细菌包外聚合物主要是胞外多糖，包括葡聚糖、果聚糖和杂多糖。葡聚糖和果聚糖是由变异链球菌和其他少数口腔细菌结构酶（constitutive enzyme）如葡糖基转移酶（glucosyltransferase，GTF）和果糖基转移酶（fructosyltransferase，FTF），利用蔗糖合成的胞外多糖。

（六）致龋性

牙菌斑的致龋作用可以概括为菌斑中的细菌代谢糖类产酸，但由于菌斑基质的屏障作用，这些酸不易扩散，因而导致局部 pH 下降，造成牙体硬组织脱矿，最终形成龋齿。

1. 釉质溶解的化学反应过程　菌斑中的细菌产生的有机酸包括乳酸、乙酸、丙酸等，这些有机酸在菌斑内形成一种浓度梯度，导致氢离子和半解离的酸扩散至釉质表面。电镜观察，釉质与酸接触后在其表面出现一些直径为 0.1 ~ 1μm 的微孔，称之为焦孔（focal holes）。釉质结构的病理通道表现为被扩大了的釉柱连接处和柱鞘。酸可以通过这些病理通道到达釉质晶体表面，并与蛋白质和脂质竞争晶体表面的活性部位，然后使晶体脱矿。

2. 细菌的作用　虽然细菌与龋病发生的密切关系已获公认，但有关菌斑细菌的作用，仍有两种不同的理论，即非特异性菌斑学说和特异性菌斑学说。非特异性菌斑学说认为龋病不是由某些特异性致龋菌引起，而是由所有菌斑细菌产生的毒性物质所致。理由是菌斑中很多微生物均能产酸，能在菌斑中释放乳酸等有机酸和其他毒性产物。推测宿主有一个承受这些毒性产物的阈值或称临界值（threshold），若刺激在阈值以下则可被宿主的防御机制如唾液缓冲、免疫反应等抑制，不造成龋病。若刺激超过了宿主防御能力，则会导致龋病发生。与此理论相反，特异性菌斑学说认为只有特异性的致病菌才能引起龋病。特别是变异链球菌具有重要作用。变异链球菌组细菌能较恒定地引起鼠磨牙的点隙沟裂龋、平滑面龋和根面龋，放线菌主要引起根面龋，而血链球菌、唾液链球菌、乳杆菌、肠球菌等仅偶尔引起点隙沟裂龋。大量流行病学调查发现口腔中的变异链球菌组细菌与龋病发生关系密切。目前大多数学者认同特异性菌斑学说。

二、饮食

饮食对龋病的影响一直受到关注。但是食物和饮食结构复杂，不同人群，不同进食方式下的观察可以得出完全相反的结论。营养素是人们从饮食中必须获取的物质，七大营养素包括：糖类、蛋白质、脂类、维生素、无机盐、膳食纤维和水。

（一）糖类

1. 糖类的种类　糖类是具有多羟基醛或多羟基酮及其缩聚物和某些衍生物的总称。由于大部分糖类都能为人体提供可以直接使用的热量，人们每天摄入的 50% ~60% 的热量来自糖类。糖类与龋病发生有着密切关系。糖类由多种组成，其生物性状和在口腔内被细菌所利用的能力不同，因此，其对龋病的影响也不同，甚至截然相反。根据分子组成的复杂程度，糖类可分为单糖、多糖和糖衍生物。口内主要致龋菌变异链球菌就可以通过 3 条途径代谢蔗糖：①将蔗糖转变为胞外多糖。②经糖酵解途径产生乳酸，并为细菌活动提供能量。③合成糖原作为胞内多糖贮藏。变异链球菌对蔗糖的代谢活动产生乳酸，其终末 pH 可达到 4.5 以下，此时，只有变异链球菌和乳杆菌可以耐受。蔗糖的致龋作用主要是通过一些细菌酶的代谢作用所致，其中最主要的是 GTF，GTF 对蔗糖具有高度特异性。

2. 糖类的摄入量和摄入频率　糖类的种类和生物性状不同对致龋能力有影响，其摄入量和摄取频率也对龋病发病有举足轻重的作用。限制糖类的摄取可以减少龋病的发生。进食频率能够促进龋病活跃性。高进食频率可恒定地为口腔微生物提供营养，并持续维持口腔内较低的 pH，使牙长时间处于脱矿状态。

（二）蛋白质

蛋白质对牙的影响，主要体现在牙萌出前的生长发育期。在此期间缺乏蛋白质即可影响到牙的形态和萌出模式，使其对龋病的敏感性增加。动物实验表明，用胃管喂以蛋白质缺乏的大鼠，其子代牙的釉质基质缺陷，萌出模式发生改变，使抗龋能力下降。这些改变一旦形成，即使以后再饲以富含蛋白质的食物也不能逆转。牙发育期蛋白质的缺乏也可造成涎腺发育异常而使牙失去唾液的保护作用而易患龋。

牙一旦萌出后，蛋白质对牙面的局部作用是否会促进龋病，目前尚缺乏足够的研究。

（三）脂类

在动物的饮食中补充脂肪可减少龋病发生。中链脂肪酸及其盐类在低 pH 条件下具有抗龋性质，如壬酸。动物实验表明月桂酸、亚油酸与油酸能抑制牙面生物膜的形成，亚油酸和棕榈油酸能抑制变异链球菌产酸。在饲料中加入甘油月桂酸酯有明显抑制鼠患龋的作用。

（四）维生素

维生素是生物的生长和代谢所必需的微量有机物。维生素 D 与体内钙化组织和器官的发育、代谢密切相关。缺乏维生素 D 会使牙钙化发生障碍。此外，缺乏维生素 A 会影响发育中釉质的角蛋白样物质的代谢，缺乏维生素 C 则会影响牙本质中的胶原代谢。所有这些都会降低牙萌出后的抗龋力，但这些物质的缺乏所造成的影响只在牙发育时期。

动物实验表明：缺乏维生素 A 的田鼠患龋率比不缺乏维生素 A 者高 3 倍多。当维生素 A 缺乏时，田鼠涎腺有萎缩性变化。

（五）无机盐

1. 钙磷盐　无机盐即无机化合物中的盐类，旧称矿物质。对骨和牙齿发育最重要的矿物质是磷与钙，它们是钙化组织的重要组成部分。磷酸盐之所以可以控制龋病，一方面它可以缓冲菌斑内的 pH，另一方面它可以促进牙面的再矿化，从而增强牙的抗龋能力。

2. 氟　除了每日膳食需要量在 100mg 以上的常量元素如钙、磷、钾、钠外，在重要的微量元素中，与龋病关系最密切的是氟元素。其抗龋机制主要是在牙表面形成氟磷灰石，具有更强的抗酸能力。在牙萌出后，局部用氟也有助于已经存在的龋病釉质的再矿化，降低牙对致龋菌的敏感性，并干扰细菌代谢，从而抑制龋病。

3. 其他无机物　硒、锂、钡、钒、硼、铁、锶、铝等元素也与龋病发病有关，它们能降低机体对龋病的敏感性，另一些元素如锰、镁、铜、镉、钠则有增加机体对龋病敏感性的作用。

三、宿主

影响龋病发病的宿主因素主要包括牙和唾液。发育良好的牙，即使其他致龋因素很强也不会发病。唾液对维持口腔正常 pH，保持牙面完整性，促进已脱矿牙的再矿化等方面具有重要影响，涎腺因各种因素遭到破坏后，很容易发生慢性龋或急性龋（如放射性龋）。

（一）牙

牙和牙弓形态在龋病发病过程中有重要影响，没有缺陷或缺陷很少的牙，一般不发生龋齿。临床观察证实，后牙窝沟对龋病高度敏感。牙对龋病的敏感性与窝沟深度呈正相关。

牙各表面对龋的敏感性不尽相同，某些表面易患龋，另一些表面则很少波及。凡有滞留区形成的部位则易造成龋病损害。牙排列不整齐、拥挤和牙重叠均有助于龋病发生。

牙的理化性质、钙化程度、微量元素含量等因素也影响龋病的发生发展。矿化良好的牙不易患龋。釉质中氟、锌含量较高时，患龋的概率亦转低。

釉质表面层较表面下层更具抗龋能力。初期龋损部位的显微放射摄片经常发现釉质表层下已显著脱矿，而其表层仅轻度受累。有些理论将这种现象解释为：在龋病发病过程中内层釉质脱矿的矿物质被转运至表层，一旦菌斑液中的酸为唾液中的碱性缓冲体系中和，表层所处的液相环境中 pH 上升，矿物质就会发生再矿化，故而表层显得相对完整。另外，由于表层釉质具有更多矿物质和有机物，水含量相对少，一些元素包括氟、氯、锌、铅和铁也多聚集在釉质表面，而其他成分如碳、镁则相对稀少，这些因素也增强了釉质表层的抗龋能力。釉质在人的一生中可不断发生变化，随年龄增长，釉质密度和渗透性降低，氮和氟含量增加。这些变化是牙萌出后的“成熟”过程。随着年龄增长或时间推移，牙对龋病抵抗力随之增加，成年后龋病发病可处于相对稳定状态。此外，饮用氟化水使釉质表层的氟浓度增加，釉质抗酸能力亦随之增强。

（二）唾液

唾液是人体最重要的体液之一，是由口腔附近各类大、小涎腺分泌液、龈沟液及混悬其中的食物碎片、微生物和口腔上皮脱落细胞等所构成的混合性液体。唾液本身的理化性质及成分在不同个体间存在差异，同一个体不同腺体的分泌液在质和量方面均有很大差别。在维持口腔正常生理方面，唾液的质与量的改变、缓冲能力的大小及抗菌系统的变化都与龋病发生过程有着密切关系。

1. 唾液流速　在唾液的抗龋作用中最重要的是唾液的清洁和缓冲作用，可用“唾液清除率（sallvary clearance）”或“口腔清除率（oral clearance capacity）”来表示，唾液的流速越大，缓冲能力越强，清除效力越高。

唾液的流速和缓冲能力与龋敏感性呈负相关。老年人由于涎腺细胞萎缩，唾液流量减少，缓冲能力下降，使老年人对牙釉质龋及根面龋的敏感性增加。进食后咀嚼口香糖和龋病发生率关系的临床试验证实，由咀嚼口香糖引起的唾液流速增加能减少龋病的发生率。

2. 缓冲体系　唾液中存在各种缓冲体系使唾液的 pH 处于中性，其中主要有 3 个缓冲系统：重碳酸盐、磷酸盐和蛋白缓冲系统，这 3 个系统对 pH 变化有不同的缓冲能力。重碳酸盐缓冲系统和磷酸缓冲系统的 pH 分别为 6.1 ~ 6.3 和 6.8 ~ 7.0，在咀嚼和进食时唾液的缓冲能力主要依靠重碳酸盐缓冲系统，其缓冲能力占唾液缓冲能力的 64% ~ 90%。在非刺激状态，唾液中重碳酸盐的浓度很低，唾液的缓冲力弱；若刺激唾液分泌，重碳酸盐的含量增多，唾液 pH 上升，当唾液流速增加到每分钟 1ml 时，重碳酸盐的浓度上升到 30 ~ 60mmol/L，此时，重碳酸盐就能有效地发挥缓冲作用。唾液中的重碳酸盐还可扩散人菌斑，中和细菌产生的酸。磷酸盐缓冲系统的作用原理相似于重碳酸盐缓冲系统，但与唾液分泌率的关系不明显。对非刺激性唾液缓冲能力的研究较少。蛋白缓冲系统能力较弱。

唾液的缓冲能力明显受到性别、个体的健康状况、激素水平以及新陈代谢的影响，男性唾液的缓冲能力强于女性。在妇女孕期，其唾液缓冲力下降，生产后又逐渐恢复，其变化与唾液的流速、流量无关。在绝经期的女性应用激素替代或口服小剂量避孕药可在一定程度上增加这些女性的唾液缓冲能力。

3. 碳酸酐酶　碳酸酐酶（carbonic anhydrase，CA）通过催化可逆的二氧化碳水合反应参与维持人体各种组织液和体液 pH 的稳定，现已在哺乳动物的消化道鉴定出 11 种 CA 的同工酶，已证实其中至少 2 种参与了唾液的生理活动。其中 CAVI 的浓度与 DMFT 值呈负相关，与唾液的流速、流量呈正相关。研究还发现，CAVI 对唾液 pH 及缓冲力无调节作用，唾液 CAVI 浓度与唾液中变异链球菌和乳酸杆菌的水平无关。

4. 唾液有机成分　唾液主要成分是水，占 99% ~99.5%，固体成分不足 0.7%，其中有机物为0.3% ~0.5%。唾液中的有机成分主要包括各种蛋白质、少量脂肪和痕量糖类，其中蛋白质是唾液中最有意义的成分，与龋病发病有密切关系。

不同龋易感性人群唾液蛋白的种类和数量存在差异，不同个体甚至同一个体口腔的不同部位唾液蛋白也存在质和量的差异。唾液蛋白在口腔中可以合成、降解和相互结合。其千变万化的功能状态决定着口腔内细菌的定植，从而影响个体龋病的发生发展。

（1）唾液中黏附、凝集相关蛋白与龋易感性：细菌的黏附和凝聚的过程受到某些唾液蛋白的影响。这些与黏附和凝集相关的蛋白主要有：凝集素、黏蛋白、α－淀粉酶、酸性富脯蛋白和唾液免疫球蛋白等。它们不但参与获得性膜的形成，具有修复和保护釉质、降低釉质溶解度、降低细菌酸性产物的脱矿能力等作用，同时具有调节细菌与牙面附着和促进唾液中细菌凝聚以利于细菌排出口腔的作用。唾液蛋白在调节细菌黏附和促进细菌凝聚的能力存在明显个体差异，推测如果唾液蛋白具有较强的促进细菌凝集能力和较低的促进细菌与牙面黏附能力的个体对变异链球菌的防御能力较强，反之则龋易感性较强。

（2）唾液抗菌蛋白和多肽与龋易感性：口腔变异链球菌是目前公认的最主要致龋菌。因此，能抑制或杀灭口腔变异链球菌的因素均有可能影响龋病的发生。唾液中的抗菌蛋白和多肽主要包括上皮来源的α－防御素（HNPs）、β－防御素（HBDs）和唯一的人组织蛋白酶抑制素（Cathelicidins，hCAP－18，LL－37）等成分，及涎腺来源的富组蛋白（histain，HRPs）、分泌型免疫球蛋白 A（sIgA）、黏蛋白（mucin）、溶菌酶（lysozome）、乳铁蛋白（lactoferrin，Lf）、过氧化物酶等。这些抗菌蛋白和多肽与口腔黏膜上皮、中性多核白细胞及唾液相互配合共同维护着口腔健康。

口腔溶菌酶来源于大、小涎腺和吞噬细胞、龈沟液，是一种水解酶，它能水解细菌细胞壁肽聚糖中 N－乙酰胞壁酸与 N－乙酰葡糖胺之间的β－1，4－糖苷键，使细胞膜变脆，易于破裂。

口腔乳铁蛋白是中性粒细胞和浆液性腺上皮细胞合成的一种与铁结合的糖蛋白，它广泛存在于人类外分泌液中。乳铁蛋白可通过与铁形成螯合物夺取细菌生长必需的铁离子而起到抑制细菌生长的作用。乳铁蛋白亦能直接杀灭部分细菌包括变异链球菌。

（3）脂类与龋易感性：研究发现，在致龋性食物中补充脂肪可减少龋病发生，中链脂肪酸及其盐类在 pH <5 条件下具有抗菌性质，但机制尚不清楚。

5. 唾液无机成分　唾液的无机成分仅占 0.2%，主要是钾、钠、钙、氯化物、重碳酸盐和无机磷酸盐。由于这些无机成分的存在，使唾液能维持牙体组织的完整性；促进萌出后釉质成熟；富含钙和磷酸盐的环境也促进早期龋损害和脱矿釉质的再矿化。

（三）免疫

口腔免疫可分为特异性免疫和非特异性免疫两类。特异免疫性包括体液免疫和细胞免疫，不能遗传。口腔非特异性免疫成分除黏膜屏障外，主要是唾液中的一些抗菌蛋白。

目前已经公认，变异链球菌是龋病的主要致病菌，与人类龋病相关的细菌还有黏性放线菌和乳杆菌。由于致病菌明确，免疫防龋已成为可能。人类自身的免疫状态，以及人工主动免疫和被动免疫都将影响龋病的发生和发展。

1. 变异链球菌抗原　目前已鉴定出大量抗原，包括细胞壁表面抗原和一些蛋白质，如葡糖基转移酶等。

以变异链球菌各种抗原成分作为疫苗主动免疫防龋，在这一领域已进行了大量研究。经历了全菌疫苗、亚单位疫苗，如变异链球菌主要表面蛋白抗原（Ag Ⅰ/Ⅱ或 PAc、SpaA 等）及葡糖基转移酶等。进一步发展为多肽疫苗、基因重组疫苗及核酸疫苗。

为了避免疫苗可能产生的不良反应，也有大量被动免疫防龋的研究报告。

2. 人体抗龋免疫反应　人体自身的免疫状态对龋病发病有重要影响。通过人工免疫方法增强机体免疫防御能力，亦可影响龋病发病。

（1）唾液抗体：高龋人群全唾液中 IgA 浓度显著低于低龋或无龋人群。然而也有报道提出，低龋患者唾液中抗变异链球菌 IgA 抗体水平并非稳定地升高，而是随着过去龋齿损害数量的增加而升高，因此认为 sIgA 水平仅能反映积累的龋病经历。

以编码 GTF 和 PAC 基因构建的 DNA 疫苗，经鼻腔或全身途径免疫后，实验动物唾液中特异性 SIgA 抗体升高，并能达到预防龋病的效果。相关的临床研究效果尚待证实。

（2）血清抗体：与变异链球菌细胞、细胞壁、抗原Ⅰ/Ⅱ和 GTF 相关的血清抗体为 IgG、IgM 和 IgA。血清抗体的免疫学研究结果报道不一，但已有一些证据表明无龋成人或经过治疗的龋病患者，其血清抗体水平与龋病指数呈负相关，而患龋者为正相关。龋病发生时血清 IgG 和 IgM 有轻度然而是显著性增加。

3. 细胞免疫反应　有关细胞免疫反应与龋病关系的报道尚不多见，但变异链球菌可以刺激人类淋巴细胞增殖并释放细胞因子（cytokine），如巨噬细胞移动抑制因子（macrophage migration inhibition factor），说明细胞免疫在龋病过程中具有一定作用。

四、其他影响因素

（一）年龄

龋病在儿童中甚为流行，牙萌出后很快即可能患龋。一些因素可能导致变异链球菌在牙面聚集，聚集的时间越早，引起龋病发病的危险性越大。虽然在婴幼儿和儿童时期均可通过不同途径产生免疫保护，但保护力度甚微，因此儿童时期患龋率一直很高。

第一恒磨牙萌出后，由于有较深的窝沟，因此患龋病的概率很高。在一些地区第一磨牙患龋率可达 50%。10 岁时第二磨牙亦开始患龋，年龄在 11～15 岁时，龋病活性急剧增加，DMF 记录随年龄增长而上升，直到 24 岁时趋于稳定。

进入青年后，随着年龄增长，牙龈逐渐退缩，牙根面外露，菌斑易于聚集，常造成根面龋，因此老年人龋病发病率又趋回升。

（二）性别

一般报道认为，女性患龋率略高于男性，但对这一观点也有不同意见。一般情况下，女性牙萌出时间早于男性，由于牙萌出较早，牙与口腔环境接触时间相对延长，感染龋病概率随之增加。

（三）种族

对种族与龋病的关系进行过较多研究，但这些研究存在着一定的困难，如怎样排除环境因素的影响。目前多数学者认为，龋病的种族差异是存在的，但不能排除环境因素，特别是饮食习惯的影响。同时指出即使这种差异存在，但与社会因素和文化因素相比较，种族差异仅属次要因素。

（四）家族与遗传

目前广泛认为，在同一家族中龋病以相类似的模式流行，然而很难区分造成这种相同模式的原因是遗传因素还是早期就具有相同的生活习惯，或对口腔保健持有相同的态度所致。

（五）地理因素

目前的流行病学研究已经证实，在国家与国家之间，以及一个国家内的各不同地区之间，其龋病流行情况有很大差异，这反映出地理变化的影响。但是由于地理因素中包含了大量的其他因素，因此，研究地理因素与龋病发病的关系存在着一定困难。

（钟志华）

第二节　病理特点

龋病是牙对牙菌斑生物膜及其代谢产物的动态反应的结果。这种反应过程，形态学上表现为初期超微结构水平的脱矿和再矿化及晚期的龋洞形成。研究龋病病变过程的方法主要有：普通光镜、偏光显微镜、显微放射照像、扫描电镜、氩离子减薄技术、高分辨电镜、u－CT 等。初期牙釉质龋的脱矿和再矿化主要表现为牙釉质内微孔的改变，偏光显微镜是有效的研究手段。人牙釉质由紧密排列的羟磷灰石晶体构成，其中含有一定数量的微孔，具有使平面偏光分解为两束光的特性。正常牙釉质呈负性内在双折射（negative intrinsic birefringence）。

龋病过程中，矿物质移出形成溶解性间隙，牙釉质晶体破坏使组织中微孔容积增大，牙釉质的双折射由负性转变为正性。当使用不同折射指数的浸渍物浸渍这些微孔时，能产生另一种类型的双折射，这种类型的双折射称为“形成双折射”（form birefringence）。

一、牙釉质龋

（一）牙釉质龋分区

牙釉质是全身最硬的矿化组织。龋病早期阶段，牙釉质的表面层损害极少，在表面层下方表现为脱矿。从损害进展的前沿开始，分为以下 4 个区。

（1）透明带，是损害进展的前沿。

（2）暗带，位于透明带与损害体部之间。

(3) 损害体部。

(4) 相对完整的牙釉质表面层。

(二) 龋病病理过程

龋病病损区不是独立的，而是龋病发展的连续性改变。整个龋病的发生发展过程可分为以下6期。

(1) 龋齿脱矿最早的表现是表层下出现透明带，此时临床和X线均不能发现。

(2) 透明带扩大，部分区域有再矿化现象，其中心部出现暗带。

(3) 随着脱钙病变的发展，暗带中心出现病损体部，病损体部相对透明，芮氏线、釉柱横纹明显。临床上表现为龋白斑。

(4) 病损体部被食物、烟和细胞产物等外源性色素着色，临床上表现为棕色龋斑。

(5) 龋病进展到釉牙本质界时，病损呈侧向扩展，发生潜行性破坏，临床上表现为蓝白色。侧向扩展与釉牙本质界有机成分多、含氟量低有关。

(6) 牙表面的龋坏，龋洞形成。

二、牙本质龋

牙髓和牙本质组织可视为一独立的生理性复合体，当龋损到达牙本质后也会累及牙髓组织。龋损潜行性破坏牙釉质后，沿牙本质小管方向侵入牙本质，沿着釉牙本质界向侧方扩散，在牙本质中形成锥形损害，其基底在釉牙本质界处，尖指向牙髓。

牙本质龋损在光镜下可看到若干区域，包括坏死区、细菌侵犯区（感染层）、牙本质脱矿区、高度矿化区即硬化区及修复性牙本质层。

活动性龋病损害时，坏死区由结构遭破坏的牙本质小管、混合性口腔微生物群及被降解的无结构基质所构成。坏死区下方为感染层，该层中微生物已渗透至牙本质小管。靠近感染层的是脱矿区，该区矿物盐已被溶解，留下相对完整的牙本质小管。在脱矿区表层可发现少量细菌，但深层的大部分组织无菌。这一部分组织，由于其硬度的原因亦称为革样牙本质(leathery dentin)。牙本质龋的前沿有脱矿区，但相对完整的硬化层的存在具有重要的临床意义。当牙本质深龋进展较慢时，在脱矿区的下方可形成一硬化层。该层的管腔比正常牙本质管腔狭小，可能是由于被晶体堵塞之故。硬化层的牙本质小管可因管内钙化而完全闭合，使该层的渗透性降低，矿化水平增高且超过正常牙本质。硬化层的下方，成牙本质细胞继续形成一层修复性牙本质，不仅增加了牙本质的厚度，也使成牙本质细胞退到牙髓腔中远离损害区的部位。

三、牙骨质龋

牙骨质的龋损过程与牙本质龋相同。临床上牙骨质龋呈浅碟形，常发生在牙龈严重退缩，根面自洁作用较差的部位。初期牙骨质龋的显微放射摄影表明，在牙骨质中也发生表面下脱矿，伴有致密的矿化表面。表明这种再矿化过程类似于硬化牙本质的再矿化过程。

初期损害，光学显微镜和显微放射摄影可看到牙骨质中出现裂缝，有时表现为“分层损害”(delamination)。损害可能沿穿通纤维(perforating fibers)的走向进展，与牙根面垂直。浑浊的外表面层覆盖着下方脱矿的牙骨质。

在根部牙本质发生进行性损害时，牙本质小管被细菌感染，其主管和侧支均被累及，与冠部牙本质龋一样，可能有硬化性反应，矿物质晶体部分或全部封闭牙本质小管。

四、脱矿和再矿化

在酸的作用下，牙矿物质发生溶解，钙和磷酸盐等无机离子由牙中脱出称为脱矿。蛋白质、脂肪和水构成了牙釉质扩散通道，在牙釉质脱矿和再矿化过程中，化学物质经该通道扩散。随着钙和磷酸盐向外扩散，牙釉质表层可出现再矿化，导致牙釉质外层似有完整外观，厚度为20～40μm，此处的矿物质含量高于损害体部。若菌斑微生物不断产酸，则牙釉质表面下脱矿仍继续进行，修复过程不能与之同步，脱矿大于再矿化，导致晶体结构广泛损伤、崩溃，形成龋洞。

人牙龋损的形成不是一个简单的持续性脱矿过程，而是脱矿与再矿化的连续性动力学反应。下列因素有利于阻止龋病发展，促进再矿化过程。

除去致龋底物，减少有机酸形成和酸向牙釉质扩散。通过减少糖类的摄入频率也可避免或减少菌斑产酸，从而减轻脱矿程度。

仔细刷牙，牙表面不形成厚的菌斑，在菌斑液体－获得性膜－牙釉质界面维持钙和磷酸盐的一定浓度，有利于保护牙。

牙发育和再矿化期间，经常规律性地使用含低水平氟的饮水，含氟牙膏和（或）含氟漱口液，能增强唾液源性再矿化作用。

（钟志华）

第三节　临床表现与诊断

一、临床表现

龋病是一种慢性破坏性疾病，并不累及所有牙面，对牙的不同解剖部位具有某种倾向性。根据龋病的临床损害模式，从动力学角度，可以根据龋病发病情况和进展速度分类；从形态学角度，可以根据按损害的解剖部位分类；也可以按照病变程度进行分类。

（一）按发病情况和进展速度分类

1. 急性龋（acute caries）　多见于儿童或青年人。病变进展较快，病变组织颜色较浅，呈浅棕色，质地较软而且湿润，很容易用挖器剔除，又称湿性龋。急性龋因病变进展较快，牙髓组织容易受到感染，产生牙髓病变。

猖獗龋（猛性龋，rampant caries）是急性龋的一种类型，病程进展很快，多数牙在短期内同时患龋，常见于颌面及颈部接受放射治疗的患者，又称放射性龋。Sjogren 综合征患者及一些有严重全身性疾病的患者，由于唾液分泌量减少或未注意口腔卫生，亦可能发生猖獗龋。

2. 慢性龋（chronic caries）　进展慢，龋坏组织染色深，呈黑褐色，病变组织较干硬，又称干性龋。一般龋病都属此种类型。

龋病发展到某一阶段时，由于病变环境发生变化，隐蔽部位变得开放，原有致病条件发生了改变，龋病不再继续进行，损害仍保持原状，这种特殊龋损害称为静止龋（arrested caries)，也是一种慢性龋。

3. 继发龋（secondary caries）　龋病治疗后，由于充填物边缘或窝洞周围牙体组织破裂，形成菌斑滞留区，或修复材料与牙体组织不密合，留有小的缝隙，这些都可能成为致病条件，产生龋病，称继发龋。

（二）按损害的解剖部位分类

1. 殆面（窝沟）龋和平滑面龋　牙面窝沟是牙釉质的深通道，个体之间的形态差异很大，常影响龋病发生。窝沟类型分型如下。

（1）V型，顶部较宽，底部逐渐狭窄，该型占34%。

（2）U型，从顶到底部宽度几乎相同，约占14%。

（3）I型，呈一非常狭窄的裂缝，占19%。

（4）IK型，非常狭窄的裂缝但底部带有宽的间隙，占26%。

（5）其他类型占7%。

有的窝沟龋损呈锥形，底部朝牙本质，尖向牙釉质表面，狭而深的窝沟处损害更为严重，龋病早期，牙釉质表面无明显破坏。具有这类临床特征的龋损又称潜行性龋。

除窝沟外的牙面发生的龋病损害均为Ⅱ型，称平滑面龋。平滑面龋损可进一步分为2个亚类：发生于近远中触点处的损害称邻面龋；发生于牙颊或舌面，靠近釉牙骨质界处为颈部龋。

2. 根面龋　龋病过程大多从牙釉质表面开始，但亦有从牙骨质或直接从牙本质表面进入，如牙根面龋。在根部牙骨质发生的龋病损害被称作根面龋。这种类型的龋病损害主要发生于牙龈退缩、根面外露的老年人牙列。在50～59岁年龄组中约60%以上的受检者有根面龋损。根面龋始于牙骨质或牙本质表面，这两种牙体组织的有机成分多于牙釉质，基于这一原因，引起根面龋的菌群可能有别于产生牙釉质龋的菌群。在现代人群中的根面龋，最常发生于牙根的颊面和舌面，而在古代人群中，根面龋损害主要在邻面。

3. 线形牙釉质龋（linear enamel caries）　线形牙釉质龋是一种非典型性龋病损害，主要发生于上颌前牙唇面的新生线处（neo－natal line），或更确切地说是新生带（neo－natal zone）。新生带代表出生前和出生后牙釉质的界限，是乳牙具有的组织学特征。乳上颌前牙釉质表面的新生带部位产生的龋病损害呈新月形，其后续牙对龋病的易感性也较强。

4. 隐匿性龋　牙釉质脱矿常从其表面下层开始，有时可能在看似完整的牙釉质下方形成龋洞，因其具有隐匿性，临床检查常易漏诊。隐匿性龋好发于磨牙沟裂下方和邻面。仔细检查可发现病变区色泽较暗，有时用探针尖可以探入洞中。X线摄片可以确诊。

（三）按病变深度分类

根据病变深度可分为浅龋、中龋和深龋。

二、诊断

（一）龋病的诊断

1. 视诊　观察牙面有无黑褐色改变和失去光泽的白垩色的斑点，有无腔洞形成。当怀疑有邻面龋时，可从咬合面观察邻近的边缘嵴有无变暗的黑晕出现。

2. 探诊　利用尖头探针探测龋损部位有无粗糙、勾拉或插入的感觉。探测洞底或牙颈部的龋洞是否变软、酸痛或过敏，有无剧烈探痛。还可探测龋洞部位、深度、大小、有无穿髓孔等。

邻面的早期龋损，探针不易进入，可用牙线自咬合面滑向牙间隙，然后自颈部拉出，检查牙线有无变毛或撕断的情况。

3. 温度刺激试验　当龋洞深达牙本质时，患者即可能述说对冷、热或酸、甜刺激发生敏感甚至难忍的酸痛，医师可用冷热等刺激进行检查，亦可使用电活力测定。

4. X 线检查　邻面龋、继发龋或隐匿龋不易用探针查出，此时可用 X 线片进行检查。龋病在 X 线片上显示透射影像。也可借助于 X 线检查龋洞的深度及其与牙髓腔的关系。

5. 透照　用光导纤维装置进行，对检查前牙邻面龋洞甚为有效，可直接看出龋损部位和病变深度、范围。

6. 激光荧光法　激光龋齿诊断仪利用正常和龋坏牙体组织激发的荧光有着明显的区别诊断恒牙和乳牙的早期龋，特别是窝沟隐匿龋。目前对激光荧光诊断龋齿的研究得出的特异度范围变化很大，多数学者建议激光荧光诊断可作为可疑龋的辅助诊断而非首选诊断。

（二）龋病的诊断标准

临床上最常使用的诊断标准系按病变程度分类进行，现介绍如下：

1. 浅龋　浅龋位于牙冠部时，一般均为牙釉质龋或早期牙釉质龋，但若发生于牙颈部时，则是牙骨质龋和（或）牙本质龋，亦有一开始就是牙本质龋者。

位于牙冠的浅龋又可分为窝沟龋和平滑面龋。前者的早期表现为龋损部位色泽变黑，进一步仔细观察可发现黑色色素沉着区下方为龋白斑，呈白垩色改变。用探针检查时有粗糙感或能钩住探针尖端。

平滑牙面上的早期浅龋一般呈白垩色点或斑，随着时间延长和龋损继续发展，可变为黄褐色或褐色斑点。邻面的平滑面龋早期不易察觉，用探针或牙线仔细检查，配合 X 线片可能做出早期诊断。

浅龋位于牙釉质内，患者一般无主观症状，遭受外界的物理和化学刺激如冷、热、酸、甜刺激时亦无明显反应。

浅龋诊断应与牙釉质钙化不全、牙釉质发育不全和氟牙症相鉴别。

牙釉质钙化不全亦表现有白垩状损害，表面光洁，同时白垩状损害可出现在牙面任何部位，浅龋有一定的好发部位。

牙釉质发育不全是牙发育过程中，成釉器的某一部分受到损害所致，可造成牙釉质表面不同程度的实质性缺陷，甚至牙冠缺损。牙釉质发育不全时也有变黄或变褐的情况，但探诊时损害局部硬而光滑，病变呈对称性，这些特征均有别于浅龋。

氟牙症又称斑釉症（mottled enamel），受损牙面呈白垩色至深褐色，患牙为对称性分布，地区流行情况是与浅龋相鉴别的重要参考因素。

2. 中龋　当龋病进展到牙本质时，由于牙本质中所含无机物较釉质少，有机物较多，构造上又有很多小管，有利于细菌入侵，龋病进展较快，容易形成龋洞。牙本质因脱矿而软化，随色素侵入而变色，呈黄褐或深褐色，同时出现主观症状。

中龋时患者对酸甜饮食敏感，过冷、过热饮食也能产生酸痛感觉，冷刺激尤为显著，刺激去除后症状立即消失。龋洞中除有病变的牙本质外，还有食物残渣、细菌等。

由于个体反应的差异，有的患者可完全没有主观症状。颈部牙本质龋的症状较为明显，这是由于该部位距牙髓较近之故。中龋时牙髓组织受到激惹，可产生保护性反应，形成修复性牙本质，它能在一定程度上阻止病变发展。

3. 深龋　龋病进展到牙本质深层时为深龋，临床上可见很深的龋洞，易于探查到。但位于邻面的深龋洞及有些隐匿性龋洞，外观仅略有色泽改变，洞口很小而病变进展很深，临床检查较难发现，应结合患者主观症状，仔细探查。必要时需在处理过程中除去无基釉质然后再进行诊断。

若深龋洞洞口开放，则常有食物嵌入洞中，食物压迫使牙髓内部压力增加，产生疼痛。遇冷、热和化学刺激时，产生的疼痛较中龋时更加剧烈。

深龋时一般均能引起牙髓组织的修复性反应，包括修复性牙本质形成，轻度的慢性炎症反应，或血管扩张、成牙本质细胞层紊乱等。

根据患者主观症状、体征，结合 X 线片易于确诊，但应注意与可复性牙髓炎和慢性牙髓炎相鉴别。

（钟志华）

第四节　龋病的非手术治疗

龋病的非手术治疗（non－operative treatments），是通过采用药物或再矿化等技术终止或消除龋病。方法包括药物治疗、再矿化治疗、预防性树脂充填术。

其适应范围有限，主要适用于：①釉质早期龋，未出现牙体组织缺损者。②釉质早期龋，形成较浅的龋洞，损害表面不承受咀嚼压力，也不在邻面触点内。③静止龋，致龋的环境已经消失，如𬌗面的点隙内的龋损害，由于𬌗面磨损，已将点隙磨掉；邻面龋由于邻接牙已被拔除，龋损面容易清洁，不再有牙菌斑堆积。④龋病已经造成实质性损害，牙形态的完整性被破坏，但在口腔内保留的时间不长，如将在 1 年内被恒牙替换的乳牙。⑤患龋牙破坏明显，但属于无功能的牙，如正畸治疗必须拔除的牙，无咬合功能的第三磨牙。

一、药物治疗

（一）常用药物

1. 氟化物　常用的有 75% 氟化钠甘油糊剂、8% 氟化亚锡溶液、酸性磷酸氟化钠（APF）溶液、含氟凝胶（如 1.5% APF 凝胶）及含氟涂料等。

氟化物对软组织无腐蚀性，不使牙变色，安全有效，前、后牙均可使用。

氟化物的作用主要在于：①降低釉质的脱矿和促进釉质的再矿化；②氟对微生物的作用。

2. 硝酸银　常用制剂有 10% 硝酸银和氨硝酸银。硝酸银对软组织具有较强的腐蚀性，也可造成牙变色，只用于乳牙和后牙，不用于牙颈部龋。

（二）适应证

（1）釉质早期龋，位于平滑面尚未形成龋洞者。

（2）乳前牙邻面浅龋和乳磨牙𬌗面广泛性浅龋，1 年内将被恒牙替换。

（3）静止龋，龋损面容易清洁，不再有牙菌斑堆积。

（三）治疗方法

（1）用石尖磨除牙表面浅龋，暴露病变部位。大面积浅碟状龋损可磨除边缘脆弱釉质，以消除食物滞留的环境。

（2）清洁牙面，去除牙石和菌斑。

（3）隔湿，吹干牙面。

（4）涂布药物

1）氟化物：将氟化物涂于患区，用橡皮杯或棉球反复涂搽牙面1～2min。如用涂料则不必反复涂搽。

2）硝酸银：用棉球蘸药液涂布患区，热空气吹干后，再涂还原剂，如此重复数次，直至出现黑色或灰白色沉淀。硝酸银有高度腐蚀性，使用时应严密隔湿，避免与软组织接触。

二、再矿化治疗

（一）概述

再矿化治疗（remineralizative therapy）是在药物治疗的基础上发展起来的一种治疗早期龋的方法，即采用人工方法使脱矿釉质或牙骨质再次矿化，恢复其硬度，终止或消除早期龋损。

人们很早就注意到了龋病过程中的再矿化现象。1912年Head首先发现龋病病变中的再矿化，并证明这种再矿化是由于唾液的作用。同年，Pickerill用硝酸银处理牙，发现刚萌出的牙容易被硝酸银浸入，而萌出已久者则不易浸入。

再矿化治疗已受到国内外同行的认可，并在临床应用中取得了较好的疗效。

（二）再矿化液的组成

再矿化液的配方较多，主要为含有不同比例的钙、磷和氟。为加强再矿化液的稳定性，常在再矿化中加入钠和氯。酸性环境可减弱再矿化液对釉质的再矿化作用，再矿化液的pH一般为7。

（三）适应证

（1）光滑面早期龋，白垩斑或褐斑。

（2）龋易感者可作预防用：如进行头颈部放疗的患者，在放疗前、中、后行再矿化治疗，可预防放射龋；佩戴固定矫治器的正畸患者，在矫正前、中、后行再矿化治疗，可有效地预防龋齿的发生。

（3）急性龋、猖獗龋充填修复治疗时的辅助药物。

（四）治疗方法

1. 含漱　配制成漱口液，每日含漱。

2. 局部应用　适用于个别牙的再矿化。清洁、干燥牙面，将浸有药液的棉球置于患处，每次放置数分钟，反复3～4次。

三、预防性树脂充填术

（一）概述

预防性树脂充填术（preventive resin restoration）是窝沟龋的有效防治方法，该方法仅去除窝沟处的病变釉质或牙本质，根据龋损的大小，采用酸蚀技术和树脂材料充填龋洞并在牙面上涂一层封闭剂，是一种窝沟封闭与窝沟龋充填相结合的预防性措施。

1977 年 Simonsen 提出对小的窝沟龋和窝沟可疑龋进行预防性树脂充填术，为窝沟龋的治疗提供了一种新方法。预防性树脂充填是处理局限于窝沟的早期龋的一种临床技术。

（二）适应证

（1）殆面窝沟和点隙有龋损能卡住探针。

（2）深的点隙窝沟有患龋倾向，可能发生龋坏。

（3）窝沟有早期龋迹象，釉质脱矿或呈白垩色。

（三）治疗方法

除了去除龋坏组织和使用黏结剂外，其操作步骤与窝沟封闭相同。

（1）用手机去除点隙窝沟龋坏组织，不做预防性扩展。

（2）清洁牙面，彻底冲洗、干燥、隔湿。

（3）酸蚀殆面及窝洞。

（4）用封闭剂涂布殆面窝沟及窝洞。

（5）术后检查充填及固化情况，有无漏涂、咬合是否过高等。

（钟志华）

第五节　深龋与根面龋处理

一、深龋处理

（一）治疗原则

1. 停止龋病发展　促进牙髓的防御性反应去净龋坏组织，消除感染源是终止龋病发展的关键步骤。原则上应去净龋坏组织，尽量不穿通牙髓。

2. 保护牙髓　术中必须保护牙髓，减少对牙髓的刺激。

3. 正确判断牙髓状况　正确判断牙髓状况是深龋治疗成功的基础。要对牙髓状况做出正确判断，才能制订出正确的治疗方案。

影响牙髓反应的因素有很多。不仅与牙本质厚度和病变进程有关，还与细菌种类和数量及致病性、牙本质钙化程度、牙髓细胞和微循环状况、患者年龄等因素有关。临床上可通过询问病史，了解患牙有无自发痛、激发痛、刺激去除后有无延缓痛。结合临床检查，包括视诊、探诊、叩诊等，必要时做牙髓温度测试、电活力测试及 X 线检查。

（二）治疗方法

1. 垫底充填

（1）适应证：适用于无自发痛、激发痛不严重、刺激去除后无延缓痛、能去净龋坏牙本质的牙髓基本正常的患牙。

（2）窝洞预备要点：①开扩洞口，去除洞缘的无基釉和龋坏组织，暴露龋损。②用挖器或球钻仔细去除深层龋坏组织。③侧壁磨平直，不平的洞底可用垫底材料垫平。如需做倒凹固位形，应在垫底后做。④若患牙承受较大咬合力，适当降低咬合，磨低脆弱的牙尖和嵴。

（3）充填治疗：①垫底。第一层垫氧化锌丁香油酚黏固剂或氢氧化钙，如用复合树脂修复则不能使用氧化锌丁香油酚黏固剂垫底，第二层垫磷酸锌黏固剂。若用聚羧酸锌黏固剂或玻璃离子黏固剂垫底则可只垫一层。如需做倒凹，垫底后做。②充填。用适宜的充填材料充填，恢复牙的外形和功能。

2. 安抚治疗

（1）适应证：对于无自发痛，但有明显的激发痛的深龋患者，备洞过程中极其敏感。应先做安抚治疗，待症状消除后再做进一步处理。

（2）治疗方法：①安抚观察。清洁窝洞，放置丁香油酚棉球或抗生素小棉球，用氧化锌丁香油酚黏固剂封洞，观察1～2周。②充填。复诊时，如无症状，牙髓活力正常，无叩痛，则取出棉球，做双层垫底永久充填，或做间接盖髓术。如有症状，则应进一步行牙髓治疗。

如果软化牙本质可去净，可直接用氧化锌丁香油酚黏固剂封洞观察。第二次复诊时，如无症状，牙髓活力正常。可在隔湿情况下去除部分黏固剂，留一薄层做垫底用，上面用磷酸锌黏固剂垫底，做永久充填。

3. 间接盖髓术

（1）概念：间接盖髓术（indirect pulp capping，IPC）是指用具有消炎和促进牙髓牙本质修复反应的盖髓制剂覆盖于洞底，促进软化牙本质再矿化和修复性牙本质形成，保存全部健康牙髓的方法。常用的盖髓剂有氢氧化钙制剂。

（2）适应证：用于软化牙本质不能一次去净，牙髓-牙本质反应能力下降，无明显主观症状的深龋患牙。

（3）治疗方法：因慢性龋和急性龋细菌侵入深度不同，故在治疗方法上不尽相同。

治疗方法见本书“牙髓病与根尖周病”这一章中的“活髓保存与根尖诱导成形术”中的相关内容。

二、根面龋处理

根面龋是指因牙龈退缩导致牙根表面暴露而引起牙根发生的龋病。一旦牙周组织萎缩、牙根面暴露，则为患根面龋提供了可能性。

（一）临床特点

1. 好发部位　常发生在牙龈退缩的牙骨质面，也可由楔状缺损继发而来。

2. 临床特征　早期，牙骨质表层下无机物脱矿，有机物分解，牙骨质结构和完整性遭到破坏，龋病进展缓慢、病变较浅，呈浅棕色或褐色边界不清晰的浅碟状。龋损进一步发展，沿颈缘根面呈环形扩散；病变发展时，向根尖方向发展，一般不向冠方发展侵入釉质；严重者破坏牙本质深层，在咬合压力下可使牙折断。

根面龋多为浅而广的龋损，早期深度为0.5～1mm时不影响牙髓，疼痛反应轻，患者可无自觉症状。病变加深，接近牙髓时，患者对酸、甜、冷、热刺激产生激发痛。

（二）治疗原则

可采用非手术治疗和充填治疗两种方法。

1. 非手术治疗

（1）适应证：①根龋的深度限于牙骨质或牙本质浅层，呈平坦而浅的龋洞；②龋坏部位易于清洁或自洁；③龋洞洞壁质地较硬，颜色较深，呈慢性或静止状态时。

（2）治疗方法：先用器械去除菌斑及软垢，再用砂石尖磨光后用药物处理患处。

注意不要选择硝酸银药物，因为该药对口腔软组织有较强的腐蚀性并使牙变黑。

2. 充填治疗　根面龋治疗原则与龋病治疗原则相同，但应注意以下几点。

（1）去除龋坏组织，消除细菌感染：根部牙骨质和牙本质均较薄，去净龋坏组织消除细菌感染，保护牙髓更为重要。使用慢速球钻沿洞壁轻轻地、间断地钻磨，并用冷水装置，避免产热，避免对牙髓造成激惹。也可使用挖器去除软化牙本质。

（2）制备洞形：重点在制备固位形。

当龋病沿根面环形发展形成环状龋时，去除龋坏组织充填修复后，应做全冠修复。如果根面组织破坏较多，此时虽无明显的牙髓炎症状，也应做根管治疗，利用根管桩、钉插入根管，充填修复后增加牙体的抗力。

根面龋发展至龈下，牙龈组织会有不同程度的炎症。为改善牙龈组织的炎症，可先用器械或刮匙做根面洁治和刮治，并去除龋坏区软化牙本质，清洗干燥根面后用氧化锌丁香油黏固粉封闭，1 周后再进行下一步的治疗。

（3）窝洞消毒和垫底：①消毒药物。75% 乙醇，木馏油，25% 麝香草酚液。选用牙色材料充填时应用 75% 乙醇消毒。②垫底。若选用对牙髓无刺激的充填材料如玻璃离子体黏固剂，可不垫底。用复合树脂充填时，垫底材料可选择氢氧化钙。

（4）窝洞充填：①严密隔湿。②使用银汞合金充填材料时，要注意层层压紧，以免造成微渗漏。双面洞时应使用成形片或楔子，以保证材料与根部贴合，避免悬突。

（孔春燕）

第六节　龋病治疗并发症及处理

充填术是龋病治疗的有效方法，在治疗过程中，根据患牙龋坏程度，做出正确的诊断和相应的治疗方案，按照规范程序进行治疗，如果诊断不正确或操作不当，可造成治疗失败。认识可能出现的意外，分析原因，减少并发症的发生是十分必要的。

一、意外穿髓

在窝洞的制备过程中，出现健康牙髓的意外暴露，常见原因如下。

1. 对髓腔解剖不熟悉　操作中应了解髓腔解剖形态，髓腔的大小、髓角高低与患者年龄和龋病类型有关。如乳牙及年轻恒牙的髓腔大、髓角高，急性龋软化牙本质多，修复性牙本质薄等情况。若不了解这些情况则易造成意外穿髓。

2. 髓腔解剖结构的变异　个别牙的髓角特别高，如有的第一磨牙的近颊髓角非常高，不易防范。术前 X 线片可帮助了解髓腔的情况。

3. 操作不当　窝洞预备过程中，去除病变组织时操作和器械使用不当都可导致穿髓。特别是急性龋时，软化牙本质多，修复性牙本质薄，更易发生意外穿髓。扩展洞形时，以与洞底平齐的深度向牙尖扩展，可造成髓角穿通。深部龋坏组织应用挖器挖除或低速球钻磨除，切忌用高速涡轮机去除。预备洞形时，深窝洞洞底不能磨平，而应通过垫底完成。

意外穿髓时的牙髓多为正常牙髓，处理应视患者年龄、患牙部位和穿髓孔大小而选择不同的牙髓治疗方法。

二、充填后疼痛

充填治疗后出现疼痛，根据引起疼痛的病因和疼痛性质可以分为牙髓性疼痛和牙周性疼痛。

（一）牙髓性疼痛

1. 激发痛　充填修复后出现冷、热刺激痛，但无明显延缓痛或仅有短暂的延缓痛，常见原因包括：备洞过程中对牙髓的物理刺激，如过冷的水冲洗窝洞、连续钻磨产热及钻牙的负压均可激惹牙髓，致牙髓充血；中龋、深龋未垫底直接银汞合金充填可传导冷、热刺激；复合树脂直接充填或深龋直接用磷酸锌黏固剂垫底可造成对牙髓的化学刺激而激惹牙髓。

症状轻者，可观察，如症状逐渐缓解可不予处理。如症状未缓解，甚至加重者则应去除充填物，经安抚治疗无症状后再重新充填。

2. 与对颌牙接触时疼痛　应用银汞合金充填的牙，在与对颌牙接触时出现短暂的疼痛，脱离接触或反复咬合多次后疼痛消失。这种情况多见于与对颌牙相应的牙有不同的金属修复体，上、下牙接触时，两种具有不同电位的金属连在一起，形成电位差，产生电流而引起疼痛。

应去除银汞合金充填物，改用非导体类材料，如复合树脂充填，或改做同类金属的嵌体修复。

3. 自发痛　充填后出现阵发性、自发性疼痛，疼痛不能定位，温度刺激可诱发或加重疼痛，此种情况应考虑有牙髓炎的可能。近期出现的原因包括：对牙髓状况判断错误，小的穿髓孔未被发现；上述引起激发痛的各种因素严重或持续时间长。

远期出现的原因可能是充填材料对牙髓的慢性刺激，导致牙髓逐渐发炎，甚至坏死；洞底留有较多的龋坏组织，致病变继续发展，累及牙髓。此时，应根据患者年龄和牙髓情况选择适当的牙髓治疗方法。

（二）牙周性疼痛

1. 咬合痛　充填修复后出现咀嚼疼痛，与温度刺激无关，多因充填物过高，咬合时出现早接触所致。检查时会发现银汞合金充填物有亮点，复合树脂充填物可用咬合纸检查出高点。确定早接触部位，磨除高点，症状即可消除。

2. 自发痛　持续性自发性疼痛，可定位，与温度刺激无关，咀嚼可加重疼痛。主要原因有：术中器械伤及牙龈，甚至牙周膜，或酸蚀剂溢至牙龈而致牙龈发炎。充填物在龈缘形成悬突，压迫牙龈，造成牙龈发炎、出血，时间长后可引起牙龈萎缩，甚至牙槽骨吸收。接触点恢复不良，造成食物嵌塞，引起牙龈炎症，牙龈萎缩及牙槽骨吸收。

可针对不同原因做不同处理。操作时轻柔、谨慎，尽量避免牙周组织的损伤。轻度牙龈炎者，局部冲洗上药。接触点恢复不良者应重新充填，必要时需要做嵌体或全冠，以恢复正常接触关系。

三、充填体折断、脱落

充填体在口腔内经过一段时间后发生折断或松动脱落，常见的原因如下。

1. 窝洞预备缺陷　抗力形和（或）固位形不佳，如窝洞过浅或垫底过厚，导致充填材料过薄；邻面洞的鸠尾与邻面洞的大小不平衡，鸠尾峡过宽、过窄；轴髓线角过钝、过锐；洞底不平、龈壁深度不够等原因可致充填物易于脱落或折裂。

2. 充填材料调制不当　充填修复材料调制比例不当、调制时间过长或过短、材料被唾液或血污染等均可使充填材料的性能下降。

3. 充填方法不当　未严格隔湿，充填压力不够，材料未填入点线角、倒凹等微小区域，酸蚀黏结不充分等。

4. 过早承担咬合力　材料未完全固化前，其机械强度差，如过早受力，易折断。

5. 充填物存在高点　咬合关系异常者应去除原残存充填体，针对存在问题，按照备洞原则修整洞形，按正规操作调制材料和完成窝洞充填。

四、牙折裂

充填后牙折裂包括部分折裂和完全折裂两种情况。主要由于牙体组织本身的抗力不足所致。常见原因包括：窝洞制备时存在无基釉，薄壁弱尖未降低咬合，特别是在承受咬合力大的部位；磨除过多牙体组织，削弱了牙体组织的抗力；窝洞的点、线角太锐，导致应力集中；充填体过高、过陡、引起𬌗创伤；充填材料过度膨胀，如银汞合金在固化过程中与水接触所造成的延缓性膨胀。

对部分折裂者可去除部分充填物后，修整洞形，重新充填。如固位和抗力不够，可行黏结修复术、附加固位钉修复术、嵌体或冠修复。完全折裂至髓底者应给予拔除。

五、继发龋

继发龋多发生在洞缘、洞底或邻面牙颈部等部位。主要原因如下。

1. 备洞时未去净龋坏组织　残留的龋损或邻近的可疑龋未做处理，致使充填后龋损继续发展。

2. 洞缘未在自洁区　洞的边缘在滞留区内，或在深的窝沟处，不便于清洁和维护，易产生继发龋。

3. 微渗漏　无基釉受力时易破碎，在洞缘处存在缝隙，菌斑沉积，不易清除。充填材料硬固时，本身的体积收缩小于牙体硬组织的热膨胀系数、充填压力不足及洞缘的垫底黏固剂溶解、材料自身被腐蚀等原因都可造成洞壁与充填材料之间出现微渗漏。充填体的羽毛状边缘和承受咬合力部位洞缘短斜面上的充填体，可在受力时破碎、折裂，而使充填体边缘出现缝隙。

一经诊断继发龋，应去除充填物，清除腐质，修整洞形，重新充填。

洞漆和黏结剂的使用可增加充填材料与洞壁间的密合度，从而降低微渗漏的发生率。最近的研究表明，黏结剂不仅能降低复合树脂充填的微渗漏，也可减少银汞合金充填的微渗漏。在银汞合金充填中，虽然洞漆有一定减少微渗漏的作用，但其作用是对修复体与牙体组织间微间隙的机械封闭，随着修复时间的延长，这种封闭可因温差、老化等因素而逐渐降低。而具有黏结性的各种黏结剂在银汞合金与牙体组织界面间的作用则不同，黏结剂既可起到机械封闭作用，又可与釉质、牙本质、银汞合金形成一定形式的黏结。

（孔春燕）

第六章　牙体非龋性疾病

第一节　牙体慢性损伤

一、磨损

单纯的机械摩擦作用造成牙体硬组织缓慢、渐进性地丧失称为磨损。在正常咀嚼过程中，随年龄的增长，牙齿颌面和邻面由于咬合而发生的均衡的磨耗称为生理性磨损，牙齿组织磨耗的程度与年龄是相称的。临床上，常由某种因素引起个别牙或一组牙，甚至全口牙齿的磨损不均或过度磨损，称为病理性磨损。

（一）病因

（1）牙齿硬组织结构不完善，发育和矿化不良的釉质与牙本质易出现磨损。

（2）殆关系不良，殆力负担过重无殆关系的牙齿不发生磨损，甚至没有磨耗；深覆殆或有殆干扰的牙齿磨损重。缺失牙齿过多或牙齿排列紊乱可造成个别牙或一组牙负担过重而发生磨损。

（3）硬食习惯多吃粗糙、坚硬食物的人，如古代人、一些少数民族，全口牙齿磨损较重。

（4）不良习惯工作时咬紧牙或以牙咬物等习惯可造成局部或全口牙齿的严重磨损或牙齿特定部位的过度磨损。

（5）全身性疾病如胃肠功能紊乱、神经官能症或内分泌紊乱等，导致的咀嚼肌功能失调而造成牙齿磨损过度；唾液内黏蛋白含量减少，降低了其对牙面的润滑作用而使牙齿磨损增加。

（二）病理

因磨损而暴露的牙本质小管内成牙本质细胞突逐渐变性，形成死区或透明层，相应部位近髓端有修复性牙本质形成，牙髓发生营养不良性变化。修复性牙本质形成的量，依牙本质暴露的面积、时间和牙髓的反应而定。

（三）临床表现及其并发症

1. 磨损指数　测定牙齿磨损指数已提出多种，其中较完善和适合临床应用的是 SmithB-GN 和 Knight JK 提出的，包括牙齿的颌、颊（唇）、舌面、切缘及牙颈部的磨损程度在内的牙齿磨损指数（5 度）。

0 釉面特点未丧失，牙颈部外形无改变。

1 釉面特点丧失，牙颈部外形丧失极少量。

2 釉质丧失，牙本质暴露少于表面积的 1/3，切缘釉质丧失，刚暴露牙本质，牙颈部缺损深度在1mm以内。

3 釉质丧失，牙本质暴露多于牙面的1/3，切缘釉质和牙本质丧失，但尚未暴露牙髓和继发牙本质，牙颈部缺损深达1～2mm。

4 釉质完全丧失，牙髓暴露或继发牙本质暴露，切缘的牙髓或继发牙本质暴露，牙颈部缺损深度>2mm。

2. 临床表现和并发症　随着磨损程度的增加，可出现不同的症状。

（1）釉质部分磨损：露出黄色牙本质或出现小凹面。一些磨损快、牙本质暴露迅速的病例可出现牙本质过敏症。

（2）当釉质全部磨损后：颌面除了周围环以半透明的釉质外，均为黄色光亮的牙本质（图6－1）。牙髓可因长期受刺激而发生渐进性坏死或髓腔闭锁；亦可因磨损不均而形成锐利的釉质边缘和高陡牙尖，如上颌磨牙颊尖和下颌磨牙舌尖，使牙齿在咀嚼时受到过大的侧方𬌗力产生颌创伤；或因充填式牙尖造成食物嵌塞，发生龈乳头炎，甚至牙周炎；过锐的牙尖和边缘还可能刺激颊、舌黏膜，形成黏膜白斑或褥疮性溃疡。

（3）牙本质继续迅速磨损，可使髓腔暴露，引起牙髓病和根尖周病。

（4）全口牙齿磨损严重，牙冠明显变短，颌间距离过短可导致颞下颌关节病变和关节后压迫症状。

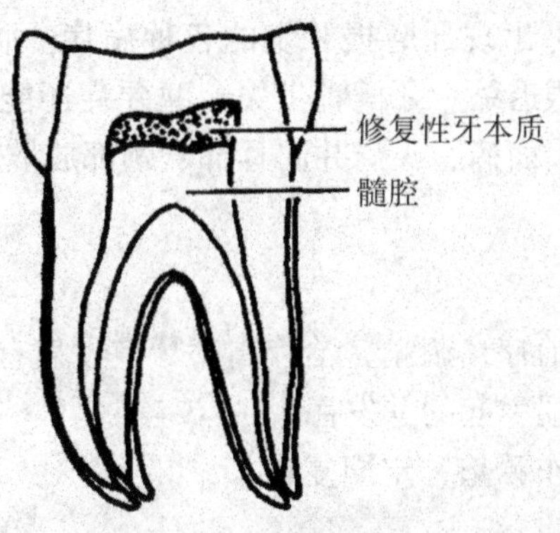

图6－1　𬌗面釉质磨损

（四）防治原则

（1）去除病因：如改正不良习惯、调𬌗、修复缺失牙及治疗引起磨损的全身疾病等。

（2）对症治疗：磨损引起的牙本质过敏症可行脱敏治疗。

（3）个别牙齿重度磨损与对𬌗牙之间有空隙的，深的小凹面用充填法治疗；牙齿组织缺损严重者可在牙髓治疗后用高嵌体或全冠修复。

（4）多个牙齿重度磨损可用颌垫适当抬高颌间距离。

二、磨牙症

睡眠时有习惯性磨牙或清醒时有无意识的磨牙习惯称为磨牙症。

（一）病因

磨牙症的病因虽然至今尚未明确，但与下列因素有关。

1. 精神因素　口腔具有表示紧张情绪的功能。患者的惧怕、愤怒、敌对、抵触等情绪，若因某种原因难以表现出来，这些精神因素，特别是焦虑、压抑、情绪不稳等可能是磨牙症病因的重要因素之一。

2. 𬌗因素　神经紧张的个体中，任何𬌗干扰均可能是磨牙症的触发因素。磨牙症患者的𬌗因素多为正中𬌗早接触，即牙尖交错位𬌗干扰，以及侧方𬌗时非工作侧的早接触。临床上用调𬌗的方法也能成功地治愈部分磨牙症。𬌗因素是口腔健康的重要因素，但是否为引起磨牙症的媒介尚有争议。

3. 中枢神经机制　目前有趋势认为磨牙与梦游、遗尿、噩梦一样，是睡眠中大脑部分唤醒的症状，是一种与白天情绪有关的中枢源性的睡眠紊乱，由内部或外部的、心理或生理的睡眠干扰刺激所触发。

4. 全身其他因素　与寄生虫有关的胃肠功能紊乱、儿童营养缺乏、血糖血钙浓度、内分泌紊乱、变态反应等都可能成为磨牙症的发病因素。有些病例表现有遗传因素。

5. 职业因素　汽车驾驶员、运动员，要求精确性较高的工作，如钟表工，均有发生磨牙症的倾向。

（二）临床表现

患者在睡眠时或清醒时下意识地作典型的磨牙动作，可伴有嘎嘎响声。磨牙症可引起牙齿𬌗面和邻面的严重磨损，可出现牙磨损并发的各种病症。顽固性磨牙症会导致牙周组织破坏、牙齿松动或移位、牙龈退缩、牙槽骨丧失。磨牙症还能引起颞下颌关节功能紊乱症、颌骨或咀嚼肌的疲劳或疼痛、面痛、头痛并向耳部、颈部放散。疼痛为压迫性和钝性，早晨起床时尤为显著。

（三）治疗原则

1. 除去致病因素　心理治疗，调𬌗，治疗与磨牙症发病有关的全身疾病等。

2. 对症治疗　治疗因磨损引起的并发症。

3. 对顽固性病例　应制作𬌗垫，定期复查。

三、楔状缺损

牙齿的唇、颊或舌面牙颈部的硬组织在某些因素长期作用下逐渐丧失，形成的两个光滑斜面组成楔状缺损。

（一）病因

楔状缺损的发生和发展与下列因素有关。

1. 不恰当的刷牙方法　唇（颊）侧牙面的横刷法是导致楔状缺损的主要因素之一。其根据为：①此病不见于动物；②少发生在牙的舌面；③不刷牙者很少发生楔状缺损；④离体实验横刷牙颈部可以制造典型的楔状缺损，且为旋转法刷牙所造成牙体组织磨损量的 2 倍以上。

2. 牙颈部结构　牙颈部釉牙骨质交界处是整个牙齿中釉质和牙骨质覆盖量最少或无覆盖的部位，为牙体结构的薄弱环节，加之牙龈在该处易发生炎症和萎缩，故该部位耐磨损力最低。

3. 酸的作用　龈沟内的酸性环境可使牙颈部硬组织脱矿，受摩擦后易缺损。唾液腺的酸性分泌物、喜吃酸食、唾液 pH 值的变化、胃病返酸等均与缺损的发生有关。

4. 应力疲劳　牙齿萌出至建立咬合关系后，即开始承受咀嚼压力。根据断裂力学理论，牙齿硬组织中长期应力集中的部位可以产生应力疲劳微裂，导致硬组织的损伤甚至断裂。已有生物力学研究证实，当给牙齿与牙长轴呈 45°角方向的载荷时，颊侧颈部应力集中系数最大；模拟𬌗力疲劳的人牙离体实验已证明在实验牙颊舌向纵剖面的颊半侧颈部牙本质中，用扫描电镜见到多条方向一致的细微裂纹，而其他处无类似发现；该实验还表明横刷牙、酸蚀和𬌗力疲劳三因素作用的积累与协同导致了实验性楔状缺损的发生，其中𬌗力因素对楔形缺损的形成和加深起了重要的作用。临床研究结果证实楔状缺损的患病与咬合力的增加和积累关系密切，与患牙承受水平𬌗力和创伤𬌗力关系密切。

（二）临床表现

（1）多见于中年以上患者的前磨牙区，其次是第一磨牙和尖牙。有时范围涉及第二恒磨牙以前的全部牙齿，常见邻近数个牙齿，且缺损程度可不相同。偶见年轻患者单个牙齿的楔状缺损，均伴有该患牙的𬌗干扰。中老年人中，该病的发病率可达 60% ~90%。

（2）缺损多发生在颊、唇侧，少见于舌侧。调查资料表明老年人中，舌侧缺损的患病率达 15.2%，好发牙位是第一、二磨牙。

（3）楔状缺损由浅凹形逐渐加深，表面光滑、边缘整齐，为牙齿本色。

（4）楔状缺损达牙本质后，可出现牙本质过敏症，深及牙髓时可引起牙髓和根尖周病。缺损过多可导致牙冠折断。

（三）防治原则

1. 消除病因　检查𬌗干扰并行调整，改正刷牙方法。

2. 纠正口腔内的酸性环境　改变饮食习惯，治疗胃病，用弱碱性含漱液漱口，如 2% 小苏打溶液。

3. 修复缺损　患牙出现缺损必须进行修复，黏结修复效果好。

4. 对症治疗　出现其他病症应进行相应的治疗。

四、酸蚀症

酸蚀症是牙齿受酸侵蚀，硬组织发生进行性丧失的一种疾病。20 世纪，酸蚀症主要指长期与酸雾或酸酐接触的工作人员的一种职业病。随着社会进步和劳动条件的改善，这种职业病明显减少。近十几年来，饮食习惯导致的酸蚀症上升，由饮食酸引起的青少年患病率增高已引起了人们的重视。反酸的胃病患者，牙齿亦可发生类似损害。

（一）病因

酸蚀症的致病因素主要是酸性物质对牙组织的脱矿作用，而宿主的因素可以影响酸性物质导致酸蚀症的作用。有发病情况的调查研究发现无论饮食结构如何，酸蚀症仅发生于易感人群。

1. 酸性物质

（1）饮食酸：酸性饮料（如果汁和碳酸饮料）的频繁食用，尤其青少年饮用软饮料日趋增加。饮食酸包括果酸、柠檬酸、碳酸、乳酸、醋酸、抗坏血酸和磷酸等弱酸。酸性饮料 pH 值常低于 5.5，由于饮用频繁，牙面与酸性物质直接接触时间增加导致酸蚀症。

（2）职业相关酸性物质：工业性酸蚀症曾经发生在某些工厂，如化工、电池、电镀、化肥等工厂空气中的酸雾或酸酐浓度超过规定标准，致使酸与工人牙面直接接触导致职业性酸蚀症。盐酸、硫酸和硝酸是对牙齿危害最大的三类酸。其他酸，如磷酸、醋酸、柠檬酸等，酸蚀作用较弱，主要集聚在唇侧龈缘下釉牙骨质交界处或牙骨质上。接触的时间愈长，牙齿破坏愈严重。与职业相关的酸蚀症，如游泳运动员在氯气处理的游泳池中游泳，因为 Cl_2 遇水产生 $HClO_2$ 和 HCl；可发生牙酸蚀症，还如职业品酒员因频繁接触葡萄酒（pH3 ~ 3.5）发生酸蚀症等。

（3）酸性药物：口服药物，如补铁药、口嚼维生素 C、口嚼型阿司匹林及患胃酸缺乏症的患者用的替代性盐酸等的长期服用均可造成酸蚀症。某种防牙石的漱口液（含 EDTA）也可能使牙釉质表面发生酸蚀。

（4）胃酸：消化期胃液含 0.4% 盐酸。胃病长期返酸、呕吐及慢性酒精中毒者的胃炎和反胃均可形成后牙舌面和腭面的酸蚀症，有时呈小点状凹陷。

2. 宿主因素

（1）唾液因素：口腔环境中，正常分泌的唾液和流量对牙表面的酸性物质有缓冲和冲刷作用。如果这种作用能够阻止牙表面 pH 值下降到 5.5 以下，可以阻止牙酸蚀症发生。如果唾液流率和缓冲能力降低，如头颈部放疗、唾液腺功能异常或长期服用镇静药、抗组胺药等，则牙面接触酸性物质发生酸蚀症的可能性就更大。

（2）生活方式的改变：酸性饮食增多的生活习惯，尤其在儿童时期就建立的习惯，或临睡前喝酸性饮料的习惯是酸蚀症发生的主要危险因素。剧烈的体育运动导致脱水和唾液流率下降，加上饮用酸性饮料可对牙造成双重损害。

（3）刷牙因素：刷牙的机械摩擦作用加速了牙面因酸脱矿的牙硬组织缺损，是酸蚀症形成的因素之一。对口腔卫生的过分关注，如频繁刷牙，尤其是饭后立即刷牙，可能加速酸蚀症的进展。

（4）其他因素：咬硬物习惯或夜磨牙等与酸性物质同时作用，可加重酸蚀症。

（二）临床表现

（1）前牙唇面釉质的病变缺损（以酸性饮料引起的酸蚀症为例）可分为 5 度（图 6 - 2）。

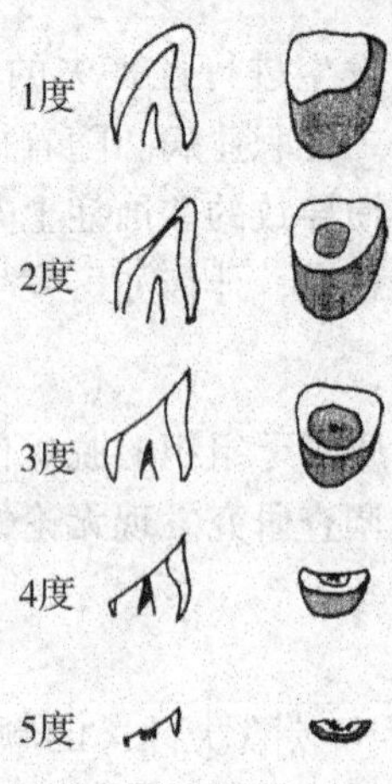

图 6 - 2　酸蚀症的程度

1 度：仅牙釉质受累。唇、腭面釉质表面横纹消失，牙面异样平滑、呈熔融状、吹干后色泽晦暗；切端釉质外表熔融状，咬合面牙尖圆钝、外表熔融状、无明显实质缺失。

2 度：仅牙釉质丧失。唇、腭面牙釉质丧失、牙表面凹陷、凹陷宽度明显大于深度；切端沟槽样病损；咬合面牙尖或沟窝的杯口状病损。

3 度：牙釉质和牙本质丧失，牙本质丧失面积小于牙表面积的1/2。唇、腭面牙釉质牙本质丧失、切端沟槽样病损明显、唇面观切端透明；咬合面牙尖或沟窝的杯口状病损明显或呈弹坑状病损。

4 度：牙釉质和牙本质丧失，牙本质丧失面积大于牙表面积的1/2。各牙面的表现同“3”度所描述，范围扩大加深，但尚未暴露继发牙本质和牙髓。

5 度：釉质大部丧失，牙本质丧失至继发牙本质暴露或牙髓暴露，牙髓受累。

（2）酸蚀患牙对冷、热和酸刺激敏感。

（3）酸蚀 3 ~ 4 度已近髓腔或牙髓暴露，可继发牙髓炎和根尖周病。

（4）与职业有关的严重患者，牙感觉发木、发酸，并可伴有其他口腔症状，如牙龈出血、牙齿咀嚼无力、味觉减退，以及出现全身症状，如结膜充血、流泪、畏光、皮炎、呼吸道炎症、嗅觉减退、食欲缺乏、消化障碍。

（三）防治原则

（1）对因治疗改变不良的生活习惯、改善劳动条件、治疗有关的全身疾病。

（2）个人防护与职业有关的患者使用防酸口罩，定期用3%的小苏打溶液漱口，用防酸牙膏刷牙。

（3）对症治疗对牙齿敏感症、牙髓炎和根尖周病的治疗。

（4）牙体缺损可用复合树脂修复或桩冠修复。

五、牙微裂

未经治疗的牙齿硬组织由于物理因素的长期作用而出现的临床不易发现的细微裂纹，称为牙微裂，习惯上称牙隐裂。牙微裂是导致成年人牙齿劈裂，继而牙齿丧失的一种主要疾病。

（一）病因

1. 牙齿结构的薄弱环节　正常人牙齿结构中的窝沟和釉板均为牙齿发育遗留的缺陷区，不仅本身的抗裂强度最低，而且是牙齿承受正常𬌗力时应力集中的部位，因此是牙微裂发生的内在条件。

2. 牙尖斜面牙齿　在正常情况下，即使受到应力值最小的0°轴向力时，由于牙尖斜面的存在，在窝沟底部同时受到两个方向相反的水平分力作用，即劈裂力的作用。牙尖斜度愈大，所产生的水平分力愈大。因此，承受力部位的牙尖斜面是微裂发生的易感因素。

3. 创伤性𬌗力　随着年龄的增长，可由于牙齿磨损不均出现高陡牙尖，正常的咀嚼力则变为创伤性𬌗力。原来就存在的窝沟底部劈裂力量明显增大，致使窝沟底部的釉板可向牙本质方向加深加宽，这是微裂纹的开始。在𬌗力的继续作用下，裂纹逐渐向牙髓方向加深。创伤性𬌗力是牙微裂发生的重要致裂因素。

4. 温度作用　釉质和牙本质的膨胀系数不同，在长期的冷热温度循环下，可使釉质出现裂纹。这点可解释与咬合力关系较小的牙面上微裂的发生。

（二）病理

微裂起自窝沟底或其下方的釉板，随𬌗力作用逐渐加深。牙本质中微裂壁呈底朝𬌗面的三角形，其上牙本质小管呈多向性折断，有外来色素与荧光物质沉积。该陈旧断面在微裂牙完全劈裂后的裂面上，可与周围的新鲜断面明显区分。断面及其周边常可见牙本质暴露和并发龋损。

（三）临床表现

（1）牙微裂好发于中老年患者的磨牙𬌗面，以上颌第一磨牙最多见。

（2）最常见的主诉较长时间的咀嚼不适或咬合痛，病史长达数月甚至数年。有时咬在某一特殊部位可引起剧烈疼痛。

（3）微裂的位置磨牙和前磨牙𬌗面细微微裂与窝沟重叠，如磨牙和前磨牙的中央窝沟，上颌磨牙的舌沟，向一侧或两侧延伸，越过边缘嵴。微裂方向多为𬌗面的近远中走行，或沿一主要承受𬌗力的牙尖，如上颌磨牙近中舌尖附近的窝沟走行。偶见颊舌向微裂纹（图6－3）。

（4）检查所见患牙多有明显磨损和高陡牙尖，与对𬌗牙咬合紧密，叩诊不适，侧向叩诊反应明显。不松动但功能动度大。

（5）并发疾病微裂纹达牙本质并逐渐加深的过程，可延续数年，并出现牙本质过敏症、根周膜炎、牙髓炎和根尖周病。微裂达根分歧部或牙根尖部时，还可引起牙髓－牙周联合症，最终可导致牙齿完全劈裂。

（6）患者全口𬌗力分布不均，患牙长期𬌗力负担过重，即其他部位有缺失牙、未治疗的患牙或不良修复体等。

（7）X线片可见到某部位的牙周膜间隙增宽，相应的硬骨板增宽或牙槽骨出现X线透射区，也可以无任何异常表现。

（四）诊断

1. 病史和早期症状　较长期的咬合不适和咬在某一特殊部位时的剧烈疼痛。

2. 叩诊　分别各个牙尖和各个方向的叩诊可以帮助患牙定位，叩痛显著处则为微裂所在位置。（图6－3）

3. 温度试验　患牙对冷敏感时，以微裂纹处最显著。

4. 裂纹的染色检查　2%～5%碘酊或其他染料类药物可使已有的裂纹清晰可见。

5. 咬楔法　将韧性物，如棉签或小橡皮轮，放在可疑微裂处作咀嚼运动时，可以引起疼痛。

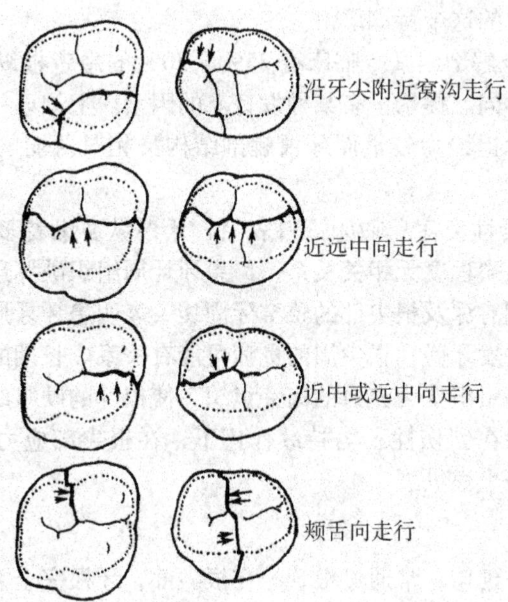

图6－3　微裂的位置（箭头指处为与牙面窝沟重叠的微裂）

（五）防治原则

1. 对因治疗　调整创伤性𬌗力，调磨过陡的牙尖。注意全口的𬌗力分布，要尽早治疗和处理其他部位的问题，如修复缺失牙等。

2. 早期微裂的处理　微裂仅限于釉质或继发龋齿时，如牙髓尚未波及，应作间接盖髓后复合树脂充填，调𬌗并定期观察。

3. 对症治疗　牙髓病、根尖周病应作相应处理。

4. 防止劈裂　在作牙髓治疗的同时，应该大量调磨牙尖斜面，永久充填体选用复合树脂为宜。如果微裂为近远中贯通型，应同时作钢丝结扎或戴环冠，防止牙髓治疗过程中牙冠劈裂。多数微裂牙单用调𬌗不能消除劈裂性的力量，所以在对症治疗之后，必须及时作全冠保护。

六、牙根纵裂

牙根纵裂系指未经牙髓治疗的牙齿根部硬组织在某些因素作用下发生与牙长轴方向一致的、沟通牙髓腔和牙周膜间隙的纵向裂缝，该病首先由我国报告。

（一）病因

本病病因尚不完全清楚，其发病与以下因素密切相关。

1. 创伤性𬌗力及应力疲劳　临床资料表明，患牙均有长期负担过重史，大多数根纵裂患者的牙齿磨损程度较正常人群严重，𬌗面多有深凹存在。加上邻牙或对侧牙缺失，使患牙较长时期受到创伤性𬌗力的作用；根纵裂患者光𬌗分析结果证实，患牙在正中𬌗时承受的接触合力明显大于其他牙；含根管系统的下颌第一磨牙三维有限元应力分析表明，牙齿受偏离生理中心的力作用时，其近中根尖处产生较大的拉应力，且集中于近中根管壁的颊舌面中线处。长期应力集中部位的牙本质可以发生应力疲劳微裂，临床根纵裂最多发生的部位正是下颌第一磨牙拉应力集中的这个特殊部位。

2. 牙根部发育缺陷及解剖因素　临床有25%～30%的患者根纵裂发生在双侧同名牙的对称部位，仅有程度的不同。提示了有某种发育上的因素。上颌第一磨牙近中颊根和下颌第一磨牙近中根均为磨牙承担𬌗力较重而牙根解剖结构又相对薄弱的部位，故为根纵裂的好发牙根。

3. 牙周组织局部的慢性炎症　临床资料表明，牙根纵裂患者多患成人牙周炎，虽然患者牙周炎程度与患牙根纵裂程度无相关关系，但患牙牙周组织破坏最重处正是根纵裂所在的位点。大多数纵裂根一侧有深及根尖部的狭窄牙周袋，表明患牙牙周组织长期存在的炎症对根纵裂的发生、发展及并发牙髓和根尖周的炎症可能有关系。长期的𬌗创伤和慢性炎症均可使根尖部的牙周膜和牙髓组织变为充血的肉芽组织，使根部的硬组织——牙本质和牙骨质发生吸收。而且受损的牙根在创伤性𬌗力持续作用下，在根尖部应力集中的部位，沿结构薄弱部位可以发生微裂，产生根纵裂。

（二）病理

裂隙由根尖部向冠方延伸，常通过根管。在根尖部，牙根完全裂开，近牙颈部则多为不全裂或无裂隙。根尖部裂隙附近的根管壁前期牙本质消失，牙本质和牙骨质面上均可见不规则的吸收陷窝，偶见牙骨质沉积或菌斑形成。牙髓表现为慢性炎症、有化脓灶或坏死。裂隙附近的根周膜变为炎症性肉芽组织，长入并充满裂隙内。裂隙的冠端常见到嗜伊红物质充满在裂隙内。

（三）临床表现

（1）牙根纵裂多发生于中、老年人的磨牙，其中以下第一磨牙的近中根最多见。其次为上磨牙的近中颊根。可单发或双侧对称发生，少数病例有2个以上的患牙。

（2）患牙有较长期的咬合不适或疼痛，就诊时也可有牙髓病或（和）牙周炎的自觉症状。

（3）患牙牙冠完整，无牙体疾患，𬌗面磨损3度以上，可有高陡牙尖和𬌗面深凹，叩诊根裂侧为浊音，对温度诊的反应视并发的牙髓疾病不同而变化。

（4）患牙与根裂相应处的牙龈可有红肿扪痛，可探到深达根尖部的细窄牙周袋，早期可无深袋；常有根分歧暴露和牙龈退缩，牙齿松动度视牙周炎和𬌗创伤的程度而不同。

（5）患者全口牙𬌗力分布不均，多有磨牙缺失，长期未修复。患牙在症状发生前曾是承担𬌗力的主要牙齿。

（四）X线片表现

1. 纵裂根的根管影像　均匀增宽，增宽部分无论多长均起自根尖部。有四种表现（图6-4）：①根管影像仅在根尖1/3处增宽；②根管影像近1/2～2/3增宽；③根管影像全长增宽；④纵裂片横断分离。

（1）患根的根管影像仅在根尖1/3处增宽。

（2）患根根管影像近1/2～2/3增宽。

（3）患根根管影像全长增宽。

（4）患根纵裂片横断分离，增宽部分无论多长均起自根尖部。

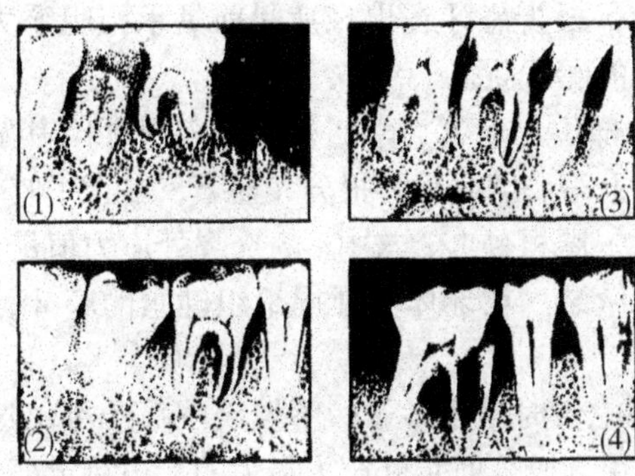

图 6－4　根纵裂的 X 线表现

2. 牙周组织表现　可有患根周围局部性骨质致密，牙周膜间隙增宽，根分歧部骨质丧失及患根周围的牙槽骨垂直吸收或水平吸收。

（五）诊断

（1）中老年人牙冠完整的磨牙，有长期咬合痛，并出现牙髓、牙周炎症状，应考虑除外根纵裂。

（2）磨牙一侧有叩痛，叩诊浊音，有深及根尖的细窄牙周袋。

（3）患牙根髓腔特有的 X 线片表现是诊断牙根纵裂的主要依据。如 X 线片上根髓腔不清可改变投照角度。

（4）注意对照同名牙的检查与诊断。

（六）鉴别诊断

（1）牙根纵裂发生于未经牙髓治疗的活髓牙齿，可与根管治疗后发生的牙根纵裂鉴别。

（2）牙根纵裂 X 线片显示起自根尖部的呈窄条增宽的根管影像可与因牙髓肉芽性变造成的内吸收相鉴别，后者 X 线片表现为髓室或根管某部位呈圆形、卵圆形或不规则膨大的透射区。

（3）牙根纵裂患牙牙冠完整无任何裂损，可与牙冠劈裂导致的冠根纵劈裂相区别。

（七）治疗原则

（1）解除颌干扰，修复牙体形态，充填颌面深凹。

（2）对症治疗并发牙髓根尖周病、牙周炎时，作相应的牙髓、牙周治疗。

（3）如健根牙周组织正常，可行患根的截根术或半切除术，除去纵裂患根，尽量保留部分患牙。

（4）全口牙列的检查、设计治疗，使全口𬌗力负担均衡。

七、颌创伤性磨牙根横折

磨牙，尤其是第一、二恒磨牙是人类口腔中承担𬌗力的主要牙齿，其中承受应力较大的牙根在创伤性𬌗力作用下有可能发生折断，并导致一系列并发症。国内学者首先报道了这类颌创伤性磨牙根横折病例。

（一）病因

1. 患牙长期承受过重的𬌗力和创伤性𬌗力　患者口内有多个缺失牙长期未修复，有不良修复体或其他患牙未治疗，根折患牙在出现症状前是承担咀嚼力的主要牙齿，而且侧方𬌗时尤其在非工作侧有明显的𬌗干扰。

2. 磨牙应力集中的解剖部位　生物力学实验证实多根牙因其解剖特点，在受力时各根的应力分布是不均衡的，如上第一磨牙，牙根分叉显著，在正中咬合时，腭根受力最大。当侧方𬌗非工作侧有𬌗干扰时，腭根颈1/3与中1/3交界处应力值最大，牙齿硬组织长期应力集中部位可以产生应力疲劳微裂。在牙体和牙周组织健康的磨牙，该部位是创伤性𬌗力导致根横折的易感区。

3. 突然的咬合外伤　如吃饭时硌小砂子、不慎误咬筷子等。这种外力不同于一般的外伤力量，它选择性地作用在患牙咬合时承受压力最大的牙根特定部位，造成折断。

（二）临床表现

好发于中、老年人无牙体疾患的上磨牙腭根，其次是远中颊根。

（1）患牙长期咬合不适或痛，可有急性咬合外伤史。

（2）牙冠完整，叩诊不适或痛，根折侧叩诊浊音。

（3）可并发牙髓病、根尖周病及患根的牙周疾病。

（4）患牙可有1~2度松动，功能性动度2~3度。

（5）侧方𬌗干扰以非工作侧为主，全口𬌗力分布不均衡。

（三）X线片表现

患牙的某一根有X线透射的横折线（图6-5），还可有牙周膜间隙增宽，偶见折断的根尖移位。

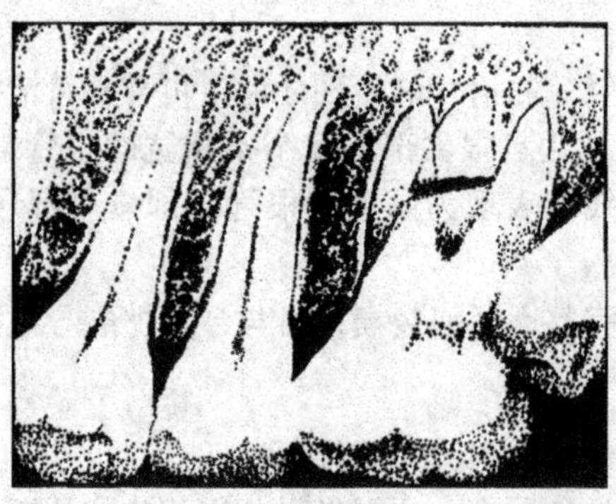

图6-5　上磨牙腭侧根创伤性横折X线片

（四）诊断

除考虑临床表现之外，X线片表现是主要诊断指征。开髓后患根在折断线处的异常，探诊可协助诊断。

（五）治疗原则

1. 调整咬合　去除患牙非工作侧𬌗干扰，注意均衡全口𬌗力负担。

2. 对症治疗　牙髓活力正常且患根牙周组织正常者，可不作牙髓治疗，定期观察。已并发牙髓、根尖周病者作相应治疗。

3. 折断根处理　折断的部位如不与龈袋相通，可行保守治疗（根管治疗）；如果相通，则行手术治疗（根尖手术、截根术或半根切除术）。

（董丽艳）

第二节　牙齿外伤

牙齿外伤指牙齿受到各种机械力作用所发生的急剧损伤，常见于上前牙。牙齿受急剧外伤后，可以引起牙体硬组织、牙周组织、牙髓组织的损伤，临床常见几种损伤同时发生。牙齿外伤多为急诊，处理时应首先注意患者的全身情况，查明有无颅脑损伤和其他部位的骨折等重大问题。牙齿外伤也常伴有牙龈撕裂和牙槽突的折断，均应及时诊断处理。常见的牙齿外伤有牙震荡、牙折、牙脱位和牙脱臼，其中牙折包括牙不全冠折、冠折、根折和冠根折。

突然加到牙齿上的各种机械外力，其性质、大小、作用方向不同，造成了各种不同类型的损伤。直接外力，如工具打在牙上、摔倒时前牙碰地，多造成前牙外伤；间接外力，如外力撞击颏部时，下牙猛烈撞击上牙，通常造成前磨牙和磨牙的外伤；高速度的外力易致牙冠折断，低速度强度大的外力易致牙周组织损伤。

下面分别叙述各类牙齿外伤的病理、临床表现和防治原则。

一、不全冠折

牙面釉质不全折断，牙体组织无缺损。临床常见，但易被忽略，又称为裂纹。

（一）病理

从牙釉质表面开始与釉柱方向平行的折断线可止于釉质内，也可到达釉牙本质界（图6-6）。裂纹常可在釉板的基础上加重。

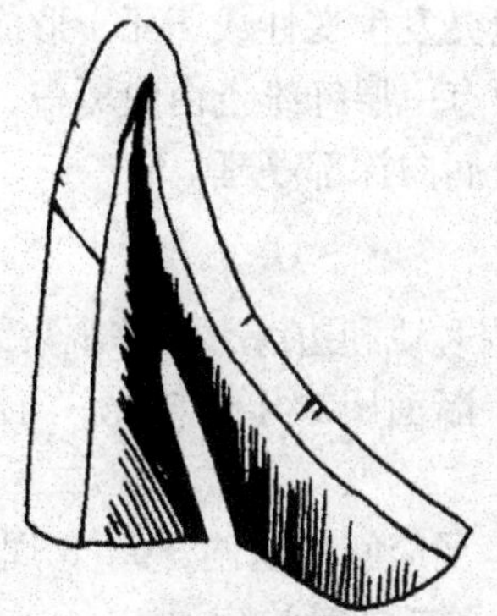

图6-6　不全冠折纵剖面磨片

（二）临床表现

在牙齿的唇（颊）面有与牙长轴平行、垂直或呈放射状的细微裂纹。可无任何症状或有对冷刺激一过性敏感的症状。

（三）治疗原则

（1）无症状者可不处理。

（2）年轻恒牙有症状者可作带环冠，用氧化锌丁香油糊剂黏着6~8周，以待修复性牙本质形成。

（3）少量调𬌗。

二、冠折

（一）临床表现

冠折有两种情况如下（图6-7）。

1. 冠折未露髓　仅限于冠部釉质或釉质和牙本质折断，多见于上中切牙近中切角或切缘水平折断，偶见折断面涉及大部分唇面或舌面。牙本质折断者可出现牙本质过敏症，有时可见近髓处透红、敏感。

2. 冠折露髓　折断面上有微小或明显露髓孔，探诊和冷热刺激时敏感。如未及时处理，露髓处可出现增生的牙髓组织或发生牙髓炎。

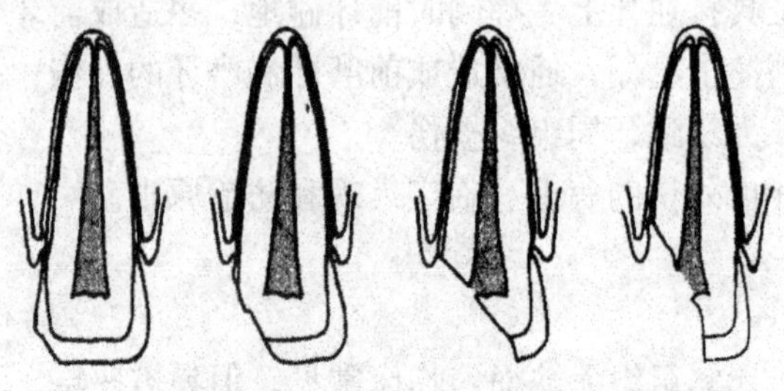

图6-7　冠折的各种表现

（二）病理

牙本质暴露后，成牙本质细胞突发生变性或坏死，形成透明牙本质、修复性牙本质或死区。牙髓如果暴露，其创面很快便有一层纤维蛋白膜覆盖，下方有多形核白细胞浸润；牙髓内组织细胞增多，以后这些炎症浸润向深部蔓延。

（三）治疗原则

1. 少量釉质折断　无症状者调磨锐利边缘，追踪观察牙髓情况。

2. 少量釉质、牙本质折断者　断面用对牙髓刺激小的水门汀覆盖，6~8周后若无症状，用复合树脂修复。

3. 牙本质折断　近髓者年轻恒牙应间接盖髓，6~8周后或待根尖形成后用复合树脂或嵌体修复。成人牙可酌情作间接盖髓或根管治疗。

4. 冠折露髓者　成年人可作根管治疗后修复牙冠；年轻恒牙应作直接盖髓或活髓切断术，待根尖形成后再作根管治疗或直接作牙冠修复。

三、根折

（一）病理

根折后，折断线处牙髓组织和牙周膜出血，然后发生凝血，牙髓和牙周膜充血。近牙髓端成牙本质细胞和牙髓细胞增殖，部分进入折断线；近牙周膜端，牙周结缔组织增生，并进入折断线。

（二）临床表现

（1）多发生在成年人。根折的部位不同，表现的松动度和叩痛不一（图 6－8）。根折发生在根尖 1/3 处，无或轻度叩痛，有轻度松动或不松动；如果中 1/3 或近龈 1/3 根折，则叩痛明显，叩诊浊音，2～3 度松动；患牙对𬌗前伸时，用手指放在唇侧龈可扪及异常的松动度。有时可见患牙轻微变长。

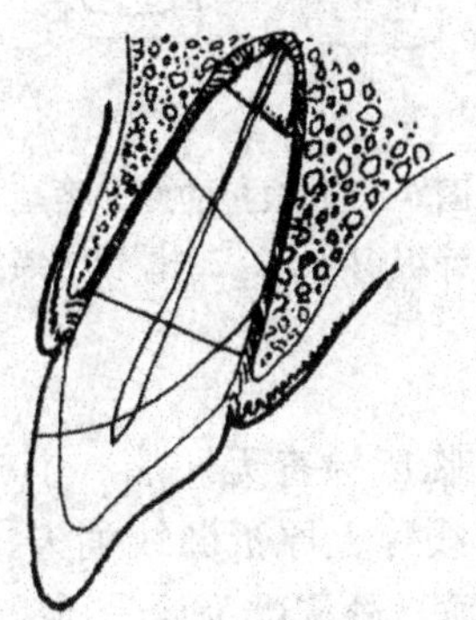

图 6－8　根折的不同部位和冠根折

（2）牙髓活力测定结果不一牙齿外伤后，当时牙髓活力测验无反应，不一定说明牙髓坏死，不必立即作牙髓治疗，应定期观察。

（3）X 线片表现牙根不同部位有 X 线透射的折断线。如果颊舌面折断部位不在同一水平面上（斜行根折）或根部不止一处折断时，X 线片上可显示不止一条折断线。

（三）诊断

主要依靠 X 线片表现。根折后近期 X 线检查折断线显示不清时，应换不同角度投照，或待 2 周后再拍 X 线片，可清楚显示折断线。

（四）治疗原则

（1）测定并记录牙髓活力情况。活力尚存的患牙应定期复查，若日后发生牙髓坏死，再作根管治疗。

（2）根尖 1/3 处根折的患牙，如牙髓状况良好，可调后观察。

（3）其余部位的根折，如未与龈沟相通者需复位、固定。一般固定 3 个月。

（4）折断线与口腔相通者，一般应拔除。如残留断根有一定长度，可摘除断端冠，作根管治疗，然后作龈切除术；必要时作翻瓣术，并修整牙槽嵴的位置，以延长临床牙冠，或用正畸方法牵引牙根，再以桩冠修复。

（五）根折的愈合

动物实验观察到的根折后修复过程与骨折愈合过程类似，但断根处血液供应差，修复过程缓慢，易受口腔内多种因素的影响。如牙齿动度、感染、断端分离的程度和固定条件等。

根折的俞合有四种情况（图 6－9）。

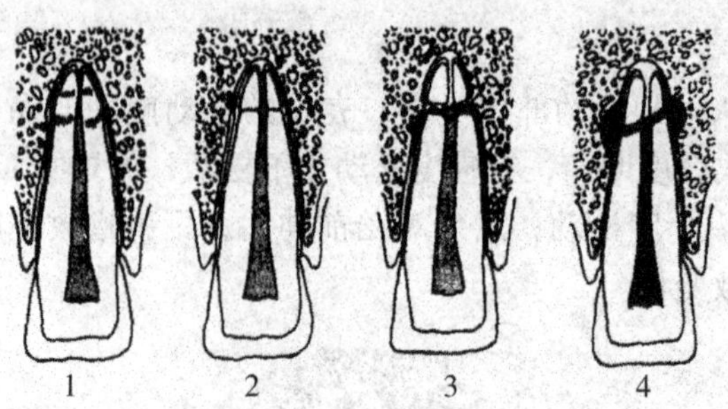

图6-9　根折的愈合类型

1. 硬组织愈合；2. 结缔组织愈合；3. 骨和结缔组织愈合；4. 折断处感染，不能愈合

1. 硬组织愈合　患牙无不适、临床检查无叩痛、不松动、牙龈正常、功能良好。牙髓活力正常或略迟钝，根管治疗后X线片上原折断线消失，是牙齿根折的理想愈合。修复的硬组织近髓端有牙本质、骨样牙本质，外周端为牙骨质。

2. 结缔组织愈合　临床表现同上，但X线片上原折断线仍清晰可见。临床该类愈合并不少见，常在复位、固定不当时出现。

3. 骨和结缔组织愈合　临床表现同上，X线片见断片分离、有骨组织长入、断裂处围绕两断端的是正常的牙周组织。根折发生于牙槽突生长发育完成之前，即成年之前的病例可出现该类型愈合。

4. 折断线感染不能愈合　牙齿松动、有叩痛、牙髓坏死、牙龈有瘘管，可并发急、慢性根尖周炎。X线片见折断线增宽，周围牙槽骨出现X线透射区。发生该种情况，则应该做折断根尖摘除手术或拔除。

四、冠根折

（一）临床表现

折断线累及牙冠和根部，均与口腔相通，牙髓往往暴露。患牙断片动度大，触痛明显。

（二）治疗原则

多数患牙需拔除。少数情况下，折断线距龈缘近或剩余牙根较长则可摘除断冠后，作根管治疗，再行牙冠延长术、正畸牵引或外科拔出方法。暴露残冠后，桩冠修复。

五、牙震荡

牙震荡是牙周膜的轻度损伤，又称为牙挫伤或外伤性根周膜炎。

（一）病理

根尖周围的牙周膜充血、渗出，甚至轻微出血。常伴有牙髓充血和水肿。

（二）临床表现

牙齿轻微酸痛感，垂直向或水平向叩痛（+）~（++），不松动，无移位。可有对冷刺激一过性敏感症状。X线片表现正常或根尖牙周膜增宽。

（三）治疗原则

少量调𬌗，测定并记录牙髓活力情况。定期观察直至恢复正常。

六、牙脱位

（一）病理

牙脱位时，部分牙周膜撕裂，血管神经断裂，使牙齿的相应部分与牙槽骨脱离，并常有部分牙槽骨骨折。

（二）临床表现

临床有3种脱位情况：突出性脱位；侧向脱位；挫入性脱位（图6-10）。

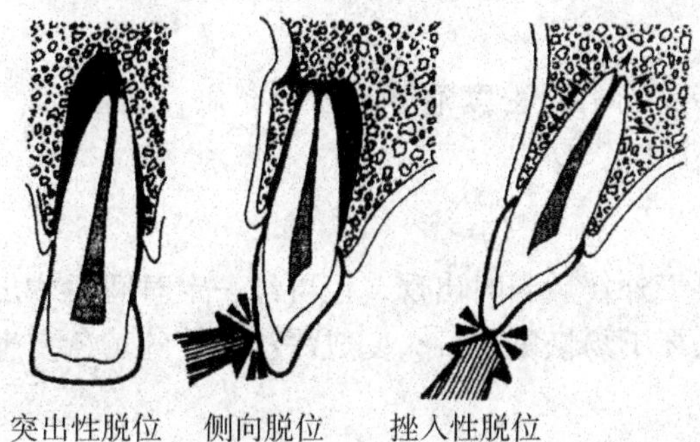

图6-10 牙脱位

1. 挫入性脱位　患牙牙冠明显短于正常邻牙，牙根嵌入牙槽窝中，有牙槽骨壁的折断。X线片见患牙根尖的牙周膜间隙消失。常见于乳牙或年轻患者的恒牙。

2. 突出性脱位　患牙松动3度，较邻牙长出，有时2~3个牙齿同时发生。X线片见根尖部牙周膜间隙明显增宽。

3. 侧向脱位　患牙向唇、舌或远中方向移位，常伴有牙槽窝侧壁的折断和牙龈裂伤。X线片有时可见一侧根尖周膜间隙增宽。

（三）治疗原则

（1）测定并记录牙髓活力情况，定期观察，发生牙髓坏死后，行根管治疗。

（2）嵌入性脱位，年轻恒牙不必强行拉出，日后可自行萌出；成年人应用正畸方法牵引出患牙，或在局麻下复位、固定。

（3）其他脱位牙齿应局麻下复位、固定。治疗愈早，预后愈好。

七、牙脱臼

（一）病理

牙脱臼时，牙周膜完全断裂，牙齿与牙槽骨完全分离。

（二）临床表现

患牙从牙槽窝中脱出，常见患者手拿牙齿就诊，有些患者则将患牙遗弃。

（三）治疗原则

（1）尽快作再植术，在脱臼后30分钟内再植，成功率可达90%以上；最好在脱臼后2小时内再植，尚可有效地防止日后牙根吸收的发生；牙齿在口外停留1日以内再植，也有成功的可能。

（2）再植术后1周，作根管治疗，根管内封氢氧化钙制剂3～6个月，在此期间可更换氢氧化钙制剂1～3次。然后行根管充填。

（3）向患者宣教，脱臼的牙齿应立即冲洗后放入原位，或保存在生理盐水、口腔内舌下或牛奶内，并尽快就医。

八、牙齿外伤的并发症

（一）牙髓充血

牙齿外伤无论伤势轻重均引起程度不等的牙髓充血，其恢复情况与患者的年龄关系密切，应定期观察其恢复情况。

（二）牙髓出血

牙冠呈现粉红色，可于外伤后当时出现，也可经一定时间后才出现。年轻恒牙微量出血有可能恢复正常，成年人牙不易恢复，日久变成深浅不等的黄色。患牙如无其他症状，不一定作根管治疗。

（三）牙髓暂时失去感觉

牙齿外伤后，牙髓可能失去感觉，对活力测验无反应。经过一段时间（1～13个月）以后，牙髓活力可能缓慢地恢复正常。这种情况多发生于年轻恒牙。因此牙齿外伤后当时，牙髓活力测验无反应不一定说明牙髓坏死，不必立即作牙髓治疗，应定期观察，诊断明确后再处理。

（四）牙髓坏死

脱位、根折、牙齿震荡和处理不当的冠折患牙均可发生牙髓坏死，其中嵌入性脱位的牙髓坏死发生率高达96%。牙根发育完全的外伤牙牙髓坏死发生率明显增高。发生牙髓坏死后，应立即作根管治疗。

（五）牙髓钙变

多见于年轻恒牙的脱位损伤之后，患牙牙冠颜色可略变暗，牙髓活力迟钝或无反应。X线片表现牙髓腔和根管影像消失。如无症状可不处理。

（六）牙根吸收

脱位和根折的外伤牙后期可出现牙根外吸收和牙内吸收。根管治疗时，在根管内封入氢氧化钙可以预防和停止牙根吸收的发生和进行。牙根外吸收患牙偶伴有骨性愈合。

（董丽艳）

第七章 牙齿发育性疾病

牙齿发育作为全身发育的一部分，会受到多种环境因素的影响，从而表现为牙齿形态、结构和数目等方面的异常，多数牙齿发育性异常还有遗传倾向。牙齿发育异常，可分为牙齿形态异常、牙齿数目异常、牙齿萌出异常及牙齿结构异常。

第一节 牙齿形态异常

牙齿形态异常包括过小牙、过大牙、融合牙、双生牙、结合牙、畸形中央尖、牙内陷、釉珠等。

一、过小牙、锥形牙、过大牙

牙齿的大小与解剖测量平均值相比，若差额超过其 2 倍标准差时，就可以认为是异常，分别称为过小牙（microdontia）或过大牙（macrodontia）。如过小牙外形表现为圆锥形时，又称作锥形牙（comcshaped teeth）。

过小牙可累及单个或多个牙，多个牙同时发生者少见。全口性过小牙很少见，它们可发生于外胚层发育不良、Down 综合征及先天性脑垂体机能减退的患者。广泛性的过大牙较少见，通常见于脑垂体巨大畸形症，也可仅局限于一两颗牙，又称作“巨牙”。

个别牙齿过小，常见于上颌侧切牙、第三磨牙和额外牙。通常过小牙仅表现为一两颗牙，临床常见的是楔状上颌侧切牙及过小的第三磨牙，而以楔状牙更为常见。在一些病例中，过小牙可能从外侧看不到，而实际上却呈楔状楔入到了邻近的两颗牙齿之间。有时又表现为一侧上颌侧切牙缺失，对侧上颌侧切牙呈楔状。有时过小牙呈圆锥形，额外牙呈圆锥形，所以圆锥状的过小牙和额外牙，又叫作圆锥牙。

单侧部分牙齿过大见于颜面偏侧肥大症。过大牙应和临床上常见的、两个或多个牙融合而成的巨形牙相区别。

过小牙、锥形牙、过大牙治疗原则是前牙区的过小牙常影响美观。但若有足够大小的牙根，可用复合树脂重造牙冠，以改善美观。小牙根上的大牙冠，几乎都导致菌斑在牙冠颈部滞留区的积聚和牙周病的发生，这种情况下常需拔除牙齿，采用正畸方法闭合间隙或修复缺牙。

二、融合牙、双生牙、结合牙

融合牙（fused teeth）是指临床上表现为 2 个或 2 个以上正常牙的牙釉质及牙本质相互融合的异常牙。双生牙（geminated teeth）是指临床上表现为一个正常牙和一个额外牙联合的异常牙。结合牙（concrescence of teeth）是指 2 个牙齿的牙根仅借牙骨质而发生结合。

目前认为融合牙是由于压力所致，在牙发育期，可以是完全融合，也可以是不完全融合。双生牙是由一个牙胚发育形成两个牙冠的，是一种牙胚的不完全双生，可能是牙胚不完全分裂的结果。结合牙形成的原因可能是因为创伤或牙列拥挤而造成的牙间骨质吸收，也可能是牙根形成过程中牙胚的拥挤或位置混乱，使得两个邻牙靠拢，从而由于牙骨质增生而将两牙连接在一起。

融合牙可完全融合，也可牙冠融合而牙根分离或牙根融合而牙冠分离；但无论如何，牙本质是相通连的。融合牙的根管可合为一或分为二。乳牙发生融合较恒牙更为常见，并多见于下颌。融合牙较双生牙更为常见。有的融合牙有遗传倾向。由于正常牙齿的相互融合，牙列中的牙齿数目就会减少。

融合牙在临床上未必都能和双生牙能相区别，这是由于正常牙亦可与额外牙相融合，从而不减少正常存在于牙列中的牙齿数目。不仅如此，假如该额外牙与正常牙是同形且大小相当，融合沟或切迹就位于牙冠的中央，在这种情况下，便不能辨别融合牙和双生牙。

双生牙有一个共同的根管和单一或部分分开的髓室，不增加或减少正常存在于牙列中的牙齿数目。双生乳牙常伴有其继承恒牙的先天性缺失，这种情况见于 Down 综合征的患者。有的双生牙有遗传倾向。

结合牙偶见于上颌第二磨牙和第三磨牙，在儿童和青少年中很少见。

融合牙、双生牙、结合牙的治疗原则是乳牙列的融合牙或双生牙，有时可延缓牙根的生理性吸收，从而阻碍其继承恒牙的萌出。因此，若已确定有继承恒牙，应定期观察，及时拔除。发生在前牙区的恒牙列的双生牙和融合牙，由于牙齿大且在融合处有深沟，因此对美观有相当大的影响。对这种病例，应及早用复合树脂处理。这种方法不仅能改善美观，而且由于消除了菌斑滞留区，也能预防龋病。此外，还可通过谨慎的磨改，使牙齿略微变小，以改进外观。由于牙根的大小常妨碍牙冠的大量磨除，不是所有病例都能通过磨改而得到满意的效果。

三、畸形中央尖

畸形中央尖（abnormal central cusp）是㕮面中央窝或颊、舌三角嵴上额外的圆锥形突起，多见于下颌前磨牙的中央，偶见于上颌前磨牙，通常双侧同时发生，两边对称 。

畸形中央尖是牙胚发育过程中成釉器形态分化异常所致，牙乳头组织向成釉器突起，形成牙釉质和牙本质。

畸形中央尖临床表现为㕮面颊舌尖之间突出的一圆锥形的额外尖，也可呈圆柱形、半球形等，高度约 1~3mm。大部分由釉质组成，半数有纤细的髓角伸入。临床表现可见到一些畸形中央尖呈圆钝状，在㕮接触后逐渐磨损，继发牙本质形成。牙尖虽然磨平，但牙髓保持正常，牙根发育正常。

中央尖磨耗或折断后，在㕮面有淡黄色圆形或椭圆形圆圈，中心有一明显着色点，为暴露牙本质或畸形尖的髓角，探诊该着色点可探诊敏感或探及穿髓孔。由于畸形中央尖内多有牙髓伸入，容易折断导致髓角暴露，可继发牙髓、根尖周疾患，牙根尚未完全形成则可使牙根停止发育。

畸形中央尖未折断或磨耗不明显的患牙 X 线片可见由髓室顶开始，向㕮面突起并超出㕮面的中央尖，有时可见突入尖中的髓角。牙根尚未完全形成前发生根尖周感染的患牙，X 线片见根尖呈典型的喇叭口状或牙根根尖孔明显粗大，并伴有根尖周骨质吸收暗影。

畸形中央尖的治疗原则是无临床症状、圆钝而无殆接触的中央尖，患牙不需处理。

高而锐的中央尖在未建立殆关系前应及早处理。X线片示有髓角突入者，可在局部麻醉下一次性磨除中央尖，直接或间接盖髓。髓角未突入中央尖者在适当调整对颌牙的同时，少量、多次调磨中央尖，每次调磨厚度不超过0.5mm，间隔2～3周，使髓角处形成修复性牙本质，调磨后的部位用75%氟化钠甘油糊剂反复涂擦。

年轻恒牙牙根未发育完成伴发牙髓病时，应尽量保存活髓做直接盖髓术或活髓切断术，使牙根继续发育形成；并发根尖周炎者，应行根尖诱导成形术；这两种情况都应在牙根发育完成后及时行彻底的根管治疗。牙根发育完成的患牙发生牙髓和根尖周病者，则进行根管治疗。

畸形中央尖患牙有以下情况的应该考虑拔除：

（1）牙根生长发育期已完成，冠根比例小于。

（2）治疗后冠根比例小于1的。

（3）冠根比例大于1，但根尖周感染明显，常规治疗效果不明显且不能进行根尖周手术的患牙。

（4）因正畸治疗需要拔除双尖牙的。

四、牙内陷

畸形舌侧窝、舌侧尖和牙中牙统称为牙内陷。多见于上颌侧切牙，偶见中切牙，呈对称性发生。其发生率与遗传有关。畸形舌侧窝是牙内陷中最轻的一种；畸形舌侧尖（指状舌尖）有时表现为小结节状隆起。牙中牙是牙内陷最严重的一种，牙齿呈圆锥状。

牙内陷是牙齿发育时期，成釉器过度卷叠或局部过度增殖，深入到牙乳头中所致。

畸形舌侧窝患牙舌侧窝呈深浅不等的囊状深陷，窝内多有色素沉积，容易滞留食物残渣，可继发龋坏，且常引起牙髓感染、坏死及根尖周病变。畸形舌侧沟可见一异常的发育沟从舌侧窝越过舌隆突延伸至腭侧根面，长短深浅不一，严重者可达根尖部将牙根分裂为二，常伴有牙周炎。畸形舌侧尖在舌隆突呈趾状舌尖，有时内有髓角深入，磨损或折断后可继发牙髓病和根尖周病。牙中牙的牙冠外形呈圆锥形，无正常牙齿的解剖形态特点。X线片显示内陷的牙釉质似大牙中的小牙。

牙内陷的治疗原则是牙内陷处常有食物滞留，诱发龋病的发生，建议做预防性充填；已发生龋坏但无牙髓疾病症状、且可探入的舌侧窝，可进行充填治疗；已出现牙髓炎或根尖周炎的牙内陷患牙，应做根管治疗；畸形舌侧沟引起牙周炎应做牙周治疗，如沟深和（或）常引发重度牙周炎时，应拔除；因根管畸形而无法进行根管治疗的患牙可做根尖倒充填手术或牙再植术。畸形舌侧尖的治疗方法可参照畸形中央尖的治疗。

五、釉珠

釉珠（enamel pearl）是牢固附着于牙骨质表面的釉质小块，大小似粟粒，呈球形。它多位于磨牙根分叉内或其附近，或见于釉牙骨质界附近的根面上。

釉珠的发生起因于一小团错位的造釉细胞或者由于上皮根鞘的一小团上皮异常分化，再度出现造釉功能而形成釉珠。釉珠常发生在磨牙根分叉处的牙骨质表面，釉珠仅为釉质，偶包含牙本质，体积大者可含有牙髓。

釉珠能影响牙龈与牙体之间的良好附着关系，形成滞留区，必要时可将其除去。另外，釉珠在 X 线片上可被误认为髓石或牙石，应加以鉴别。

（侯卫锋）

第二节　牙齿结构异常

牙齿发育过程中受到外界因素的影响，除了表现为牙齿的形态异常外，还可表现为结构的异常，常见的与牙齿发育相关的牙齿结构异常有：四环素牙、氟斑牙、牙釉质发育不全、遗传性牙本质发育不全、梅毒牙等。

一、四环素牙

四环素牙（tetracycline tooth）是由于在牙齿发育阶段摄入四环素类药物，导致牙齿表现为颜色和结构异常。因该类疾病与四环素密切相关，故命名为四环素牙。四环素牙引起牙齿变色属于内在性着色（intrinsic pigmentation）。

（一）发病机制

四环素类药物是由放线菌属产生的或半合成的一类广谱抗生素，对革兰阴性菌和阳性菌，包括厌氧菌有效。四环素类抗生素为并四苯（Naphthacene）衍生物，具有十二氢化并四苯基本结构。该类药物有共同的 A、B、C 和 D 四个环的母核，通常在 5、6、7 位上有不同的取代基。第一个四环素类抗生素是 1948 年从金色链丝菌（Streptomyces auraofaciens）分离得到的金霉素（Chlortetracycline），20 世纪 50 年代相继发展了土霉素（Oxytetracycline）、四环素（Tetracycline）及地美环素（Demeclocycline），都属于天然产物类。四环素类抗生素药物分子中含有许多羟基、烯醇羟基及羰基，在近中性条件下能与多种金属离子形成不溶性螯合物，在牙齿及骨的磷灰石晶体表面形成螯合物。

四环素类药物沉积在牙齿中会导致永久性变色，程度从黄色或灰色以至于棕色不等。牙本质表现出比牙釉质更加明显的着色。有荧光的黄色可以随着暴露于阳光下而经历数月或数年变成不发荧光的棕色。这种光化学反应过程可以使牙齿，尤其是前牙变为棕色，这可能是一种氧化过程。对于四环素黏附磷灰石的实验性研究也证实这种变色是由于复合物的光氧化反应所致的。

四环素牙通常会伴有牙釉质发育不全，但是否是因为在牙齿发育期摄入高剂量的四环素直接造成发育不良的发生，目前还没有定论。因为牙釉质发育缺陷还可能是儿童服用四环素药物时伴发疾病本身对牙齿发育的影响，或儿童时期机体的发育不良所造成的。

四环素类药物可以通过胎盘屏障，因此在孕 4 个月之后到婴儿出生的这段时间，母体都应该避免使用四环素类药物，从而防止其与牙体组织的相互作用。由于在婴儿时期及 12 岁之前都有恒牙的发育发生，因此在这个时期也应该避免儿童或者是哺乳期妇女摄入四环素类药物。究竟何时使用四环素对牙齿造成最大损害还存在争议，但是学者们都一致认为在恒前牙形成期使用四环素将对牙齿造成最大的危害，这是因为恒前牙的美学功能及其伴随的精神影响。一般说来，在 6 ~ 7 岁后再摄入四环素类药物，则不致引起视觉上明显的牙变色。

虽然四环素牙通常是在成牙阶段发生，但是仍有个别学者报道发现了由于长期摄入米诺西林而产生的成人期起始的牙齿变色。米诺西林与其他四环素类药物的不同在于它可以在胃肠道中有良好的吸收，并且很少与钙结合。但是它被发现可以和其他金属离子螯合并产生不溶性的复合物，这也许就是它可以使恒牙产生变色的作用机制。

（二）临床表现

四环素牙通常呈黄色，在阳光照射下则呈现明亮的黄色荧光，以后逐渐由黄色变成棕褐色或深灰色。这种转变是缓慢的，并能为阳光促进，所以切牙的唇面最先变色。

前牙着色比后牙明显。乳牙着色又比恒牙明显，因为乳牙的牙釉质较薄、较透明，不容易遮盖牙本质中四环素结合物的颜色。

牙齿着色程度与四环素的种类、剂量和用药次数有关。一般认为，缩水四环素、地美环素、盐酸四环素引起的着色比土霉素、金霉素明显。在恒牙，四环素的疗程数与着色程度呈正比关系，但是短期内的大剂量服用比长期给服相等的总剂量作用更大。

（三）治疗原则

四环素所致牙齿变色的状况较轻微，牙釉质结构尚未受损而又无龋坏，受影响的牙可以通过牙齿外漂白治疗来改善美观。随着牙齿漂白治疗技术的发展，目前有许多可选的方案。如果反复的牙齿外漂白不能达到预期的美化目标，那么患牙可以失活后通过牙齿内漂白来改善。

未受龋损的形态正常排列整齐的严重变色牙，可以通过牙齿内漂白改善美观。同样的，也有许多可选方案，牙齿内漂白即诊间漂白的治疗效果优于牙齿外漂白即诊室内漂白。虽然有许多评价漂白后疗效的方法，但是患者本人对于治疗后美观的评价也非常重要。有一项调查研究显示，虽然有一半的患者对于漂白后的疗效都持肯定态度，但是对于那些以灰色变色为主的患者通常对疗效持保留意见。外源性漂白通常容易于引起牙髓敏感症状，这可能与在牙齿表面使用如过氧化氢一类的强氧化剂所造成的釉质及牙本质的结构改变有关。

如果患牙的釉质受损或者排列不整齐，有龋损，那么可以考虑贴面或者全冠修复。

二、氟牙症

氟牙症（dental fluorosis）又称为氟斑牙或斑釉牙（mottled enamel），是由于在牙齿发育期间长期摄入过量氟所致。在人群中即使是低量［大约0.03μg/（kg·bw）］的氟摄入，也可能造成氟斑牙。氟牙症的剂量－反应关系（dose－response relationship）呈明显线性，且氟浓度并没有致病的临界域值。氟牙症具有地区分布特点，在世界各国均有报道。我国氟牙症流行区很多，东北，内蒙古，宁夏，陕西，山西，甘肃，河北，山东，贵州，福建等地都有慢性氟中毒区。随着对其病因及病理学研究的深入，氟牙症越来越受到广泛的重视。

（一）发病机制

氟牙症的发生是由于过量氟摄入所导致的牙釉质基质蛋白的降解及移除延迟，从而导致晶体生长受损。组织病理学表现为被矿化良好的外层牙釉质覆盖的表层下矿化不全病损。电子显微镜表现为晶体结构排列正常，氟引起形成的牙釉质表现为多孔性，釉柱间增宽的间隙及部分釉柱内晶粒间的间隙增宽。随着病变的加重，整个牙齿的表层下牙釉质表现为多孔性（porosity）增加，病变向表层牙釉质扩展，氟含量增加。牙釉质表面的点隙或大面积的缺损为萌出后的表现，主要是矿化不全的牙釉质的过度磨耗和磨损，而非真性牙齿发育不全。

氟牙症主要表现为牙齿硬组织矿化不全，其表层下矿化不全的表现与人牙齿正常发育过程中的特定阶段所表现出的未到达完全矿化的状态非常类似。牙釉质形成是一个复杂的过程，涉及到上皮－间充质组织相互作用（sequential epithelial－mesenchymal interactions）而产生的细胞增殖与分化过程，分泌组织特异性基质蛋白（tissue－specific matrix protein），包括钙以及氟在内的离子运输，晶体的沉积以及通过有机及无机分子相互作用调整牙釉质晶体。釉质蛋白酶本身在整个成釉过程中均有降解，与釉原蛋白及其他釉质基质蛋白的分泌后降解过程可在氟牙症中有所推迟。

牙齿发育过程中氟的摄入、钙摄入无关，不直接受成釉细胞的控制，发育期牙釉质内氟浓度只与血浆氟浓度直接相关。氟牙症中牙釉质矿化不全的表现与氟对钙代谢的影响及降低全身代谢率的影响无关，主要在于改变了局部微环境。氟牙症牙釉质含有相对高比例的不成熟釉质基质蛋白，以高脯氨酸含量为特点，在牙齿发育过程中过量的氟摄入可能引起牙釉质蛋白的移除不完全。一些其他的氟诱导的影响可能参与了氟牙症的发生，但最主要的还是由于釉质蛋白的酶解作用的抑制，以及其所导致的发育中釉质蛋白的移除延迟和晶体生长的损伤。

氟对蛋白降解及移除的延迟作用机制主要有以下两种方式：

（1）增强釉原蛋白对氟化牙釉质晶体的吸附作用（adsorption），从而妨碍蛋白与蛋白酶的相互作用。牙釉质的氟摄入量的增加可以增强牙釉质晶体的氟化，同时增强晶体－蛋白间连接，导致后续晶体生长的迟滞与吸附于晶体表面的蛋白的移除的延迟。

（2）矿化周围的氟依赖性的钙浓度调节，可影响与釉质蛋白降解有关的非钙依赖性蛋白酶（Caindependent protease）活性。非钙依赖性蛋白酶参与釉质发生的最早证据来源于金属螯合剂 EDTA 可以显著抑制釉质蛋白的水解反应。釉质蛋白酶活性在毫克分子水平对钙浓度敏感。急性高浓度氟可导致“钙创伤反应”，主要表现为受累牙釉质或牙本质的早期过度矿化以及随之而来的矿化不全。这种影响主要是由于氟摄入导致快速生长过程（如过度矿化），而这种因过度矿化所致的相关离子的加速沉积可导致局部细胞外液的超饱和状态的下降，从而导致暂时性的后续矿化的抑制或动力学迟滞，直到液体组分（或超饱和状态）通过细胞依赖性的离子运输进入细胞外液而得到恢复。

氟是引起氟牙症的唯一因素，但同样的氟摄入量，个体罹患氟牙症的概率仍有不同。可能的原因有：饮食结构、氟化物的生物利用度、环境氟化物、气候，以及个体的生理及代谢因素。氟代谢在人体及臼齿类动物中被广泛研究：氟摄入后立即吸收入血，这一过程主要发生在胃部，因此胃内容物的构成及数量显著影响氟的吸收程度；而另一些变量可影响氟在体内的分布与消除，包括肾功能、尿液 pH 值、骨内氟池，以及骨更新率。以上这些变量均可能对氟牙症发生的个体差异造成影响。

氟化物的使用仍是目前最有效的防龋方式，为了降低氟牙症发生的危险性以及正确使用氟化物防龋，确定氟化物对已萌或未萌牙釉质作用的最强时期非常重要。流行病学研究结果显示对于美观要求最高的恒前牙在出生后的第二至第三年这一个两年期的时间段内发生氟牙症的危险性最大。停止饮水氟化 11 个月对于防龋作用并无影响，而氟牙症的发生对饮水中极小的氟化物浓度改变也非常敏感，这种敏感性在 1～3 岁较 4～5 岁更显著。同时有动物实验显示后分泌期的牙釉质形成在氟牙症的发生中起重要作用，这就是敏感时间。

先于成熟相或成熟相当中的低浓度氟暴露均可引起氟牙症严重程度的显著增加，这种氟的累积效应可能是由于在分泌期，釉质蛋白的降解就已经开始。牙釉质形成过程都是氟牙症易感时期，而非个别的几个“决定性时期”（critical time）。总体来说，氟对牙齿的影响只是在牙齿的发育时期，牙齿发育完成后的氟暴露并不会引起氟牙症的发生。若在 6 ~7 岁之前长期居住于高氟区，即使日后迁居他地，仍然不能避免萌出的恒牙受累；反之，如果在 7 岁之后才迁入高氟区，则不出现氟牙症。

（二）临床表现

氟牙多见于恒牙，发生在乳牙者甚少，程度亦较轻。这是由于乳牙的发育分别在胚胎时期和婴儿期，而胎盘对氟有一定的屏障作用。因此，氟牙症一般多见于恒牙，但如果氟摄入量过多，超过胎盘筛除功能的限度时，也能不规则地表现在乳牙上。

氟牙症临床表现的特点是在同一时期萌出牙齿的牙釉质上有白垩色到褐色的斑块，严重者还并发牙釉质实质缺损。临床上常按其轻、中、重度而分为白垩型（轻度）、着色型（中度）和缺损型（重度）3 种类型 。

氟牙对摩擦的耐受性差，但对酸蚀的抵抗力强。

严重的慢性氟中毒患者，可有骨骼的增殖性变化，骨膜，韧带等均可钙化，从而产生腰，腿和全身关节症状。急性氟中毒症状为恶心、呕吐、腹泻等。由于血钙与氟结合，形成不溶性的氟化钙，可引起肌痉挛，虚脱和呼吸困难，甚至死亡。

（三）预防和治疗

自从认识到氟化物的使用是一种有效的防龋措施之后，学者们就一直致力于达到既能有效防龋，又能将氟的致病可能降到最低的这一目标。饮水的氟化至今为止仍然是性价比最高的一项公共防龋措施，而氟化牙膏等辅助用品的使用也是一项耗费巨大的公共支出。对于自然水氟含量低的区域，应适当增加饮水中氟的含量，而对于高氟区则应采取各种措施来减少水氟的致病作用。通过避免在牙齿发育期间摄入过量氟可有效降低氟牙症的发生率。

对于氟牙症的患牙可以按以下方法处理：

1. 磨除酸蚀涂层法　适用于无实质性缺损的病例。此法简便，快捷，一次完成，效果佳。

2. 复合树脂修复法　适用于有实质缺损的氟牙症。

3. 漂白/冷光美白修复　牙齿漂白治疗可以分为外漂白术以及内漂白术。前者可有诊室内漂白术（in – office vital bleaching），家庭漂白术（in – home bleaching）或称为夜间漂白技术（night guard vital bleaching）；后者又称为无髓牙漂白术（non – vital tooth bleaching）或诊间漂白术（walking bleaching）。

目前，牙齿漂白主要是使用过氧化氢或过氧化物作为漂白的活性物质。过氧化氢通过形成非稳态的自由基，反应性氧分子以及过氧化氢阴离子而发挥强氧化作用。这些反应性分子与长链的有色色源物质作用，将其分解为较小的无色而具有更强扩散性的分子。过氧化脲还可以产生尿素，进一步分解为二氧化碳及氨。

氨可以从两个方面促进漂白反应，首先氨所致的高 pH 环境有利于漂白治疗的过程。这可以解释为在碱性溶液中过氧化氢形成自由基所需的反应能更低，反应速率更高，因此反应效果较在酸性环境中更好。氨可以导致柱间蛋白变性，从而有利于自由基的渗入。目前，可以通过紫外光灯照射加速氧化反应，因此又称冷光美白。

1. 内漂白术　又称无髓牙漂白术或诊间漂白术，是一种较侵入性无髓牙美学修复治疗更为保守的治疗方法。高硼酸钠与水或者过氧化氢的混合物常被用作诊间漂白治疗（walking bleaching）的漂白剂。这种方法是利用放置在牙髓腔内的漂白剂从内而外达到漂白效果。具体操作是将漂白剂封闭在髓腔内，留置3~7d，并且定期复诊更换，直到获得理想的漂白效果。如果经过2~3次复诊，仍然不能达到理想的漂白效果，那么可以辅助使用诊室内漂白治疗（in－office bleach）。该治疗过程可以一直持续到获得一定的治疗效果。

2. 外漂白术　又称活髓牙漂白术，可以在诊室内也可以在家中进行。目前主要有4种活髓牙漂白方式：

（1）医师执行式漂白——使用高浓度的过氧化氢（35%~50%）或过氧化脲（35%~40%），通常辅助以热源。

（2）医师监督式漂白——当患者在诊室内时由医师将盛有高浓度的过氧化脲（34%~40%）的托盘放置在患者口中，由患者配合保持0.5~2h。

（3）医师供材式漂白——又称为家庭漂白或夜间漂白技术。是由医师处方，患者自行操作，在定制的个别托盘中盛放5%~22%过氧化脲放入口中进行漂白治疗。

（4）OTC（over－the－counter）类漂白药物——通常是基于不同浓度的过氧化氢或过氧化脲，可以盛放在预制的托盘中，也可以运用近期推出的条状载体，由患者自行调整。

三、牙釉质发育不全

牙釉质发育不全（enamel hypoplasis）是指由于遗传、感染或全身因素等所引起的牙釉质结构异常。根据病因不同，可以分为牙釉质发生不全（amelogenesis imperfecta）和牙釉质矿化不良（enamel hypocalcification）两种。前者是由于牙釉质基质形成障碍所致，临床上常伴有牙齿实质性缺损；后者主要是由于基质的矿化障碍所致，基质分泌正常，临床上没有牙齿组织的缺损，仅出现牙齿颜色异常。

（一）病因及发病机制

牙釉质发育不全的病因可分为遗传因素和非遗传因素两大类。已发现有300多种基因被认为与牙齿的发育有关，它们大多数与介导细胞间联络的保守性信号通路有关，尤其是在上皮与间充质组织之间的细胞联络。

有4个基因被认为与其牙釉质发生不全AI（amelogenesis imperfecta，AI）发病有关：釉原蛋白基因（amelogenin，AMELX）、釉蛋白基因（enamelin，ENAM）、釉质水解素基因（enamelysin，MMP20），以及激肽释放酶基因（kallikrein 4，KLK4）。这些基因所编码的蛋白被分泌并释放进入釉质基质中，参与牙齿发育过程。但目前对这些基因的研究显示，这些基因的变异只与25%的AI病例有关，这就提示我们可能有更多的其他基因参与AI的致病过程，如ameloblastin（AMBN）及DLX3等。

X－1inked AI：X－1inked AI只占所有AI病例的5%，是由于X染色体（Xp22.3－p22.1）上的amelogenin基因缺陷造成的。在Y染色体上也有amelogenin基因（AMELY），但通常只有低水平的表达且并不会造成AI的发生。amelogenin构成了发育中牙釉质的80%~90%的蛋白成分。到目前为止，已经发现了14种不同的AMELX致病性变异，并且由于分别影响了amelogenin蛋白的3个不同区域而产生了不同的表型。

（1）常染色体显性AI：釉蛋白基因（ENAM，4q13）编码了最大的牙釉质蛋白（190 kDa），但这种蛋白是牙釉质基质中最少的结构性蛋白（3%~5%）。ENAM基因含有10个外显子，其中8个有编码。到目前为止，已发现在ENAM中有7种不同的致病性变异。如果只是单个ENAM等位基因受影响，可以表现为薄层牙釉质，有时伴有横沟。在最轻型的表现中，可以只发现有小的，边界清晰的釉质斑点。当两个等位基因都受影响时，可能临床表现为几乎没有牙釉质层。

（2）常染色体隐性AI：在发育中牙釉质有两种分泌性蛋白水解酶：釉质水解素（enamelysin，MMP20，11q22.3）及激肽释放酶（kallikrein 4，KLK4，19q13.41）。两者均最早发现于发育中的牙齿。虽然在成釉的不同阶段都可有这两种酶的表达，但是这两种基因的缺陷可以引起常染色体隐性着色不成熟性AI。

除了遗传因素以外，其他任何可以影响成釉细胞分泌牙釉质基质或者影响牙釉质基质矿化的全身或局部因素都可以导致非遗传性釉质发生不全或牙釉质矿化不全。如严重的营养障碍（维生素A、维生素C、维生素D及钙磷缺乏），内分泌失调（如甲状旁腺功能异常），婴儿及母体疾病（如水痘、猩红热、孕妇风疹、毒血症等）以及局部感染因素（如乳牙根尖周严重感染导致继承恒牙釉质发育不全）等。

（二）临床表现

轻型牙釉质发育不全可仅表现为牙釉质颜色改变，如白垩斑。由于牙釉质基质形成未受影响，因此并无牙釉质实质缺损。牙釉质的色泽及透明度改变是因为釉质矿化障碍所致。

重型牙釉质发育不全表现为釉质实质性缺损，根据缺损形态可以分为带状缺损及窝状缺损。带状缺损是由于在某一时期牙釉质形成受到全面损害所致。在这一受损时期，牙釉质基质形成遭到破坏，因此在这一时期形成的牙釉质均出现了结构改变，临床上表现为相当于牙釉质生长线方向的釉质实质缺损，即带状或横沟状缺损。牙齿萌出后由于外源性色素的沉积，因此又可以表现为棕色带状缺损。窝状缺损是由于某一团块的成釉细胞受到损害，因此这一团块内的牙釉质形成障碍，而相邻的釉质形成正常，因而表现为某一块区域内牙釉质发育不全，出现实质性缺损，临床上牙釉质表面出现窝状缺损，可因色素沉积而表现为棕色外观。如果受损成釉细胞团块数量多，那么还可表现为蜂窝状缺损，这是一种比较严重的牙釉质发育不全的表现。

此外，还可有前牙切缘变薄，后牙牙尖缺损或消失。由于是在牙釉质发育期间所发生的改变，因此患牙多对称性出现，为多发性缺损。

（三）治疗原则

由于病变表现及程度不同，可有不同的治疗方式。轻型牙釉质发育不全如只表现为白垩斑或较浅的凹陷，可在患处牙齿表面涂布氟保护漆，减少牙齿敏感症状的发生，保护发育不全的牙齿。如为重型牙釉质发育不全，伴有明显的牙齿缺损及色素沉着，可根据缺损的部位及类型修复缺损牙齿组织，恢复牙体正常形态及功能。若已发生龋坏，则按照龋病治疗原则进行相应处理。

四、遗传性牙本质缺陷

很早以前人群中就发现可影响牙本质发育的遗传状态。目前，关于牙本质发育不全的临床表现多按Shields’分类法进行描述：这种分类方法包含了3种牙本质发育不全（dentinogenesis imperfect）［DGI－Ⅰ（MIM# 166240），DGI－Ⅱ（MIM# 125490），DGI－Ⅲ（MIM#

125500)］和两种牙本质发育不良（dentindysplasia）［DD－Ⅰ（MIM# 125400）和 DD－Ⅱ（MIM# 125420）］。这是一种以表型为分类基础的分类方法。

1. DGI－Ⅰ　一类与骨发育不全（osteogenesis imperfecta，OI）相伴随出现的牙齿表型。多伴随其他综合征的表现。

2. DGI－Ⅱ　此型在临床表现及影像学方面都可与 DGI－Ⅰ有许多相似之处。

3. DGI－Ⅲ　最早此型在来自南部马里兰州及华盛顿特区的白兰都因（Brandywine）区域的 3 个隔离民族群中发现。“白兰都因隔离群”（Brandywine isolate）是由白种人、黑种人、美洲印地安人所组成的混合人群。

4. DD－Ⅱ　DD－Ⅰ是一种病因不明的罕见异常状态。

5. DD－Ⅱ　DD－Ⅱ与 DGI－Ⅱ表型可能是同一疾病的轻度与重度形式。

（一）病因及发病机制

牙本质是成牙本质细胞这一终末分化的，特异性的细胞的产物。牙本质中最丰富的分子是Ⅰ型胶原及牙本质涎磷蛋白（Dspp）派生蛋白。胶原构成了 90% 的牙本质有机基质，而牙本质涎蛋白（Dsp），牙本质糖蛋白（Dgp），牙本质磷蛋白（Dpp）则构成了大多数的非胶原成分。牙本质中其他的非胶原成分包括：牙本质基质蛋白Ⅰ（Dmp）骨钙素，骨连接蛋白（SPARC），骨桥素（OPN），基质钙素（MGP），细胞外基质磷糖蛋白（MEPE），核心蛋白聚糖（decorin）及双糖链蛋白聚糖（biglycan），但与骨相比，这些蛋白质含量很低。目前研究认为，牙本质发育不全与牙本质基质中的蛋白有关。

1. DGI－Ⅰ　DGI－Ⅰ是一类综合征型的 DGI（牙本质缺陷并非患病家族中的显著性或连续性表现），是一型与骨发育不全（osteogenesis imperfecta，OI）相伴随的牙表型。OI 是一种由于编码Ⅰ性胶原的 2 种基因（COLIA1，17q21. 31－q22；COLIA2，7q22. 1）的缺陷所致的遗传性缺陷，以骨脆性增加，骨密度降低，以及其他结缔组织表现为特征。与 DGI－Ⅰ伴随的 OI（OI－DGI）通常与Ⅰ型胶原缺陷有关。Shields’分类法中的其他牙本质缺陷均为独立型的（牙本质缺陷是显著性及唯一的连续性表现）。

2. DGI－Ⅱ　DGI－Ⅱ是一种常见的遗传性缺陷，人群中的发病率约为 1/8 000。基因学研究将 DGI－Ⅱ，DGI－Ⅲ，DD－Ⅱ与人类染色体的 4q21 区域相联系，使 SIBLING 家族成为该类疾病的主要候选基因。该区域有许多基因可编码牙本质及骨中的细胞外基质蛋白，如，分泌性磷酸蛋白（SPPI）、牙本质基质蛋白Ⅰ（DMPI）、细胞外基质磷糖蛋白、骨涎蛋白Ⅱ（IBSP）和牙本质涎磷蛋白（DSPP），该基因编码牙本质涎磷蛋白（DSPP），可进一步分为两种蛋白：牙本质涎蛋白（DSP）及牙本质磷蛋白（DPP）。目前，已将上述基因中的 3 种（SPPI，DMPI，IBSP）排除，认为它们并不是 DGI 的可能致病因素。2001 年，我国学者克隆出 DSPP，发现 DGI 的许多变化都与 DSP 及 DPP 的功能缺失有关。DSPP 也与另外一种牙本质发育异常相联系，这也提示了该蛋白可能是这些疾病状态的显著因素。缺乏编码 sphingo－myelin phosphodiesterase 3（Smpd 3）的基因除小鼠可以表现出严重的 DGI 症状，这提示其他的基因可能在疾病的发生中也起到了一定的作用。

在发现的众多的编码牙本质非胶原蛋白的基因中，只有 DSPP 被认为是与牙本质发育不全病因相关。到目前为止，在遗传性牙本质缺陷的家族中已有 9 个不同的 DSPP 变异被报道。DSPP 基因的变异与 DD－Ⅱ，DGI－Ⅱ，DGI－Ⅲ有关。同时，可能还有其他的牙本质缺陷候选基因，但目前为止还没有确定除 DSPP 基因以外的可致病的基因变异。如图 7－1

所示为已知的 DSPP 可致病的变异位点。

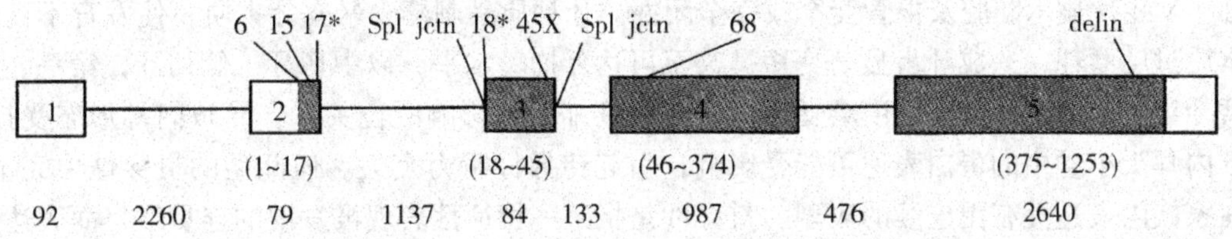

图 7-1　人类 DSPP 基因结构已知的致病变异

方块区域为外显子，线条为内含子。基因图表上的线条标示了已知的 DSPP 致病变异，分别为：p. Y6D、p. A15D、p. P17T、Splice IVS2 - 3C 大于 G、p. V18F. p. Q45X、Splice IVS3 + 1G 大于 A、p. R68W 及 pdel：1160 - 1171/p. Ins1198 - 1199。与猪 DSPP 结构域相应的氨基酸（信号蛋白 - DSP - DGP - DPP）在圆括号中表示。许多人 DPP 的外显子 5 的编码区域是多余的，且不会因变异而被遮蔽。

1. DGI - Ⅲ　用于区分 DGI - Ⅱ与 DGI - Ⅲ的 2 个主要的特征（多发性牙髓暴露与壳牙）并不只在 DGI - Ⅲ中出现。DGI - Ⅱ的髓室在初始阶段也可能会异常增宽（壳牙），但会逐渐闭塞。甚至在白兰都因隔离群（Brandywine isolate）（DGI - Ⅲ原型），壳牙的表型都只在年少孩童中有描述。DGI - Ⅱ与 DGI - Ⅲ的相似性不仅表现在表型上，更表现在基因型上。相同的 DSPP 变异（c. 52G→T，p. V18F）在不同家族分别表现为 DGI - Ⅱ和 DGI - Ⅲ。最初的白兰都因表型所暗藏的基因缺陷就存在于 DSPP. Dspp -／- 基因敲除小鼠的牙齿表现出相对严重的根部牙本质形成缺陷，类似于人类 DGI - Ⅲ表现。

2. DD - Ⅰ　DD - Ⅰ是一种病因不明的罕见异常状态。许多 DD - Ⅰ家族表现为常染色体显性遗传。目前尚不清楚 DD - Ⅰ是否为另一种 DSPP 基因的等位基因异常，或是一种复合表型。DD - Ⅰ、DD - Ⅱ、DGI - Ⅱ曾在同一家族或单独的患病个体中被查到。

3. DD - Ⅱ　在一个 DD - Ⅱ家族中可检测到 DSPP 信号肽密码子的变异。该变异的作用是降低（小于 50%）了分泌到形成中的牙本质基质中的 DSPP，但分泌的蛋白量是完全正常的。由于一些引起 DGI - Ⅱ的基因变异导致等位基因无 DSPP 表达（减少 50%），基因数据的连贯性可以通过以下解释获得：DD - Ⅱ与 DGI - Ⅱ表型是同一疾病的轻度与重度形式。

（二）临床表现

目前关于牙本质发育不全的临床表现多按 Shields' 分类法进行描述：

1. DGI - Ⅰ　这是一类与骨发育不全（osteogenesis imperfecta，OI）相伴随出现的牙齿表型。多伴随其他综合征的表现。伴随 OI 的病例则可表现为骨质抗力降低，易折断，骨密度降低，及其他结缔组织的病变。伴随 Ehlers - Danlos 综合征的病例则表现为组织脆性增大，皮肤延展性，关节过度活动。在这些综合征中牙齿表型可能并不明显，临床表现变异大。在乳牙列及恒牙列，患牙均表现出明显的变色与磨耗。牙齿萌出后及萌出前均可发生牙髓闭塞。病变表现可存在变异，甚至在同一个体，也可表现为牙髓闭塞至正常牙本质表现不等，影像学检查中得见或者通过组织学检查观察到牙本质发育不良区域。

2. DGI - Ⅱ　此型在临床表现及影像学方面都可与 DGI - Ⅰ有许多相似之处。表现为乳牙及恒牙均可有变色，呈深棕色或灰黑色，伴有乳白色光泽（乳光牙）。牙冠呈球形，牙根变细。X线片显示髓腔及根管变窄或完全闭塞。牙釉质易剥落，暴露牙本质，使发育不良的牙本质过度磨耗，造成牙齿显著变短，甚至可达牙槽嵴水平，以中切牙，侧切牙，第一、第二磨牙为主。由于牙齿的过度磨耗造成垂直距离缩短，影响颌位关系，导致内耳形态受损，由于内耳听小骨中的蛋白表达可能受影响，引起传导性听力丧失。但此型的贯穿性更完全，且在家族内表达性有更连续的表现。贯穿性是指某一特征性表现被发现的连贯性，而表达性是指某一特征性表现的严重程度。

3. DGI－Ⅲ　从颜色及形态来讲，此型表现出变异性。该型与前两型分类不同的是，在乳牙即可表现多发的牙髓暴露。在影像学检查上，此型乳牙在外形上表现出显著的变异，可表现为正常牙齿，牙髓闭塞，甚至“壳牙”（shell teeth），即薄层牙本质包围极度扩大的牙齿髓腔（这是本型的一种极端性表型）。

4. DD－Ⅰ　大多数情况下恒牙及乳牙的临床牙冠的外形，颜色都正常，但放射检查发现牙根短，且在恒牙列有一新月形牙髓残余与釉牙骨质界平行，在乳牙列有全副的牙髓闭塞。通常在非龋牙的根见有许多的透射影像。

5. DD－Ⅱ　乳牙有DGI－Ⅱ的特征表现。大多数恒牙有正常的牙体形态及颜色，但通常有蓟管状髓室畸形及髓石的发生。牙根长度正常，通常不可见根尖暗影。在一些病例中可见DGI－Ⅱ的特征性表现，如带有颈部缩窄的球根状牙冠，轻微变色，以及牙髓闭塞。

在人群中存在着非常广泛的遗传性牙本质缺陷的表现。以上的分类方法力求通过不同的表型对它们进行分类。人们期望能够通过更多的遗传性牙本质缺陷家族的发现来根据不同的病理特征将这些疾病进行明确的分类，使得每一类型都有共同的基因学病因。目前，这一想法还未得到实现。颈部缩窄的球根状牙冠并不只局限于DGI－Ⅱ，蓟管状髓室也并不只在DD－Ⅱ中发现，伴有多发性牙髓暴露的宽大髓室也并不只局限于DGI－Ⅲ。可能不同病变表现只是在同一疾病分类下不同个体罹患该病的临床表现的个体差异；可能DD－Ⅱ，DGI－Ⅱ，DGI－Ⅲ只是同一疾病的不同严重程度。

（三）治疗原则

在牙齿停止发育后进行治疗。可利用人造冠对牙齿进行修复和保护；可对残留的主要功能牙进行覆盖义齿治疗。

五、先天性梅毒牙

100多年前，Hutchinson首次描述了先天性梅毒牙（congenital syphilitic teeth）之后，大量的文献都涉及了先天性梅毒的牙齿改变。10%～30%的先天性梅毒患者伴有牙齿表型，主要表现为牙齿形态异常，如蕾状磨牙、桑葚状磨牙及半月形切牙等。

（一）病因及发病机制

通过组织学检查发现在出生前（钙化前）牙胚细胞中就可以发现有炎性反应及密螺旋体存在。抗梅毒治疗有利于一些梅毒婴儿的牙齿发育形成，但在牙胚发育到钟状期时牙齿发育就已经受到梅毒影响了。对于梅毒到底何时对牙齿造成损害有两种观点：一是认为只在出生后当母体的抗体不再保护胎儿时才会造成病理损害；二是认为早在出生前就已经对牙齿产生影响。目前，研究更倾向于认为梅毒对牙齿损害最严重的时期是在胚胎末期及出生后第 1 个月。

由于炎性渗出及密螺旋体的存在，使得成釉细胞受损，引起釉质基质的分泌障碍。又由于牙本质的矿化障碍，前期牙本质明显增多，因而牙本质塌陷，形成半月形损害。

先天性梅毒牙仅累及恒牙，或者那些钙化过程起始于出生后 1 年内的牙齿。这可能是由于梅毒密螺旋体不容易经过胎盘而直接作用于胎儿。

（二）临床表现

梅毒主要累及上中切牙以及第一磨牙。梅毒性改变较少发生于下颌切牙。学者们定义了不同的上中切牙梅毒牙的典型改变。如 Hutchinsonian 牙、螺丝刀牙、钉牙及过尖牙。

梅毒性上中切牙临床表现形式多样。有些可呈现圆柱状外观，或是两侧边缘向切嵴聚合，切牙牙间隙较大；有些可以在切嵴处有明显的半月形切迹，而有些可能只在切嵴上方的牙齿外表面有一个下陷，在少数牙齿可以兼具这两种表现。有些牙齿可以表现为在切嵴有发育不全的微小齿状突起，有些梅毒牙切嵴平整，这就是所谓的螺丝刀牙，这可能是由于长时间的磨耗造成的，有时也可见牙齿外表面的牙体凹陷。真性梅毒牙应与外伤性刻痕及釉质表面不平整相鉴别，后者是由于釉质发育不全而前牙切嵴处未能有完整的釉质保护所致。通常两侧上前牙的表现基本相同，但在一些病例中，可以表现为一侧较另一侧的梅毒性表现更明显。

典型的第一磨牙梅毒牙表现为圆顶形磨牙或蕾状磨牙。较正常第一磨牙和邻近的第二磨牙小。其最典型的改变是牙冠向咬合面方向聚合，尤其是在近远中方向。在唇腭向或唇舌向，非梅毒性牙也可以表现出这种聚合形态。蕾状磨牙牙冠中份宽度是正常牙的 85%，而在咬合面则仅为正常牙的 62%。也有一些牙齿的缩窄没有这么明显，但是仍然显示出介于正常牙与蕾状磨牙之间的表现。

在伴有牙釉质发育不全的第一磨牙中，体积过小可能是由于梅毒引起的，如果确实存在因梅毒所引起的牙冠过小，则形态上牙冠必然是向咬合面聚合。但是仅有聚合趋势并不能说明就一定存在梅毒牙，可能是牙釉质发育不全造成，在发育不全区域牙釉质可以形成膨胀的领口或肩台，有时被误认为蕾状磨牙的表现。许多牙釉质发育不全的第一磨牙被定名为 Fournier's 磨牙、桑葚状磨牙或袋状磨牙。

与上颌中切牙一样，第一磨牙的临床表现也可以存在差异。上下第一磨牙之间差异更明显，上颌牙较下颌更容易表现为蕾状磨牙，这是因为下颌磨牙较上颌更早受损。

（三）预防及治疗原则

妊娠早期即开始进行梅毒治疗，是预防先天性梅毒的有效方法。在妊娠的后 4 月进行抗梅毒治疗，有 95% 的婴儿可避免发生先天性梅毒。对于已经发生的先天性梅毒牙，可以对其进行美学修复，恢复牙齿正常外形及功能。可采用的方法为修复治疗或光固化树脂修复。

（侯卫锋）

第三节 牙齿数量异常

牙齿数量异常主要是指额外牙（supernumerary tooth）和先天性缺牙（congenital anodontia）。

一、额外牙

额外牙是指正常牙数之外多生的牙，又称为多生牙。

额外牙可以在恒牙列或乳牙列中发生，但以恒牙列为多见，其发病率为0.1%～3.4%。其病因目前还不明确，可能与恒牙胚分裂有关，也有学者认为额外牙的发生可能是由于局部，独立，条件性的牙板过度活跃引起。

额外牙可以是单个，多个，单侧或双侧的。可以表现为萌出的，未萌的，可以存在于单颌或上下颌均有。不伴发其他疾病或症状的单纯的多个额外牙极少见，多个额外牙常与腭裂或唇裂等疾病伴发，或是与锁骨头骨发育异常或 Gardner 综合征伴发。有1个或2个额外牙的病例通常最多出现于上颌前牙区，其次是下颌前磨牙区，多个额外牙的情况（大于5）多出现在下颌前磨牙区。

额外牙的分类通常基于其发生部位或形态。

以发生部位分类可分为：

（1）正中额外牙——位于切牙区。

（2）磨牙旁额外牙——位于磨牙旁。

（3）磨牙远中额外牙——位于最后一颗磨牙远中。

（4）前磨牙旁额外牙——位于前磨牙旁。

以形态分类可分为：

（1）圆锥形——楔状牙。

（2）结节状——多个牙尖或结节，为圆筒状，多为套叠状。

（3）多余牙——类似正常牙，可以为切牙状，前磨牙状，磨牙状。

（4）牙瘤——形态上不似任何牙齿，只是一团牙组织。

近中牙是最常见的额外牙，呈圆锥形，位于2个上、中切牙之间，或从中切牙的腭侧萌出。约有20%的患者，有2～3个近中牙。只有25%的近中牙能处动萌出。额外牙亦可见于下颌双尖牙和上磨牙区。多发性额外牙通常对称性。

额外牙可使邻牙萌出迟缓、牙根吸收及错位萌出；它亦可导致牙列拥挤不整，形成产生牙周病龋病的条件；埋没的额外牙还可形成含牙囊肿，因此额外牙大多需要拔除。

二、先天性缺牙

先天性缺牙指先天缺失一个或数个牙齿。先天性缺牙是指在牙胚形成过程中有未能发育和形成牙。关于其病因目前还不甚明确，有研究认为与外胚叶发育异常、全身性疾病（母体疾病、佝偻病、先天梅毒）等有关，部分原因不明。目前认为先天性缺牙发生的可能病因包括胚胎期牙板发育受限；空间受限而不能正常获取营养发育；上皮间充质相互作用障碍等多种因素。

先天性缺牙目前分类尚不统一，多数英属杂志中将其根据缺牙的严重程度分为：个别牙缺失（hypodontia）、多数牙缺失（oligodontia），而先天性无牙症（anodontia）是属于先天性多数牙缺失的极端表现。而在美属杂志中，则先天性缺牙分为无牙症（anodontia），真性缺牙（True anodontia）与部分牙缺失（Partial anodontia），真性缺牙是伴有全身性外胚叶发育不全的口腔牙缺失症状，而部分牙缺失则是1个或多个牙的发育障碍，较无牙症多见。最容易发生缺牙的部位按顺序分别为第三磨牙，下颌第二前磨牙，上颌侧切牙。先天性缺额牙要和已形成而未萌出的埋伏牙相区别，要鉴别这二种情况，X线检查颌骨是目前唯一的方法。

先天性缺牙的患者多在幼儿时期即可发现，须在做全面检查后，根据患儿侧貌，缺牙的位置、数目及牙列排列情况决定治疗方案。先天性缺牙应早期进行诊治，才有利于减少颌骨发育畸形的产生。目前多采用修复、正畸等治疗方式，恢复牙列的完整性。一般前牙先天性缺失的患者首先应考虑美观问题，后牙先天缺失的患者以功能为主。对于牙槽骨发育不足的多数缺牙和无牙的患者可采用外科手术植骨，术后种植体或义齿修复。

（侯卫锋）

第八章　牙龈疾病

第一节　菌斑性龈炎

菌斑性龈炎在牙周病国际新分类（1999）中归属牙龈病中的菌斑性龈病（dental plaque－induced gingival disease）类，本病在过去称为慢性龈炎（chronic gingivitis）、慢性龈缘炎（chronic marginal gingivitis）、单纯性龈炎（simplegingivitis）等。牙龈的炎症主要位于游离龈和龈乳头，是牙龈病中最常见的疾病，简称牙龈炎（gingivitis）。世界各地区、各种族、各年龄段的人都可以发生。在我国儿童和青少年的患病率在70%～90%左右，成人的患病率达70%以上。几乎每个人在其一生中的某个时间段都可发生不同程度和范围的龈炎。该病的诊断和治疗相对简单，且预后良好，但因其患病率高，治愈后仍可复发。相当一部分的龈炎患者可发展成为牙周炎，因此预防其发生和复发尤为重要。

一、病因

菌斑性龈炎是慢性感染性疾病，主要感染源为堆积在牙颈部及龈沟内的牙菌斑中的微生物。菌斑微生物及其产物长期作用于牙龈，首先导致牙龈的炎症反应，继而引起机体的免疫应答反应。因此菌斑是最重要的始动因子（initial factor），其他局部因素，如牙石、不良修复体、食物嵌塞、牙错位拥挤、口呼吸等可加重菌斑的堆积，加重牙龈炎症。

患牙龈炎时，龈缘附近一般有较多的菌斑堆积，菌斑中细菌的量也较健康牙周时为多，种类也较复杂。此时菌斑中的 G^+ 球、杆菌的比例较健康时下降，而 G^- 厌氧菌明显增多，牙龈卟啉单胞菌、中间普氏菌、梭形杆菌和螺旋体比例增高，但仍低于深牙周袋中此类细菌的比例。

二、临床病理

牙龈炎是一种慢性疾病，早期轻度龈炎的组织学表现与健康龈无明显界限，因为即使临床健康牙龈的沟内上皮下方的结缔组织中也有少量的炎症细胞的浸润。1976 年，Page 和 Schroeder 根据动物实验的研究、临床和组织学的观察资料，将从健康牙龈到牙周炎的发展过程分为四个阶段，但它们之间并无明确界限，而是移行过程。然而这四个阶段在人类并没得到组织学的全部证实。近年来，对人健康牙龈的组织学观察表明，大多数临床表现为健康的牙龈，其组织学表现类似动物（狗）实验性龈炎的初期和早期病损。牙龈炎的病变局限于牙龈上皮组织和结缔组织内，当炎症扩延到深部牙周组织，引起牙龈及牙周膜胶原纤维溶解破坏，以及牙槽骨吸收，导致牙周袋的形成，此时即为牙周炎。牙龈炎为牙周炎的前期（先导）阶段，包括初期病损（initial lesion）、早期病损（early lesion）、确立期病损（established lesion）三个阶段。重度病损（advanced lesion）是牙龈炎发展到牙周炎的阶段，但并非所有牙龈炎均会发展成牙周炎。初期、早期和确立期病损三者在牙龈组织中的病理和临床表现十分相似，均为慢性非特异性炎症，只是炎症的范围和程度有所不同。

显微镜下所见的牙龈组织学变化不一。最轻度的变化临床可无表现，亚临床状况往往是炎症的早期，只是在龈沟下结缔组织中存在很少量的中性粒细胞、巨噬细胞、淋巴细胞和极少量的浆细胞，局部区域尤其是在沟上皮下方有结缔组织纤维的松解。

菌斑诱导的龈炎特征是红、肿、探诊出血，病变是可逆的，可持续存在，不会进一步发展为结缔组织附着丧失的牙周炎。

三、临床表现

牙龈炎症一般局限于游离龈和龈乳头，严重时也可波及附着龈，炎症状况一般与牙颈部和龈沟内的菌斑及牙石量有关。牙龈炎一般以前牙区为多见，尤其是下前牙区最为显著。

1. 患者的自觉症状　刷牙或咬硬物时牙龈出血常为牙龈炎患者就医的主诉症状，但一般无自发性出血，这有助于与血液系统疾病及其他原因引起的牙龈出血鉴别。有些患者可感到牙龈局部痒、胀、不适，口臭等症状。近年来，随着社会交往的不断增加和对口腔卫生的逐渐重视，口腔异味（口臭）也是患者就诊的重要原因和较常见的主诉症状。

2. 牙龈色、形、质的变化　健康龈组织暴露于牙菌斑引起牙龈炎症，其临床的典型特征为牙龈色、形、质的改变和龈沟出血（表8－1）。

表8－1　健康龈向龈炎发展的临床变化

	正常龈	龈炎
色泽	粉红（某些人群可见黑色素）	鲜红或暗红
外形	龈缘菲薄紧贴牙面呈扇贝状，龈乳头充满牙间隙，龈沟深度≤3mm	龈缘和乳头组织水肿圆钝，失去扇贝状，牙龈冠向和颊舌向肿胀形成假袋（false pocket）
质地	韧有弹性	松软，水肿，施压时易引起压痕
出血倾向	正常探诊和刷牙不出血	探诊后出血，刷牙时出血

（1）色泽：健康龈色粉红，某些人还可见附着龈上有黑色素。患牙龈炎时，由于牙龈组织内血管增生、充血导致游离龈和龈乳头色呈鲜红或暗红，病变严重时，炎症充血范围可波及附着龈。

（2）外形：健康龈的龈缘菲薄呈扇贝状紧贴于牙颈组织水肿牙龈冠向和颊舌向肿胀，龈缘变厚，失去扇贝状，不再紧贴牙面。龈乳头圆钝肥大。附着龈水肿时，点彩也可消失，表面光滑发亮。少数患者的牙龈炎症严重时，可出现龈缘糜烂或肉芽增生。

（3）质地：健康龈的质地致密坚韧。患龈炎时，由于结缔组织水肿和胶原的破坏，牙龈质地松软、脆弱、缺乏弹性，施压时易引起压痕。当炎症较轻且局限于龈沟壁一侧时，牙龈表面仍可保持一定的致密度，点彩仍可存在。

3. 龈沟深度和探诊出血

（1）龈沟深度：健康的龈沟探诊深度一般不超过2～3mm。当牙龈存在炎症时，探诊会出血，或刺激后出血。有时由于牙龈的炎性肿胀，龈沟深度可超过3mm，但龈沟底仍在釉牙骨质界处或其冠方，无结缔组织附着丧失，X线片示无牙槽骨吸收。只要消除病因，牙龈组织即可消炎而恢复正常。故牙龈炎是一种可逆性的牙周疾病。

（2）探诊出血：在探测龈沟深度时，还应考虑到炎症的影响。组织学研究证明，用钝头的牙周探针探测健康的龈沟时，探针并不终止于结合上皮的最冠方（即组织学的龈沟底位置），而是进入到结合上皮内约1/2～1/3处（图8－1）。当探测有炎症的牙龈时，探针尖端会穿透结合上皮而进入有炎症的结缔组织内，终止于炎症区下方的正常结缔组织纤维的冠方（图8－1）。这是因为在炎症时，结缔组织中胶原纤维破坏消失，组织对机械力的抵抗减弱，易被探针穿通。消炎后，组织的致密度增加，探针不再穿透到结缔组织中，使探诊深度减小。因此在炎症明显的部位，牙周探诊的深度常大于组织学上的龈沟（袋）深度。有些患牙的牙龈炎症局限于龈沟（袋）壁上皮的一侧，牙龈表面红肿不明显，然而探诊后却有出血，这对牙龈炎的诊断和判断牙周炎症的存在有很重要的意义。

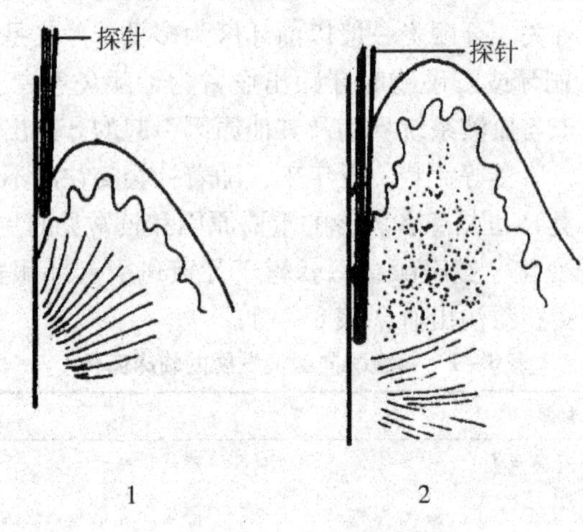

图8－1　探诊深度

1999年，国际牙周病新分类提出的龈炎标准中包括了经过彻底的治疗后炎症消退、牙龈退缩、牙周支持组织的高度降低的原牙周炎患者。此时若发生由菌斑引起的边缘龈的炎症，但不发生进一步的附着丧失，亦可诊断为龈缘炎，其治疗原则及转归与单纯的慢性龈缘炎一样。然而，应明确原发的牙龈炎是指发生在没有附着丧失的牙龈组织的慢性炎症。

4. 龈沟液量　健康龈的龈沟内存在极少量的龈沟液，牙龈有炎症时，龈沟液量较健康龈增多，其中的炎症细胞、免疫成分也明显增多，炎症介质增多，有些患者还可出现龈沟溢脓。龈沟液量的增加是评估牙龈炎症的一个客观指标。也有人报告牙龈炎时，龈沟内的温度升高，但此变化尚未用作临床指标。

本病在去除菌斑、牙石和刺激因素后，病损可逆转，牙龈组织可恢复正常。

四、诊断与鉴别诊断

1. 诊断　菌斑性牙龈炎的诊断主要根据临床表现，即牙龈的色、形、质的改变，但无牙周袋、无新的附着丧失、无牙槽骨吸收，龈缘附近牙面有明显的菌斑、牙石堆积及存在其他菌斑滞留因素等即可诊断。牙龈炎的主要诊断特征见表8－2。

表8-2　菌斑性龈炎的诊断特征

1. 龈缘处牙面有菌斑，疾病主要限于龈缘和龈乳头
2. 牙龈色泽、形状、质地的改变，刺激后出血
3. 无附着丧失和牙槽骨吸收
4. 龈沟液量增加
5. 龈沟温度升高
6. 菌斑控制及其他刺激因素去除后病损可逆

2. 鉴别诊断

（1）早期牙周炎：应仔细检查磨牙及切牙的邻面有无附着丧失，秴翼片有无早期的牙槽嵴顶吸收。牙龈炎应无附着丧失，牙槽嵴顶的骨硬板完整连续。

（2）血液病引起的牙龈出血：白血病、血小板减少性紫癜、血友病、再生障碍性贫血等血液系统疾病，均可引起牙龈出血，且易自发出血，出血量较多，不易止住。对以牙龈出血为主诉且有牙龈炎症的患者，应详细询问病史，注意与上述血液系统疾病相鉴别。血液学检查有助于排除上述疾病。

（3）坏死性溃疡性龈炎：坏死性溃疡性龈炎的临床表现以牙龈坏死为特点，除了具有牙龈自发性出血外，还有龈乳头和边缘龈坏死等特征性损害，可有口臭和假膜形成，疼痛症状也较明显，而菌斑性龈炎无自发痛和自发性出血。

（4）HIV（human immunodeficiency virus，HIV）相关性龈炎：HIV 相关性龈炎在 HIV 感染者中较早出现，临床可见游离龈缘呈明显的线状红色充血带，称作牙龈线形红斑（linear gingival erythema，LGE）。目前认为 LGE 与白色念珠菌感染有关，附着龈可有点状红斑，患者可有刷牙后出血或自发性出血。在去除局部刺激因素后，牙龈的充血仍不易消退。艾滋病患者的口腔内还可出现毛状白斑、Kaposi 肉瘤等，血清学检测有助于确诊。

五、治疗

1. 去除病因　牙菌斑是引起菌斑性龈炎的直接病因。通过洁治术彻底清除菌斑、牙石，去除造成菌斑滞留和刺激牙龈的因素，牙龈的炎症可在一周左右消退，牙龈的色、形、质可完全恢复正常。对于牙龈炎症较重的患者，可配合局部药物治疗。常用的局部药物有1%过氧化氢溶液、0.12%～0.2%氯己定及碘制剂，一般不应全身使用抗生素。

2. 防止复发　菌斑性龈炎是可逆的，其疗效较理想，但也容易复发。在去除病因的同时，应对患者进行椅旁口腔卫生指导（chair-side oral hygiene instruction），教会患者控制菌斑的方法，使之能够持之以恒地保持良好的口腔卫生状况，并定期（间隔6～12个月）进行复查和治疗，才能保持疗效，防止复发。如果患者不能有效地控制菌斑和定期复查，导致菌斑再次大量堆积，菌斑性牙龈炎是很容易复发的（约在一至数月内）。

六、预防

牙龈炎的预防应从儿童时期做起，从小养成良好的口腔卫生习惯，并定期接受口腔检查，及早发现和治疗。目前我国公众普遍缺乏口腔卫生知识和定期的口腔保健，口腔医务工作者的迫切任务是广泛开展口腔健康教育，牙周病的预防关键在于一生中坚持每天彻底地清除菌斑。

（陈小军）

第二节　青春期和妊娠期龈炎

一、青春期龈炎

青春期龈炎是与内分泌有关的龈炎，在新分类中隶属于菌斑性龈病中受全身因素影响的牙龈病（gingival diseases modified by systemic factors）。

牙龈是性激素作用的靶器官。性激素波动发生在青春期、月经期、妊娠期和绝经期。妇女在生理期和非生理期（如性激素替代疗法和使用性激素避孕药）激素的变化可引起牙周组织的变化，尤其是已存在菌斑性牙龈炎时变化更明显。这类龈炎的特点是非特异性炎症伴有突出的血管成分，临床表现为明显的出血倾向。青春期龈炎为非特异性的慢性炎症，是青春期最常见的龈病。

（一）病因

青春期龈炎与牙菌斑和内分泌明显有关。青春期牙龈对局部刺激的反应往往加重，可能由于激素（最重要的是雌激素和睾丸激素）水平高使得龈组织对菌斑介导的反应加重。不过这种激素作用是短暂的，通过口腔卫生措施可逆转。这一年龄段的人群，由于乳牙与恒牙的更替、牙齿排列不齐、口呼吸及戴矫治器等，造成牙齿不易清洁。加之该年龄段患者一般不注意保持良好的口腔卫生习惯，如刷牙、用牙线等，易造成菌斑的滞留，引起牙龈炎，而牙石一般较少。

成人后，即使局部刺激因素存在，牙龈的反应程度也会减轻。但要完全恢复正常必须去除这些刺激物。此外，口呼吸（常伴有安氏分类 2. 1 的错殆）、不恰当的正畸治疗、牙排列不齐等也是儿童发生青春期龈炎的促进因素。青春期牙龈病的发生率和程度均增加，保持良好的口腔卫生能够预防牙龈炎的发生。

（二）临床表现

青春期发病，牙龈的变化为非特异性的炎症，边缘龈和龈乳头均可发生炎症，好发于前牙唇侧的牙间乳头和龈缘。其明显的特征是：龈色红、水肿、肥大，轻刺激易出血，龈乳头肥大常呈球状突起。牙龈肥大发炎的程度超过局部刺激的程度，且易于复发。

（三）诊断

（1）青春期前后的患者。

（2）牙龈肥大发炎的程度超过局部刺激的程度。

（3）可有牙龈增生（gingival hyperplasia）的临床表现。

（4）口腔卫生情况一般较差，可有错殆、正畸矫治器、不良习惯等因素存在。

（四）治疗

（1）口腔卫生指导。

（2）控制菌斑洁治，除去龈上牙石、菌斑和假性袋中的牙石。

（3）纠正不良习惯。

（4）改正不良修复体或不良矫治器。

（5）经上述治疗后仍有牙龈外形不良、呈纤维性增生者可行龈切除术（ginglvectomy）

和龈成形术（gingivoplasty）。

（6）完成治疗后应定期复查，教会患者正确刷牙和控制菌斑的方法，养成良好的口腔卫生习惯，以防止复发。对于准备接受正畸治疗的青少年，应先治愈原有的牙龈炎，并教会他们掌握正确的控制菌斑的方法。在正畸治疗过程中，定期进行牙周检查和预防性洁治（prophy），对于牙龈炎症较重无法控制者应及时中止正畸治疗，待炎症消除、菌斑控制后继续治疗，避免造成对深部牙周组织的损伤和刺激。

二、妊娠期龈炎

妊娠期龈炎是指妇女在妊娠期间，由于女性激素水平升高，原有的牙龈炎症加重，牙龈肿胀或形成龈瘤样的改变（实质并非肿瘤）。分娩后病损可自行减轻或消退。妊娠期龈炎的发生率报告不一，约在30%～100%之间。国内对上海700名孕妇的问卷调查及临床检查的研究结果显示，妊娠期龈炎的患病率为73.57%，随着妊娠时间的延长，妊娠期龈炎的患病率也提高，妊娠期龈瘤患病率为0.43%。有文献报告，孕期妇女的龈炎发生率及程度均高于产后，虽然孕期及产后的菌斑指数均无变化。

（一）病因

妊娠期龈炎与牙菌斑和患者的黄体酮水平升高有关。妊娠本身不会引起龈炎，只是由于妊娠时性激素水平的改变，使原有的慢性炎症加重。因此，妊娠期龈炎的直接病因仍然是牙菌斑，此外与全身内分泌改变即体内性激素水平的变化有关。

研究表明，牙龈是雌性激素的靶器官，妊娠时雌激素水平增高，龈沟液中的雌激素水平也增高，牙龈毛细血管扩张、淤血，炎症细胞和液体渗出增多。有文献报告，雌激素和黄体酮参与调节牙龈中花生四烯酸的代谢，这两种激素刺激前列腺素的合成。妊娠时雌激素和黄体酮水平的增高影响龈上皮的角化，导致上皮屏障的有效作用降低，改变结缔组织基质，并能抑制对菌斑的免疫反应，使原有的龈炎临床症状加重。

有学者发现妊娠期龈炎患者的牙菌斑内中间普氏菌（Prevotella intermedia）的比率增高，并与血浆中雌激素和黄体酮水平的增高有关。因此在妊娠期炎症的加重可能是由于菌斑成分的改变而不只是菌斑量的增加。分娩后，中间普氏菌的数量降至妊娠前水平，临床症状也随之减轻或消失。有学者认为黄体酮在牙龈局部的增多，为中间普氏菌的生长提供了营养物质。在口腔卫生良好且无局部刺激因素的孕妇，妊娠期龈炎的发生率和程度均较低。

（二）临床病理

组织学表现为非特异性、多血管、大量炎细胞浸润的炎症性肉芽组织。牙龈上皮增生、上皮钉突伸长，表面可有溃疡，基底细胞有细胞内和细胞间水肿。结缔组织内有大量的新生毛细血管，血管扩张充血，血管周的纤维间质水肿，伴有慢性炎症细胞浸润。有的牙间乳头可呈瘤样生长，称妊娠期龈瘤，实际并非真性肿瘤，而是发生在妊娠期的炎性血管性肉芽肿。病理特征为明显的毛细血管增生，血管间的纤维组织可有水肿及黏液性变，并有炎症细胞浸润，其毛细血管增生的程度超过了一般牙龈对慢性刺激的反应，致使牙龈乳头炎性过长而呈瘤样表现。

（三）临床表现

1. 妊娠期龈炎　患者一般在妊娠前即有不同程度的牙龈炎，从妊娠2～3个月后开始出现明显症状，至8个月时达到高峰，且与血中黄体酮水平相一致。分娩后约2个月时，龈炎可减轻至妊娠前水平。妊娠期龈炎可发生于个别牙或全口牙龈，以前牙区为重。龈缘和龈乳头星鲜红或暗红色，质地松软、光亮，呈显著的炎性肿胀，轻触牙龈极易出血，出血常为就诊时的主诉症状。一般无疼痛，严重时龈缘可有溃疡和假膜形成，有轻度疼痛。

2. 妊娠期龈瘤　亦称孕瘤。据报告妊娠期龈瘤在妊娠妇女中发生率约为1.8% ~5%，多发生于个别牙列不齐的牙间乳头区，前牙尤其是下前牙唇侧乳头较多见。通常在妊娠第3个月，牙间乳头出现局限性反应性增生物，有蒂或无蒂、生长快、色鲜红、质松软、易出血，一般直径不超过2cm。有的病例在肥大的龈缘处呈小分叶状，或出现溃疡和纤维素性渗出。严重病例可因巨大的妊娠瘤妨碍进食，但一般直径不超过2cm。妊娠期龈瘤的本质不是肿瘤，不具有肿瘤的生物学特性。分娩后，妊娠瘤大多能逐渐自行缩小，但必须除去局部刺激物才能使病变完全消失。

妊娠妇女的菌斑指数可保持相对无改变，临床变化常见于妊娠期4 ~9个月时，有效地控制菌斑可使病变逆转。

（四）诊断

（1）孕妇，在妊娠期间牙龈炎症明显加重且易出血。

（2）临床表现为牙龈鲜红、松软、易出血，并有菌斑等刺激物的存在。

（3）妊娠瘤易发生在孕期的第四个月到第九个月。

（五）鉴别诊断

（1）有些长期服用避孕药的育龄妇女也可有妊娠期龈炎的临床表现，一般通过询问病史可鉴别。

（2）妊娠期龈瘤应与牙龈瘤鉴别。牙龈瘤的临床表现与妊娠期龈瘤十分相似，可发生于非妊娠的妇女和男性患者。临床表现为个别牙间乳头的无痛性肿胀、突起的瘤样物、有蒂或无蒂、表面光滑、牙龈颜色鲜红或暗红、质地松软极易出血，有些病变表面有溃疡和脓性渗出物。一般多可找到局部刺激因素，如残根、牙石、不良修复体等。

（六）治疗

（1）细致认真的口腔卫生指导。

（2）控制菌斑（洁治），除去一切局部刺激因素（如牙石、不良修复体等），操作手法要轻巧。

（3）一般认为分娩后病变可退缩。妊娠瘤若在分娩以后仍不消退则需手术切除，对一些体积较大妨碍进食的妊娠瘤可在妊娠4 ~6个月时切除。手术时注意止血。

（4）在妊娠前或早孕期治疗牙龈炎和牙周炎，并接受口腔卫生指导是预防妊娠期龈炎的重要举措。

虽然受性激素影响的龈炎是可逆的，但有些患者未经治疗或不稳定可引发牙周附着丧失。

（陈小军）

第三节　药物性牙龈增生

药物性牙龈增生（drug induced gingival hyperplasia）又称药物性牙龈肥大，是指由于全身用药引起牙龈完全或部分的肥大，与长期服用药物有关。在我国20世纪80年代以前，药物性牙龈增生主要是由抗癫痫药苯妥英钠（phenytoin，又称大仑丁 dilantin）引起。近年来，临床上经常发现因高血压和心脑疾病服用钙通道阻滞剂（calcium channel blocker）以及用于器官移植患者的免疫抑制剂——环孢素等引起的药物性牙龈肥大，而苯妥英钠引起的龈肥大相对少见。目前我国高血压患者已达1.34亿，心、脑血管疾病亦随着我国社会的老龄化进一步增加，最近这些疾病又出现低龄化的趋势。依据中国高血压协会的统计，目前我国高血压患者接受药物治疗者约50%使用钙通道阻滞剂，其中约80%的高血压患者服用硝苯地平等低价药，由此可见钙通道阻滞剂诱导的药物性牙龈增生在口腔临床工作中会越来越多见。

药物性龈肥大的存在不仅影响到牙面的清洁作用，妨碍咀嚼、发音等功能，有时还会造成心理上的障碍。

一、病因

与牙龈增生有关的常用药物有三类：①苯妥英钠——抗惊厥药，用于治疗癫痫病；②环孢素（cyclosporine）——免疫抑制剂，用于器官移植患者以避免宿主的排异反应，以及治疗重度牛皮癣（psoriasis）等；③钙通道拮抗剂，如硝苯地平——抗高血压药。长期服用这些药物的患者易发生药物性龈增生，其增生程度与年龄、服药时间、剂量有关，并与菌斑、牙石有关。

1. 药物的作用　上述药物引起牙龈增生的真正机制目前尚不十分清楚。据报告长期服用苯妥英钠治疗癫痫者约有40%～50%发生牙龈纤维性增生，年轻人多于老年人。组织培养表明苯妥英钠能刺激成纤维细胞的分裂活动，使合成蛋白质和胶原的能力增强；同时，细胞分泌无活性的胶原溶解酶。由于合成大于降解，致使结缔组织增生。有人报告药物性龈增生患者的成纤维细胞对苯妥英钠的敏感性增高，易产生增殖性变化，此可能为基因背景。环孢素A为免疫抑制剂，常用于器官移植或某些自身免疫性疾病患者。1983年，有学者报告该药引起牙龈肥大，服用此药者约有30%～50%发生牙龈纤维性增生，另有研究发现服药量>500mg/d会诱导牙龈增生。硝苯地平为钙通道阻断剂，对高血压、冠心病患者具有扩张周围血管和冠状动脉的作用，对牙龈也有诱导增生的作用，约有20%的服药者发生牙龈增生。环孢素和钙通道阻滞剂两药联合应用，会增加牙龈增生的发生率和严重程度。这两种药引起牙龈增生的原因尚不十分清楚，有人报告两种药物以不同的方式降低了胶原酶活性或影响了胶原酶的合成。也有人认为牙龈成纤维细胞可能是钙通道阻断剂的靶细胞，硝苯地平可改变其细胞膜上的钙离子流动而影响细胞的功能，使胶原的合成大于分解，从而使胶原聚集而引起牙龈增生。

最近的研究表明，苯妥英钠、环孢素可能通过增加巨噬细胞的血小板生长因子的基因表现而诱导牙龈增生。这些药物能抑制细胞的钙离子摄入（钙是细胞内ATP酶活动所必需的）导致牙龈的过度生长。此外，药物对牙龈上皮细胞凋亡的影响作用不可忽视，比如凋亡抑制蛋白Bcl-2，抑癌蛋白P53、Ki-67抗原和c-myc癌蛋白在药物性增生的牙龈组织内均有阳性表达，甚至有的与物剂量和用药时间呈正相关。这些相关凋亡蛋白的异常表达，可破坏上皮组织的代谢平衡，最终导致龈组织增生。

2. 菌斑的作用　菌斑引起的牙龈炎症可能促进药物性牙龈增生的发生。长期服用苯妥英钠，可使原来已有炎症的牙龈发生纤维性增生。有研究表明，牙龈增生的程度与原有的炎症程度和口腔卫生状况有明显关系。人类和动物实验也证实，若无明显的菌斑微生物、局部刺激物及牙龈的炎症或对服药者施以严格的菌斑控制，药物性牙龈增生可以减轻或避免。但也有人报告，增生可发生于无局部刺激物的牙龈。可以认为，局部刺激因素虽不是药物性牙龈增生的原发因素，但菌斑、牙石、食物嵌塞等引起的牙龈炎症能加速和加重药物性牙龈增生的发展。

二、病理

不同药物引起的龈肥大不仅临床表现相似，组织病理学表现也相同。上皮和结缔组织有显著的非炎症性增生。上皮棘层增厚，钉突伸长到结缔组织深部。结缔组织内有致密的胶原纤维束，成纤维细胞和新生血管均增多。炎症常局限于龈沟附近，为继发或伴发。

三、临床表现

药物性龈增生好发于前牙（特别是下颌），初起为龈乳头增大，继之扩展至唇颊龈，也可发生于舌、腭侧牙龈，大多累及全口龈。增生龈可覆盖牙面1/3或更多。病损开始时，点彩增加并出现颗粒状和疣状突起，继之表面呈结节状、球状、分叶状，色红或粉红，质地坚韧。口腔卫生不良、创伤𬌗、龋齿、不良充填体和矫治器等均能加重病情。增生严重者可波及附着龈并向冠方增大，以致妨碍咀嚼。当牙间隙较大时，病损往往较小，可能由于此处清洁作用较好所致。无牙区不发生本病损。由于牙龈肥大、龈沟加深，易使菌斑、软垢堆积，大多数患者合并有牙龈炎症。此时增生的牙龈可呈深红或暗红色，松软易于出血。增生的牙龈还可挤压牙齿移位，以上、下前牙区较多见。

苯妥英钠性牙龈增生一般在停药后数月之内增生的组织可自行消退。切除增生牙龈后若继续服药，病变仍可复发。

四、诊断与鉴别诊断

1. 诊断

（1）患者有癫痫或高血压、心脏病或接受过器官移植，并有苯妥英钠、环孢素、硝苯地平或维拉帕米（verapamil，原名异搏定）等的服药史。一般在用药后的三个月即发病。

（2）增生起始于牙间乳头，随后波及龈缘，表面呈小球状、分叶状或桑椹状，质地坚实、略有弹性。牙龈色泽多为淡粉色。

（3）若合并感染则有龈炎的临床表现，存在局部刺激因素。

2. 鉴别诊断　药物性龈增生主要应与伴有龈增生的菌斑性龈炎和龈纤维瘤病相鉴别。

（1）伴有龈增生的菌斑性龈炎：又称为增生性龈炎（hyperplastic gingivitis），是慢性炎症性肥大，有明显的局部刺激因素，多因长期接触菌斑所引起。增生性龈炎是牙龈肿大的常见疾病，好发于青少年。龈增生一般进展缓慢，无痛。通常发生于唇颊侧，偶见舌腭侧，主要局限在龈乳头和边缘龈，可限于局部或广泛，牙龈的炎症程度较药物性龈增生和遗传性牙龈纤维瘤病重。口呼吸患者的龈增生位于上颌前牙区，病变区的牙龈变化与邻近未暴露的正常黏膜有明显的界限。牙龈增生大多覆盖牙面的1/3～2/3。一般分为两型。①炎症型（肉芽型）：炎症型表现为牙龈深红或暗红，松软，光滑，易出血，龈缘肥厚，龈乳头呈圆球状增大；②纤维型：纤维型表现为牙龈实质性肥大，较硬而有弹性，颜色接近正常。临床上炎症型和纤维型常混合存在，病程短者多为炎症型，病程长者多转变为纤维型。

（2）龈纤维瘤病：龈纤维瘤病可有家族史，而无服药史。龈增生较广泛，大多覆盖牙面的2/3以上，以纤维性增生为主，详见遗传性牙龈纤维瘤病。

五、治疗

1. 停止使用或更换引起牙龈增生的药物　停药是最根本的治疗，然而大多数患者的病情并不允许停药。因此必须与相关的专科医师协商，考虑更换使用其他药物或与其他药物交替使用，以减轻副作用。

2. 去除局部刺激因素　通过洁治、刮治去除菌斑、牙石，消除其他一切导致菌斑滞留的因素，并指导患者切实掌握菌斑控制的方法。治疗后多数患者的牙龈增生可明显好转甚至消退。

3. 局部药物治疗　对于牙龈炎症明显的患者，除了去除菌斑和牙石外，可用3%过氧化氢液冲洗龈袋，并在袋内置入抗菌消炎的药物，待炎症减轻后再作进一步的治疗。

4. 手术治疗　对于虽经上述治疗但增生的牙龈仍不能完全消退者，可进行牙龈切除并成形的手术治疗；对于重度增生的患者为避免角化龈切除过多可采用翻瓣加龈切术的方法。术后若不停药和忽略口腔卫生，则易复发。

5. 指导患者严格控制菌斑　以减轻服药期间的牙龈增生程度，减少和避免手术后的复发。

对于需长期服用苯妥英钠、硝苯地平、环孢素等药物的患者，应在开始用药前先治疗原有的慢性牙龈炎。

（陈小军）

第四节　坏死性溃疡性龈炎

坏死性溃疡性龈炎是局限于牙龈的坏死性炎症，最多为急性发作，又称急性坏死溃疡性龈炎（acute necrotizing ulcerative gingivitis，ANUG）。最早由Vincent于1898年报告，故称“奋森龈炎”（Vincent gingivitis）。因在本病患者的病变处发现大量的梭形杆菌和螺旋体，故又被称为“梭杆菌螺旋体性龈炎”。第一次世界大战时，在前线战士中流行本病，故又名“战壕口”（trench mouth）。

本病病变累及牙龈组织，无牙周附着丧失。如果病变导致附着丧失则应称“坏死性溃疡性牙周炎”；病变超过膜龈联合则应称“坏死性口炎”。如在急性期疾病未得到适当治疗或反复发作，组织破坏速度转缓，坏死组织不能彻底愈合，则转为慢性坏死性病变。在1999年的新分类中“坏死性溃疡性龈炎”和“坏死性溃疡性牙周炎（necrotizing ulcerative periodontitis，NUP）”被合并称为“坏死性牙周病（necrotizing periodontal diseases）”。因尚不能确定坏死性溃疡性龈炎和坏死性溃疡性牙周炎是同一种感染的不同阶段，抑或为不同的疾病。坏死性溃疡性龈炎主要发生在青壮年、较贫困地区和国家的营养不良或患传染病（如麻疹、疟疾、水痘）的儿童。目前在经济发达的国家中，此病已很鲜见；在我国也已明显减少。

一、病因

通常认为本病的发生是由于机体在某些条件下，对于口腔内原有的致病菌（梭形杆菌和螺旋体）的抵抗力降低所致，是一种机遇性感染。在病变部位的涂片中可见大量梭形杆菌和螺旋体，并可侵入牙龈组织。但人工接种该两种微生物并不能引起本病，而且它们广泛地存在于慢性牙龈炎和牙周炎的菌斑中。近年来普遍认为下列因素与本病的发生有关。

（1）原已存在的慢性牙龈炎或牙周炎是急性坏死性溃疡性龈炎发生的重要条件，此点已为流行病学调查所证实。由于某些原因，使原已存在的上述两种微生物大量增加和入侵组织，直接或间接地造成组织的损害和坏死。近来还发现患急性坏死性溃疡性龈炎时，中间普氏菌数目增多，患者血清中对该菌的抗体水平比正常人高 8 ~ 10 倍。大量菌斑及牙周组织慢性炎症的存在可能是主要的发病条件。

（2）身心因素与本病有密切关系。本病常发生于考试期的学生及工作繁忙休息不足者，或有精神刺激、情绪紧张者。有人报告患者伴有皮质激素分泌增多，可能通过内分泌和自主神经系统的影响改变了牙龈的血液循环、结缔组织代谢及唾液流量等，导致局部抵抗力降低。

（3）绝大部分急性坏死性溃疡性龈炎患者吸烟，且量大。可能吸烟使小血管收缩，吸烟者的口腔白细胞的趋化和吞噬功能低于非吸烟者。但吸烟与本病不一定是因果关系，可能同为精神紧张的结果。

（4）某些全身性易感因素，如营养不良、消耗性疾病等。临床上观察到患者常有维生素 C 摄入不足或缺乏，动物实验表明维生素 B 和 C 缺乏可加重由梭形杆菌和螺旋体引起的感染。一些消耗性疾病，如癌瘤、血液病、射线病等患者易发生本病。艾滋病毒（HIV）感染和艾滋病患者由于辅助性 T 细胞（$CD4^+$）的急剧减少，使局部抵抗力降低，易发生坏死性龈炎或牙周炎。此种患者对常规牙周治疗反应不佳。

二、病理

本病的组织相为牙龈上皮及结缔组织浅层的非特异性急性坏死性炎症。病变由表及里可分为如下几层。

（1）坏死区上皮坏死，代之以由纤维素、坏死的白细胞和上皮细胞、细菌等构成的“假膜”。在坏死区的深部与生活组织之间可见大量的螺旋体和梭形杆菌。

（2）坏死区下方的结缔组织中血管大量增生、扩张充血，并有大量中性多形核白细胞浸润，此区相当于临床所见坏死区下方的红色窄边。

（3）距坏死区更远处的结缔组织内有慢性炎症细胞浸润，主要为浆细胞和单核细胞。电镜观察表明螺旋体可侵入结缔组织内，约深达 0.25mm 处，主要为大型和中型螺旋体。

三、临床表现

本病起病急，疼痛明显。牙龈重度疼痛往往是患者求医的主要原因，但是在病损初起阶段坏死区少而小，中等疼痛。龈自发出血及轻微接触即出血、腐败性口臭等也是该病的主要症状。重度患者可发生下颌下淋巴结肿大和触痛，唾液增多，下颌下淋巴结肿大，低热等。

1. 临床检查 病损早期可局限于牙间乳头，其后扩延至边缘龈的唇舌侧。最初病损常见于下前牙的龈乳头区，乳头肿胀、圆钝、色红，个别牙间乳头的顶端发生坏死，使牙间乳头中央凹陷如火山口状，上覆灰白色污秽的坏死物。检查时须将表面的坏死假膜去除，才能见到乳头顶端的破坏。轻症者牙间乳头红肿，外形尚完整，易与龈缘炎混淆。若病变迅速扩展至邻近乳头及边缘龈，则龈缘呈虫蚀状，表面覆坏死假膜，易于擦去，暴露下方鲜红触痛的溃疡面，一般不波及附着龈。在坏死区和病变相对未累及的牙龈区常有一窄的红边为界。

2. 细菌学检查 病变区坏死物涂片经瑞氏染色可见大量的梭形杆菌和螺旋体。

急性期如未能及时治疗且患者抵抗力低时，坏死还可波及与牙龈病损相对应处的唇、颊黏膜，成为“坏死性龈口炎（necrotizmg gingivostomatitis）”。若疾病进展迅速不及时治疗还可导致小块或大块牙槽骨坏死，这种状况尤其见于免疫缺陷患者（包括艾滋病患者）。机体抵抗力极度低下者还可合并感染产气荚膜杆菌，使面颊部组织迅速坏死，甚至穿孔，称为“走马牙疳（noma）”，以形容病变发展之快。此时患者有全身中毒症状甚至导致死亡。目前，“走马牙疳”在我国已经基本绝迹。

坏死性溃疡性龈炎若在急性期治疗不彻底或反复发作可转为慢性坏死性龈炎。其主要临床表现为牙间乳头严重破坏，甚至消失，乳头处的龈高度低于龈缘高度，呈反波浪状（reversed architecture），牙间乳头处颊舌侧牙龈分离，甚至可从牙面翻开，其下的牙面上有牙石和软垢，牙龈一般无坏死物。

四、诊断和鉴别诊断

1. 诊断 本病以牙龈的急性坏死为特点，表现为龈乳头“火山口”状破坏（punched－out），并伴有牙龈自发出血、疼痛。次要的诊断要点有腐败性口臭和假膜形成。龈病损与梭形杆菌、中间普氏菌和螺旋体有关。

（1）好发于精神紧张者和吸烟者，青少年多见。

（2）起病较急，病变发展迅速，常在数天至一周时就诊，龈乳头顶端中央和龈缘呈现虫蚀状坏死。

（3）牙龈自发痛、触痛。

（4）牙龈自发出血。

（5）腐败性口臭明显。

（6）其他：唾液黏稠，淋巴结肿大，低热，疲乏等。

（7）坏死区涂片瑞氏染色可见大量的梭形杆菌和螺旋体。

慢性期的诊断主要根据反复发作的牙龈坏死、疼痛和出血，牙龈乳头消失、口臭等，细菌涂片检查无特殊细菌。

2. 鉴别诊断 本病应与下列疾病鉴别：

（1）慢性龈缘炎或牙周炎：该两病均可表现为牙龈的红肿、易出血、口臭等。但一般无疼痛，病程长久，一般无自发性出血，而是在刷牙或进食等时出血，口臭也非腐败性的。牙龈一般无坏死，但在怀疑有轻度急性坏死性溃疡性龈炎可能性时，应仔细检查牙间乳头的邻面顶端部分有无坏死。

(2) 疱疹性龈口炎：为病毒感染，多发生于幼儿。起病急，但一般有38℃以上的高热。牙龈充血一般波及全部牙龈而不局限于牙间乳头和边缘龈，还常侵犯口腔黏膜其他部位或唇周皮肤。典型病变为多个小疱，破溃并形成小溃疡，但无坏死。龈缘可有纤维素性渗出膜，但不易擦去。口臭程度轻。有的患者由于全身疾病后抵抗力降低，可同时存在ANUG和疱疹性口炎。

(3) 急性白血病：白血病本身不会引起急性坏死性溃疡性龈炎，但可由于抵抗力的降低而伴发急性坏死性溃疡性龈炎，两者并存。当检查患者见其龈乳头和边缘龈处有坏死物，同时附着龈又有广泛的炎症和肥大时，应考虑合并有其他隐匿性疾病的可能性。血象检查有助于诊断。

(4) 艾滋病患者由于细胞免疫和体液免疫功能低下，常由各种细菌引起机会性感染，可合并坏死性溃疡性龈炎和坏死性溃疡性牙周炎，后者大多见于艾滋病患者。病损发展较快，并向深部牙周组织发展，破坏牙周膜和牙槽骨，形成坏死性溃疡性牙周炎，甚至可形成死骨。患者易发生白色念珠菌或疱疹病毒的感染，口腔内较典型的病损还包括毛状白斑、卡波济肉瘤等。对发展迅速而广泛、常规治疗反应不佳者，应进行血清学检查以除外HIV感染。

五、治疗

1. 急性期　初步洁治，轻轻去除大块牙结石，用3%过氧化氢液擦洗及含漱清除坏死组织。当过氧化氢遇到组织和坏死物中的过氧化氢酶时，能释放出大量的新生态氧，杀灭或抑制厌氧菌。重症者口服甲硝唑或替硝唑等抗厌氧菌药物，甲硝唑每日三次，每次0.2g，服三天一般可控制病情。若治疗及时得当，病损较快愈合，不留后遗症。

全身还可给予维生素C等支持疗法，要充分休息。进行口腔卫生指导也非常重要。更换牙刷，保持口腔清洁，指导患者建立良好的口腔卫生习惯，以防复发。应劝告患者戒烟。

2. 急性期过后的治疗原则　同菌斑性牙龈炎。

（魏　薇）

第五节　牙龈瘤

牙龈瘤（epulis）为牙龈上生长的局限性反应性增生物，是较常见的瘤样病损（具有肿瘤样外形，但不具备肿瘤的生物学特性）。肉芽肿性牙龈瘤又称化脓性肉芽肿（pyogenic granuloma）。

一、病因

一般认为由残根、牙石、不良修复体等局部因素引起，与机械性刺激和慢性炎症有关。有人认为其细胞来源于牙周膜或牙龈的结缔组织。

二、组织病理学

牙龈瘤根据病理变化可分为三型：①肉芽肿性：似炎性肉芽组织，有许多新生的毛细血管及成纤维细胞，有许多的炎症细胞浸润，主要是淋巴细胞和浆细胞，纤维成分少，龈黏膜上皮往往呈假上皮瘤样增生；②纤维性：肉芽组织发生纤维化，细胞及血管成分减少，而纤维组织增多。粗大的胶原纤维束间有少量的慢性炎症细胞浸润。纤维束内可有钙化或骨化发生；③血管性：血管多，似血管瘤。血管间的纤维组织可有水肿及黏液性变，并有炎症细胞浸润。

三、临床表现和诊断

牙龈瘤多见于中、青年，病变发展缓慢。多发生于前磨牙区牙间乳头的颊侧，舌、腭侧较少。牙龈瘤好发于龈乳头。通常呈圆形、椭圆形，有时呈分叶状。大小不一，从数毫米至 1 ~ 2 厘米。有的有蒂，如息肉状，有的无蒂，基底宽广。血管性和肉芽肿性龈瘤质软、色红；纤维性龈瘤质地较硬而韧，色粉红，一般无痛，肿物表面发生溃疡时可感觉疼痛。长期存在的较大牙龈瘤可压迫牙槽骨使之吸收，X 线片示局部牙周膜增宽。

四、鉴别诊断

（1）牙龈瘤应特别注意与牙龈鳞癌鉴别。这两种病损临床上有时不易区别，尤其当牙龈鳞癌呈结节状生长，或牙龈瘤表面有溃疡时，常易混淆。鳞癌大多表现为菜花状、结节状、或溃疡状。溃疡表面凹凸不平，边缘外翻似肉芽，可有恶臭。牙松动或脱落，或已拔除。X 线片表现可见牙槽骨破坏。局部淋巴结肿大。鳞癌好发于后牙区，龈瘤好发于前牙及前磨牙区。

（2）周缘性巨细胞肉芽肿发生于牙间乳头或龈缘，体积一般较大可覆盖数个牙，表面光滑或呈多叶状，有时松软呈暗红色，但也可呈粉红坚实。确切诊断根据组织学检查，可见牙龈结缔组织内有大量多核巨细胞呈灶性聚集，有散在慢性炎症。

（3）妊娠瘤在妇女怀孕期间易发生（第四个月到第九个月），分娩后可退缩。

五、治疗

去除刺激因素，如菌斑、牙石和不良修复体，在消除继发的炎症后，手术切除。切口应在瘤体及蒂周围，凿去瘤体相应处的少量牙槽骨，并刮除该处的牙周膜，以免复发。由于其术后易复发的特点，一般主张将患牙拔除。复发率约为 15%。

（魏 薇）

第六节 牙龈退缩（牙龈萎缩）

长期以来习惯于把牙龈缘位置退向根方而使牙根暴露的情况，称之为牙龈萎缩（gingival atrophy）。近年来普遍认为应称之为“牙龈退缩（gingival recession）”。因为它指的是牙龈缘位置的改变，而非牙龈本身的状态。退缩的牙龈组织可以有炎症，也可以健康丽无炎症，只是位置退向根方，并不一定出现牙龈的上皮或结缔组织的萎缩性改变。

一、病因

牙龈退缩的发生率随年龄增大而升高，在儿童约为 8%，而 50 岁之后约为 100%。过去认为是一种生理性的增龄变化，但从未得到过证实。老年人中普遍发生的轻度牙龈退缩可能是长期积累的对牙龈的轻度刺激或创伤所致。

常见的引起牙龈退缩的因素有：①不正确的刷牙方法（大幅度横刷法）及使用过硬的牙刷；②患有牙周炎的牙齿，由于牙周袋的形成，上皮附着位置已迁移至根方，但由于袋壁的炎症、肿胀，使龈缘的位置仍较高。经过牙周治疗或患者改善了口腔卫生，使用药物牙膏等情况下，牙周袋壁的炎症消退，即可发生龈缘位置的退缩，牙根直接暴露于口腔中；③牙齿位置异常，如偏向颊或舌侧，则该侧牙槽骨板较薄，甚至缺如，其表面的牙龈极易因食物摩擦等机械性因素而发生退缩；④唇、颊系带附着位置过于靠近龈缘，或唇、颊肌肉的牵拉作用，可对牙龈发生“剥离”作用（ablation），引起退缩；⑤𬌗创伤及过度或不恰当的正畸力使受力一侧的骨质发生吸收，也可出现牙龈退缩；⑥曾有人报告一些有精神障碍者，常用指甲、小刀等器物自伤牙龈，造成个别牙的牙龈形状奇特而不规则的退缩或缺损，甚至骨质暴露。

二、临床表现

牙龈退缩可发生在个别牙齿或全口牙龈。唇、颊侧多于舌、腭侧。但上颌磨牙的腭根面也较易发生严重的牙龈退缩，可能因牙根倾斜度较大，𬌗面的重度磨耗使牙冠倾向颊侧，腭根更倾向腭侧，而使腭侧骨质吸收所致。

Stillman 曾报告在创伤时可引起牙龈缘中央部位窄的退缩，而其余部分仍完好或略有肥厚，称之为“Stillman 龈裂（cleft）”。McCall 曾报告创伤可引起龈缘如救生圈状的肥厚，称为“缘突（McCall festoon）”。这种特殊的牙龈形态改变多见于唇颊侧，但它们与𬌗创伤的关系并未得到科学的证实。

牙龈退缩如不合并炎症，除了造成临床牙冠较长，影响美观外，本身并不构成疾病。但暴露的根面容易发生龋齿；根面上较薄的牙骨质被机械地磨去后，易发生楔状缺损或牙本质敏感，甚至因长期刺激而引起牙髓充血和变性；牙间乳头的退缩使邻间隙增大，易造成食物嵌塞和菌斑堆积；龈裂和肥厚的龈缘也会妨碍菌斑的清除，继发更重的炎症和增生。

三、治疗

已经退缩的牙龈，一般难以再生。少数发生于儿童萌牙期（由于牙位不正）或正畸治疗过程中的个别牙龈退缩，在建立正常良好的𬌗关系后，可有一定程度的恢复。对已发生的牙龈退缩，主要是寻找其原因并改正之；并存的龈炎，也应积极治疗，以制止退缩的继续加重。前牙个别的牙龈严重退缩，影响美观者，可用手术方法进行侧向龈瓣转移或游离龈片移植术。对于伴发的症状，如牙本质敏感、根面龋、楔状缺损等，也应进行相应的治疗。

（魏　薇）

第七节　遗传性龈纤维瘤病

本病又名先天性家族性龈纤维瘤病（congenital familial fibromatosis）或特发性龈纤维瘤病（idiopathic fibromatosis），是一种比较罕见的以全口牙龈广泛性、渐进性增生为特征的良性病变。属于经典的孟德尔单基因遗传性疾病，也可能与某些罕见的综合征和其他疾病相伴随。国外文献报告患病率为 1/750 000，国内尚无确切的报告。

一、病因和病理

本病有明显的遗传倾向，通常为常染色体显性遗传，也可有常染色体隐性遗传，但也有非家族性的病例，称为特发性龈纤维瘤病。有关常染色体显性遗传性牙龈纤维瘤病的基因定位与克隆已有研究报告，目前国内外的研究主要定位在2p21－p22区域。

组织学所见为龈上皮增生，表面角化或不全角化，钉突明显。牙龈固有层的结缔组织显著增生，胶原纤维增生明显呈束状、排列紧密，血管相对少见，偶有幼稚的成纤维细胞。纤维束间炎症细胞少。

二、临床表现

一般在恒牙萌出后，牙龈即普遍地逐渐增大，可波及全口牙龈的附着龈直达膜龈联合处。也有少数患儿在乳牙期即发病。唇舌侧牙龈均可发生增生，严重者常覆盖牙面2/3以上，以至影响咀嚼，妨碍恒牙萌出。增生龈表面呈结节状、球状、颗粒状，龈色粉红，质地坚韧，无明显刺激因素。在增生的基础上若有大量菌斑堆积，亦可伴有牙龈的炎症。增生的牙龈组织在牙脱落后可缩小或消退。患者发育和智力无异常。

本病可作为巨颌症、眶距增宽症、多发性毛细血管扩张、多毛综合征等全身性综合征的一个表征，但临床病例大多表现为单纯牙龈增生的非综合征型。

三、诊断与鉴别诊断

（1）发生于萌牙以后，可波及全口牙龈。多见于儿童，但也可见于成人。

（2）龈颜色正常，坚实，表面光滑或结节状，点彩明显（结缔组织中充满粗大的胶原纤维束和大量的成纤维细胞）。

（3）替牙期儿童可有萌牙困难。

（4）可有家族史。

本病应与药物性龈增生、青春期或妊娠期有关的龈增生鉴别。无家族史的龈纤维瘤病需排除上述病变后方可诊断为特发性龈纤维瘤病。增生性龈炎大多发生于前牙部，炎症明显，一般有明显的局部刺激因素，增生程度相对较轻，无长期服药史和家族史。药物性龈增生有长期服药史，主要累及牙间乳头及龈缘，增生程度相对居中。龈纤维瘤病，多毛综合征的特征除牙龈进行性过长外，伴明显的多毛，患者智力减退、颅变形，偶有男子出现女性型乳房。

四、治疗

（1）控制菌斑，消除炎症。

（2）手术切除肥大的牙龈。可采用内斜切口式的翻瓣术兼作牙龈切除，以保留附着龈，并缩短愈合过程。若龈增生过厚过大可先作水平龈切除再采用内斜切口。本病手术后易复发，复发率与口腔卫生的好坏有关。本病为良性增生，复发后仍可手术治疗，故一般不考虑拔牙。一部分患者在青春期后可缓解，故手术最好在青春期后进行。

（魏　薇）

第九章 牙髓病与根尖周病

第一节 牙髓及根尖周组织生理学特点

一、牙髓形态及组织结构

牙髓是牙组织中唯一的软组织，位于由牙本质围成的牙髓腔内，借狭窄的根尖孔与根尖周组织相连。

牙髓作为一种疏松结缔组织，所含的细胞、血管和神经对环境变化的反应与其他疏松结缔组织的反应基本一样。

牙髓特点：①被无让性的牙本质包围；②基质富含纤维且具有黏性；③无有效的血液侧支循环。

这些特点使牙髓的损伤一般都难以恢复，且易产生疼痛。

（一）形态学特点

一般情况下，牙髓不能被直视，仅能通过X线观察到它的大致外形。

牙髓由明胶状基质构成，其内富含胶原纤维和纤维束。正常有活力的牙髓呈一个坚实的、黏性的和具有弹性的实体。用1根拔髓针，可将其从髓腔内完整地拔出。牙髓的分层如下。

1. 成牙本质细胞层（dentinoblastic zone）　位于牙髓的最外层，主要由成牙本质细胞体构成，细胞间含有毛细血管和神经纤维。

2. 无细胞层（cell - free zone）　也称魏氏层或成牙本质细胞下层，位于成牙本质细胞层下方，宽约40μm；该层细胞成分很少，主要由无髓鞘的神经纤维、毛细血管和成纤维细胞的胞质突构成。在牙本质快速形成时，该层可以缩小或暂时消失。

3. 多细胞层（cell - rich zone）　位于无细胞层的下方，主要由大量的成纤维细胞和储备细胞构成；该层在冠髓区较根髓区明显。

4. 中央区（central zone）　即固有牙髓，是牙髓疏松结缔组织的核心和主体，含有较粗大的神经纤维、血管及成纤维细胞。

（二）结构特点

牙髓由细胞、细胞间质和细胞间液组成。

1. 细胞　牙髓的细胞成分包括成牙本质细胞（dentinoblast）、成纤维细胞、防御细胞和储备细胞。

（1）成牙本质细胞：成牙本质细胞是一种特殊的牙髓结缔组织细胞，可形成牙本质，是牙髓牙本质复合体的特征性细胞。

成牙本质细胞在牙髓周边呈并肩的栅栏状排列，在髓角区可呈假复层排列。细胞在髓室区为高柱状，在颈部和根中部呈矮柱状或立方状，在根尖区呈扁平状。细胞的大小与它们的功能状态密切相关。

成牙本质细胞不能进行有丝分裂，被认为是分裂后细胞或终末细胞。

成牙本质细胞突是成牙本质细胞伸入牙本质小管中的原浆突，一般仅局限于牙本质内侧1/3～1/2，也可贯穿整个牙本质层，到达釉质牙本质界或牙本质牙骨质界。在前期牙本质中，该细胞突完全充满牙本质小管，随后与小管分离，末端形成许多分支。成牙本质细胞突在近牙髓端粗大，近末端细小，平均直径为2μm，平均长度为2mm。原浆突内主要含一些微管和微丝，它们有传递胞内物质和支持细胞突的作用。

（2）成纤维细胞：成纤维细胞是牙髓中的主体细胞，又称为牙髓细胞，分布于整个牙髓，特别密布于多细胞层。成纤维细胞可产生明胶状基质和胶原纤维，未成熟的成纤维细胞可分化为成牙本质细胞。

成纤维细胞可呈细长的纺锤状或有多个短突起的星状。它们在功能旺盛时胞体较大。一般来讲，成纤维细胞的健康状态可以反映牙髓的年龄和活力及牙髓抵御外来有害刺激的潜能。

（3）防御细胞：牙髓结缔组织中还有一些具有防御作用的细胞。①巨噬细胞由血管中单核细胞进入组织形成，也可来源于组织中的间质细胞，具有吞噬细菌、异物或坏死细胞及抗原呈递的作用。②其他细胞主要有树枝状细胞、淋巴细胞、肥大细胞，可能与牙髓的免疫监视作用有关。发生牙髓炎症时，上述细胞的数目可明显增多。

（4）储备细胞：指原始的、未分化的间质细胞，主要分布在血管附近和多细胞层，胞体较小，胞质不明显。它们是牙髓细胞的储备库，可根据需要分化成不同类型的细胞。

2. 细胞间成分　牙髓细胞间成分包括胶原纤维、不定型基质和细胞间组织液。

（1）胶原纤维：牙髓中含有丰富的胶原纤维，互相交织成松散、不规则的网状，以支持牙髓组织中的其他结构成分。这些胶原纤维由成牙本质细胞和成纤维细胞合成和分泌，胶原类型主要为Ⅰ型和Ⅲ型。

网状纤维、嗜银纤维和原胶原纤维是正在发育和年轻牙髓中的优势纤维，体积较为细小。随着牙髓的成熟，这些纤维在长度和直径上逐渐增加，成为成熟的胶原纤维。胶原纤维一旦成熟，就很难被破坏或清除。随着年龄的增长，胶原纤维在牙髓中不断聚积，最后导致牙髓纤维化。在牙髓周边还存在一种特殊排列的胶原束，被称为 von Korff 纤维，它呈螺旋状，从成牙本质细胞间进入牙本质基质。

（2）基质：基质是细胞间的不定型胶状物质，其主要化学成分是蛋白多糖。蛋白多糖中的多糖成分种类较多，总称为糖胺多糖。牙髓中主要有两种类型的糖胺多糖，即透明质酸和硫酸软骨素，其中透明质酸是基质中的主要成分，它们使基质具有黏性且呈胶状。

基质在牙髓组织中起到重要的作用：①包绕和支持牙髓中的各种有形成分；②作为血管与细胞之间传递营养物质和废料的重要介质；③胶状基质是抵抗细菌和毒性产物在牙髓组织中扩散的屏障。发生炎症时，基质的黏性使组织压的增加仅局限于受损区局部而不扩散到整个牙髓。在此过程中，胶原纤维的存在使基质的黏性更为增强。但局部组织压的过度增高，可使静脉萎缩，血液淤滞或局部缺血，最终导致局部细胞的坏死。

（3）组织液：组织液来源于毛细血管，其成分与血浆相似。一般情况下，组织液中的水与基质蛋白多糖相结合，构成液态胶体系统，这有利于可溶性物质来往于基质中。炎症时，基质可以快速释放出游离的水，使组织压增高。

试验表明，正常牙髓内组织压为 0.8～1.3kPa，在可复性牙髓炎时，组织压可上升到 1.7kPa 左右，而在急性牙髓炎时，其组织压可上升到 4.6kPa，故过高的组织压提示牙髓处于不可复状态。

二、牙髓的功能

牙髓具有 4 种基本功能：①成牙本质细胞形成牙本质；②血管系统向牙髓牙本质复合体提供营养成分；③感觉神经纤维传导痛觉；④成牙本质细胞及结缔组织成分对外界刺激的保护性反应。

（一）成牙本质功能

牙髓在整个生命过程中，能不断形成牙本质，但形成牙本质的速率和形式有所不同。

原发性牙本质（primary dentin）：在牙萌出之前形成。由于此时成牙本质细胞的排列不拥挤，牙也还未开始行使功能，故原发性牙本质呈管状且排列有规律。

继发性牙本质（secondary dentin）：在牙萌出之后形成，也呈规则的管状，且牙本质小管与原发性牙本质中的小管相延续。随着成牙本质细胞分泌基质和逐渐后退，它们变得拥挤且排列紊乱，此时形成继发性牙本质呈波纹状，且形成的速度相对缓慢。

第三期牙本质（tertiary dentin）：又被称为修复性牙本质（reparative dentin）、刺激性牙本质（irritation dentin）或不规则牙本质（irregular dentin）等。当牙髓受到外界异常刺激如龋病、磨损、酸蚀症和备洞等，牙髓组织受诱发形成第三期牙本质，以保护牙髓免遭不良刺激。目前认为，第三期牙本质的分类为：①反应性牙本质（reactionary dentin），由原来的成牙本质细胞形成，其形成的速率较快，牙本质小管与继发性牙本质中的小管相延续；②修复性牙本质，由新分化的成牙本质细胞样细胞形成，其牙本质小管形态不规则，数目较少甚至缺乏，也不与继发性牙本质中的小管相延续。若修复性牙本质的形成速度过快，基质中含有细胞或组织，形成类似骨组织样外观，称为骨样牙本质（osteodentin）。

（二）营养功能

牙髓通过向成牙本质细胞和细胞突提供氧、营养物质及牙本质液来保持牙本质的活力。牙髓丰富的周边毛细血管网是牙髓行使营养功能的基础。在毛细血管动脉端，血浆中的营养成分经毛细血管进入基质；在毛细血管静脉端，组织液携带废物可再进入毛细血管和淋巴管。

牙髓的血液来源于上、下牙槽动脉。动脉经根尖孔进入牙髓后，在牙髓中央区向冠部行走，沿途向周边发出分支，从小动脉到微动脉，最后形成毛细血管。毛细血管在成牙本质细胞下层形成了密集的毛细血管网，以满足邻近成牙本质细胞层和多细胞层内细胞的功能需要。流经毛细血管的血液回流到毛细血管后静脉和小静脉，出根尖孔后汇入牙槽静脉。多根牙在髓室内有丰富的血管吻合，但由于来源于副根管的交通血管不足或缺乏，牙髓无有效的侧支循环。

牙髓中的毛细淋巴管以盲端状起源于牙髓周边，所收集的淋巴液逐步汇入较大的淋巴管，最后牙髓淋巴管与血管和神经一起出根尖孔，汇入相应的淋巴结。毛细淋巴管内皮细胞的间隙较大，且基底膜不连续，使得大分子物质甚至细菌能够进入管中。炎症时，淋巴管可移走过多的组织液、蛋白成分、细胞碎片和细菌等，因此，它具有降低组织压，缓解早期炎症反应的功能。

牙本质液来源于组织液，其组成与血浆成分相似。组织液经成牙本质细胞间不断进入牙本质小管内，成为牙本质液，后者对维持牙本质的生理功能具有重要意义。

（三）感觉功能

牙髓丰富的神经分布是其行使感觉功能的基础。由于牙髓内仅有伤害感受器或称疼痛感受器，当它们受到各种外界刺激如机械、温度或化学刺激时，其冲动传递到中枢都表现为痛觉，因此，牙髓的感觉功能是产生痛觉。

1. 牙髓神经

（1）神经分布：牙髓的神经主要来源于三叉神经的上颌支和下颌支，其感觉神经纤维束伴随着血管自根尖孔进入髓腔，随着向冠方和周边的走行，逐渐分出越来越细小的分支。在邻近多细胞层处，广泛的神经分支形成了神经壁层（parietal layer of nerves），也称为Raschkow丛（plexus of Raschkow），该神经丛包括有髓鞘的 A_δ 纤维和无髓鞘的C纤维。进入多细胞层的有髓鞘纤维开始失去髓鞘，并在无细胞层形成一个密集的纤维网络或游离的神经纤维丛。最后，神经纤维进入成牙本质细胞层，部分纤维还可伸入前期牙本质层及牙本质的内层，形成牙髓感觉神经末梢。牙髓感觉神经末梢为游离的神经末梢，它们是牙髓的疼痛感受器。

（2）牙髓感觉神经纤维：牙髓感觉神经纤维包括 A_δ 纤维和C纤维，虽然它们都是传递痛觉的纤维，但特点不同。

1）A_δ 纤维：有髓鞘神经纤维，其末梢主要分布在牙髓牙本质交界区，刺激阈值较低，疼痛特征为尖锐刺痛，一般认为它与牙本质敏感有关。

2）C纤维：无髓鞘神经纤维，末梢遍布整个牙髓，刺激阈值较高，疼痛特征为烧灼样剧痛，一般认为它与牙髓炎疼痛相关。另外，C纤维对缺氧环境有较强的抵抗力，当牙髓组织因缺氧发生坏死时，C纤维还有活性，这可以解释在预备死髓牙根管时，有时还会发生疼痛的原因。

2. 牙髓神经分布与牙髓炎疼痛　牙髓神经分布上的一些特点还与牙髓炎时疼痛的特点密切相关。如急性牙髓炎所导致的疼痛常不能定位，且常引起牵涉痛，其原因除了与牙髓内仅有疼痛感受器而无本体感受器有关外，还与神经分布的复杂性相关。有学者对牙髓神经分布的复杂性做了归纳，主要包括：①前牙左、右牙髓神经都可以跨越中线到达对侧三叉神经节内的神经元；②上、下颌第一磨牙牙髓神经在三叉神经节内有明显交叉现象；③三叉神经节内的1个神经元可以控制2个牙的感觉；④后牙牙髓神经可达到同侧三叉神经节、颈上神经节及耳后神经节内的神经元；⑤三叉神经节内神经元同时支配上、下颌骨及牙周、头面部较为广泛组织的感觉。

3. 炎症性疼痛的机制　牙髓炎的主要症状是疼痛，特别是自发痛。牙髓炎疼痛的原因被认为与组织压升高的压迫作用和某些炎症介质直接作用于神经末梢有关，特别是C纤维的兴奋与炎症性疼痛关系密切。

（1）组织压升高：牙髓在损伤因子的作用下发生炎症反应，可导致局部组织水肿和组织压的升高。牙髓中的感觉神经纤维主要是C纤维对压力非常敏感，组织压升高的压迫作用可使C纤维的末梢兴奋，冲动传至中枢，最后导致疼痛。

随着炎症的发展，大量白细胞所释放的各种酶可导致组织坏死，甚至导致脓肿形成，这使局部组织张力更高，从而引发剧烈的疼痛。

（2）炎症介质：炎症中的组织细胞、血浆成分和白细胞可释放各种炎症介质，它们除了可通过升高牙髓内组织压引发疼痛外，部分炎症介质还可直接作用于神经末梢。一般认为，炎症介质可使疼痛感受器的痛阈下降，使它们对环境变化的刺激更为敏感。

实验表明，5-羟色胺能兴奋牙髓 $A_δ$ 纤维，组胺和缓激肽可兴奋 C 纤维而引发牙髓疼痛，白三烯 B_4 对牙髓内神经纤维有持久的致敏作用。临床研究表明，5-羟色胺和前列腺素在有症状牙髓炎中的含量明显高于无症状牙髓炎和正常牙髓，提示它们与牙髓炎疼痛关系密切。

神经多肽亦参与了牙髓炎疼痛的发生。牙髓 C 纤维含有多种神经多肽，如 P 物质、降钙素基因相关肽和神经激肽 A 等，当牙髓受到刺激时，C 纤维可释放这些神经多肽，导致血管扩张和神经末梢的敏感性上升。

4. 闸门控制学说　关于周围神经冲动能否传入高级神经中枢引起疼痛的问题有多种学说，其中被引用较多的是闸门控制学说（gate control theory）。该学说认为，在脊髓灰质区的胶质中有闸门装置，它控制着传入冲动向中枢传递。在闸门开放时，冲动可以通过；而闸门关闭时，则冲动不能通过。同时，较高级的大脑中枢也可向下传出冲动，调节该闸门装置。闸门控制学说的主要内容如下。

（1）外周粗纤维（$A_α$、$A_β$ 和 $A_γ$ 纤维，主要传递触觉和压觉等）进入脊髓后，其主支直接到达背角区的中枢传递细胞（T 细胞），其侧支中 1 支进入胶质，终止于胶质细胞（SG 细胞），另一支上行至高级中枢。

（2）外周细纤维（$A_δ$ 和 C 纤维，主要传递痛觉）进入脊髓后，其主支也抵达 T 细胞，亦有侧支终止于 SG 细胞。

（3）SG 细胞发出的轴突进入 T 细胞区，在外周传入纤维到达 T 细胞之前，与传入纤维形成抑制性突触，发挥闸门作用。T 细胞接受外周传入纤维的冲动，将信号传向中枢活动系统，引起痛觉和痛反应。

（4）来自粗纤维的冲动只能兴奋 SG 细胞，使后者向 T 细胞发生抑制性冲动，从而阻断外周纤维向 T 细胞传递冲动，故闸门关闭。粗纤维还可通过高级中枢的下行传出冲动，调节闸门系统，这是精神因素（包括情绪、痛觉认识、过去痛觉经历等）影响痛觉的原因。

（5）来自细纤维的冲动只能抑制 SG 细胞，使后者不能向 T 细胞发生抑制性冲动，因而闸门开放。

（6）当外周纤维受到刺激时，粗纤维的冲动可快速到达 SG 细胞，使 SG 细胞兴奋；细纤维的冲动随后到达 SG 细胞，抑制 SG 细胞。两种相反作用相互影响，当细纤维的冲动超过粗纤维时，则 SG 细胞受抑制，闸门打开，然后 T 细胞被激活，将伤害性刺激冲动传向大脑；当 T 细胞的冲动达到临界值时，中枢活动系统被触发，导致痛觉和痛反应。当 T 细胞尚未接受来自 SG 细胞的抑制性冲动，并为细纤维冲动激发时，它可自由向大脑传递冲动。

闸门控制学说可用于解释一些临床现象和镇痛机制。例如，应用镇痛催眠药，由于作用了高级中枢，使闸门预先处于关闭状态，不允许伤害性刺激冲动向上传递，因而不会引起疼痛。又如，按摩或加压患处可减轻疼痛，这是由于压觉兴奋了粗纤维，从而使闸门关闭之故。针刺镇痛的原理也与按摩减痛的原理相似。

闸门控制学说也可被用来解释牙髓炎时的自发性痛和阵发性痛，有学者推测：A_β 纤维可能是牙髓内的粗纤维，若炎症兴奋了 A_β 纤维，后者的冲动可使闸门关闭，从而使 C 纤维的冲动不能传向中枢；相反，若 A_β 纤维未被兴奋，C 纤维的冲动到达一定阈值，就可引发痛觉。两种纤维兴奋的程度决定了闸门的状态，如果细纤维的刺激总和大于 A_β 纤维时，产生痛觉；如果 A_β 纤维的兴奋过强时，痛觉就会终止。但由于缺乏足够的解剖学依据，故对闸门控制学说仍有争议。

（四）防御功能

牙髓在受到一定的外界刺激或损伤时，其内的神经、血管以及牙髓牙本质复合体会出现相应的反应，发挥防御功能。牙髓的防御功能包括疼痛、第三期牙本质形成和炎症反应等。

三、牙髓增龄性变化

牙髓增龄性变化是指随着年龄的增长，牙髓发生的一些生理性变化。各种不良刺激可加速牙髓的这些变化。

牙髓的增龄性变化主要表现为体积变化、结构变化和功能变化。

（一）体积变化

成牙本质细胞具有不断形成继发性牙本质的功能，所以随着年龄的增长，髓腔周围的牙本质会不断增多，牙髓体积不断缩小，髓室由大变小，髓角变低或消失，根管由粗变细，根管走向复杂化，根尖孔变窄。因此，在进行牙髓治疗时，需要拍摄 X 线片以了解髓腔的大小和位置，以及根管的粗细和走向，以利操作，避免髓底或髓腔侧壁的穿孔。

严重的磨损或龋病可诱导牙髓形成修复性牙本质，加速牙髓增龄性变化，使髓腔变小，甚至闭塞。

（二）结构变化

牙髓增龄性变化在结构上的体现如下。

（1）牙髓内成纤维细胞逐渐变小，数目逐渐减少。

（2）成牙本质细胞从高柱状变为立方状或扁平状，在磨牙髓室底处甚至消失。

（3）牙髓基质因逐渐失去水分而变得更黏稠。虽然胶原纤维的形成随细胞成分的减少而逐渐减少，但由于成熟的胶原纤维不能从牙髓中清除，因此，胶原纤维在牙髓内的堆积可使牙髓出现纤维变性。

（4）在衰老的牙髓中，神经、血管数目的明显减少，可导致牙髓营养不良性钙化的发生。钙盐可沉积在变性或坏死的细胞、血管壁、神经纤维及胶原纤维上，在根管内常形成弥散性钙化，而较大的钙化物仅见于髓室内。牙创伤和盖髓术常可诱发和加速牙髓组织的钙化，使年轻恒牙的髓腔也会出现钙化性闭塞，增加其根管治疗的难度。

（三）功能变化

随着牙髓中细胞成分的减少，牙髓的各种功能会逐渐降低。

（1）根尖孔的变窄和血管数目的减少可造成牙髓血流的减少，使牙髓中的细胞缺乏足够的营养物质和氧，从而使牙髓的防御和修复方面功能降低甚至丧失。

（2）神经纤维数目的减少，导致了牙髓对外界刺激的敏感性降低。

此外，大量继发性和修复性牙本质的形成，也使牙本质通透性下降，从而使牙髓暴露机会减少。但一旦牙髓受损，因其修复能力降低，所以痊愈是不可能实现的。

四、根尖周组织生理学特点

根尖周组织是指根尖部的牙周组织，包括牙骨质、牙周膜和牙槽骨，其组织生理学特点与牙髓有着明显的不同。

（一）牙骨质

牙根冠方2/3的牙骨质为薄的板层状结构，根尖1/3的牙骨质为较厚的不规则的板层状，多为细胞性牙骨质。

1. 牙骨质的功能

（1）牙骨质的主要功能是为牙周膜附着于牙和牙槽骨提供中介，牙周韧带借助牙骨质附着于牙根，并使牙齿固定在牙槽窝内。因牙周膜内的胶原纤维不能渗入牙本质，所以，如果没有牙骨质，结缔组织与牙的附着是不可能的。

（2）牙骨质具有不断新生的特点，具有修复和补偿功能。与骨组织不同的是，牙骨质在正常情况下是不发生吸收的，但有新的牙骨质持续性沉积。根尖部牙骨质不断生长，以补偿牙冠的磨损；牙髓病和尖周病治疗后，牙骨质能新生并覆盖根尖孔，重新建立牙体与牙周的连接关系。

（3）牙骨质持续新生以适应牙周韧带的不断改建和附着。

2. 临床意义

（1）根尖部牙骨质的不断沉积使牙根不断增长，根尖孔逐渐缩小。根尖孔过度的缩小将影响血流进入牙髓，诱发牙髓的退行性或增龄性变化。虽然牙根的长度在不断增加，但如果以牙本质牙骨质界为测量标准，根管工作长度却在不断减少。

（2）根管预备的深度应止于牙本质牙骨质界，通常距根尖孔为0.5～1mm，在老年患牙该值>1mm。在根管治疗中，组织学根尖孔可协助根管预备器械在根尖的定位，同时可预防根充材料超出根尖孔。

（3）牙骨质可修复因炎症导致的牙根病理性吸收，也可修复因牙移位导致的牙根生理性吸收，在对后者的修复过程中，可使根尖孔开口更偏向侧方。另外，在根尖诱导形成术后，牙骨质在根端硬组织屏障形成中亦具有重要作用。

（二）牙周膜

1. 牙周膜的生理特点

（1）牙周膜的神经支配：根尖周的神经主要来源于三叉神经的第2支和第3支，有粗纤维和细纤准，神经终末呈结节状、襻状或游离神经末梢。牙周膜内分布有触觉（压觉）感受器和疼痛感受器，前者可传导压力和轻微接触牙体的外部刺激，发挥本体感受功能，调节咀嚼压力；而后者可传导痛觉，参与防御反应。当根尖周组织发生炎症时，由于炎症介质的释放、血管的扩张和局部组织压力的增加，患者既可感受到痛觉，又能指出患牙所在。

（2）牙周膜的血液循环和淋巴循环：与牙髓相比，牙周膜的侧支循环较为丰富，其血供有3个来源：①牙槽动脉在进入根尖孔前的分支；②牙槽的血管通过筛状孔进入牙周膜；③牙龈血管也可分支至牙周膜。这些血管在牙周膜内形成血管网，能较好地清除炎性产物，使病变在接受合理治疗后易恢复和痊愈。另外，牙周膜丰富的血液供应还有营养牙骨质的功能。经过治疗的无髓牙或死髓牙仍能保留于颌骨内并行使其咀嚼功能，就是借助于牙周膜的联系和营养。

根尖周淋巴管也较丰富，因此在根尖周炎时，所属淋巴结可增大和扪压时产生疼痛。

(3) 牙周膜细胞：根尖周牙周膜内含有成纤维细胞、组织细胞和未分化的间质细胞，后者在炎症过程中可分化成各种细胞，如成牙骨质细胞、成骨细胞或破骨细胞等。根尖周牙周膜内还含有来源于上皮根鞘的外胚叶细胞索即牙周上皮剩余，它受到炎症刺激时可增殖，从而在根尖周囊肿的形成中起重要作用。

2. 牙周膜的功能　根尖周牙周膜主要有以下 4 种功能。

(1) 形成根尖部的牙骨质和牙槽骨，并能吸收和重建牙骨质和牙槽骨。

(2) 承受咀嚼力和缓冲外来的力量，以免牙槽骨直接受力。

(3) 维持牙槽骨的代谢活力。

(4) 对外来刺激产生相应的组织学反应。

(三) 牙槽骨

牙槽骨由固有牙槽骨和支持骨组成，固有牙槽骨为薄层致密骨，构成牙槽窝的内壁，它在 X 线片上呈围绕牙根的连续阻射白线，又称为硬骨板。

固有牙槽骨上有许多小孔，它们是血管、神经进出的通道，这些小孔使固有牙槽骨呈筛状外观，因此又被称为筛状板。因为固有牙槽骨的筛状特点，由根尖周炎压力引发的疼痛远没有牙髓炎疼痛那么剧烈。

持续性根尖周炎症可导致根尖周硬骨板的吸收，在 X 线片上可表现为阻射白线的模糊、中断甚至消失。研究表明，硬骨板矿物质被吸收 30% ~50% 时，在 X 线片上才能显示出来，因此，早期根尖周病损不一定能被 X 线片检出。

（熊　磊）

第二节　病因及发病机制

一、微生物因素

牙髓病和根尖周病的常见类型均由细菌感染所致。

1890 年，Miller 首次证实了在人坏死牙髓组织中有细菌的存在。此后，许多研究亦相继证实了细菌与牙髓病和根尖周病的密切关系。

目前认为，根管和根尖周的感染是以厌氧菌为主的混合感染，厌氧菌在牙髓病和根尖周病的发生和发展中具有重要作用。

(一) 优势菌及其代谢产物

1. 炎症牙髓　炎症牙髓中的细菌无明显特异性，细菌的种类与牙髓的感染途径和髓腔开放与否有关。

(1) 继发于龋病的牙髓炎：牙本质深层是一个相对缺氧的环境，有利于兼性和专性厌氧菌的生长和繁殖，因此，该类炎症牙髓中所分离到的细菌主要是兼性厌氧球菌和厌氧杆菌，如链球菌、放线菌、乳杆菌和革兰阴性杆菌等。其中龋源性牙髓炎所致的牙髓组织炎症和坏死与牙龈卟啉单胞菌和微小消化链球菌有重要关系。

（2）开放髓腔的牙髓炎：包括真菌在内的多种口腔细菌都能在此类炎症牙髓中检出，但厌氧菌极少能被检出。

2. 感染根管　厌氧菌尤其是专性厌氧菌是感染根管内的主要细菌。较常见的优势菌有卟啉单胞菌、普氏菌、梭形杆菌、消化链球菌、放线菌、真杆菌、韦荣菌等。

（1）原发或继发感染根管：原发感染根管内的微生物种类和继发感染根管内的有所不同，但两种感染根管内均能检出粪肠球菌。

（2）牙髓治疗失败的根管：此类感染根管内占主导地位的是兼性厌氧菌和革兰阳性菌。粪肠球菌容易在牙髓治疗失败的根管内检出，是根管持续感染和再感染的重要微生物之一。

（3）伴有临床症状及体征的感染根管：卟啉单胞菌和普氏菌、消化链球菌、真杆菌等与根尖部出现疼痛、肿胀、叩痛和窦道形成有关；产黑色素普氏菌、牙髓卟啉单胞菌和牙龈卟啉单胞菌与急性根尖周炎症和根管内恶臭关系密切；顽固性根尖周病变和窦道经久不愈可能与放线菌感染有关。

3. 根尖周组织　目前已证实根尖周脓肿内有许多种类的细菌，其中检出率较高的细菌包括消化球菌、消化链球菌、米勒链球菌、口腔类杆菌、卟啉单胞菌、普氏菌和梭形杆菌等。它们或单独致病，或与其他微生物协同参与疾病的发生。参与疾病发生或发展的非细菌微生物主要包括真菌（白念珠菌）、古生菌、螺旋体（口腔密螺旋体）及病毒（疱疹病毒）等。

（二）感染途径

1. 牙本质小管　牙本质含有大量的牙本质小管，当釉质或牙骨质的完整性被破坏后，细菌可通过暴露的牙本质小管侵入牙髓，引发牙髓感染。

（1）龋病：龋病是引起牙髓感染的最常见原因。细菌在感染牙髓之前，其毒性产物可通过牙本质小管引发牙髓炎症反应。当细菌侵入牙本质的深度距牙髓 <1.1mm 时，牙髓即可出现轻度的炎症反应；当细菌距牙髓 <0.5mm 时，牙髓可发生明显的炎症反应；当细菌距牙髓 $\leqslant 0.2$mm 时，牙髓内即可找到细菌。

（2）非龋性疾病：楔状缺损、磨损、牙体发育畸形等也可造成釉质或牙骨质的缺损。龋病治疗时，窝洞充填前未去净的细菌亦可通过牙本质小管引发牙髓感染。

2. 牙髓暴露　龋病、牙折、楔状缺损、磨损、牙隐裂及治疗不当等均可引起牙髓直接暴露于口腔环境，使细菌直接侵入牙髓。由于细菌毒力、宿主抵抗力、病变范围和引流情况的不同，暴露于口腔菌群的牙髓可以长期处于一种炎症状态，也可以迅速坏死。

3. 牙周袋途径　根尖孔及侧支根管是牙髓和牙周组织联系的通道。一方面，感染或坏死的牙髓组织、根管内的细菌及毒性产物，通过根尖孔或侧支根管波及根尖周组织导致根尖周或根侧方的病变；另一方面，在牙周病时，深牙周袋内的细菌可以通过根尖孔或侧支根管侵入牙髓，引起牙髓感染。

4. 血源感染　受过损伤或病变的组织能将血流中的细菌吸收到自身所在的部位，这种现象被称为引菌作用。当机体发生菌血症或败血症时，细菌、毒素可随血行进入牙髓，引起牙髓炎症。牙髓的血源感染途径归于引菌作用，大致过程如下：①牙髓有代谢障碍或受过损伤，如牙外伤使牙髓血液循环受损，备洞造成牙髓的热刺激或充填物刺激牙髓导致其营养障碍等情况；②当拔牙、洁治、根管治疗甚至刷牙造成一过性菌血症时，血液中的细菌可进入上述牙髓组织；③当牙髓的防御机制不能清除滞留的细菌，后者即可在牙髓中定居、繁殖，最终导致牙髓感染。

（三）致病机制

细菌是否引起组织病变及组织损伤的程度，与细菌的毒力和数量、宿主的防御能力有关。细菌及其毒性产物可直接毒害组织细胞，或者引发非特异性炎症反应和特异性免疫反应间接导致组织损伤。

1. 致病物质　主要包括荚膜、纤毛、胞外小泡、内毒素、酶和代谢产物。

（1）荚膜：革兰阳性菌和革兰阴性菌均可产生荚膜，后者的主要功能是保护菌体细胞免遭宿主吞噬细胞的吞噬。此外，荚膜也有利于细菌对组织的附着。

（2）纤毛：纤毛可参与细菌的聚集和对组织的附着，它还可在细菌结合时传递遗传信息，如耐药性的传递增强了细菌的抵抗力。

（3）胞外小泡：革兰阴性菌可产生胞外小泡，后者具有与母体细胞类似的荚膜结构，胞外小泡上的抗原可中和抗体而起到保护母体菌细胞的作用。胞外小泡还含有酶和其他毒性物质，被认为与细菌的凝集、附着、溶血和组织溶解有关。

（4）内毒素：内毒素是革兰阴性细菌的胞壁脂多糖，可在细菌死亡崩解时释放出来，也可由活菌以胞壁发泡的形式释放。内毒素是很强的致炎因子，可诱发炎症反应，导致局部组织肿胀、疼痛以及骨吸收。它对细胞有直接毒害作用，还可激活T细胞、B细胞，调动免疫反应，加重组织损伤。

（5）酶：细菌可产生和释放多种酶，导致组织的破坏和感染的扩散。一些厌氧菌可产生胶原酶、硫酸软骨素酶和透明质酸酶，这些酶可使组织基质崩解，有利于细菌的扩散。细菌产生的蛋白酶和核酸酶，还可降解蛋白质和DNA，直接损伤牙髓和根尖周组织内的细胞。一些细菌产生的酶还可中和抗体和补体成分，使细菌免遭杀灭。

（6）代谢产物：细菌生长过程中释放的代谢产物，如氨、硫化氢、吲哚和有机酸等，能直接毒害细胞，导致组织损伤。短链脂肪酸是感染根管中的细菌最常产生的有机酸，它们可影响中性粒细胞的趋化、脱颗粒和吞噬功能。丁酸还可抑制成纤维细胞和T细胞的分裂，并刺激白细胞介素1的释放，后者与骨吸收密切相关。

2. 宿主对细菌的反应

（1）炎症反应：牙髓在与细菌直接接触之前就可发生炎症反应。当龋病发生时，细菌还在牙本质内，其代谢产物就可损害成牙本质细胞，引发受损局部的炎症反应。最初渗出的炎症细胞是一些慢性炎症细胞，当龋病终止或有害刺激被清除后，牙髓的损伤可以得到修复；但当龋病进一步发展时，牙髓的慢性炎症状态就会转为急性炎症，大量的中性粒细胞就会进入组织，导致牙髓不可复性的破坏。

牙髓在受到细菌感染时，受损的细胞可释放大量的炎症介质，引起血管扩张、通透性增加，趋化中性粒细胞进入受损部位，中心粒细胞在杀灭细菌时所释放的溶酶体也导致了牙髓组织的变性或坏死。

牙髓炎中增多的多种炎症介质在牙髓炎的病理生理过程中具有重要意义。

1）神经肽：P物质、降钙素基因相关肽和神经激肽A存在于C纤维中；多巴胺、β水解酶和神经肽Y产生于交感神经纤维。当牙髓受到刺激时，它们可迅速被释放出来，参与疼痛的传递、血管收缩和扩张的调节，以及促进其他炎症介质的释放。

2）组胺、5-羟色胺和缓激肽：此3种炎症介质在牙髓炎症的早期出现，它们可导致血管通透性的增加、血浆成分的渗出，并参与疼痛反应。

3）前列腺素和白三烯：在细胞受损后，细胞膜上的磷脂在各种酶的作用下，可生成前列腺素和白三烯，它们除了可增加血管通透性外，还具有趋化白细胞、促进骨吸收和致痛作用。前列腺素和白三烯是极重要的炎症介质，在炎症后期含量较高，因此，它们可能在炎症后期起重要作用。

4）补体成分：在细菌内毒素等的作用下，补体系统可经替代途径激活，其中C3a、C5a是重要的炎症介质。它们可增加血管壁的通透性，趋化白细胞和促使其他炎症介质的释放；同时，还可发挥调节作用，促进白细胞对病原体的吞噬和杀灭。C3a在炎症牙髓中的出现，表明补体系统参与了牙髓炎的病理过程。

5）细胞因子：在牙髓病和根尖周病中还有许多细胞因子的介入。IL－1、IL－6和IL－8对炎症细胞有趋化作用，IL－1还可刺激破骨细胞的形成。TNF－α主要由巨噬细胞产生，TNF－β主要由活化的淋巴细胞产生，它们可活化破骨细胞和抑制胶原的合成，在牙槽骨的吸收中发挥重要作用。

（2）免疫反应：与身体其他器官或组织一样，根管也可以成为抗原侵入的门户，引发免疫反应。侵入组织的细菌及其产物可作为抗原物质诱发机体的特异性免疫反应。免疫反应在杀灭细菌的同时，也可引起或加重炎症反应，导致组织损伤。除了牙髓和感染根管内的细菌外，许多根管治疗药物也具有抗原特性，同样引起变态反应。

1）抗体介导的免疫反应或变态反应：在牙髓和根尖周病变中，存在各种免疫球蛋白、肥大细胞、K细胞和补体成分。进入组织中的抗原与附着在肥大细胞上的IgE结合，可使肥大细胞脱颗粒，释放组胺、化学趋化因子、前列腺素和白三烯等炎症介质，引发Ⅰ型变态反应。抗体如IgG和IgM与相应的抗原结合后，可中和毒素和协助对抗原的吞噬，但也可能引起Ⅱ型和Ⅲ型变态反应，造成组织损伤。

2）细胞介导的免疫反应或变态反应：NK细胞、T细胞和多种细胞因子也存在于牙髓和根尖周组织中。在根尖周病变活动期，辅助性T细胞是优势细胞，占主导地位；慢性期则主要是抑制性T细胞。由T细胞产生的细胞因子与根尖周病的临床症状和骨吸收密切相关。

3）巨噬细胞：巨噬细胞在慢性根尖周炎的病变发展、防御反应及炎症的持续等方面起重要作用。巨噬细胞除了吞噬外源物质外，还产生一些生物活性物质，如酶、前列腺素和细胞因子、IL－1β、TNF－α等，表明巨噬细胞主要参与骨吸收反应。另外，巨噬细胞通过抗原的表达，作为抗原递呈细胞直接激活辅助细胞，从而始动免疫反应，刺激淋巴细胞分化，产生抗体。巨噬细胞在与细胞因子发生反应的同时，细胞膜释放出花生四烯酸的代谢产物如前列腺素E_2、白三烯等。

二、物理因素

（一）创伤

1. 急性创伤

（1）急性牙外伤

1）原因：a. 交通事故、运动竞技、暴力斗殴或咀嚼时突然咬到硬物等；b. 医疗工作中的意外事故，如牙列矫正治疗时加力过猛使牙移动过快，拔牙时误伤邻牙，刮治深牙周袋时累及根尖部血管等。

2）病理变化：急性牙外伤可造成根尖部血管的挫伤或断裂，使牙髓血供受阻，引起牙髓退变、炎症或坏死。若创伤导致根折，受损冠髓通常坏死，而根髓仍可保留活力，若发生牙脱位特别是嵌入性脱位，牙髓几乎都会坏死。

(2) 急性根尖周创伤：牙的急性创伤不仅可引起牙髓病变，还可损伤根尖周组织，导致炎症反应。此外，根管治疗过程中，器械超出根尖孔或根充物超出根尖孔，均可以引起根尖周的炎症反应；若根管器械将细菌带出根尖孔，也可导致根尖周的感染。

2. 慢性创伤　创伤性咬合、磨牙症、窝洞充填物或冠等修复体过高都可引起慢性的咬合创伤，从而影响牙髓的血供，导致牙髓变性或坏死。

（二）温度

一定范围内温度的逐渐上升不会引起牙髓的病变，但过高的温度刺激或温度骤然改变，会引起牙髓充血，甚至转化为牙髓炎。临床上异常的温度刺激主要与牙体预备产热、充填材料和抛光产热有关。

1. 牙体预备产热　牙体预备特别是未用冷却剂时不可避免地会导致可复性牙髓炎，有时还会导致不可复性牙髓炎，所产生的热被认为是备洞时造成牙髓损伤的主要原因。

钻磨牙体组织所产生的热量与施力的大小、是否用冷却剂、钻针的种类、转速及钻磨持续的时间相关。过度用力、相对低转速、无冷却剂和持续的钻磨将会造成牙髓明显的热损伤。

在牙体预备过程中，对牙髓最安全的方式是使用超高速（100 000～250 000rpm）、水冷却系统、低压力和间隙性钻磨。

2. 充填材料和抛光产热　用银汞合金材料充填窝洞时，若未采取垫底及隔离措施，外界温度刺激会反复、长期地经充填物传至牙髓，可导致牙髓的变性，甚至坏死。

对金属材质的修复体进行高压、高速、长时间、无冷却的抛光时所产生的热也可能刺激牙髓，导致牙髓的损伤。

（三）电流

相邻或对颌牙上用了两种不同的金属修复体。其咬合时可产生电流，通过唾液传导刺激牙髓，长时间后也可引起牙髓病变。

使用牙髓电活力测验器或进行离子导入治疗牙本质敏感症时，若操作不当，使用过大的电流刺激了牙髓，可导致牙髓组织损伤。

行电外科手术时，若不慎接触了银汞合金充填体，有可能导致牙髓的坏死。

（四）激光

不同种类的激光，对牙髓组织可造成不同程度的损伤。

红宝石激光对牙髓最具破坏性，可以造成牙髓充血、成牙本质细胞局限性坏死，甚至牙髓的凝固性坏死。Nd 激光对牙髓的危害程度低于红宝石激光。CO_2 激光功能较低，对牙髓的危害最小。选择适当的能量和照射时间及配合使用水气喷雾有助于减少激光对牙髓的破坏。

三、化学因素

（一）充填材料

虽然窝洞充填后引起牙髓损伤的主要原因是充填材料与洞壁之间产生的微渗漏及牙本质

涂层中残留的细菌。但由于充填材料具有一定的毒性作用，即使在没有微渗漏细菌的存在，充填后也会发生轻度的牙髓炎症反应。

1. 磷酸锌　直接用磷酸锌黏固剂做窝洞充填，可引起下方牙髓中度甚至重度的炎症反应。磷酸锌黏固剂在凝固之前所释放的游离酸，被认为是引起牙髓炎症或充填后即刻痛的直接原因。

2. 氧化锌丁香油酚黏固剂　氧化锌丁香油酚黏固剂对牙髓的刺激作用很小，仅产生较少的炎症细胞，但促进产生较多的修复性牙本质。且丁香油酚可抑制炎症介质因子的释放，对急性牙髓炎和根尖周炎具有良好的抗炎作用，可直接用作深洞垫底材料。

3. 可塑性材料　如复合树脂和自凝塑料，用这些材料充填窝洞时，若未采取垫底等保护措施，这些材料中的单体及树脂颗粒可穿过牙本质小管进入牙髓，降低牙髓的修复反应，甚至引起牙髓的变性或坏死。

（二）酸蚀剂和黏结剂

1. 酸蚀剂　酸处理牙本质是否会导致牙髓反应与酸的强度、酸蚀的时间和剩余牙本质的厚度等因素相关，如对深洞做了酸蚀处理，会导致暂时的酸痛症状，甚至导致牙髓的损伤，而用酸短时间处理牙本质，一般不会引起牙髓的炎症反应，也不影响牙髓的修复功能。对深洞应先行氢氧化钙制剂垫底，以避免酸对牙髓的刺激。

2. 黏结剂　绝大多数黏结剂中含有树脂成分，其中的化学物质可以刺激牙髓，特别是用在深洞中。随着黏结剂成分的不断改进，其细胞毒性作用不断减少，一般对牙髓仅有温和、短暂的刺激作用和极低的术后过敏，基本不引起牙髓的炎症反应。

（三）药物

1. 窝洞消毒药物　窝洞在充填前是否要消毒仍是一个有争议的问题。消毒力强的药物其渗透作用也较强，可导致牙髓严重的病变。做窝洞消毒要使用刺激性较小的药物如乙醇、氟化钠等。

2. 根管治疗药物　在牙髓病或根尖周病治疗过程中，若使用药物不当，药物会成为一种化学刺激，引发药物性或化学性根尖周炎。如在露髓处封亚砷酸时间过长或亚砷酸用于年轻恒牙，可引起药物性根尖周炎。又如在根管内放置腐蚀性药物如酚类和醛类制剂过多，也可引起药物性根尖周炎。

（侯卫锋）

第三节　病史采集与临床检查方法

一、病史采集

病史采集（history - taking）在医患沟通交流的过程中完成，它是牙髓病和根尖周病诊断的重要步骤，提供了做出疾病诊断和制订治疗计划的基本资料。病史采集时，医师通过耐心、仔细、富有视听艺术的问诊方式了解疾病的发生、发展、治疗经历及患者的全身状况，不仅有助于对患者的疾病做出正确的诊断，还能缓解患者的紧张情绪，建立良好的医患关系，有助于治疗计划的实行。

病史采集和记录主要针对患者的主诉、现病史和全身病史3部分。

（一）主诉

主诉（chief complaint）通常是用患者自己的语言来描述患者迫切要求解决的口腔问题，也常是患者最痛苦的问题。主诉应简明扼要，尽可能用患者自己描述的症状，而不是医师对患者的诊断用语，应包括患者就诊时患病的部位、主要症状和持续时间，通常称之为主诉的三要素。

1. 部位　若是明确的疼痛，患者一般会用手指出疼痛部位，对于疼痛范围不明确或者多个疼痛部位的患者，医师可以深入仔细了解病情，甚至反复询问，以便正确诊断和尽早解决患者疾病。

2. 主要症状　疾病处在进展中时，患者可能有多个症状，比如龋病发展为牙髓炎的过程中，可能会由早期的食物嵌塞逐渐发展为冷热刺激痛，甚至自发痛。主要症状应该是患者最主要的痛苦或最明显的症状和体征。对于病程较长、病情较复杂的病例，由于症状、体征较多，或由于患者诉说太多，不易简单地将患者所述的主要不适作为主诉，应结合整个病史，综合分析以归纳出更能反映其患病特征的主诉。分析患者病史中的多个症状，确定主要症状，已经渗入了医师的诊疗思路。

3. 持续时间　持续时间是指从起病到就诊或入院的时间，有的疾病起病急骤，有的疾病则起病缓慢，持续时间一定程度上反映病情的轻重与缓急，并可以提供诊断线索。如果先后经历多个症状的患者，应该追溯到首发症状的时间，并按时间顺序询问整个病史。

（二）现病史

现病史（present dental illness）的询问应围绕主诉的内容展开，它是主诉的拓展，它反映了病情的严重程度和发展变化过程，包括主要症状、体征，发病时间，严重程度，诱发、加重或缓解病情的因素，以及是否做过治疗及其效果如何。

1. 疼痛史　牙髓病和根尖周病患者多以疼痛为主诉就诊，因此，医师可根据患牙疼痛史来协助诊断，其问诊内容主要从以下几个方面着手。

（1）疼痛的部位：部位是问诊疼痛首先要确定的问题。急性根尖周炎患者能清晰的定位疼痛的部位或患牙；急性牙髓炎的患者，其疼痛会放射到相邻的牙，上颌患牙可能以下颌牙痛而前来就诊，剧烈的疼痛甚至可以放射到整个面部，患者往往不能准确定位患牙所在，他们给医师往往是一个模糊的区域，此时医师应仔细询问疼痛史，结合临床检查判断患牙的真正所在。

（2）疼痛的发作方式和频率：主要询问疼痛发作时是否存在诱因及疼痛发作的频率。疼痛发作方式主要有自发痛和激发痛。自发痛是指未受到外界刺激而发生的疼痛，而受到某种外界刺激而发生的疼痛则为激发痛。疼痛频率主要用来区分持续性疼痛和间歇性疼痛。急性牙髓炎有显著的自发痛和间歇性疼痛的特点，同时，骤然的温度变化可激发较长时间的疼痛，患者常可说出疼痛的明显诱因。急性根尖周炎除了有自发痛和持续性疼痛外，也可因咬合、咀嚼而诱发明显的疼痛。若进食硬物时定点性咀嚼剧痛提示牙隐裂的存在，在临床检查时可配合咬诊再现这种疼痛特点。此外，进食前有无疼痛加重可作为牙髓炎和涎石症的一个鉴别要点。

（3）疼痛的程度和性质：疼痛的强弱程度可因患者精神状态、耐受程度、疼痛经历和文化修养的差异而有不同的描述。一般急性牙髓炎可引起跳痛、锐痛、灼痛或难以忍受的剧痛；急性根尖周炎常被描述为持续性剧痛、肿痛或跳痛；而慢性炎症时，常为钝痛、胀痛、隐痛或仅为不适感等。

（4）疼痛发作时间：询问患者在什么状态下疼痛和发生疼痛的时间。例如，是白天痛还是夜间痛，每次疼痛间隔的时间等。急性牙髓炎常有夜间疼痛发作或加重的特点，在炎症早期疼痛持续时间较短，而缓解时间较长，每天发作 2 ~ 3 次，每次持续数分钟；到炎症晚期则疼痛持续时间延长，缓解时间明显缩短。

（5）加重或减轻疼痛的因素：询问各种可能导致疼痛加重或减轻的因素。温度刺激加重疼痛是牙髓炎的疼痛特点之一，但冷刺激有时可缓解牙髓化脓或部分坏死时的疼痛。急性根尖周炎初期紧咬牙可以缓解疼痛。食物的性质有时会引发牙髓疼痛，比如咬硬物时定点性咀嚼痛提示牙隐裂的存在。

2. 伴随症状　疼痛史虽是牙髓病和根尖周病患者主诉的主要内容，但对伴随症状的采集也是现病史的重要方面。在鉴别诊断中，伴随症状可以为医师提供一定的参考。急性根尖周炎发作可表现为局部红肿，脓肿形成可表现为波动感，并发间隙感染时还会伴随相应的感染症状，有时候还会出现头痛、发热等全身症状。有无牙齿长期松动史，口臭等病史也可作为根尖周脓肿和牙周炎脓肿的鉴别点。慢性根尖周炎可有窦道流脓病史。牙源性疼痛和上颌窦炎症鉴别时还可询问有无鼻塞、体位变动对疼痛的影响。

3. 治疗史及效果

（1）治疗史：在为患者做出疾病诊断和治疗计划前，一定要确保详细了解过患者的治疗史。有的患者可能对于自己曾接受过的口腔科治疗并不十分清楚，询问时注意了解患牙被治疗的次数和最近治疗的时间，以了解患者接受的是何种治疗。若患牙曾行塑化治疗，则再治疗时会变得更困难；若患牙曾行直接或间接盖髓术，则有牙髓钙化或牙内吸收的可能性。

（2）效果：若患牙接受过牙髓治疗而效果不佳，则要考虑牙髓治疗方法不当和误治的可能性；询问患者是否服用镇痛药及其效果，在镇痛药无效时，避免再开同样的药物。此外，还应询问患者对于上次牙髓治疗的心理感受，如果患者对于牙髓治疗怀有紧张焦虑的情绪，应注意对其情绪适当安抚，并且做好局部麻醉镇痛准备。

（三）全身病史

全身健康状况不仅影响牙髓病和根尖周病的发生、发展及预后，在医师拟定治疗计划时，还有助于判断是否需要在临床检查或治疗前进行会诊。全身病史包括系统病史、传染病史、药物过敏史和精神心理病史等方面。

1. 系统病史　主要了解患者的身体健康状况，确定有无重大系统性疾病，以便在口腔检查和治疗过程中采取必要的措施。询问时主要了解以下方面：是否存在心脏病、高血压、血液病、糖尿病、癌症、肝疾病、免疫系统疾病或呼吸系统疾病。如果患者患有风湿热、进行性艾滋病、糖尿病或做过心脏瓣膜手术，应在口腔操作前预防性使用抗生素预防感染。装有心脏起搏器患者严禁做牙髓电活力测验。针对女性患者，应特别询问是否怀孕或是否在月经期。口腔的有创操作可能引起出血，询问病史时不可遗漏出血性疾病，患者若曾有出血不止或瘀斑经久不退的病史，应注意其凝血功能状况。

2. 传染病史　肝炎、结核、艾滋病等与口腔关系密切的传播性疾病均可通过血液、唾液或呼吸道传播。口腔是一个开放的环境，牙髓治疗可能成为这些疾病的传播途径，因此，治疗过程中的感染控制非常重要，应做到及早了解患者的患病情况，采取常规性预防控制和必要的防护措施。

3. 用药过敏史　病史采集时要详细询问患者正在服用的药物（包括处方药和非处方药物）和对哪些药物过敏，有无麻醉药注射史，针对老年患者应询问有无阿司匹林服用史。了解患者的用药史可以避免重复用药或发生药物间的拮抗作用，还有助于避免过敏反应。

4. 精神和心理病史　在医患沟通的过程中，医师可以了解患者的精神状态，若患者已有的精神心理问题会增加医患沟通的难度，导致治疗上的困难，医师应有充分的思想准备，必要时应提请相关学科会诊。

二、临床检查方法

牙髓病和根尖周病的临床检查包括口腔检查和针对牙髓病、根尖周病的选择性检查。选择性检查主要帮助诊断患牙的牙髓状态，在疾病的诊断治疗中起了不可或缺的作用。其重要性可以体现如下。①预防运用选择性检查，辅助牙髓状态的判定，不仅仅可以指导牙髓病和根尖周病的诊断，还能预防根尖周病等疾病。死髓牙在没有临床症状及根尖周病发生的时候，通过牙髓活力测验，可以及早行根管治疗，旨在预防根尖周疾病的发生发展。②协诊选择性检查对牙髓病、根尖周病的诊断提供了重要的临床资料，尤其在各类牙髓病、根尖周病之间的鉴别诊断，以及与其他疾病的鉴别中体现了不可忽视的价值；患者主诉部位有时候与患牙所在并不一致，为了避免误诊，必须行选择性检查，谨慎地结合病史及其他检查结果才可以做出诊断；选择性检查并不是唯一的诊断依据，如果与其他临床资料相矛盾，应警惕其他特殊情况的可能，不可单凭选择性检查贸然诊断。③指导治疗计划选择性检查可以帮助医师在治疗中了解患牙的牙髓状态等情况，在此基础上，更好地制定或根据实际情况调整治疗计划，完善整个治疗过程。比如治疗深龋时，牙髓可能被累及，选择性检查可以在不同治疗方案的选择中作为参照；外科手术刮除颌骨囊肿前对邻近牙行牙髓活力测验，以便确定是否需要术前根管治疗；治疗牙周－牙髓联合病变时，如果患牙就诊时已经有深牙周袋，而牙髓尚有较好的活力，则可先行牙周治疗，消除牙周袋内感染，观察情况，若牙周治疗效果不佳，应采用多种手段，以确定是否须进行牙髓治疗。④观察预后选择性检查在判断患牙预后和观察疗效也有一定作用，比如行盖髓术后 1～2 周复查，可以进行牙髓活力测验而了解治疗效果。

（一）牙髓活力测验

牙髓状态对牙髓病和根尖周病的诊断非常重要。临床上经常需要通过牙髓活力测验（pulptest）来判断牙髓的状态。评估牙髓状态的方法多样，但不能只依靠一种检测方法来做出诊断，需要综合多种方法的检测结果。

临床上常用的牙髓活力测验有温度测验法、牙髓电活力测验法和试验性备洞等。

由于牙髓只有痛觉，故无论哪种方法，都只会引起牙髓的疼痛反应。不同类型的牙髓病变其痛阈也会发生改变，从而对外界刺激表现反应敏感或迟钝。牙髓活力测验所提供的信息都存在一定的局限性，必须结合临床其他检查才能做出正确的诊断。

1. 温度测验　牙髓温度测验（thermal test）是根据患牙对冷或热刺激的反应来判断牙髓状态的一种诊断方法。其原理是突然、明显的温度变化可以诱发牙髓一定程度的反应或疼痛。正常牙髓对温度刺激具有一定的耐受阈，对 20～50℃ 的水无明显不适反应，以低于 10℃ 为冷刺激，高于 60℃ 为热刺激。

温度测验可分为冷诊法和热诊法。其操作前的准备工作主要包括：①首先要向患者说明测验的目的和可能出现的感觉，并请患者在有感觉时举手示意。一旦患者举手，医师应迅速移开刺激源。②在测验可疑患牙前，应先测验对照牙，一方面是为了对照，另外一方面让患者能体验被测验的感觉，从而减轻患者的紧张和不安。选择对照牙的顺序为首选对侧正常同名牙，其次为对颌同名牙，最后为与可疑牙处在同一象限内的健康邻牙。③测验开始前应将待测牙所在的区域隔湿，放置吸唾器，并用棉球擦干牙面。

（1）冷诊法（cold test）：是根据患者对牙齿遇冷刺激的反应来判断牙髓状态的牙髓活力测验法。

1）材料：可选用的刺激物有冰棒、冷水、干冰或者其他化学制冷剂如四氟乙烷等。

2）方法：临床最常用的是冰棒法，方法为剪取直径 4 ~ 5mm，长 5 ~ 6cm 的一端封闭的塑料软管，小管内注满水后冷冻成冰棒，测验时将小冰棒置于被测牙齿的唇（颊）或舌（腭）侧釉质完整的中 1/3 处，放置时间一般不超过 5s，观察患者的反应。冰棒法测验时，要避免融化的冰水接触牙龈而导致假阳性反应。另外，同侧多个可疑患牙测验时，应注意从最后面的牙开始，依次向前检查，以免冰水干扰对患牙的判断。

简易的冷水法为直接向牙冠表面喷射冷水，该方法应注意按先下牙后上牙，先后牙再前牙的顺序测验，尽可能避免因水的流动而出现的假阳性反应。由于冷水法可靠性较差，一般不推荐使用。

干冰或者氟甲烷喷射的棉签比冰棒和冷水更可靠，因为这种方法不会影响邻牙，并且可以较好地再现症状。Richkoff 等发现干冰作用于牙长达 5min 之久都不会危害牙髓。

（2）热诊法（heat test）：是通过患者对牙遇热刺激的反应来判断牙髓状态的牙髓活力测验法。

1）材料：热诊法可选用的刺激物有加热的牙胶棒、热水、电子加热器等。对已做金属全冠的患牙，也可采用橡皮轮打磨生热做牙髓测验。

2）方法：临床上最常用的热诊法是牙胶棒加热法。其操作步骤如下。为避免牙胶粘于牙面应使牙面保持湿润，将牙胶棒的一端于酒精灯上烤软，但不使其冒烟燃烧（温度为 65 ~ 70℃），立即将牙胶棒加热的一端置于被测牙的唇（颊）或舌（腭）面的中 1/3 处，观察患者的反应。电子加热器因可以准确控制其工作尖的温度，与传统的牙胶加热法相比使用更加方便，结果更加可靠。

热诊使用热水能模拟临床表现，也能更有效地透过烤瓷熔附金属冠，检测时用橡皮障隔离牙齿，以便热水仅仅流到可疑患牙上。

无论哪种热诊方法，在牙面上停留的时间都不应超过 5s，以免造成牙髓损伤。若热诊时引起患牙剧烈疼痛，医师应立即给予冷刺激以缓解患者的症状。

（3）牙髓温度测验结果的表示方法和临床意义温度测试结果是被测牙与患者正常对照牙比较的结果，因而不能采用（+）、（-）表示，具体表示方法如下。

1）正常：被测牙与正常对照牙的反应程度相同，表示牙髓正常。

2）敏感：被测牙与正常对照牙相比，出现一过性疼痛反应，但刺激去除后疼痛立即消失，如患牙无自发痛病史，则表明牙髓可能处于充血状态，这种症状也称为一过性敏感。温度刺激引发明显疼痛，刺激去除后仍持续一段时间，表明被测牙髓处于不可复性的炎症状态。温度测验时引起剧烈疼痛，甚至出现放射性痛，表示被测牙的牙髓炎症处于急性期。如果被测牙对热刺激极敏感，而冷刺激反而缓解疼痛，则牙髓炎症可能处于急性化脓期。

3）迟钝：被测牙以同样程度的温度刺激，但反应比正常对照牙要慢，且轻微得多。这种现象称之为牙髓反应迟钝。牙髓有慢性炎症、牙髓变性或牙髓部分坏死时均可表现为牙髓反应迟钝。被测牙在温度刺激去除数分钟后出现较重的疼痛反应，并持续一段时间，这种症状称之为迟缓性疼痛，表示被测牙牙髓可能为慢性炎症或牙髓大部分已坏死。

4）无反应：被测牙对温度刺激不产生反应，表示牙髓可能坏死或牙髓变性。但下列情况应结合其他检查排除假阴性反应，例如，牙髓过度钙化、根尖孔未完全形成、近期受过外伤的患牙、患者在检查前使用了镇痛药或麻醉药等，有可能导致温度测验时患牙牙髓无反应。

2. 牙髓电活力测验　牙髓电活力测验（electric pulp test）是通过牙髓电活力测验仪来检测牙髓神经成分对电刺激的反应，主要用于判断牙髓"生"或"死"的状态。

（1）操作方法：牙髓电活力测验仪的种类较多，使用前应仔细阅读产品说明书，熟悉仪器的性能及其具体操作方法。

1）测验前应先向患者说明测验的目的，以消除患者不必要的紧张，并取得患者的合作，同时嘱咐患者当出现"麻刺感"时，即抬手示意。

2）在测验患牙之前，需先测验正常对照牙，以求得相对正常反应值作为对照。

3）隔湿待测验牙，放置吸唾器，吹干牙面。若牙颈部有结石存在，须洁治干净。

4）将牙髓电活力测验仪的测验探头上涂一层导电剂（例如牙膏）或在牙面上放置蘸有生理盐水的小滤纸片作为电流导体。

5）将探头放在牙面的适当位置，一般认为探头应放在牙唇（颊）面中1/3处，也有学者主张探头放在颈1/3处，因该处釉质较薄，更接近牙本质，但探头不能接触牙龈，以免出现假阳性结果。

6）调节测验仪上的电流强度，从"0"开始，缓慢增大，直到患者有反应时移开探头，并记录引起反应的刻度值。一般可重复2次，取平均值。若2次所得值相差较大，则需测第3次，然后取其中2次相近值的均数。

（2）注意事项

1）为了刺激牙髓神经，必须形成一个完整的电流回路，经过电极到牙，再通过患者回到电极，测试时医师不戴手套，通过手指接触电极和患者面部，可以帮助形成回路。为了在使用橡皮障时也能形成回路，可以让患者把手指放在金属电极柄上，患者可以自己控制回路，当感觉到疼痛时，拿开手指即可切断电流，终止刺激。

2）牙髓电活力测验仪因生产厂家不同，其测量数值有较大差异。牙髓电活力测验的反应值必须与正常对照牙进行对比后才有诊断价值。釉质厚度、探头在牙面的位置及探头尖的横断面积等因素都可以影响反应程度。

（3）临床意义：若被测牙牙髓存在反应，表示牙髓还有活力；若被测牙无反应，说明牙髓已坏死。因此，牙髓电活力测验主要用于判断牙髓是死髓还是活髓，但不能作为诊断的唯一依据，牙髓电活力测验存在假阳性或假阴性反应的可能。多根牙可能需要把电极放在牙冠的多个位点来测试。可能会出现在磨牙的2个部位为阴性反应，而在另一个部位则是正常范围内的阳性结果，这可能表明2个根管内的牙髓已坏死，而仍有1个根管牙髓存在活力。

（4）引起假阳性反应的原因

1）探头或电极接触了大面积的金属修复体或牙龈，使电流流向了牙周组织。

2）未充分隔湿或干燥被测牙，以致电流泄露至牙周组织。

3）液化性坏死的牙髓有可能传导电流至根尖周组织，当电流调节到最大刻度时，患者可能会有轻微反应。

4）患者过度紧张和焦虑，以致在探头刚接触牙面或被问及感受时即示意有反应。

（5）引起假阴性反应的原因

1）患者事先用过镇痛药、麻醉药或乙醇饮料等，使之不能正常地感知电刺激。

2）探头或电极未能有效地接触牙面，妨碍了电流传导至牙髓。

3）根尖尚未发育完全的新萌出牙，其牙髓通常对电刺激无反应。

4）根管内过度钙化的牙，其牙髓对电刺激通常无反应，常见于一些老年人的患牙。

5）刚受过外伤的患牙可对电刺激无反应。

（6）禁忌证：牙髓电活力测验仪可干扰心脏起搏器的工作，故该项测验禁用于心脏安装有起搏器的患者。

3. 试验性备洞（test cavity） 是指用牙钻磨除牙本质来判断牙髓活力的方法。具体操作是在未麻醉条件下，用牙钻缓慢向牙髓方向磨除釉质和牙本质，若患者感到尖锐的酸痛，则表明牙髓有活力。钻磨时最好不用冷却水，以增加对牙髓的热刺激。

试验性备洞是判断牙髓活力最可靠的检查方法。但由于会造成完好牙体组织或修复体的破坏，该测验只有在其他方法不能判定牙髓活力或不能实施时才考虑使用，例如患牙有金属烤瓷全冠或X线检查发现可能受到邻近根尖周病变累及的可疑患牙。

4. 选择性麻醉（anesthetic test 或 selective anesthesia） 是通过局部麻醉的方法来判定引起疼痛的患牙。当其他诊断方法对2颗可疑患牙不能做出最后鉴别，且2颗牙分别位于上、下颌或该2颗牙均在上颌但不相邻时，采用选择性麻醉可确诊患牙。

（1）操作方法

1）如果2颗可疑痛源牙分别位于上、下颌，正确的方法是对上颌牙进行有效的局部麻醉（包括腭侧麻醉），若疼痛消失，则该上颌牙为痛源牙；若疼痛仍存在，则表明下颌可疑牙为痛源牙。

2）如果2颗可疑牙均在上颌，应对位置相对靠前的牙行局部麻醉，其原因是支配后牙腭根的神经由后向前走。

（2）注意事项：当2颗可疑痛源牙分别位于上、下颌时，选择麻醉上颌牙的原因是在上颌通常能获得较深的麻醉，而下牙槽神经阻滞麻醉失败的可能性经常存在，一旦后者失败，就会导致上颌牙的误诊和误治。

（二）影像学检查

影像学检查包括拍摄X线片和锥形束CT检查。影像学检查在牙髓病和根尖周病的诊断和治疗中具有十分重要的意义，它可提供一般检查方法所不能提供的信息，如髓腔形态、根尖周病变范围以及根管治疗情况等。

1. X线检查 X线检查是指通过拍摄X线片，对牙髓病和根尖周病进行诊断和治疗的检查手段。主要由根尖片、咬合片和咬合翼片。常用的是根尖片，咬合翼片可用于检查邻面龋、继发龋和充填体邻面悬突。X线检查作为牙髓病和根尖周病基本的检查手段，已经被广泛使用。

（1）诊断方面

1）牙冠情况：X线检查可以辅助了解牙冠的情况，发现视诊不易检查到的龋坏的部位和范围，比如了解有无继发龋和邻面龋，迟牙（智齿）冠周炎有时候需与邻牙的牙髓炎鉴别，通过X线检查可以了解邻牙的邻面龋的有无及程度；牙体发育异常，如畸形中央尖和畸形舌侧窝也可在X线片上了解。

2）牙根及髓腔情况：牙根及根管数目、弯曲度及特殊变异；牙根的异常还有牙根内吸收、牙骨质增生、根折及牙根发育不全等；髓腔的特殊情况有髓石、根管钙化及牙内吸收等。

3）根周情况：比如了解根周骨质破坏，鉴别根尖周肉芽肿、脓肿或囊肿等慢性根尖周病变。

4）特殊检查：窦道不一定来自相距最近的牙，它可以来自于距其一定位置的牙，定位窦道的病源牙时，用1根牙胶尖即诊断丝自窦道口顺其自然弯曲插入窦道后拍摄X线片，根据X线片上牙胶尖的走行可显示与窦道相通的根尖病变部位，以协助鉴定病源牙。

（2）治疗方面

1）初始X线片必须仔细研究，有助于拟定治疗计划，了解髓室的形态，根管离开髓室的方向和角度，牙根和根管的数目、大小和形态，以及根尖周病变的类型和范围、牙周组织破坏程度等。

2）治疗中X线片可用于测定根管的长度，确认适合的牙胶尖，帮助医师确认临床上的“回拉感”是否正确，还可以了解根管预备是否合适，保证治疗的顺利进行。根管治疗的并发症如器械分离和穿孔等处理时同样需要X线片辅助。

3）术后确认X线片在根管充填后可判定根管充填结果，术后定期复查还可观察根管治疗的近、远期疗效。

（3）局限性

1）X线片不能准确反映根尖骨质破坏的量。在根尖周病变的早期即骨松质有轻度破坏时，X线片上可能显示不出来，只有当骨密质破坏时才显示出透射影像。所以，临床实际的病变程度比X线片上显示的更严重。对于龋坏的牙，实际上的程度往往比X线片表现更严重。

2）硬骨板完整与否在诊断上具有重要意义，但它的影像在很大程度上取决于牙根的形状、位置、X线投射的方向和X线片的质量。因此，正常牙在X线片上可能无明显的硬骨板。

3）X线片所显示的是三维物体的二维图像，影像的重叠往往会导致误诊。例如将多根误认为单根；将下颌颏孔误认为下颌前磨牙根尖周病变；把上颌切牙孔、鼻腭管误认为上颌中切牙根尖周病变等。有时候为了排除这种误诊的可能性，需要拍摄多张的X线片来协助诊断。

4）由于投射技术或胶片处理的不当，也可造成X线片图像的失真，从而削弱了X线片检查在诊疗上的价值。因此，提高X线片的质量和医师的阅片能力在X线片检查中具有重要意义。

2. 锥形束CT检查（cone beam computer tomography，CBCT）　自1996年首次应用以

来，经过近 20 年的发展，已成为一种较为成熟的口腔颌面部检查手段。它是指放射线束呈锥形发出，通过围绕患者头部旋转 360°获得扫描视野内原始图像，进行轴位、矢状位及冠状位的观察及三维重建的数字容积体层摄影（digital computer tomography）。根据 CBCT 扫描视野的大小，可分为大视野和小视野两种模式。大视野 CBCT 可以观察全部颌面部骨骼结构，小视野 CBCT 扫描与根尖片的高度及宽度相似。由于患者所受到的有效放射剂量与扫描视野的大小成正比，牙髓病和根尖周病大多数涉及范围较小，因此一般较多采用小视野 CBCT 检查。

（1）锥形束 CT 在牙髓病与根尖周病诊断与治疗中的优势

1）三维影像：与传统的 X 线片检查相比，对牙髓病和根尖周病的病变位置、范围、性质、程度及与周围组织的关系有更加立体的反映，可以有效避免二维影像重叠带来的误诊、漏诊。三维影像的显示更利于了解病变与重要解剖结构如上颌窦、神经管、颏孔等的毗邻关系。

2）早期发现病变 CBCT 与根尖片相比，能够更早发现病变：早期骨质破坏在 X 线片不能准确反映，而 CBCT 能够更早发现可能的骨质及牙体的破坏；早期牙髓病变可能会体现在牙周膜韧带增宽，而 CBCT 对于牙周膜韧带的改变更敏感，传统对根尖片上牙周膜韧带改变的解读可能不适用于 CBCT。

3）后期图像处理：CBCT 相应的软件可以对扫描的原始图像进行三维重建及不同角度的切割，显示三维影像及任意方向的二维影像，根据临床需要，十分便捷的分析轴位、冠状位及矢状位的解剖图像，有助于早期发现根尖周病并明确病变在三维空间的范围。

（2）锥形束 CT 在牙髓病与根尖周病诊断与治疗中的应用

1）根管形态及数目：根管治疗时对于患牙根管形态及数目的把握，保证了治疗的顺利进行，CBCT 优越的三维图像和全面的断层分析可以在变异根管的定位给医师提供更准确的根管信息，尽量避免根管并发症及根管遗漏的发生，可运用于上颌第二磨牙的近中颊根的第 2 根管的发现和定位、C 形根管的治疗等方面。

2）牙折：牙根折裂按照折裂方式可分为纵折、横折及斜折 3 种类型。一般情况下，牙根折裂不易通过根尖片显现，尤其是纵折，因为根尖片影像的重叠，更难发现，而 CBCT 可以在各个方向清晰的显示根折位置及类型，还可以对根尖片上可疑的根折病例进行直观的展示。

3）牙根情况：牙根吸收早期无临床症状，需通过影像学检查发现，而根尖片显示的是重叠的二维影像，很难显示清晰的吸收范围，更难以发现早期的牙外或牙内吸收，CBCT 的使用弥补了根尖片的缺点，展现病变的真实形态和部位，给牙根吸收的评估和诊断提供更好的保障，提高了患牙的保存率，此外，还可用于指导一些牙根发育异常的治疗，例如牙根融合。

4）根管侧壁穿孔：CBCT 可以用于诊断普通根尖片不能诊断的根管侧壁穿孔，穿孔作为根管治疗并发症之一，早期诊断，早期处理很重要，诊断穿孔的方法有电子根尖定位仪、手术显微镜等，由于它们建立在对未充填根管的直视或探查上，因此无法如 CBCT 一般对充填后的根管进行穿孔的诊断。

5）评估根管治疗质量：CBCT 可以在各种复杂根管治疗的过程中，随时分析近远中向、冠根向、颊舌向的解剖图像，帮助完善根管治疗，减少遗漏根管、欠填等的发生，对充填质量有更全面的评估。

6）根管治疗失败的原因分析：根管治疗失败的原因有遗漏根管、根管欠填或超填、根管壁穿孔、根管偏移、器械分离等，对治疗失败的根管行 CBCT 检查，有利于找出根管治疗失败的原因，提高再治疗的成功率。

（3）CBCT 的局限性

1）口腔内金属桩及修复体、种植体、高密度牙胶常引起伪影，影响 CBCT 图像质量及准确度，干扰临床医师做出正确诊断。

2）CBCT 检查费用及辐射剂量与根尖片相比较高，且临床医师需接受 CBCT 相关培训后才可正确读片。因此，仅当 X 线片不能提供所需要的诊疗信息时，才建议进行 CBCT 检查。

3. 手术显微镜检查　口腔科手术显微镜（dental operating microscope）自 20 世纪 90 年代开始应用于牙髓病诊断和治疗。手术显微镜具有良好的放大和照明功能，在光源能够到达的部位，医师能清晰的观察微小的结构变化。

手术显微镜在诊断方面主要用于：①早期龋损的检查；②充填体、修复体边缘密合情况的检查；③穿髓孔的检查；④髓腔形态的检查；⑤根管穿孔的检查；⑥隐裂或牙折的检查；⑦根管内折断器械的检查；⑧根尖孔破坏的确认。

（侯卫锋）

第四节　牙髓病的临床表现及诊断

一、分类

（一）组织病理学分类

在组织病理学上，一般将牙髓状态分为正常牙髓和病变牙髓两种。对于病变牙髓一直沿用如下分类。

1. 牙髓充血

（1）生理性牙髓充血。

（2）病理性牙髓充血。

2. 急性牙髓炎

（1）急性浆液性牙髓炎：①急性局部性浆液性牙髓炎；②急性全部性浆液性牙髓炎。

（2）急性化脓性牙髓炎：①急性局部性化脓性牙髓炎；②急性全部性化脓性牙髓炎。

3. 慢性牙髓炎

（1）慢性闭锁性牙髓炎。

（2）慢性溃疡性牙髓炎。

（3）慢性增生性牙髓炎。

4. 牙髓坏死与坏疽

5. 牙髓变性

（1）成牙本质细胞空泡性变。

（2）牙髓纤维性变。

(3) 牙髓网状萎缩。

6. 牙髓钙化　Seltzer 曾结合人牙标本和临床状态做了详细的组织学观察，研究发现所观察到的牙髓病理改变难以按照上述分类法划分。生活牙髓在组织学上变异很大，所谓“正常牙髓”和各种不同类型的“病变牙髓”常存在各种移行或重叠现象。因此，Seltzer 提出了如下经典的分类。①完整无炎症牙髓。②萎缩性牙髓，包括各种退行性变。③炎症牙髓，包括：急性牙髓炎（血管高度扩张，通透性增加，血浆成分渗出，大量中性粒细胞浸润，甚至形成化脓灶）；慢性局限性牙髓炎（特征性的慢性炎症病损局限于冠髓，外被致密胶原纤维束，内可有液化性坏死或凝固性坏死）；慢性全部性牙髓炎（炎症遍及冠髓与根髓，冠髓中可有液化性坏死或凝固性坏死区，其余部分含有炎症肉芽组织）。④坏死牙髓（全部牙髓组织坏死）。⑤移行阶段牙髓（完整牙髓伴有散在的慢性炎症细胞，无血管扩张和组织水肿，尚未构成典型的炎症渗出表现）。

（二）临床分类

牙髓的病理变化与患牙的临床表现并无确定的关联，临床医师根据患者提供的症状及各种临床检查结果对患牙牙髓的病理状态所做的推测并不准确。在临床上医师需做到的是对牙髓病损程度及恢复能力做出正确估计，从而选择适当的治疗方法。从临床治疗的角度出发，对牙髓病损状态的推断只是为选择治疗方法提供一个参考依据。因此，以下根据牙髓病的临床表现和治疗预后所进行的分类更为实用。

(1) 可复性牙髓炎。

(2) 不可复性牙髓炎。

1) 急性牙髓炎（包括慢性牙髓炎急性发作）。

2) 慢性牙髓炎（包括残髓炎）。

3) 逆行性牙髓炎。

(3) 牙髓坏死。

(4) 牙髓钙化。

1) 髓石。

2) 弥漫性钙化。

(5) 牙内吸收。

（三）转归

牙髓一旦发生炎症，炎性介质及牙髓的组织解剖特点使局部组织压增高。这些可导致局部静脉塌陷血流减少，炎性介质的浓度更高并快速扩散到全部牙髓，压迫神经产生剧烈疼痛。牙髓组织借助根尖孔及根尖周围组织与机体建立联系，当发生炎症时，组织几乎不能建立侧支循环。这就限制了牙髓从炎症状态恢复正常的能力，最终可能发展为牙髓坏死。牙髓的炎症病变过程随着外界刺激物及机体抵抗力的变化，有 3 种趋向。

(1) 当外界刺激因素被消除后，牙髓的炎症受到控制，机体修复能力得以充分发挥，牙髓组织逐渐恢复正常（多见于患者身体健康，患牙根尖孔粗大，牙髓炎症轻微）。

(2) 当外界刺激长期存在，但刺激强度较弱，或牙髓炎症渗出物得到某种程度的引流时，牙髓呈现慢性炎症病变，或表现为局限性化脓灶。

(3) 外界刺激较强或持续存在，牙髓病变局部严重缺氧、化脓、坏死，炎症进一步发展导致全部牙髓组织失去生活能力。

二、牙髓病的临床诊断程序

在牙髓病的临床诊断中，正确诊断牙髓炎并确定患牙是诊断的重点。临床诊断过程包括：收集所有信息如症状、体征和病史；结合临床检查和测试的结果判断病因及确定患牙。在临床上要准确诊断牙髓病并确定患牙，遵循“诊断三部曲”的步骤，可减少误诊率，制订正确的治疗方案。

（一）牙髓炎“诊断三部曲”

1. 了解患者的主诉症状、获取初步印象　通过询问病史，了解疼痛的部位（定位或放散）、性质（锐痛、钝痛、隐痛、跳痛、灼烧痛、肿痛）、严重程度，疼痛的时间，诱发、加重或缓解疼痛的因素等。根据患者诉说的疼痛特点，初步判断是否为牙髓炎引起的疼痛。

2. 排查病因、寻找可疑患牙　一是检查是否有龋齿，包括近髓或已达牙髓的深龋洞（注意龋病好发且较隐蔽的牙面）；二是查看是否有近髓的非龋牙体硬组织疾病；三是检查有无深牙周袋存在；四是询问和检查有无治疗过的牙，从患者所诉治疗的时间和治疗术中、后的感受，分析既往的检查、治疗操作是否构成对牙髓的损害。

3. 确定患牙并验证牙髓炎的诊断　包括牙髓温度测试和牙髓电活力测试。

（二）牙髓活力温度测试

必须以患者自身的正常牙作对照。所选对照牙应当是没有病损或充填物的活髓牙的唇、颊面或后牙的舌面。牙髓温度测验结果分为如下 4 个级别。

1. 无反应　提示牙髓已坏死，以下情况可出现假阴性反应。

（1）牙髓过度钙化。

（2）根尖未完全形成。

（3）近期受外伤的患牙。

（4）患者在检查前使用了镇痛药或麻醉药。

2. 出现短暂的轻度或中度的不适或疼痛　牙髓正常。

3. 产生疼痛但刺激去除后疼痛即刻消失　可复性牙髓炎。

4. 产生疼痛但刺激去除后仍然持续一段时间　不可复性炎症。

（1）急性牙髓炎：快速而剧烈的疼痛。

（2）慢性牙髓炎：迟缓不严重的疼痛。

（3）急性化脓性牙髓炎：冷刺激缓解。

（三）牙髓活力电测试

通过牙髓活力电测试器来检测牙髓神经成分对电刺激的反应，有助于判断牙髓的活力状态。必须与患者自身的对照牙进行比较。在相同的电流输出档位下，测试牙与对照牙的电测值之差 >10 时，表示测试牙的牙髓活力与正常牙有差异。如电测值到达最大时测试牙无反应，表示牙髓已无活力。

三、各型牙髓病的临床表现及诊断要点

（一）可复性牙髓炎

可复性牙髓炎（reversible pulpitis）是牙髓组织以血管扩张充血为主要病理表现的初期炎症表现。若能彻底去除病原刺激因素，同时给予适当的治疗，患牙牙髓可以恢复正常。

1. 临床症状

（1）受冷、热、酸、甜刺激时，立即出现瞬间的疼痛反应，对冷刺激更敏感；刺激一去除，疼痛消失。

（2）没有自发性疼痛。

2. 检查

（1）患牙常见有接近髓腔的牙体硬组织病损，如深龋、深锲状缺损，深牙周袋，咬合创伤。

（2）患牙对温度测验，尤其是冷测表现为一过性敏感，且反应迅速。去除刺激后，数秒缓解。

（3）叩诊反应同正常对照牙，即叩痛（-）。

3. 诊断

（1）主诉对温度刺激一过性敏感，但无自发痛的病史。

（2）可找到能引起牙髓病变的牙体病损或牙周组织损害的原因。

（3）患牙对冷测的反应阈值降低，表现为一过性敏感。

4. 鉴别诊断

（1）深龋当冷、热刺激进入深龋洞内才出现疼痛反应，刺激去除后症状不持续。当深龋与可复性牙髓炎难以区别时，可先按可复性牙髓炎的治疗进行安抚处理。

（2）不可复性牙髓炎一般有自发痛病史；有温度刺激引起的疼痛反应程度重，持续时间长，有时可出现轻度叩痛。在临床上，若可复性牙髓炎与无典型自发痛症状的慢性牙髓炎难以区分时，可采用诊断性治疗的方法，用氧化锌丁香油酚黏固剂进行安抚治疗，在观察期内视其是否出现自发痛症状明确诊断。

（3）牙本质过敏症对探、触等机械刺激和酸、甜等化学刺激更敏感。

（二）不可复性牙髓炎

不可复性牙髓炎（irreversible pulpitis）是病变较为严重的牙髓炎症，可发生于牙髓的某一局部，也可涉及整个牙髓，甚至在炎症的中心部位已发生了程度不同的化脓或坏死。此类牙髓炎症自然发展的最终结局均为全部牙髓的坏死。几乎没有恢复正常的可能，临床治疗上只能选择摘除牙髓以去除病变的方法。包括急性牙髓炎、慢性牙髓炎、残髓炎、逆行性牙髓炎。

【急性牙髓炎】

急性牙髓炎（acute pulpitis）的临床特点是发病急，疼痛剧烈。病因包括慢性牙髓炎急性发作，牙髓受到急性的物理损伤、化学刺激及感染。

1. 临床症状

（1）自发性阵发性的剧烈疼痛：初期持续时间短，晚期持续时间长。炎症牙髓出现化

脓时，患者可主诉有搏动性跳痛。

（2）夜间痛，或夜间疼痛较白天剧烈。

（3）温度刺激加剧疼痛：若患牙正处于疼痛发作期内，温度刺激可使疼痛更为加剧。如果牙髓已有化脓或部分坏死，患牙可表现为所谓的“热痛冷缓解”。

（4）疼痛不能自行定位：疼痛呈放射性或牵涉性，常是沿三叉神经第 2 支或第 3 支分布区域放射至患牙同侧的上、下颌牙或头、颞、面部，但这种放射痛不会发生到患牙的对侧区域。

2. 检查

（1）患牙可查及接近髓腔的深龋或其他牙体硬组织疾病，或有深的牙周袋。

（2）探诊可引起剧烈疼痛，可探及微小穿髓孔，并可见有少量脓血自穿髓孔流出。

（3）温度测验时，患牙敏感，刺激去除后，疼痛症状持续一段时间。当患牙对热测更为敏感时，表明牙髓已出现化脓或部分坏死。

（4）早期叩诊无明显不适，当炎症的外围区已波及根尖部的牙周膜，可出现垂直方向的叩诊不适。

3. 诊断

（1）典型的疼痛症状。

（2）患牙肯定可找到有引起牙髓病变的牙体损害或其他病因。

（3）牙髓温度测验结果可帮助定位患牙，对患牙的确定是诊断急性牙髓炎的关键。

4. 鉴别诊断

（1）三叉神经痛（trigeminal neuralgia）：表现为突然发作的电击样或针刺样剧痛，有疼痛“扳机点”，发作时间短，较少在夜间发作，冷热温度刺激也不引发疼痛。

（2）龈乳头炎：剧烈的自发性疼痛，持续性胀痛，对疼痛可定位，龈乳头有充血、水肿现象，触痛明显。患处两邻牙间可见食物嵌塞的痕迹或有食物嵌塞史。对冷热刺激有敏感反应，但一般不会出现激发痛。

（3）急性上颌窦炎（maxillary sinusitis）：持续性胀痛，上颌的前磨牙和磨牙同时受累而导致两三颗牙均有叩痛，但未查及可引起牙髓炎的牙体组织与疾病。同时可伴有头痛、鼻塞、浓涕等上呼吸道感染的症状，以及在跑、跳、蹲等体位变化时，牙痛症状加重。检查上颌窦前壁可有压痛现象。

【慢性牙髓炎】

慢性牙髓炎（chronic pulpitis）是临床上最为常见的一型牙髓炎，有时临床症状很不典型，容易误诊而延误治疗。

1. 临床症状

（1）无剧烈的自发性疼痛，但有时可出现不甚明显的阵发性隐痛或每日出现定时钝痛。

（2）患者可诉有长期的冷、热刺激痛病史等，对温度刺激引起的疼痛反应会持续较长时间。

2. 检查

（1）炎症常波及全部牙髓及根尖部的牙周膜，致使患牙常表现为咬合不适或轻度的叩痛

（2）一般可定位患牙。

3. 分型

（1）慢性闭锁性牙髓炎（chronic closed pulpitis）

1）无明显的自发痛，有长期的冷热刺激痛病史。

2）可查及深龋洞、冠部充填体或其他近髓的牙体硬组织缺损。洞内探诊感觉迟钝。

3）去净腐质后无肉眼可见的露髓孔。

4）患牙对温度测验的反应可为敏感，也可为热测引起迟缓性痛，多有轻度叩痛或叩诊不适感。

（2）慢性溃疡型牙髓炎（chronic ulcerative pulpitis）

1）食物嵌入洞内即出现剧烈的疼痛。当冷热刺激激惹患牙时，会产生剧痛。

2）查及深龋洞或近髓的牙体损害：患牙大量软垢、牙石堆积、洞内食物残渣大量嵌入。

3）去净腐质、可见有穿髓孔，深探剧痛并有少量暗色液体流出。

4）温度测试敏感。仅有极轻微的叩诊不适。

（3）慢性增生型牙髓炎（chronic hyperplastic pulpitis）

1）无明显的自发痛，患者可诉每进食时患牙疼痛或有进食出血现象，长期不敢用患侧咀嚼食物。

2）患牙大而深的龋洞中有红色、“蘑菇”形状的肉芽组织，又称作“牙髓息肉”（pulp polyp），可充满整个洞内并达咬合面，探之无痛但极易出血。常可见患牙及其邻牙有牙石堆积。

3）牙髓息肉与牙龈息肉、牙周膜息肉的鉴别如下：①牙龈息肉：多是患牙邻𬌗面出现龋洞时，由于食物长期嵌塞加之患牙龋损处粗糙边缘的刺激，牙龈乳头向龋洞所形成的空间增生，形成息肉状肉芽组织。②牙周膜息肉：是在多根牙的龋损穿通髓腔后进而破坏髓室底，根分叉处的牙周膜因外界刺激而反应性增生，肉芽组织由髓底穿孔处长入连通髓腔的龋损内，洞口外观像牙髓息肉。③可通过 X 线片观察患牙根分叉区髓室底影像的连续性，再用探针探查息肉的蒂部及其髓室底的完整性。

4. 诊断

（1）可以定位患牙，长期冷、热刺激痛病史和（或）自发痛史。

（2）肯定可查到引起牙髓炎的牙体硬组织疾病或其他原因。

（3）患牙对温度测验有异常表现。

（4）叩诊反应可作为很重要的参考指标。

5. 鉴别诊断

（1）深龋：刺激去除后症状立即消失；对叩诊的反应与正常对照牙相同。

（2）可复性牙髓炎：患牙对温度测验，尤其是冷测表现为一过性敏感，且反应迅速，去除刺激后，数秒缓解；叩诊反应同正常对照牙，即叩痛（－）。

（3）干槽症：近期有拔牙史，牙槽窝空虚，骨面暴露，出现臭味。可有温度刺激敏感及叩痛，但无明确的牙髓疾病指征。

【残髓炎】

残髓炎（residual pulpitis）属于慢性不可复性牙髓炎，发生在经牙髓治疗后的患牙，由于残留了少量炎症根髓或多根牙遗漏了未做处理的根管，因而命名为残髓炎。

1. 临床症状

（1）自发性钝痛、放散性痛、温度刺激痛。

（2）咬合不适或轻微咬合痛。

（3）均有牙髓治疗病史。

2. 检查

（1）牙冠可见牙髓治疗后的充填体或暂封材料。

（2）对患牙施以强冷、强热刺激进行温度刺激，反应可为迟缓性痛或仅诉有感觉。

（3）叩诊轻度疼痛（－）或不适感（±）。

（4）去除患牙充填物，用根管器械探查病患根管至深部时有感觉或疼痛。

3. 诊断

（1）有牙髓治疗史。

（2）有牙髓炎症表现。

（3）强温度刺激患牙有迟缓性疼痛以及叩诊疼痛。

（4）探查根管有疼痛即可确诊。

【逆行性牙髓炎】

逆行性牙髓炎（retrograde pulpitis）的感染来源是深牙周袋中的细菌可通过根尖孔或侧支根管进入牙髓，引发牙髓感染。这种由牙周途径导致的牙髓感染成为逆行性感染，所引起的牙髓炎称为逆行性牙髓炎。

1. 临床症状

（1）急性牙髓炎症状（自发痛、阵发痛、冷热刺激痛、放散痛、夜间痛）。

（2）慢性牙髓炎症状（冷热刺激敏感或激发痛，不典型的自发钝痛或胀痛）。

（3）均有长时间的牙周炎病史，可诉有口臭、牙松动、咬合无力或咬合疼痛等不适症状。

2. 检查

（1）患者有深达根尖区的牙周袋或较为严重的根分叉病变。牙龈水肿、充血，牙周袋溢脓，牙有不同程度的松动。

（2）无引发牙髓炎的深龋或其他牙体硬组织疾病。

（3）对多根患牙的牙冠不同部位进行温度测试，其反应可不同。

（4）对叩诊的反应为轻度疼痛（＋）至中度疼痛（＋＋），叩诊呈浊音。

（5）X线片患牙有广泛的牙周组织破坏或根分叉病变。

3. 诊断

（1）患牙有长期牙周炎病史。

（2）近期出现牙髓炎症状。

（3）患牙未查出引发牙髓病变的牙体硬组织疾病。

（4）患牙有严重的牙周炎表现。

（三）牙髓坏死

牙髓坏死（pulp necrosis）常由各种类型的牙髓炎发展而来，也可因外伤打击、正畸治疗所施加的过度创伤力、修复治疗对牙体组织进行预备时的过度手术切割产热以及使用某些修复材料（硅酸盐黏固剂、复合树脂）所致的化学刺激和微渗漏引起牙髓组织发生严重营养不良及退行性变性时，血液供应不足，最终发展为牙髓坏死。如不及时治疗，病变可向根尖周组织发展，导致根尖周炎。坏死的牙髓组织更有利于细菌的定植，因此，其比健康的牙髓组织更容易感染。

1. 临床症状

（1）患牙一般没有自觉症状，也可见有以牙冠变色为主诉前来就诊。

（2）可有自发痛史、外伤史、正畸治疗史或充填、修复史。

2. 检查

（1）牙冠可存在深龋洞或其他牙体硬组织疾病，或是有充填体、深牙周袋等。也可见完整牙冠者。

（2）牙冠变色，呈暗红色或灰黄色，失去光泽。

（3）牙髓活力测验无反应。

（4）叩诊同正常对照牙或不适感。

（5）牙龈无根尖来源的瘘管。

（6）X 线片显示患牙根尖周影像无明显异常。

3. 诊断

（1）无自觉症状。

（2）牙冠变色、牙髓活力测验结果和 X 线片的表现。

（3）牙冠完整情况和病史可作为参考。

4. 鉴别诊断　慢性根尖周炎：通过拍摄 X 线片，若发现有根尖周骨质影像密度减低或根周膜影像模糊、增宽，即可做出鉴别诊断。

（四）牙髓钙化

牙髓钙化（pulp calcification）：当牙髓的血液循环发生障碍，会造成牙髓组织营养不良，出现细胞变性，钙盐沉积，形成微小或大块的钙化物质。有两种形式，髓石（pulp stone）游离于牙髓组织或附着髓腔壁；弥漫性钙化，整个髓腔闭锁，见于外伤或氢氧化钙盖髓治疗或活髓切断术后。

1. 临床症状

（1）一般不引起临床症状。

（2）个别情况出现与体位有关的自发痛，也可沿三叉神经分布区放散，一般与温度刺激无关。

2. 检查

（1）患牙对牙髓温度测验的反应可异常，表现为迟钝或敏感。

（2）X 线片显示髓腔内有阻射的钙化物（髓石）或呈弥漫性阻射影像而致使原髓腔处的透射区消失。

3. 诊断

（1）X 线片检查结果作为重要的诊断依据。

（2）需排除由其他原因引起的自发性放散痛的疾病，并经过牙髓治疗后疼痛症状得以消除，方能确诊。

（3）询问病史有外伤或氢氧化钙治疗史者可作为参考。

4. 鉴别诊断　三叉神经痛：有扳机点；X 线片检查结果可作为鉴别参考；经诊断性治

疗（牙髓治疗）后，视疼痛是否消失得以鉴别。

（五）牙内吸收

牙内吸收（internal resorption）是指正常的牙髓组织肉芽性变，分化出的破牙本质细胞从髓腔内部吸收牙体硬组织，致髓腔壁变薄，严重者可造成病理性牙折。多发生于乳牙。见于受过外伤的牙，再植牙及做过活髓切断术或盖髓术的牙。

1. 临床症状

（1）一般无自觉症状，多于X线片检查时发现。

（2）少数病例可出现自发性阵发痛、放散痛和温度刺激痛和牙髓炎症状。

2. 检查

（1）发生在髓室时，肉芽组织的颜色可透过已被吸收成很薄的牙体硬组织层而使牙冠呈现为粉红色。发生在根管内时，牙冠颜色没有改变。

（2）患牙对牙髓测验的反应可正常，也可表现为迟钝。

（3）叩诊检查同正常对照牙或出现不适感。

（4）X线片显示髓腔内有局限性不规则的膨大透射影区域，严重者可见内吸收处的髓腔壁被穿通，甚至出现牙根折断线。

3. 诊断

（1）X线片的表现为主要依据。

（2）病史和临床表现作为参考。

四、非牙源性牙痛的鉴别诊断思路

国际疼痛研究学会（international association for the study of pain，IASP）在疼痛病症分类学中的定义为：有潜在或实际的组织损伤或类似的损伤引起的一种不愉快的感觉或情感体验。诊断疼痛的关键首先是要排除器质性病变。

牙髓病的特征性临床表现就是牙痛，尤其是剧烈的自发性放散痛、不能定位的牵涉痛症状，可能与系统其他疾病引起的疼痛混淆，导致误诊误治。临床工作中面对牙痛的患者，首先要做的是判断疼痛的来源。除了考虑牙髓炎，在与疼痛牙邻近组织的疾病相鉴别外，还需了解下列系统源性疼痛疾病的特征性临床表现，以提供鉴别诊断的思路。

（一）口腔颌面部疾病

1. 颞下颌关节疾病（temporomandibular joint articular disorders）　颞下颌关节持续疼痛，疼痛部位深在，定位不清，疼痛时常发作，出现牵涉痛，可伴有耳疼痛和张口受限。颌面部肌肉痉挛导致肌筋膜疼痛，扪压肌肉或关节可引起或加重疼痛。疼痛持续时间一般超过6个月。影像学检查有助于诊断。

2. 涎腺疾病（salivary gland disorders）　发生于涎腺的多种疾病，包括导管堵塞、炎症和感染都会引起疼痛和压痛的症状。咀嚼食物时，尤其是刚进食时，诱发或加重疼痛，还可出现肿胀、发热和张口痛。通过扪诊、唾液流量检查和影像学检查可明确诊断。

（二）远隔器官疾病来源的牵涉痛

远隔器官疾病来源的牵涉痛（referred pain from remote pathologic sites）是指能引起颌面部牵涉痛的远隔脏器疾病报道较多的有心绞痛、甲状腺炎、颈动脉痛及颈椎疾病。其中，因主诉牙痛而被确诊为心绞痛（angina pectoris）或被误诊的病例最令人关注。下面重点介绍心绞痛。

1. 症状　左胸部沉重感、紧迫感、左前胸闷痛，常放散到左肩胛或左臂，另有18%的患者牵涉至左侧下颌或牙，出现后牙区牙髓炎样疼痛。

2. 诊断　接诊时，应详细了解患者的身体状况和既往病史，以及与心脏病有关的危险因素，如血压、吸烟、肥胖、缺乏锻炼等。在排除牙本身疾病后，应及时将患者转诊至内科进行检查和诊断，以免延误病情。

（三）神经性疼痛

神经性疼痛（neuropathic pains）是由周围神经组织结构病变或异常导致的疾病。

遗传代谢紊乱（如卟啉病、糖尿病）、机械创伤（如压迫、外伤、手术）、中毒反应、感染或炎症（如疱疹、肝炎、麻风）等因素。

特征性表现：单侧剧烈的烧灼痛、撕裂痛或电击痛。

分类：根据疼痛的发作模式，分为发作性神经痛和持续性神经痛两类。发作性神经痛最为常见的是三叉神经痛，Eagle综合征；持续性神经痛主要为疱疹后神经痛和创伤后神经痛。下面将重点介绍Eagle综合征和疱疹后神经痛。

【Eagle综合征（Eagle syndrome）】

1. 症状　当吞咽、转头、大张口，甚至说话时，咽喉部、舌后部出现中、重度的疼痛，也有后牙区疼痛的表现，常伴有吞咽困难、耳痛、眩晕性头痛。

2. 病因　茎突舌骨韧带钙化，过长的骨突在下颌运动过程中压迫舌咽神经。

3. 检查　用手指扪压患侧的扁桃体隐窝可产生典型的疼痛。

【疱疹后神经痛（postherpetic neuralgia，PHN）】

1. 症状

（1）受累神经支配区域出现疱疹之前有不适感或痒感，也有难以忍受的持续性跳痛表现。

（2）当疱疹病毒感染三叉神经第2支或第3支时，可出现一个象限内的多颗牙疼痛，症状与牙髓炎相似。在感染潜伏期中，难以鉴别；当皮肤或口腔黏膜出现疱疹后，诊断容易。

（3）当疱疹急性发作消退后疼痛不缓解或1~2个月或以后再度出现，又称为疱疹后神经痛。表现为深部钝痛或锐利痛，也可出现感觉异常或皮肤过敏。

2. 病因　疱疹病毒感染。

3. 诊断　结合带状疱疹急性发作病史和患区遗留的瘢痕不难做出。

（四）血管神经性痛

血管神经性痛（neurovascular pains）通常以非器质性病变为主的一组疼痛性疾病，可能与颅内、外血流变化或缺氧有关。疼痛较深在，呈搏动样、重击样或烧灼样，偶有尖锐痛，多为单侧发作，有缓解期。其中常见的可引起牙痛症状的血管神经性痛为丛集性头痛和偏头痛。

【丛集性头痛（cluster headache）】

1. 症状

（1）疼痛反复密集性发作，呈“爆炸样”，疼痛剧烈、持续，有搏动感或烧灼感。

（2）疼痛部位常见于一侧眶下区、眼旁或眼后，可放散至前额、颞部和上颌骨，也会涉及上颌牙，易与上颌尖牙或前磨牙的牙源性疼痛相混淆。

（3）可伴有患侧鼻塞、流涕、流泪、脸红、颊肿、结膜充血，以及前额和面部出汗、上眼睑下垂和瞳孔缩小等交感神经和副交感神经症状。

（4）发作期间，常因疼痛剧烈难忍而坐立不安，反复踱步。

（5）疼痛可被烟、光、味等刺激激发，也可因紧张、饮酒、服用硝酸甘油而诱发。

（6）每次发作 30min 至两三个小时。

（7）男性发病率高，多见于 35 ~ 50 岁吸烟者。

2. 治疗　吸氧 15min 以上可消除疼痛，神经阻滞治疗也有明显效果。

【偏头痛（migraine）】

1. 症状

（1）20 ~ 40 岁女性多见，常有家族史。

（2）疼痛由单纯的痛感发展为跳痛、重击痛，部位局限在单侧颞部、前额或眼后部，也可发生于面部或单一牙。

（3）伴发症状有头晕、呕吐、畏声、畏光或出汗。

（4）压力、疲劳、过多摄取含酪胺的食物、乙醇、组胺和血管扩张药可诱发或加重头痛。

（5）疼痛发作持续时间在数小时至两三天，间歇期为数天，长则数年。

2. 诊断　临床尚无特异性检查，诊断主要靠症状和病史。

（五）非典型性面痛

当患者颌面部出现超过 6 个月的持续性疼痛，且定位差，症状表述不清，解剖分布不明确，又查不出器质性病变，各种治疗无效，临床上不能确诊时，可能被冠以“非典型性面痛（atypical facial pains）”的诊断。此类疼痛性质不明，发生于口腔的主要有非典型性压痛和灼口综合征两种。

【非典型性牙痛（atypical odontalgia，AO）】

1. 症状

（1）持续性钝痛、搏动痛、放射痛和烧灼痛，疼痛持续时间长，但不受温度刺激影响。

（2）能定位牙痛的位置，但临床和 X 线片均检查不出任何病变体征，对“痛源牙”摘除牙髓后，疼痛仍不缓解。

（3）成年男女均易发病，超过 40 岁的女性多见。

2. 分类　心因性痛、血管性痛、神经病理性痛和特发性疼痛。

3. 诊断　一定要在排除了牙及其邻近结构的病变之后才能给出。

4. 治疗　目前尚无有效的治疗方法，医师要耐心的告知和解释。

【灼口综合征（burning mouth syndrome）】

1. 症状

（1）口腔发生持续性的烧灼样疼痛，最常见部位为舌尖和舌缘，也可累及上腭、牙龈和牙。

（2）疼痛程度与牙痛相似，烧灼感更为明显，不出现酸痛或跳痛。

（3）疼痛在傍晚时最重，随时间推移加剧。

（4）伴随症状有口干、味觉异常、头痛、睡眠障碍。

2. 其他　检查黏膜正常，无器质性病变。

（六）孟乔森综合征

孟乔森综合征（Munchausen syndrome）是一种心理疾病，患者期待接受不必要的医药措施，部分患者有药物依赖倾向。

面对牙痛患者，临床医师应建立正确的诊断思路。收集完整的疼痛史，如疼痛位置、性质、时间特点、相关症状、间歇性疼痛诱发因素、加重因素、缓解因素、疼痛强度，治疗史和牙科病史，家族史，社会因素，系统回顾，并结合检查对可能涉及的疾病进行排除，从最常见的疾病和局部可疑患牙入手，逐步扩大范围，直至罕见的、远隔器官的病症。

首先从牙源性痛的角度，尤其从牙髓源性角度考虑。对于非牙源性痛，若在临床上盲目开始不可逆的侵入性牙髓治疗，会给患者造成新的损害和更大的痛苦。因此，一定要正确运用检查手段，综合分析所有的临床信息，最终做出正确的诊断。

（侯卫锋）

第五节　根尖周病的临床表现及诊断

一、急性根尖周炎

急性根尖周炎（acute apical periodontitis，AAP）是从根尖部牙周膜出现浆液性炎症到根尖周组织形成化脓性炎症的一系列反应过程，是一个病变程度由轻到重、病变范围由小到大的连续过程。

急性根尖周炎的进展为一连续过程，由浆液期逐步发展为化脓期中的根尖周脓肿、骨膜下脓肿及黏膜下脓肿。由于炎症侵犯组织的范围不同，上述 4 个阶段的临床表现各有特点，因此应急处理方法也不尽相同。

成人急性根尖周炎的发生主要是因牙髓感染、坏死后，根管内的感染物质通过根尖孔使根尖周围组织产生局限性的炎症反应；也可由来自根管的机械、化学刺激引起；少数还可由外伤或咬合创伤所致。

乳牙和年轻恒牙罹患牙髓炎时，由于患牙根尖孔较粗大，牙髓组织血供丰富，感染较易扩散，往往在牙髓炎症的早期便可合并根尖周组织的急性炎症。

二、急性浆液性根尖周炎

（一）病理表现

主要病理表现为根尖部牙周膜内血管扩张、充血，渗出物以血浆为主，局部组织呈现水肿，随即有多形核白细胞浸润。渗出的血浆不仅可以稀释毒素，其所含的抗体还可参与消除抗原物质。此刻的根尖部牙骨质及其周围的牙槽骨尚无明显变化。

（二）临床表现

1. 症状

（1）主要为患牙咬合痛。

（2）临床上患牙可由初期只有不适、发木、浮出、发胀，到咬合时患牙与对颌牙早接触。有时患者可诉有咬紧患牙反而稍感舒服的症状。

（3）当病变继续发展，患牙浮出和伸长的感觉逐渐加重，出现自发性、持续性的钝痛，咬合时不仅不能缓解症状，反而导致更为剧烈的疼痛。

（4）患者能够明确指出患牙，疼痛范围局限于患牙根部，不引起放散。

2. 检查

（1）患牙可见龋坏、充填体或其他牙体硬组织疾病，或可查到深牙周袋。

（2）牙冠变色：牙髓活力测验无反应，但乳牙或年轻恒牙对活力测验可有反应，甚至出现疼痛。

（3）叩痛（+）~（++），扪压患牙根尖部位出现不适或疼痛。牙龈尚无明显异常。

（4）患牙可有Ⅰ度松动。

（5）X线检查根尖周组织影像无明显异常表现。

（三）诊断

（1）患牙典型的咬合疼痛症状。

（2）对叩诊和扪诊的反应。

（3）对牙髓活力测验的反应并结合患者的年龄，患牙所具有的牙髓病史、外伤史及不完善的牙髓治疗史均可作为参考。

三、急性化脓性根尖周炎

（一）临床病理

根尖周组织的浆液性炎症继续发展，则发生化脓性变化。此阶段白细胞，尤其是多形核白细胞浸润增多，根尖周膜中的炎症细胞被细菌及其产生的毒素破坏致死，细胞溶解、液化并积聚形成脓液，分解、坏死的白细胞释放出组织水解酶，致使牙周韧带破坏。脓液最初只局限在根尖孔附近的牙周膜内，炎症细胞浸润主要在根尖孔附近的牙槽骨骨髓腔中。

急性化脓性根尖周炎的发展分为3个阶段：①根尖周脓肿阶段；②骨膜下脓肿阶段；③黏膜下脓肿阶段。急性化脓性根尖周炎的排脓方式如下。

1. 通过骨髓腔突破骨膜、黏膜或皮肤向外排脓　炎症细胞自根尖附近的牙槽骨骨髓腔迅速在牙槽骨内蔓延，脓肿穿过骨松质到达骨外板，再通过骨皮质上的营养孔到达骨膜下。由于骨膜坚韧、致密，不易穿破，脓液在此处积聚，造成局部压力增高。当骨膜下的脓液积聚达到相当的压力时，骨膜破裂，脓液流注于黏膜下或皮肤下，构成黏膜下脓肿或皮下脓肿。最后，脓肿破溃，脓液排出，急性炎症缓解，转为慢性炎症。

此种排脓方式常见有4种排脓途径：①穿通骨壁突破黏膜；②穿通骨壁突破皮肤；③突破上颌窦壁；④突破鼻底黏膜。

2. 通过根尖孔经根管从冠部缺损处排脓　当患牙的根尖孔粗大、根管通畅、冠部缺损呈开放状态时可进行此方式进行排脓。这种排脓方式对根尖周组织的破坏最小。

3. 通过牙周膜从龈沟或牙周袋排脓　若患牙同时患有牙周炎的情况，因根尖部的脓灶与牙周袋底接近，脓液易从该薄弱的牙周膜结缔组织处突破而向牙周袋内排放，形成牙周窦道，此种情况通常预后较差。乳牙发生根尖周脓肿时，由于儿童的牙周膜组织疏松，根尖部的脓液可顺牙周间隙扩散，从龈沟排出。

（二）临床表现

1. 根尖周脓肿

（1）症状：患牙出现自发痛、剧烈持续的跳痛，以至咬合时首先接触患牙并引起剧痛，患者因而不敢对合。

（2）检查：①患牙叩痛（++）~（+++），松动Ⅱ~Ⅲ度。②根尖部牙龈潮红，但尚无明显肿胀，扪诊感轻微疼痛。③相应的下颌下淋巴结或颏下淋巴结可有增大及压痛。

2. 骨膜下脓肿

（1）症状：患牙的持续性、搏动性跳痛更加剧烈，因骨膜坚韧、致密，脓液集聚于骨膜下所产生的压力很大，病程至此，疼痛达到最高峰，病期多已三五日，患者感到极端痛苦。患牙更觉浮起、松动，即使是不经意地轻触患牙，亦感觉疼痛难忍。患者常诉有因疼痛逐日加剧而影响睡眠和进食，还可伴有体温升高，身体乏力等全身症状。

（2）检查：①患者有痛苦面容，精神疲惫。体温可有升高，约38℃。末梢血象白细胞增多，计数多在1.0万~1.2万/mm^3。患牙所属区域的淋巴结可出现增大和扪痛。②患牙叩痛（+++），松动Ⅲ度，牙龈红肿，移行沟变平，有明显的压痛，扪诊深部有波动感。③严重的病例可在相应的颌面部出现蜂窝织炎，表现为软组织肿胀、压痛，致使面容改变。

3. 黏膜下脓肿

（1）症状：由于黏膜下组织较疏松，脓液到达黏膜下时，压力已大为减低，自发性肿痛及咬合痛也随之减轻。全身症状缓解。

（2）检查：①患牙叩痛（+）~（++），松动度Ⅰ度；②根尖区黏膜的肿胀已局限，呈半球形隆起，扪诊时，波动感明显，脓肿较表浅而易破溃。

（三）诊断

主要依据患牙所表现出来的典型的临床症状及体征，由疼痛及红肿的程度来分辨患牙所处的炎症阶段。

（四）鉴别诊断

1. 急性根尖周炎各阶段的鉴别　见表9-1。

表9-1　急性根尖周炎各发展阶段的临床表现

症状和体征	浆液期	根尖周肿胀期	骨膜下脓肿期	黏膜下脓肿期
疼痛	咬合痛	持续跳痛	极剧烈胀跳痛	咬合痛缓解
叩痛	（+）~（++）	（++）~（+++）	最剧烈（+++）	（++）~（+）
扪疹	不适	疼痛	剧烈疼痛+深波动感	轻痛+浅波动感
根尖区牙龈	无变化/潮红	小范围红肿	红肿明显，广泛	肿胀明显，局限
全身症状	无	无/轻	可有发热、乏力，血象升高	消退

2. 急性根尖周炎与慢性根尖周炎急性发作的鉴别　急性根尖周炎可以直接继发于牙髓病，即原发性急性根尖周炎；也可由慢性根尖周炎转化而来，又称为慢性根尖周炎急性发作或继发性急性根尖周炎。两者之间的区别在于X线片上所显示的影像不同：急性根尖周炎时，X线片上看不出根尖部有明显改变；而慢性根尖周炎急性发作时，则从X线片上可见

根尖部有不同程度的牙槽骨破坏所形成的透影区。

3. 急性根尖周炎脓肿与急性牙周脓肿的鉴别　见表9－2。

表9－2　急性根尖周脓肿与急性牙周脓肿的鉴别要点

鉴别点	急性根尖周脓肿	急性牙周脓肿
感染来源	感染根管	牙周袋
病史	较长期牙体缺损史 牙痛史 牙髓治疗史	长期牙周炎病史
牙体情况	深龋洞 近髓的非龋疾病 修复体	一般无深及牙髓的牙体疾病
牙髓活力	多无	多有
牙周袋	无	深，迂回曲折
脓肿部位	靠近根尖部 中心位于龈颊沟附近	较近牙龈缘
脓肿范围	较弥散	局限于牙周袋壁
疼痛程度	重	相对较轻
牙松动度	相对轻，病愈后牙恢复稳固	明显，消肿后仍很松动
叩痛	很重	相对较轻
X线片表现	无明显异常表现，若患牙为慢性根尖周炎急性发作，根尖周牙槽骨显现透射影像	牙槽骨嵴破坏，可有骨下袋
病程	相对较长，脓液自根尖周向外排出的时间需五六天	相对较短，一般三四天可自溃

四、慢性根尖周炎

慢性根尖周炎（chronic apical periodontitis）是指因根管内长期存在感染及病源刺激物而导致的根尖周围组织慢性炎症反应，表现为炎症性肉芽组织的形成和牙槽骨的破坏。

（一）病因病理

1. 根尖周肉芽肿的形成机制　根尖部的牙周膜因受根管内病源刺激物的作用而发生慢性炎症性变化，其正常的组织结构被破坏，代之以炎症肉芽组织。在炎症肉芽组织的周围有破骨细胞分化出来，造成邻近的牙槽骨和牙骨质吸收破坏，骨质破坏的区域仍由炎症肉芽组织所取代。

2. 脓肿的形成机制　随着病变的进展，炎症肉芽组织的体积不断增大，血供难以抵达肉芽肿的中心部，病变中央的组织细胞发生坏死、液化，形成脓液并潴留于根尖部的脓腔内，成为慢性根尖周脓肿。

3. 囊肿的形成机制　关于囊壁形成的确切机制尚不清楚，目前主要有两个理论：“分解理论”与“脓腔理论”。前者认为正常牙的牙周膜内遗留有牙根发育期间的 Hertwing 上皮根鞘细胞，在牙根表面平行排列，呈静止状态，又称 Malassez 上皮剩余。当根尖周围组织形成炎症肉芽组织时，遗留下来的这些上皮细胞在慢性炎症的长期刺激下，可增殖为上皮团块或上皮条索。较大的上皮团中心由于缺乏营养，上皮细胞发生退行性变，甚至坏死、液化，形成小囊腔，腔壁表面由复层鳞状上皮细胞衬里，完整或不连续，形成囊壁。随着囊腔中渗透压的增高，周围的组织液逐渐渗入，成为囊液，小囊腔逐渐扩大或相互融合形成根尖周囊肿。“脓腔理论”认为根尖周肉芽肿先形成脓肿，脓腔的表面就像身体其他部位的软组织创口一样，修复过程均有周缘的上皮细胞增生、爬入，逐渐将伤口表面覆盖而成。当牙周膜内的上皮剩余细胞增殖、铺满根尖周脓肿的脓腔表面时，就形成了囊腔。

4. 根尖周致密性骨炎的形成机制　当根尖周组织在受到长期轻微、缓和的刺激，而患者的机体抵抗力又很强时，根尖部的牙槽骨并不发生吸收性破坏，反而表现为骨质的增殖，形成围绕根尖周围的一团致密骨，其骨小梁结构比周围骨组织更为致密。这种情况实际上是一种防御性反应，因在增生的骨小梁间有少量慢性炎症细胞分布，故称为根尖周致密性骨炎。

（二）临床表现

1. 症状　一般无明显的自觉症状，有的患牙可在咀嚼时有不适感。也有因主诉牙龈起脓包而就诊者。在临床上多可追问出患牙有牙髓病史、反复肿痛史或牙髓治疗史。

2. 检查

（1）患牙可查及深龋洞或充填体，以及其他牙体硬组织疾病。

（2）牙冠变色，失去光泽。深洞内探诊无反应，牙髓活力测验无反应。

（3）患牙对叩诊的反应无明显异常或仅有不适感，一般不松动。

（4）有窦型慢性根尖周炎者可查及窦道开口。

（5）根尖周囊肿的大小不定，可由豌豆大到鸡蛋大。

（6）X 线检查显示出患牙根尖区骨质变化的影像。

（三）诊断

（1）患牙 X 线片上根尖区骨质破坏的影像是确诊的关键依据。

（2）患牙牙髓活力测验结果并结合患牙年龄应作为重要的参考。

（3）病史及患牙牙冠情况也可作为辅助诊断指标。

（侯卫锋）

第六节　牙髓病与根尖周病治疗概述

一、治疗原则和治疗计划

（一）治疗原则

牙髓病和根尖周病的治疗原则是保存具有正常生理功能的牙髓及保存患牙。

1. 保存活髓　牙髓组织具有形成牙本质、营养牙体硬组织及防御修复功能。对牙髓病变还处于早期阶段的恒牙和根尖孔尚未形成的年轻恒牙，应注意保存活髓，维持牙髓功能。

2. 保存患牙　由于增龄性变化和血液循环的特殊性，牙髓修复再生能力有限，炎症不易治愈。对患有牙髓病而不能保存活髓的牙，应去除病变牙髓，保存患牙，以维持牙列完整，维护咀嚼功能。失去活髓后，牙体硬组织的营养代谢仅由牙周组织供给，牙体硬组织变脆并容易折裂，应选用不同类型的冠部修复体保护牙体硬组织。

（二）治疗计划

治疗计划是为了控制或消除致病因素、治愈疾病、修复缺损牙体组织、恢复患牙功能而设计的治疗方案和程序。治疗计划的制订应根据患牙病变的程度、位置、与邻近解剖结构的关系，患者的全身健康状况、依从性和就诊时机，以及医护人员的经验、医疗设备和器械等。

1. 治疗程序　牙髓病和根尖周病的治疗首先应缓解疼痛并去除感染物，控制患牙的急性症状后，再进行全面检查和治疗，分为急症期、控制期、治疗期和维护期治疗。

（1）急症期：在充分掌握患者全身状况和病史的前提下，尽快解决患牙急性牙髓疼痛或根尖周疼痛，待急症控制后方可转入下一阶段治疗。

（2）控制期：通过牙髓治疗、牙周治疗、拔牙及牙体牙列修复治疗等手段消除病因，终止疾病进展。治疗内容包括：①控制牙髓根尖周病疾病进展；②控制或去除潜在的致病因素；③去除影响疾病预后的不良因素；④实施口腔疾病预防策略。

（3）治疗期：通过牙体修复治疗、牙髓治疗、牙周治疗及口外治疗等，治疗牙髓根尖周病变，恢复咀嚼功能。

（4）维护期：通过定期复查，观察病变愈合情况，及时调整治疗计划。同时，加强患者口腔健康指导。

2. 术前谈话　治疗前，医生和患者需进行良好有效的交流，向患者介绍病情，说明治疗方法，提供牙髓治疗有关的读物及画册帮助解释治疗过程，使患者了解治疗的程序、预后和其他相关情况，避免患者在治疗中出现紧张、恐惧或不合作等不良情绪，减轻担忧和误解。

患者对治疗的认可必须建立在知情的基础上，避免因未告知治疗的难度和风险而发生医患纠纷。

术前谈话要告知患者的情况如下。

（1）牙髓治疗通常成功率较高，但也存在失败的可能性，预后与患者的个体差异等多因素有关。

（2）术后可能出现短暂不适或轻度疼痛，偶有剧痛。必要时可服用消炎、镇痛药物缓解症状。

（3）保存活髓治疗后，如出现自发痛、夜间痛等急性牙髓炎症状应立即复诊，及时调整治疗计划及治疗方法。

二、病例选择

治疗牙髓病和根尖周病前，应全面分析病例，了解患者及患牙的状态，明确治疗的必要性和可行性，选择有效的治疗方法。

（一）患者状态

患者的状态包括生理状态和心理状态。当患者的生理健康或心理健康严重受损时，牙髓病和根尖周病的治疗可能变得复杂化，甚至难以顺利完成。因此，必须重视对患者状态的了解和正确判断。

1. 生理状态

（1）年龄：牙髓治疗适用于任何年龄的患者，但治疗中不同年龄段存在不同的治疗难点。对于幼儿患者应注意控制他们的拒绝行为，以配合治疗。老年患者的主要难点在于根管口隐蔽、根管钙化和组织修复功能较差等。

（2）健康状况：牙髓治疗没有绝对的全身禁忌证，但残疾和体质虚弱的患者往往难以承受复杂和长时间的治疗过程，因此要详细询问系统病史，根据具体情况制订治疗计划。

1）心血管疾病：严重心血管疾病患者的牙髓治疗，应与心血管疾病专家会诊后处理。治疗时注意控制疼痛，缓解精神压力，缩短就诊时间。对于风湿性心脏病、先天性心脏病或做过心脏瓣膜置换手术的患者，应防止因根管治疗引起的感染性心内膜炎。近 6 个月内患有心肌梗死的患者不适于做牙髓治疗。

2）出血性疾病：出血性疾病患者牙髓治疗前应进行血液检验，并请内科医师会诊。在安置橡皮障夹、活髓摘除治疗等过程中要做好控制出血的准备。根管外科手术前必须进行抗纤溶治疗。

3）糖尿病：牙髓治疗前应预防性用药，防止急性牙髓感染影响糖尿病患者的病情控制，避免牙髓治疗时间过久影响耽误患者的胰岛素治疗和用餐时间。对于重症糖尿病患者，应注意预防胰岛素性休克或糖尿病性昏迷的发生。

4）癌症：通过询问病史，了解癌症患者病情以选择治疗方法。可采取简单易行的方法缓解患者症状，提高咀嚼能力，改善精神状态。头颈部肿瘤患者放疗后易发生猖獗龋，迅速发展为牙髓病或根尖周病，应选择牙髓治疗保存患牙，提高患者生活质量。

5）艾滋病：艾滋病不是牙髓治疗的禁忌证，对艾滋病患者进行牙髓治疗时，应采取严格的控制措施，防止交叉感染。

6）妊娠：妊娠期间的牙髓治疗，应注意控制疼痛与感染，暂缓行根管外科手术。

7）过敏反应：对高度过敏体质的患者，牙髓治疗前可预防性使用抗组胺类药物，防止发生过敏反应。

2. 心理状态

（1）恐惧：患者在牙髓治疗过程中由于惧怕疼痛、射线或治疗器械等有可能表现出异常行为。对于这类患者要尽量安慰以取得合作，因恐惧而不愿按时复诊的患者，应告知贻误治疗可能产生的不良后果。

（2）焦虑：患者因害怕治疗时疼痛常产生焦虑情绪，在进行牙髓治疗前应判断患者是否焦虑。成人患者在治疗前往往掩饰其情绪，不愿告知医师，在治疗过程中却表现出不合作或其他异常，某些患心血管疾病、呼吸系统或神经系统疾病的患者甚至可能由于过度紧张而危及生命。

恐惧和焦虑的控制主要包括非药物控制和药物控制两种方法。具体如下：①给予患者同情心，医护人员应通过语言和表情对恐惧和焦虑的患者表示理解、同情和关怀，切忌训斥患者；②建立医患间良好有效的交流，医者可通过简单的交谈和观察，与患者建立有效的交流并获得患者信任，以保证治疗的顺利进行；③改善就诊环境，就诊环境影响患者情绪，为减少环境噪声，减少患者间影响和干扰，应尽可能设立独立诊室；④减短候诊时间，过度的候诊等待加重患者的焦虑情绪，应尽可能减短候诊时间；⑤合理安排首诊复诊时间，对过度恐惧和焦虑的患者，如果治疗周期较长，应缩短首次就诊治疗时间，首次就诊时解决主诉问题，缓解主要症状，循序渐进地进行；⑥药物控制，当非药物控制不能取得良好的镇静效果时，可采取药物控制，如口服地西泮（安定）类镇静药控制焦虑等。

（3）心理性疼痛：心理性疼痛患者常主诉牙及颌面部疼痛，临床检查无口腔器质性病变。医师既要注意避免受患者或其家属的影响，将心理性疼痛诊断为器质性病变进行治疗，又要注意勿擅用精神治疗药物。

（二）患牙状态

牙髓治疗无牙位和年龄的限制，随着治疗技术和器械的发展，只要患牙有保留的价值，患者有适当的开口度并同意治疗，全口牙均可进行较为完善的牙髓治疗。牙髓治疗前，通过了解患牙的状态，可以判断牙髓治疗的难度和可行性。

1. 可操作性

（1）患牙类型：前牙一般为较粗而直的单根单管牙，牙髓治疗难度较小，成功率相对较高；磨牙根管相对细小且弯曲，解剖变异多见，根管数目不定，根管治疗的难度大。

（2）患牙位置：前牙暴露充分，器械容易到达，患者易配合，根管治疗难度低；反之后牙治疗难度增大。此外，牙异位或错位，导致根管方向倾斜，也增加牙髓治疗难度。

（3）工作长度：工作长度影响根管预备器械的选择。牙体过长，ISO 器械不能完全到达，操作难度加大；牙体过短，器械的工作刃因侧方压力不够而使工作效率大大降低，治疗难度加大。

（4）工作宽度：根尖孔粗大，易发生器械超出根尖孔和（或）超充，损伤根尖周组织，增加治疗难度。

（5）根管形态：根管重度弯曲或呈 S 形的患牙，根管治疗时应选用适宜的预备器械和技术，以减少或避免根管预备并发症的发生。根尖孔未完全形成的患牙，需要行根尖诱导成形术。

（6）根管数目：根管数目越多，管径越小，根管走向的变化就越多，治疗难度越大。临床上根管失败的常见原因为遗漏根管。因此，在根管预备过程中，应始终持有怀疑态度，仔细检查，准确判断是否存在“额外”根管。

（7）髓腔和根管钙化：髓石或弥散型髓腔钙化会阻碍根管治疗器械进入根管，增加治疗的难度。根管显微镜、钙螯合剂及超声预备器械等的应用有助于诊断和发现钙化根管。

（8）牙根吸收：牙根吸收包括内吸收和外吸收，内吸收 X 线片表现为在髓腔内出现不均匀的膨大透射区，外吸收则表现为叠加于根管外的阴影。牙根吸收会增加牙髓治疗的难度，影响患牙预后。

（9）邻近解剖结构：治疗中应注意牙根尖区邻近的组织结构，如上颌窦、鼻腔、颏孔及下颌神经管等。上颌牙根尖周炎症可能引起上颌窦或鼻腔感染，下颌牙根管预备过度或超充均可导致下牙槽神经感觉异常。颧突、隆凸以及牙拥挤、牙根重叠可造成 X 线片上根管及根尖区影像模糊，影响临床诊断和治疗。

（10）其他因素：根管治疗难度还与治疗环境，术者诊疗水平，患者张口度、咽反射及牙科恐惧症等有关。

2. 可修复性　现代牙髓治疗更注重患牙剩余牙体的保存治疗，随着修复材料和技术的不断完善，临床治疗中应最大限度保存患牙。但患牙因严重龋坏或牙折等导致余留牙体结构难以保留及修复时，则无须行牙髓治疗。

3. 牙周状况　牙髓病治疗的预后与患牙的牙周状况直接相关，牙槽骨严重破坏和Ⅲ度松动患牙的预后较差。对伴有牙周疾病的牙髓病患牙，应进行牙周牙髓联合治疗。

4. 既往治疗　术者治疗前应了解患牙的既往治疗情况。患牙可能在既往治疗中由于根管预备或充填不完善，仍处于炎症状态而需再处理，再次治疗的操作难度往往会增大。

5. 保留价值　所有牙髓病患牙都应尽量通过牙髓治疗保留。临床上可能由于医师对治疗失去信心，或患者因时间或经济问题，影响牙髓治疗的实施或完成。对于无咬合功能的患牙，可考虑拔除。

三、术前感染控制

无菌指不含活菌的状态，是灭菌的结果。在牙髓治疗过程中病原微生物可能通过不同途径引起感染，因此，治疗时应遵循无菌操作原则，建立防护措施以利于获得良好的治疗效果。

（一）术区隔离

牙位于口腔唾液环境中，术区的隔离可采用棉卷隔离唾液或安置橡皮障等方法，吸唾器一般与棉卷隔离或橡皮障联合使用。

1. 棉卷隔离法　棉卷隔离法是置消毒棉卷或棉球于唾液腺开口处及患牙两侧，这种方法简单易行，但对儿童和唾液多的患者隔湿效果差。

2. 橡皮障隔离法　19 世纪纽约牙科医师 Barnum 在临床首次使用橡皮障，达到牙体隔离的目的。正确安装橡皮障可以隔离患牙，防止唾液和舌影响手术操作，是目前保护医师和患者的有效装置，是牙髓治疗尤其是显微牙髓治疗中的必要步骤。

（1）橡皮障隔离的目的

1）提供不受唾液、血液和其他组织液污染的操作环境；

2）避免牙龈、舌及口腔黏膜软组织意外损伤；

3）防止误吸误吞；

4）保证术野清晰；

5）防止医源性交叉感染。

（2）橡皮障系统

1）橡皮障：橡皮障多呈方形，尺寸为 15cm×15cm 和 12.5cm×12.5cm。根据厚度分为薄型、中型、厚型、超厚型和特厚型等，牙髓治疗多选用不易撕裂的中型或厚型。橡皮障有黑、绿、黄、灰、蓝等各种颜色，深色橡皮障可以增加手术视野的对比度，浅色橡皮障的半透明性便于放置 X 线胶片于橡皮障下。安放橡皮障时常规将橡皮障暗面朝向术者，以减少炫光，减轻术者视觉疲劳。

2）橡皮障架：用于支撑和固定橡皮障，由金属或塑料制成。牙髓治疗常选用 X 线透射性强的塑料框架。

3）橡皮障夹：又称固持器，为金属制品，由一个弹性弧形杠连接一对夹片构成，无翼或有翼。夹片前端可以和牙呈四点接触，使固持器保持稳定，防止其自身移动造成软组织损伤。双翼作用是将橡皮障上打好的小孔撑大并套入患牙。根据牙解剖形态不同，橡皮障夹设计呈多种形状。一般治疗中多用有翼型橡皮障夹，包括前牙固持器、前磨牙固持器、上颌磨牙固持器和下颌磨牙固持器。夹片的翼部可以隔离牙龈组织，最大限度暴露治疗牙。特殊设计的固持器，如夹片向根尖方向加长的固持器可用于冠部牙体组织缺损较大的患牙；锯齿形的 Tiger 固持器可以增加稳定性；S－G 型固持器能放置于患牙的邻牙上，并能隔离牙冠缺损严重的患牙。

4）橡皮障打孔器：打孔器为一种手持钳，头部有特殊圆盘，盘上有不同尺寸的小圆孔，供打孔时选用。

5）橡皮障钳：用于安放、调整和去除橡皮障夹。

（3）橡皮障的安置方法

方法一：将橡皮障夹套入橡皮障已打好的孔中，撑开小孔，将橡皮障钳前喙插入橡皮障夹的翼孔中，握持橡皮障钳，调节橡皮障夹的张开度，控制橡皮障夹在橡皮障上的位置。用塑料框架支撑橡皮障，并成为一个整体放置于患牙上。橡皮障夹固位于患牙的牙冠后，用器械将小孔周边的橡皮障反折入橡皮障夹翼部下方。

方法二：先将橡皮障夹（通常是无翼型）放置于患牙上，再安放橡皮障和橡皮障架；也可以先安放橡皮障，再放置橡皮障夹及橡皮障架。采用这种方法，术者能清楚地看到橡皮障夹的喙部与牙体接触的部位，避免损伤牙龈组织，可用手指轻压橡皮障夹的颊舌侧板，以检查橡皮障夹的放置是否合适。

方法三：又称拼合障孔术，用于隔离牙冠大部分缺损的前牙或有烤瓷全冠的患牙。橡皮障夹的安置对烤瓷全冠的颈瓷、牙本质及牙骨质等均有一定损伤，因此，一般不使用橡皮障夹隔离烤瓷全冠修复的牙，而是用牙线结扎固定橡皮障或者将橡皮障夹置于邻牙上。拼合障孔术首先在橡皮障上打 2 个紧连的孔，使 2 个孔拼合成 1 个孔，将棉卷放于患牙颊侧，再将橡皮障孔拉开套入患牙和相邻牙上，橡皮障的边缘要仔细地反折入两邻牙远中接触点下方，用牙线结扎使橡皮障固定。棉卷的放置和橡皮障的张力使术区保持相对干燥。为防止橡皮障滑动，可以在患牙的邻牙上放置橡皮障夹或在橡皮障上方放置橡皮障夹。

（4）橡皮障安置的注意事项

1）定位和打孔：首先标出垂直中线和水平线，将橡皮障分为 4 个象限，列出常规上、下颌牙弓位，确定患牙所在位置并做记号，留出足够边缘。患牙越位于远中，小孔越靠近橡皮障水平线。打孔要求边缘整齐，大小合适。

2）橡皮障的安放：安放橡皮障前，必须确定牙间是否有间隙，如果两牙之间的接触点粗糙，接触过紧，或不适当的充填物使相邻牙融合在一起，都会造成橡皮障安置困难。可以用牙线加压使橡皮障通过接触点，还可以用器械插入患牙周围封闭橡皮障边缘。橡皮障应以足够的张力固位于橡皮障架上，不能起褶，也不能张力过大使橡皮障破裂或使橡皮障夹移位。橡皮障要完全覆盖患者的口腔，避免盖住患者的鼻和眼。

3）防止渗漏：选用厚度合适的橡皮障，注意孔的位置，要求边缘整齐，正确选择和放置橡皮障夹及沿牙四周反折橡皮障可以减少渗漏。发现橡皮障有小的破损，可用 Cavit 或牙周塞制剂等修补或更换橡皮障。

4）橡皮障夹的放置：牙形态和位置异常可能导致使橡皮障夹放置不到位。牙部分萌出、全冠修复已做牙体预备或牙体大面积缺损情况下，为了使橡皮障夹放置到位，可以调试或修改橡皮障夹的夹片使之适合患牙，或在牙颈部置少量树脂，利用树脂凸缘为橡皮障夹固位，待根管治疗完成后再去除树脂凸缘。

5）橡皮障夹的选用：牙体大部分缺损至龈下而牙周组织健康状况良好的患牙，可选用S-G型夹或翼端向根方加长的橡皮障夹。

6）预先修复牙体组织：牙体大部分缺损时，可以先部分修复牙体组织，以便安放橡皮障夹。待牙髓治疗后，再重新完成患牙的充填和修复。

（二）器械的清洗、消毒和灭菌

所有口腔治疗器械使用后必须进行清洁消毒和灭菌处理方可用于其他患者。

1. 清洗　清洗指去除器械上组织和材料等所有外来物质，以减少器械上细菌的数量。一般采用清洁剂和水，通过手工或机械完成。目前广泛采用超声波加多酶清洗技术对口腔诊疗器械进行清洗。手机的清洗通过手机清洁机或人工清洗来完成，车针和扩大针等器械以多酶溶液浸泡后，采用手工刷洗或超声波加多酶溶液清洗。

2. 消毒　消毒指利用物理或化学方法灭活器械上的非芽孢微生物，达到无害化状态。口腔器械主要采用物理消毒法，即干热或湿热高温消毒。采用全自动清洗热消毒干燥机可一次性完成车针和扩大针等器械的消毒干燥。化学消毒法用于不耐高温的器械。较长时间的高温消毒对手机的轴承、轴芯、风轮等损耗较大，可用注油机或注油罐对手机内腔进行注油，采用75%乙醇擦拭手机外表面，干燥包装后待灭菌。

3. 灭菌　灭菌是指消除所有微生物生命状态的过程，即杀灭器械上包括芽孢在内的所有微生物，达到无菌状态。灭菌方法主要有预真空压力蒸气灭菌、干热160℃及以上灭菌、环氧乙烷灭菌和辐射灭菌（大剂量紫外线照射）等。预真空压力蒸气灭菌最高温度达134℃，压力206kPa，保持时间为3～4min，因其灭菌效果稳定、安全而广泛应用，适用于手机及牙髓治疗器械的灭菌。传统的化学浸泡灭菌法因化学消毒剂不良反应大，灭菌效果不稳定而甚少使用。

（三）基本防护

临床诊室环境中存在许多潜在的感染源，如唾液、血液、创口分泌物和龋坏牙体组织等。医务人员的手、头发、工作服、治疗器械和设备、手机的气雾等都可能成为传播感染源的媒介，因此，应按预防标准进行个人防护，防止发生院内感染。

1. 医护人员的防护　医护人员在治疗防护，戴手套后只接触防污膜覆盖的部位表面，坚持戴护目镜或塑料面罩，防止血液、唾液、冲洗液和手机的气雾等溅射到面部和眼；术后即时弃去手套，洗手并干燥。整个治疗过程中应穿防护工作服、戴工作帽并每天更换，如污染严重须及时更换。术前彻底洗刷双手，戴手套；术中注意隔离。

2. 患者的防护　治疗前用0.12%葡萄糖酸氯己定或0.02%醋酸氯己定漱口，减少微生物的污染。使用一次性胸巾隔离，并为患者提供防护眼镜防止飞溅物对眼的伤害。

3. 工作环境的防护　采用4手操作，术前备齐操作所需物品，避免护士在多椅位间走动扩散污染。使用防污膜覆盖医务人员双手经常接触的物体表面，如综合治疗台照明灯拉手、开关、椅位调节控制或微电脑控制板、光固化灯等，一人一换。术后使用300～500mg/L的含氯或含溴消毒剂擦拭消毒设备，并清洁干燥。诊疗室保持通风并定期进行空气消毒处理，每日使用300～500mg/L的含氯或含溴消毒剂湿拖地面1～2次。

四、疼痛的控制

牙髓组织富含神经纤维，对刺激反应敏感。在牙髓治疗的过程中，各种操作均可能引起疼痛，使患者难以忍受以致惧怕接受治疗。因此，应该施行无痛技术，使牙髓病和根尖周病的治疗在无痛或减少疼痛的情况下进行。

（一）局部麻醉

局部麻醉即通过局部注射麻醉药物以达到牙髓治疗无痛的目的。

1. 局部麻醉前准备

（1）仔细询问患者系统性疾病史、用药史、药物过敏史。对有心血管疾病者，慎用含有肾上腺素的药物；对有过敏史的患者，慎用普鲁卡因类药物。

（2）选择合适的麻醉方法，对有牙槽骨和黏膜炎症的牙尽可能不选择局部浸润麻醉。

（3）对过度紧张的患者，有过度饮酒史的患者，应适当加大局部麻醉药剂量30%~50%。

（4）了解各类局部麻醉药的作用特点和药物特性，避免过量用药。

（5）为减少进针时的疼痛，进行注射麻醉前可先对进针部位的黏膜表面麻醉。

2. 常用局部麻醉药物　局部麻醉药主要分为酯类和酰胺类，前者以普鲁卡因为代表，后者以利多卡因为代表。

（1）普鲁卡因：又称奴弗卡因，盐酸普鲁卡因局部麻醉使用浓度为2%，1次用量40~100mg。可用于局部浸润和传导阻滞，注射后3~5min起效，维持30~40min，加入肾上腺素（1∶100 000~1∶20 000）可增加血管收缩，减缓吸收速率，麻醉效果延长至2h。该药偶有过敏反应，对心肌有抑制作用，严重低血压、心律失常和患有脑脊髓疾病者禁用，1次最大用量不超过1g。

（2）丁卡因：又称地卡因，为长效酯类局部麻醉药，脂溶性高，穿透力强，毒性较大，适用于黏膜表面麻醉。常用浓度2%，3~5min显效。需注意腭侧龈因角化层较厚，药物穿透效果不佳，应改用其他局部麻醉方式。

（3）利多卡因：又称赛罗卡因，稳定，起效快，常用于表面麻醉和局部麻醉，1次用量为2%盐酸盐5~10ml，最大用量不超过400mg。禁用于严重的房室传导阻滞患者及心率 < 55/min患者。对高血压、动脉硬化、心律失常、甲状腺功能亢进症、糖尿病、心脏病患者，应慎用含肾上腺素的利多卡因。

（4）阿替卡因：常用为复方盐酸阿替卡因注射剂，商品名为必兰麻，含4%阿替卡因及1∶100 000肾上腺素。禁用于4岁以下儿童、严重肝功能不全、胆碱酯酶缺乏、阵发性心动过速、心律失常、窄角青光眼、甲状腺功能亢进症患者，慎用于高血压、糖尿病及应用单胺氧化药治疗的患者。

3. 常用麻醉方法

（1）表面麻醉：适用于黏膜表浅麻醉，常用于局部麻醉前对进针部位黏膜组织的麻醉和阻止患者的恶心反射。操作时应先隔离唾液，用小棉球蘸取药液或将药液喷涂于欲麻醉部位，3~5min或以后将药液拭去，漱口。

（2）局部浸润麻醉：又称骨膜上浸润麻醉，是将麻醉药注射到根尖部的骨膜上，通过麻醉药的渗透作用使患牙在牙髓治疗时无痛。由于麻醉药不能渗透密质骨，故骨膜上浸润麻醉仅适用于上、下颌前牙及上颌前磨牙和乳牙。牙髓治疗前，于患牙根尖部骨膜上注射0.6~0.9ml麻醉药，3~4min或以后起效。当患牙处于急性炎症期时，骨膜上浸润麻醉效果一般不佳，需采用其他麻醉方法。

（3）阻滞麻醉：是将局部麻醉药物注射到神经干或其主要分支附近，以阻断神经末梢传入的刺激，是在组织的神经分布区域产生麻醉效果。进行阻滞麻醉时，应熟悉口腔颌面局部解剖，掌握三叉神经的行径和分布及注射标志与有关解剖结构的关系。上颌磨牙常用上牙槽后神经阻滞麻醉，进针点为上颌第二磨牙远中颊侧口腔前庭沟，下颌磨牙及局部浸润麻醉未能显效的下颌前牙常用下牙槽神经阻滞麻醉，进针点为张大口时，上、下颌牙槽突相距的中点线与翼下颌皱襞外侧 3 ~4mm 的交点。

（4）牙周韧带内注射：适用于牙周组织的麻醉和牙髓麻醉不全时的补充麻醉，某些特殊病例如血友病患者也常做牙周韧带内注射。严重牙周疾病的患牙不宜使用该法。操作中首先严格消毒龈沟或牙周袋，将麻醉针头斜面背向牙根刺入牙周间隙缓缓加压。若注射时无阻力感，药液可能漏入龈沟，应改变位置再次注射，但每个牙根重复注射的次数不应超过 2 次。由于麻醉药不能渗过牙槽间隔，对多根牙每一牙根都应做上述注射，一般每个牙根可注入麻醉药 0. 2ml，不超过 0. 4ml。

（5）牙髓内注射：将麻醉药直接注入牙髓组织，多用于浸润麻醉和阻滞麻醉效果不佳的病例，或作为牙周韧带内注射的追加麻醉。操作时先在髓腔的露髓处滴少许麻醉药，待表面麻醉后将注射针从穿髓孔处插入髓腔，边进入边注射麻醉药，麻醉冠髓至根髓。由于注射时需要一定的压力，故穿髓孔不能太大，以免麻醉药外溢，必要时可用牙胶填塞穿髓孔。

（6）骨内注射和中隔内注射：骨内注射是将麻醉药直接注入根尖骨质的方法。首先做浸润麻醉使牙根尖部软组织和骨麻醉，然后在骨膜上做 1 ~3mm 切口，用球钻在骨皮质上钻洞直至骨松质，将针头刺入患牙远中牙槽中隔，缓缓加压，使麻醉药进入骨松质，一般注射 0. 3 ~0. 5ml 麻醉药。

4. 局部麻醉失败的原因　临床上出现局部麻醉效果不佳时，应考虑以下原因。

（1）注射点不准确。

（2）药量不足。

（3）局部炎症明显。

（4）部分麻醉药注入血管。

（5）解剖变异或由于患者体位改变没有掌握正确的解剖标志。

（6）嗜酒、长期服用镇静药、兴奋药患者。

5. 局部麻醉并发症及急救　在局部麻醉过程中，患者可能发生不良反应，常见的并发症包括：晕厥、过敏反应、中毒、注射区疼痛、血肿、感染、注射针折断、暂时性面瘫等。

严重的并发症需采取急救措施。急救措施主要包括：①患者卧位；②基本的生命支持，如空气流通、输氧、心肺复苏等；③控制生命体征。

（二）失活法

失活法是用化学药物制剂封于牙髓创面，使牙髓组织坏死失去活力的方法。失活法用于去髓治疗麻醉效果不佳或对麻醉药过敏的患者。

1. 失活药　使牙髓失活的药物称为失活药，多为剧毒药物，常用金属砷、三氧化二砷、多聚甲醛等。金属砷可使牙髓发生溶血反应，对细胞有强烈的毒性，作用无自限性，因此临床上已逐渐淘汰。多聚甲醛失活药主要成分为多聚甲醛、适量的表面麻醉药（如可卡因、丁卡因等）和氮酮等，作用于牙髓可使血管壁平滑肌麻痹，血管扩张，形成血栓，引起血供障碍而使牙髓坏死。其凝固蛋白的作用，能使坏死牙髓组织无菌性干化，作用缓慢，安全性较高，封药时间为 2 周左右。

2. 操作步骤　若牙髓已暴露，可将失活药直接放在暴露的牙髓表面，并暂封窝洞。需保证失活药不渗透至窝洞以外，保证封闭材料不脱落，同时要求患者按期复诊。对于未露髓或穿髓孔较小的病例，应在局部麻醉下开髓，引流充分后将失活药轻放牙髓表面，在其上放一小棉球，并暂封窝洞。

3. 失活药烧伤的处理　当发生失活药溢出造成黏膜甚至骨组织坏死时，应首先清理坏死组织，避免残留的失活药造成组织进一步损伤。清理后的创面以生理盐水大量冲洗，碘仿糊剂覆盖，3d 后换药，如无新生组织生长，应继续清除表面坏死组织，直至出现新鲜创面。

五、应急处理

门诊病例中约 90% 的牙髓病和根尖周病患者需要即刻减轻疼痛，应急处理是初次治疗中需采取的重要措施。

（一）开髓引流

急性牙髓炎应急处理的目的是引流炎症渗出物和缓解因之而形成的髓腔高压，以减轻剧痛。在局部麻醉下摘除牙髓，去除全部或大部分牙髓后放置一无菌小棉球后暂封髓腔，患牙的疼痛随即缓解。对于单根牙，拔髓后可以进行根管预备再暂封。患牙暂封后应检查有无咬合高点，避免高点引起牙周膜炎，产生新的疼痛。咬合过高还可能造成暂封物脱落，导致髓腔再次感染。

急性根尖周炎的应急处理是在局部麻醉下开通髓腔，穿通根尖孔，建立引流通道，使根尖渗出物及脓液通过根管得到引流，以缓解根尖部的压力，解除疼痛。应急处理时应注意：①局部浸润麻醉要避开肿胀部位，否则将引起疼痛和感染扩散，麻醉效果较差，以行阻滞麻醉为佳；②正确开髓并尽量减少钻磨震动，可用手或印模胶固定患牙减轻疼痛；③初步清理扩大根管，使用过氧化氢溶液（双氧水）和次氯酸钠交替冲洗，所产生的气泡可带走堵塞根管的分泌物；④可在髓室内置一无菌棉球开放髓腔，待急性炎症消退后再做常规治疗。一般在开放引流 1 ~ 2d 复诊。

（二）切开排脓

急性根尖周炎至骨膜下或黏膜下脓肿期应在局部麻醉或表面麻醉下切开排脓。黏膜下脓肿切排的时机是在急性炎症的第 4 ~ 5 天，局部有较为明确的波动感。不易判断时，可行穿刺检查，如果回抽有脓，即刻切开。脓肿位置较深，可适当加大切口，放置橡皮引流条，每天更换 1 次，直至无脓时抽出。通常髓腔开放与切开排脓可同时进行，也可以先予髓腔开放，待脓肿成熟后再切开。把握切开时机非常重要，切开过早给患者增加痛苦，达不到引流目的；过迟会延误病情，造成病变范围扩大，引起全身反应。

（三）去除刺激

对于根管外伤和化学药物刺激引起的根尖周炎，应去除刺激物，反复冲洗根管，重新封药，或封无菌棉捻，避免再感染。若由根管充填引起，应检查根管充填情况，如根管超充可去除根充物，封药安抚，缓解后再行充填。

（四）调𬌗磨改

由外伤引起的急性根尖周炎，应调𬌗磨改使患牙咬合降低、功能减轻，得以休息，必要时局部封闭或理疗。通过磨改，牙髓及根尖周症状有可能消除。死髓牙治疗也应常规调殆磨改，以缓解症状及减少牙纵折的发生。

（五）消炎镇痛

一般可采用口服或注射的途径给予抗生素类药物或镇痛药物，也可以局部封闭、理疗及针灸止痛。局部可使用清热、解毒、消肿、镇痛类的中草药，以促进症状的消退。口服镇痛药对牙髓炎和根尖周炎有一定镇痛效果。镇痛药可以局部使用，如将浸有丁香油酚镇痛药的小棉球放在引起牙髓炎的深龋洞中。但在剧烈疼痛的急性牙髓炎和急性根尖脓肿，只有局部麻醉下开髓引流或切开排脓才能有效地止痛。

（侯卫锋）

第七节　活髓保存与根尖诱导成形术

一、盖髓术

盖髓术（pulp capping）是活髓保存的重要方法，即在接近牙髓的牙本质表面或已暴露的牙髓创面上，覆盖能使牙髓组织恢复的制剂，以保护牙髓，消除病变。

盖髓术可分为直接盖髓术（direct pulp capping）与间接盖髓术（indirect pulp capping）。

直接盖髓术起源于1883年，高粱糖浆混合物应用于盖髓治疗。1930年，Hermann首次利用氢氧化钙盖髓，获得成功。

间接盖髓术起源于1728年，Pierre Fauchard认为，为避免牙髓暴露，深龋中的龋坏组织无须完全去净。1866年，Atkinson提出在保留软化牙本质的同时，应使用消毒药物覆盖，即间接盖髓。

（一）盖髓药

1. 盖髓药应具备的性质　理想的盖髓药应具备以下几个优点。

（1）能促进牙髓组织修复再生，诱导修复性牙本质形成。

（2）对牙髓组织具有较好的生物相容性。

（3）有较强的杀菌或抑菌作用。

（4）有较强的渗透作用。

（5）有消炎作用。

（6）药效稳定持久。

（7）便于操作。

2. 常用盖髓药　随着口腔材料学的发展，盖髓材料不断更新，如氢氧化钙、无机三氧化物聚合物（mineral trioxide aggregate，MTA）、骨形成蛋白等生物材料，以及抗炎药、防腐剂、抗生素、酶类、牙本质黏结剂、玻璃离子等。

（1）氢氧化钙：氢氧化钙是目前临床应用最广泛的直接和间接盖髓材料。氢氧化钙制剂类型较多，如Dycal、Life及Nu－Cap等，均呈碱性，pH 9～12，可中和炎症所产生的酸性产物，有利于消除炎症和减轻疼痛。氢氧化钙还具有一定的抗菌作用，但仅对牙髓表面的细菌有效，对存在于牙髓组织中的细菌作用不大。

氢氧化钙盖髓的机制尚不明确，一般认为有以下几点。

1）氢氧化钙直接接触牙髓后，表层牙髓组织发生凝固性坏死，而坏死下方则出现炎症反应，可诱导牙髓细胞分化为成牙本质样细胞并分泌牙本质基质。

2）高浓度氢氧根离子可维持牙髓组织碱性环境，增强碱性磷酸酶活性。

3）钙离子可增强碱性磷酸酶活性，分解矿化抑制药，从而维持矿化过程的进行。

4）钙离子抑制副交感神经，降低血管通透性，致牙髓组织发生营养不良性钙化。

5）氢氧化钙可溶解牙本质基质，释放其中的生长因子，从而调控牙髓细胞成牙本质向分化，形成修复性牙本质。

氢氧化钙的缺点：①不能与牙本质紧密连接，易导致微渗漏；②物理特性不稳定；③盖髓后牙髓表面出现炎症和坏死；④盖髓后易导致髓腔及根管闭锁，增加根管治疗难度；⑤压缩强度不足，在充填物下方形成裂隙，继发充填物或牙体折裂。

（2）MTA：MTA 是 1993 年由 Lee 首次报道的一种牙髓治疗材料，1998 年获美国 FDA 许可应用于临床。MTA 是由多种亲水氧化矿物质混合形成的灰色粉末状制剂，主要成分为硅酸三钙、硅酸二钙、铝酸三钙、铝酸四钙及少量三氧化二铋等，在潮湿环境下发生水合作用，硬固后形成坚硬的屏障。临床上，MTA 不仅可用于直接盖髓术和活髓切断术，还广泛用于髓室底穿孔修补、根管侧穿修补、根尖诱导成形和根尖倒充填等，具有良好的临床疗效。MTA 具有以下特点。

1）强碱性和抗菌性粉状 MTA 和蒸馏水以一定比例混合后，初期为碱性凝胶，pH 10.2，3h 后固化（在口腔等湿润环境下，MTA 固化时间延长至 4h），pH 升至 12.5，呈强碱性，可持续 24h 以上。MTA 的强碱性赋予其一定的抗菌效能，主要对少数兼性厌氧菌有效。

2）封闭性盖髓材料微渗漏导致的牙髓组织炎症是盖髓术成败的重要影响因素。MTA 固化时微膨胀，且不受血液潮湿环境的影响，封闭性能优于银汞合金。

3）生物活性 MTA 盖髓初期可形成不规则晶体沉积，为牙髓细胞生长和增殖提供活性底物，诱导牙髓细胞极化和分泌矿化基质，增强碱性磷酸酶活性，促进生长因子和白介素等炎性因子释放，形成修复性牙本质。

4）生物相容性电子探针显微分析表明，MTA 主要成分为钙和磷，与牙体硬组织的主要成分一致，具有良好的生物相容性。

5）X 线阻射性三氧化二铋主要赋予 MTA X 线阻射性能。

与氢氧化钙相比，MTA 盖髓效果更佳，导致的牙髓炎症反应更轻，产生的牙本质桥厚且更均一。但存在混合和填放困难、凝固时间长、价格昂贵等缺点。

（3）生物盖髓剂骨形成蛋白（bone morphology protein，BMP）：是存在于骨组织和牙本质中的成骨诱导因子，参与牙本质形成。BMP 可诱导牙髓组织中的未分化间充质细胞分化为成牙本质细胞，促进骨样或管状牙本质形成。BMP 在体内吸收较快，需与羟基磷灰石或磷酸三钙等生物陶瓷材料复合应用。

转化生长因子（transforming growth factors，TGF）可促进牙髓细胞、成骨细胞、软骨细胞等增殖分化，TGF - β 与 BMP 的复合应用在诱导牙本质桥形成过程中具有协同作用。

异体陶瓷化骨粉采用异体管状骨制备而成，组成成分为正常人体骨组织无机成分，可用于直接盖髓，无排斥反应，且牙本质桥形成早。

（二）直接盖髓术

1. 概念　直接盖髓术是将具有保护治疗作用的药物覆盖于牙髓暴露处，防止或消除感染，保护已暴露牙髓组织并促进自身修复以保存活髓的方法。多用于外伤性及机械性露髓。

2. 原理　牙髓暴露多发生于牙外伤或深龋治疗时的意外穿髓，伴热损伤、压力升高、牙髓出血等病理过程。直接盖髓后，露髓孔处常形成血凝块，牙髓组织充血并出现暂时性炎症反应，随后血凝块机化，成牙本质细胞样细胞形成修复性牙本质，封闭穿髓孔。

对牙髓暴露、牙根未发育完成的年轻恒牙，推荐直接盖髓以保存活髓。对龋源性露髓的成熟恒牙，由于残留于牙髓内的细菌可引起牙髓的持续炎症和循环障碍，直接盖髓部位常发生牙髓钙化或牙内吸收，影响后期根管治疗和修复。因此，直接盖髓术较少应用于龋源性露髓的成熟恒牙。

为避免牙髓钙化或内吸收，直接盖髓术后，一旦根尖孔发育完成，应及时行根管治疗。

3. 适应证和禁忌证

（1）适应证：①机械性或外伤性露髓的年轻恒牙；②机械性或外伤性露髓的成熟恒牙，穿髓孔直径不超过0.5mm。

（2）禁忌证：①龋源性露髓的乳牙；②不可复性牙髓炎或根尖周炎患牙；③松动牙；④穿髓孔较大、出血严重的患牙。

4. 操作步骤

（1）制备洞形：局部麻醉患牙，橡皮障隔湿，制备洞形，适当扩大穿髓孔。

（2）放置盖髓药：温生理盐水冲洗窝洞，消毒棉球拭干，覆盖直接盖髓药，氧化锌丁香油黏固剂封闭窝洞。操作过程中应尽可能避免血凝块形成。

（3）随访观察：①直接盖髓术后1～2周，若患牙无临床症状且牙髓活力正常，可保留厚约1mm的氧化锌丁香油黏固剂垫底，聚羧酸锌黏固剂双层垫底，银汞合金或复合树脂永久充填；②若患牙仍对温度刺激敏感，可继续观察或更换盖髓药后暂封观察1～2周，待症状消失后行永久充填；③若直接盖髓后出现自发痛、夜间痛等不可复性牙髓炎症状，应改行根管治疗。

5. 疗效和预后

（1）疗效：直接盖髓术后，应定期复查，每6个月复查1次，至少复查2年。复查内容包括临床症状、临床检查（包括牙髓活力测试）及X线片检查。如发现异常，应立即行根管治疗术。直接盖髓术成功标准如下。

1）患牙行直接盖髓术2年后，无自觉症状，检查无阳性体征，牙髓活力正常，患牙恢复咀嚼功能。

2）X线片显示盖髓处有新生钙化牙本质形成，根尖未发育完全的牙继续发育。

牙本质桥形成不能作为直接盖髓术成功的标志。

（2）预后和转归

1）转归：直接盖髓术后，牙髓组织可出现以下几种转归。

机械性、外伤性露髓患牙：因盖髓术前牙髓无明显感染，愈合效果好。直接盖髓术后2个月，修复性牙本质形成并封闭穿髓孔，下方牙髓组织正常无炎症反应。

深龋露髓患牙：直接盖髓术后，牙髓组织内残留的毒性产物可引起慢性炎症反应，出现疼痛等症状，或因循环障碍导致牙髓钙化或牙内吸收，治疗失败。

2）预后：直接盖髓术成功率与适应证和盖髓药的选择、操作时对牙髓的创伤和污染程度、牙髓修复能力等因素密切相关。其预后取决于以下因素。

年龄：直接盖髓术的成功率随年龄增长而减小。根尖尚未发育完全、血供充分的年轻恒牙预后较好，成熟恒牙则预后较差。因此，对老年人患牙盖髓应慎重。

牙髓暴露类型：机械性或外伤性露髓的患牙炎症多局限在距牙髓表面2mm范围内，直接盖髓预后优于龋源性露髓。

牙髓暴露范围：牙髓暴露范围越小，感染的牙髓组织越少，预后越好。根尖未发育完全的年轻恒牙，若露髓点直径>1mm，则不宜行直接盖髓术，应行活髓切断术以保存未感染的根髓，促进牙根发育。

牙髓暴露位置：若露髓点位于轴壁，直接盖髓后形成的钙化桥可阻断冠部牙髓的血供，导致牙髓脓肿或坏死，预后差，应行活髓切断术。

牙髓暴露时间：露髓时间越短，预后越好。牙髓刚暴露于唾液时，具有一定的防御能力，暴露时间延长，细菌感染引起牙髓炎的可能性越大。

边缘微渗漏：修复体边缘微渗漏可导致牙髓炎症持续存在，影响盖髓术后牙本质修复，导致牙髓坏死。

全身因素：肝疾病、糖尿病、血液病等系统疾病、长期使用激素或抗代谢药物均可干扰牙髓组织修复，不宜行直接盖髓治疗。

（三）间接盖髓术

1. 概念　间接盖髓术是将盖髓药覆盖于近髓的牙本质表面，以保存牙髓活力的方法。主要用于无牙髓炎临床表现的深龋患牙，成功率为74%～99%。

2. 原理　牙髓对龋病具有一定的防御和修复能力，典型的牙本质龋包括以下3层结构。

（1）坏死牙本质层：软化，着色，大量细菌感染，对器械切割无疼痛反应。

（2）欠化牙本质层：软化，着色，少量细菌侵入，对器械切割有疼痛反应，可发生再矿化。

（3）硬化牙本质层：质硬，可着色，几乎无细菌侵入，对器械切割有疼痛反应。该层牙本质小管部分或全部被磷灰石和白磷钙石晶体等矿物质阻塞，通透性降低，对牙髓具有保护作用。

间接盖髓术在去除感染牙本质的基础上，为避免牙髓暴露，保留细菌侵入较少的软化牙本质层，通过盖髓药覆盖，隔离细菌生长底物，减少软化及硬化牙本质层中的细菌及其对牙髓的刺激。间接盖髓可促进脱矿牙本质的再矿化，诱导成牙本质细胞样细胞分化并形成修复性牙本质。

3. 适应证和禁忌证

（1）适应证：①深龋、外伤等造成近髓的患牙；②深龋引起的可复性牙髓炎，牙髓活力正常，X线片显示根尖周组织健康的恒牙；③无明显自发痛，去净腐质后未见穿髓，但难以判断为慢性牙髓炎或可复性牙髓炎时，可采用间接盖髓术作为诊断性治疗。

（2）禁忌证：不可复性牙髓炎或牙髓坏死。

4. 操作步骤

（1）去龋：局部麻醉患牙，橡皮障隔离，尽可能去净龋坏组织或仅保留少许近髓软龋，避免穿髓。

（2）放置盖髓药：温生理盐水冲洗窝洞，消毒棉球拭干，放置盖髓药，氧化锌丁香油黏固剂暂封窝洞，或直接于近髓处放置氧化锌丁香油黏固剂封闭窝洞。

（3）充填：①观察1～2周，若患牙无任何症状且牙髓活力正常，可保留部分氧化锌丁香油黏固剂垫底，进行永久充填；②对保留少许软龋的窝洞，可在6～8周后去净软龋，垫底充填；③若患牙经盖髓治疗后对温度刺激仍敏感，可更换盖髓剂，症状消失后再行永久充填。

5. 疗效和预后

（1）疗效：间接盖髓术后需6个月复查1次，至少复查2年。根据临床表现、牙髓活力测验及X线检查等综合判断疗效，如有异常应立即行根管治疗术。

间接盖髓术治疗成功标准：①患牙行间接盖髓术2年后，无自觉症状或阳性体征，牙髓活力正常，患牙恢复咀嚼功能；②X线片显示盖髓处有修复性牙本质形成，根尖未发育完全的牙根继续发育。

（2）预后和转归：间接盖髓术后，病理检查可发现4层典型结构：脱矿牙本质层、不规则的修复性牙本质层、规则的管状牙本质层及正常牙髓。牙本质结构可分为3种：①细胞纤维性牙本质，术后2个月形成；②球形牙本质，术后3个月形成；③矿化均匀的管状牙本质。

二、牙髓切断术

牙髓切断术（pulpotomy）是指切除局部的炎症牙髓组织，盖髓药覆盖于牙髓断面，以保留正常根髓并维持其无炎症状态的方法。

1872年，Witzel等学者使用甲酚碘仿糊剂行牙髓切断术，1930年，氢氧化钙牙髓切断术获得成功，成功率达70%以上。牙髓切断术主要分为氢氧化钙牙髓切断术及甲醛甲酚牙髓切断术。

（一）原理

牙根的发育包括根尖和侧方牙本质的发育。当牙根未完全发育时，可保留根部牙髓，促进牙根发育。牙根未完全发育的患牙，应准确判断牙髓炎症范围，确定切除深度，切除冠部炎症牙髓，以盖髓药覆盖健康牙髓断面，诱导修复性牙本质形成，维持根髓正常的状态和功能。

（二）适应证

龋源性、外伤性或机械性露髓的年轻恒牙，均可行牙髓切断术，待牙根发育完成后再改行根管治疗术。如牙髓切断术失败，可行根尖诱导成形术或根尖外科手术。

（三）盖髓药

应用于活髓切断术的临床盖髓药种类较多，包括氢氧化钙制剂、甲醛甲酚合剂及MTA等。

1. 氢氧化钙　临床成功率为31%～100%。氢氧化钙能水解细菌细胞壁脂多糖，具有杀灭细菌、灭活内毒素、中和细菌酸性产物、为组织提供碱性环境、诱导钙化桥形成等作用。但氢氧化钙难以控制切髓断面出血、易导致根管钙化或牙内吸收。

2. 甲醛甲酚　主要应用于龋源性露髓的乳磨牙牙髓切断术，临床成功率为50%～100%。甲醛杀菌和渗透作用强、易使蛋白质变性分解、毒性高，临床应用局限，建议改用毒性和渗透性更小的戊二醛。

3. MTA　用于活髓切断术的牙髓反应与直接盖髓术相似，能保持牙髓正常结构，促进牙髓断面修复性牙本质形成，疗效优于氢氧化钙。此外，MTA 良好的封闭性能可明显减少冠方微渗漏，提高牙髓切断术的远期疗效。

（四）切髓方法

牙髓切断术的切髓部位对手术预后无明显影响，常位于牙颈部，遵循完全切除炎症牙髓的原则。根据切髓方法不同，可分为以下几种，其中机械切髓法最为常用。

1. 机械切髓法　用挖匙或金刚砂球钻切髓，牙髓损伤较小。

2. 化学切髓法　将次氯酸钠置于暴露区止血，溶解修整牙髓断面，常与机械切髓法联用，对牙髓愈合和牙本质桥形成无明显影响。

3. 高频电刀切髓法　高频电刀切髓可减少牙髓断面的损伤及出血，防止感染。

4. 超声波切髓法　超声挖器切髓，止血能力好，根髓损伤最小。

5. 激光切髓法　二氧化碳激光是乳牙牙髓切断术的替代性切髓手段。

（五）操作步骤

1. 隔湿患牙　局部麻醉患牙，橡皮障隔湿，严格遵循无菌操作原则，保持术区无菌、术者无菌、器械无菌，防止牙髓组织再感染。

2. 去除龋坏组织　消毒窝洞去净龋坏组织，制备洞形，3% 过氧化氢液冲洗。

3. 开髓揭髓室顶　注意开髓器械应严格消毒，车针不可进入太深。

4. 切除冠髓　用锐利挖匙或球钻将冠髓从根管口处切断，去净髓室内细小牙髓组织，使牙髓在根管口处呈一整齐的断面。生理盐水冲洗，去除组织碎屑。

5. 压迫止血　牙髓断面若出血较多，可用小棉球蘸少许生理盐水或 0.1% 肾上腺素，置根管口压迫止血。勿使用干棉球直接压迫，以免干棉球与血凝块黏结，当去除干棉球时引起再出血。出血难以控制时，应确认创面是否遗留冠髓组织，可再切除一部分根髓。避免使用气枪，造成组织脱水和损伤。

6. 放置盖髓药　将氢氧化钙等盖髓药覆盖于牙髓断面上，厚度约 1mm，注意不要将盖髓药压入牙髓组织以致治疗失败。

7. 暂封或永久充填　盖髓术后可立即行永久充填，或以氧化锌丁香油酚糊剂暂封。观察 1 ~ 2 周，若患牙无临床症状，去除部分暂封剂，聚羧酸锌黏固粉或磷酸锌黏固粉垫底，银汞合金或复合树脂永久充填。

（六）疗效和预后

1. 疗效　牙髓切断术后 1 ~ 2d，可出现短暂不适，4 ~ 8 周或以后开始复查，每 6 个月年 1 次，至少复查 2 年。复查内容包括临床症状、体征、牙髓活力测试及 X 线片检查。若牙髓切断术后出现不可复性牙髓炎表现，应立即行根尖诱导成形术或根尖外科手术。牙髓切断术成功标准如下。

（1）牙髓切断术后 2 年，患牙无自觉症状或阳性体征，牙髓活力测试正常。

（2）X 线片显示牙髓断面有修复性牙本质形成，根尖继续发育，无牙内吸收和根尖周病变。

牙髓切断术后根髓会发生进行性钙化，待牙根发育完成后，应行根管治疗。亦有学者认为，如果病例选择适当，操作过程规范，牙髓切断术后不一定发生牙髓钙化，因此不必常规进行牙髓摘除术。

根管钙化、内吸收和牙髓坏死是牙髓切断术的潜在并发症，要求患者在术后 2 ~ 4 年定期复查。

2. 预后　牙髓切断术的预后受患者年龄、牙髓炎症程度、盖髓药等因素影响。

（1）患者年龄：年轻恒牙，预后较好。

（2）牙髓炎症程度：牙髓细菌感染及炎症明显影响修复再生能力，炎症程度与露髓时间、手术操作、盖髓药微渗漏等因素有关。

（3）盖髓药：盖髓药主要用于隔绝外界理化因素对牙髓的刺激、保护健康牙髓、激发牙髓固有的修复功能，促进牙髓组织愈合。MTA 是首选盖髓药。

（4）血凝块：血凝块妨碍盖髓药与牙髓的有效接触、提供细菌生长底物、加剧氢氧化钙等盖髓药的炎症反应，影响患牙预后。临床上，若牙髓组织过度出血、止血困难，或牙髓暴露部位苍白发黄、无出血和渗出，常提示牙髓组织炎症较重，预后不佳，不宜行牙髓切断术。

（5）其他治疗：操作对牙髓创面的影响、修复体微渗漏、机体全身状况如营养不良或系统性疾病等，均对预后有一定影响。

牙髓切断术后，牙髓断面发生急性炎症反应或表层坏死，可出现以下 3 种组织学变化：①断面处形成规则的牙本质桥，封闭根管口，根髓活力正常；②断面处形成不规则钙化物，预备窝洞时牙本质碎屑被压到根髓断面，成为钙化中心，形成不规则钙化物；③断面处有部分牙本质桥形成，根髓已发展为慢性炎症，或发生内吸收。

（七）并发症

1. 根髓感染　未严格执行无菌操作，唾液或器械污染牙髓创面，根髓感染，出现急性或慢性炎症，甚至引起牙髓坏死，导致急、慢性根尖周炎，这种情况下应改行根管治疗术。

2. 髓室穿孔　髓腔解剖形态不熟悉易造成髓室穿孔。穿孔后，髓室内异常出血，通过探查穿孔位置可以确诊。穿孔常使用 MTA 修补，若穿孔太大难以修复，可考虑拔除患牙。

三、根尖诱导成形术

根尖诱导成形术（apexification）是指牙根完全形成之前发生牙髓严重病变或根尖周炎症的年轻恒牙，在消除感染或治愈根尖周炎的基础上，用药物充填根管，诱导根尖部的牙髓和（或）根尖周组织形成硬组织，使牙根继续发育和根尖孔缩小或封闭的治疗方法。

根尖诱导成形术于 1960 年由 Kaiser 首先提出，1966 年，Frank 等学者提出“感染一经控制，使用根尖诱导剂可使牙根再度形成”的观点。因此，控制根管内感染，消除残留牙髓或根尖周组织的炎症以及诱导剂的应用是根尖诱导成形术成功的 2 个重要环节。

（一）原理

牙根发育依赖牙髓和根尖部的牙乳头，当外伤或畸形中央尖折断造成牙髓坏死后，可使牙根发育停止，导致患牙牙根短、管壁薄、根尖敞开或根尖孔宽大，常规根管治疗难以实现严密封闭。既往常采用外科方法治疗，但因牙根过短，患牙的功能和远期疗效不佳。

根尖诱导成形术是在控制根管内感染的基础上，使用根尖诱导成形药物，诱导根尖部牙髓、牙乳头、上皮根鞘恢复活力，沉积牙骨质或形成骨样牙本质，使牙根继续发育，最终形成根尖封闭。其组织学机制如下。

1. 根尖部残留的生活牙髓　通过生活牙髓的分化或去分化产生成牙本质样细胞，沉积牙本质，促使牙根继续发育，形成的牙根近似于正常牙根。

2. 根尖部的牙乳头　根尖存活的牙乳头，可分化为成牙本质样细胞，使牙根继续发育。

3. 根尖周组织的上皮根鞘　牙髓坏死并发根尖周炎症，当感染控制炎症消除后，部分上皮根鞘功能得以恢复，使根端闭合。

（二）适应证

（1）牙髓病变已波及根髓的年轻恒牙。

（2）牙髓全部坏死或并发根尖周炎症的年轻恒牙。

（3）牙外伤后行牙髓切断术失败的年轻恒牙。

（三）诱导药

1. 氢氧化钙及其制剂　氢氧化钙可增强碱性磷酸酶活性，促进根管内残髓或根尖周结缔组织细胞分化，在根管壁沉积骨样或管样牙本质、牙骨质或类骨质，促进牙根继续发育。商品化的氢氧化钙制剂 Vitapex 具有良好的抗菌消炎及根尖诱导作用。

2. 磷酸钙　生物陶瓷磷酸三钙、羟基磷灰石等生物相容性材料的基本组成与人牙本质及骨基质相似，具有亲细胞性、惰性、无毒等特点，可为骨或牙本质的形成提供支架，与 BMP 合用，能诱导牙本质形成，促进根尖继续发育。

3. 抗生素糊剂　红霉素或四环素等广谱抗生素配用甲硝唑或替硝唑可作为根尖诱导成形术的初期药物，因作用时间短，需在短期内更换。使用时可加入适量地塞米松等糖皮质激素增强消炎作用。

（四）操作步骤

根尖诱导成形术遵循根管治疗术的基本原则，在根管预备、根管消毒和根管充填的步骤中加强了根管消毒，并且增加了药物诱导环节。治疗全过程分为 2 个阶段，第 1 阶段消除感染和根尖周病变，诱导牙根继续发育，持续约 6 个月至 2 年，具体时间与牙根原有长度、根尖孔形态、根尖周炎症的程度以及患者的机体状况等相关。第 2 阶段进行根管永久充填，使根尖孔封闭。其具体操作步骤如下。

1. 根管预备　常规备洞开髓，确定根管长度，清理根管，3% 过氧化氢溶液与生理盐水交替冲洗，彻底去除根管内感染组织，注意保护根尖部残存的生活牙髓及牙乳头等组织。急性根尖周炎患牙，应先建立有效的引流，待急性炎症消退后再进行封药及后续治疗。

2. 根管消毒　吸干根管，封入消毒力强、刺激性小的药物如氢氧化钙，氧化锌丁香油黏固剂暂封。定期换药，直至无渗出或无症状。

3. 药物诱导　取出根管内封药，将装有 Vitapex 糊剂的注射器插入根尖 1/3 处，加压注射，根管口处有糊剂溢出后，边加压边后退注射器，使 Vitapex 充满管腔并接触根尖部组织。拍摄 X 线片确定充填效果。

4. 暂时充填　使用氧化锌或玻璃离子严密充填窝洞，防止微渗漏。

5. 随访观察　治疗后每 3 ~6 个月复查 1 次，至根尖形成或根端闭合。复查时需注意有无临床症状，如疼痛、肿胀、瘘管、叩痛、牙松动及能否行使功能等。拍摄 X 线片观察根尖周情况，如发现根尖处糊剂吸收、牙根未继续发育，应及时更换糊剂，直至牙根延长、根尖封闭或根尖处形成钙化屏障。

6. 根管充填　当患牙无临床症状，包括患牙无明显松动，牙龈窦管闭合，根管内药物干燥，根管内探查根尖端有钙化物沉积，X线片显示根尖周病变愈合、牙根继续发育时，可行常规根管充填并随访观察。

（五）疗效和预后

1. 疗效　根尖诱导成形术后应定期复查，初期每3个月复查1次，后期可延长为6个月，直至牙根发育完成。复查时需拍摄X线片了解根尖周病变愈合情况、牙根发育情况及诱导药吸收情况，必要时更换药物。若治疗期间出现临床症状或牙根发育停止，应重行根尖诱导成形术。根尖诱导成形术评定标准如下。

（1）成功：根尖周病变消失，牙根延长，管腔缩小，根尖形成。

（2）进步：根尖周病变消失，牙根延长，根尖未完全形成或形成不规则。

（3）失败：牙根未能延长，或根尖周病变未见缩小或消失。

成功与进步均视为治疗有效，失败则为无效。

2. 预后　影响根尖诱导成形术成功率的主要因素如下。

（1）严格控制和消除原有的根尖周炎症。

（2）建立和保持有利于硬组织形成的局部环境。

（3）参与修复过程的细胞种类和数量。

（4）不存在妨碍修复的全身因素。

通过完善的根尖诱导成形术，牙根发育状况可分为以下4型。

1）根尖继续发育、管腔缩小，根尖封闭。

2）根管腔无变化，根尖封闭。

3）X线片上未显示牙根发育，根管内探测有阻力，根尖处有钙化屏障。

4）X线片见根端1/3处形成钙化屏障。

若经过多次治疗，根尖内仍有脓性渗出物、X线片显示根尖周病变无变化，可能为根端牙骨质坏死吸收所致，视为治疗失败，应改行根尖外科手术。

四、根尖屏障术及牙髓血供重建术

随着MTA及口腔手术显微镜的逐渐普及，近年来，根尖屏障术（apical barrier technique）和牙髓血供重建术（dental pulp revascularization）成为科学研究和临床应用的热点。

根尖屏障术是指将无机三氧化物聚合物MTA置入根尖部位，待其硬固后形成根尖止点，达到根尖封闭的效果，又称MTA根尖屏障术（MTA barrier technique）。

牙髓血供重建术于2001年由Iwaya首次提出，指通过有效的根管消毒、再生支架的建立及完整的冠方封闭等，利用根管内血凝块为牙髓干细胞、牙乳头间充质干细胞和牙周韧带干细胞等的增殖和分化提供良好的微环境，诱导干细胞分化为成牙本质细胞和成骨细胞等，从而促使牙根继续发育的治疗方法。牙髓血供重建术能促进年轻恒牙的牙根继续形成和根尖周病变的愈合，是治疗年轻恒牙牙髓坏死的新方法。

（一）适应证

根尖屏障术适用于牙髓坏死或伴有根尖周炎，根尖孔未发育完全的恒牙，经过长期的根尖诱导仍未能形成根尖屏障的恒牙。

牙髓血供重建术适应证广泛，具体标准尚未制定。目前认为牙髓感染或坏死的年轻恒牙，均可行牙髓血供重建术。牙髓血供重建术对严重的根尖周炎患牙也具有较为理想的治疗效果。

（二）操作步骤

1. 根尖屏障术

（1）清理根管：橡皮障隔离患牙，常规备洞开髓，清理根管，测量工作长度并拍摄 X 线片确认。由于患牙根管壁较薄，避免过度机械预备。

（2）根管化学预备：采用次氯酸钠或过氧化氢溶液结合超声技术冲洗根管。对有根尖周病变的患牙，可利用氢氧化钙糊剂对根管进行药物消毒，控制根尖周炎症。

（3）置入 MTA：彻底去除根管内氢氧化钙，干燥根管。在口腔手术显微镜下以专用 MTA 输送器将新鲜调制的 MTA 置于根尖部，垂直加压器适当加压，直至将根尖段 4～5mm 填充密实，用纸尖或小毛刷清理根管壁中上段多余的 MTA。置湿棉球于根管中上段，为 MTA 硬固提供湿润的环境，勿将小棉球与 MTA 接触。暂封开髓孔，拍摄 X 线片确认 MTA 位置及充填质量。

（4）根管充填：MTA 固化需 4～5h，故在根尖屏障术后 1～2d 复诊。根管充填前，应使用根管锉探查 MTA 是否硬固，若尚未硬固，需再次清理根管，重新置入 MTA。若 MTA 已完全硬固，形成良好的根尖止点，采用热牙胶垂直加压技术严密充填根管。

（5）定期随访：治疗后每 3～6 个月复查 1 次。复查时注意有无临床症状、牙折等，拍摄 X 线片观察根尖周情况。

2. 牙髓血供重建术

（1）根管化学预备：橡皮障隔离患牙，常规开髓，去除坏死牙髓，使用大量次氯酸钠溶液和（或）过氧化氢溶液水彻底冲洗根管。尽量避免机械预备根管。

（2）根管消毒：干燥根管，根管内封入环丙沙星、甲硝唑和氨苄西林（或米诺环素）三联抗菌糊剂，放置微湿棉球，玻璃离子封闭冠方，观察 3 周。

（3）制备根管内血凝块：若复诊时患牙无脓性渗出或仅有少量出血，即可使用次氯酸钠溶液冲洗取出糊剂，在口腔手术显微镜下使用光滑髓针或扩大针轻柔刺穿牙髓及根尖周组织，引导根管内出血达釉质牙骨质界下 2～3mm 水平，等待 15min 至血凝块形成。

（4）冠方封闭：在血凝块其表面依次覆盖 MTA、微湿棉球及氧化锌丁香油水门汀。拍摄 X 线片明确 MTA 封闭情况。1 周后复诊，去除湿棉球及氧化锌丁香油水门汀，探诊确定 MTA 硬化，永久充填患牙。

（5）定期随访：一般术后 3 个月复诊，以后复诊间期可延长为 6 个月或 1 年。

（三）预后

MTA 具有良好的封闭性能，根尖屏障术后绝大部分患牙形成良好的根尖封闭，原有根尖周病变缩小或消失。同时，MTA 具有诱导根尖硬组织形成的作用，部分病例中可观察到根尖孔因形成钙化屏障而闭合。由于此类患牙根管壁薄，牙根长度短，牙折的风险较大。因此，根尖屏障术后可采用复合树脂直接充填根管，以降低牙折的发生率。

牙髓血供重建术除减小根尖周病变、促进牙根继续发育外，还具有局部恢复牙髓电活力的作用。目前，这一技术尚未制定国际统一的临床操作规范、缺乏系统的长期临床随访资料、治疗并发症不明确，因此，临床上尚未普及，远期疗效有待进一步追踪观察。牙髓血供重建术与根尖诱导成形术相比，治疗后的患牙牙根更长、根管壁更厚、患牙远期根折的风险更低、操作方便、治疗周期短，具有广泛的应用前景。

（熊　磊）

第八节　根管治疗术

根管治疗术（root canal therapy，RCT）是目前治疗牙髓病和根尖周病最常用、最有效的方法，它采用专用的器械和方法对根管进行清理、成形（根管预备），有效的药物对根管进行消毒灭菌（根管消毒），最后严密充填根管并行冠方修复（根管充填），从而达到控制感染、修复缺损，促进根尖周病变的愈合或防止根尖周病变发生的目的。

目前所发现的最早的原始“根管治疗”，为 Joseph Zias 在《美国口腔科协会杂志》（Journal of the American Dental Association）上所报道的对 1 例来自公元前 200 年的古希腊时代（the Hellenistic period）的头颅进行放射线检查时，发现其右上颌侧切牙根管内置入有 1 根 2. 5mm 的青铜丝。在中国，来自公元 200 年前后由张仲景所著的《金匮要略》中，有用“雄黄”（含砷剂）治疗牙痛的记载，这比欧洲早了约 1600 年。

根管治疗术的发展变化始终以“彻底清除感染源”为思想核心，从 19 世纪开始，其操作体系逐渐形成了鲜明的技术特点。20 世纪 40 年代，被誉为“牙髓病学之父”的美国牙髓病学家 LouisI. Grossman 在总结前人牙髓治疗临床实践经验的基础上，提出了一整套根管治疗的理论体系和操作系统，并主编出版了第一部根管治疗的专著 RootCanal Theerapy，在不断丰富和完善根管治疗术的过程中，特别强调了彻底清除根管内感染源的重要性，并将这一理念贯穿于实际操作的各个步骤之中。在中国，史俊南教授于 1958 年主编出版了我国第一部牙髓病学专著——《牙髓学》。在经历了器械的非标准化时期、器械标准化时期和器械、操作方法变革、更新和成熟阶段，逐步形成了根管预备、消毒和充填的一套较完整的方法体系。目前不仅具有系列应用成套器械和材料的规范化步骤，而且具有检验临床操作是否达标的客观评价方法和指征，以此保证了临床疗效的恒定。

从 20 世纪 80 年代至今，新材料、新器械、新技术的发展变革，如手术显微镜、根尖定位仪、数字化牙片技术、超声根管预备冲洗技术、牙科锥形束 CT 等的问世，使根管治疗术不断向微创化、精细化、可视化发展。牙髓病治疗已发展成为一门重要的口腔医学分支学科——现代牙髓病学（endodontology）。

一、根管治疗的原理

根管治疗是通过机械清创和化学消毒的方法预备根管，将牙髓腔内的病原刺激物（包括已发生不可复性损害的牙髓组织、细菌及其产物、感染的牙本质层等）全部清除，经过对根管的清理、成形，必要的根管消毒，以及严密的充填，达到消除感染源，堵塞、封闭根管空腔，消灭细菌的生存空间，防止再感染的目的。在这个过程中，不仅要防止原有感染的扩散和发展，也要防止新感染的引入。经过根管治疗的无髓牙可依靠牙周组织供给营养，牙周膜中的营养物质经渗透进入牙骨质、牙本质。无髓牙虽然失去了来自牙髓的营养源，但是在无感染的情况下，依靠与牙周膜的有机联系，仍能长期存在于颌骨内，而不会像死骨一样被吸收和排出。患牙经过治疗被保存下来，可以行使咀嚼功能，维护了牙列的完整性和咀嚼器官的功能。因此，根管治疗术的原理实际上就是控制感染、促进愈合，前者是前提，后者是判定疗效是否成功的关键。

（一）根管内感染的特点

口腔环境中寄居着大量的微生物，目前报道存在500种以上的细菌，其具体作用尚不清楚，并且其菌群的组成受到口腔环境中唾液、pH及饮食等因素的影响，具有较大的个体差异和波动。当牙齿因龋、非龋或牙周病等原因导致牙本质小管暴露时，这些直径大多 $<1\mu m$ 的细菌就能轻易地通过直径为 $1\sim4\mu m$ 的牙本质小管，定植于根管系统中，进而引发牙髓病和根尖周病。为了达到彻底清除根管系统内感染源的目的，需要熟悉根管内感染的特点：根管内感染的微生物种类繁多且特殊；其生存方式多以生物膜形式存在；其生存位置较为隐匿等。

1. 根管系统内感染的微生物种类　牙髓感染中的细菌主要是专性厌氧菌，它们只能在低氧化还原电势，以及缺乏超氧化物歧化酶和过氧化氢酶的乏氧环境中生长，但是它们对氧的敏感性不同。微厌氧菌可以生活在有氧环境中，但主要通过无氧代谢途径获得能量。兼性厌氧菌可以在有氧或无氧环境中生存，通常拥有超氧化物歧化酶和过氧化氢酶。专性需氧菌需要在有氧环境中生长，并且拥有超氧化物歧化酶和过氧化氢酶。

有研究显示，根管内感染的初始阶段，兼性厌氧菌占主导地位，而随着时间的推移，发生了有利于专性厌氧菌生存和增殖的改变，兼性厌氧菌逐渐被专性厌氧菌所取代，约3年以后，可培养的98%的细菌都是专性厌氧菌。因此，感染根管中细菌的种类是处在动态变化中的。

一般情况下，1个感染根管中能分离培养出3～10种细菌，其中以革兰阴性的专性厌氧菌为主，伴有一些兼性厌氧菌如链球菌、乳酸菌、放线菌等，然而感染根管中的细菌种类存在着个体差异，甚至同一患者的不同牙中也存在着差异，有学者认为这可能与症状、体征及治疗史的长短有关，这些都给根管治疗术增加了难度。

2. 根管内微生物的生存方式　在感染根管内，细菌主要是以游离悬浮状态和生物膜两种形式存在。根管系统内的游离细菌可引起急性感染，但容易被清除，而附着在根管壁上的细菌生物膜因能够抵抗宿主的免疫攻击而得以长期存在，并与根尖周组织保持紧密的接触，导致感染的持续存在，最终引起慢性根尖周炎，并且在根管治疗过程中能够抵抗根管冲洗液的冲洗作用，因而不容易被机械和化学预备清除。生物膜在长期刺激产生炎症反应的同时，还可以分离出游离的细菌，导致慢性炎症的急性发作。

在生物膜中，细菌成分约占膜体积的15%，它们有规律地分布在胞外多聚体基质中，由水分子通道隔开，类似栅栏状结构，厚度可达300多层。其中已检出有类杆菌、梭杆菌、普氏菌、卟啉菌、密螺旋体、消化链球菌、真菌、放线菌和链球菌，专性厌氧菌占多数，革兰阳性菌和革兰阴性菌数量相当。根管治疗失败后，生物膜中检出的细菌种类和数量减少，主要含革兰阳性菌，且兼性厌氧菌和专性厌氧菌分布相当。导致根管治疗失败的生物膜中，粪肠球菌和白色链球菌较为常见。

研究发现，未经治疗的感染根管中存在的是多菌落生物膜，生物膜中各种细菌发挥特定的作用以保证其生态系统的稳定，对抗菌药物的抵抗力要明显高于游离细菌。有报道表明，生物膜细菌的抗药力是其浮游状态下的 2～1 000 倍。因此，根管治疗往往需要采用多种方法、多种药物联合使用，以达到尽可能地清除根管内感染的目的。

3. 根管内微生物的生存位置　常规根管预备后，根管内大部分部位的细菌可以被清除，但是由于根管系统的复杂性，在器械不容易到达的部位仍可能残留有生物膜。这些部位包括：管间交通支、副根管、根管侧支、根尖分歧、根尖分叉，以及牙本质小管等。因此，需要利用流动性好的液体和渗透性或者挥发性好的药物通过根管冲洗和根管内封药来进一步清除这些特殊部位的细菌感染，并加以严密充填。

（二）感染根管的类型及治疗原则

1. 活髓患牙　牙髓已遭受不可复性损害，但是根管深部尚未感染或者感染轻微，习惯称之为非感染根管。对此类患牙进行的根管治疗又称为牙髓摘除术（pulpectomy）。在治疗操作时，要严格遵守无菌原则，全程应用橡皮障，严格消毒器械和材料，同时注意操作手法，避免医源性将感染带入根管深部。适合在良好的局部麻醉效果下即刻摘除牙髓并一次性完成根管治疗，以最大程度地防止感染的扩散。

2. 死髓患牙（牙髓坏死或根尖周病患牙）　牙髓组织坏死或者坏疽，根管严重感染，牙髓腔内除了含有坏死感染的残留牙髓组织，还有大量的细菌及其毒性产物，故称之为感染根管。牙髓腔中的一部分细菌很可能以生物膜的形式存在，致病能力增强，因此不仅要加强根管清创（如机械清创与超声等方式结合），还要通过封药来进一步清除残余的感染。在临床上应慎用髓腔开放，因为髓腔在口腔中开放可导致根管深部菌群的改变，使得根管内原本相对单纯的细菌感染变得复杂，定植的细菌毒力增强并更具致病性和抗药性，增加治疗难度。

3. 再治疗患牙　根管治疗失败需要再治疗的患牙多数是因为感染控制不足，可能存在解剖上的特殊性、诊断的不确定性、操作缺陷或微渗漏等问题。对待感染难以控制的此类患牙，必要时可进行根管内细菌培养和药敏试验，确定敏感药物并应用；如果治疗效果仍不佳，则需要考虑进行根管外科手术。

二、适应证与非适应证

根管治疗的病例选择需要综合考虑患者的生理和心理状况、患牙的牙体和牙周情况等各个方面的因素，进行全面分析并判断治疗的难易度。

1. 适应证　根管治疗术适用于有足够牙周支持组织并需要保存患牙的下述病症。

（1）不可复性牙髓炎。

（2）根尖周炎。

（3）牙髓坏死。

（4）牙内吸收。

（5）牙根已发育完成的移植牙、再植牙。

（6）某些非龋性牙体硬组织疾病，包括：①重度釉质发育不全、氟斑牙、四环素牙等发育异常患牙需行全冠或桩核冠修复者；②重度磨损患牙出现严重的牙本质敏感症状且行脱敏治疗无效者；③隐裂牙需行全冠保护者；④牙根纵裂需行截根手术，患牙需保留的未纵裂根管。

（7）因其他治疗需要而牙髓正常者，包括：①义齿修复需要；②颌面外科治疗需要。

2. 非适应证　当今，由于治疗水平的提高和器械设备的更新，根管治疗已不存在绝对的禁忌证。以下情况属于根管治疗术的非适应证。

（1）牙周和（或）牙体严重缺损而无法保存的患牙。

（2）患有较为严重的全身系统性疾病，一般情况差，无法耐受治疗过程。

（3）张口受限，无法实施操作。

三、操作原则

根管治疗包括根管预备、根管消毒和根管充填三大步骤。现代根管治疗术将根管清理、成形、消毒相互交织，通过机械预备和化学冲洗清除根管系统中的细菌及病变组织；通过严密充填根管及冠端封闭来消除微渗漏，防止再感染。完善的根管预备和根管充填是有效控制感染的保障，而根管根尖部的感染控制水平是根管治疗成功的技术关键。在根管治疗中，还要注意保持根管原有走向和弯曲，尽量减少牙体组织的破坏。根管治疗的操作原则主要包括彻底清除根管内感染、严密充填修复防止再感染和坚持保存3个方面。

（一）彻底清除根管内的感染

1. 根管系统解剖的复杂性增加了根管清创和封闭的难度

（1）根管数目的多样性：在人类的牙中，不少牙位的牙根形态呈扁圆形或“8”字形，颊舌方向多为长径，这种情况下，牙根内颊舌向常含有1个扁的根管或1个以上的根管，根管之间会出现融合和分叉。Weine根据1个牙根内根管口和根尖孔的数目，将根管形态分为4型，即1－1型、2－1型、1－2型、2－2型。Vertucci在Weine分型的基础上，将根管形态的变化也考虑在内，根据透明标本法观察到更多复杂的根管类型，把根管形态分为8型，从而增加了1－2－1型、2－1－2型、1－2－1－2型及3－3型。

根管形态与牙根的形态密切相关，而某些类型的牙根变异具有鲜明的种族特点。上颌前磨牙双根的发生率在黑种人中最高（>60%），其次为白种人（30%～60%）和东亚人群（20%～30%）。下颌第一前磨牙近中根面可出现1条深V形根面沟，还可出现2个或2个以上牙根，该牙根变异在人类学上被称为Tomes根，其与C形根管以及舌侧额外根管的发生密切相关。Tomes根的发生率在黑种人中最高（>25%），其次为中国人（15%）和白种人（<10%）。下颌第一恒磨牙远舌根的发生率在包括中国人在内的东北亚人群中较高（>20%），在白种人和黑种人中较低（<5%）。下颌第二磨牙近远中根可在颊侧融合而形成C形根，其可含一个完全或不完全的C形根管。下颌第二磨牙C形根管的发生率在白种人中低于5%，而在东亚黄种人中可高达44.5%。

牙根的变异给根管治疗带来了更多的风险：若在治疗中忽略了额外根管的存在，其内的感染无法清除干净，容易导致治疗的失败；根管融合及分叉处根管的方向、截面形态、直径发生显著的改变，并在特定部位产生急弯曲，会使根管预备时难以彻底清理根管系统，而且容易导致各种根管不良形态的发生和器械分离等；预备C形根管时，容易留下大量未预备的区域，并在根面沟危险区出现侧穿。因此，临床医师在进行根管治疗时，头脑中应有患牙髓腔形态的三维图像，尽量避免医源性错误的发生。

（2）根管形态的多样性：几乎所有的根管都存在一定程度的弯曲，弯曲根管是根管预备的一个难点。由于根管器械的回弹性，在弯曲根管中存在伸直趋势，各个接触区的应力分布并不均匀，在根管预备中易出现各种问题，包括台阶形成、根尖孔拉开、工作长度丧失、根管拉直、侧穿等一系列根管不良形态或并发症，以及出现根管某些部位会过度切削而另一些部位预备不足的现象。

常用的根管弯曲度的测量方法主要包括3种：Schneider法（1971年）最为常用，该法将根管弯曲的起始点与根尖孔做一连线，它与根管长轴的夹角为测量角；根管弯曲，按弯曲角度的大小分为3类：直根管（<5°）、中度弯曲根管（>10°，<20°）和重度弯曲根管（>20°）。1982年，Weine提出将根管弯曲冠方切线与根方切线的夹角视为测量角。Pruett等提出双参数测量法，认为需要同时测量根管弯曲角度和半径这2个参数才能更加准确地描述根管弯曲。

根管截面形态多变，存在圆形、卵圆形、长卵圆形、扁形、不规则形等形态。Wu等根据根管横截面长短径的比值，将根管形态分为：圆形或轻度卵圆形根管（≤2）、长卵圆形根管（>2），以及扁根管（>4）。在确定初尖锉时，锉号大小由根管狭窄的最短径决定，这将导致最长径方位的预备不足。预备卵圆形根管时，若以最长径为基础，器械圆周旋转会削弱近、远中根管壁，甚至导致侧穿，因此，需要用根管冲洗来弥补根管器械机械预备的局限性。

侧副根管包括根管侧支、根尖分歧、根尖分叉、根分叉区副根管及管间吻合等结构。它广泛分布于人类恒牙中，可出现在任何牙位和任何牙根，其发生率在复杂型根管中高于1－1型根管。侧副根管是根管系统与牙周组织间感染相互扩散的通道，由于其解剖的特殊性，在根管预备时切削器械难以进入，导致这些部位感染滞留。在临床上，可以通过超声波根管预备及次氯酸钠溶液反复冲洗的方法来获得对侧副根管的良好清理效果。

2. 综合运用多种方法，尽可能达到彻底清创的效果。

（1）机械预备：机械预备的目的是清理和成形根管，其中根管成形有两方面的意义。一方面，在根尖狭窄的牙本质方形成一个底托状结构，即根尖止点，同时保持根尖狭窄原有的解剖形态和位置，将所有干预性操作限制在根尖狭窄以内的根管空间，并且在对根管进行加压充填时，能够增加根管内压，使根管充填材料在根管内压紧充实，限制超填，避免对根尖周组织造成的刺激；另一方面，将不规则的根管内壁切削形成平滑流畅的连续锥形结构，并创造足够的空间，以利于化学冲洗剂和根管根尖部感染物的排出，以及根管的严密充填，为提高后续步骤的效率与完成质量奠定基础。

工作长度（work length，WL）是牙体上预先确定的参照点到根尖狭窄处即牙本质牙骨质交界处的距离。临床所有操作都必须在确定与维持工作长度的基础上进行，工作长度丧失或根管预备超出根尖狭窄都将影响根管治疗的效果。感染根管的清创不仅要求去除根管内容物，还要清除根管壁和牙本质小管中的感染物质，通常需要机械切割和化学冲洗、消毒共同完成。机械切割主要针对含有细菌及其毒素的根管壁，而与化学消毒相结合能将根管中的细菌数减少100～1 000倍。

（2）化学冲洗：由于根管系统的复杂性，单纯机械预备，无论是传统的不锈钢器械，还是镍钛器械，均无法彻底清除感染，未预备到的根管壁面积将近50%。因此，化学冲洗是消除根管内感染不可或缺的重要步骤。

理想的根管冲洗剂应具备有效杀灭细菌、溶解坏死组织、润滑根管、去除玷污层的能力，并且对健康组织不产生刺激。目前，国际上广泛使用的根管冲洗剂是0.5%～5.25%次氯酸钠溶液（NaClO），它具有较强的抑菌杀菌及溶解有机坏死物的能力，能杀死生物膜及牙本质小管中的细菌，且很少引起致敏反应，与氢氧化钙糊剂相比，其灭活内毒素的能力较小。由于次氯酸钠溶液不能溶解牙本质碎屑等无机组织，因此，建议与金属螯合剂乙二胺四乙酸（17% EDTA）或枸橼酸溶液联合使用，以清除根管壁的玷污层，使牙本质小管开放，并破坏细菌生物膜对根管壁的附着。用于临床的有效冲洗液还有2%氯亚明溶液和2%氯己定溶液等。研究表明，使用由多西环素、枸橼酸和聚山梨醇酯－80组成的MTAD（a mixture of tetracycline isomer，an acid，and a detergent）来做最后一次根管冲洗，可以有效地去除根管机械预备过程中在根管壁上形成的玷污层。

由于根管根尖区空间非常狭小，化学冲洗剂与细菌及坏死组织相互作用后很快失去活性，因此，在机械预备的过程中需要频繁使用大量的冲洗剂进行根管冲洗，让新鲜的冲洗剂充分发挥其抑菌杀菌效能。造成清洁盲区的原因往往不是由于冲洗剂浓度过低，而是由于冲洗剂未能进入、接触狭小区域的根管壁。近年来，超声和激光技术被应用于根管冲洗，前者通过空穴效应、声流效应及热效应，后者通过快速蒸腾产生气泡来提高根管内化学冲洗剂的消毒活性，加速化学反应进程，并使冲洗液进入根管难以进入的区域。

（3）根管消毒：现代根管治疗术并不强调根管内封药，而是提倡在有效控制根管内感染的前提下一次完成根管治疗。活髓患牙一般不需根管封药，根管预备和根管充填可以一次完成。死髓患牙的根管壁牙本质小管深处通常已有细菌侵入，当机械预备和化学冲洗难以达到彻底清创效果时，有必要考虑在根管中封入有效的抑菌药物，以进一步减少根管和牙本质小管内的细菌数量。感染根管如能做到高质量的清创，也可一次完成治疗；但若存在严重的肿痛症状或活动性渗出，最好经根管封药减缓症状后再行根管充填。

管所封药物必须具备确定的抑菌杀菌效果，否则，在封药期间，根管预备后残留在根管内的细菌及通过微渗漏进入根管的口腔细菌可以大量繁殖，根管内的细菌数量甚至可超过封药前的水平。目前更提倡使用杀菌力强的糊剂，如氢氧化钙糊剂、以抗生素加皮质类固醇为主要成分的糊剂等；药物需与作用部位接触并以物理屏障的方式密封髓腔，以消除根管内残余感染和防止微渗漏。根管用药中樟脑酚（CP）杀菌能力与氢氧化钙类药物相似，甲醛甲酚（FC）杀菌能力最强，但由于这类药物挥发性强，有效作用时间短，不良反应较大，国际上不推荐使用。在没有氢氧化钙糊剂的情况下，如选择酚类药物，一般只需把1个蘸有少量药剂的棉球放置在髓室内，不做根管内封药。

（二）严密充填根管并修复缺损，防止微渗漏发生

根管治疗是一个系统工程，其质量控制的主要指标就是两端封闭的严密程度，所谓“两端”，指的是根方和冠方末端，即根尖孔和冠部入口。

在根方封闭方面，根管充填是直接关系到根管治疗成功与否的关键步骤，其最终目标是以生物相容性良好的材料严密充填根管，消除无效腔，封埋根管内微量的残余病原刺激物，封闭根尖孔。根管充填材料必须对根管及根管系统不规则空腔具有良好的适合性；理论上，根充材料应该占据根管内所有的空间，其目的是消除根管系统的渗漏途径，防止细菌再度进入并感染已完成预备的清洁根管；防止根管内的残余细菌及其代谢产物穿过根尖孔进入根尖周组织；防止根尖周组织的组织液渗入根管内未充填严密的空隙，为根管内残余细菌的生长繁殖提供养料。目前用于根管充填的材料为牙胶和封闭剂，根管充填时，牙胶需占据主要的根管空间，而以糊剂形式填入根管内的封闭剂不宜过多，否则其硬固后收缩可能造成微渗漏。要谨记根管封闭剂的作用只是填补牙胶之间及牙胶与根管壁之间的缝隙。

在冠方封闭方面，根管充填后应尽快对患牙进行牙冠修复。若设计桩核冠修复，因根尖区根管侧支较多，根管充填难以完全封闭，从防止渗漏的角度要求至少保留5mm以上的根充物，以确保根尖的封闭质量；并且桩的末端应与剩余根充物之间紧密接触，以保持根管系统封闭的完整性。如果在根管治疗后数周内不能对患牙施行牙冠修复，应在髓腔垫底后予以过渡性充填或直接黏结修复。临床上遇到牙冠的既往修复体已脱落，髓腔长期开放，根充物裸露于在口腔环境中，但患牙无症状，检查也无阳性体征，X线片显示无根尖周阴影的情况时，最好重新进行根管治疗后再行冠部的永久修复，但是如果发现根充物仅为糊剂或银尖，则必须重做根管治疗。

（三）坚持保存原则

恰当的根管预备宽度应该是在尽可能保存健康牙体组织的前提下，达到最佳的根管清理和成形效果，而不能为了片面地追求清创的彻底性，而忽略了在控制感染和维持功能之间应当寻求的平衡，过多地切割牙体组织。

临，操作时，首先应确定根管根尖部的工作宽度（working width，WW），包括2个指标：初始工作宽度（initial working width，IWW）和终末工作宽度（final working width，FWW）。初始工作宽度是指预备前根管根尖部横截面尺寸，用于确定根管壁的切削基线，通过选定初尖锉（initial apical file，IAF）号数来估计根尖狭窄的大小。终末工作宽度是指预备后根管根尖部的横截面尺寸，指示根尖区牙本质的切割量，常采用Grossman标准，以大于初尖锉3号的ISO标准器械——主尖锉（master apical file，MAF）来反映。

然而，近年来学者们对这一标准存在异议。理由之一是用初尖锉来衡量根尖狭窄的宽度有时并不可靠。临床确定初尖锉受根管形态、长度、弯曲度、锥度、根管内容物、冠端牙本质的阻挡及所用器械类型等因素的影响，所测得的初尖锉一般小于实际的号数。理由之二是大量临床和实验研究证实，在初尖锉基础上扩展3个锉号后仍不能彻底清理根管。理由之三是根管系统解剖复杂，单纯依靠机械预备无法彻底清理根管，特别是卵圆形或带状根管。因此一些学者建议，根尖预备应当保守，以减少根尖偏移等不良形态的发生，保存更多的牙体组织，可以通过敞开冠端及增大根尖部预备的锥度来增强化学冲洗、消毒的效果，弥补根管根尖部切削的不足。有学者报道了非器械根管预备技术（non－instrumentation technique，NIT），该方法利用负压的原理使次氯酸钠溶液吸入根管，甚至细小的副根管和根管侧支，溶解其中的有机物质，并随着次氯酸钠溶液的不断交换更新充分地冲洗根管，而达到清洁、预备根管的目的。

根管治疗的最终目的是保存患牙，如果在机械预备过程中过多地切削牙体组织，将削弱患牙的抗力和咀嚼时所能承受的功能负荷，缩短患牙的使用寿命。临床根管预备时，一般需要遵循3个原则：①尽量清创，理论上应全部清除感染根管中细菌进入牙本质小管的厚度层；②适当成形，使根管形成冠根向由大到小、平滑、连续的锥度形态，不要过分扩大；③最大保存，保证根管壁有一定的厚度，使之具有安全的强度。临床操作中应找到三者在每一患牙的个性化最佳平衡点。

四、疗效和预后

纵观根管治疗术发展的历史，由于各位学者对于疗效评定的标准、观察的时间、选择的病例数等不同，根管治疗的术成功率一般在80%以上。目前的普遍共识是，根管治疗术的效果良好，而且随着技术的发展、评估方法的科学化，其成功率显著提高。

（一）疗效评定的内容

疗效评定应符合全面性、相关性及客观性。全面性就是评定的内容应周密完整，既有主观指标，又有客观指标；既有形态指标，又有功能性指标。相关性就是所用指标与根尖周病变有本质联系，如叩痛的有无与根尖周病变程度密切相关。客观性是不存在争议的客观存在。为了保证疗效评价的准确性，疗效评定标准必须包括症状、临床检查和 X 线表现。

关于疗效评估观察时间，世界卫生组织（WHO）规定的观察期为术后 2 年。从软组织、骨组织的愈合过程中可能存在潜伏感染的再发作角度出发，这个观察时间是科学的。1 年以内的疗效只能作为初步观察，难以定论；2～3 年或更长时间的观察则比较准确。

1. 症状

（1）病史和治疗史。

（2）疼痛情况：性质、时间、范围和程度，诱发因素及缓解因素。

（3）肿胀情况：有无肿胀史、化脓史。

（4）功能情况：咀嚼功能是否良好。

2. 体征

（1）牙体情况：牙冠修复合适、完整与否，有无叩痛。

（2）牙周情况：软组织颜色及结构、肿胀、牙周袋、窦道、松动度、有无触痛。

3. 特殊检查（X 线表现）

（1）根管：充填是否严密、适合；有无侧穿及器械分离。

（2）根尖：根尖有无外吸收。

（3）根尖周围：根尖周稀疏区（大小、形态、密度和周边情况）、牙周膜间隙、骨板、牙槽骨。

（二）疗效标准

评定疗效应全面、标准掌握应严格，依据根尖周病变愈合的机制，只要进行规范的根管治疗术，注意调整咬合，一般都可达到理想愈合，如果说治疗后根尖周病变无改变或仅有愈合趋势，除非追踪观察时间不够，否则都应进行再次治疗，故疗效标准确定应在全面检查评估的基础上遵循简单易掌握、重复性好的原则，具体如下。

1. 成功　无症状和体征、咬合功能正常、有完整的咬合关系、X 线片显示根充严密合适、根尖周透射区消失、牙周膜间隙正常、硬骨板完整；或无症状和体征，咬合功能良好，X 线片显示根尖周透射区缩小，密度增加。

2. 失败　无症状和体征、咬合有轻度不适，X 线片显示根尖周透射区变化不大；或有较明显症状和体征，不能行使正常咀嚼功能、X 线片显示根尖周透射区变大或原来根尖周无异常者出现了透射区。

（三）组织愈合形式

根管治疗术后来自根管对根尖周组织的刺激原已消除隔绝，加之某些充填材料还有促进愈合的作用，因而根尖周组织的炎症可逐渐消失。根尖周愈合情况取决于以下 3 个因素：即控制感染的效果，根尖周病变的程度和机体的防御修复能力。

肉芽肿和脓肿，最早在术后 6 个月左右即可愈合，有的则需在 1 年以后方能愈合。据观察，有些病例在治疗后 8 ~9 年，稀疏区才完全消失。根尖周囊肿经根管治疗及手术摘除后，在 1 年左右即可逐渐愈合。牙根未发育完全的患牙，在治疗后有可能生长骨性牙本质或牙骨质，形成根尖部最短的时间为 3 ~6 个月。

根尖周病变的愈合有以下 5 种基本形式。

（1）由新生牙骨质或骨样组织使根尖孔封闭：X 线片检查，可见到根尖周稀疏区消失，牙周膜腔和硬骨板恢复正常。

（2）根尖孔处有瘢痕组织形成：X 线片检查，可见到根尖周稀疏区已缩小，而牙周膜较宽，硬骨板也不完整。

（3）由健康的纤维结缔组织或骨髓状的疏松结缔组织充满根尖区。

（4）根管超填者，有纤维组织囊包围。

（5）牙槽骨增生与根尖部相连而成骨性愈合。若经过多次治疗，根尖内仍有脓性渗出物、X 线片显示根尖周病变无变化，可能为根端牙骨质坏死吸收所致，视为治疗失败，应改行根尖外科手术。

（熊　磊）

第十章　牙周病

第一节　牙周组织的动态变化

一、龈上皮的更新

牙龈上皮（简称“龈上皮”）根据其覆盖于牙面或牙槽骨表面的不同区域，具有不同的形态特点。根据覆盖部位不同可分为：口腔龈上皮（oral epithelium）、沟内上皮（sulcular epithelium）和结合上皮（junctional epithelium）。而将口腔中所有黏膜被覆上皮统称为口腔上皮（图 10－1）。

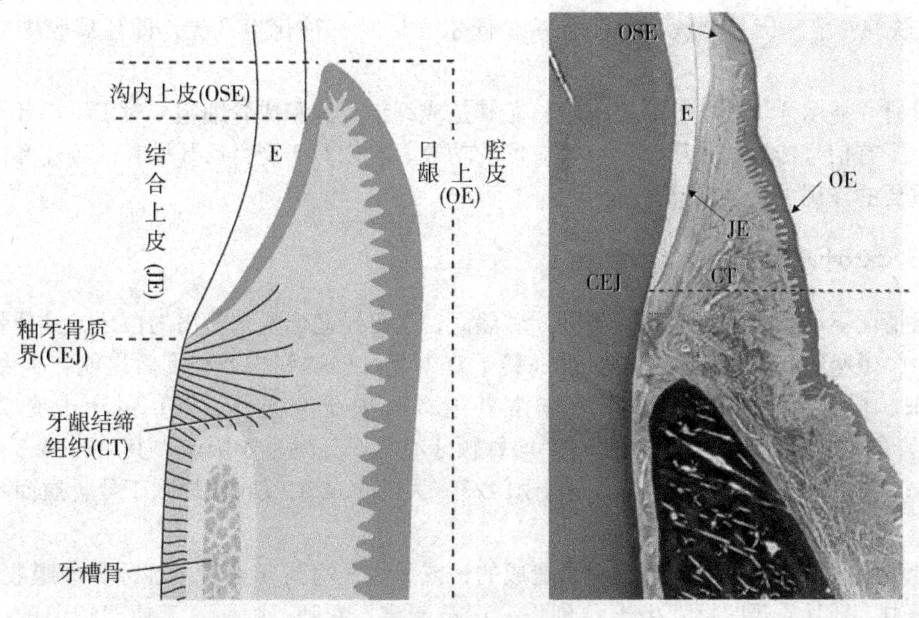

图 10－1　牙龈分区

该图源自 N．P．Lang 主编的 Clinical Periodontology and Implant Dentistry

口腔上皮在一生中不断的进行着自我更新。通过在基底层和棘层形成新的细胞以及表层衰老细胞的脱落维持正常上皮厚度。细胞有丝分裂的周期为 24h，表现为早晨活跃、晚上迟缓。非角化区域及牙龈炎症时上皮细胞的有丝分裂率较高，与性别无关。目前，对于随着年龄的增加，有丝分裂率是增加或者减少还存在争议。

在实验动物中，颊黏膜、硬腭、沟内上皮、结合上皮、边缘龈的外层上皮及附着龈的有丝分裂率依次递减。腭侧、舌部及颊部口腔上皮的更新时间约为 5～6 天，牙龈上皮的更新时间约为 10～12 天，结合上皮为 1～6 天。

结合上皮中靠近结缔组织的基底细胞不断分裂增殖，并逐渐迁移至牙冠或牙颈部表面，然后沿着牙齿表面冠向朝着龈沟方向迁移，在龈沟底部脱落，将附着或侵入上皮细胞的病原微生物一同排除。因此，结合上皮细胞的这一更新过程是薄弱的龈牙结合部的一个有效的防御反应之一。同时迁移的子代细胞始终与牙面保持附着关系，良好地封闭了软硬组织交界处，形成龈牙结合部的机械屏障。当结合上皮被人为剥离后，可在约 7 天时重新形成附着结构。如因袋内刮治或外科手术去除结合上皮，则口腔上皮可爬向牙面形成与原始结合上皮一样的附着结构（内侧基板、半桥粒）附着于牙面（称为上皮再附着）。

二、牙周膜的代谢和形成功能

当牙齿发生生理性移动、承受咬殆外力以及创伤修复时，牙周膜细胞通过酶活性的变化而参与牙骨质、牙槽骨的形成和吸收。同时，牙周膜也在持续不断的进行着改建和更新。其中衰老的细胞和纤维被分解，代之以新生的部分。成纤维细胞和内皮细胞中可见明显的有丝分裂现象。成纤维细胞形成胶原纤维，牙周膜内剩余的间充质细胞分化、发育为成骨细胞和成牙骨质细胞。所以，成骨细胞、成牙骨质细胞和成纤维细胞分化和形成的速度影响着胶原、牙骨质和骨的形成。实验研究显示牙周膜内的胶原更新率高，其合成速率是牙龈胶原的 2 倍，皮肤的 4 倍。当牙周膜受到损伤后，偶尔会出现一种化生现象，即牙周膜中软骨的形成。

大量研究显示牙周膜中的基质细胞，尤其是成纤维细胞和成骨细胞，对于维持牙周膜的各项功能既有信号传导的作用，又有效应器的功效。它们对于受力后牙槽骨的改建和内平衡有至关重要的作用。

三、牙骨质的吸收和增生

一般情况下，生理性吸收只见于乳牙。然而，在已经萌出或未萌出的恒牙，其牙骨质经常会发生轻微吸收。此类吸收往往只能在镜下观察到，但达到相当程度后也能在 X 线片上显现出来。根面牙骨质的吸收现象非常普遍，一项研究显示，261 颗牙中有 236 颗（90.5%）的根面发生了牙骨质吸收，平均每颗牙有 3.5 处发生了吸收。其中，76.8% 位于根尖 1/3；19.2% 位于根中 1/3；4% 位于颈 1/3。大约 70% 的吸收仅局限于牙骨质而不累及牙本质。

牙骨质吸收可能是局部或系统因素造成的，或无明显病因（如特发性牙骨质吸收）。在局部因素中，牙骨质吸收可发生于殆创伤、正畸治疗、囊肿、肿瘤、无功能咬殆的牙、埋伏牙、再植或移植牙、根尖周病或牙周病等。系统因素则包括缺钙、甲状腺功能减退、遗传性纤维性骨营养不良和 Paget 病等。

牙骨质吸收在显微镜下表现为牙根表面凹坑样破坏，吸收区域及附近可见多核巨细胞和单核细胞。几个吸收区域可相互融合。吸收可深入牙本质甚至牙髓，但通常不发生疼痛。牙骨质吸收并非持续不断，而是吸收和新生交替发生。当牙周膜纤维因适应牙功能的需要发生改变和更替时，牙骨质可以通过不断的增生沉积而形成继发性牙骨质，从而使新的牙周膜纤维重新附着至牙根。当牙的切缘与殆面受到磨损时，也可通过根尖部继发性牙骨质的形成而得到一定的补偿。新形成的牙骨质与牙根面有一深染的分界线。

若牙骨质和牙槽骨融合在一起，其间的牙周膜消失，则称为牙固连（ankylosis）。牙固连可伴发于牙骨质的吸收过程中，这提示牙固连是一种异常的牙骨质修复形式。牙固连也可发生于慢性根尖周炎、牙再植、殆创伤及埋伏牙周围。牙固连时，与牙骨质相邻的牙槽骨表面，排列的破骨细胞可导致牙根的吸收。使吸收处逐渐为骨组织取代。因此，有学者认为：牙固连的再植牙将在 4 ~5 年后失去牙根而脱落。

钛种植体植入颌骨时，骨直接与种植体发生愈合，即骨整合。无结缔组织介入其间。由于金属种植体不会被吸收，且上皮不会沿着种植体表面向根方增殖，所以不会有真性牙周袋的形成。

四、牙槽骨的塑形改建

牙槽骨具有高度可塑性，是牙周组织中代谢和改建最活跃的部分。它不但随着牙的生长发育、脱落替换和咀嚼压力而变动，而且也随着牙的移动而不断改建。当牙萌出时牙槽骨开始形成、增高，并提供形成中的牙周膜的骨性附着面。而在牙拔除、脱落后，牙槽骨则逐渐吸收、消失。牙槽骨的改建是通过其内部骨的吸收和形成而实现的，它受到一些局部因素和全身因素的影响。局部因素如牙功能需要的改变以及局部骨细胞的改变；系统因素往往是激素的变化（如甲状旁腺素、降钙素或者维生素 D_3）。牙槽骨的改建影响着其高度、外形和密度，主要表现在以下 3 个区域：与牙周膜邻接区、颊舌侧骨板的相应骨膜区以及骨髓腔的骨内膜表面。正常时，牙槽骨的吸收与新生处于动态平衡，牙槽骨的形态和高度保持相对稳定。

牙槽骨的吸收与形成涉及一系列复杂的过程。目前，对于牙槽骨改建的认识主要还集中在细胞水平。

骨包含了身体大约 99% 的钙离子。所以，当机体血钙水平下降时，骨就成为钙质释放的主要来源。这一过程是由甲状旁腺监控的。血钙水平下降后，位于甲状旁腺细胞上的受体感受到变化，分泌出甲状旁腺素（PTH）。甲状旁腺素刺激成骨细胞释放白介素 1 和白介素 6，它们能刺激单核细胞向骨组织迁移。由成骨细胞分泌的白血病抑制因子（LIF），结合单核细胞后使其成为多核的破骨细胞，进而产生骨吸收、从羟磷灰石中释放钙离子进入血液，使血钙水平维持正常。而血钙水平正常后，又可以反馈作用于甲状旁腺，使其停止甲状旁腺素的分泌。在破坏羟磷灰石的同时，破骨细胞也吸收破坏有机基质。其中，胶原的分解会释放出许多成骨物质，这些物质进一步刺激成骨细胞的分化，最终引起骨的沉积。成骨细胞和破骨细胞之间的相互倚赖关系称作偶联。

由成骨细胞分泌的骨基质是没有矿化的类骨质。当有新的类骨质沉积时，位于骨表层下的类骨质开始矿化。

骨吸收是一个复杂的过程，在骨表面往往出现蚕食状的骨吸收陷窝（Howship 陷窝）和多核巨细胞（即破骨细胞）。破骨细胞来源于造血组织，由多种异源的单核细胞融合而来。当破骨细胞被激活时，其边缘出现皱褶缘并由此分泌水解酶。这些酶消化吸收骨的有机成分。通过破骨细胞胞膜上的受体，许多激素如甲状旁腺素、降钙素等都可以对它的形态和功能进行调节。

另外，破骨细胞内的质子泵可以通过其胞膜达到皱褶缘而在骨面产生酸性环境，从而导致骨的矿物成分的吸收、溶解。当有骨肿瘤、局部压力发生时，其骨的破坏都可以通过破骨细胞的这一分泌活动而实现。

Ten Cate 描述了骨吸收过程所发生的系列事件：①破骨细胞附着于骨的矿化表面。②通过破骨细胞的质子泵活动，产生密闭的酸性环境，使得骨脱矿、暴露出有机基质。③由于一些酶，如酸性磷酸酶和组织蛋白酶的释放，进一步降解暴露的有机基质为氨基酸。④将降解的矿物盐离子和氨基酸螯合进入破骨细胞内。

通过塑形改建，牙槽骨可以改变形状、抵抗外力、修复创伤以及调整机体钙盐和磷酸盐内平衡。牙槽骨具有受压力被吸收，受牵引力能增生的特性，临床上利用此特性可使错𬌗畸形的牙得到矫正治疗。如加一定强度压力于牙上，一定时间后，受压侧骨吸收，牙的位置随之移动；而牵引侧骨质增生，来补偿牙齿移位后所留下的位置。同时，当牙发生𬌗向和近中向生理性移动时，牙槽骨也不断进行着吸收和增生的改建。比如，当牙近中移动时，牙根远中面的牙槽骨，因受到牙周膜传递的牵引力而刺激骨质增生，镜下可见到束状骨成层地与根面平行的沉积，骨面有成骨细胞。而近中面的牙槽骨受压而吸收，骨面有吸收陷窝和破骨细胞。这样，牙就连同牙槽窝一起，逐渐向近中移动。

（李　松）

第二节　牙周组织的增龄性变化

一、定义

增龄（aging）：器官的增龄性变化是脏器成熟后的生理性改变，是随着时间的进展其组织功能逐渐减弱的过程。但对于牙周组织的增龄性变化，必须区别因环境因素累积造成的牙周组织改变和因为生理性或年龄因素导致的牙周组织退行性变。

二、龈上皮的变化

随着年龄的增加，牙龈缘位置退缩至根面使牙根暴露，严重者可发生牙槽骨的吸收。过去认为这是一种增龄性变化，但许多报道显示老年人健康的牙龈无明显退缩。因此普遍认为牙龈退缩是由于牙周组织长期受到各种损伤、刺激而累积造成的，如刷牙不当、不良修复体压迫龈缘、食物嵌塞、不正常的咬合力等。在牙周病治疗后，也会有牙龈退缩。牙龈上皮随着年龄增加逐渐变薄和去角化，上皮对细菌通透性增加，对创伤的抵抗力减弱，同时影响牙周远期治疗。然而也有学者认为人和犬不存在牙龈上皮的增龄性变化。

关于结合上皮位置与年龄之间的关系有众多推测。一些研究报道认为结合上皮随着牙龈退缩一起向根方迁徙，同时，附着龈宽度随着年龄增加而变窄。而另一些学者认为结合上皮的位置向根方迁徙是由于牙齿的被动萌出所造成的，但随着年龄增加附着龈反而增宽。所有的研究都一致认为牙龈退缩是可以避免的，它可能是由于炎症的累积或作用于牙周组织的创伤引起。

三、牙周膜的变化

对牙周膜宽度的增龄性变化，有两种不同的认识。一种认为牙周膜将逐渐变宽。因为研究者发现随着年龄增加，牙齿逐渐脱落，余留牙受到更多的咬𬌗压力。牙齿长期处于过大的负荷状态，牙周膜随之变宽。而另一种观点则认为，牙周膜厚度随着年龄的增长逐渐变薄。这种变化可能是由于咀嚼肌的强度下降，或牙齿长期处于废用或非功能状态，导致相应的牙周功能降低所致。

四、牙骨质及牙槽骨的变化

从牙齿萌出后，牙骨质不断沉积，特别是在根尖和舌侧。随着年龄的增加，牙骨质厚度可以有 5 ~ 10 倍的增加。炎症可以造成牙骨质吸收，同时有牙骨质生理性的沉积，造成牙根表面形成不规则的牙骨质界面。

随年龄的增长，牙槽骨嵴的高度降低。而且，与身体其他骨组织一样，可出现生理性的骨质疏松，骨密度逐渐减低，骨的吸收活动大于骨的形成。目前认为，种植体的骨整合情况与患者年龄无关。但最近的研究发现，从年龄大于 50 岁的供者提供的骨移植物（冷冻脱钙骨），其骨形成能力比年轻供者提供的骨移植物差。所以关于年龄与成骨能力的关系还有待进一步研究。

为了明确生理年龄改变、疾病的累积作用或生理性增龄改变在牙周疾病的发生、进展过程中的作用，有学者在一项比较青年人和老年人实验性龈炎进展的研究中发现，老龄组仅出现较宽的结缔组织浸润区、龈沟液流量和牙龈指数增加，其他无差别。但对牙周疾病易感的年轻人与对不易感的老年人比较时，前者牙周病发展则更快、更重，完全遮盖了年龄因素的作用。因此，目前认为增龄（年龄）仅是牙周病的背景或相关因素，而不像吸烟、口腔卫生不良那样为牙周病的风险因素。即对疾病的敏感性或疾病的累积作用远比增龄本身对疾病进展的影响更重要。

（李　松）

第三节　牙周组织的局部防御机制

口腔是一个开放的环境，牙周组织不断受到细菌及其产物的侵袭。但另一方面，口腔内唾液的冲洗、龈沟液的流动以及口腔黏膜上皮细胞的自我更新、脱落等都有清除局部细菌的作用。微生物的量及致病性与宿主的防御功能是一对矛盾的两个方面。牙周组织涉及软硬组织，其中牙龈结合上皮与牙齿表面连接，良好地封闭了软硬组织的交界处。龈牙结合部是龈上、龈下菌斑积聚处，是机体防御系统与外部致病因子相互抗争的场所，也是牙周病的始发部位。牙周组织的防御机制主要包括以下几个方面。

一、上皮屏障

口腔上皮在人的一生中不断地进行着自我更新。口腔（角化）龈上皮的更新时间为 10 ~ 12 天，结合上皮为 1 ~ 6 天。结合上皮的衰老细胞脱落的同时，也去除了附着或侵入结合上皮的细菌。这是龈牙结合部的重要防御机制之一。

以往认为牙龈上皮对下方的结缔组织只起到机械性屏障作用，另外它还能使一些抗原成分通过，引发牙周组织的炎症反应。但近年大量的研究表明，牙周上皮组织除了具有物理性屏障功能外，还具有以下功能：①上皮细胞不断与细菌及其代谢产物接触，分泌出包括 IL - 1、IL - 8 等细胞因子和血小板衍生生长因子、黏附分子等，这些分子的活动都与中性粒细胞的黏附、趋化等活动有关。②上皮可对菌斑细菌应答产生防御素、溶酶体酶和抗菌肽。

抗菌肽是先天免疫的一部分，可以帮助清除入侵的微生物。③位于上皮内的抗原递呈细胞如朗格汉斯细胞等可以参与机体获得性免疫的形成。总之，牙周上皮一方面对菌斑细菌产生效应，分泌各种细胞因子；同时，它又起着“传感器”的作用，通过各种途径将细菌信号传递至下方的组织，激活炎症和免疫反应。

二、吞噬细胞

（一）中性粒细胞

龈沟内的中性多形核白细胞（polymorphonuclear leukocytes，PMN）是对抗牙周致病菌的第一道防线，在牙周病的致病机制中扮演了重要角色。致病微生物及其产物作用于牙周组织后，刺激多种细胞产生各种信号分子。PMN 在细胞因子、黏附分子和趋化因子的调节下，通过黏附、贴壁和趋化等系列活动穿越血管内皮，到达细菌侵入部位，吞噬细菌。继而通过释放溶酶体酶或呼吸爆发等机制杀灭细菌。任何可能影响以上环节的因素都将削弱 PMN 清除致病菌的功能。而某些伴有 PMN 数目和功能异常的疾病，如周期性白细胞缺乏症、Chediak - Higashi 综合征等常常导致严重牙周炎的发生。

但是，PMN 对于牙周组织的健康起到双刃剑的作用。一方面，它有杀灭致病菌、调节炎症的作用；但另一方面，PMN 对致病菌的清理作用没有特异性。一旦对病源刺激物的反应过强，将会扩大炎症反应、导致周围组织和细胞的免疫损伤。

（二）单核 - 巨噬细胞

单核 - 巨噬细胞是宿主防御系统的重要组成部分。牙周组织局部的单核 - 巨噬细胞的防御功能主要体现在以下三个方面：第一，向感染部位移出和聚集，清理杀灭感染微生物。第二，吞噬衰老或死亡的 PMN，将其移出炎症区域。这就可以大大减少这些细胞无控制的释放大量致炎物质，从而避免炎症反应的进一步扩大和组织损伤。第三，作为抗原递呈细胞。组织中的单核 - 巨噬细胞在致病菌侵入后，发挥抗原递呈作用，进一步激发机体的免疫反应。

当然，巨噬细胞在行使功能时释放的一些细胞因子如 IL - 1β 和 PGE_2 等都能刺激破骨细胞，促进骨的吸收破坏。所以，它对牙周组织的健康有双重作用。

三、龈沟液

龈沟液（gingival crevicular fluid，GCF）是指从牙龈结缔组织通过龈沟内上皮和结合上皮渗入到龈沟内的液体。其主要成分与血清相似，包括补体 - 抗体系统的成分、各种电解质、蛋白质、葡萄糖、酶等。其他还有来自邻近牙周组织的白细胞、脱落的上皮细胞等。另外，龈沟内还包括细菌和其他微生物。

牙龈健康者有极少量的龈沟液。牙龈炎症早期和炎症明显时，龈沟液量明显增多。若细菌或其他颗粒性物质进入龈沟，它们在数分钟后随龈沟液的流出而被清除。龈沟液这种清洗作用是牙周组织局部防御机制的一种重要方式。

龈沟液中的免疫球蛋白与口腔防御功能有关，具有抗特异性致病菌的功能。特异性抗体通过阻止细菌附着、调理吞噬和杀伤细菌等作用来阻止细菌的入侵。国内外的研究表明，牙周炎患者血清和龈沟液内抗牙周致病菌的特异抗体 IgG 水平显著高于牙周健康者，龈沟液特异抗体水平的升高与该部位牙周袋内特异细菌的感染有较强的相关性。

白细胞是龈沟液中的重要防御细胞。这些白细胞通过发挥杀灭和清理作用，构成了一个防御外源性微生物进入龈沟的主要防线。

从全身途径进入体内的某些药物如四环素等，也可进入龈沟液，并达到较高而持久的浓度，有利于帮助杀灭和抑制牙周组织局部的致病菌。

除了具有上述的防御机制，如“冲洗”龈沟内的细菌物质；包含可增进上皮附着于牙面的血浆蛋白；具有抗微生物成分；所含补体可以促进抗体的活化等，龈沟液中也包含许多酶成分。研究龈沟液的量及内容的变化，对了解牙周疾病的发生、发展及治疗均有重要意义。

四、唾液

唾液是维持口腔健康的重要体液，由三对大涎腺和许多小涎腺分泌，也有龈沟液的参入。唾液具有润滑、缓冲、清洁、抗微生物、凝集、薄膜形成、消化等多种功能，是宿主口腔免疫防御系统的重要组成部分之一。

有效的唾液流量/流速可以提供必要的润滑作用，清除细菌和脱落的上皮以及不断补充新鲜的抗菌成分。

唾液中含有丰富的抗微生物成分，如溶菌酶、过氧化物酶、乳铁蛋白、分泌型免疫球蛋白 A（SIgA）以及 IgG 和 IgM 等。它们通过各种不同的机制杀灭和抑制致病微生物，增强机体免疫力。

总之，上皮附着的封闭作用、结合上皮的快速更新和修复能力以及上皮组织的先天免疫防御；唾液的冲洗、SIgA 的保护作用；龈沟液的冲洗、调理和 IgG 的免疫作用；以及白细胞的吞噬和杀菌作用等，都构成了牙周组织的多重防御机制。此防御机制对于抵抗菌斑细菌向龈沟深处侵袭、保护牙周组织免受破坏起了至关重要的作用。

（李　松）

第四节　牙周病的检查和诊断

一、临床检查

临床上对于牙周病的检查应该重点注意牙周组织上表现的症状和体征。下面以一名重度牙周病患者的口腔情况为例（图 10－2），描述牙周病的临床检查过程。

患者，女性，36 岁，否认系统性疾病和用药史。主诉是牙齿松动，牙龈流血和肿胀，咀嚼困难。相关的牙周临床检查从牙龈组织开始，即观察牙龈炎症，包括边缘龈的颜色、形态以及质地的改变，牙周袋探诊出血增多情况。此后是牙周探诊深度、临床附着丧失、牙龈退缩量、根分叉病变程度、牙齿松动度等检查；然后是放射学检查。

虽然在临床研究和流行病学研究中，已经开发和应用了众多的牙周相关的指数系统，但对于各种牙龈炎症病例，如早期牙龈炎或确定性牙龈炎的判断，这些指数在对于某个患者个体情况的诊断时却没有意义。

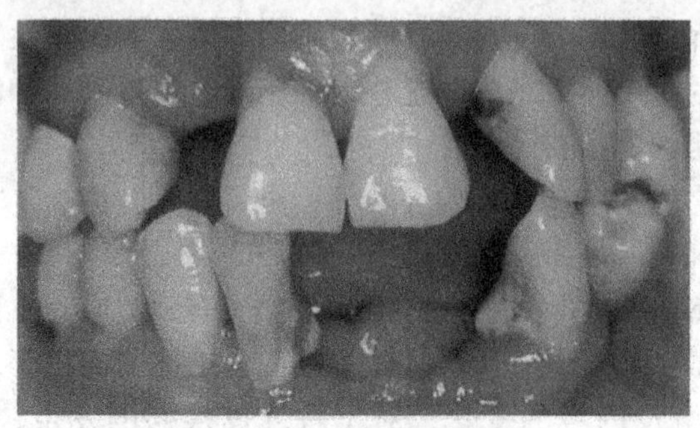

图 10－2　重度牙周炎

因此，通常判定牙龈炎症的方法是使用探针探查龈沟或牙周袋底，观察是否存在探诊出血的情况。如果某个部位存在探诊出血，这个位点就被认为是发炎的部位（图 10－3）。分析记录该患者牙周情况的牙周记录表（图 10－4 的第 1 和第 8 行），计算一下红色位点的百分数，发现全口探诊出血的百分数为 83%（105/126×100%）。这个比值对于判断初次检查时患者的牙龈炎症严重程度非常重要，并可以用于监测治疗后和维持期的牙龈康复情况。虽然探诊出血对于预测将来附着丧失并非理想的指标，但是不存在探诊出血却是牙周病况稳定的可靠指标。必须牢记准确判断探诊出血的前提条件是使用适当的探诊力量。探诊的力量应该控制为约 0.25N，以防止由于施力过度导致创伤而引发出血，从而造成假阳性结果。

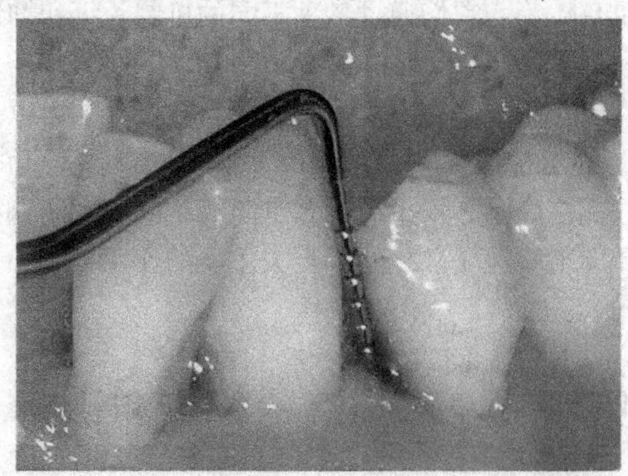

图 10－3　牙周袋探诊（图中探针为 William Periodontal probe）

插入 34 近中邻面，探诊出血，牙周袋深度 5 毫米

在评估探诊出血时，可以记录探诊深度和牙龈萎缩，同时计算附着丧失的程度（图 10－5）。牙周袋深度（实际工作中常为探诊深度）是牙龈边缘到龈沟底或牙周袋底的距离。通常对于每个牙都要检查 6 个位点，但仅记录大于 3mm 的牙周袋深度（图 10－4 的第 1 和第 8 行）。测量获得的探诊深度一般认为可以代表龈缘到结合上皮最上端细胞间的距离。但 20 世纪 70 年代以来的研究数据显示情况并非都是如此，其主要原因是探诊深度受到软组织的紧密程度的影响，即在大量的炎症细胞渗透和胶原丧失的情况下，探针尖端可以穿透结合上皮的顶点而进入其深层，而如果牙龈组织是健康的和致密的，探针尖端可能无法到达袋底。其他原因包括探诊力量、探针尖端的直径、牙齿表面形状、长期吸烟和探针的角度等，也都会影响探诊深度检测的准确性。

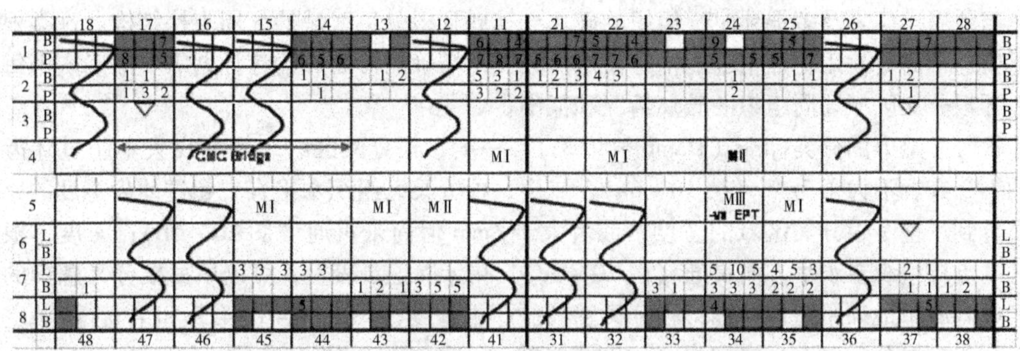

图 10－4　牙周记录表

有探诊出血（阴影所示的位点），牙周袋探诊深度（第1、8 行）、牙龈萎缩（第2、7 行）、根尖叉感染（第3、6 行）和牙齿松动度（第4、5 行）

为获知牙齿某个位点的牙周附着丧失，仅仅记录牙周袋深度是不够的。由于组织学的正常牙周附着位置位于釉牙骨质界，这是临床上用于确定附着水平的解剖标志，因此在探诊深度的冠方，还需要以釉牙骨质界为参考（图 10－5）测量牙龈退缩（图 10－4 的第 2 和第 7 行）。将牙龈退缩数值（当牙龈增生时，龈缘位于釉牙骨质界界冠方，此值为负值）加上探诊深度后，即获得临床附着丧失（代表牙周组织的破坏程度）数据。

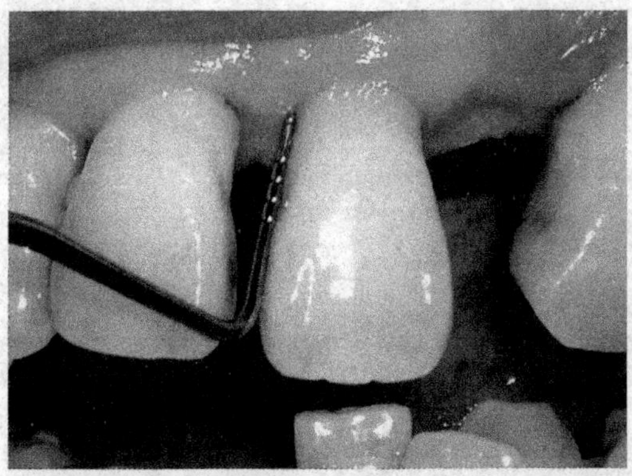

a.牙周探诊深度读数(5mm)

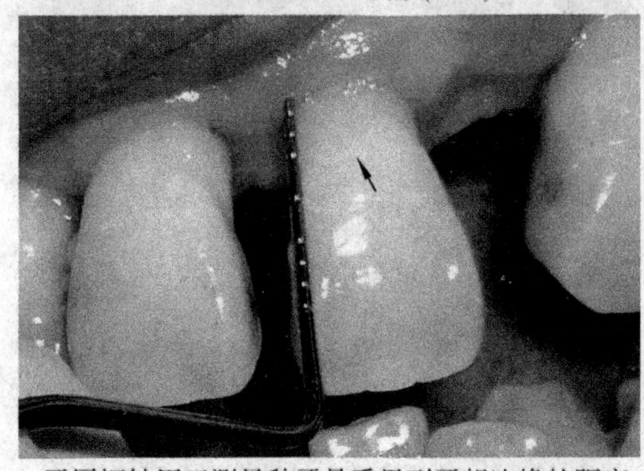

b.牙周探针用于测量釉牙骨质界到牙龈边缘的距离，以记录牙龈退缩(4mm)。左上中切牙的近中面的附着丧失为(5+4=9mm)箭头所示为釉牙骨质界的位置

图 10－5　牙周探诊后计算附着丧失程度

当牙周疾病累及多根牙时，组织的破坏会扩展到根分叉区域的牙周支持结构。这类根分叉感染通常需要使用更加精细的治疗技术。因此，精确的诊断和治疗计划需要准确辨别每个多根牙根分叉区域牙周组织的破坏情况和范围。

根分叉感染的分类标准（Hamp 分度法）：一度，根分叉区组织水平丧失不超过牙齿宽度的1/3 或者不大于3mm（图 10 – 6a）；二度，根分叉区组织水平丧失超过牙齿宽度的1/3，但没有到达整个根分叉区域的宽度，或者大于3mm 但尚未贯通（图 10 – 6b）；三度，根分叉区的支持组织在水平方向贯通（图 10 – 6c）。在牙周记录表上，可以填写根分叉感染的程度，或者简单地采用三角形标记根分叉感染的严重程度（图 10 – 4 的第 3 和第 6 行）。空心三角形代表根分叉区域尚未贯通（一度或二度），而实心三角形代表贯通（三度）。

牙周病的支持组织丧失可以导致牙齿松动度的增加（图 10 – 4 的第 4 和第 5 行）。牙齿松动度分类：一度，水平方向牙齿松动幅度在 0. 2 ~ 1mm；二度，水平方向牙齿松动幅度超过 1mm；三度，垂直方向出现牙齿松动。松动度可以使用牙科镊夹持前牙或闭合镊子用喙部抵住后牙合面窝摇动患牙，也可以使用两支手器的柄来检查，例如使用口镜和牙周探针的柄（图 10 – 7）。但必须牢记，菌斑导致的牙周病并非引起牙齿松动的唯一原因，例如牙齿受力过大和咬合创伤同样可以导致牙齿松动度增加。牙齿松动度的增加还经常发生在根尖感染、牙周手术之后等情况下。因此对于牙齿松动度的评估不但要判断松动的程度，还必须诊断引发松动的原因。

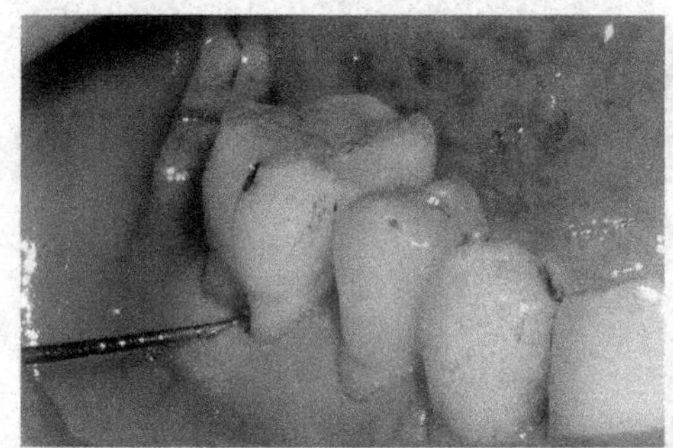

a.水平探入46颊侧根分叉，探诊深度2mm(一度)

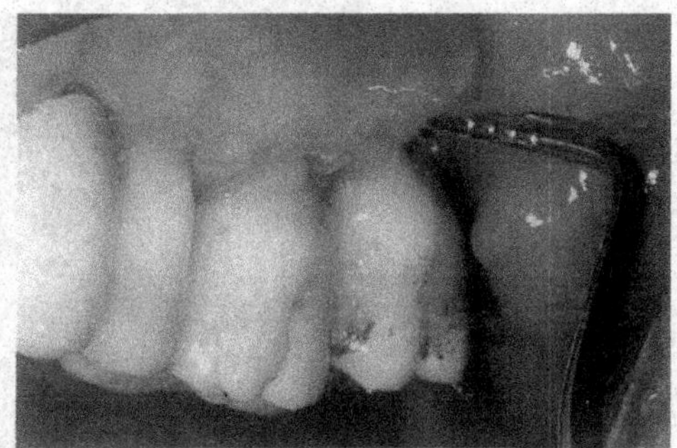

b.水平探入27颊侧根分叉，探诊深度5mm(二度)

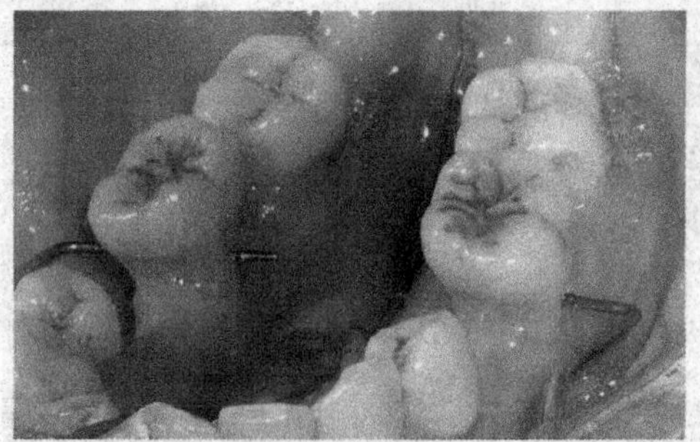

c.水平探入36颊侧根分叉，探针由颊侧穿通到舌侧(三度)

图 10 – 6　使用牙周探针检查根分叉感染

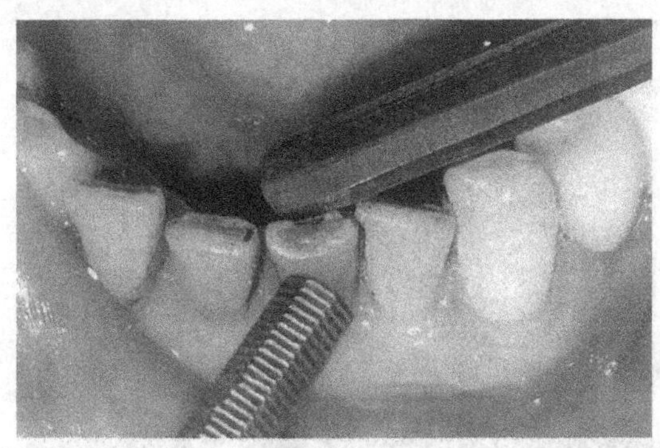

图 10-7　使用两支手用器械的柄检查 31 牙齿松动度

患有牙周病的牙齿，其牙髓的健康程度可能因严重的牙周病而受到影响。因此有必要对此类牙齿的牙髓活力进行检测，以判断牙周牙髓联合病变的可能（图 10-4 的第 5 行 34）。可以使用牙髓电活力检测计或冷热诊来判断牙髓活力。当然对于用牙髓电活力检测针能否准确判断多根牙的牙髓状态的观点是有争论的，而这种判断又可能影响到医师的治疗方案。

在全面分析牙周记录表（图 10-4）的临床数据后，可以正确地评估图 10-1 中所示患者的每个牙齿的牙周结构。利用这些数据可以初步完成对患者全面的牙周诊断和个别牙的诊断。

二、X 线片分析

牙槽骨是牙齿支持组织的一部分，也是牙周炎症过程中可能受到破坏的重要结构，为准确判断牙槽骨丧失的程度，需要进行 X 线分析。牙周病患者经典的 X 线检查是全口根尖片（12~14 张），或者可以使用全景片和局部的根尖片替代。为证实牙周病患牙的垂直和水平骨丧失，以及为实现对不同时期拍摄的 X 线片进行纵向比较，应该尽可能使用平行投照技术以获得更加标准的 X 线片，可以使用的附着装置有 Eggen、Rinn 长锥形平行投照技术等固定系统（图 10-8）。

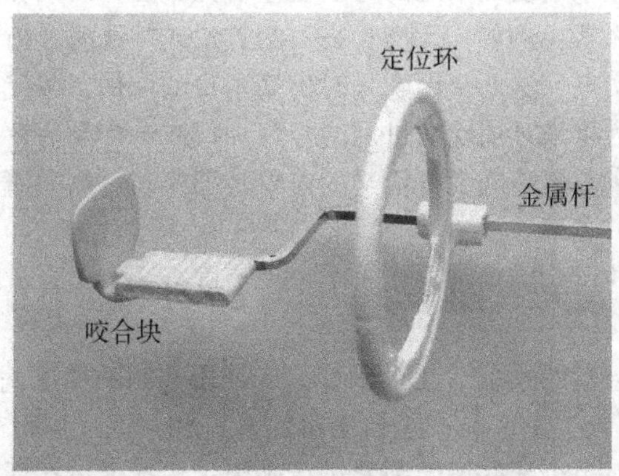

图 10-8　Rinn 长锥形平行投照技术固定系统构成：咬合块，用于校正 X 线位置及角度的金属杆和定位环

上文中描述的患者的全景片和根尖片见图 10-9。这些 X 线片可用于判断每个牙周围剩余的支持骨数量、牙根形态、牙结石、牙槽骨吸收的形式，以及对牙周牙髓联合病变进行分类诊断。

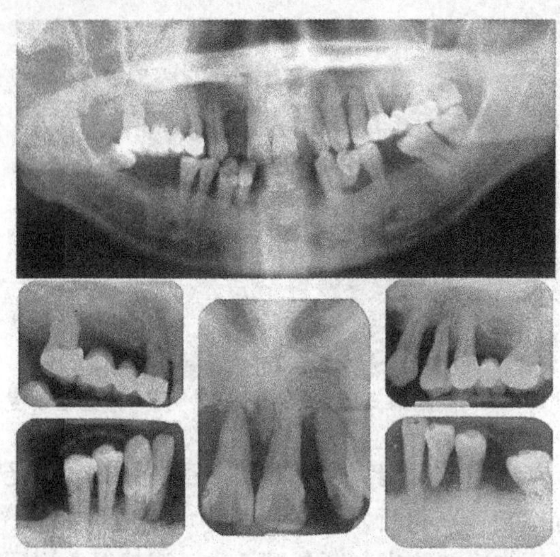

图 10-9　示例患者的全景片和根尖 X 线片显示牙槽骨破坏形式、程度、范围等

必须注意 X 线片上显示的牙槽骨水平是疾病的历史表现。它代表着之前骨丧失的情况，而无法判定牙周疾病是否已经被控制。因此，有必要结合临床数据和 X 线片的信息进行判断与诊断。

三、风险因素评估

已经证实牙菌斑是牙周病的始动因子，但是针对牙周病自然演变过程的研究发现，并非每个口腔卫生不良的个体都会出现附着丧失或牙齿丧失。因此在牙周病的诊断和治疗计划制订时，需要针对每个患者的牙周病进行风险评估。在本书中讨论过牙周病的主要风险因素，它们应该被认为是可疑的风险因素，因为其中大多数因素仅仅通过横断面研究和非常少量的纵向研究获得证实，这些纵向研究采用的是多变量研究方法，以期在控制可能的混淆因素的同时，证实真正的风险因素。例如，牙槽骨丧失的数量或基线时牙齿的数量似乎可以用于预测牙周病的进展，而事实上，这两个因素是对疾病本身的评估，并代表了患者对牙周病的易感性。虽然两者可以作为将来牙周疾病进展的极好预报或治疗预后评估的重要因素，但它们并不能被认为是风险因素。风险因素更恰当的对象是那些通过纵向研究发现的与疾病相关的因素。

评估患者的牙周病的风险因素可以在 3 个水平上进行：①患者风险评估；②牙齿风险评估；③位点风险评估。

患者风险评估包括患者的系统情况（例如尚未获得控制的糖尿病），行为习惯（例如吸烟），与患者的年龄和口腔卫生情况（全口菌斑数量）相关的牙周附着丧失严重程度。

牙齿风险评估需要对单个牙的风险因素进行确定，包括牙齿在牙弓中的位置、根分叉感染、医源性因素（例如过长的修复体边缘）、牙髓状态以及剩余的附着和支持组织的数量。所有上述因素都可能对牙齿的治疗疗效产生影响。

位点风险评估的研究对象是探诊深度，附着丧失数量和脓肿形成情况。

回顾图 10-2 所示的患者，她不吸烟，未患有可能影响牙周健康的系统性疾病，因此其患者风险评估的主要内容即为与患者年龄和口腔卫生情况相关的牙周支持组织的丧失情况。

具体的患者风险评估内容结果为患者年仅 36 岁，已经因为牙周病缺失 11 个牙齿，而剩余的牙列也存在大量的牙槽骨丧失。

四、预后评估

风险因素可以用于预测疾病的发作，而预后是指对疾病未来发展结果的预测。预后和风险有许多共同点，它们都是通过纵向研究获得的。为获得更加准确的预后评估，收集患者的风险因素、分析全部已知的临床信息、全面考虑患者的预后因素，这几个方面都非常重要。影响预后的囚素包括牙齿类型、根分叉感染、探诊深度、牙齿位置、牙髓状态、牙周支持组织、咬殆力和龋齿程度等。牙齿的松动度通常可以用以判断预后，但必须牢记松动度不等于疾病，而且牙齿的松动度并非都来源于牙周病。常见的情况是当牙周支持组织丧失、软组织发生炎症时，在相同咬殆压力下患牙会出现更明显的松动度。

回顾图 10－2 所示的患者，11 牙齿的腭侧探诊深度 7～8mm，同时伴有 2～3mm 的牙龈退缩。因此患牙的附着丧失为 9～10mm（见图 10－4 的第 1 和第 2 行）。34 牙齿的颊侧有 10mm 牙龈退缩，而近中颊侧位点有 5mm 的探诊深度和 4mm 的牙龈退缩。比较这些数据，11 牙齿比 34 牙齿的牙周破坏更严重。另外 34 牙齿的电活力检测为阴性，代表其为牙髓坏死。根尖 X 线片显示此两牙都仅有少量骨组织支持。因此，结合上述临床信息，可以判定 11 牙齿和 34 牙齿的预后都很差。

五、现代诊断技术

应用上文讨论的传统牙周病临床诊断工具和参数，已经能够设计有效而且是适当的治疗计划。然而即使是最有经验的临床医师，对少数患者也可能会产生意料之外的治疗结果。研究数据显示，传统的诊断标准，例如牙龈水肿、充血、菌斑、出血和渗出等临床指征，对于牙周病患者或部位活动性进程的诊断有相当高的特异性（约 71%～97%），但敏感性较低（约 3%～42%）。因此，研究者们努力在开发新的诊断技术，以期能够早期诊断牙周病，或更加准确地预测某位患者或某个位点的牙周条件是否会进一步恶化，以针对性地提供早期干预治疗。并希望改良的牙周病诊断方法能够更好地区分不同类型的牙周病，判定牙周病的发生和进程，判定对于牙周病发生、发展敏感的患者或患牙，并监控治疗的反应。

（一）探诊牙周袋

如上文所讨论，探诊是临床检查牙龈出血、测量牙周袋深度和牙龈退缩程度以获得附着丧失数据的最重要的方法之一，因此测量的精确性非常重要。为减少探诊的固有误差，人们发明了自动探针或电子探针以减少这类误差。佛罗里达探针是其中的一种（图 10－10），它能够检测到小于 1mm 的附着水平丧失，准确度达到 99%。而使用传统的手用探针，一个位点需要发生 2～3mm 的附着改变才能被观察到存在活跃的附着丧失。使用自动探针可以精确地检测到很小的附着改变，通过在两次很短的时间内检查结果的比较，可以对牙周病进行早期诊断和干预。但是，近来也有研究发现手用探针的重复性比多种自动探针都好。考虑到使用自动探针的成本和各方对其的评价不一，手用探针仍然是当今临床检查时的最佳工具。

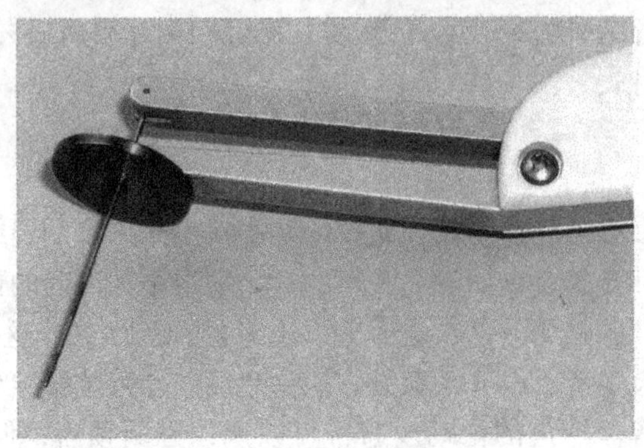

图 10－10　佛罗里达探针工作头

(二) X 线图像

上文已经提到 X 线片对于判定牙槽骨丧失非常重要。使用传统的 X 线片，需要数月或更长的时间才能观察已发生的 30%～50% 的骨矿化程度差别。为早期判断少量的牙槽骨增加或丧失，需要更加敏感的检测手段。近年来发展的计算机辅助的数码 X 线影像技术，使用直接放置于口内的传感器，或使用扫描仪或数码相机从传统 X 线片上获得数码图像，通过减影软件可以检测到牙根周围最少 0. 5mm 的骨丧失或微量的仅仅 1%～5% 的矿化降低。

口腔内传感器的发展，使得临床医师可以获得更高质量的数码影像，通过数字减影能够检测到更早期的骨改变。

由于传统 X 线片对牙槽骨破坏程度的判定是基于二维角度。而要想精确判断骨组织的破坏程度必须从三维出发。口腔颌面锥形束 CT（cone beam computed tomography，CBCT）基于这一需求应运而生，其可从矢状位、冠状位和轴位三维显示牙周病变组织和正常组织结构。避免了二维 X 线片影像重叠、扭曲、变形等缺陷。其理论空间分辨率为 0. 1～0. 2mm，且图像质量、对于骨缺损和根分叉病变诊断与定位、图像测量准确性显著提高。显著减少了漏诊与误诊率。但由于其价格较高、辐射量相对较大，因此只有在无法用其他方法确定病变或需要三维测量等必要情况下才使用 CBCT，且不宜像根尖片一样短期频繁使用。

(三) 细菌检测

已经证实超过 300 种细菌与牙周病相关，而其中仅有少数——个别细菌或几种细菌的组合被认为可能引发牙周病。传统的培养技术是研究和证实牙周可疑致病微生物的主要方法。这项技术能够发现龈下菌群的许多特性，可以对微生物进行鉴定，并进行抗生素药物敏感实验。使用选择性培养基能够限制地培养特定的细菌，而通过非选择性培养基可以使各种微生物尽可能地生长，从而发现那些主要的可培养微生物物种。然而培养技术非常耗时、成本较高，并且存在特殊的技术问题。因此人们开发了其他快速而经济的微生物检测方法，包括免疫技术、DNA 检测、酶反应和聚合酶链反应（PCR）等。

免疫检测是基于细菌抗原抗体反应的特异性检测方法。常用的技术有两种，酶联免疫吸附检验（ELISA）和间接免疫荧光检验（IFA）。使用 ELISA 的一项研究发现，在刮治和根面平整之后，牙密螺旋体的数量显著性降低，同时伴有能够说明牙周炎患者获得良好治疗反应的牙周袋深度的减少。另一项使用 IFA 的横断面研究发现牙龈卟啉单胞菌和福赛斯坦氏菌的数量与患者牙周袋的深度相关。另外有一种使用抗原抗体反应的商业化椅旁诊断试剂盒已经上市，它能够检测3种牙周致病菌：牙龈卟啉单胞菌、伴放线杆菌、福赛坦氏菌。

DNA分析方法是基于微生物物种水平的特异基因组序列的检测方法。依据这些特异基因序列，构建并标记互补的寡核苷酸探针对菌斑标本进行检测。已有可靠的研究证实，DNA探针在一个标本中可以准确地检测至少103种细菌。另外有实验室商业性诊断服务，应用放射标记的探针，可检测牙龈卟啉单胞菌、中间类杆菌、伴放线聚集杆菌、啮蚀艾肯菌、福赛斯坦氏菌和齿密螺旋体。棋盘DNA－DNA杂交技术可以检测40种龈下微生物物种，此方法非常适用于在一个或多个牙菌斑标本中同时检测多种细菌物种。虽然这种方法迅速而相对廉价，但不能完全排除探针与非目的基因之间发生交叉反应。

部分厌氧微生物以蛋白质和肽作为能量来源，因此它们会产生特殊的酶。此类酶中的一种称胰岛素样酶，它不但能降解宿主的细胞外基质蛋白，而且能够水解合成肽N－α－benzoyl－DL－arginine－2－naphthylamide（BANA）。3种牙周可疑致病微生物牙龈卟啉单胞菌、福赛斯坦氏菌、齿密螺旋体都合成这种酶。使用BANA测试的商业性椅旁试剂盒已经上市，据称对牙龈卟啉单胞菌和齿密螺旋体的检测与ELISA技术比较，能够达到84%的准确率。这个试剂盒内有一个试剂卡，可根据牙位放置刮下的龈下菌斑标本，折叠试剂卡后在55℃下孵育15min。试剂卡上颜色的改变即可判定是否存在此3种牙周可疑致病微生物中的任意一种。

伴随着近年来基因组计划的研究，聚合酶链反应（PCR）被逐渐应用于检测细菌物种。PCR是证实特异微生物的最快速和最敏感的检测方法。但是PCR需要相对昂贵的实验室设备和实验室参照标准。Ashimoto等学者（1996）发明了基于16S rRNA的PCR检测方法，用以检测伴放线聚集杆菌、福赛斯坦氏菌、直肠弯曲杆菌、啮蚀艾肯菌、牙龈卟啉单胞菌、中间类杆菌（或称中间普氏菌）、变黑类杆菌（或变黑普氏菌）和齿密螺旋体。但PCR仅能够获得微生物的定性信息，只有更加昂贵的实时定量real－time PCR技术才能进行定量分析。

（四）宿主因素评估

牙周病是机会性感染，宿主对牙周病的敏感性是疾病发展的关键。研究者发现白细胞、血液循环中针对牙周病原菌的抗体等相关因子与牙周病的活动性相关。虽然针对外周血的研究有成功的希望，但许多研究仍然在探索如何能够使这种诊断方法实现最佳的特异性和敏感度。对于外周血标志物是否能反映宿主大体上的易感性或保护性，目前并不明确。抗体滴度、中性粒细胞功能和单核细胞反应提供了患者个体水平的潜在信息，它们能够在将来用以筛选有风险的患者，但对于患者个别部位的状态判断没有价值。通常认为疾病的敏感性和进程是以部位为基础的，因此疾病活动性的标志物就应该以牙位的判定为基础。所以使用龈沟液进行诊断的判定更理想、更具有实际意义。

龈沟液是依赖局部组织的渗透压而持续冲洗龈沟或牙周袋的血清样渗出物。这种液体来源于宿主的微循环，流经炎症组织，进入牙周袋，它携带有与破坏性组织反应的相关介质，以及局部组织新陈代谢产物。龈沟液的成分可以无创伤性地使用滤纸条或毛细管收集，再使用特殊的检测方法进行定性或定量分析。多种宿主因子在治疗前后的变化，以及与疾病发生过程的相关性都获得了大量的研究，但仅有少数被用于开发椅旁快速诊断。本部分内容并未全面讨论宿主龈沟液的成分，而仅集中探讨可以用于椅旁快速诊断的龈沟液成分。

花生四烯酸代谢产物包括多种在体内外都具有骨吸收潜能的炎症介质。有研究已经开发出类似于 ELISA 技术，能够定量龈沟液中前列腺素 2（PGE_2）的快速酶联免疫测定法。

胶原酶属于金属蛋白酶超家族，研究发现其在普通细胞外基质改建和牙周组织破坏过程中发挥一定的作用。以人为研究对象的临床交叉实验显示，龈沟液胶原酶水平伴随着患病位点早先的临床附着水平或 X 线片牙槽骨丧失增加而增加。国外已有一种快速椅旁胶原酶检测系统开发成功，并得到部分管理机构的认可，可以作为监控牙周组织疾病进展的一个重要手段。

其他基质降解酶有组织蛋白酶、弹性蛋白酶等，它们被释放进入龈沟液，并在疾病时增高。有研究开发了一种检测龈沟液弹性蛋白酶的快速分光荧光检测法（spectrofluorometric assay），并使用其完成了 30 例未经治疗的牙周病患者 6 个月的纵向研究。此法是基于龈沟液中弹性蛋白酶活性的检测，已经获得美国 FDA 认证（产品名 Progno Stick®）。另一种基于非特异性中性蛋白酶水平检测的椅旁检测系统也已经开发成功，同样得到 FDA 的认证（商品名 PerioCheck®）。

β－葡萄糖苷酸酶是多形核白细胞释放的溶酶体酶，能够反映牙周组织的局部炎症。其具有临床意义的应用是当牙周袋深度和牙槽骨丧失增加，或存在可疑致病微生物时，β－葡萄糖苷酸酶水平上升。基于 β－葡萄糖苷酸酶检测的椅旁试剂盒已应用于临床（商品名 Diagnostic Kit®）。

另一种可能获得应用的龈沟液标记物是天冬氨酸转氨酶（AST），它是细胞坏死和崩解后释放的一种细胞内酶。早期使用比格猎犬的实验研究发现龈沟液 AST 水平，伴随着龈沟结扎诱导牙周炎的产生而显著性增高。基于 AST 检测的椅旁试剂盒已应用于临床（商品名 PerioGard®）。

龈沟液碱性磷酸酶是成骨细胞和中性粒细胞功能的标志物，同样能够指示牙周炎发生后的局部代谢情况，其数量与增加的牙周袋深度显著性相关。检测龈沟液碱性磷酸酶的椅旁化学发光分析已经报道开发成功。但是还未在人群疾病诊断中，以纵向研究的方法来证实这种检测的可行性。

（五）局部生理或代谢变化的指示物

炎症的主要表现有红、肿、热、痛。对牙龈炎症的诊断通常依据肿胀、充血、出血，而牙周袋温度的改变因变化太小而无法准确测量。先前的交叉实验研究发现龈下温度与牙周袋探诊深度相关。通过 44 名牙周病患者的纵向研究发现龈下温度升高与疾病的严重性、牙龈炎症程度和可疑致病微生物的存在呈正相关。这些研究还发现如果龈下平均温度超过 35.5℃，单个或多个位点存在 2mm 以上附着丧失的个体患病风险升至 14.5 倍。相同地，当存在两个或更多位点为牙周病进展状态时，此个体的患病风险上升到 64.0 倍。一种自动龈下温度测试探针已发明，用于一般人群筛选检查，它通过舌下温度测试进行校准，检测结果显示为颜色的变化。但是单纯使用龈下温度升高来预测牙周炎活动度的敏感性仅 31%，而特异性较高，达到 97%。

另外一种诊断技术的新进展是使用核医学检测，这项技术可以在 X 线片感知到骨变化之前相当长的时间点上就敏感地检测到牙周骨代谢的改变。Kaplan（1975）等观察到中重度牙槽骨丧失的比格猎犬较没有发生牙槽骨丧失对照组，其骨放射吸收值（bone－seeking radiopharmaceutical uptake，BSRU）高出 6 倍。一种轻便手提式放射线检测器已经开发成功，是用以诊断牙周病的活动性。研究显示基线时高 BSRU 率的牙齿丧失更多的牙槽骨，与低 BSRU 率的牙齿之间存在显著性差异。但是核医学技术因其带有放射性风险，而在人牙周病的活动性检测的应用上受到限制。

伴随科学研究的进展，可以更加深入地理解牙周病的致病机制，更多的宿主因子可以在龈沟液中检测到，并可能辅助判断罹患者患牙周病的危险度。但是必须注意到，椅旁微生物标志物检测无法预测患者将来的牙周破坏情况。同样，在可以采用的多种椅旁宿主反应标志物中，存在一些可能用以判断当前牙周病的活动性的因子，而对于未来牙周破坏的预测却仍然缺乏有力的依据。因此它们都还不适合在临床常规使用。当前较实际的临床应用是根据第一届欧洲牙周病学研讨会会议报告的推荐，至少使用连续记录的探诊出血和牙周袋探诊深度作为临床指标，以在临床实践中评估牙周病的进展。

（李 松）

第五节 菌斑控制

菌斑控制（plaque control）是有规律地清除牙面菌斑，并防止其在牙面及邻近牙龈表面重新聚集的过程。菌斑控制是牙周治疗步骤中最为简单的治疗手段，但也最为重要、最难以实施。菌斑控制不单纯是某一阶段的治疗，它贯穿于牙周病治疗过程的始终，并需要患者终身实施。它是保障和保持牙体、牙周组织长期治疗效果的关键。

几乎所有成人都了解刷牙对口腔健康的必要性，但很多人对刷牙等方法及其实际效果仍觉茫然。日常生活中，多数人只注重刷牙等口腔卫生的具体形式，很少关心菌斑控制的实际效果。因此，牙医应该在治疗初期就注重与患者不断进行交流，强调正确方法、行为和效果的关系。

一、显示菌斑的方法

菌斑薄而无色，黏附于牙面，肉眼不易看清，患者自己更难以观察到。菌斑染色剂能将菌斑染色，便于观察。常用的菌斑染色剂有碱性品红和四碘荧光素钠等制成的溶液或片剂。

溶液使用方法有两种。一种是涂布法，将蘸有菌斑显示液的棉球轻轻涂布在全口牙的颊舌面及邻间隙处。漱口后，牙面残留的菌斑即可显色。另一种方法是将菌斑显示液滴在患者舌尖数滴，让其用舌尖舔各个牙面。也可在漱口后显示菌斑。

患者可以在家采用菌斑显示片自行检查口腔卫生状况。使用时将片剂嚼碎，用舌尖将碎片舔牙齿各面，漱口后对镜自我检查，观察菌斑的附着部位。

患者每次就诊，医生都可用菌斑显示剂检查并记录其菌斑控制程度，并及时与患者交流，鼓励并增强其控制菌斑的信心。

采用菌斑记录卡来记录和评价菌斑的控制情况，是国际上广泛采用的方法。

记录方法：每个牙分 4 个牙面，凡显示有菌斑的牙面，可在卡的相应部位作标记。最后，计算有菌斑牙面的百分率。如果菌斑百分率小于 20%，则属于菌斑已基本得到控制。

菌斑百分率计算方法为：被检牙的总数 ×4 = 总牙面数

菌斑百分率 =（有菌斑的牙面数/总牙面数）×100%

二、菌斑控制的方法

菌斑控制是防治牙体和牙周组织疾病的重要手段。其方法较多，大致可分为机械和化学两类。迄今为止，机械清除菌斑仍是最可靠的菌斑控制途径。

1. 刷牙　刷牙作为健康生活习惯的一部分已被绝大多数人群接纳，它是自我清除菌斑的主要手段。一般主张每天早晚各刷牙一次，也可午饭后增加一次。主要强调刷牙的彻底性，而不过分强调次数。

设计合理的牙刷和正确有效的刷牙方法能有效清除菌斑。

（1）牙刷：目前，牙刷大部分是以细尼龙丝制作。不同的牙刷，其刷头大小、刷毛排列、刷毛的硬度和长度都不同。多束的牙刷拥有更多的刷毛，具有更高的清洁效率。球形末端的刷毛比平头的、具有锐利末端的刷毛对牙龈损伤更少。

刷毛的最佳硬度尚无确切结论，但软毛牙刷清洁龈缘以下部位时易深入邻接牙面，而使用硬质刷毛的牙刷更易造成牙龈退缩。当然牙龈退缩与刷牙方法、牙膏等关系可能更密切。尽管市场上品牌众多的牙刷在刷毛长度、硬度和放置方式上不断推出某些微小的改进，但并未在改善牙龈指数或出血指数上显示出差别。

使用牙刷的类型存在明显的个人偏好。牙刷清除菌斑的有效性及其造成磨损的可能性与刷牙方法有关。刷毛携带牙膏多、刷牙动作剧烈、使用硬质刷毛牙刷等，可能造成更多的软硬组织磨损。

牙刷使用后会出现磨损。所以，为了保持牙刷的清洁效率，应该定期更换牙刷。一般建议最好 1 个月，至多 3 个月更换牙刷。

电动牙刷多利用刷毛束的往复摆动及其产生的低频声能实现牙齿清洁工作。电动牙刷刷毛与牙面菌斑接触可对其进行机械清除，而低频声能则形成液体涡流，在刷毛与牙面之间作冲洗清洁，振动水流也会干扰细菌对牙面的黏附。

对于掌握了良好刷牙方法的患者而言，采用机械方法清除菌斑就能获得良好的口腔健康。当然，刷牙结合牙间口腔清洁措施被认为是最理想的菌斑控制措施。

目前，还没有科学研究显示某一种特殊的手用牙刷的设计在维护牙龈健康方面优于其他的设计。在清洁牙邻面菌斑时，电动牙刷优于手动牙刷；但两者对清洁牙表面效果相同。手动刷牙可能引起口腔内软硬组织的磨损，但如使用电动牙刷可能将这种损害减少到最小。

（2）牙膏：牙膏含有摩擦剂，具有牙面清洁和抛光作用。牙膏由氧化硅和氧化铝研磨剂、聚氯乙烯颗粒、水、保湿剂和氟化物、焦磷酸等治疗药物、色素以及防腐剂制成。

牙膏应具备足够的研磨能力，满足清洁和抛光牙面的要求，但牙膏不应对牙体和修复体产生磨损。牙膏的 20% ~40% 为研磨剂，以无机盐结晶形式存在。刷牙时使用牙膏可让牙刷的研磨作用增加 40 倍。而牙粉的研磨作用仅为牙膏的 5 倍。牙膏对釉质有磨损作用，对暴露的牙根作用更明显。其对牙本质、牙骨质的磨损分别为釉质的 25 倍和 35 倍，可能引起根面磨损和过敏。口腔卫生实施过程中的硬组织损伤主要由牙膏磨损引起，而牙龈损害则多因牙刷本身造成。

牙膏中加氟化物可产生显著的防龋作用，但所用的氟化物必须是游离的氟离子，不能与研磨剂的组分发生结合。氟化物防龋的正确浓度应在 1 000 ~1 100ppm。牙膏中添加氯己定、青霉素、磷酸氢铵、疫苗、维生素、叶绿素、甲醛等并无显著的治疗意义。含有活化焦磷酸成分的去渍牙膏，其成分可能干扰牙石中磷灰石晶体形成，使牙石形成减少30%以上。但这仅是针对龈上牙石有效，且只是针对新的牙石的沉积。不能影响龈下牙石的形成，或改变牙龈炎症的程度。

（3）刷牙方法：刷牙方法很多，按照不同的动作可分为滚动式（改良的 Stillman 法）、颤动式（Stillman、Charters 或 Bass 法）、旋转式（Fones 法）、垂直式（Leonard 法）和水平式（擦洗法）等五类。

对照研究表明，只要使用得当，各种方法间无明显差异。牙周病患者更宜使用颤动方式，以改进抵达牙龈的路径，完成清洁龈沟的目的。主要介绍 Bass 刷牙法（水平颤动法）（图 10－11）。

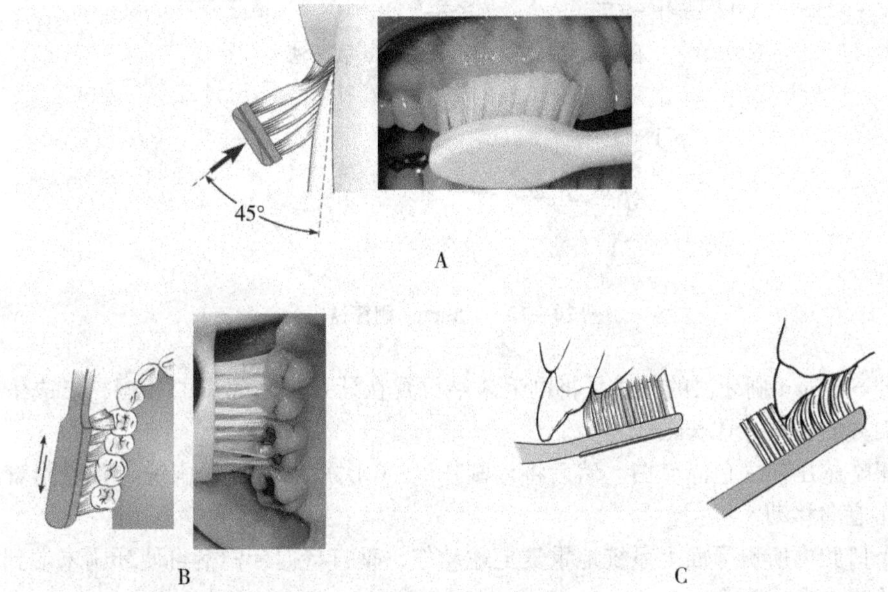

图 10－11　Bass 刷牙法

刷牙从牙弓的最远端开始，以软毛牙刷刷头与咬合面平行，刷头覆盖3～4个牙齿，刷毛紧贴唇颊面龈缘，与牙齿长轴形成45°夹角。

刷牙时刷毛末端不脱离牙面，以短促的往复动作对牙齿施加轻柔的颤动压力，刷毛的末端可进入龈沟，部分刷毛进入邻外展隙。刷毛压力过大可使牙龈色泽变白。同一个位置的刷洗动作可重复4～5次。此动作主要清洁临床牙冠的根向1/3、龈沟及刷毛能够到达的邻接面。

动作结束后上提牙刷，移至邻牙，在下一组3～4个牙齿上重复上述过程。围绕牙弓，一次3～4个牙齿，然后刷洗牙齿的舌面。

完成上颌牙弓后将牙刷移至下颌牙弓重复刷洗动作直至完成整个牙列清洗。如果牙刷相对于下颌前牙舌侧面显得太大，则可将牙刷垂直伸人，对刷毛末端施压使之与牙齿长轴成45°夹角进入龈沟和邻接面，以多个短促的颤动动作进行刷洗。

最后对刷毛末端施压，使之进入咬合面的点隙窝沟，再用多次往复动作进行刷洗。用此方法一次刷洗多个牙齿直到4个象限的后牙刷洗完毕。

Bass 刷牙法需要患者有足够的耐心。为了避免遗漏、达到理想的清除菌斑目的，患者的刷牙动作应该系统化、程序化。

与其他刷牙方法相比，Bass 刷牙法有以下优点：运动动作简单，容易掌握；清洁动作主要针对牙颈部和邻面等菌斑积聚部位，有利于提高菌斑清除效果。

Bass 刷牙技术对所有患者均有一定效果，可以广泛推荐。

此外，改良的 Stillman 法（图 10－12）和 Charters 刷牙法（图 10－13）均由 Bass 法发展而来，两者更强调了水平颤动后进一步对牙龈的按摩。由于目前没有明确的证据证实牙刷的按摩有益于牙周健康，Bass 法仍然是目前最受广泛认可的刷牙方法。

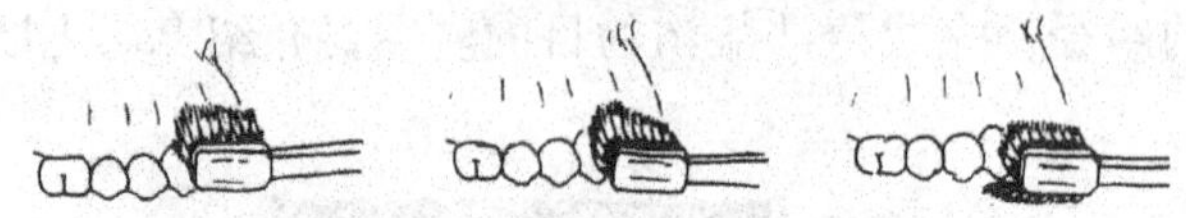

图 10－12　改良的 Stillman 刷牙法

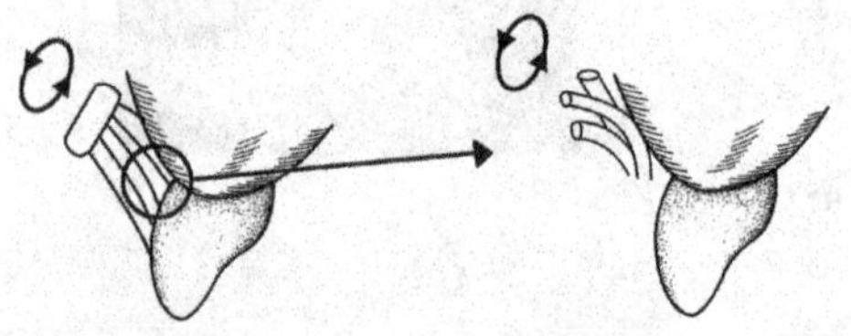

图 10－13　Charter 刷牙法

改良的 Stillman 刷牙法的方法是将刷毛末端放置在牙颈部和邻近的牙龈，形成依靠。刷毛朝向根尖方向，与牙体长轴成斜角。

对牙龈略施压使之色泽变白。然后将牙刷作 5～6 次短而往复的刷洗，并沿附着龈、龈缘和牙面作冠向移动。

在整个口腔内所有牙面上系统地重复上述动作，垂直持握牙刷柄可使牙刷末端到达上下前牙舌面并与之形成配合。

应用改良的 Stillman 法，牙刷刷毛之侧面而非其末端为工作面，而且刷毛并不进入龈沟。刷毛也可以放置成与咬合面平行、进入窝沟和邻外展隙，用于清洁磨牙和前磨牙的咬合面。改良的 Stillman 法适于清洁存在牙龈进行性退缩、牙根暴露的区域。此法可使牙龈组织的磨损、破坏减至最小。此法要求使用软性或中性的多束刷毛，以使牙龈损伤降至最低。

（4）牙间清洁用具：刷牙往往不能到达牙齿的邻接面和后牙区，在这些区域常会遗留较多菌斑。所以单纯依靠牙刷刷牙并不足以控制菌斑，进而防治牙龈和牙周疾病。

任何牙刷都不可能完全清除牙间隙内的菌斑。牙周病变主要始发于牙齿邻接面，此处的菌斑控制受到解剖特点及组织学缺陷等的制约，需要结合特殊的牙间清洁工具加以解决。根据牙的间隙大小、根分叉暴露的情况、牙齿排列及有无正畸或固定修复装置等，牙间清洁工作需要选择相应的牙间隙清洁用具。常用的间隙清洁用具有牙线、牙签或牙间刷。

1）牙线：牙线是清除邻接面菌斑工具中最常用、最受推荐的一种。长期以来，很多研究者都在积极倡导牙线在邻面菌斑清除方面的作用。然而，一些系统回顾分析却认为常规使用牙线并不能成为减轻牙龈炎症的一个手段。

牙线主要适用于龈乳头完整、邻接区关系紧密的牙齿邻面清洁。市场上有各种缠绕或非缠绕的、结合或非结合的、加蜡或非加蜡的、或粗或细的尼龙丝制成的商售牙线。

牙线的选择以使用便利和个人偏好为基础，牙齿接触的紧密程度、邻接面的粗糙程度及患者手肘的灵活程度等个人因素可以影响其选择。

牙线的使用方法大致如下：

取一段可以掌控长度（约30cm）的牙线，缠绕于手指或将牙线末端相系形成圆圈。

以拇指和示指或在示指间绷紧牙线，两指间距1～1.5cm，将此段牙线轻轻从殆面通过两牙之间的接触点。如接触点较紧，可作颊、舌向拉锯式动作通过。

一旦牙线到达接触点根方，将牙线环绕某个牙齿的邻接面并作滑动直至龈缘以下。稳定地将牙线沿牙面向接触区作刮擦移动后再降到龈沟，如此上下反复数次。

完成一个邻间隙清洁后将牙线转至另一邻间牙龈，重复上述动作，直至全口牙列每个象限的最后牙齿的远中面完成。

不要将牙线突然通过接触区，以免损伤牙间乳头。当牙线的工作部分变脏或出现撕裂时，可改用牙线的其他部分。

使用牙线绷架可方便牙线的使用，但它比手用牙线更耗时间。但对手肘灵活度较差的患者，则比较适合。

2）牙间刷：主要用于较宽大牙间隙、裸露的牙根面和凹陷根分叉的清洁。最常见的是小锥形或圆柱形牙间刷。作为刷牙的一种补充，牙间刷比单用刷牙可以清除更多的牙菌斑。研究显示，两者的结合使用对于菌斑指数、出血指数和牙周探诊深度等的改善更为有利。

牙间刷可以完全深入邻间隙作短而往复的运动。为达到最佳的清洁效果，应选择直径稍大于牙龈外展隙的间隙刷，此时刷毛能对各个邻接面施加压力，对根面凹陷也发挥清洁作用。单束牙刷可到达分叉区及严重退缩的孤立区域，对清洁下颌磨牙和前磨牙舌侧面非常有效。

除了牙间刷外，横截面为圆形或三角形的锥形木质牙签、橡皮锥等都可以被选作邻面清洁工具。但目前的研究认为，与单纯刷牙相比，刷牙结合牙签的使用在清除牙间菌斑或改善牙龈指数方面并无特殊优势。但有减少邻面牙龈出血的趋势。

（5）口腔冲洗装置：是指可以形成高压持续或脉冲水流的装置，患者可以在家中利用其自行冲洗牙面。口腔冲洗可从口腔内清除非附着细菌和软垢，其效率大于刷牙和口腔含漱。在清除黏附于正畸装置或固定修复体等难以到达区域的软垢时，口腔冲洗装置显得尤为有效。但也有研究认为，作为刷牙的一种补充方式，口腔冲洗并不能减少可见的菌斑数量。

2. 药物　化学药物作为机械性控制菌斑的辅助措施可在菌斑控制中发挥重要作用。如某些抗菌制剂及一些酶的制剂对控制菌斑有效。但存在控制菌斑的作用不稳定、长期使用会耐药等不良反应。

目前较为成熟有效的菌斑控制剂主要有氯己定（chlorhexidine）溶液，又称为洗必泰溶液。它是一种广谱抗菌剂，为二价阳离子表面活性剂，可以与细菌胞壁表面的阴离子结合，从而改变细菌的表面结构，提高细胞壁的通透性，使氯己定进入细胞质内，杀死细菌。

氯己定的使用方法：采用0.12%～0.2%的溶液，每天2次，每次10ml，含漱1min。

氯己定的优点主要为化学结构稳定、毒性小、长期使用不易形成耐药菌株或造成对人体的损害。但其缺点是长期使用会使牙面、舌背和树脂类修复体表面着色；有苦味，能使味觉短时改变；对个别患者口腔黏膜有轻度刺激。

在使用氯己定等阳离子拮抗剂的漱口水时，其杀菌消毒的作用可以被牙膏中的一些成分，如单氟磷酸钠或十二烷基硫酸钠所抑制。所以，临床医生应指导患者正确使用此类漱口水。药物控制菌斑有其局限性，目前还只能是机械菌斑控制的辅助手段。

除了这两种主要的手段，在临床上要注意发现并纠正导致菌斑滞留的因素，如充填物的悬突、不良修复体、龋齿、食物嵌塞等。

三、菌斑控制指导

在牙周病的防治过程中，菌斑控制占有非常重要的地位。而菌斑控制主要依靠患者自身的努力。所以，在诊疗活动中，要注意与患者的沟通，让其认识菌斑和控制菌斑的重要性。教育和激励患者进行有效的菌斑控制，当然也要帮助患者选择合适的、个性化的菌斑控制方法。

（李　松）

第六节　龈上洁治

一、定义和基本原理

龈上洁治（supragingival scaling）是指采用器械去除龈上菌斑、牙石和色渍，并抛光牙面的过程。

洁治的基本原理是从牙面彻底去除菌斑和牙石的刺激，使牙龈炎症完全消退或明显减轻。对一些仅与牙菌斑有关的牙龈炎，洁治就能使牙龈恢复健康；而对于牙周炎，在龈上洁治术后，还需进行龈下刮治等治疗。洁治是否彻底，直接影响牙龈炎的治疗效果或者进一步的牙周治疗。同时，龈上洁治还是牙周维护治疗的主要内容之一。

就清除感染生物及其产物的本质而言，龈上洁治和龈下刮治是一致的，且它们均为牙周治疗整体计划中相互关联的两个步骤。区别仅在于两者针对的部位不同。

二、检查

龈上洁治前应对菌斑、牙石等沉积物及牙面不规则形态作范围和性质上的精确评价。在光线充足、视野清晰的环境下，很容易对龈上牙石和浅龈沟内的龈下牙石进行视觉检查；采用压缩空气吹干牙面有助于发现浅色牙石；另外，以稳定压缩空气气流直接吹入龈沟或牙周袋，将龈缘从牙面吹开，能检测到浅的龈下牙石。

三、适应证

1. 牙龈炎和牙周炎　龈上洁治是各型牙周病最基本的治疗方法。绝大多数的牙龈炎可以通过彻底完善的龈上洁治而痊愈；而牙周炎是在洁治术的基础上再作进一步治疗。

2. 预防性洁治　除了日常生活中的自我菌斑控制，牙周病患者或普通人群定期（6 个月至 1 年）洁治有助于维持牙周健康，预防牙龈炎、牙周炎的发生或复发。

3. 其他治疗前的准备　如修复缺失牙，在取印模前先行龈上洁治，可以消除牙龈炎症，使印模更准确，将来的义齿修复更合适。头面部一些肿瘤手术的术前洁治，可以保证手术区的清洁、消除术后感染隐患。正畸治疗前、治疗期间的龈上洁治也有助于消除牙龈炎症，防止牙周组织的损害。

四、龈上洁治术

用于清除龈上牙石的工具有手用洁治器械和超声波洁牙机。两者的操作方法不尽相同。

1. 手用器械洁治 手用洁治器械包括镰形器和锄形器，但目前在超声器械普遍应用的情况下，锄形器的使用明显减少。

使用镰形器进行龈上洁治时，通常以改良握笔式（图 10－14）持握，以无名指在邻近工作区的牙面上建立一个稳固的手指支点。器械刃口与所要洁治的牙面形成一略小于 90°的夹角，切刃与龈上牙石的根缘啮合并以短促有力、互相重叠的洁治动作垂直、水平或斜向的冠方运动，将牙石清除。镰形器尖锐的头部容易撕裂牙龈，因此在使用器械时要小心。洁治完成后要用探针仔细检查是否干净，尤其是邻面和龈缘处。并对牙面进行抛光。

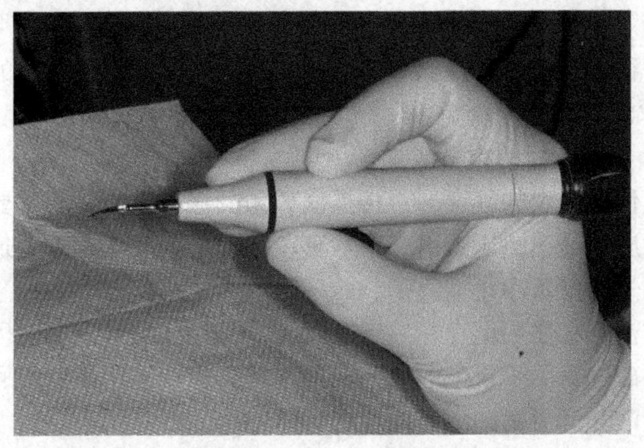

图 10－14 改良握笔式

2. 超声洁治 超声波洁牙机是一种高效、省时、省力的洁治工具。近年来，随着细小超声工作尖的设计，超声波洁牙机不仅成为龈上洁治的主要工具，也开始应用于龈下牙石、菌斑的清除。

研究表明，与手用器械相比，超声器械在清洁效果、可能对牙（根）面造成的损伤方面、治疗后牙（根）面的光滑程度等都没有明显差异。使用两种器械都能获得满意的临床效果。临床医师可以根据需要及自身的喜好进行选择，往往两种器械结合使用能获得彻底的清洁效果。

不同品牌的超声波洁牙机，有不同设计的工作尖。同时，有的超声波洁牙机在冲洗或冷却液中加入了抗菌的成分。但研究表明它与常规设计相比，在改善临床效果方面尚无定论。

（1）超声波洁牙机工作原理：超声波洁牙机由超声波发生器（主机）和换能器（手机）两部分组成。发生器发出振荡，并将功率放大，然后将高频电能转换成超声振荡，每秒 2.5 万～3 万次以上。通过换能器上工作头的高频振荡而除去牙石。

根据换能器的不同，超声洁牙机大致分为两类：磁伸缩式（magnetostrictive）和压电陶瓷式（piezoelectric）。

超声器械是保持与牙面平行的情况下，对牙面轻触、轻压，不断运动而完成清洁。

（2）超声洁治术操作步骤：术前彻底消毒超声手柄和工作尖。尽量采用一次性材料覆盖洁牙机控制按钮和手柄。机器使用前，应对管道系统冲洗 2min，减少管线中的微生物数量。尽可能使用过滤水或消毒水。

指导患者术前用抗菌含漱液如0.12%氯己定含漱1分钟，以减少污染气雾。

操作者及助手应该佩戴防护眼罩、口罩，采用高速负压吸引系统，尽可能减少治疗过程中产生的污染气雾。

打开设备，选择合适工作尖与手柄连接，调节水量控制钮，使工作尖末端形成轻微水雾。在开始时功率可设置较低，以后的功率也不应过大，以能有效去除牙石为宜。

采用改良握笔法或握笔法握持器械，建立良好的支点。器械末端与牙面形成轻柔、羽毛式的接触，运用短而轻、垂直、水平或斜向重叠的动作清洁牙面。清洁时，手指不必额外施加较重的力，因为器械的振动能量即可剥落牙石。

工作尖尖端与牙面平行或形成小于15°的夹角，以避免对牙面造成刻痕或沟槽。必须保持尖端的持续运动，才能有效清除牙石。

应及时清除口内积水和唾液，并检查牙面清洁情况。术后进行牙面的抛光。

（3）超声洁治术注意事项：避免将工作尖长时间停留于一处牙面，或将工作尖垂直对准牙面，以免造成牙（根）面的粗糙或损伤。

由声波或超声波仪器产生的气雾，有传播病原菌的潜在危险。因而要尽量做到：术前使用氯己定含漱；术中应用高速负压吸引；术后环境表面的彻底消毒；管道系统的定期清洁与消毒；使用空气通风过滤设备净化空气。

超声波和声波洁治器在使用上存在一定的禁忌。禁用于置有无电磁屏蔽功能的心脏起搏器的患者，以免因电磁辐射的干扰影响起搏器的功能。也不能用于肝炎、肺结核等传染性疾病的活动期，以免血液和病原菌随喷雾而污染诊室空气。

对于种植体表面的清洁，只能采用塑料、黄金或炭精纤维制作的工作尖，以避免损伤钛质种植体。

五、龈上洁治效果的评价

龈上洁治术的效果可在术后即刻进行评价，也可待软组织愈合后进行再次评价。

龈上洁治后，应该在理想的光线下，通过口镜和压缩空气辅助对牙面进行视觉检查；同时用精细探针或牙周探针检查。健康的牙面应该坚硬、光滑，待牙石完全清除后能恢复邻近软组织的健康。

光滑程度是评价洁治效果的标准，但最终的评价建立在牙周组织反应的基础上。一般而言，在牙周洁治后进行临床检查和评价，时间不应早于洁治术后2周。因为器械治疗所造成的伤口需要1~2周时间完成再上皮化。

慢性龈缘炎患者在经过彻底洁治术后，牙龈炎症逐渐消退，一般可在一周后恢复正常的色、形、质，龈沟变浅。组织的愈合程度取决于牙石、菌斑是否彻底除净，患者自我菌斑控制是否得力。

牙周炎患者经过洁治术后，牙龈炎症可以部分减轻，龈缘退缩使牙周袋略变浅，出血会减少。同时，根面的部分龈下牙石将暴露，有利于进一步治疗。但组织的彻底愈合有待于龈下刮治术甚至牙周手术后。

（李　松）

第七节　龈下刮治术（根面平整术）

一、定义和基本原理

龈下刮治术（subgingival scaling），即根面平整术（root planing），是采用精细的龈下刮治器械刮除根面的龈下牙石及部分病变牙骨质，以获得光滑、坚硬根面的过程。

龈下刮治和根面平整并非完全分离的过程。从工作形式而言，刮治与根面平整仅仅只是程度上的差别。根面牙骨质暴露于菌斑、牙石堆积的环境，沉积在根面的牙石往往不规则地嵌入暴露的牙骨质。甚至，菌斑细菌和毒素也可侵入牙本质小管。所以，在做龈下刮治时，必须同时刮除牙根表面牙石和感染的病变牙骨质，才能获得良好的治疗效果。但目前也有研究认为，细菌及毒素在牙根表面的附着表浅而松散，较容易刮除，所以不必刮除过多牙骨质以达到根面的无感染状态。同时，如果去除过多牙骨质，则容易造成牙本质小管的暴露。不仅引起刮治术后牙根的敏感，而且增加牙周－牙髓相互感染的机会。龈下刮治术时要充分考虑上述两方面的情况。

二、龈下刮治器械

由于部位的特殊性、龈下牙石与根面结合的特点，龈下洁治和根面平整远比龈上洁治复杂并难以操作。这就需要特殊设计的器械用于龈下刮治术。

1. 匙形刮治器　匙形刮治器（curettes）是龈下刮治的主要工具。其弯曲的刃口、圆形的头部及弯曲的背部允许其插入袋底，并能最大程度地避免对组织的损伤。

匙形器工作端薄而窄，前端为圆形。工作端略呈弧形，其两个侧边均为刃口，可紧贴根面，工作端的横断面呈半圆形或新月形。操作时，只有靠近前端的1/3与根面紧贴。

匙形刮治器可以分为通用型（universal curettes）和区域专用型（area－specific curettes），后者又称为Gracey刮治器。

通用型匙刮只有前后牙之分，每支适用于牙齿的各个面。两侧切刃缘平行而直，都是工作缘，刃面与器械颈部呈90°角。

目前国际上普遍使用的是Gracey刮治器（图10－15）。它的使用有牙位特殊性，每支均有特殊形态设计，适用于不同牙齿和不同的牙面。其两侧刃缘不平行，呈弯形，长而凸的外侧切刃缘是工作缘，刃面与器械颈部呈70°角。Gracey刮治器共有7支，编号为1－14，均为双头，成对。临床上常用的是其中4支，即#5/6，适用于前牙；#7/8，适用于前磨牙及磨牙的颊舌面；#11/12，适用于前磨牙和磨牙的近中面；#13/14，适用于前磨牙和磨牙的远中面。也可配备#15/16用于张口度相对不大或最后磨牙（如第三磨牙）的近中面；#17/18用于张口度不大或最后磨牙（如第三磨牙）的远中面。另外，Gracey匙刮还有一些改进型，比如将工作端的喙部改短，而颈部加长，能更方便有效地工作。如Hu－friedy公司出品的After Five®、Mini Five®、Micro Mini Five® Grace刮治器等。这些改进产品更易于进入牙周袋、或窄深的牙周袋或根分叉区。

2. 龈下锄刮与根面锉　龈下锄形刮治器适用于袋壁较松软的深牙周袋刮治，而根面锉往往用于刮治后根面的锉平、锉光。但随着超声龈下刮治器的改进及普遍使用，龈下刮治理念的变化等，目前临床上已经很少使用龈下锄刮和根面锉。

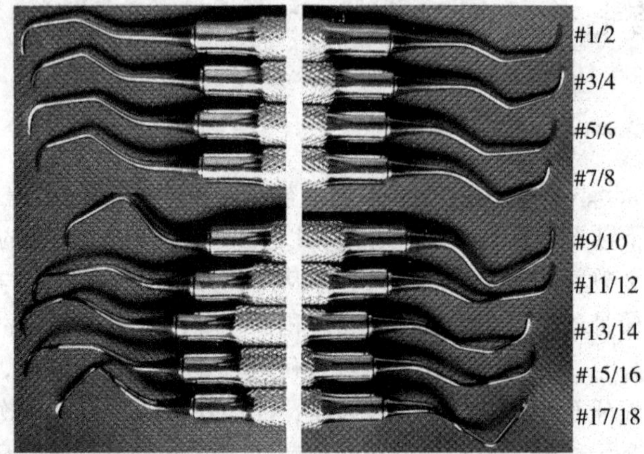

图10-15　Gracey刮治器及其编号

3. 超声龈下工作尖　随着超声洁牙机在临床的普遍推广使用，各商业公司开发了各种形状的超声龈下工作尖，以满足不同牙位、牙面龈下治疗的需要。

三、龈下刮治操作要点

1. 术前探查龈下牙石的部位和量　由于龈下刮治是在牙周袋内进行，肉眼不能直视，而龈下刮治器械多较锐利，容易损伤软组织，所以应在术前查明情况后再进行操作。

龈下刮治前应对菌斑、牙石等牙面沉积物和牙根的不规则形态进行探查。

龈下探查要使用精细的尖探针或牙周探针，采用轻巧、稳定的改良式握笔法，这可为探查龈下牙石和其他不规则根面提供最大的敏感性。拇指和其他手指，尤其是中指指垫能感受遭遇牙面不规则形态时由器械手柄和颈部所传导的轻微振动。

在确立稳固的支点后，探针头部仔细向龈下插入牙周袋的底部，在牙面上作小幅度垂直滑动。当探查邻接面时，滑动范围应使其中的一半路径经过接触区以确保发现邻接面的沉积物。在探查牙体的线角、凸起和凹陷时，在拇指和其他手指之间的器械手柄应该稍旋转，以保持与牙面形态的持续一致。

对龈下牙石、病变牙骨质、龋、修复体缺陷等的探查辨别需要大量的临床经验积累。许多临床医师认为，提高探诊技术与掌握龈下刮治和根面平整技术同样重要。

2. 器械的握持和支点　同龈上洁治术一样，龈下刮治的器械也应该采用改良握笔式握持，且建立稳妥的支点。

3. 刮治方法　根据不同牙位及牙面，选用适当的器械。采用Gracey匙刮时，将匙形器工作端的平面与牙根面平行放置到达袋底，改变刃缘位置，使其与牙根面逐渐成45°角，探查根面牙石。探到根面牙石后，将刃缘与牙面形成70°~80°角进行刮治。牙石以一系列受控制的、重叠的、短而有力的、主要使用腕-前臂运动的动作去除。刮治过程中，保持器械颈部（指靠近工作端的下颈部）与牙体长轴大致平行。刮治结束后，刃缘回到与牙根面平行的位置，取出器械。

在从一个牙齿到下一个牙齿的器械治疗过程中，操作者的体位和手指支点必须调整、变化以确保协调的腕-前臂运动。

以下是在口腔各区段进行龈下刮治时术者操作要点。

（1）右上颌后牙区段：颊侧面（图 10－16，图 10－17）

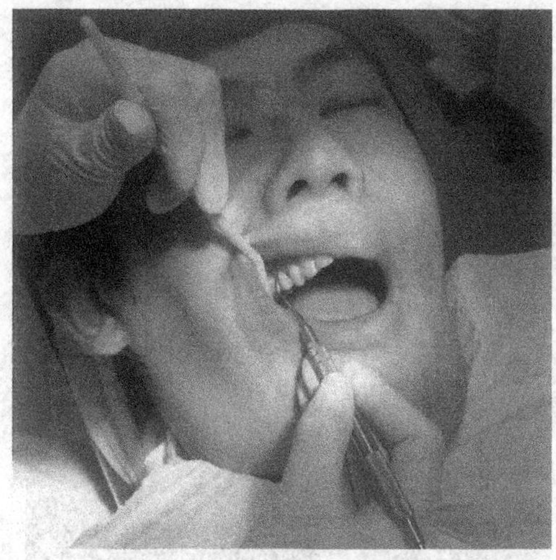

图 10－16　手工龈下刮治体位

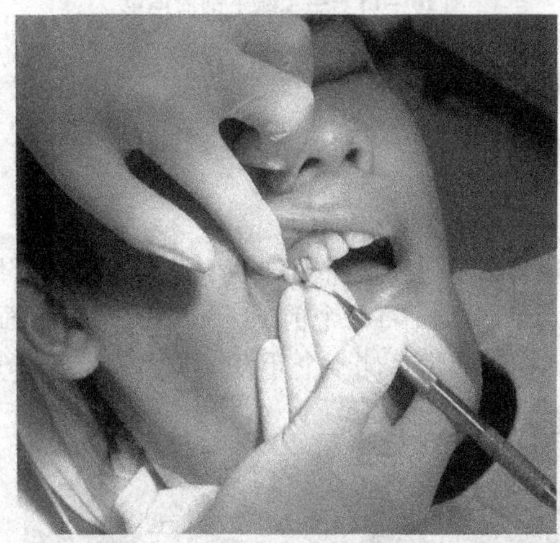

图 10－17　手工龈下刮治体位

1）口外支点

操作者位置：椅侧旁位置。

照明：直接。

视野：直接（磨牙远中面为间接）。

牵拉：口镜或非操作手的示指。

支点：口外，手掌向上。中指和第四指的指背放置于右面部下颌的侧方。

2）口内支点

操作者位置：椅侧旁位置。

照明：直接。

视野：直接。

牵拉：无。

支点：口内，手掌向上，邻牙支点。非操作手的示指放置于右上颌后牙的咬合面；操作手第四指放置于非操作手的示指。

（2）右上颌后牙区段：腭侧面（图10－18）

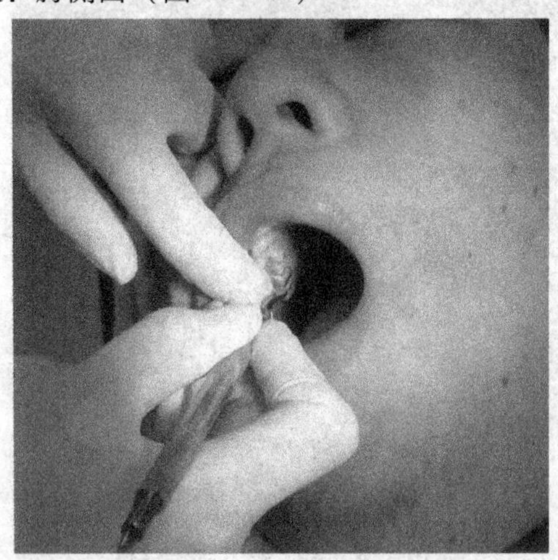

图10－18　手工龈下刮治体位

操作者位置：椅侧旁或前方位置。

照明：直接。

视野：直接。

牵拉：无。

支点：指－指，手掌向上。中指和第四指的指背放置于右面部下颌的侧方。

（3）上颌前牙区段：远术者区（将每个前牙牙冠以假想矢状面分为一分为二，靠近术者侧半个牙面称为近术者区，远离术者侧半个牙面为远术者区）（图10－19）

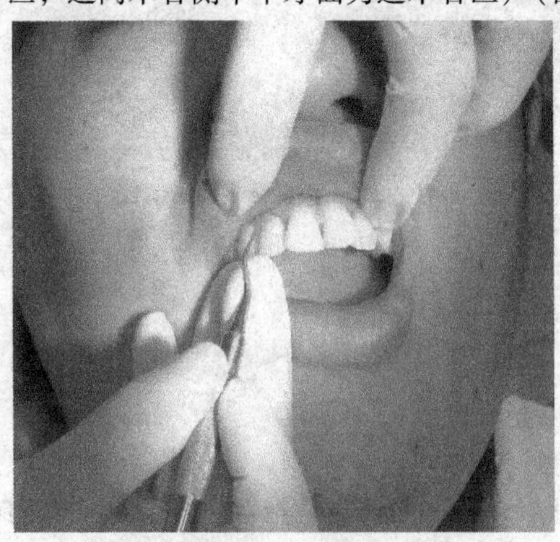

图10－19　手工龈下刮治体位

操作者位置：椅后位置。

照明：直接。

视野：直接。

牵拉：口镜或非操作手的手指。

支点：口内，手掌向上，第四指放置于邻近上颌牙的切缘或咬合面（可垫于消毒棉球于支点牙上）。

（4）上颌前牙区段：近术者区（图 10－20）

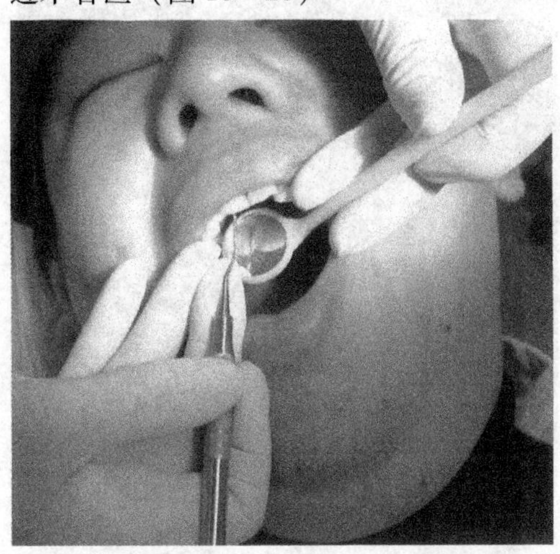

图 10－20　手工龈下刮治体位

操作者位置：右前椅位。

照明：间接。

视野：间接。

牵拉：无（但需口镜作为反光光源照明术区）或口镜牵拉上唇。

支点：口内，第四指放置于邻近上颌牙的切缘或咬合面。

（5）左上颌后牙区段：颊侧面（图 10－21）

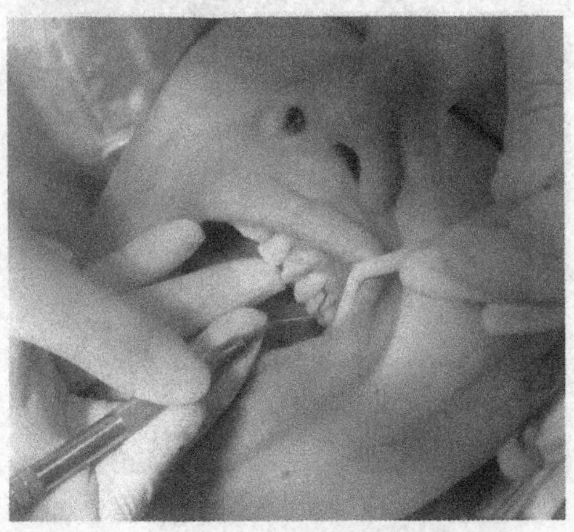

图 10－21　手工龈下刮治体位

操作者位置：椅侧旁或椅后位置。

照明：直接或间接。

视野：直接或间接。

牵拉：口镜。

支点：口内，手掌向上。第四指放置于邻近上颌牙的切缘或咬合面。

（6）左上颌后牙区段：腭侧面（图 10－22）

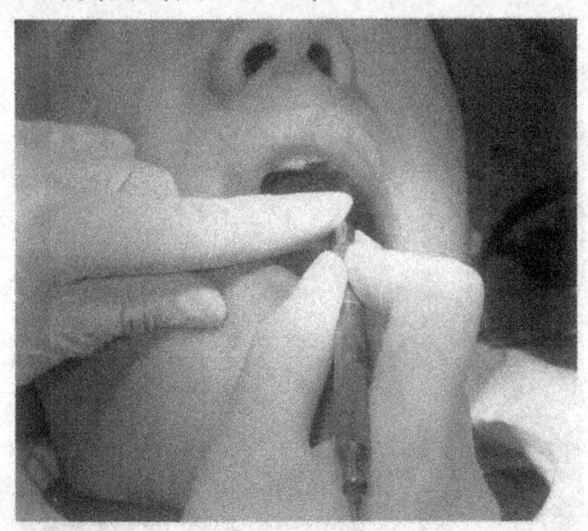

图 10－22　手工龈下刮治体位

操作者位置：右前位置。

照明：直接。

视野：直接。

牵拉：无。

支点：口内，手掌向下，对颌牙弓，加强。第四指的前面放置于下颌前牙的切缘或下颌前磨牙的唇侧面，并以非操作手的示指加强或作为辅助指点。

（7）左下颌后牙区段：颊侧面（图 10－23）

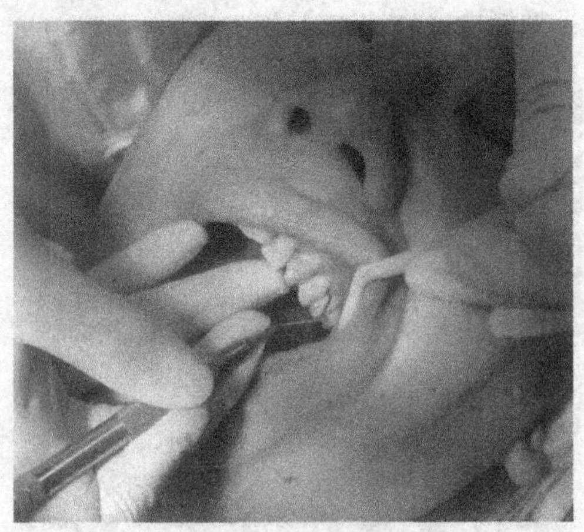

图 10－23　手工龈下刮治体位

操作者位置：椅侧旁或椅后位置。

照明：直接。

视野：直接或间接。

牵拉：非操作手的示指或口镜。

支点：口内，手掌向下。第四指放置于邻近下颌牙的切缘或咬合面或唇侧面；也可以椅后位，以对合牙为支点。

（8）左下颌后牙区段：舌侧面（图10－24）

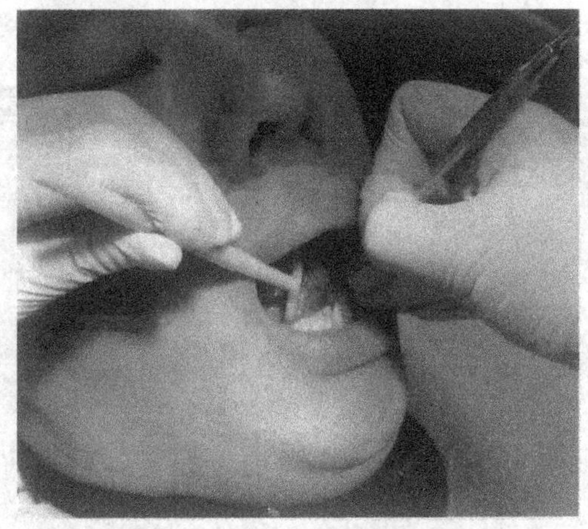

图10－24　手工龈下刮治体位

操作者位置：椅前方或侧旁位置。

照明：直接或间接。

视野：直接。

牵拉：口镜牵拉舌体。

支点：口内，手掌向下。第四指放置于邻近下颌牙的切缘或咬合面；也可坐在后位，以对合牙为支点。

（9）下颌前牙区段：远术者区（图10－25）

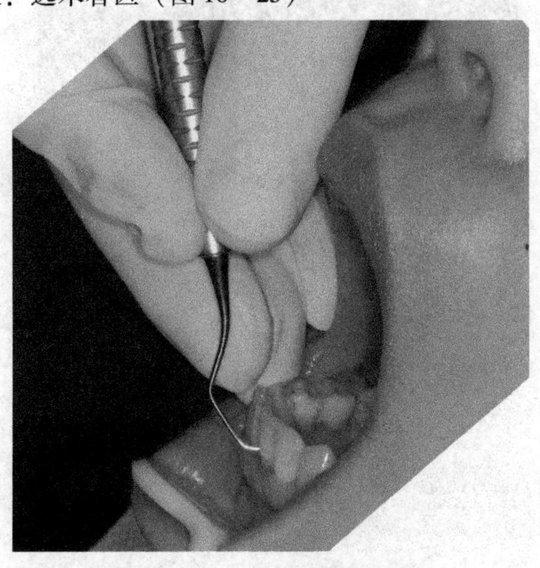

图10－25　手工龈下刮治体位

操作者位置：椅后位置。

照明：直接。

视野：直接。

牵拉：非操作手的示指或拇指或口镜牵拉下唇。

支点：口内，手掌向下。第四指放置于邻近下颌牙的切缘或咬合面。

（10）下颌前牙区段：近术者区（图 10－26，图 10－27）

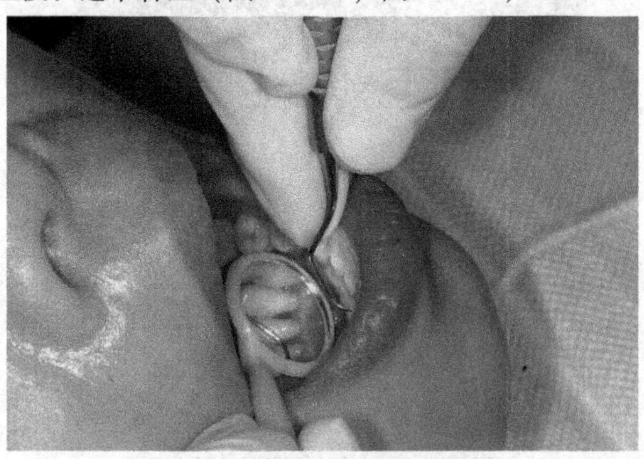

图 10－26　手工龈下刮治体位

1）操作者位置：右侧方位置。

照明：直接或间接。

视野：直接或间接。

牵拉：口镜牵拉舌体或口唇。

支点：口内，手掌向下。第四指放置于邻近下颌牙的切缘或咬合面。

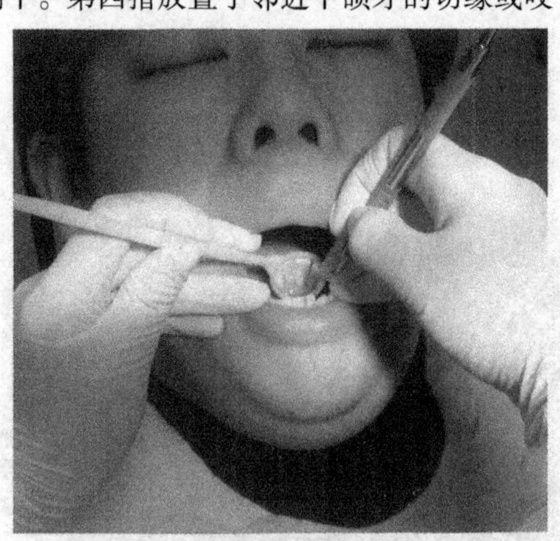

图 10－27　手工龈下刮治体位

2）操作者位置：椅前方位置。

照明：直接或间接。

视野：直接或间接。

牵拉：口镜牵拉舌体。

支点：口内，手掌向下。第四指放置于邻近下颌牙的切缘或咬合面。

（11）右下颌后牙区段：颊侧面（图10－28）

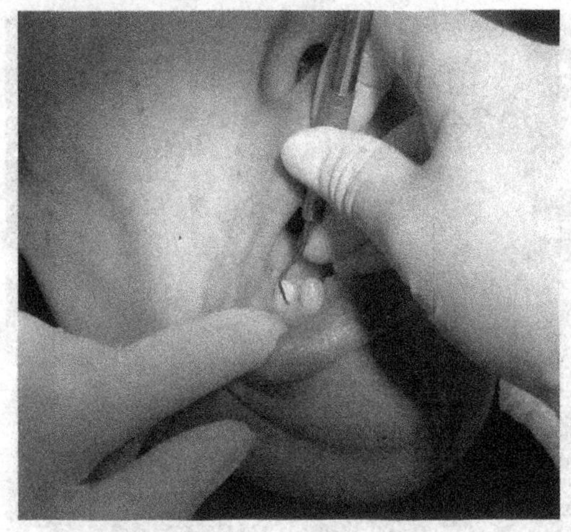

图10－28　手工龈下刮治体位

1）操作者位置：椅侧旁或前方位置。
照明：直接。
视野：直接。
牵拉：口镜或非操作手的示指。
支点：口内，手掌向下。第四指放置于邻近下颌牙的切缘或咬合面。
2）操作者位置：椅后位置。
照明：直接或间接。
视野：直接或间接。
牵拉：口镜牵拉口角。
支点：口内，对合牙支点（图10－29）。

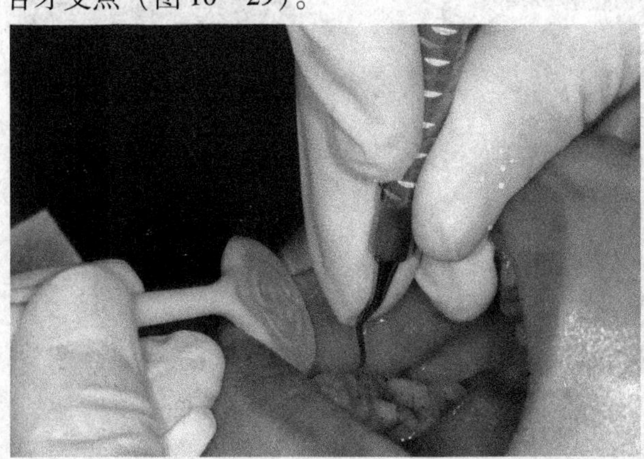

图10－29　手工龈下刮治体位

（12）右下颌后牙区段：舌侧面（图10－30）
1）操作者位置：椅右前或右侧位置。
照明：直接或间接。

视野：直接或间接。

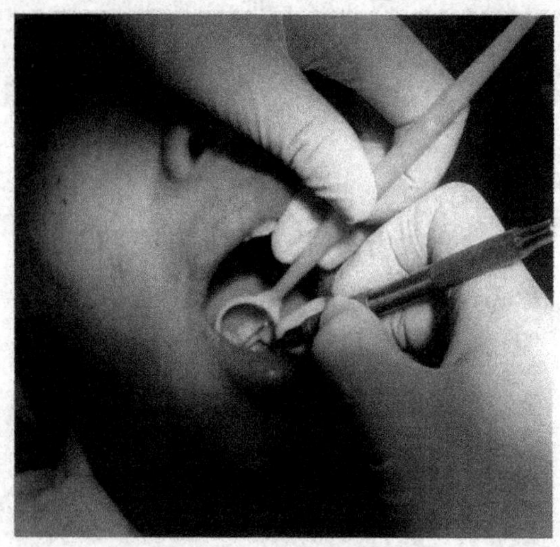

图 10－30　手工龈下刮治体位

牵拉：口镜牵拉舌体。

支点：口内，手掌向下。第四指放置于邻近下颌牙的切缘或咬合面。

2）操作者体位：椅后侧位置。

照明：直接或间接。

视野：直接或间接。

牵拉：口镜推开舌体。

支点：口内，对合牙支点（图 10－31）。

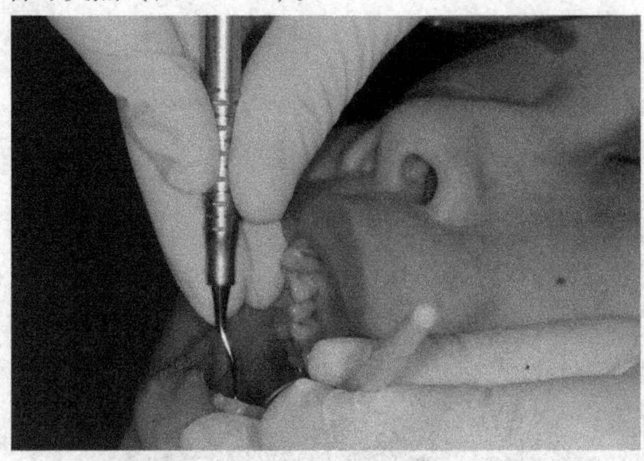

图 10－31　手工龈下刮治体位

4. 避免遗漏　为了避免遗漏需刮治牙位，应分区段按牙位逐个刮治。对于相邻位点，应该采用叠瓦式的刮治方法，每刮一下应与前一下有所重叠。刮治完成后需仔细检查牙石是否刮净。

但龈下刮治和根面平整应该限于探查到牙石和病变牙骨质的牙根面，此区域称为器械治疗区。如用器械刮治不必要的区域，既浪费了操作时间，又容易引起器械的钝化。

5. 无痛操作　为了减轻患者的疼痛，龈下刮治尽量在局部麻醉下进行。可以提高医生治疗的效率，而且能增加患者的依从性。

6. 冲洗和止血　刮治完毕后，应采用3%的 H_2O_2 冲洗牙周袋，冲掉碎片残屑、上消炎收敛防腐剂如2%碘甘油或透明质酸明胶并进行必要的止血。

四、龈下刮治效果的评价

研究显示，完善的龈上洁治和龈下刮治可以改善患者的口腔卫生水平、消除牙龈炎症、显著减少牙周袋深度和附着水平、不同程度地增加牙周附着水平。

龈下刮治术的治疗过程，不仅涉及牙根面，牙周袋内壁上皮、结合上皮和结缔组织也会不同程度的受到波及或被刮除。一般上皮会在术后1～2周内完全修复；而结缔组织的修复将持续2～3周。所以，在龈下刮治术后2～4周内不宜探查牙周袋，以免影响和破坏组织的愈合。

研究表明，牙周基础治疗尤其是龈下刮治后，龈下菌斑数量将显著减少，细菌成分从高比例的革兰阴性（G^-）厌氧菌转向以革兰阳性（G^+）兼性菌为主。经过彻底的洁、刮治，菌斑中的螺旋体、可动杆菌、伴放线聚集杆菌、牙龈卟啉单胞菌、中间普氏菌等可疑致病原减少，球菌数量增加，临床上牙周组织炎症逐渐减少或消失。

以往对龈下刮治和根面平整的评价过分强调根面的完全光滑坚硬，随着近年来龈下刮治理念的改变，对龈下刮治效果的评价也发生了变化。主要是检查患牙临床指标的改善，如牙龈的炎症状况、牙周袋的深浅、牙周附着水平的变化等。

（李　松）

第八节　咬合调整

咬合调整（occlusal adjustment）是指通过多种手段达到建立平衡的功能性咬合关系，有利于牙周组织的修复和健康。咬合调整的方法有多种，如磨改牙齿的外形（选磨法）、牙体牙列的修复、正畸矫治、正颌外科手术调整等。本节主要介绍选磨法。

选磨法（selective grinding）咬合调整也称牙冠成形术（coronoplasty），是对牙齿外形选择性施行的重塑形过程。通过咬合调整可以完全或部分消除引起牙周病变的病因，改善牙周组织的修复愈合环境，促进牙周组织的恢复重建。

一、咬合调整的目的和意义

咬合调整的主要目的在于通过改善牙体外形和对𬌗状态，建立平衡稳定的、无创伤的咬合关系。它可以提高咀嚼系统的效能、对口－颌系统形成功能刺激，由此维护牙周组织行使生理功能，促进牙周组织的正常更新与修复。

对牙周组织而言，适当的功能刺激有利于维护其健康、保持其修复能力。正常情况下，多向咬合动作对牙面有自洁作用，可减少菌斑堆积。某些牙尖关系失调可能导致𬌗道受限，造成部分牙齿咀嚼刺激的不均匀，从而形成咬合面的不均匀磨耗、食物嵌塞和菌斑堆积。咬合调整可以使𬌗道多元化，改善牙体、牙列的功能关系，提高咀嚼效能，使牙齿及其支持组织接受均匀的功能刺激，确保咬合面得到均匀的生理磨耗。

咬合创伤、食物嵌塞等是牙周病发病的局部促进因素，对牙周炎的破坏进程有加速作用，对牙周组织的修复也有负面影响。所以，牙周炎的治疗应尽可能消除造成创伤性𬌗和食物嵌塞的原因，促进牙周组织修复。当然，并非所有的𬌗紊乱者均需咬合调整。只有因𬌗干扰或早接触而引起了咬合创伤的病理改变者，才需要进行咬合调整，纠正𬌗关系。

必须强调的是选磨法咬合调整对牙体硬组织具有不可逆的损伤，其治疗和损伤之间差别细微，须审慎对待。尽量做到少量多次调整，边调整边检查。

二、咬合调整的要点和注意事项

1. 时机　由于在经过完善的龈上洁治、龈下刮治后，绝大部分患牙牙周组织的炎症都能得到有效控制，故通常将咬合调整的时间放在牙周组织炎症得到有效控制后、牙周手术以前。

2. 准确定位　磨改前一定要对早接触点准确定位。对于涉及范围较广、对咬合关系和牙体外形影响重大的咬合调整行为，应该事先在精确的诊断性模型上进行试验性调𬌗，在患者知情同意后方可实施咬合调整。

3. 准备工作　咬合调整前应先教会患者做各种咬合运动（正中合、侧方合和前伸合运动），然后通过视诊、扪诊、咬合纸、蜡片、牙线等检查方法，确定具体进行咬合调整的部位。

4. 注意事项　由于选磨法会造成牙体外形不可逆的改变，所以牙体磨改前要反复做正中𬌗与非正中𬌗的检查，确定造成早接触、𬌗干扰或食物嵌塞等的原因，在兼顾正中𬌗与非正中𬌗关系的前提下进行磨改。

𬌗间早接触是造成咬合创伤最常见的原因，消除早接触点以选磨法为主。由于侧向力对牙周组织的损伤大，磨改中应注意使侧向力转为垂直力，并消除过大的𬌗力。

功能性牙尖是保持垂直距离、维持正常咬合功能的关键，对其进行磨改一定要慎重。对于维持垂直距离的咬合支持点应予保留，这样才能保持正中𬌗时稳定的咬合关系。

调𬌗应选择大小、形状合适的磨改工具如金刚砂轮、尖等进行。磨改过程中要注意冷却散热以免产热刺激牙髓。磨改应间断进行，在磨改过程中随时检查，防止因过度磨改出现新的早接触点或𬌗不平衡。磨改后观察数天并复查，以确定是否需要再次选磨。

对松动牙齿进行磨改时，可以左手手指固定松牙以减少磨改产生的不适与创伤。急性炎症使牙体松动、伸长，最好待急性炎症消退后再行磨改。

长时间、多牙位的选磨可造成患者咀嚼肌的疲劳，影响咬合运动的正确性，妨碍对早接触、𬌗干扰点的准确判断，磨改过程可分次完成。磨改过程出现牙齿敏感症状，则应对敏感部位进行脱敏处理。

选磨过程中应尽可能恢复牙齿的球面外观，减少或避免牙齿形成扁平外形，减少形成牙间接触面的可能，尽量恢复牙齿的球面外形，由此避免食物嵌塞和咬合创伤，提高咀嚼效率。

磨改结束后，可对牙面进行抛光，以免遗留粗糙牙面积聚牙菌斑或使患者产生不适感。

三、创伤性𬌗的咬合调整

上下颌牙齿间的早接触、𬌗干扰常使之不能均匀接触，造成个别牙因承受过度垂直力或侧向力而造成损伤。

牙周组织适应能力很强（这种适应能力因人而异），某些情况下即使有早接触、𬌗干扰等情况也并无不适感，并不出现𬌗创伤的症状，此时不建议作预防性调𬌗。只有因𬌗干扰、早接触等造成咬合创伤，出现病理后果的情况，才需要进行调𬌗治疗。

1. 早接触点的选磨原则　如正中𬌗协调，而非正中𬌗不协调，说明患牙牙尖沿相应斜面滑行时比其他牙齿先与相对牙接触，但当回复到正中𬌗时，尖窝关系以及与其他牙齿的关系是协调的。此时应保持其正中𬌗的正常咬合，只处理非正中𬌗的不协调。磨改只限于与该牙尖相对应的斜面。在前牙，应磨改上颌牙舌侧面中处于正中𬌗接触区以下的斜面；在磨牙，应磨改上颌磨牙颊尖的舌斜面和下颌磨牙舌尖的颊斜面。

若正中𬌗有早接触，而非正中𬌗时协调，说明仅有个别牙尖与舌窝或𬌗窝在正中𬌗时比其他牙齿先接触，但当牙尖沿斜面滑行时，咬合协调无早接触。此时应磨改其相对应的舌窝或𬌗窝的早接触区而不应磨改牙尖。在前牙应磨改上颌牙的舌窝，后牙应磨改与牙尖相对应的𬌗窝。

如正中𬌗和非正中𬌗都存在不协调时，说明功能性牙尖或切缘与对颌牙的窝和斜面均有早接触，此时应磨改出现早接触的牙尖或下颌前牙的切缘。磨改检查后再进一步调整。

2. 𬌗干扰牙的选磨原则　前伸𬌗时，前牙应保持多个牙接触而后牙一般不应有接触。如前伸𬌗时后牙有接触，应对有接触的后牙进行磨改，消除上颌磨牙舌尖的远中斜面和下颌磨牙颊尖的近中斜面上的𬌗干扰点。

侧向𬌗时工作侧有多个牙接触，非工作侧一般不应有接触。如侧向𬌗时非工作侧有接触，则可对非工作侧有接触的牙进行适当磨改，消除上牙舌尖颊斜面和下牙颊尖舌斜面上的𬌗干扰点。

由于𬌗干扰的选磨部位均位于磨牙的功能性牙尖上，故磨改时应十分小心，避免降低牙尖高度和影响正中𬌗。

3. 不均匀或过度磨损牙的选磨（图 10－32）

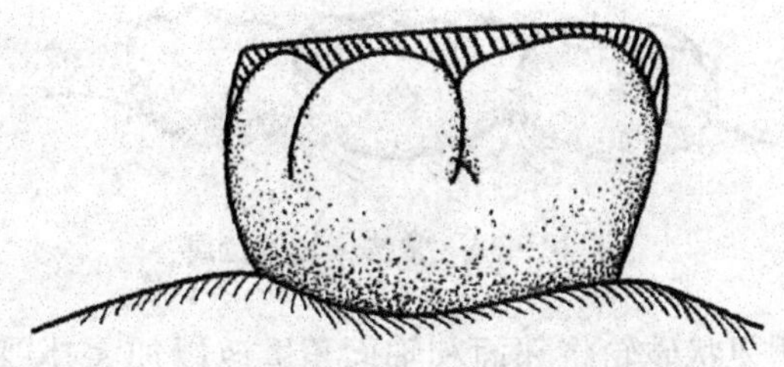

图 10－32　不均匀或过度磨耗的选磨

磨牙不均匀磨损可在其非功能尖如上颌后牙的颊尖和下颌后牙舌尖上形成高尖陡坡，这些高陡的牙尖在咬合运动中易产生过大的侧向力，导致咬合创伤。而磨牙的重度磨损可使𬌗面成为平台状，不但失去了原有的生理性尖窝形态，也使𬌗面的颊舌径增宽，咬合运动时会产生过大咬合力或扭力，造成咬合创伤。

对不均匀或过度磨损的牙齿进行磨改时，应降低其高陡牙尖的高度，缩减𬌗面的颊舌径，尽量恢复𬌗面的牙尖、颊（舌）窝沟的生理外形，使之保持正常的咬合功能。在所有选磨工作中，均应注意恢复牙齿的球面外形，减少扁平外形出现，同时应注意勿随意降低牙尖的高度。

四、食物嵌塞的𬌗治疗

造成食物嵌塞的原因很多，咬合调整适于垂直型食物嵌塞的治疗，对水平型食物嵌塞则无效。主要适用于有𬌗面过度磨损、边缘嵴或溢出沟磨平、外展隙变窄或有充填式牙尖存在且邻面接触关系基本正常的情况。

𬌗面过度磨损可使边缘嵴变平、消失或斜向邻面，甚至出现相邻两牙边缘嵴高度不均，由此造成食物嵌塞。后牙𬌗面严重磨损时，原有食物溢出沟消失，食物易嵌入邻间隙中。磨牙的不均匀磨损常形成高陡锐利的充填式牙尖，食物咀嚼运动过程中易受挤压而嵌入对颌牙的牙间隙。上颌最后磨牙的远中尖有异常分力（即形成悬吊牙尖）时，磨牙易向远中移动而造成食物嵌塞。邻面的过度磨损而使接触区变宽，颊舌侧外展隙则随之变窄，食物易被塞入邻面。

对垂直型食物嵌塞，可通过重建或调整边缘嵴高度、重建食物溢出沟、消除悬吊牙尖、恢复牙尖生理形态及加大外展隙等方法解决。

1. 重建或调整边缘嵴　通过磨改使边缘嵴斜向𬌗面形成𬌗面内聚，使相邻两牙的边缘嵴高度尽可能保持一致。

2. 重建食物溢出沟　在边缘嵴和𬌗面磨出发育沟形态，建立食物有溢出通道。

3. 恢复牙尖的生理形态　磨牙的不均匀磨损常使非功能尖形成高陡锐利的牙尖，如上颌磨牙的颊尖和下颌磨牙的舌尖。对此类牙尖应予以磨改降低，使之尽可能恢复正常生理外形，以消除作为充填牙尖的条件。对于磨牙远中的悬吊牙尖，应将远中尖磨低，消除分力，避免咬合运动中游离端牙向远中移动而造成食物嵌塞（图 10－33）。

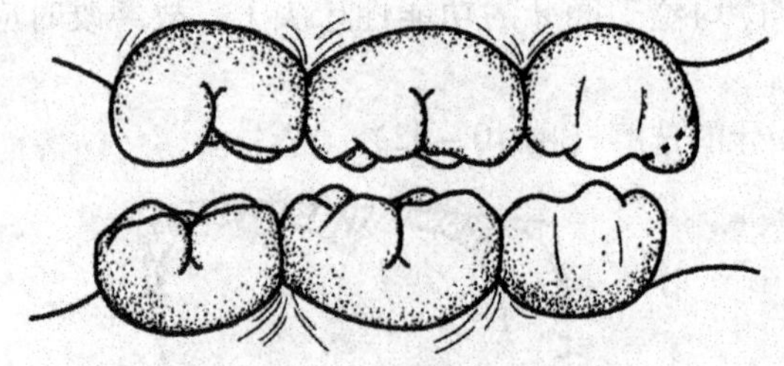

图 10－33　食物嵌塞的选磨

4. 加大外展隙　采用刃状砂轮将邻面和轴面角磨改以加大外展隙、缩小过宽的邻画接触区，利于食物的溢出。

在过度磨损情况下磨改牙齿，容易因牙本质暴露而出现敏感情况。磨改动作应十分轻巧，对高度敏感的患牙可间断或分次进行磨改，必要时须进行脱敏处理。咬合调整对食物嵌塞矫治是否有效需经进餐验证，应预约患者复查并根据检查结果决定继续磨改或补充其他处理的必要性。

咬合调整对创伤或食物嵌塞的治疗作用均有一定的限制，不应强求以咬合调整解决所有的创伤和食物嵌塞。临床上还可通过修复缺失牙、正畸矫治、松动牙固定、充填体或冠的修复甚至拔牙等其他治疗手段如对牙周病变中的咬合问题加以解决。

（李　松）

第九节　牙周牙髓联合病变的综合治疗

牙周组织和牙髓组织关系密切，在组织发生学方面均来源于中胚叶或外中胚叶，在解剖学方面又互相沟通。牙周炎和牙髓根尖周病的发病因素和病理过程虽然不尽相同，但都是以厌氧菌为主的混合感染，而且两者的感染和病变可以相互影响和扩散，导致联合病变的发生。牙周牙髓联合病变在临床上并不少见，通过根尖孔、侧支根管和牙本质小管，它们可以相互影响。两种疾病并存将使诊断和治疗计划复杂化，并影响治疗计划的实施。

一、牙周牙髓疾病的影响方式

1. 牙髓病变对牙周组织的影响　当牙髓组织有活力时，即使其出现明显的炎症也对牙周组织没有或有极小影响。一旦牙髓坏死，则可能在根尖、分叉或在牙根的任一点上产生骨吸收并形成放射性阴影。

牙髓病变可以导致急性根尖周炎或脓肿，或慢性的根尖周病变（囊肿或肉芽肿）；或与侧副根管有关的病变。病变可以局限，也可扩敢直至破坏更多的根周组织与牙周病变相连续。

2. 牙周病变对牙髓组织的影响　目前，牙周炎和牙髓病变之间的确切关系尚有待证实。人们推测细菌和牙周炎的炎性产物可能通过侧支根管、根尖孔或牙本质小管进入牙髓。这和坏死牙髓影响牙周膜的过程相反，引起的牙髓感染称为逆行性牙髓炎。

二、牙周牙髓联合病变的临床特点及治疗原则

疾病的来源、性质和累及范围不同，因此要根据病变的存在与否、病变的性质和累及范围确定合适的处理方法。

1. 牙髓根尖周病引起牙周病变　生活状态的牙髓炎症、无菌状态的牙髓坏死不易引起明显的牙周破坏。但感染性的牙髓坏死，其细菌毒素及代谢产物可通过根尖孔或侧支根管等引起根尖周病变或根分叉感染。

最为常见的类型是根尖周感染急性发作时形成牙槽脓肿，脓液沿阻力较小的途径向牙周组织排出。另外，在牙髓治疗过程中或治疗后造成的牙周病变也不少见，如根管壁侧穿、髓室底穿通、髓腔或根管内封入的烈性药物（如砷制剂、塑化液、干髓剂等），均可能通过根分叉或侧支根管影响牙周组织。

此类型的特点有：牙髓无活力或活力异常；牙周袋和根分叉病变局限于个别牙或牙的局限部位；与根尖病变相连的牙周骨质破坏，典型的呈烧瓶形；邻牙的牙周组织基本正常或病变轻微。

此型预后良好，患牙若能得到及时有效的牙髓治疗，除去感染源，则牙周病损能很快愈合；但如果根尖周病未得到及时有效的治疗，或者根管侧壁穿、髓底穿等不能完善修复的，则牙周排脓处有牙龈上皮向根方增殖形成袋上皮，并有菌斑长入龈下，牙周炎病变长期成立，很难获得满意的治疗效果。

对于此型患牙的治疗原则如下：病程短者，单纯进行牙髓治疗，牙周病损可自行愈合；病程长者，先清除作为感染源的病变牙髓，接着进行牙周感染的治疗，最后再进行完善的根

管充填。观察数月至半年，若数月后根周骨质仍无修复，或牙周袋仍深且炎症不能控制，可行进一步的牙周治疗如翻瓣术等。

2. 牙周病变引起牙髓病变　深牙周袋内的细菌、毒素通过根尖孔或根尖 1/3 处的侧支根管进入牙髓，可以引起根尖区的牙髓充血和发炎，局限的慢性牙髓炎可急性发作而表现为典型的急性牙髓炎。同时，牙周袋内毒素的长期刺激，也可造成牙髓的慢性炎症、变性、钙化甚至坏死。另外，牙周治疗时，如根面刮治和平整时，往往造成牙本质的暴露，造成根面敏感和牙髓的反应性改变。

此类型的患牙常常有深达根尖区的牙周袋或严重的牙龈退缩，牙齿松动。牙髓有明显的激发痛或者牙髓活力表现为迟钝甚至无反应。

此型患牙的治疗原则如下：患牙就诊时有深牙周袋，但牙髓尚有较好活力，可先行牙周基础治疗甚至手术治疗；对于病程长且反复急性发作、袋深、根分叉受累的患牙，除了进行完善的牙周治疗，还应该注意进行牙髓活力检查。对牙周袋较深而牙髓活力迟钝甚至坏死的患牙，宜同时作牙髓治疗，这有利于牙周病变的愈合。

此型患牙的预后主要取决于该牙牙周病变的程度和牙周病治疗的效果。如果牙周袋能消除或变浅，完善的牙髓治疗结合牙周病治疗后，病变能得到控制。但如牙周病变严重，不易彻底控制炎症的，往往预后较差，可考虑拔牙。

3. 牙周病变与牙髓病并存　这是真正的牙周牙髓联合病变，指两者同时发生于同一个牙齿，各自为独立疾病，但当病变发展到一定阶段时，两者可相互融合和影响。

此型患牙具有牙周病和牙髓病两种病变的特征，使得诊断、治疗程序更为复杂。在诊断过程中，要注意牙髓活力、拍片了解有无根尖周病变的存在及骨组织丧失的程度、仔细地探诊证实有无牙周袋的存在及其形态学特征。

此型病变的预后同样取决于牙周附着丧失的程度。如果有严重的附着丧失，即便能彻底完善地进行髓病治疗，预后也较差。

不管是何种类型的牙周牙髓联合病变，都应该首先查清病源，以确定治疗的主次。在不能确定的情况下，死髓牙先作牙髓治疗，配合牙周治疗；活髓牙则应先作系统的牙周治疗和调合，若疗效不佳，再视情况行牙髓治疗。

（李　松）

第十节　牙周病的药物治疗

一、牙周病药物治疗的目的和原则

目前公认，牙周病是一种多因素的慢性感染性疾病。牙周病的病因和病理机制十分复杂。但可以肯定的是，堆积于龈缘周围的细菌菌斑及其代谢产物是牙周病发病的始动因子。研究表明，单纯使用抗菌药物并不能取得理想的治疗效果。但是，在对牙周病病因及发生、发展规律的深入了解基础上，在牙周基础治疗、手术治疗同时配合运用药物，可以帮助清除致病因子或阻断牙周病的病理过程，以达到治疗牙周病的目的。

1. 牙周病药物治疗的种类及目的

（1）针对病原微生物的药物治疗：菌斑微生物及其产物是牙周病发病的始动因子，清除牙菌斑、防止或迟滞其在牙面的再形成是治疗牙周病、防止其复发的核心手段。机械性清除牙菌斑仍是迄今为止治疗和预防牙周病最行之有效、应用最广泛的方法。但在某些情况下，借助化学药物控制牙周组织感染，作为基础治疗、手术治疗的辅助措施，仍有极为重要的意义。

1）存在一些器械难以达到的部位：中重度牙周炎患者多有深在的牙周袋、深而窄的骨下袋以及根分叉感染等病变，常规的菌斑清除工具在非手术条件下很难到达牙周袋底、分叉穹隆等深在的感染部位，应用药物控制残留的细菌、菌斑进而遏制牙周炎症和牙槽骨吸收可以起到重要的辅助作用。

2）微生物可以侵入牙周组织。由于牙周炎症过程中，牙周袋壁上皮和牙龈结合上皮经常有糜烂和溃疡，细菌可直接侵入牙周组织。洁治、刮治和根面平整等基础治疗方法多难以彻底清除组织内的入侵细菌。药物治疗有助于消除组织内的细菌进而控制牙周炎症。

3）口腔内其他部位的微生物：口腔内存在大量的共生细菌，是牙周菌斑细菌的来源和贮池。即使在牙周治疗过程中，牙周环境的绝大部分细菌被清除，但存在于舌苔、扁桃体、颊黏膜和龋洞内部，甚至义齿孔隙内的细菌将极易重新定植于牙周袋内，导致疾病的复发。应用化学药物辅助菌斑控制可能防止和延缓炎症的复发。研究表明，在洁治、刮治等治疗后，对某些牙周疾病的易感个体辅以牙周袋内用药，有利于疗效巩固，防止牙周炎症复发。

4）牙周组织的急性感染：发生多发性龈脓肿、牙周脓肿和急性坏死溃疡性牙周病等急性感染时，应根据病情给予局部或全身的抗菌药物治疗，借以控制炎症范围、防止全身感染，为后续的常规治疗创造条件。

5）某些全身疾病患者的治疗。一些全身疾病如糖尿病、风湿性心脏病等患者并非牙周治疗的绝对禁忌。但在长时间的牙周检查、洁治和刮治过程中，可能因一过性菌血症而发生全身感染或其他并发症。对此类患者，在术前、术中或术后使用抗菌药物，可预防或控制感染，避免全身并发症的发生。

6）术后口腔护理：在口腔手术等造成患者暂时不能、不利口腔卫生措施的情况下，使用含漱类型的化学药物等，可预防或减少菌斑形成，有利于组织愈合。

虽然，牙周治疗过程中使用化学制剂或抗菌药物，能在一定时间内减少或预防菌斑的形成，从而达到控制牙周组织炎症的目的。然而，随着对耐药菌株的产生及危害认识的深入，牙周治疗中抗菌药物使用已逐渐趋于理性。由于牙菌斑的形成是个持续的过程，化学药物控制菌斑只能作为机械性清除菌斑的辅助，或在某些特定条件下使用。而不宜长期依赖药物来控制牙周菌斑。

（2）调节宿主防御功能的药物治疗：牙周病是在细菌侵袭和宿主防御之间的平衡被打破时发生的疾病，宿主的免疫和防御反应在病变发生、发展过程中有重要作用。随着对牙周病免疫学本质的深入认识，通过药物调节宿主的防御功能、阻断疾病的发展，已成为牙周病药物治疗的又一重要探索方向。研究表明，金属基质蛋白酶的形成、花生四烯酸的代谢等与牙槽骨吸收存在密切联系，在这方面研究药物对宿主防御产生的作用，也可能影响牙周疾病进程。另外，祖国医学在这方面也有一些探索，其目的是通过中医药的使用，调节机体抵抗力，纠正细菌和宿主之间的不平衡状态。

2. 牙周病药物治疗的原则　牙周基础治疗和手术治疗是牙周治疗的基本治疗方法和核心手段，药物治疗只是作为前两种治疗方法的辅助手段。长期以来，牙周病治疗中普遍存在滥用抗生素和药效不佳的情况。一般而言，牙周病的药物治疗应该遵循如下原则。

（1）循证医学原则：这一原则认为，临床医生对患者的一切治疗都应该基于患者所患疾病的具体表现。一般情况下，菌斑性牙龈炎和轻、中度牙周炎的治疗并不需要使用抗菌药物，彻底的牙周洁治、刮治和切实有效的菌斑控制方法即能治愈牙龈炎或控制牙周炎症。抗生素的全身使用可以考虑用于侵袭性牙周炎的患者和重度牙周炎患者特别是对常规牙周治疗反应不佳者。

（2）牙周药物治疗前应清除菌斑、牙石：牙周药物治疗前应首先进行龈上洁治、龈下刮治，清除牙龈和牙体组织周围的菌斑和牙石，尽量破坏菌斑生物膜的结构，以便药物能直接作用于残留细菌，达到辅助治疗目的。牙周药物治疗只能作为基础治疗的辅助手段。

（3）牙周药物治疗前的细菌学检测：牙周药物治疗前，应尽量做细菌学检查及药敏试验，尽量选择抗菌谱较窄的药物，防止或减少其对口腔微生态环境造成的干扰及菌群失调。用药后也应做细菌学复查，观察细菌的变化用以指导临床用药。但是，这种检测既昂贵又存在技术困难。所以，临床医师往往凭借经验和临床指征进行药物选择。

（4）用药时机：一些间接的证据表明，全身性抗生素使用的最佳时机为洁治、刮治完成后即刻使用。而且，用药的时间不宜超过7d。

（5）尽量采用局部给药途径：从公共卫生安全出发，应尽可能严格限制全身性抗生素的使用。尽量采用局部给药途径。

二、牙周治疗中的全身药物

牙周治疗过程中可作全身应用的药物主要有抗生素、非甾体类消炎药和中药，这些药物的给药途径以口服为主。

1. 全身使用抗生素的利弊

（1）优点：全身使用抗生素常作为机械性菌斑控制的辅助手段，其作用可直达深在的牙周袋袋底及根分叉区等治疗器械难以到达的区域，最大程度地清除这些部位的细菌；抗生素也可深入牙龈、结合上皮和结缔组织内部，杀灭牙周袋壁内的微生物；抗生素还可清除口腔内舌背、扁桃体和颊黏膜等特殊组织结构中潜藏的病原微生物，防止其在牙周袋内重新定植。

（2）缺点：全身使用抗生素的途径多为口服，经胃肠吸收和血液循环后，其在牙周组织、牙周袋内的药物浓度相对较低，常难以发挥抗菌和抑菌作用；低浓度抗生素不仅难以达到杀灭细菌的目的，还容易诱发耐药菌株形成；全身大剂量、长时间地使用抗菌药物并不一定能消除牙周组织的炎症，反易引起菌群失调，造成白念珠菌等的叠加感染；另外，口服抗生素经胃肠吸收，还易产生胃肠道反应和全身过敏等不良反应。

2. 全身使用抗生素的疗效及影响因素　全身使用抗生素的疗效取决于药物本身的药代动力学和局部环境因素，体外药敏试验的结果并不能完全反映体内的药物效能。影响抗菌药物疗效的因素有药物的药代动力学、药物的配伍、药物对组织的吸附、感染的类型、耐药性、菌斑生物膜等多个环节。

药代动力学对药物的疗效有决定性影响。抗生素在药代动力学上可分为三类，即浓度依赖型、时间依赖型和抗菌后效应型。

浓度依赖型药物具有首次接触效应，药效取决于药物浓度，与药物作用时间无关，常采用大剂量、间断给药的方式，以提高药效。甲硝唑类属于此类药物。时间依赖型药物的疗效与药物作用时间的长短相关，药物在保证血药浓度高于最小抑菌浓度的条件下即可有效杀菌，进一步提高血药浓度并不能增加杀菌能力。这类药物使用时应在维持有效血药浓度的前提下确保足够的作用时间，此类药物以青霉素类最为典型。抗菌后效应是指药物血药浓度降至最小抑菌浓度后的一段时间内，仍具有抑菌作用。此类药物叫抗菌后效应型抑菌剂，在使用时应延长给药的间隔时间，典型药物为四环素族药物。

药物对组织的吸附能力对药物疗效有重要作用。不同的药物对组织的吸附能力不同，四环素等药物对钙化组织有较强的吸附力，可吸附于牙齿、骨等组织，然后再向牙周袋缓慢释放，可延长药物的作用时间。

组织的感染类型对药物作用的强弱也有明显影响。牙周袋内有革兰阳性和阴性细菌、兼性和专性厌氧菌及致病菌和非致病菌等多种细菌存在，是典型的混合感染。各种细菌间存在着复杂的共生关系，非致病菌群利用结合、降解等机制可消耗、消除抗菌药物的活性，降低药物在龈沟液中的有效浓度，使牙周致病菌逃避被彻底消除的结局。如粪链球菌通过使甲硝唑失活，可保护脆弱杆菌等的生存。

耐药性是细菌对抗菌药物产生的抵抗和适应。多种牙周致病菌对常用抗生素可产生耐药性。耐药菌株的产生，可使抗菌药物的效能下降甚至完全失效。牙龈卟啉单胞菌、中间普氏菌、具核梭形杆菌等多种细菌都可产生β－内酰胺酶而使青霉素类药物失去活性。

菌斑生物膜是细菌利用细胞外多糖－蛋白质复合物及其他一些物质将多种微生物黏附在一起形成的微生态环境。细菌凭借这一独特的生物膜结构可抵御抗菌药物的渗入，使抗菌药物在菌斑内部不能形成有效浓度，从而降低抗菌药物杀灭致病微生物的能力。

牙周病是多种细菌的混合感染，临床上经常采取两种或两种以上抗生素配伍，进行联合治疗。但联合用药时，应考虑药物之间的配伍问题，避免产生药物间的拮抗。药物使用时配伍得当，可使发挥药物间的协同作用，提高疗效。杀菌剂只能杀灭处于分裂期的细菌，同期使用抑菌剂会抑制细菌分裂，减低杀菌剂的作用效果。因此杀菌和抑菌药物只能采用序列治疗方法，如先用四环素、强力霉素抑菌，再用青霉素、甲硝唑杀菌，避免药物间产生拮抗作用。

在牙周炎患者的治疗中，如能合理地全身使用抗生素，并与机械性清除菌斑相结合，可产生良好的近期疗效。临床表现为探诊出血部位明显减少，牙周探诊深度变浅。牙周袋内细菌的组成也可发生变化，牙龈卟啉单胞菌、伴放线菌嗜血菌、螺旋体、能动菌等牙周可疑病原菌的比例明显下降或消失，革兰阳性球菌比例增加，牙周袋内的微生态平衡转向健康方向。但药物治疗只是机械性菌斑清除不足部分的辅助和补充，常规牙周治疗中全身应用抗菌药物并不值得提倡。

抗菌药物的作用基本上都是短期的。合理应用药物可使病变区的牙槽骨密度和高度有所增加，降低牙周炎症的程度，牙周治疗的远期疗效主要依赖于定期复查和必要的支持治疗。

3. 牙周病治疗中常用的抗生素

（1）硝基咪唑类药物

1）甲硝唑（Metronidazole）：第一代硝基咪唑类衍生药物，最初用于滴虫性阴道炎的治疗，后发现对厌氧菌感染造成的坏死性溃疡性牙龈炎有效，遂逐渐应用于牙周治疗。甲硝唑能有效杀灭病变组织中存在的牙龈卟啉单胞菌、中间普氏菌、具核梭形杆菌、螺旋体及消化链球菌等，改善牙龈出血、牙周袋溢脓等牙周症状。

甲硝唑具有廉价高效、无明显毒副作用的特点，能杀灭专性厌氧菌，使用中不易产生耐药菌株或引起菌群失调。甲硝唑对兼性厌氧菌、微需氧菌无效，但可以结合使用其他抗生素如阿莫西林（青霉素羟氨苄）或螺旋霉素等，以提高疗效。如对优势菌为伴放线菌嗜血菌等微需氧菌引起的侵袭性牙周炎和常规治疗无效的病例，联合用药可改善治疗效果。

部分患者服用甲硝唑后可出现恶心、胃痛、厌食、呕吐等多种消化道反应。偶有腹泻、皮疹、口内金属味等不良反应。长期服用可能出现一过性白细胞减少、周围神经病变等。有报道大剂量使用可能有致癌、致畸倾向，故妊娠或哺乳期妇女禁用；甲硝唑在体内经肝脏代谢后大部分由肾脏排出，血液病、肾功能不全者慎用；因其可抑制乙醇代谢，服药期间应忌酒。

用法：每次口服片剂 200mg，3～4 次/d，一个疗程为 5～7d。

2）替硝唑（tinidazole）：第二代硝基咪唑类衍生物。比甲硝唑半衰期更长、疗程更短，因而疗效也更高，但同时不良反应也更多。替硝唑的不良反应与甲硝唑相似，主要表现仍然是胃肠道不适等。另外，与抗高血压药合用时可能引起血压升高。

用法：替硝唑有片剂和胶囊剂型。片剂，每片 250mg，首日口服 2g，1～2 次服完，以后 2 次/日，每次 0.5g，3d 为一疗程。

3）奥硝唑（ornidazole）：第三代硝基咪唑类衍生物。具有良好抗厌氧菌作用且不良反应小，疗效优于替硝唑和甲硝唑。它主要以具有细胞毒作用的原药和具有细胞毒作用的中间产物作用于细菌 DNA，使其螺旋结构断裂或阻断其转录复制而导致死亡，达到抗菌目的。

用法：剂型有片剂、胶囊剂和注射剂等。片剂，每片 250mg，每次 500mg，2 次/日，4 天为一疗程。

（2）四环素族药物：四环素为广谱抗生素，对 G^+ 菌、G^- 菌及螺旋体均有抑制作用，可抑制多种牙周可疑致病菌的生长，对伴放线菌嗜血菌的抑制作用最为突出。药物口服后经血液循环在体内广泛分布，但对钙化组织的亲和力比较突出。而且，药物在牙周组织内可形成较高浓度，龈沟液的药物浓度可达血药浓度的 2～10 倍。

可用于牙周治疗的四环素族药物有四环素、二甲胺基四环素、强力霉素等。

1）四环素（tetracycline）：本药在治疗侵袭性牙周炎中的作用较为突出。侵袭性牙周炎的牙周袋壁内多含有侵入的伴放线菌嗜血菌，机械治疗难以完全消除。在刮治后结合应用四环素，能有效杀灭组织内的细菌。同时，研究表明四环素族药物还能抑制胶原酶及其他基质金属蛋白酶的活性，抑制结缔组织的破坏，阻断骨的吸收，从而有利于牙槽骨修复。

用法：片剂，每片 250mg，每次 250mg，4 次/d，2 周为一疗程。

2）米诺环素（minocycline）：又名二甲胺四环素。为半合成四环素族药物。它抑菌谱广而强，其体内抑制螺旋体和能动菌的药效可长达 3 个月。

用法：2 次/d，每次 100mg，1 周为一疗程。

3）多西环素（doxycycline）：又称为强力霉素。其疗效优于四环素，在胃肠道中的吸收不受钙离子或抗酸剂的影响，此优点在四环素族药物中比较突出。

用法：多西环素的用法是首日 100mg，分 2 次服用，以后 2 次/日，每次 50mg，1 周为一疗程。若以小剂量作抗胶原酶使用则可 1～2 次/d，每次口服 20mg，3 个月为一个疗程。

四环素类药物可造成胃肠道反应，肝、肾损害等毒副作用，最为突出的不良反应是造成齿和骨骼等硬组织的着色。由于四环素类药物对钙化组织有较强亲和力，药物可随钙离子沉积于发育中的硬组织，故孕妇及6~7岁前的儿童禁用。

（3）阿莫西林：又名称羟氨苄青霉素或阿莫仙（amoxicillin）。它是β-内酰胺类半合成广谱抗生素，对G^+菌及部分G^-菌有强力杀灭作用。可与甲硝唑等联合使用以增强疗效，用于治疗侵袭性牙周炎。但阿莫西林对能产生β-内酰胺酶的中间普氏菌、具核梭杆菌等无抗菌作用，需与能降解β-内酰胺酶的克拉维酸联合使用，才能发挥杀菌作用。

用法：每次口服500mg，3次/d，7天为一疗程。

羟氨卞青霉素毒副作用较少，偶有胃肠道反应、皮疹和过敏反应。对青霉素过敏者禁用。

（4）螺旋霉素：螺旋霉素（spiromycin）为大环内酯类抗生素，对G^+菌有强力抑菌作用，对G^-菌也有一定抑制效果。能有效地抑制黏放线菌、产黑色素类杆菌群及螺旋体等牙周优势菌。螺旋霉素进入体内后可广泛分布，但以龈沟液、唾液、牙龈和颌骨中的浓度较高，龈沟液中的药物浓度为血药浓度的10倍。螺旋霉素在唾液腺和骨组织中滞留的时间可达3~4周，释放缓慢，对牙周病治疗有利。

螺旋霉素毒副作用较小，仅偶有胃肠道不适。

用法：每次口服200mg，4次/d，5~7天为一疗程。与抗厌氧菌药物有协同作用。

红霉素、罗红霉素（roxithromycin）也属大环内酯类抗生素，其作用与螺旋霉素相似，对衣原体和支原体也有一定效果。

4. 调节宿主防御反应的药物　大量临床和实验研究显示牙周组织的破坏与机体防御机制间存在密切联系。尽管现有的提高机体防御能力、阻断牙周组织破坏的治疗方法在理论上并不成熟，但在针对机体免疫和炎症反应、基质金属蛋白酶形成、花生四烯酸的代谢及牙槽骨吸收几个环节的尝试上已经取得了某些进展，为从调节宿主防御反应着手，对牙周炎患者进行全身治疗积累了一定的资料。

（1）机体免疫和炎症反应的调节药物：研究表明，炎症反应过程有多种细胞因子的参与，阻断其中的某些或全部环节可有效减轻组织炎症，也抑制了牙槽骨的吸收和牙周附着丧失，对减缓疾病进展有一定作用。细胞因子IL-1、IL-11、TNF-α、和NO的受体拮抗剂可能在调节机体免疫和炎症反应方面有一定的应用前景。

（2）胶原酶和基质金属蛋白酶的抑制药物：胶原酶和基质金属蛋白酶在牙周组织的破坏过程中有重要作用。四环素族药物可抑制胶原酶及基质金属蛋白酶活性，从而抑制牙周组织的酶解和骨组织的吸收。四环素族药物抑制胶原酶的作用与其抗菌作用并无关联，失去有效抗菌基团的四环素，仍具有抑制胶原酶活性的能力。四环素类药物中以多西环素的抗胶原酶活性最强，对牙周炎患者进行小剂量、长疗程的多西环素治疗有良好临床疗效。糖尿病患者的胶原酶活性增高，治疗中联合应用多西环素也有明显治疗作用。但其安全性及长效性还有待进一步的研究证实。

（3）花生四烯酸代谢的抑制药物：前列腺素可刺激牙槽骨发生吸收，是牙周炎症过程中最重要的炎症因子，在病变的进展中有重要作用。前列腺素由花生四烯酸经生物代谢形成，其中环氧化酶的催化作用是其关键环节。非甾体类抗炎药物（即消炎镇痛类药物）可阻断花生四烯酸代谢过程中的重要媒介——环氧化酶的活性，因此非甾体类抗炎药物有可能阻断花生四烯酸代谢而抑制前列腺素合成，由此阻止牙周病变时牙槽骨的吸收。

非甾体类抗炎药可能抑制环氧化酶和脂氧化酶的活性，降低花生四烯酸的代谢，通过减少前列腺素和白三烯的产生，最终抑制炎症过程，减轻牙槽骨的吸收。另外，非甾体类抗炎药还可能减弱 IL－1、TNF－α 等细胞因子对前列腺素合成的诱导作用。

临床实验表明非甾体类抗炎药物对治疗牙周炎症确有一定作用。有的研究探讨了风平（flurbiprofen）、吲哚美辛（indomethacin）、布洛芬（ibuprofen）、芬必得（fenbid）等多种非甾体类抗炎药物用于牙周病治疗的意义。但在实际应用时，要注意权衡这些药物的不良反应和其实际疗效。

（4）骨质疏松的预防药物：牙周炎的牙槽骨破坏可能与骨质疏松有关，预防和控制骨质疏松可能对牙周骨组织丧失起到抑制作用。研究显示，双磷酸盐（alendronate）等骨质疏松预防药物可抑制骨丧失、减缓与牙周炎相关的牙槽骨吸收，但其治疗牙周炎的临床疗效尚待证实。

（5）中药的全身应用：中医认为“肾主齿，肾虚齿豁，肾固齿坚”。自古以来，历代医家都有用于牙周病治疗的中药复方，这些复方则主要是补肾、滋阴、凉血、清火。众多研究显示，这些中药作为一种辅助治疗手段，有一定改善牙周炎症的作用。同时，能调节宿主免疫力、减缓牙槽骨的吸收。但是，中药辅助治疗牙周炎的有效性，其发挥作用的有效成分等都有待进一步的研究和探索。

三、牙周病的局部药物治疗

局部用药是牙周病药物治疗的重要方面。局部用药在辅助牙周器械治疗，预防或减少菌斑的重新聚集方面有突出效果。局部药物治疗直接作用于病变部位，药物在组织内可形成较高的局部浓度，同时也可避免全身用药的诸多不良反应。但是这种治疗方式的最大劣处在于其对临床效果的改善基本都是临时性的。这种治疗不能完全消除牙周致病菌，治疗部位往往会发生细菌的再定植。

牙周局部用药的疗效取决于：药物到达病变区域的难易程度；病变部位的药物总量和浓度是否达到治疗要求；药物在病变部位的作用时间是否足够。

牙周的局部药物治疗可有多种给药途径，如含漱、冲洗、局部涂布及牙周袋内缓释、控释给药等。局部应用的药物按用药途径和剂型可分为：含漱药物、涂布药物、冲洗药物和控缓释药物。

1. 含漱药物　应用含漱剂（mouth rinse）的主要目的是清除和显著减少口腔内的细菌。通过含漱剂的使用应明显减少牙面、舌背、扁桃体、颊黏膜等处的细菌总量，限制龈上菌斑的堆积和成熟，阻止致病菌在龈沟、牙周袋的重新定植，预防牙龈炎、牙周炎的复发。

由于含漱液自身的剂型和使用特点，它在口腔内停留时间短暂，进入龈沟或牙周袋的深度也不超过 1mm，理论上这些含漱液只是针对口腔表面和龈上菌群产生作用，对牙周袋内的菌群并无直接影响。常用的含漱药物有：

（1）氯己定：氯己定（chlorhexidine），为双胍类广谱抗菌剂，也称为洗必泰。对 G^+ 菌、G^- 菌和真菌有较强的抗菌作用，是已知效果最确切的菌斑对抗药物。其作用机制为吸附于细菌胞浆膜的渗透屏障，使细胞内容物漏出而发挥抗菌作用。低浓度有抑菌作用，高浓度则有杀菌作用。对因某些原因暂时不能行使口腔卫生措施者，采用氯己定含漱液能有效地控制菌斑。牙周手术后含漱可减少菌斑形成，有利组织愈合。

临床上，一般使用浓度为0.12%～0.2%的葡萄糖酸氯已定溶液。含漱后部分药物可吸附于口腔黏膜和牙面，在8～12h内以活化方式逐步释放，持续发挥药物作用。

氯已定长期使用安全，不易产生耐药菌株。全身不良反应小，主要不良反应为味觉异常、牙面及舌背黏膜的着色，偶有口腔黏膜烧灼感。氯已定宜在饭后或睡前使用，牙面的着色可以洁治术清除。由于牙膏发泡剂可增加液体表面张力，不利于氯已定阳离子表面活性剂的作用，建议使用氯已定类含漱剂的时间尽量与刷牙时间错开，至少间隔1小时。

用法：0.2%氯已定每日含漱2次，每次10ml，含漱1分钟。用0.12%浓度的氯已定15ml可保持同样疗效而减少不良反应的发生。

（2）西吡氯铵：西吡氯铵（cetylpyridinium chloride，CPC），也称西吡氯烷、氯化十六烷基吡啶，是一种阳离子季铵化合物。它是一种阳离子表面活性剂，可与细菌细胞壁上带负电荷的基团作用而杀灭细菌。使用0.05%的西吡氯烷溶液含漱，可使菌斑的量减少25%～35%。其抗菌作用不如氯已定强，但不良反应也小于后者。作为辅助治疗措施，可以比氯已定使用更长的时间。

2. 涂布药物　牙周组织处于唾液、龈沟液等体液环境中，涂布药物的实际作用效果经常受到质疑。龈上洁治、龈下刮治和根面平整术等基础治疗过程能使牙龈炎症消退、牙周袋变浅。通常情况下，牙周治疗后并不需要涂布药物。涂布药物只有在牙龈炎症较重，牙周袋有肉芽增生或牙周急性脓肿时，出现能够暂时容留涂布药物的龈袋、牙周袋或类似组织结构的情况下，才能发挥作用。

（1）碘伏：碘伏（Iodophor）为碘与聚醇醚复合而成的广谱消毒剂，能杀死病毒、细菌、芽孢、真菌、原虫。可用于皮肤消毒、黏膜的冲洗或手术前皮肤消毒，也可用于皮肤、黏膜细菌感染以及器械、环境消毒。是一种安全、低毒、刺激性小的消毒剂，脓肿引流后可将碘伏置于患牙牙周袋内，有较好的消炎作用。

（2）碘甘油：为碘化钾、碘和甘油按一定比例混合制成，具有一定抑菌和消毒收敛作用，药物刺激性小。复方碘甘油则是碘化锌、碘及甘油按一定比例混合而成。其杀菌和收敛作用较前者更强，常需由牙科医生将其置入袋内。

（3）四环素：四环素在溶液条件下呈酸性，具有螯合金属离子的能力，可用于病变根面的处理。手术条件下用四环素溶液对裸露的根面进行药物处理可使根面轻度脱矿、牙本质小管开放、胶原纤维裸露，并刺激牙周膜细胞在根面迁移，从而直接促进细胞附着与生长。但这种作用取决于应用时的局部药物浓度和持续作用时间，浓度过高、使用时间过长反而抑制成纤维细胞生长。

（4）乙二胺四乙酸：乙二胺四乙酸（eathylene diamine tetraacetic acid，EDTA）是中性金属离子螯合剂。手术条件下处理病变根面，可使根面轻度脱矿、牙本质小管开放、胶原纤维裸露。由于药物本身呈中性，对周围组织的影响少，有利于潜能细胞的增殖和分化。24%乙二胺四乙酸膏体的药物作用比较典型。

3. 冲洗药物　牙周病的局部冲洗治疗是以水或抗菌药液对牙龈缘或牙周袋进行冲洗，以达到清洁牙周组织、改善牙周袋局部微生态环境的目的。加压冲洗对菌斑有一定机械清洁作用，但冲洗（药）液在牙周袋等组织内的停留时间短暂，也不能形成较高药物浓度。无论是机械清除还是药物作用，由冲洗达到的牙周治疗效果是短暂的。

抗菌药液的龈上冲洗并不能去除已形成的菌斑，但可抑制或减缓菌斑的形成。洁治后进行的龈上冲洗，可清除牙间隙和较浅牙周袋中残留的牙石碎片，稀释和减少细菌及其毒素残留数量，减少菌斑重新附着和成熟的机会。

常用的牙周冲洗药物有过氧化氢、氯己定和聚维酮碘。

过氧化氢在治疗急性坏死性溃疡性龈炎、急性牙周感染时有较好的疗效。洁治、刮治和根面平整后，以3%过氧化氢液作牙周局部冲洗，有助于清除袋内残余的牙石碎片及肉芽组织。氯己定可吸附于细菌表面，改变细胞膜的结构，破坏其渗透平衡而杀菌，0.12%～0.2%氯己定对G^+菌、G^-菌及真菌有很强的杀灭作用。但应注意处于病变活动期的牙周袋内经常存在脓血，可能影响氯己定作用的发挥。

聚维酮碘是碘与表面活性剂的结合物，对G^+菌、G^-菌、病毒、真菌、螺旋体等有杀灭作用。以0.5%聚维酮碘用于牙周冲洗，可改善局部的牙龈炎症，使龈下微生物的组成向有益的方向转化。

4. 牙周缓释及控释药物　缓（控）释药物是指能将药物的活性成分缓慢地或控制性地释放，在特定时间和作用部位内形成并维持有效药物浓度的药物制剂。

抗菌缓（控）释药物的应用正符合牙周病变中牙周袋和菌斑的结构特点，可在牙周袋内形成较高的药物浓度，作用时间延长。相对全身用药而言，它可显著减少用药剂量和给药频率，避免或减少了药物的毒副作用。

牙周缓释药物的应用也可能带来某些问题。如现有的此类药物多通过牙周袋途径给药，对已侵入袋壁组织内的伴放线菌嗜血菌、螺旋体等并无疗效，对位于舌背、扁桃体或其他口腔黏膜等部位的细菌也无作用。并且由于给药缓慢，可能导致牙周袋内形成耐药菌株。

牙周缓释抗菌药物的应用对象多为龈下刮治后仍有明显炎症特征的牙周袋、急性牙周脓肿、脓肿窦道和某些不宜全身用药的牙周炎患者。

现有牙周用途的缓释抗菌药物中比较典型的有盐酸二甲胺基四环素、甲硝唑和四环素等。

盐酸二甲胺基四环素的缓释剂型包括可吸收的2%盐酸二甲胺基四环素软膏和不可吸收的5%米诺环素薄片两种。盐酸二甲胺基四环素软膏为目前最常见的牙周缓释抗菌剂，药物呈膏状，贮于特制注射器内。使用时膏体通过纤细针头注入牙周袋深部，软膏遇水固化成黏性凝胶。通过在牙周袋内缓慢释放其成分，药物软膏可在较长时间内保持较高的局部药物浓度，通常注射1次软膏可维持有效抗菌浓度约1周。由于盐酸二甲胺基四环素还有抑制胶原酶活性的作用，故可用其缓释软膏在洁治和根面平整后进行牙周袋注射作为基础治疗的辅助。

25%的甲硝唑凝胶和甲硝唑药棒也是常用的牙周局部缓释药物，其载体是淀粉和羧甲基纤维素钠。对牙周脓肿和深牙周袋的治疗效果良好，但在牙周袋内有效药物浓度维持时间较短。

此外四环素药线、四环素纤维及氯己定薄片、强力霉素凝胶等也有一定应用。

目前牙周袋内控释药物的开发尚处于研制阶段，牙周局部缓释、控释制剂的广泛应用尚需时日。

（李　松）

第十一节　临时牙周夹板

牙齿松动的主要原因是牙槽骨等支持组织的丧失，而炎症是造成组织破坏的主要机制，但咬合创伤在病变过程中也有重要影响。对于破坏比较明显的牙周组织，即便正常的咬合力量也会因支持组织不足而导致咬合创伤。

处理松动患牙应该首先消除炎症和创伤，多数松动牙经基础治疗后其动度可明显降低。但某些动度较大的患牙虽经牙周清创和咬合调整也很难恢复，由此可能因继发性咬合创伤而影响咀嚼功能。对符合保留和固定条件的松动患牙加以临时或永久固定，有助于这些患牙在病变后继续行使咀嚼功能，是牙周治疗的重要组成部分。牙周夹板视功能及保留时间长短不同，可分为临时性和永久性牙周夹板。临时性牙周夹板由牙周科医师完成，而永久性夹板则多为口腔修复科医师制作。

一、牙周夹板的应用基础和原理

1. 牙周组织对不同方向𬌗力的反应　牙周组织对不同方向𬌗力的反应不尽相同。牙周膜自身的纤维结构和排列方式使之更适于垂直方向的𬌗力，此时的咬合承受力也最强。垂直𬌗力有利于牙周组织健康，水平方向的𬌗力可损害牙周组织。旋转力或扭力则对牙周组织损害最大，可导致使牙周膜撕裂和牙槽骨吸收，引起牙齿松动。

2. 夹板的生物学原理　牙周组织本身存在一定的储备，此潜力可使之在必要时承受超出其常态一倍的咬合压力。通过牙周夹板将多个松动患牙相互连接或固定于健康而稳固的邻牙之上，可使之相连形成一体即咀嚼组合体，由此松动牙可得到固定。

牙周夹板范围内，一颗牙受力时，咬合力可同时传导至组合体其他牙的牙周组织，共同负担咬合力量，从而达到分散𬌗力、为松动患牙减负的目的。并因此可减少扭转力、侧向力对牙周组织造成的创伤。

牙周临时夹板通过对松牙的固定，可以在特定时期缓解或消除牙周病患牙的松动，为牙周组织修复和松牙行使正常功能创造条件。

二、松牙固定的应用原则

牙周病变经基础治疗后，患牙松动程度多有不同程度的降低。对其中具备适应和代偿功能的松牙不必固定。某些患牙虽经牙周清创和咬合调整，但剩余支持组织仍不能承受正常𬌗力，可因继发性𬌗创伤而继续松动或移位，妨碍咀嚼或咀嚼不适。可进行松牙固定术。

根据松动牙的功能状况、松动程度和病变进展状态可考虑进行松动牙夹板固定。通过固定，增强或改善松动患牙的功能，阻止病情加重。

松牙固定须在牙周软组织炎症受到控制、𬌗干扰得到消除的情况下进行。要避免对无保留价值的松牙无原则地滥用夹板。

三、临时牙周夹板

牙周炎患牙经基础治疗后仍有明显松动和咀嚼不适等，可借助固定材料连接，形成临床夹板，以利牙周组织的修复再生。临时夹板可在牙周手术之前完成，减少术后牙齿松动造成的损伤。

临时性夹板制作简便，价格便宜，修理和拆除均比较方便。但固定材料为钢丝、玻璃纤维和树脂等，在牙体外侧增加了明显的附加物，可增加患者菌斑控制难度，同时也要求患者对牙体外形变化有必要的心理和生理适应能力。

临时牙周夹板多利用不锈钢细丝或玻璃纤维将松牙结扎、固定于健康的邻牙，再通过外覆复合树脂使松牙得以临时固定。一般可维持数周、数月或更长。当牙周组织反应良好，有骨组织修复，松动程度明显降低时，可拆除夹板或换成永久性夹板。

根据制作材料不同，可将临时夹板分为不锈钢丝复合树脂联合夹板、光敏树脂黏合夹板和玻璃纤维夹板。

1. 不锈钢丝联合复合树脂夹板　通常选用直径 0.25mm 的不锈钢钢丝从相邻健康牙（固定基牙）的远中牙间隙穿过，然后环绕基牙和需要固定的松牙进行“8”字交叉结扎，直至另一侧固定基牙，最后拧紧钢丝末端，将所有结扎牙形成一个咀嚼组合整体。牙间隙较大时可以钢丝在间隙处多绕几圈，使钢丝占据牙间隙，从而防止松牙在结扎后发生近远中向的松动和移位。

钢丝的固定位置应位于牙体邻接区与舌隆突之间。为防止结扎钢丝滑向牙颈部，可在基牙远中轴面角作牙体预备，即在结扎丝通过的部位磨出沟槽以利结扎固定，结扎后以复合树脂覆盖钢丝，完成后打磨抛光。

该夹板通过不锈钢钢丝和复合树脂进行双重固定，比较牢固。夹板维持时间较长，一般可达 1 年左右，适用于牙周治疗后牙松动仍较明显者，尤其适用于下前牙。但使用时须防止钢丝结扎对松动牙体的侧向加力造成新的创伤。

2. 光敏树脂黏合夹板　直接以复合树脂覆盖或充填固定邻牙和松动牙的邻接面，经修整外形后固化并抛光以使外形接近自然。这种夹板适合于外伤松动牙或牙周治疗前的临时固定，无需牙体预备，固定数周后即可拆除，固定作用较弱。

3. 玻璃纤维夹板　玻璃纤维具有很高的抗挠曲强度，化学结合牢固，可使松动牙稳固。由于牙面没有明显的附加物，外形美观易为患者接受，适合于前牙区的固定。此类临时夹板的维持时间可达半年至 1 年左右。

四、应用临时牙周夹板的注意事项

松牙固定时应保持牙齿原有位置，避免出现牵拉、移位力量造成新的创伤。固定后应作即刻检查和随访，防止早接触和新的咬合创伤的出现。注意临时牙周夹板的邻面形态，避免形成悬突压迫牙龈乳头或妨碍菌斑控制。应强调和加强口腔卫生保健，积极控制菌斑，教会患者如何保护好牙周夹板，不用其咬过硬的食物等。

（李　松）

第十二节　牙周手术治疗

一、牙周手术治疗的目的

牙周手术的目的在于控制牙周炎症，最大程度地获得牙周组织新附着或牙周组织再生。

清除牙周袋壁的病变组织、暴露病变的根面和牙槽骨，便于在直视下彻底地清除根面的菌斑、牙石和病变组织。使牙周袋变浅或恢复正常，使患者和医师易于保持牙面清洁，减少炎症的复发。矫正因牙周病变所造成的软、硬组织缺陷和不良外形，建立生理性的牙龈外形，便于患者自身控制菌斑，维护口腔卫生。促进牙周组织修复和再生，建立新的牙周附着关系。恢复美观和功能需要以及利于牙齿或牙列的恢复，如覆盖裸露的根面、增宽附着龈、改变系带附着的位置、延长临床牙冠、种植牙等。

二、牙周手术治疗的适应证

经完善的基础治疗后，口腔卫生良好，但仍具有下列情况者，应考虑手术治疗。

牙槽骨外形不规则，有深的凹坑状吸收、骨下袋及其他一些骨缺损，需手术进入修整骨外形，或进行植骨术，或进行引导性组织再生术。

基础治疗不能彻底清除根面刺激物者，常见于磨牙区和前磨牙区。

后牙的根分叉病变达Ⅱ度或Ⅲ度者，手术有利于彻底刮净牙石、菌斑，暴露根分叉，或进行引导性组织再生术使病损处骨质修复，或需要进行截根、分根、半牙切除等。

最后一个磨牙的远中骨袋，常伴有膜龈问题，需手术治疗。

基础治疗后仍存在≥5mm 的中、重度牙周袋，探诊后有出血或溢脓，炎症不易控制。

在浅牙周袋或正常龈沟处，存在膜龈问题，如附着龈过窄、个别牙龈退缩等，需采用膜龈手术治疗者。

龋坏或牙折断达龈下而影响牙体修复，或修复体破坏了生物学宽度，或前牙临床牙冠短，笑时露龈过多，需手术延长临床牙冠，以利治疗、修复或改善美观者。

三、选择牙周手术需要考虑的问题

牙周袋的特征：深度、范围、与周围牙槽骨的关系即骨上袋还是骨下袋以及牙周袋的形态、厚度。

器械是否能进入病变区，如根分叉感染。

牙槽骨的形态、高度，有无凹坑状吸收、水平或垂直吸收及有无其他畸形。

是否存在膜龈问题，如有无适当宽度的附着龈、牙龈的厚度和形态等。

对第一阶段基础治疗的反应。

患者的依从性，包括能够进行有效的口腔卫生维护；对于吸烟者，最好能在短期（如几周）内停止吸烟。

患者的年龄及全身健康状况。

美学上的考虑。

四、牙周手术的局部麻醉

通过麻醉消除痛觉是手术过程的一个重要组成部分，良好的麻醉是保证手术治疗能够顺利进行的关键性措施。麻醉的方法有很多，应根据患者的体质、疾病的性质、手术的部位、麻药的特性等选择合适的麻醉措施，牙周手术一般采用局部浸润麻醉或神经传导阻滞麻醉。

（一）局部麻醉常用药物

口腔局部麻醉药物主要包括麻醉药和血管收缩药两大类。根据化学结构不同，可以将局部麻醉药分为酰胺类和酯类；血管收缩药则可分为儿茶酚胺类和合成多肽类。

酰胺类局部麻醉药是口腔麻醉主要的注射用药，除了其麻醉效果较酯类更好外，一个重要的特点是发生过敏反应的可能性低，而酯类容易引起过敏反应。

1. 国内常用的酰胺类局部麻醉药物

（1）利多卡因（lidocaine）：利多卡因又名赛洛卡因（xylocaine），是最常用的局部麻醉药，它在口腔麻醉中的应用已超过50年。其注射剂为氢氧化盐溶液，在临床上主要以1%～2%与1∶100 000肾上腺素共同用于口腔阻滞麻醉；如作为局部浸润麻醉浓度宜降低至0.25%～0.5%。利多卡因有较强的组织穿透性和扩散性，也可用于表面麻醉，用作表面麻醉药时，可有多种配方和浓度，如5%膏剂、10%喷雾剂和20%胶贴。利多卡因单独使用时，麻醉持续时间不长，当与肾上腺素配合使用时，能获得可靠的麻醉效果并维持2小时左右。利多卡因还有迅速而安全的抗室性心律失常作用，常为心律失常患者首选的局部麻醉药。

（2）阿替卡因（articaine）：阿替卡因为4%（40mg/ml）的溶液，与肾上腺素以1∶100 000或1∶200 000的比例联合使用。加入了肾上腺素的阿替卡因与利多卡因和肾上腺素联合制剂的作用相似，对组织的渗透性强。该药物代谢较快，组织毒性相对更低。目前常用的市售成品盐酸阿替卡因肾上腺素针剂商品名为“必兰”。

（3）甲哌卡因（mepivacaine）：甲哌卡因2%溶液中可加入1∶100 000肾上腺素。加入了肾上腺素后，甲哌卡因与利多卡因和肾上腺素联合制剂的作用相似。甲哌卡因的血管扩张作用不及利多卡因明显。国内市场上，甲哌卡因的商品名为“斯康杜尼”。

2. 牙科可能用到的酯类局部麻醉药

（1）普鲁卡因（procaine）：普鲁卡因又名奴佛卡因（novocaine），在利多卡因出现以前是牙科局部麻醉首选药物，也是唯一可用于注射的酯类局部麻醉药物，其他都只作为表面麻醉。2%的普鲁卡因用于阻滞麻醉，浸润麻醉的使用浓度为0.5%～1%，由于其通透性和弥散性差，不适用于表面麻醉。普鲁卡因麻醉作用时间较短；常与肾上腺素配合使用。单纯的普鲁卡因是很强的血管舒张剂，因此它常用作发生静脉内镇静罕见并发症——动脉痉挛时的急救动脉内用药。因为是酯类药物，普鲁卡因偶能产生过敏反应，如皮炎、荨麻疹或声门水肿等。有不少患者因使用普鲁卡因青霉素而致敏，故对有青霉素过敏史的患者应警惕使用普鲁卡因可能存在的危险性。普鲁卡因能抑制磺胺类药的抗菌作用，故普鲁卡因不适用于正使用磺胺制剂的患者。

（2）苯佐卡因（benzocaine）和丁卡因（amethocaine）：苯佐卡因在水中不溶解，而丁卡因毒性很强，因此两者都只能用于表面麻醉。二者使用浓度分别为5%～20%和2%。

3. 用于口腔局部麻醉的血管收缩药

（1）肾上腺素（epinephrine）：肾上腺素是一种自然产生的激素，加入口腔局部麻醉药中能够加深麻醉、延长牙髓麻醉时间、控制出血。研究显示，微量的肾上腺素并不引起血压明显变化，对高血压、糖尿病患者的反应，与正常人基本相同。在局麻药中加入1∶200 000～1∶400 000的肾上腺素，反而可取得良好的镇痛效果，消除患者紧张情绪，从而避免血压的波动。

（2）苯赖加压素（felypressin）：苯赖加压素是一种合成的肽，血管收缩效果不如肾上腺素，所以控制出血的能力不强，但安全范围大。对伴有严重心脏病的患者，使用麻醉药物应非常谨慎，选用苯赖加压素更安全。

（二）浸润麻醉（infiltration anaesthesia）

浸润麻醉是将局部麻醉药注入组织内，以作用于神经末梢，使之失去传导痛觉能力而产生麻醉效果，这是牙周手术中最常用的麻醉方法，此种局部浸润麻醉因麻醉药注射在骨膜上黏膜下，又称为骨膜上浸润麻醉。

1. 上颌颊侧浸润麻醉　上颌颊侧骨板皮质很薄，用这种方法，麻药会渗透入牙髓，可以麻醉患牙及邻近牙齿的牙髓，还有包括牙周韧带在内的颊侧软组织，以及此区域的颊侧牙槽骨。

方法：注射麻药之前要消毒术区。通常使用配有长度为 20～25mm 针头的注射器，进针点在颊侧黏膜反折处，进针点最好在患牙根尖区，针尖如抵到骨面则微后退针头 1～2mm，注意针头不要抵到骨面进行注射，以防药液注射到骨膜下产生剧烈疼痛。注射前先回抽，回抽无血后缓慢注射药液 1～1.5ml，约每分钟 1.8ml。通常 2 分钟内即显麻醉效果。

2. 腭部浸润麻醉　尖牙以后的腭侧软组织可以用浸润麻醉。浸润麻醉的进针点为距龈缘 10～15mm 的位置，在患牙远中注射浸润 0.2ml 麻醉药可以麻醉从进针点到患牙区域的腭黏膜及腭侧牙周膜。

但上颌第三磨牙进针点应在它的前方，这是因为腭大神经孔位于上颌第三磨牙近中，支配此区域的神经走向是从前向后。

在腭前部，鼻腭神经阻滞麻醉较常用。

3. 下颌浸润麻醉　下颌区域根据具体情况选择浸润麻醉。浸润麻醉适用于儿童下颌乳牙的各个区域，方法与上颌颊侧浸润麻醉相似。对于成人，浸润麻醉是下切牙牙髓麻醉的首选方法，在牙的颊舌侧根尖部均进行浸润麻醉（图 10－34），唇颊侧方法与上颌相似，舌侧浸润位于根尖部黏膜转折处。麻醉显效所需时间长于上颌，一般需 8～10 分钟。部分品种的麻药（如盐酸阿替卡因肾上腺素针剂）渗透性较强，可以替代阻滞麻醉应用于全部下颌区域。

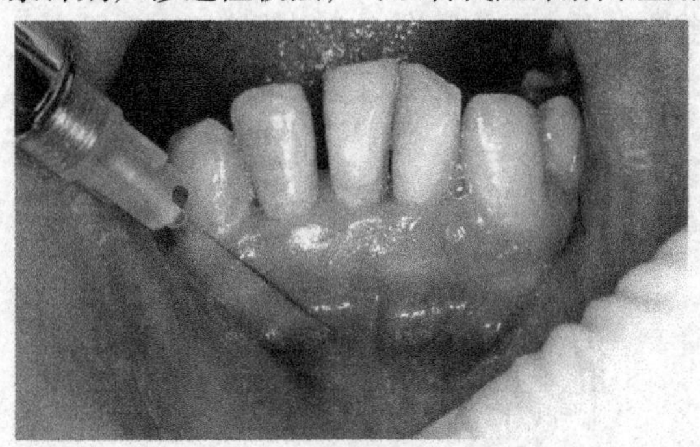

图 10－34　下前牙唇侧的浸润麻醉

（三）阻滞麻醉（regional block anaesthesia）

阻滞麻醉是将局麻药注射到神经干或其主要分支附近，以阻断神经末梢传入的刺激，使神经分布的区域产生麻醉效果。局部阻滞麻醉的优点在于：一次注射麻醉区域广泛；减少麻醉药的用量和注射次数；麻醉可远离感染区。但阻滞麻醉技术上较浸润麻醉难度大；可能造成有出血倾向患者的深部出血，注射前一定要检查有无回血，回抽无血后方可注射。

1. 上牙槽后神经阻滞麻醉（posterior superior alveolar nerve block） 注射局麻药于上颌结节，以麻醉上牙槽后神经，又称上颌结节注射法（tuberosity injection）。适用于上颌磨牙的拔除及相应的颊侧龈、黏膜和上颌结节部的手术（图 10 - 35）。方法如下：患者头微后仰，半张口，术者牵拉其颊侧软组织向上后，以上颌第二磨牙远中颊侧根部口腔前庭沟作为进针点，紧贴上颌结节弧形表面以 45°角向上后内方刺入 2cm，这时针尖已靠近上颌结节后壁，回抽无血后推注麻药 1 ~ 1. 5ml。注意针尖刺入不要过深，否则容易引起血肿，如果发现血肿应立即在翼丛区域加压至少 5min。

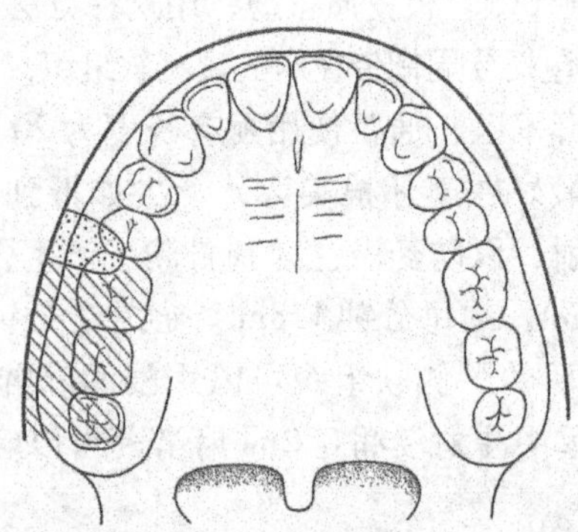

图 10 - 35　上牙槽后神经麻醉成功后的麻醉区域

斜纹区：完全麻醉；点状区：部分麻醉

2. 眶下神经阻滞麻醉（infraorbital nerve block） 眶下神经出眶下孔，又称眶下孔（管）注射法［infraorbital foramen（canal）injection］，麻醉眶下神经及其分支，也可麻醉同侧上牙槽前神经，麻醉范围包括同侧上唇、鼻、上颌前牙、双尖牙，及这些牙的唇侧或颊侧的牙槽骨、骨膜、牙龈和黏膜等组织（图 10 - 36）。方法如下：患者微张口，术者牵拉其口角向外向上，在前磨牙的颊侧前庭沟区域进针，然后平行前磨牙根尖向上行，直到接触眶下孔区的骨面，再稍退针至骨膜上，回抽后推注 1ml 药液。

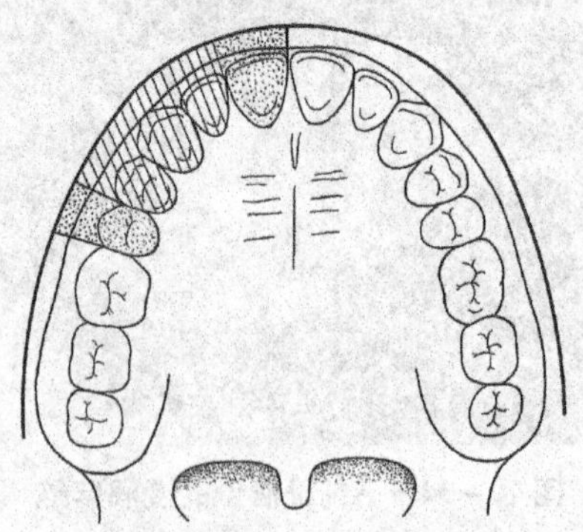

图 10 - 36　眶下神经阻滞麻醉成功后麻醉区域

斜纹区：完全麻醉；点状区：部分麻醉

3. 腭前神经阻滞麻醉（anterior palatine nerve block） 将麻药注入腭大孔或其附近以麻醉腭前神经，又称腭大孔注射法（greater palatine foramen injection）。麻醉范围：同侧磨牙、双尖牙腭侧的黏骨膜、牙龈及牙槽骨等组织（图10－37）。尖牙腭侧区域受腭前神经与鼻腭神经交叉支配。方法：患者头后仰，张大口，上颌牙颌面与地平面成60°角，腭大孔位于上颌第二磨牙远中腭侧，它也是腭前神经麻醉的进针点，往上后方推进至腭大孔，回抽无血，注入麻药0.3～0.5ml。

4. 鼻腭神经阻滞麻醉（nasopalation nerve block）　将麻药注入腭前孔（切牙孔），以麻醉鼻腭神经，又称腭前孔注射法（anterior palatine foramen injection）。麻醉范围：双侧上颌前牙及硬腭前份软组织颌骨组织，其中尖牙区域也受腭前神经的共同支配（图10－38）。方法：切牙孔位于左右尖牙连线与腭中线的交点上，表面有梭形的切牙乳头覆盖。患者张大口，进针点为切牙乳头侧缘，然后将针摆向中线，使之与中切牙的长轴平行，向后上方推进，浸润切牙孔，回抽无血后推注0.3～0.5ml麻醉药，药效见效很快。

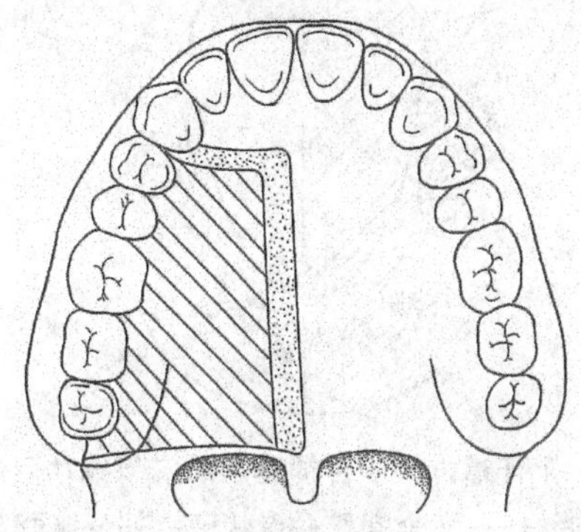

图10－37　腭前神经阻滞麻醉成功后麻醉区域

斜纹区：完全麻醉；点状区：部分麻醉

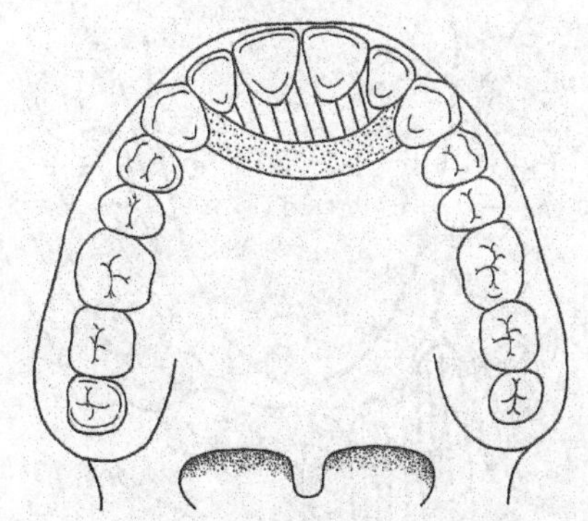

图10－38　鼻腭神经阻滞麻醉成功后麻醉区域

斜纹区：完全麻醉；点状区：部分麻醉

5. 下牙槽神经及舌神经阻滞麻醉（the inferior alveolar and lingual nerve block）　最常用的成人下颌麻醉方法。将麻醉药注射于下颌支内侧的下颌神经孔处，以阻滞由此进入下颌骨的下牙槽神经。麻醉范围：同侧下颌骨、下颌牙、牙周膜、双尖牙至中切牙唇（颊）牙龈、黏骨膜及下唇部，以下唇麻木为注射成功的主要标志（图10－39）。注射标志点：患者张大口，磨牙后方，咽前柱之前，有一条索样黏膜皱襞，即翼下颌韧带；颊部有一脂肪组织突起形成的三角形颊脂垫，其尖端正对翼下颌皱襞中点而稍偏外处，此两者即为注射的重要标志点。如颊脂垫尖不明显，则以大张口时上下颌牙槽嵴相距的中点线上与翼下颌皱襞外侧3～

4mm 的交点作为注射标志。方法：患者张大口，下颌殆面与地面平行，注射器由对侧前磨牙处伸入，注射针应高于下颌殆面 1cm 并与之平行，从上述标志点进针，一直向前，直至骨面（成人通常进针 15～25mm），回抽无血，缓慢注射 1.5ml 麻药。如需麻醉舌神经，则在最初位置注射完后，针头退出约一半的距离，回抽无血，再注入麻药，边注射边退针，直至针尖退出黏膜。这法可同时麻醉下牙槽神经及舌神经。

6. 颏神经阻滞麻醉（mental nerve block） 颏神经阻滞麻醉需在颏孔注入局麻药，颏孔位于下颌双尖牙牙根尖之间的下方，下颌骨下缘上方约 1cm 处，麻醉范围见图 10－40。方法：由黏膜转折处进针，针尖朝向前磨牙牙尖之间的骨组织，抵达骨面后微微退针，回抽无血缓慢注入约 1.5ml 麻醉药。

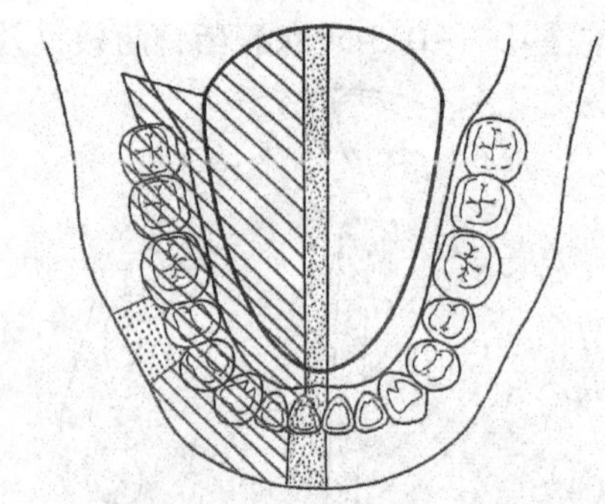

图 10－39 下牙槽神经和舌神经阻滞麻醉成功后麻醉区域

斜纹区：完全麻醉；点状区：部分麻醉

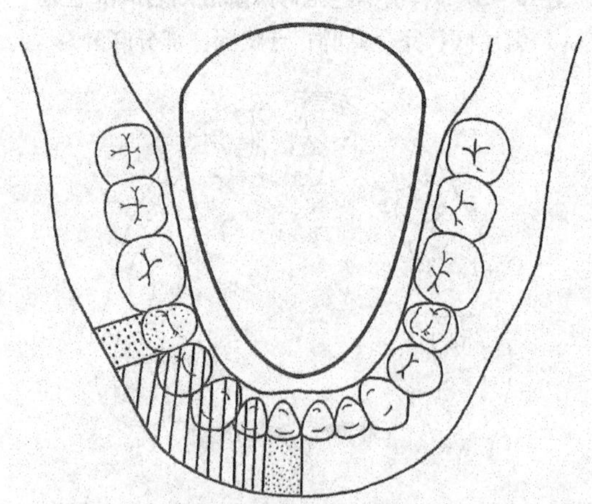

图 10－40 颏神经阻滞麻醉成功后麻醉区域

斜纹区：完全麻醉；点状区：部分麻醉

7. 颊（颊长）神经阻滞麻醉［buccal（long buccal）nerve anaesthesia］ 在颊神经经过的不同位置都可进行麻醉。可在下牙槽神经阻滞麻醉过程中，针尖退至肌层、黏膜下时注射麻醉药 0.5～1ml，即能麻醉颊神经；也可以下颌磨牙颌面的水平线与下颌支前缘交界点的颊黏膜（在腮腺导管口下、后约 1cm 处）作为注射标志，进针后在黏膜下注射麻醉药 0.5～1ml；还可在要拔除磨牙的远中根颊侧黏膜转折处，作局部浸润麻醉。麻醉范围：同侧下颌磨牙颊侧牙龈、黏骨膜、颊部黏膜、肌肉和皮肤（图 10－41）。

8. 龈乳头内麻醉（intrapapillary anaesthesia） 龈乳头内麻醉适用于在牙周手术时取得局部麻醉效果，控制血肿形成。还可在颊侧浸润后，作为一种麻醉腭侧的方法。方法：针头刺入颊侧的龈乳头，位置以龈乳头顶端根方5mm处为宜。平行𬌗平面进针，缓慢注射，所需注射量少（约0.1ml）。

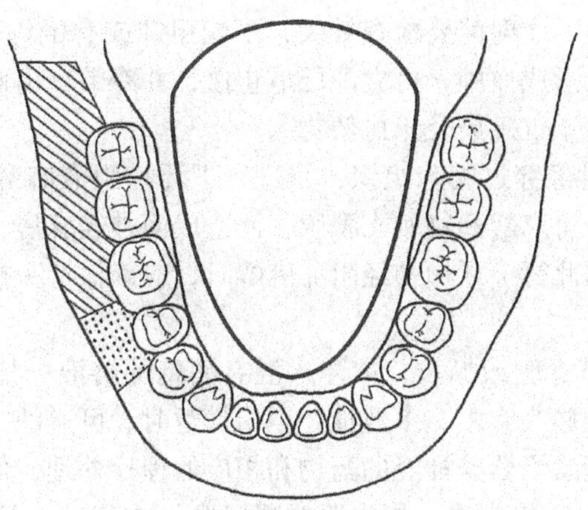

图10－41 颊长神经阻滞麻醉成功后麻醉区域

斜纹区：完全麻醉；点状区：部分麻醉

（四）局部麻醉的并发症

局部麻醉在口腔中的运用有良好的安全性，但这并不意味可以随意使用局部麻醉药物，对一些特殊人群，如儿童、老年人、体弱者等可能产生不良效果。在局部麻醉前必须了解患者的全身情况和用药情况。当出现下列局部麻醉并发症时需要及时对症处理。

1. 晕厥 晕厥是由于一时性中枢缺血所致。一般可因恐惧、饥饿、疲劳及全身健康情况较差，或疼痛、体位不良等引起，因此在术前应该消除患者的紧张情绪、避免空腹。一旦发生晕厥，立即停止注射，放平坐椅，头置低位，松开衣领，保持呼吸通畅；芳香胺酒精或氨水刺激呼吸；针刺人中穴；氧气吸入；静脉输入高渗葡萄糖溶液。

2. 过敏反应 酰胺类麻醉药产生过敏反应的现象极其罕见，酯类麻醉药则较容易造成过敏反应。一些对硫磺过敏的患者可能对含肾上腺素的药物过敏。所以，术前要详细询问有无酯类局麻药过敏史，如有或为过敏体质者，均应改用酰胺类药物，并预先做皮肤过敏试验。除了麻醉药物成分可产生过敏反应，乳胶也是一种潜在的致敏原，某些麻醉药的针筒含有乳胶，也存在导致过敏性休克的可能。

3. 中毒 当单位时间内进入血循环的局麻药速度超过分解速度时，血药浓度升高，若达到一定浓度，患者就会出现中毒症状。引起局部麻醉药物中毒的可能因素有血管内注射、药物过量、患者代谢异常等，因此在注射前计算出最大安全剂量、注射前和注射中回抽无血、缓慢注射都是预防中毒的重要措施。

局部麻醉药和血管收缩药都可能导致药物中毒。局部麻醉药引起中毒反应时，应立即使患者平卧，以对抗循环系统的衰竭；血管收缩药引起中毒反应时，应该将患者端坐，以降低大脑血压。

4. 注射区疼痛和水肿 常见原因有麻醉药液变质或混入杂质，注射针头钝而弯曲或有倒钩而引起组织或神经损伤；麻醉药物注入骨膜下；未严格执行无菌操作，引起感染性炎症等。所以在操作前要认真检查麻醉剂和器械，注意消毒隔离，严格按照麻醉注射的要点进行操作。若已经发生注射区疼痛和水肿，可局部热敷、理疗、封闭或给予消炎止痛药物。

5. 血肿　注射针刺破血管，特别是刺伤静脉丛，即发生组织内出血，在黏膜下或皮下可出现紫红色瘀斑或肿块。注射前要检查针尖，不能粗钝或有倒钩；注射时进针不要过深，不要反复穿刺。若局部已形成血肿，可立即压迫止血，并冷敷；出血停止后，改为热敷，促使血肿吸收消散；同时给予抗感染及止血药物。

6. 暂时性面瘫　面神经穿过腮腺组织，当进行下牙槽阻滞麻醉时，针头偏向内后或偏上，可能刺入腮腺深部，将麻醉药物刺入腮腺，而造成面神经麻痹，局部面瘫将随着麻醉药物的代谢清除而痊愈。因此行下牙槽神经阻滞麻醉时，应确保针头接触骨面，以减少误入腮腺的可能。

7. 神经损伤　注射针穿刺或撕拉，或注入混有酒精的溶液，都能损伤神经，从而出现长时间的感觉异常、神经痛或麻木。多数神经损伤是暂时、可逆的，但也有不可复的，因此出现神经损伤症状要早期给予营养神经的药物和相应的理疗处理，促进功能恢复。

8. 暂时性牙关紧闭　麻醉药注入翼内肌或嚼肌内，或刺破血管导致血液流入肌肉，都可导致肌肉痉挛，牙关紧闭。这种症状一般都为暂时性，2～3 小时后即可自行复原。

（李　松）

第十三节　牙周激光治疗

一、概述

激光是受激辐射光放大的简称，英文为 LASER，即受激辐射光放大的英文——Light Amplification by Stimulation Emission of Radiation 之首字母缩写。

1917 年爱因斯坦（Albert Einstein）提出“受激辐射”的概念，为激光的发明奠定了理论基础。1958 年贝尔实验室的肖洛（AL Schawlow）和汤斯（C Townes）发表了经典完善的激光原理论文，阐明受激辐射可以得到一种单色性的、亮度极高的新型光源。1960 年，美国人梅曼（TH Maiman）发明了世界上第一台红宝石（ruby）激光器，获得了人类有史以来的第一束激光。激光的问世立即受到医学界的极大重视，并很快被用于口腔医学，1964 年即有激光在龋病治疗中的应用研究，1971 年牙髓病治疗上尝试采用激光。经过数十年发展，多种激光器已经在临床医学的每个学科都找到了用武之地。

光是作为一种利用波的形式移动的电磁能量，其放射能量的基本单位是光子。光子波有两种特性：一是振幅，振幅越大能量越高；二是波长，波长决定了光的传播方式和组织对光的反应。可见光的波长范围为 380～780nm，而目前在医学领域应用的激光，从波长 193nm 的准分子激光到波长为 10 600nm 的二氧化碳激光，涵盖了更广阔的光谱范围。激光具有三大特性：单色性、光束高度定向性和极高的能量密度，其特性通过脉冲或连续波等作用方式，产生的激光生物学作用主要表现为光化效应、电磁场效应、热效应、压强效应与冲击波效应。

通常根据能量的强弱将激光设备分为强激光器和弱激光器，但医学领域关注的是激光对机体产生的作用，因此将激光照射生物组织后，如果直接导致该生物组织不可逆性损伤，则此受照表面处的激光称之为强激光；若不会直接造成不可逆性损伤，则称其为弱激光。根据激光辐射防护安全的国家标准，激光的1类、2类、3A类激光为弱激光，3B、4类为强激光，接触激光设备时可以根据此类别标准，判断其生物学功能和产品的危险度。1类激光对人类的眼睛不产生威胁。2类激光的功率小于1mW，裸眼直视超过0.25秒可引起不适。3A类激光的功率小于5mW，汇聚的光线对眼睛有害。3B类激光的功率从5mW到500mW，直视其光束或反射光线都是有危险的。4类激光的功率大于500mW，其漫反射的光线都对眼睛和皮肤有害，当能量高于2W/cm^{2}时可以引发被照射物体的燃烧。遇到标记有激光警告标记（图10－42）的设备时需要注意防护。

图10－42　激光警告标记

根据激光器激活媒质（active medium），又称工作介质，所组成的化学元素、分子或多物质组合来命名其产生的激光。激活媒质根据物质状态特性分四大类：固体、液体、气体和半导体。常见的固体激活媒质有红宝石、金绿宝石（alexandrite）、钇铝石榴石（YAG）晶体等；液体激光器通常采用溶于溶剂中的有机染料作为激活媒质，也有以蒸汽状态工作的；气体激光器是目前种类最多、应用最广泛的一类激光器，以二氧化碳激光器和氦－氖（He－Ne）激光器为代表。半导体激光器是以半导体材料作为工作介质，设备体积小，质量轻，结构简单稳定，是近年来伴随光通讯技术成熟而发展最迅速的一类激光产品，口腔科领域应用的二极管（diode）激光器即属于半导体激光器。

二、激光在口腔医学领域的应用

在口腔医学中激光已有多种应用。软组织切割是激光应用最成熟的领域，二氧化碳激光、铒激光、铵激光、钬激光等多种激光都具有良好的软组织切割和消融能力，口腔颌面部的手术应用激光还能够充分利用激光的凝固止血功能，获得良好的手术视野。铒激光具备优良的切割硬组织能力，无论牙釉质、牙本质还是骨组织，都能被迅速消融，能够用于龋病的治疗。根管治疗中使用铒激光可以清除残髓，消融髓石，杀灭细菌，分解细菌产物，去除机械根管预备形成的牙本质碎屑和玷污层，是根管消毒步骤的理想辅助工具。铵激光通过热凝可在瞬间封闭牙本质小管，治疗牙本质过敏症有一定疗效，还可改变牙釉质的结构，有效增加牙齿对抗脱矿的能力，可应用于儿童龋病预防。铒激光和二氧化碳激光处理的釉质和牙本质表面会产生类似酸蚀的效果，可以增加正畸托槽的黏固，但目前尚无取代传统化学酸蚀的可能。光敏树脂的固化可使用氩激光作为激发光源，固化时间能够明显缩短。铵激光和二氧化碳激光可以在不损伤下方釉质的前提下瓦解正畸托槽黏结树脂。口腔美容医学利用铒激光进行牙龈色素褪色的治疗有良好的疗效，使用二极管激光漂白牙齿效果理想，但并未获得权威机构的认可。激光照射后促进局部黏膜血液循环，可能对口腔溃疡的愈合有益，此治疗技术能否在临床推广应用有待继续研究。

激光不但应用于治疗，还在诊断技术上有一定突破。虽然临床意义不大，但激光在牙齿松动度的测量上曾经有所作为。利用激光多普勒仪可以研究牙龈血流的变化，以评估局部组织愈合条件。对龋齿和牙石的检测则不单纯停留于研究工作，专用的二极管激光设备已经被许多口腔科医师接受，开始进入临床应用阶段。表 10－1 列出了在口腔医学领域已经获得临床应用的激光种类和主要应用范围。

表 10－1　临床应用的激光种类和主要应用范围

激光种类	激光名称	英文名称	波长（nm）	在口腔医学中的主要应用	应用时注意事项
气体激光	二氧化碳激光	CO_2（Carbon Dioxide）laser	10 600	切割消融软组织，GTR 中去除牙龈上皮	避免激光辐射到达牙体硬组织表面，进行活检时需要扩展边缘以防止受检组织结构被破坏
	氩激光	Argon laser	488/515	固化树脂，切割消融软组织，止血，漂白牙齿	防止含色素正常组织因产生高温而气化
	氩氟准分子激光	Argon Fluoride（ArF）excimer laser	193	切割消融硬组织，清除牙石	注意紫外线防护
	氙氯准分子激光	Xenon Chloride（XeCl）excimer laser	308	切割消融硬组织，清除牙石	注意紫外线防护
固体激光	钕激光	Nd：YAG（Neodymium：Yttrium－Aluminum－Garnet）laser	1 064	切割消融软组织，止血，治疗溃疡，清除龋损，牙周袋清创	避免激光辐射到达牙体硬组织表面，热损伤可达表层下 2～4mm 的组织
	铒激光	Er：YAG（Erbium：Yttrium－Aluminum－Garnet）laser	2 940	清除龋损，切割釉质牙本质制备洞型，处理骨和牙骨质，预备根管，牙周袋清创，清除牙石，牙龈去色素	工作时足量喷洒水，防止产热和毒性物质产生，调节适当的功率防止局部升温
	铒铬激光	Er，Gr：YSGG（Erbium，Chromium：Yttrium－Slenium－Gallium－Garnet）laser	2 780	蚀刻釉质，清除龋损，制备洞型，无损切割骨组织，预备根管	硬组织切割时需要足量喷洒水
	钬激光	Ho：YAG（Holmium：Yttrium－Aluminum－Garnet）laser	2 100	切割消融软组织	气化切割功能强，注意非手术区域防护
	金绿宝石激光	Alexandrite laser	337	消除牙石	注意紫外线防护，需要足量喷洒水
半导体激光	二极管激光	Diode laser	655～980	牙周袋清创，预备根管，检测龋损牙石	激光辐射到达牙体硬组织表面，牙周袋清创可能导致牙骨质和骨损害，表层下热损害相对较小

三、激光在牙周病治疗中的应用

牙周病基础治疗通常使用手用工具或机动器械清除菌斑和牙石，完成龈上洁治、龈下刮治、根面平整和袋内壁刮治。经典的手器刮治术是高技术敏感性的工作，且需消耗相当多体力，是导致牙周病专科医师效率低下的主要原因。超声和其他机动器械的出现已经革命性地解放了牙周病医师疲劳的双手，设计优良的超声波刮治器经过不断改进已经获得了与传统手器相同的治疗效果。但机动刮治器所产生的噪声和振动不但给患者带来不适，其产生的嘈杂环境也会对牙周病医师的身心健康产生影响。病变的牙周组织经过机械刮治会在根面遗留由感染牙骨质、牙石碎屑、细菌及毒素组成的玷污层；需要使用四环素、柠檬酸、EDTA 等处理根面，以清除玷污层、暴露胶原纤维和牙本质小管。

对于复杂的牙周袋和狭窄的根分叉区域等特殊解剖结构区，即使是特殊设计的手器和超声工作尖往往也难以到达这些部位，这类死区中的细菌生物膜的长期存在可能导致牙周病治疗疗效欠佳或频繁复发。化学制剂或药物是辅助机械手段，实现对这些特殊部位进行牙周彻底清创的有效方法之一。但化学方法产生的异常的气味、过敏反应、毒副作用和细菌耐药等问题使其应用有所局限。

激光在治疗时并不产生传统牙科机械骇人的噪声，容易为患者接受；现代激光设备的输出端通常具有灵巧的手柄，其治疗过程短暂，不会增加牙周医师的工作强度。激光照射不产生玷污层，有杀菌和清除毒素的能力，可以部分或全部替代化学制剂和药物在牙周组织的局部应用。柔软而纤细的光纤可以将激光导入牙周袋和根分叉，并通过激光的散射到达机械手段无能为力的死区。鉴于激光的上述优势，虽然目前激光在牙周病领域的应用尚未普及，但针对传统机械手段和化学方法的缺憾，将激光作为辅助工具，既可以提高传统治疗的疗效，同时又降低患者不适感，已经成为近年来牙周病治疗的一个热门改进方向。

1. 清除牙石　清除牙石可能是当前我国口腔科医师在预防和治疗牙周病过程中，工作量最大的一个项目。如果激光在此方面有更加高效的表现，将有助于改善我国牙周病治疗需要严重供求不平衡的现状。

1965 年红宝石激光就被尝试用于进行牙石的清除，但在当时无法控制具有气化能力的激光对邻近正常硬组织的损害。尽管钕激光在口腔科领域被大量应用，但对许多研究的总结发现钕激光去除牙石的能力是不足的，无法达到临床需要的机械处理般的效率。准分子激光和金绿宝石激光在牙石清除方面的报道尚不多，其确切功效有待进一步研究。

铒激光发明于 1974 年，其能量被水分子强烈吸收的特性决定了其特殊的功能。铒激光照射硬组织时，在无机成分吸收能量产生热量之前，水及含水组织已经完成对光能的快速吸收，从而形成爆破性消融。1990 年开始针对铒激光清除牙石开展了多项体内外研究，综合多项研究结果发现使用凿形工作尖，采用 10～15Hz 的脉冲频率，功率调整到能量密度为8～1.8J/cm^2，工作尖与根面夹角保持 15°～40°，此时铒激光能够有效地清除龈下牙石，与机械龈下刮治和根面平整比较没有显著性差异，但牙骨质也同时发生一定程度的消融。激光器输出的功率、脉冲频率、脉冲时长都可以调节激光刮治的效果，临床操作需要在效力和安全之间寻找平衡点，过度破坏牙骨质可能干扰牙周膜再生。使用高频脉冲和低功率的铒激光可以提高消融牙石的效率，同时减少牙骨质的丢失，亦不会增加患者不舒适的感觉。临床医师要求激光不但能够清除牙石，还具备根面脱毒和防止玷污层形成的功能。铒激光处理后的根面内毒素含量较传统机械清创明显减少，同时没有检测到因二氧化碳激光或钕激光处理根面而产生的毒性物质。钕激光去除玷污层的能力很强，但其产生的高温会影响临床应用。铒激光在消融牙石的同时不会在根面形成玷污层，但会影响下方釉质的结构，因此铒激光适用龈下牙石的清除而不适合处理釉质表面的龈上牙石。

综合分析现有的激光仪器，比对目前的牙周超声波设备，可以判断现阶段昂贵的激光设备并无取代超声工具完成临床龈上洁治的可能，而有可能在龈下牙石的清除中得到应用，并可能实现根面平整和牙周袋内壁刮治同步完成。临床医师在选择具有清除牙石功能的激光设备时，需要考虑激光在牙周洁治和刮治中可能发挥的功效，以综合判断激光仪的应用效果和利用效率。

2. 牙周袋清创　使用激光进行牙周袋清创，包含龈下刮治、根面平整和牙周袋内壁刮治。装备了柔软光导纤维系统的钕激光可以轻易到达牙周袋的深部，技术敏感性相对较低。自 20 世纪 90 年代以来，钕激光已经在美国被许多非牙周病专科医师应用于牙周病的辅助治疗。近年来的研究开发热点则转移到铒激光和二极管激光上。其中铒激光在软组织清创和硬组织切割方面都有良好表现，在牙体牙髓病、牙周病和儿童齿科都有广泛应用前景。二极管激光因其激活媒质由不同种类半导体构成，性能有所差异，其中波长 904nm 的砷化镓（Gallium - arsenide，Ga - Ar）激光进行牙周袋清创的功效与钕激光类似。

但是部分学者认为现阶段应用激光进行牙周袋清创并不能替代传统的机械手段，许多研究甚至不支持激光作为器械刮治的辅助手段，理由是虽然激光处理的牙周袋后细菌的数量有不同程度的减少，但并未获得牙周附着水平的额外增加，却可能对牙周膜造成伤害。另外一些文章则支持铒激光等是传统根面平整和袋内壁刮治的有效辅助手段，严格按照操作规范实施的铒激光牙周袋清创不会导致牙骨质、牙本质成分明显的改变，或产生化学性毒物。基础研究发现病变患牙经铒激光处理后，较机械刮治更适合成纤维细胞的黏附，并具有将病变根面去感染和去毒素的功能。虽然没有完全清除细菌的能力，但铒激光仅用低能量即可抑制牙龈卟啉单胞菌和伴放线杆菌等牙周致病微生物。有临床研究认为使用铒激光不但较刮治和根面处理更省时省力，还发现激光处理组有明显的探诊出血减少和附着水平增加，其半年的治疗效果与传统机械方法相当。

两类相反的观点可能源于不同研究方案采用的激光种类、功率和作用方式存在差异，牙周病的基础治疗是否需要附加激光处理，确实需要更多的证据来论证，以支持其在牙周病治疗中的推广使用；而激光取代传统机械清创则需要其在安全、疗效、价格成本、操作便利等多方面的综合能力有大幅度超越；当前的市售激光器尚未具备这些特性。

3. 软组织手术　多种激光都具备的切割消融软组织功能在口腔医学领域应用最广泛。能够使用激光进行的牙周手术包括牙龈切除术、牙龈成形术、冠延长术、楔形手术、系带切除术等。早期的牙周病手术中常使用的是二氧化碳激光和钕激光，这些发射光波长为非可见范围的激光器，通常需要伴随激光同时输出其他可见光线，以辅助手术操作。这两种激光能够减少出血，因此特别适合在血管丰富的口腔组织，尤其是严重出血的牙龈瘤中使用。

虽然一般认为软组织手术使用激光，术中产生的疼痛较少，但没有确切的科学研究支持这种判断，即使美国 FDA 也不允许激光生产者宣称应用其产品时可以减少或不使用局部麻醉。而有理论支持激光术后疼痛相对缓和，理由是经激光照射产生的蛋白质凝结物覆盖在创面，形成类似敷料的结构，同时将感觉神经末梢封闭。有报道激光术后创面愈合较快，瘢痕也小于传统手术刀切割的愈合，但更多的实验结果显示激光术后愈合延迟，瘢痕较大。

龈切术可能是目前牙周病医师最愿意使用激光的手术。相对于传统机械龈切术，激光龈切术具有极好的止血效果，能够提供良好的视野，术后无需使用牙周塞治剂，术后的不良反应较少，牙龈增生复发也很少，但术后创面愈合较慢。

使用激光进行牙龈切除术的步骤并不繁杂，关键是注意安全：术前探诊术区龈袋或牙周袋，设计手术切口，确保余留足够的附着龈；术区消毒后常规局麻，术区周边软组织防护，调整激光仪到适当的功率，启动吸引器，佩戴护目镜，将激光器手柄上的激光尖对准术区组织，启动激光器，运用类似捋毛笔的动作重复拂过目标组织，直到获得所需要的形态结构。术区产生的消融组织烟气和碎片需要在术中及时清除，由于缺乏接触组织产生力学反馈的感受，术者需要非常小心地控制激光的辐射区域，术后创面表现出的焦痂形态与通常的手术结果差别巨大，有必要向患者解释说明，并使用止痛药和抑菌漱口水。术后一周复诊对术区愈合进行评估。

4. 激光在牙周病治疗中其他可能的应用　在牙周病治疗中还有多种应用激光的可能；使用激光均匀去除牙周翻瓣术后切口附近的上皮组织，以实现替代屏障膜，抑制上皮优先占据根面，从而获得牙周组织再生的效果，但此方法没有其他类似的报道，其科学性和可行性并未获得更多证据的支持。

因种植体周围炎等原因导致部分丧失骨结合的种植体，通过使用机械方法清创可以清除种植体周围的纤维组织和炎性肉芽组织，但只有使用激光才有可能清除暴露的种植体表面的污染物，同时结合 GBR 技术，从而有可能获得新的骨再生和骨结合，挽救濒临失败的种植体。

临床外科尝试应用激光对组织进行焊接，目前尚未获得理想稳定的结果，此方面实验的成功将为引导组织再生术中膜材料固定及牙周手术缝合提供新途径。

5. 光敏抗菌系统　19 世纪 90 年代，细菌学家 Paul Ehrlich 发现多种致病菌能够吸收特定的染料，其靶向抑菌的思路为现代化学疗法奠定了基础，促进了抗癌治疗的发展。利用卟啉及其衍生物等物质的光敏作用治疗肿瘤的技术被称为光动力疗法（photodynamic therapy, PDT）。由于血卟啉对癌细胞的特殊亲和作用，使其能够较长时间地在癌细胞中潴留，而激光的照射能够激发癌变组织中的血卟啉产生荧光，可应用于肿瘤的早期诊断；波长 630nm 附近的激光能够为卟啉及其衍生物大量吸收，并产生破坏癌细胞的氧自由基，实现对肿瘤的靶向治疗。除肿瘤细胞之外，多种真菌、病毒和细菌都可以是光敏抑制的对象，它们引发的疾病均可使用 PDT 进行治疗。

1992 年，Wilson 首次将光敏剂与低强度激光联合应用，进行了针对口腔微生物的抑菌实验。而早在 20 世纪初已经有亚甲基蓝光敏剂能抗微生物、抗病毒及抗原虫的报道，近些年来更多文献报道了关于光动力抗菌的机制和应用，尽管存在不同的命名方法，如光动力抗菌化疗（photodynamic antimicrobial chemotherapy，PACT）、抗菌光动力治疗（antimicrobial photodynamic therapy，APDT）等，但它们实质上与本文介绍的光敏抗菌治疗都是相同的。许多研究表明低功率激光的光敏作用是杀死各种微生物的有效方法，这种治疗避免了应用抗生素而导致的耐药性或不良反应的产生，可以通过局部应用染料，选择性地通过结合细胞壁部分例如脂多糖和细胞膜而将细菌染色，随后局部应用的激光被染料分子吸收，引起染料的电子激发态跃迁，能量转移到环境的分子氧中导致氧自由基产生，破坏细胞壁和 DNA，同时失活细菌毒素，实现快速的杀菌效果。此方法尤其适合染料和激光能够直接达到病损部位的口腔感染性疾病的治疗。

目前已知的具有光敏作用的化合物超过400种，根据其基本结构分为三大类：三环染料、四吡咯和呋喃香豆素。三环染料亚甲基蓝的吸收峰值波长是666nm，可以使革兰阳性和革兰阴性口腔细菌致敏，而被低能量激光杀死。在这种系统中，激光功率极低，其产生的低能量不会对机体细胞产生热损伤和其他不良反应损害，而光敏剂亚甲基蓝长久以来一直作为外科手术使用的染色剂，其在口腔局部应用的安全性毋庸置疑。虽然单纯的低功率激光对细菌无杀灭作用，亚甲基蓝的杀菌效果并未获得临床认可，但研究表明细菌在体内和体外均对此染色剂引发的激光光敏作用易感。实验证实常见的牙周致病菌牙龈卟啉单胞菌、具核梭杆菌等生物膜的形成都能够被光敏抗菌系统抑制，且光动力还能破坏革兰阴性细菌的内毒素、蛋白酶等毒力因子。

根据上述染料类化学物质对特殊波长光所具备的高效吸收能力，实施具有靶向调控的以激光为光源的光动力杀菌治疗方案——光敏抗菌系统已经被开发，其临床远期疗效正在观察随访中，从目前获得的资料判断，光敏抑菌系统是牙周基础治疗的有效辅助手段，其功效与局部药物治疗类似或更佳。动物实验证实光敏抑菌系统可以明显减少牙槽骨的丧失，而临床研究发现应用PDT可以显著性减少牙周维护阶段中探诊出血的阳性率。

现阶段已经有获得认证的光敏抑菌系统（图10－43）上市，其基本组成是光敏剂0.01%的亚甲基蓝染料溶液和连续波二极管激光光源，其专用激光仪的输出激光波长为660～675nm，功率为0.1～0.14W。

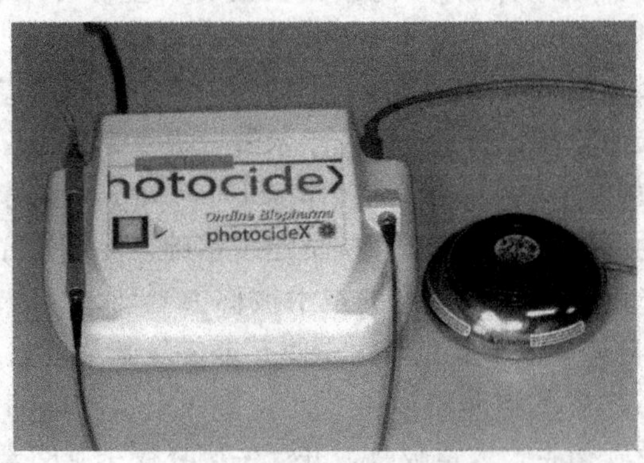

图10－43　光敏抑菌系统

具体操作步骤如下：

牙周炎患者按照常规首先进行龈上洁治、龈下刮治等牙周基础治疗。

对愿意接受光敏抗菌系统治疗的患者，在治疗前先要询问其是否有甲基丙烯酸甲酯或亚甲基蓝的过敏史。

患者佩戴好专用防激光护目镜（图10－44）。

在选择确定需要治疗的牙位后，在患牙的牙周袋内灌注光敏剂亚甲基蓝染料，使其充满整个治疗区域（图10－45）。

在激光仪的手柄上安装一次性使用的激光扩散尖。

操作医师佩戴同样的护目镜。

将激光扩散尖放入牙周袋底部（图10－46），运用脚踏开关启动激光仪，激光发射1分钟后自动停止。

更换部位继续治疗。由于激光在牙周袋内具有散射作用，因此每颗患牙只需要颊舌或近中、远中两个部位的治疗。

结束治疗后可以选择使用3% H_2O_2 进行牙周袋冲洗。

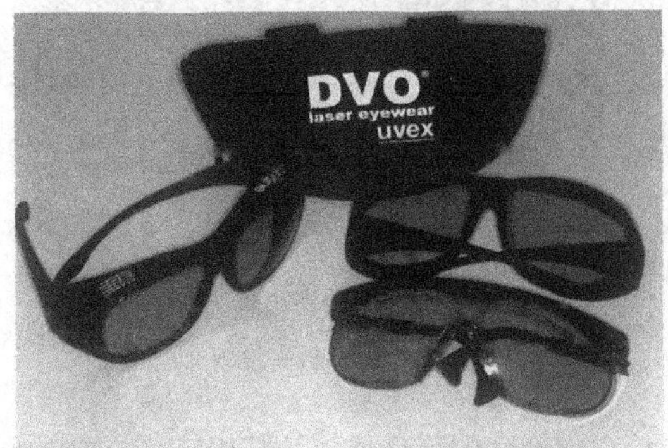

图 10－44 激光防护眼镜

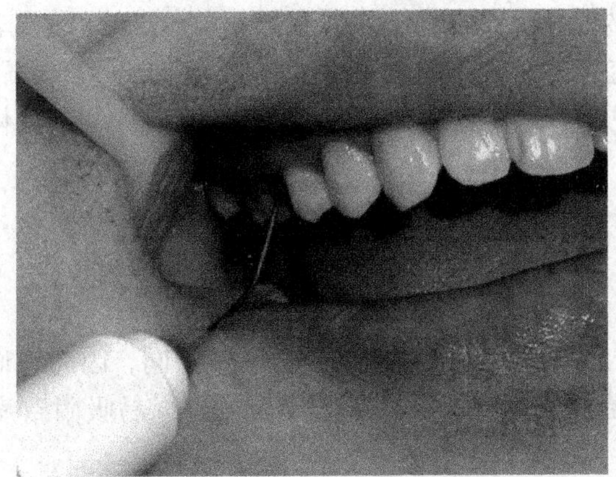

图 10－45 牙周袋内灌注光敏剂

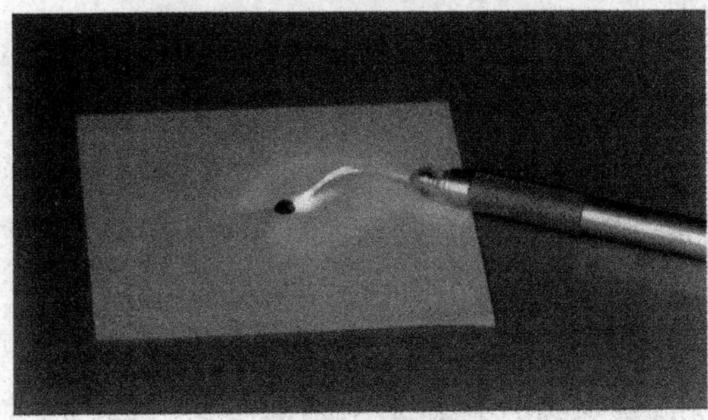

a.激光扩散尖

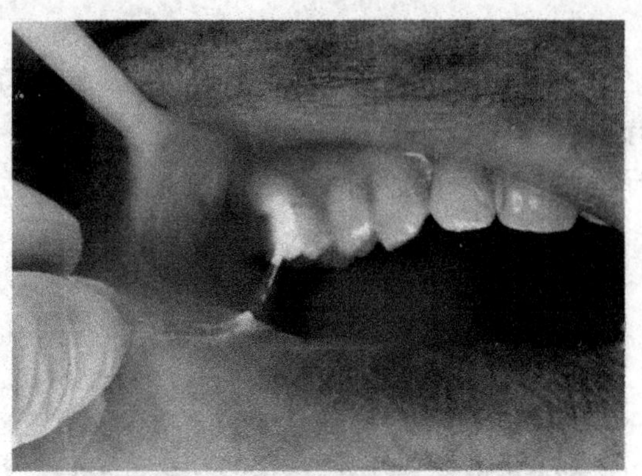

b.激光扩散尖放入牙周袋底部，发射激光

图 10－46　激光发射

临床应用光敏抗菌系统可能产生的不良反应及其相应的防护方法如下：

1）使用激光作为光源的光敏抗菌系统，根据使用的激光种类和功率可能产生各种由于激光应用不恰当而引发的并发症，具体防护方法详见本章使用激光的注意事项。

2）光毒性不良反应有类似晒伤的表现，是黏膜等组织过度暴露于激光辐射后的急性反应，部位确定范围集中，如果系统使用的激光功率足够小，机体能够迅速恢复受损的组织。

3）光变应性反应通常有磺胺类、四环素类、喹诺酮类药物引发，可为变态反应的各种临床表现，发生率很低，可以从患者的药物过敏史中获得相关信息，避免在激光治疗的同时使用此类药物。

4）各种微生物由于种属差异而存在细胞壁通透性不同，因此它们对同类光敏剂具有不同的易感性，可能导致菌群失调、口腔微生态紊乱。选择易吸附致病菌的染料是解决方法之一。

6. 使用激光的注意事项　因为激光可能对人体皮肤、眼睛等造成伤害，所以安全使用是激光应用中必须遵循的原则。

激光使用中最重要的是保护患者、医生及助手的眼睛。必须使用针对特定波长激光设计制作的专用的护目镜，不能用其他眼镜替代，不能与不同类型的激光护目镜混淆使用。波长在780nm到2.5μm的可见光和近红外光激光如果直接照射瞳孔，即使是毫瓦级的激光经过晶状体聚焦后到达视网膜，也能致视网膜感光细胞凝固变性坏死而失去感光的作用，不可逆的视觉损害将在瞬间发生。波长大于2.5μm的远红外波长激光则几乎全部被角膜吸收，对眼睛的损害主要表现为角膜损伤，产生疼痛，异物样刺激、怕光、视力下降等症状。波长小于400nm紫外激光不但可能造成皮肤和黏膜细胞的恶变，也同样对角膜和晶状体有损伤，此激光几乎全部被眼的角膜和晶状体吸收，导致晶状体及角膜混浊形成白内障。而这些波长范围超过可见光的激光，其对于人类肉眼的非可见性使其危害更加隐蔽，尤其需要提防。国外有学者将波长大于1.4μm的激光称为“眼睛安全”激光（eye－safe lasers），因为这类波长的激光能够被晶状体削弱，而减少对视网膜的侵害。但这也只是相对的视网膜安全，高功率或长时间的暴露仍然会造成严重永久性损害。

通常激光应用于口腔局部病变组织，其周边的正常组织就需要得到适当的保护，口镜及其他器械的金属部分都可能反射激光，在非靶部位产生作用，为此喉、腭、舌等口腔内组织都需要遮盖性防护，可以采用的器材有湿纱布、塞治剂、橡皮障等。

具有烧灼切割软组织能力的激光通常都产生一定量的烟气（plume），可以造成潜在的生物危害，必须随时使用强力吸引设备将其及时清除，防止吸入呼吸道对人体造成伤害。

由于激光可能会产生高温，在任何可燃易爆的环境中使用都是非常危险的，因此当使用高功率激光时，口腔科诊室中装备的酒精灯、氧气瓶等设备和材料需要进行必要的防护。

标准的激光设备具有联锁装置（interlock），此设备能够在诊室门被意外打开时及时切断激光，防止第三者受到伤害，此系统在设备安装时不应被忽略。

按我国国家标准 GB7247 激光辐射防护安全要求，激光设备分四类，它们对机体的损伤逐级增大，它们的级别与产生的激光级别互相对应：1 类激光器是即使直视其产生的光线也不会损害眼睛的，是最安全的无害免控激光器；2 类激光器是低功率激光器，眼睛若偶尔接触其产生的激光不会造成损伤，对皮肤无热损害；3 类激光器是中功率激光器，直视聚焦的激光光束会造成眼损伤，对皮肤尚无热损伤；4 类是最危险的大功率激光器，不但其发出直射光束及镜式反射光束对眼和皮肤有损伤，而且其漫反射光也可能给人眼造成严重的损伤。

国外对于激光的评级并不只限于激光的功率、波长等物理参数，人体接触激光的可能性也是评估的标准，隔离装置完善的高功率激光也可能获得低级别的危险度评估。因此即使是低级别的激光设备也应该严格按照说明书进行操作，才能保证操作者和患者的安全。3 类和 4 类激光器的操作者需要经过特殊的培训，必须有严格的制度对激光器进行管理和使用，没有钥匙的其他人员不能启动激光设备。激光器需安放在安装有明亮光照的房间内，以使在场人员的瞳孔缩小，万一激光光束射入眼睛时，可以减少透射到视网膜上的进光量。而房间还需要同时对外遮光，防止有害激光束向外泄漏。

（李　松）

第十四节　口腔修复学的牙周预备

一、牙周预备的意义及原因

修复前必须使牙周组织消除炎症、消除牙周袋，没有膜龈联合问题，且具有良好支持功能及美学修复的牙周组织形态。在进行种植体修复前，亦需对骨组织缺损或牙龈软组织缺陷进行纠正。如果在未经治疗的牙周炎患牙上进行修复，患牙可能很快因为炎症造成松动脱落。口腔修复前进行牙周组织的治疗和预备，原因在于以下几个方面。

1. 牙龈边缘状况影响修复效果　牙周预备前获得健康稳定的牙龈边缘，对于修复后得到合适、美观的修复体边缘至关重要。如果修复体边缘为炎症牙龈所覆盖，牙周治疗后将出现牙龈退缩、修复体暴露等一系列问题，影响修复效果。

2. 牙周病患牙的牙齿位置会随着炎症的改变而改变　牙周病患牙在经过牙周治疗后，炎症的消退、牙周膜纤维的再生都可能改变牙齿的位置。

3. 牙周组织的炎症会改变基牙的受力　炎症状态或炎症消除时，牙周组织都将对殆力的分布做适应性调整。如果在牙周炎治疗前作义齿修复，则原本对基牙有益的功能性刺激在牙周治疗后可能变成破坏性损伤，造成基牙和修复体的损害。

4. 炎症状态时取模对固定修复的影响　取自炎症牙龈的印模制备而成的义齿，在牙周恢复健康后，其义齿组织面和牙槽嵴不匹配。炎症消除后牙龈及邻近黏膜的轮廓会有所改变，在固定桥桥体下方及活动义齿的鞍状区将产生牙龈收缩而形成空缺。局部容易造成菌斑堆积，从而导致基牙黏膜和牙龈的炎症。

5. 牙周治疗的目的　形成适合单个牙修复、固定及可摘局部义齿修复所需的膜龈外形及骨形态也是牙周治疗的目标之一。

所以，对于广泛性牙周炎的患者，其治疗修复步骤大致如下：

（1）拔除无保留价值的牙齿，做临时局部义齿修复。

（2）完善的牙周治疗。

（3）牙周治疗后约 2 个月，待牙龈恢复健康，龈沟位置确立再进行修复治疗。

二、修复前牙周准备的内容

牙周和修复治疗的目的是更好地维护机体组织健康、符合美观需求。如牙备前要有稳定健康的龈缘、足够的临床牙冠、较高丰满的牙槽嵴，这些都是牙冠修复后避免冠缘和牙根暴露所必要的条件。修复前牙周准备主要涉及牙周病治疗程序的第一、第二阶段治疗，即牙周基础治疗和手术治疗。此时的牙周手术治疗不仅仅是为了达到牙周组织的健康，而是获得有利于美观修复的牙周形态。所以，这些手术被称为修复前牙周手术（preprosthetic periodontal surgery）。

（一）第一阶段：基础治疗

牙周基础治疗的目标是消除各种致病因素，控制牙龈炎症。

牙龈炎症未得到控制时，龈沟上皮表面会形成溃疡，使牙龈出血明显、上皮组织充血水肿，炎症渗出液渗透入龈沟或牙周袋内。不仅不利于牙周健康，也影响取模及修复效果。因此有明显炎症的牙龈须在修复前得到彻底控制。

完成基础治疗后，应已控制活动性龋、已拔除无保留价值的患牙、无咬殆创伤、消除了急性炎症反应、牙周破坏得到控制。

去除导致牙龈炎症的病因可使牙龈在 1～2 周内恢复健康。如果不涉及牙周手术治疗，修复治疗可以在基础治疗后 6 周左右进行。

（二）第二阶段：牙周手术治疗

牙周手术的目的是彻底清除牙根面的感染组织、纠正牙龈及牙槽骨的外形。牙周组织一般在手术后 4～6 周愈合，但在 6 周到 6 个月的时间内，都可能会有微小的变化和调整。所以，义齿修复的时间在牙周手术后 2～3 月甚至更长。

1. 处理膜龈缺陷　有的牙周炎患者同时存在牙龈炎症和膜龈缺陷，而且牙龈缺陷区域需要义齿修复。此时可以采用游离龈瓣移植等手术修复膜龈缺损，然后再做义齿修复。增宽的角化龈可以增加游离龈及周围组织的稳定性，使修复体及邻近牙龈保持健康状态。

牙周组织的整形重建手术必须在修复前 2 个月完成，以保证牙龈组织有足够的恢复时间。不致于修复后重新发生牙周炎症。

2. 牙冠延长术　对于临床牙冠短小，且又需要固定修复的患牙，需要牙周手术（即冠延长术，crown lengthening surgery）的方法增加其临床牙冠的长度。这样修复医生有足够的临床牙冠可供牙备，而不至于把修复冠边缘过分伸入牙周组织，破坏生物学宽度（biological width）。

生物学宽度为从龈沟到牙槽嵴顶之间的恒定距离，包括结合上皮和牙槽嵴顶以上的结缔组织。一般而言，牙槽嵴上方的结缔组织平均为 1. 07mm，结合上皮宽度约为 0. 97mm，因此生物学宽度大约为 2mm。而健康龈沟的冠沿到沟底的平均距离约为 0. 69mm。生物学宽度通常是恒定一致的，如果修复体边缘位于牙周附着区，牙槽嵴顶逐渐降低并重新建立生物学宽度，同时，如果修复体边缘置于此区域内，还将导致牙龈炎症和牙周袋的形成。

采用手术方法暴露足够临床牙冠，避免冠缘进入生物学宽度区域的手术称为牙冠延长术；而牙龈切除术仅仅切除增生过长或形成牙周袋的炎症龈组织，这些组织的存在会影响修复过程。但单纯的牙龈切除不会增加远期临床牙冠，牙龈在术后还会重新生长至术前水平，因此不是真正的冠延长术。临床牙冠是指牙槽嵴冠方的牙齿，要增加临床牙冠，必须去除部分牙槽嵴。所以，冠延长术包括根尖复位瓣手术和骨修整手术。骨修整手术是指少量去除牙齿的部分支持骨组织，但并非把环绕牙齿的 4 个面的骨组织都彻底去除。骨修整后保证修复体边缘与牙槽嵴顶间有至少 3mm 以上的距离，这段距离就足以保证嵴上胶原纤维嵌入根面而不破坏牙槽骨。也可以保证 2 ~ 3mm 的龈沟深度。如果按这个原则放置修复体，则其冠缘可位于龈沟的中段部分。如果不能保证修复体边缘和牙槽嵴顶之间有足够距离，则修复体会渗入正常牙周附着组织，导致牙周炎症和牙周袋的形成。

3. 牙槽嵴顶增加术（ridge augmentation procedures）　临床上，重度牙周炎、根尖周炎、有创拔牙、外伤等往往造成牙槽骨的重度缺损，特别是前牙区的骨缺损。这种缺损可单纯发生缺失牙牙槽窝的冠方或颊侧，但多数情况下是在冠方和颊侧同时存在缺损。此时，如果不进行骨重建，仅采用固定桥修复，则修复后的假牙显得狭长或假牙与根方牙龈间有空隙，将会严重影响患者美观及冠修复的效果。

有多种手术方法可以解决牙槽嵴的缺损，但它们的目的都在于修复既往缺损的牙槽骨。其中 Abrams 的卷叠技术（roll technique）特异性的针对中度颊舌侧组织缺损。在手术过程中，可以先在缺损部位去除部分腭侧上皮，做一连接颊舌侧的半厚瓣切口。把没有上皮覆盖的腭侧结缔组织瓣卷叠入颊侧的半厚瓣下方。这样，就能利用腭侧的旋转瓣修复颊侧的组织缺损。而更为广泛的牙槽嵴缺损可采用取自腭侧的上皮下结缔组织放入袋状（pouch）或隧道（tunnels）的受区修复缺损。先在缺损处两侧做一垂直切口，在水平和垂直方向做一隧道形成受区，以保证对结缔组织瓣有足够的血供。结缔组织瓣在腭侧用肠线缝合固位，可获得较好的垂直向的牙槽嵴增高，使固定修复获得较好美观效果。也可用螺丝固定骨块或钛网支持特定的骨移植物来修复大的缺损。

牙周健康和牙齿修复的关系是密不可分的。修复体要保留长久，牙周组织必须保持健康；而要使牙周组织保持健康，则修复体在许多区域须严格处理，以维持与相关牙周组织协调一致。

（侯卫锋）

第十五节　牙周与修复的相互影响

一、符合牙周健康要求的修复体设计

（一）修复体的边缘位置

1. 修复体的边缘位置和生物学宽度　修复医师必须深刻理解生物学宽度的定义及其在维持健康牙龈组织及控制修复体边缘牙龈外形的重要意义。对该知识的理解和掌握，有助于正确放置修复体边缘，特别是在美观要求高的前牙区。因为该区修复过程中，着重考虑的即是如何妥善处理修复体边缘和牙周组织界面的关系。

修复医师可用 3 种方式处理修复体边缘，即龈上型（supragingival margin）、齐龈缘型（equigingival）、龈下型（subgingival）。龈上型边缘对于牙周组织损伤最小，这种边缘设置方法通常用于对美观要求不高的后牙区。特别是在采用对比度明显，内层修复材料易透射时更应放置在美观要求不高的区域。但随着修复材料、黏结材料及修复树脂等材料的发展，在美观区也逐渐采用龈上型边缘设置。齐龈缘型边缘修复方式比龈上型或龈下型修复更易堆积菌斑，导致牙龈炎症，通常不采用此边缘设置。从牙周健康角度讲，龈上型和齐龈缘型效果相近，最大的生物学危险存在于龈下型边缘设置。如果修复体边缘设置过度位于牙龈组织下方，将破坏牙龈组织的附着。

牙槽骨冠方牙龈组织符合生物学宽度。许多研究认为结合上皮的根方与牙槽嵴顶之间的距离约为 1. 07mm，而龈沟底下方的结合上皮附着约为 0. 97mm。这两个数据的总和即为生物学宽度。在临床上如果修复体边缘位于牙槽嵴顶冠方 2mm，甚至不足 2mm 处，或牙龈组织在没有明显诱因下发生炎症则有可能是破坏了生物学宽度。

修复医师往往倾向于把修复体边缘尽可能置于龈下，可以尽量遮盖边缘色阶变化，促进外形美观。而修复体边缘过度置于龈下将影响牙龈附着且违背生物学宽度，会引起两种不同的反应：一种是牙槽骨吸收且牙龈退缩。机体将适应性地在牙槽嵴顶及修复体间形成新的空间，以保证结缔组织附着。此时修复体位置恒定不改变，改变的必然是牙槽嵴顶的位置。导致牙槽嵴吸收、嵴顶位置降低、牙龈退缩等一系列改变。这种反应通常容易在牙齿周围牙槽嵴菲薄处发生，修复时的创伤是引起这种脆弱组织发生退缩的主要原因。影响牙龈退缩的其他因素还包括牙龈的厚度、牙龈的纤维化程度及牙龈外形等。菲薄扇形的牙龈较厚且纤维程度高的牙龈更易发生退缩。另一种生物学改变可能更为普遍，即是牙槽骨高度保持不变，而牙龈炎症加剧或持续不断。要保持牙龈组织健康，临床修复中必须在修复体边缘和牙槽嵴顶之间预留足够的空间。手术改变牙槽嵴高度及正畸牵引的方法均可用于调整临床牙冠，使修复体兼顾健康与美观两个方面的因素。

2. 生物学宽度的评估　可以采用以下几种方法评估修复体边缘是否违背生物学宽度。①放射学的方法：此法只能评价牙冠近远中面是否违背生物学宽度，而颊舌（腭）侧由于透射叠加（superimposition）的原因不能准确评估。②探诊法：当用牙周探针探及修复体边缘时使患者感到不适，就足以证明其位于牙周附着区，违背了生物学宽度。③直接法：局部麻醉下，采用牙周探针沿着龈沟穿通结缔组织附着直接检测修复体边缘与牙槽骨嵴顶之间的距离。

一般而言，对某一特定修复体，如其有一个或一个以上位点边缘距嵴顶距离在 2mm 以内，即可诊断为违背生物学宽度（biological width violation）。然而，即便这个距离为 2mm 甚至大于 2mm，有些患者还是出现了“违背生物学宽度”。部分研究发现，生物学宽度平均为 2mm 左右，但个体间存在较大差异。一些生物学宽度特异的患者，可以只有 0.75mm，而有的却可达 4.3mm。这一信息提示在临床修复过程中，为了确保修复体和牙龈协调性，应尽量个体化检测每一患者的生物学宽度。可在局部麻醉下用骨穿透法（sounding to bone）检测龈缘距牙槽骨嵴顶的距离，再减去龈沟深度，就是该牙的生物学宽度。可以在多个牙上重复检查以确保准确度。

3. 纠正已违背的生物学宽度（correction of biological width violations）　可用于纠正违背生物学宽度的几种方法，包括采用手术去除临近修复体边缘的部分牙槽嵴，或用正畸牵引的办法增加生物学宽度。

手术去骨法更加快速有效，不影响修复体切缘和殆平面高度。但去骨的同时需考虑术后牙龈退缩对临床牙冠长度的影响。合理的去骨法是先预留出恰当的针对患者的生物学宽度后再额外增加 0.5mm 作为安全区域。牙龈退缩是去骨手术后潜在的危险。如果去除了一定量的邻面骨，则很有可能导致牙龈退缩产生黑三角，从而影响美观。

如果生物学宽度的违背发生在邻面或颊面，但牙龈组织尚无退缩，这时可用正畸牵引的办法。而正畸牵引也可采用两种不同的方法。一种是加以小的正畸牵引力，牙齿缓慢冠向移动，同时牙槽骨和牙龈也向冠方移位，直到牙槽骨高度足够再次手术纠正违背生物学宽度。当牙齿在新的位置稳定一段时间后，再行手术纠正骨高度和龈外形。另一种方法是几周内快速牵引牙齿。在牵引过程中，每周需做嵴上纤维环切术以避免牙周组织随牙齿一齐冠向移位。待牙齿稳定至少 12 周以后，再次确定牙周组织的位置，决定是否尚需进一步手术治疗。

4. 修复体边缘放置原则　确定修复体边缘时，可以根据龈沟深度来调整修复体边缘位置以避免违背生物学宽度。龈沟底可以被看成是牙周附着的顶部，修复体边缘可根据龈沟深度而不是附着水平来决定。根据龈沟的探诊深度，确定修复体边缘可安全伸入至龈缘下的深度。当探诊深度很浅，为 1～1.5mm 时，修复体边缘伸入龈下大于 0.5mm，即可能违背生物学宽度。如果龈沟探诊深度较深，则修复体边缘可伸入龈沟的余地较大。但龈沟越深，以后发生牙龈退缩的可能性也越大。在用龈沟深度指导修复体边缘设置时，首要考虑的是牙龈健康。在确保牙龈健康的前提下，可用如下 3 个原则来设置龈下型修复体边缘。①龈沟探诊深度小于或等于 1.5mm，修复体边缘可置于龈缘下 0.5mm 处。②龈沟探诊深度大于 1.5mm，修复体边缘可放置在龈沟深度一半处。这样的修复设计，即便牙龈退缩时，修复体边缘通常仍位于龈沟内，从而可避免其暴露和影响美观。③龈沟深度大于 2mm，尤其是位于颊侧的位点，可考虑进行龈切手术增长牙冠，并使龈沟深度在 1.5mm 左右，然后再根据第一个原则放置边缘位置。

（二）邻面龈外展隙的美观考虑

1. 龈乳头与龈外展隙的关系　牙与牙之间接触点下方的间隙构成龈外展隙。理想的邻面龈外展隙应光滑无倒凹、龈乳头充满整个邻间隙直至牙齿接触点、没有食物嵌塞、舒适且美观。龈乳头的高度由牙槽嵴高度、生物学宽度和龈外展隙形态决定。所以，龈外展隙形态的改变也可影响龈乳头的高度和外形。

颊侧牙龈组织在牙槽嵴冠方的高度通常约为 3mm，而龈乳头位于邻面牙槽嵴顶冠方的高度却通常有4.5~5mm之多。这就意味着龈乳头高度较颊侧龈组织高，但通常这两处的位点拥有相同的生物学宽度。所以，邻面的探诊深度自然比颊侧的龈沟深1~1.5mm。Van Der Veldon在1982年的研究中发现，完整去除邻面牙槽骨冠方的牙龈组织，测得其平均高度为4~4.5mm，且平均龈沟深度为2~2.5mm。而Tranow在研究龈乳头、牙齿邻面接触点至邻面牙槽嵴顶距离关系时发现：当接触点和嵴顶距离（即龈沟深度+生物学宽度）不大于5mm时，牙龈可完整充满整个邻间隙；而当此距离不小于7mm时，只有37%的龈乳头可充满邻间隙。当然，这一距离有着显著的个体差异。理想状态下，邻面接触点下缘到牙周附着上缘的距离，也就是邻面龈沟的深度为2~3mm。只有在牙龈健康状况下，才能较为准确地获得龈沟深度。如果龈沟深度大于3mm，就有可能在修复过程中发生牙龈乳头退缩。

临床医师经常在临床上发现正常或浅的龈沟、伴有短小的龈乳头；而较少见到深的龈沟、伴随高而窄的龈乳头。龈外展隙在一定程度上决定牙龈乳头的外形和高度：如果龈外展隙太宽，龈乳头就会显得扁平、圆钝，得到较浅的龈沟；如外展隙宽度适中，则龈乳头外形显得正常，龈沟深度为2.53mm，外形健康；而外展隙过窄，龈乳头将伸展至颊侧或舌侧、在接触点下方形成龈谷而导致炎症的发生。要确定导致龈乳头外形异常的原因，通常需要将该牙的龈乳头与相邻健康牙比较后才能确定。如果所比较的龈乳头高度一致，且其他部位不存在外展隙过大的问题，则该龈乳头的形态是由于该牙外展隙的异常所致；如果要比较的龈乳头位于相邻龈乳头的根尖方向，就需评判邻面骨高度。如果龈乳头下方的骨高度低于邻牙牙槽骨高度，则该龈乳头的形态异常是由骨缺失所造成的；而如果骨高度一致，则外展隙暴露（oper embrasure）是由于外展隙过宽造成、而非牙周问题。

2. 修复方法纠正龈外展隙暴露（open gingival embrasures）　造成龈外展隙暴露的常见原因为骨丧失造成龈乳头高度不足，或邻面接触点位置太靠冠方。如果是后者，还有两个潜在的原因：如果由于牙齿倾斜导致接触点位置改变，可采用正畸的方法进行纠正；但如果相邻两牙根平行、龈乳头形态正常，但仍有龈外展隙暴露，则有可能是和牙齿外形不佳有关，尤其是过度锥形的牙齿。修复医师可以通过根尖方向移动接触点，纠正外展隙的暴露。为了达到这一效果，修复体边缘可向根方移位11.5mm，置于龈乳头下方，从而既能使接触点位置根向移位，又不至于侵犯生物学宽度。应当在临时牙上即修整出合适的修复体外形和外展隙，并在进行永久修复前使牙龈组织适应4~6周。

在处理牙龈退缩造成的龈外展隙暴露时，要考虑缺损位于前牙还是后牙区。如果缺损发生在前牙区，美观要求较高。此时需把接触点位置向根方迁移，尽量减小大的龈外展隙暴露；如果在采用多个单位的义齿修复时，也可考虑用和组织颜色相配的烤瓷，直接在烤瓷牙上修复出龈乳头的效果。若龈退缩发生在后牙区，且牙根间距离明显增加，则很难在避免形成过凸牙冠情况下纠正邻面接触点。这种情况下，可尽量使接触点向根方移位，以避免发生较重的食物嵌塞现象。但可以在外展隙处保留小的空隙，便于牙线或牙缝刷顺利通过。

3. 修复体的外形设计　修复体的外形设计包括修复体的唇舌面凸度和𬌗面外形设计。

修复体的表面凸度对于保持牙龈健康非常重要。修复过程中，对于凸度的过度或不足修复都对牙周组织不利。但通常，临床上最常见的错误是过度恢复唇舌面外形，尤其容易发生在牙冠的龈1/3，并因此可能引起牙龈的费用性萎缩、影响该区域的口腔护理及菌斑控制。而外形恢复不足往往会造成根方牙龈的创伤而引起退缩。

修复体的𬌗面设计应尽量使𬌗力沿着牙齿长轴分布。同时，恢复牙齿𬌗面和牙尖形态，使它与余牙相协调。而殆面应该提供形态良好的边缘嵴和溢出沟，以防止邻面的食物嵌塞。

4. 桥体的设计　桥体应该同时满足以下要求：①恢复缺失牙的咀嚼效率。②提供与基牙、对颌牙和余留牙列良好的殆关系。③减少食物残渣及菌斑的堆积，自洁作用良好。④美观。⑤恢复食物溢出的外展隙。

制作牙冠外形的原则同样适用于桥体的制作。但对于后者，尚需考虑桥体龈面的形态。桥体修复的龈面形态大致可有 4 种：卫生桥（sanitary）、盖嵴式桥体（ridge - lap）、改良盖嵴式桥体（modified ridge - lap）、卵圆形桥体（ovate pontic）。不管采用何种形态的桥体，都应该给对颌牙以稳定的咬殆力、提供正常的咀嚼、不使基牙产生过重的负荷。这 4 种类型的修复都可采用烤瓷、抛光合金、抛光树脂作为修复材料。只要保证修复体表面的光滑，这些材料的组织相容性没有显著差别。

修复体的龈面外形对于修复体下方的菌斑控制非常关键。卫生桥和卵圆形桥体的组织面为凸形，便于清洁。而盖嵴式桥体、改良盖嵴式桥体的组织面为凹形，牙线较难通过。虽然卫生桥的设计最有利于口腔卫生的清洁，但由于其不美观，因此较难获得患者的认可。相对而言，卵圆形桥体是一种较理想的设计方法。它是在无牙区用金刚砂钻或用电刀手术先形成一个受区，构成一个扁平或凹坑状外形，使桥体固定于此。受区的深度根据美观要求决定。在美观要求高的上前牙区，需预先构成一个比颊侧龈缘凹进 1 ~ 1.5mm 的凹坑，形成一个游离龈缘的外形，以取得较好的美观效果。这个受区在腭侧可形成一定锥度，便于清洁工具从腭侧进入。在后牙区，深的受区不利于口腔清洁。这时，理想的处理办法是在颊侧平牙槽嵴处形成桥体颊面，而桥体的舌面仅形成一直线外形，消除了牙槽嵴的凹面，使龈面桥体组织易于清洁。

如果牙槽嵴受区是由手术方法制备，有必要明确牙槽骨上方软组织厚度，可在局部麻醉下采用探针穿透软组织到骨面进行测量。如果受区余留软组织在 2mm 以上，在嵴顶可有明显的反弹效果。如果去除受区牙龈组织后，骨上方软组织厚度不足 2mm，这时需去除部分骨质以获得良好效果。

采用卵圆形桥体修复时，要获得良好的临床修复效果，还需考虑一定的牙槽嵴软组织参数。首先，牙槽嵴高度必须和邻面龈乳头高度相匹配。只有龈缘高度合理，修复体才不至于显得过长、过短。同时，牙槽嵴边缘须位于设计合理的卵圆形桥的唇颊侧，使义齿有一种从牙槽骨内萌出的视觉效果。以上区域软组织量若有不足，可采用一定的牙槽嵴增高（宽）术以构成足够的受区软组织，达到美观目的。牙槽嵴增高（宽）术可先于制备受区软组织外形手术之前，亦可两手术同时进行。在受区制备完 4 ~ 6 周后，再用印模材料取得受区模型，以获得更为精确的义齿修复。

卵圆形桥体有一个重要的修复功能，就是维持拔牙后缺损区与相邻基牙龈乳头的外形。牙齿拔除后龈外展隙形态通常会破坏，从而带来相应龈乳头的退缩。虽然邻面龈乳头较颊舌侧牙龈高，但龈乳头依然有 1.5 ~ 2mm 的退缩。通过一定的处理，可以避免这种牙龈退缩。拔牙后，直接进行即刻义齿修复。将义齿伸入拔牙窝约 2.5mm，维持原有外展隙及龈乳头外形。4 周后，义齿伸入拔牙窝的深度从 2.5mm 降至 1 ~ 1.5mm，以便清洁。只要基牙的牙槽骨高度正常，这种操作足以维持拔牙窝原有牙龈高度。

盖嵴式桥体是一种过时的设计。凹形组织面完全包绕了颊舌侧牙槽嵴，不利于清洁。无论是在前牙还是后牙，都不值得应用。但如果牙槽嵴高（宽）度不够，不能应用卵圆形桥体时，可以采用改良盖嵴式桥体。颊侧组织面凹陷桥体覆盖牙龈，但这种设计并不延伸到舌侧，从而能采用一些辅助工具通过舌（腭）侧进入桥体下方进行清洁。

5. 殆的考虑　虽然过去的一些研究认为，殆创伤在牙周病发病因素中所起的作用越来越被弱化。但是，对于种植体修复以及其他一些非金属材料的修复，却尤其要重视殆力的分布。因为这些修复体对殆力非常敏感，如果存在创伤，即有可能导致结构破坏、修复失败。从修复的角度考虑，主要应注意以下原则。

（1）正中殆位时，尽量保持所有牙的均匀接触。

（2）当下颌从正中殆位向前移动时，如有尖牙和前牙的引导、后牙保持无接触的情况是较为理想的。因为这样可以减少升颌肌群的收缩，产生Ⅲ类杠杆作用，从而减少施加到前牙的殆力。

（3）只有患者的神经肌肉功能协调，才能获得前牙引导。协调的关系表现为前牙没有震颤及松动，能保证患者有良好的覆殆、覆盖，感觉舒适，发音清晰。

（4）具有稳定的垂直距离，才能保证患者重建良好的殆位。而稳定的垂直距离有赖于牙齿本身的殆向萌出力和升颌肌群反复的收缩力之间保持平衡。

（5）当要修复不良的颌位或者要重建颌位时，需要在可重复的正中关系位即髁突最上位处进行。因为这个位置在患者的每次复诊时都能重复获得。

总之，要做到以上对颌位的要求，临床医师应该获得精确的模型，使用面弓将正中关系的信息转移到合适的颌架上。

6. 特殊考虑（special considerations）　即截根术后牙齿的修复（restoration of root - resected teeth）。

虽然，随着牙种植术的普遍开展，通过截根术及牙半切除术治疗和保留患牙的方法已逐渐减少。但长期以来，它还是牙周病治疗的一个传统和有效方法之一。在经过上述手术治疗后、修复余留牙时，将面临牙齿结构上的挑战。一方面，在牙备时应尽可能多保留余留牙的牙体组织，可采用金属桩核加固修复体。另一方面，修复时需考虑采用合适的修复体外形以维护口腔卫生。修复时尽量避免恢复过凸的牙面是一项总的原则。在颊舌侧，从冠缘到颈缘采用稍有凸度的功能面。既可顺利清洁牙齿和龈缘菌斑，又可刺激牙龈，不至于废用性萎缩。在邻面，尽量从冠缘到颈缘成直线形或稍有凸度，使食物碎屑能从接触点下方溢出。截根或牙半切除后的牙齿其邻面根干处常有凹陷，这些区域牙线不能进入，修复体的龈外展隙须进入根干的凹陷区，使修复后牙缝刷可清洁该区域。

通常该区域的修复不大考虑美学方面的因素，除非是上颌第一磨牙近中颊根截根术后，而且该患者大笑会露出该牙齿时。解决方案是在冠修复时用修复材料重塑该牙近中颊根及根分叉，且根分叉外形须便于牙缝刷清洁。

二、对牙周炎患者的几种常见修复方式

（一）可摘局部义齿

除了固定义齿修复，可摘局部义齿也是牙列缺损的一个重要修复手段。当基牙松动明显、牙槽骨吸收超过根长1/2，或有末端游离缺失时更适合用可摘局部义齿进行修复。它在整个牙周治疗中的作用不可低估。

为了给可摘局部义齿提供最大的稳定性，应该尽可能保留后牙以得到缺牙区的远中支

持。少量或没有牙周破坏的患者可使用Ⅰ型卡环、近中殆支托及金属平导面。

设计不合理的卡环、环状卡环都可对基牙产生较大的外力。卡环的卡臂尖应位于牙齿倒凹区，是卡环产生固位作用的部分，可防止义齿殆向脱位。但卡臂尖应与牙龈边缘保持一定距离，避免机械性损伤牙龈，且确保口腔清洁工具可清除修复体周围的菌斑。

殆支托应该沿着牙体长轴引导外力，可摘局部义齿应该始终有殆支托的设计。为了减少牙周支持力薄弱牙齿的轴向负荷，采用省略殆支托的可摘局部义齿进行修复是不合理的。将会引起义齿的下沉、牙周组织失衡，从而损伤义齿和基牙健康。

附着体对美观有利，一般可引导轴向殆力而不是侧向殆力。但与传统的回力卡环相比，它可产生更大的压力，并引起末端游离修复体的基牙移位。

复合基牙可减少义齿对基牙具有伤害作用的侧向力和扭力，在缺乏牙周支持或准备进行可摘局部义齿修复的患者能作为标准的设计。

随着种植体的发展，许多以前使用可摘义齿的患者有了更新、更好的修复方式。可以在采用种植义齿作为远中基牙的基础上进行固定义齿修复。

（二）固定和可摘结合的局部修复体

孤立且牙周组织支持较少的基牙作为可摘局部义齿的基牙，容易遭受牙周组织的损伤。此时，可将固定和可摘义齿修复结合使用。孤立牙应该与最临近的牙以固定修复体相连，然后，再共同作为可摘义齿基牙使用。

（三）覆盖义齿

覆盖义齿有三大明显优势：增加义齿基托的固位和稳定；本体感受器能力远比与应用传统设计的全口义齿强；减少了缺牙区牙槽嵴承受的压力，继而减少了随之发生的骨吸收。对覆盖义齿修复，应特别注意以下几点：①基牙周围存在充足的附着龈对修复效果至关重要。②牙周病变治疗应在最终修复之前彻底完成。

对于涉及牙周问题的牙齿，覆盖义齿可以调整冠一根比例，减少施加到余留牙牙根上的压力。覆盖义齿的根面预备可使用4种不同的方法：银汞圆盖、带顶盖的铸造桩、牙根上制作附着体、连杆等。

（四）夹板（splinting）

夹板治疗是采用冠外黏结装置、冠内装置或间接铸造修复使多个牙齿固定在一起，促进牙齿的稳定。牙周夹板的适应证包括牙齿松动度增加或引起患者不适、牙齿移位等。

在使用牙周夹板前，须明确造成牙齿松动的原因。一方面，当牙周组织功能或咬殆接触异常时，往往产生过大的咬殆力，使牙齿松动。咬殆异常时，首先要调殆治疗以纠正不良咬殆。牙周夹板治疗前，必须消除咬殆创伤。另一方面，炎症造成牙周支持组织破坏，即使正常殆力也会使牙齿松动。所以，此时的主要目标是积极控制炎症、纠正继发性殆创伤，然后再进行牙周夹板修复。

经牙周夹板治疗后，殆力会均匀分散至夹板的所有牙齿，根据殆力大小及分布决定夹板强度及涉及牙齿数目。牙周夹板最常用于改善牙齿松动、促进患者舒适，对松动的下前牙产生良好的咬合控制。拟采用牙周夹板治疗的牙齿，需有足够的临床牙冠，以避免修复材料与牙龈有过多的接触。在邻面修复装置与龈乳头有一定空隙，保证牙线及牙缝刷可顺利通过。

（五）套筒冠修复

完整牙列的每个牙齿通过邻面外形高点相互接触。在咀嚼时，𬌗力通过牙冠传递至牙根达牙周组织；同时，又通过接触点传递至邻牙，使𬌗力分散、增加牙齿稳定、降低牙齿松动度，不易造成牙周组织损伤。正常牙齿受到垂直向力时，牙齿顺牙体长轴根尖方向移动，牙根压入牙槽窝内，牙周主纤维紧张，抵抗较大垂直向力。当牙齿受到水平向或侧向力时，外力与牙齿长轴呈一定角度，使牙齿以转动中心为支点产生倾斜或旋转移位。侧向压力仅使牙周膜中的部分纤维处于紧张状态，即一部分牙周膜纤维受到过大张力，而另一部分纤维受到压力，因此牙周组织抵抗水平向或侧向力的能力较弱。

当牙齿的牙周组织受到炎症等侵袭、不断遭到破坏时，牙齿的冠根比例发生变化，临床牙冠增长，牙齿转动中心逐渐向根尖方向移动。在承受水平或侧向力时，因力臂加长，对牙周组织创伤加剧，导致牙齿松动度增加，进一步加速牙周组织破坏，形成恶性循环。

套筒冠（telescope）在义齿修复中，通过修复体将所有基牙连接成一个整体，同牙周夹板治疗原理基本相似，形成一个新的“多根牙”。在咀嚼时，每个牙齿不再是单独的受力单位，而是通过多根牙的牙周膜纤维共同抵御外力、使𬌗力分散，减轻个别基牙的负荷，且𬌗力传递接近牙体长轴，符合牙周支持组织的生理特性，促进松动牙牙周组织修复。

套筒冠义齿的基牙由高度抛光的金属内冠覆盖，义齿在取下后内冠表面容易清洁，菌斑不易附着，可以降低龈缘炎症的发生。义齿在就位时，固位体内外冠接触产生固位力。而在义齿取出的瞬间，固位力迅速消失，使基牙受到的外力较小。与卡环固位体摘戴时对基牙形成的力有所不同，降低了基牙牙周组织的损伤。𬌗力通过固位体传递至基牙，而整个义齿使基牙与基牙之间连接成整体，起到牙周夹板的作用。使修复前义齿的单个运动，转变为基牙的整体运动，增加了基牙承受𬌗力的能力。但是，套筒冠义齿也存在一定缺点：牙备时磨削的牙体组织较多；义齿清洁时，固位体金属内冠暴露，影响美观；为了避免固位体瓷层或树脂层的损坏，在固位体外冠的唇颊面颈缘处有一条金属保护线，使牙颈部颈缘金属线暴露在口腔内，降低了美观效果。

（董丽艳）

口腔常见病临床防治

（下）

孔春燕等◎主编

吉林科学技术出版社

第十一章　口腔黏膜病

第一节　复发性阿弗他溃疡

一、概述

复发性阿弗他溃疡（RAU）是最常见的口腔黏膜病，其患病率高达20%左右。本病表现为周期性复发且其有自限性，为孤立的、圆形或椭圆形的浅表性溃疡。分为轻型、重型和疱疹样溃疡三种。

（一）发病因素

病因不清楚，存在明显的个体差异，应该是多因素综合作用的结果。

1. 免疫因素　研究表明机体免疫力过高、过低，均可以引发复发性阿弗他溃疡。

2. 遗传因素　流行病学显示，父母患有复发性阿弗他溃疡者，其子女患病的概率较同地同环境对照者明显高。

3. 精神因素　研究表明，部分患者有明显的精神因素，表现为工作劳累、情绪激动、生活环境改变时易发病，或发病频率明显增高。

4. 内分泌因素　部分女性患者的口腔溃疡与月经周期有一定关系；亦有女性患者口腔溃疡的发生率在绝经期前后变化显著。此于体内雌激素的变化相关。

5. 感染因素　RAU是否属于感染性疾病目前还有争议。但是，微生物因素必然参与溃疡形成后的某些阶段，应作为一个因素考虑。

（二）组织病理

复发性阿弗他溃疡的病理变化为非特异性炎症。早期表现为上皮细胞内或细胞间水肿，继而上皮破坏脱落形成溃疡。表面有纤维素渗出物与坏死细胞、炎症细胞共同形成的假膜。固有层内胶原纤维水肿变性、均质化或弯曲断裂。黏膜下层有炎细胞浸润，以淋巴细胞为主，其次是浆细胞。深层毛细血管扩张充血，血管内皮细胞肿胀，管腔狭窄、闭塞，局限性坏死。

腺周口疮侵及黏膜下层，腺泡被炎症破坏，腺管上皮增生或扩张。

二、诊断

（一）临床表现

1. 轻型阿弗他溃疡　本型为最常见型，约占RAU的80%，溃疡直径一般在2～4mm，圆形或椭圆形，周界清晰，孤立散在，数目不多，每次1～5个不等。好发于角化较差的部位，如唇内侧，舌尖和颊黏膜。

2. 重型阿弗他溃疡 本型又称腺周口疮，发作时溃疡大而深，直径可达1～3cm，深及黏膜下层甚至肌层。溃疡四周红肿，边缘略隆起，触诊较硬，愈合需一个月甚至数月，愈合后留有瘢痕。

3. 疱疹样溃疡 溃疡数目多，可十几个至数十个，溃疡面小，一般直径1～2mm，可分布在口腔黏膜的任何部位，一般不融合，时间长者可见融合的溃疡面。溃疡表浅，愈合后不留瘢痕。

（二）诊断

（1）反复发作病史。

（2）溃疡特征：表面覆以黄白色假膜，表面向内凹陷，疼痛明显。

（3）病因不明，可自愈。

三、治疗

由于RAU病因不清，因而缺乏特效药或特效方法，疗效不够理想。

（一）局部治疗

以消炎、止痛、防止继发感染、促进愈合为原则。

1. 糊剂或药膏 2.5%金霉素甘油或口腔溃疡软膏，其主要成分金霉素、丁卡因、肾上腺皮质激素、维生素A等。

2. 膜剂 口腔溃疡软膏药膜，利福平药膜或蜂胶药膜。

3. 漱口水 0.02%呋喃西林液、3%复方硼酸液等。

4. 理疗 用激光、微波等仪器或口内紫外线灯照射溃疡，有减轻渗出、促进愈合的功效。

（二）全身治疗

以对因治疗、促进愈合、减少复发为原则。

1. 免疫增强剂 转移生长因子，在上臂或大腿腹股沟皮下注射1单位，每周1～2次，10次一疗程；胸腺素，肌注，5～10mg/次，2次/周，10次为一疗程。

2. 肾上腺皮质激素 泼尼松开始每日10～30mg，每日3次，溃疡控制后，逐渐减量。

3. 复合维生素片 可给予患者口服复合维生素。

4. 含锌制剂 硫酸锌片0.1g/次，3次/d，7～10d为一疗程。

临床医生应结合每位患者的具体症状，才用以上几种或全部治疗方法，给予患者不同的方案。

四、预后

复发性阿弗他溃疡具有自愈性，绝大多数愈合良好，但有些患者反复发作频繁，严重影响患者的生活质量，甚至引起患者轻生的想法，应引起医生的足够重视。

（陈小军）

第二节 口腔单纯性疱疹

一、概述

口腔单纯性疱疹（herpes simple）又名疱疹性口炎，是由单纯疱疹病毒Ⅰ型所引起。本病早期表现为痒、刺痛或烧灼感，继之黏膜充血水肿，出现成簇的小水疱，水疱极易破溃形成浅层溃疡，彼此融合，表面有黄白假膜覆盖。

（一）发病因素

单纯疱疹病毒是该病的致病病毒，口腔单纯疱疹病毒感染的患者和病毒携带者为传染源，主要通过飞沫、唾液、疱疹液接触而感染。

（二）组织病理

因为单纯疱疹病毒会侵入上皮细胞，所以会有特殊的细胞学改变，包括产生核的包涵体、多核巨细胞及细胞的破坏。由于上皮细胞产生气球变性和网状液化上皮内形成疱，即上皮内疱；而由于疱底的上皮细胞常被破坏，故也可形成上皮下疱。

二、诊断

（一）临床表现

1. 原发性疱疹性口炎　本病多发生于6岁以下儿童，6个月至2岁为尤。多数临床症状不显著，临床可分为4期：

（1）前驱期：发病前常有患疱疹病损者的接触史。潜伏期4～7d，以后出现发热、头痛、疲乏、肌肉酸痛等急性症状，颌下淋巴结肿大，触疼。患儿口水增多，烦躁啼哭。经过1～2d后，口腔黏膜广泛充血、水肿，牙龈出现急性炎症；

（2）水疱期：口腔黏膜任何部位均可出现成簇的小水疱，针头大小，上腭跟龈缘处更明显。水疱壁薄、透明，不久溃破形成溃疡；

（3）糜烂期：水疱破溃后引起大面积的糜烂，并且易继发感染；

（4）愈合期：糜烂面逐渐缩小，愈合，整个过程历经大约7～10d。

2. 复发性疱疹性口炎　原发性疱疹性口炎约有30%～50%的复发概率。复发部位多位于口唇或接近口唇处，故又名复发性唇疱疹。其特征：

（1）病损以起疱开始，常为多个成簇的疱。

（2）复发位置总位于原发部位或附近。

复发影响因素包括局部机械刺激、轻度发热、精神紧张等。复发前，患者可觉有疲乏不适，继而在原发部位有刺激、灼痛、痒等异样感觉，大约于10h内出现水疱，周围轻度红斑。一般疱于24h左右溃破形成糜烂，然后结痂、愈合。

（二）诊断

1. 原发性疱疹性口炎

（1）婴幼儿多见，以6个月~2岁为尤。

（2）急性病程，全身反应重。

（3）口腔及口唇周围皮肤出现典型的小水疱，破后形成溃疡。

2. 复发性疱疹性口炎

（1）多见于成人。

（2）急性发作，全身反应轻。

（3）发病前多有感冒、劳累等诱发因素。

（4）损伤部位相对固定，多位于唇红、口角；成簇状小水疱。

（三）鉴别诊断

1. 疱疹样口疮　损害为散在分布的单个小溃疡，病程反复，不经过发疱期，溃疡数量较多，主要分布于口腔内角化程度较差的黏膜处，不造成龈炎，儿童少见，无皮肤损害。

2. 三叉神经带状疱疹　是由水痘带状疱疹病毒引起的颜面皮肤和口腔黏膜的病损。水疱较大，疱疹聚集成簇，沿三叉神经的分支排列成带状，但不超过中线。疼痛剧烈。本病可发生于任何年龄，愈合不再复发。

3. 手－足－口病　为柯萨奇病毒 A16 所引起的皮肤黏膜传染性疾病，可散发或小范围内流行，好发于三岁左右的儿童。口腔损害比皮肤损害重。前驱症状有发热、困倦、局部淋巴结肿大；然后在口腔黏膜、手掌、足底出现散在水疱、丘疹与斑疹，数量不等。斑疹周围有红晕，无明显压痛，其中央为小水疱，皮肤的水疱数日后干燥结痂；口腔损害遍布唇、颊、舌、腭等处，为很多小水疱，迅速成为溃疡，经 5～10d 后愈合。

4. 疱疹性咽峡炎　由柯萨奇病毒 A4 所引起的口腔疱疹损害。临床表现较似急性疱疹性龈口炎，但前驱期和全身反应都较轻，病损的分布只限于口腔后份，如软腭、悬雍垂、扁桃体处，为丛集成簇的小水疱，不久溃破成溃疡，损害很少发于口腔前部，牙龈不受损害，病程大约 7d。

5. 多形性红斑　为广泛损及皮肤和黏膜的急性疾病。诱发因素包括感染、药物的使用，但有的亦无诱因。口腔黏膜突发广泛的糜烂，特别涉及唇部，引起糜烂、结痂、出血，而弥散性龈炎非常少见，皮肤损害有靶形红斑或虹膜状红斑。

三、治疗

1. 局部治疗　阿昔洛韦软膏，继发感染时抗生素制剂。

2. 全身用药

（1）抗病毒治疗：阿昔洛韦（acyclovir，ACV）、利巴韦林、干扰素和聚肌胞、疫苗和免疫球蛋白。

（2）免疫调节剂及其他：胸腺素、转移因子、左旋咪唑、环氧化酶抑制剂。

（3）疼痛处理阿司匹林。

3. 其他　中医中药治疗，对症支持治疗。

四、预防

单纯疱疹病毒可经口－呼吸道传播，也可通过皮肤、黏膜、眼角膜等接触疱疹病灶传染。故本病患者应避免接触其他儿童和幼婴。复发性单纯疱疹感染的发生是由于体内潜伏的单纯疱疹病毒被激活以后引起的，目前尚无理想的预防复发的方法，主要应消除诱因。

（陈小军）

第三节 口腔念珠菌病

一、概述

口腔念珠菌病（oral candidosis）是由念珠菌属感染所引起的口腔黏膜疾病，是人类最常见的口腔真菌感染。近些年，随着抗生素和免疫抑制剂的广泛使用，造成菌群失调或免疫力降低，使口腔黏膜念珠菌病的发病率相应增高。

病因：引起人类念珠菌病的主要是白色念珠菌、热带念珠菌和高里念珠菌，其中白色念珠菌和热带念珠菌的致病力最强。白色念珠菌为单细胞酵母样真菌，常寄生在正常人的口腔、肠道、阴道和皮肤等处，与体内其他微生物保持共生平衡状态，并不发病；当宿主防御功能降低时，这种非致病性念珠菌转化为致病性的，故为条件致病菌。如长期使用广谱抗生素致使菌群失调、长期使用免疫抑制剂或放射治疗使免疫机制受抑制、患先天性免疫功能低下等全身严重疾病时，宿主的防御功能降低，该菌就会大量繁殖而致病。其他局部刺激如义齿、口干、皮肤潮湿等也是导致白色念珠菌感染的因素。

二、诊断

（一）临床表现

口腔念珠菌病按其主要病变部位可分为：念珠菌性口炎、念珠菌性唇炎与念珠菌性口角炎。

1. 念珠菌性口炎

（1）急性假膜型念珠菌性口炎：多见于长期使用激素、HIV 感染者、免疫缺陷者、婴幼儿及衰弱者，尤以新生儿最多见，故又称新生儿鹅口疮或雪口病。多在出生后 2 ~ 8d 内发生，好发部位为颊、舌、软腭及唇，损害区黏膜充血，随即出现许多散在的色白如雪的小斑点，略高起，状似凝乳，逐渐增大，不久即相互融合为白色丝绒状斑片，严重者蔓延至扁桃体、咽部、牙龈。早期黏膜充血较明显，斑片附着不十分紧密，稍用力可擦掉，露出红的黏膜糜烂面及轻度出血。患儿烦躁不安、哭闹、拒食，有时伴有轻度发热，少数病例还可蔓延到食管、支气管或肺部，或并发皮肤念珠菌病。

（2）急性红斑型念珠菌性口炎：又称抗生素口炎、抗生素舌炎，多见于长期应用抗生素、激素后及 HIV 感染者，并且大多数患者患有消耗性疾病，如白血病、营养不良、内分泌紊乱、肿瘤化疗后等。某些皮肤病在大量应用青霉素、链霉素的过程中，也可发生念珠菌口炎。主要表现为黏膜充血、糜烂，舌背乳头呈团块萎缩，周围舌苔增厚。自觉症状为味觉异常或味觉丧失，口腔干燥，黏膜灼痛。

（3）慢性红斑型（萎缩型）念珠菌病：又称义齿性口炎，义齿上附着的真菌是主要致病原因。损害部位常在上颌义齿腭侧面接触的腭、龈黏膜，女性患者多见。黏膜呈亮红色水肿，或有黄白色的条索状或斑点状假膜。

（4）慢性增殖性念珠菌病：又称慢性肥厚型念珠菌性口炎、念珠菌性白斑，可见于颊黏膜、舌背及腭部。本型的颊黏膜病损，常对称地位于口角内侧三角区，表现为固着紧密的白色角质斑块，类似一般黏膜白斑，严重时呈结节状或颗粒状增生。腭部损害可由义齿性口炎发展而来，黏膜呈乳头状增生。

2. 念珠菌性唇炎　多发于50岁以上患者。一般发生于下唇，可同时有念珠菌性口炎或口角炎。分糜烂型和颗粒型。

糜烂型者在下唇红唇中份长期存在鲜红色的糜烂面，周围有过角化现象，表面脱屑。颗粒型者表现为下唇肿胀，唇红皮肤交接处常有散在突出的小颗粒。刮取念珠菌性唇炎糜烂部位边缘的鳞屑和小颗粒状组织镜检，可发现芽生孢子和假菌丝。

3. 念珠菌性口角炎　多发生于儿童、身体衰弱患者和血液病患者。双侧口角区的皮肤与黏膜发生皲裂，邻近的皮肤与黏膜充血，皲裂处常有糜烂和渗出物，或有结痂，张口时疼痛、出血。

年长患者的口角炎多与咬合垂直距离缩短有关，也与义齿的局部刺激、义齿性溃疡的感染有密切关系。儿童在冬季，因口唇干裂继发的念珠菌感染的口角炎也较常见。其特点为唇周皮肤呈干燥状并附有细的鳞屑，伴有不同程度的瘙痒感。

（二）诊断

根据病史、临床表现和实验室检查明确诊断，包括涂片检查病原菌、分离培养、免疫学和生化检验、组织病理学检查和基因诊断等。

三、治疗

首先应去除可能的诱发因素，如停用抗生素等。治疗以局部治疗为主，辅以全身治疗。

1. 局部药物治疗

（1）2%～4%碳酸氢钠（小苏打）溶液：是治疗婴幼儿鹅口疮的常用药物，用于清洗婴幼儿口腔。轻症患儿病变在2～3d内即可消失，但仍需继续用药数天，以预防复发。也可用于清洗母亲乳头及浸泡义齿。

（2）氯己定：选用0.2%溶液或1%凝胶局部涂布，冲洗或含漱。可与制霉菌素配伍成软膏或霜剂，加入少量曲安奈德（去炎舒松），以治疗口角炎、义齿性口炎等。以氯已定液与碳酸氢钠液交替漱洗，可消除白色念珠菌的某些协同致病菌。

（3）西地碘（商品名华素片）：每次1片含化后吞服，每日3～4次。碘过敏者禁用。

（4）制霉菌素：局部可用5～10万U/ml的水混悬液涂布，每2～3小时1次，涂布后可咽下。疗程为7～10d。

（5）咪康唑：散剂用于口腔黏膜，霜剂适用于舌炎及口角炎治疗。

2. 全身抗真菌药物治疗

（1）氟康唑：是目前临床应用最广的抗真菌药物，也是治疗白色念珠菌的首选药物。首次1日200mg，以后每日1次，每次100mg，口服，连续7～14d。

（2）伊曲康唑：每日口服100mg。

3. 增强机体免疫力　注射胸腺素、转移因子。

4. 手术治疗　对于癌前损害，在治疗期间应严格观察，若疗效不明显，应考虑手术切除。

（陈小军）

第四节　口腔白斑

一、概述

口腔白斑（oral leukoplakia）是指口腔黏膜上以白色为主的损害，不具有其他任何可定义的损害特征；一部分口腔白斑可转化为癌。是一种比较常见的非传染性慢性疾病。

（一）病因

本病的发生与局部的慢性刺激如长期的烟、酒、辣、烫、咀嚼槟榔、不良修复体、残根、残冠等的刺激有关，也与全身因素如白色念珠菌的慢性感染、缺铁性贫血、维生素、微量元素的失衡、梅毒以及放射线的刺激、口干症等有密切关系。

（二）组织病理

白斑的主要病理改变是上皮增生，伴有过度正角化或过度不全角化；上皮粒层明显，棘层增生；上皮钉突伸长变粗，固有层和黏膜下层中有炎细胞浸润。

口腔白斑病的病理学诊断常规应写明是否伴有上皮异常增生，并判断其程度（轻、中、重度）。白斑伴有上皮异常增生时，其恶变潜能随上皮异常增生程度的增加而增大。

二、诊断

（一）临床表现

中年以上的男性多见，可发生在口腔黏膜各处，但发生在三个危险区（口底舌腹，口角区颊黏膜，软腭复合体，包括软腭、咽前柱及舌侧磨牙后垫）的应尤为警惕。

患者的主观症状有粗糙感、木涩感、味觉减退，局部发硬、伴有溃烂时可出现自发痛及刺激痛。

口腔白斑可分为均质型和非均质型两大类：前者包括斑块状、皱纹纸状等；而颗粒状、疣状及溃疡状者属于后者。

1. 斑块状　白色或者灰白色角化斑块，质地紧密，斑块表面可有皲裂，平或稍高出黏膜表面，边界清楚，触之柔软，不粗糙或略粗糙，周围黏膜多正常。患者多无症状或有粗糙感。

2. 颗粒状　亦称颗粒－结节状白斑，颊黏膜口角区多见。外形似三角形，损害红、白间杂，即在红色萎缩黏膜的基底上点缀者结节－颗粒状白斑、颗粒状赤斑、非均质型赤斑等，具有白斑和赤斑的双重癌前病变。本型常发现白色念珠菌感染。

3. 皱纹纸状　多发生于口底及舌腹。病损呈灰白色或垩白色、边界清楚，表面粗糙，但触之柔软，周围黏膜正常。患者除粗糙不适感外，亦可有刺激痛等症状。

4. 疣状　损害隆起，表面高低不平，伴有乳头状或毛刺状突起，触诊微硬。除位于牙龈和上腭外，基底无明显硬结，损害区粗糙感明显，多可找到明显的局部刺激因素，如义齿基板、残根冠等。

5. 溃疡状　在增厚的白色斑块上，有糜烂或溃疡，可有或无局部刺激因素，可有反复发作史，疼痛。以上各型在发生溃疡时均可冠以“溃疡型”。溃疡实质上是癌前损害已有了进一步发展的标志。

（二）诊断

（1）口腔黏膜任何部位的白色斑块，以颊黏膜最常见。

（2）斑块界限清楚，不能擦去。

（3）患者自觉症状轻，未继发感染时多仅有粗糙感。

（4）发病多见于中年以上男性。

（5）组织病理表现为上皮增生，表层过度角化或过度不全角化。

（三）鉴别诊断

1. 白色角化症　为长期的机械或化学刺激而造成的口腔黏膜局部白色角化斑或斑片。除去刺激后，病损逐渐变薄，最后可完全消退。组织病理为上皮过度角化，上皮层轻度增厚或不增厚，固有层无炎细胞或轻度炎细胞浸润。

2. 白色水肿　白色边界不清的斑块，颇似白斑，但较白斑为软，有时会出现褶皱。组织病理表现为上皮增厚，上皮细胞内水肿，胞核固缩或消失，出现空泡性变，上皮下结缔组织变化不明显。

3. 白色海绵状斑痣　又称白皱褶病，为一种原因不明的遗传性或家族性疾患。损害部位以颊黏膜和牙龈较为多见，为灰白色或乳白色高起的粗厚软性组织。表面为皱襞状、海绵状、鳞片状或叠瓦状，黏膜的柔性和弹性存在。病损呈珍珠样白色，有褶皱，触诊质软似海绵。

4. 斑块型扁平苔藓　在白斑的周界常伴有不规则白色线状花纹；病损变化较快，常有充血、糜烂；而白斑变化慢，黏膜不充血。扁平苔藓有时有皮肤病变，而白斑没有。

5. 白色念珠菌病　慢性念珠菌感染时可出现白色斑块，称念珠菌性白斑。病损部位取材涂片检查可见有菌丝。多见于老年有义齿修复患者。

三、治疗

1. 去除局部刺激因素　如戒烟、酒，少吃烫、辣食物，去除残根残冠、不良修复体、磨改锐利牙尖及牙边缘嵴等。

2. 药物治疗　尤其对于去除刺激因素后损害仍不消退的患者应该采用药物治疗，如口服维生素 A 及维生素 A 酸，或病损部位维 A 酸或鱼肝油涂擦。

3. 手术治疗　经久不愈，治疗后不消退者，白斑区发现皲裂、溃疡或基底变硬、表面增厚显著时，或已证明具有癌前改变的损害，应及早予以手术切除。

4. 中医中药治疗　中医辨证认为白斑发病可因气滞血瘀、痰湿凝聚或正气虚弱而引起，故可分别采用理气、活血化瘀、健脾化湿及补益气血的疗法。

（孔春燕）

第五节　口腔红斑

一、概述

口腔红斑又称为增殖性红斑、红色增殖性病变等，是指口腔黏膜上边界清晰的天鹅绒样鲜红色斑块，在临床和病理上不能诊断为其他疾病者，属于癌前病变。本病病因不明。

二、诊断

（一）临床表现

多见于41～50岁年龄者，男性略多。好发于口腔黏膜的危险区域，即口底－舌腹（缘）区、口角区颊黏膜与软腭复合体。分为以下三型：

1. 均质型　病变较软，天鹅绒样鲜红色表面，光滑、发亮，似“无皮状”，边界清晰，平伏或微隆，无明显疼痛或不适。

2. 间杂型　红斑病损区域内又散在的白色斑点，红白相间。

3. 颗粒型　在红斑病损区内又颗粒样微小的结节，似桑葚状或颗粒肉芽状，稍高于黏膜表面，微小结节为红色或白色。有时其外周可见散在的点状或斑块状白色角化区，此型往往是原位癌或早期鳞癌。

（二）组织病理

上皮不全角化或混合角化（即正角化与不全角化共存）。上皮萎缩，角化层极薄甚至缺乏，棘细胞通常只有2～3层。除上皮萎缩外，尚有上皮增生，钉突增大伸长，钉突之间的上皮萎缩变薄，使乳头层非常接近上皮表面，而结缔组织乳头内的毛细血管明显扩张，故使病损表现为鲜红色。上皮异常增生，固有层内炎细胞浸润明显。

（三）鉴别诊断

1. 扁平苔藓　病损常左右对称，在充血糜烂区周围有白色线条状损害，病理检查为上皮细胞不全角化，基底细胞液化变性，固有层内有淋巴细胞带状浸润。

2. 非均质型白斑　颗粒状病损往往需要与红斑鉴别。病理检查为上皮增生，粒层明显，棘层增厚，上皮钉突增大，有时可见上皮异常增生。

三、治疗

一旦确诊后应及早手术切除，并定期随访数年。

（孔春燕）

第六节　口腔扁平苔藓

一、概述

扁平苔藓（lichen planus，LP）是一种伴有慢性浅表性炎症的皮肤—黏膜角化异常性疾病。皮肤及黏膜可单独或同时发病。口腔病损称口腔扁平苔藓（OLP），是口腔黏膜病的常见病之一，有统计显示是口腔黏膜病的第二大常见病，仅次于复发性阿弗他溃疡，好发于中年人，女性多于男性。本病好发于40～50岁的女性，患病率在0.5%左右，发病部位多见于颊部、舌、唇及牙龈等黏膜，病变多呈对称性。

（一）发病因素

1. 精神因素　流行病学显示，近一半的患者有精神创伤史，例如亲属亡故，婚姻纠纷等。

2. 内分泌因素　本病女性患者多见，而且似乎与妊娠、更年期有关。

3. 免疫因素　现在认为扁平苔藓患者存在细胞免疫功能和体液免疫功能紊乱。

4. 感染因素　病毒可能参与到该病的某些过程，但有待进一步证明。

5. 代谢紊乱　有些患病者的一些代谢物质水平发生异常，如过氧化物上歧化酶低于正常值，使得体内自由基过多堆积，造成疾病。

6. 局部刺激因素　好多该病患者在病损处能找到局部刺激因素，如锐利的残冠、残根或不良修复体；而去除以后，病损会痊愈或好转。

（二）组织病理

上皮不全角化，基底层液化变性以及固有层有密集的淋巴细胞带浸润为 OLP 的典型病理表现。上皮过度角化或不全角化，上皮角化层增厚或变薄，粒层明显，棘层肥厚或变薄，上皮钉突呈现锯齿样或变平基底细胞液化变性，基地下方可见大量的淋巴细胞。固有层可见均匀嗜酸性染色的胶样小体。

二、诊断

（一）临床表现

1. 口腔黏膜病损　口腔黏膜病损表现为由小丘斑连成的线状白色、灰白色的花纹。病损区黏膜可能正常或发生充血、糜烂、溃疡、萎缩和水疱等表现。口内黏膜可同时出现多样病损，并可相互重叠、转变。

患者多无自觉症状，常偶然发现。有些患者遇辛辣、热刺激时，局部敏感灼痛，有些患者自感黏膜有粗糙、烧灼感。

根据病损形态可分为：

（1）网状型：灰白色花纹稍高起黏膜表面，交织成网状，多见于颊部、前庭沟。

（2）丘疹型：黏膜出现灰白色针头大小的丘疹，散在或密集分布。多见于颊黏膜、前庭沟、下唇黏膜。此型多于其他类型同时出现，特别是与网状型病损同时出现。

（3）斑块型：表现为白色角化丘疹融合在一起，形成斑块，常伴有网状白色角化条纹。多见于舌背黏膜两侧。

（4）糜烂型：常在充血基础上形成糜烂，糜烂周围有白色花纹或丘疹，疼痛明显。常见于颊、唇、前庭沟、磨牙后区、舌腹部。

（5）水疱型：黏膜上出现大小不一的水疱，一般在 1 ~ 5mm，破溃后形成糜烂面。多见于颊、唇、前庭沟。

（6）萎缩型：呈略显淡蓝色的白色斑块，微凹下，舌乳头萎缩至病损表面光滑。多见于牙龈、舌背。

2. 皮肤病损　扁平苔藓皮肤病损多发生于四肢、颈部，亦可发生于腰、腹部和生殖器。呈现紫红色或暗红色的多角形扁平丘疹，表面具有蜡样光泽。四周可有色素沉着，小丘疹周围可见白色小斑点或白色条纹，即 Wickham 纹。

3. 趾（指）甲病损　部分患者可出现甲床萎缩变薄或增厚，可出现纵裂，一般无自觉症状。

（二）诊断

（1）典型的病损特征：口腔黏膜的白色条纹或丘疹样病损，多成对称性发病。

（2）口腔黏膜病损若伴有皮肤病损可作为诊断依据之一。

（3）可靠的诊断要借助于病理学检查。

三、治疗

对于本病治疗，当前尚无特效疗法，应根据患者的局部与全身情况予以酌情处理。首先应询问病情，了解其精神、生理状况。

1. 全身治疗

（1）精神心理因素调治：有学者认为，患者的精神因素不消除，单纯通过药物治疗将无效，甚至将加重病情，所以，精神心理治疗是前提。

（2）口服肾上腺皮质激素治疗：常用泼尼松15～30mg/d，服用1～3周，该法对糜烂型效果佳。

（3）免疫调理治疗：常用药物是雷公藤和昆明山海棠。对于长期糜烂者，亦可给予氯化奎宁治疗。

（4）维生素和微量元素的补充：对于怀疑有维生素缺乏者，应给与补充。可给予维生素A 2.5单位，3次/d。

2. 局部治疗

（1）去除各种局部刺激，如拆除不良修复体、行牙齿洁治术。

（2）保持口腔卫生清洁，如给予漱口水含漱。

（3）肾上腺皮质激素，如选用醋酸泼尼松龙、曲安奈德等加入2%利多卡因做黏膜下注射，7～10d一疗程。

（4）维A酸糊剂，浓度0.1%～0.3%予以局部涂擦，1次/d。

四、预后

扁平苔藓预后一般良好，但部分患者病程漫长反复，且有癌变的潜在危险，所以对于长期不愈合者应定期追踪观察，必要时进行活检。

（孔春燕）

第七节　盘状红斑狼疮

一、概述

盘状红斑狼疮（discoid lupus erythematosus，DLE）又称慢性局限性红斑狼疮是一种反复发作的皮肤－黏膜的慢性结缔组织疾病，病损主要局限于皮肤和口腔黏膜，女性患者约为男性的2倍。

多认为是一种自身免疫性疾病，可能与以下因素有关。

（1）遗传因素。

（2）免疫功能紊乱：机体免疫机制失常时可产生一系列自身抗体，对患者自身的某些细胞成分发生抗原抗体反应，造成损害。

（3）外界刺激，如强烈日光、紫外线照射、寒冷刺激等。

二、诊断

（一）临床表现

1. 口腔黏膜损害　病损可发生于口腔黏膜的任何部位，主要在唇，其次为颊、舌、腭部，最常见为唇红部，下唇红尤为常见。病损表现为椭圆形或圆形片状糜烂，边界清楚，病损区凹下似盘状，周围有较短的呈放射状的白色条纹。

（1）下唇唇红部是口腔黏膜中最多发生 DLE 的部位，初起时为暗红色丘疹或斑块，随后形成红斑样病损，片状糜烂，直径 0.5cm 左右，中心凹下呈盘状，周边有红晕或可见毛细血管扩张，在红晕外围是呈放射状排列的白色短条纹。病损可相互融合形成较大创面。病变区亦可超出唇红缘而累及皮肤，唇红与皮肤界限消失，此为 DLE 病损的特征性表现。慢性病损边缘有黑色素沉着。由于损害易发生糜烂，出现渗出、化脓、出血、水肿、结痂等，从而掩盖了病损的特征。

（2）口腔内损害以颊黏膜为多见，亦可发生与舌背、舌腹（缘）、牙龈及软硬腭，其典型病损四周有白色放射状短条纹。颊部黏膜病损表现为圆形红斑，中央轻度萎缩周围绕以放射状角化条纹，血管扩张；其他部位常表现为网状、条索状或斑块状白色角化病损，也可伴以溃疡糜烂。

2. 皮肤损害　好发于头面部皮肤，常见者为两颧部对称损害，越过鼻梁，连接成“蝶状”，损害为丘疹与红斑构成。整个损害中央微凹，角化的边缘微隆，故成盘状。损害面积大小不定，表面粗糙，覆有带有黏着性角质栓的鳞屑，角质栓深入到扩张的皮脂腺导管中。陈旧性损害为苍白色的瘢痕组织。

DLE 患者通常无明显自觉症状，可伴有瘙痒、刺痛、灼热等。部分患者伴有全身症状，如胃肠道症状、不规则发热、关节酸痛或关节炎、淋巴结肿大、心脏病变、肾病变、肝脾肿大等。

（二）诊断

（1）单发于下唇唇红黏膜的盘形病损。

（2）面部皮肤的盘形红斑，特别是蝶形红斑。

（3）病理示角质栓、基底细胞液化变性、血管周淋巴细胞浸润和胶原纤维变性是本病特点。

（三）鉴别诊断

1. 慢性唇炎　有时有白色纹，但不呈放射状排列，无 DLE 特征性的组织病理学改变。

2. 扁平苔藓　皮肤病损为对称性，发生于四肢伸侧或躯干，为浅紫色多角形扁平丘疹，患者自觉瘙痒。口腔内黏膜病损为白色条纹不规则形状，唇红部病损不会超过唇红缘。组织病理学检查可区别两者。

3. 良性淋巴增生性唇炎　好发于下唇部的局限性损害，其典型症状为阵发性剧烈瘙痒。组织病理学表现为黏膜固有层淋巴细胞浸润，并形成淋巴滤泡样结构。

三、治疗

（1）去除局部刺激因素：如戒烟，少吃辛辣烫食物；拔出残根残冠，取出不良修复体。

（2）避免强烈日光照射。

（3）局部治疗：0.1%依沙吖啶液湿敷；肾上腺皮质激素局部封闭或软膏涂擦；0.1%～0.3%的维A酸软膏局部涂擦。

（4）全身治疗：磷酸氯喹及羟基氯喹，氨苯砜，反应停，环磷酰胺，肾上腺皮质激素等。

（5）中医中药治疗。

四、预后

盘状红斑狼疮属于良性病变，大多数患者经过治疗可以痊愈。但约有5%的病例可转化为系统性红斑狼疮。值得注意的是，极少数病例反反复复，久治不愈，可转化为鳞癌。

（孔春燕）

第八节　口角炎

一、概述

又称口角唇炎，是发生于上下唇联合处口角区各种炎症的总称，以皲裂、口角糜烂和结痂为主要症状，又称口角糜烂。因病因不同而分为营养不良性口角炎、感染性口角炎、接触性口角炎和创伤性口角炎等。可单侧或双侧同时发生，病损由口角黏膜皮肤连接处向外扩展。

二、诊断

（一）临床表现

本病表现为口角处或潮红出血，或干燥脱屑、皲裂糜烂，口角皮肤被溢出的唾液浸渍呈现出黄白色，其周围皮肤为范围不等的轻度皮炎，皮肤皲裂与黏膜相连，渗出液结痂，张口疼痛出血。临床常见的口角炎有如下几类：

1. 营养不良或维生素缺乏性口角炎　由营养摄入不足或消耗过多引起，或由糖尿病、贫血、免疫功能异常等全身因素引起。以维生素B族缺乏引起的口角炎最常见，有人认为维生素缺乏一年以上会出现口角损害。

2. 感染性口角炎　由细菌、病毒、真菌等病原微生物引起，两侧口角出现红色炎症，上皮发白，局部皮肤变厚。

3. 接触性口角炎　由接触变应或毒性物质引起，故又称变应性或毒物性口角炎。某些唇膏、油膏、香脂等化妆品以及可能引起变态反应的某些食物药品等。患者常有过敏体质。呈急性发作。口角局部充血、水肿、糜烂明显，渗出液增多，皲裂，疼痛剧烈。除口角炎外，可伴有唇红部水肿，口腔黏膜糜烂等其他过敏反应症状。因食物或药品引起者，尚可有皮疹、荨麻疹等皮肤表现。

4. 创伤性口角炎　由急性创伤或严重的物理刺激引起。表现为单侧口角区有长短不一的裂口，新鲜创口常有渗血或血痂。陈旧创口可有痂皮，或有水肿、糜烂。外伤引起者可伴局部组织水肿、皮下淤血。

5. 颌间垂直距离过短性口角炎　老年无牙颌、牙齿严重磨耗，造成颌间垂直距离过短，口角凹陷下垂，唾液溢出浸渍口角，局部组织发生炎症。

（二）诊断要点

典型的临床表现：口角潮红、湿润，或皲裂、脱屑，糜烂。

三、治疗

（1）针对病因进行治疗。

（2）去除局部刺激，纠正不良习惯，如戒除舔唇习惯，修改不良修复体。

（3）饮食多样化，纠正偏食习惯。

（4）局部涂擦抗生素软膏或抗真菌药物。

（孔春燕）

第九节　舌疾病

一、地图舌

（一）概述

地图舌，或称地图样舌炎，（geographic glossitis）是一种浅表性非感染性的舌炎症。因其表现类似地图模型上蜿蜒的国界，故名。由于它的病损表现为经常在舌面的不同部位，并可变换大小和形状，具有游走性的特点，所以又称为游走性舌炎。

（二）诊断

1. 临床表现　病变主要发生于舌背、舌尖、舌缘部。为丝状乳头剥脱形成的不规则的红色光滑稍凹陷区，周边为增厚的白色或黄色边缘，形似地图。病变可持续多日或数周无变化，或消失或改变形状和部位。消失后可再发。一般无明显症状，少数患者有轻度烧灼及痒感。

2. 组织病理　非特异性炎症，红斑处丝状乳头消失，上皮表层剥脱，棘层变薄，乳头消失，基底细胞层无变化，固有层血管充血，有淋巴细胞浸润。

3. 诊断要点

（1）发病多见于儿童，病损主要位于舌背、舌缘。

（2）病损呈地图状，“游走性”。

（三）治疗

无特殊治疗方法，应去除可能诱发因素，保持口腔卫生，防止继发感染。

（1）口服B族维生素，戒除偏食习惯。

（2）可用弱碱溶液含漱，如3%碳酸氢钠。

（3）局部使用抗生素软膏防止感染。

（四）预后

有自限性，间隔缓解期黏膜可完全恢复。

二、沟纹舌

（一）概述

沟纹舌又称阴囊舌、脑回舌或褶皱舌，是舌背黏膜出现不同排列方向的裂沟。

（二）诊断

1. 临床表现　本病多见于中青年人，性别无显著差别。临床上通常将本病分为叶脉舌和脑纹舌二种类型。①叶脉舌沟纹的分布似叶脉形状，中央有一条前后向较深的纵形沟，在其两旁分出很多排列比较规则的对称性付沟，如合并感染可有灼痛感。②脑纹舌沟纹迂回于舌背，状似大脑的沟回，脑纹舌的体积有时较大，舌的边缘常见凹凸的牙印，合并感染时可有灼痛感。

2. 诊断要点

（1）舌面出现沟纹，沟纹表面黏膜完整。

（2）患者多数无疼痛等异常不适。

（三）治疗

该病诊治关键在于向患者解释病情，消除恐癌等惧怕。

（1）有炎症时可应用抗生素，以防止感染。

（2）可应用漱口水以保持口腔洁净。

（3）酌情给予维生素和微量元素。

（孔春燕）

第十节　唇炎

唇炎是发生于唇部的炎症性疾病的总称。唇部炎症包括糜烂型唇炎、干燥脱屑型唇炎又名单纯性唇炎或剥脱性唇炎、腺性唇炎、肉芽肿性唇炎。

一、慢性唇炎

（一）概述

慢性唇炎为唇部的慢性非特异性炎症性疾病，主要表现为唇部反复肿胀、脱屑、皲裂及痂皮，为临床常见病。

（二）诊断

1. 临床表现　唇部肿胀、充血、唇红脱屑、皲裂，表面渗出，有结痂，唇部干燥、灼痛。部分患者唇周皮肤亦可受累。由于反复发作，致使唇部长期肿胀，局部淋巴组织慢性增生。因唇部干胀发痒，患者常不自主伸舌舔唇，使病情进一步加重。病情时轻时重，寒冷干燥季节易发。

2. 诊断要点

（1）病情反复，时轻时重。

（2）寒冷干燥季节好发。

（3）唇呈典型症状，脱屑、皲裂，充血、渗出。

（三）治疗

（1）关键要消除诱因，避免进一步刺激。

（2）改正不良吮唇习惯。

（3）干燥、脱屑者病损处应用油性软膏。

（4）渗出、糜烂者可用5%生理盐水湿敷。

（5）局部病损严重者可注射泼尼松龙。

二、肉芽肿性唇炎

（一）概述

肉芽肿性唇炎表现为唇部慢性反复发生的均质弥漫性肿胀肥厚，最后形成巨唇或结节。病因不明。

（二）诊断

1. 临床表现　多见于青壮年，无明显性别差异，表现为唇部的反复肿胀，病程缓慢持久，上唇多见。肿胀部位柔软，时肿时消，早期时唇可以恢复正常，反复发作后，不能痊愈，可形成巨唇。肿胀多从唇的一侧开始，慢慢蔓及全唇；肿胀多无痛无痒，压之无凹陷性水肿。唇红可以有干燥脱屑改变，一般不会出现糜烂结痂。严重者唇可至正常唇的2~3倍，并于唇红处出现纵向裂沟，左右对称呈瓦楞状。

2. 组织病理　该病表现为非特异性炎症，上皮下结缔组织内有弥漫性或灶性炎症细胞浸润，主要见于血管周围为上皮样细胞、淋巴细胞及浆细胞呈结节样聚集，有时结节内有多核巨细胞，结节中心无干酪样坏死。

3. 诊断要点

（1）上唇弥漫性反复肿胀，红色、不能完全恢复的肿胀。

（2）唇增厚向外翘起。

（3）根据组织病理学表现。

（三）治疗

（1）去除可能诱发因素。

（2）给予适当抗生素。

（3）口服糖皮质激素，如泼尼松10mg，3次/d。

（4）病变较局限者可采用唇整形术。

（四）预后

多数结果为良性。及时出去唇周可能的诱发因素，并注意口腔卫生。

三、腺性唇炎

（一）概述

腺性唇炎是以唇部黏液腺增生并分泌增多为特征的唇部疾患，下唇多见。

（二）诊断

1. 临床表现　该病好发于男性，中年以上多见，临床分三型：单纯型、浅部化脓型、深部化脓型。

（1）单纯型腺型唇炎：腺性唇炎中最常见者，唇部可见针头大小结节，中央凹陷，中心为扩张的腺导管，常有黏液从导管排出；唇红则因干燥而黏结成浅白色薄痂，唇部浸润性肥厚。

（2）化脓型唇炎：唇部有溃疡、结痂，痂皮下有脓性分泌物，挤压唇部时，有脓性液体流出。根据化脓深浅可分浅表型和深部型，后者可使唇部形成严重瘢痕。

2. 组织病理 唇腺明显增生，腺导管肥厚扩张，导管内有嗜酸性物质，腺间质有淋巴细胞、组织细胞、浆细胞浸润。

3. 诊断要点 唇肿胀，唇内腺体增生，导管口有脓性黏液渗出，即可诊断。不典型者可借助病理诊断。

（三）治疗

（1）治疗口腔病灶，去除病因。

（2）脓肿形成要及时排脓。

（3）10%的碘化钾口服，10ml/次，2次/d。

（4）局部注射激素。

（孔春燕）

第十二章　口腔颌面部感染

第一节　概述

口腔颌面部炎症（inflammation）是一种常见病，一般常由单一致病菌引起，也可由几种致病菌混合感染引起。根据引起感染的致病微生物的种类可分为化脓性感染和特异性感染：①化脓性感染，是多种细菌的混合感染，为需氧菌、兼性厌氧菌和厌氧菌的混合感染；金黄色葡萄球菌是最常见的化脓性细菌，是引起唇疖、痈的主要病原菌；溶血性链球菌是口腔颌面部蜂窝织炎的主要致病菌；在口腔颌面部化脓性感染的脓液中还可分离培养出厌氧菌，以产黑色素类杆菌属、梭杆菌属及消化链球菌属为主，这些细菌大多是口腔中的正常菌群，在口腔微生态平衡遭到破坏后成为致病菌，故称条件致病菌。②特异性感染，口腔颌面部的特异性感染是由某些特定的致病菌引起，如结核、放线菌、破伤风、梅毒等。

口腔颌面部感染按感染的途径主要分为：①牙源性感染，口腔颌面部感染发生的主要途径；牙体、牙髓及根尖周组织、牙周组织的感染可向牙槽骨、颌骨及颌周蜂窝组织扩散引起颌面部炎症。②腺源性感染，局部的感染侵犯淋巴结引起化脓性炎症，穿破包膜后引起颌面部蜂窝织炎。口腔颌面部丰富的淋巴结以及儿童淋巴结发育的不完善是引起腺源性感染的主要原因。③损伤性感染，口腔颌面部的损伤都能使细菌入侵机体引起感染。④血源性感染，机体其他部位的感染病灶通过血液循环引起颌骨及颌面部的炎症。⑤医源性感染，医务人员进行口腔颌面部局部麻醉、穿刺和手术治疗操作时未严格遵循无菌技术造成的感染。

口腔颌面部特殊的解剖生理特点影响了颌面部炎症的发生、发展及临床的病理特点，一方面它即存在着容易发生炎症和扩散的不利因素，同时也存在着有利的抗炎因素。口腔颌面部是消化道和呼吸道的开放性起端，加上颌面部固有的腔隙、牙及牙周组织、扁桃体等特殊的结构，在适宜的温度和湿度条件下有利于细菌的生长与繁殖，是直接引起炎症的原因之一；颜面部和颌骨周围存在诸多的含疏松结缔组织的潜在性间隙，相互通连，形成感染后易于相互蔓延；颌面部有丰富的淋巴结，它即构成了抵御感染的屏障，但发育不完善的淋巴结反易被细菌侵袭而发生淋巴结炎或颌面部蜂窝组织炎；颌面部丰富的血液循环能提供强的抗感染和修复能力。

一、诊断

（一）局部症状

化脓性炎症急性期的临床表现为红、肿、热、痛和功能障碍五大典型症状，但这些症状并不一定同时出现，随着病情发展的快慢、病变范围和深浅等而有所不同，由于感染细菌种类的不同，化脓性炎症形成的脓液颜色、黏稠度及臭味等均有不同的特点，可通过细菌培养确定细菌的种类，浅表脓肿形成时波动感试验阳性，深部脓肿可用穿刺法、超声波法等辅助检查确定。在炎症的慢性期，局部形成较硬的炎性浸润块，并出现不同程度的功能障碍，如局部形成死骨或有病灶牙未拔除可形成久治不愈的慢性瘘管，长期排脓。

（二）全身症状

口腔颌面部炎症的全身反应与机体的抵抗力和致病菌的数量、毒力的强弱有关，局部炎症反应轻微的可无全身症状；局部炎症反应较重的全身症状可较严重，如畏寒、发烧、头痛、全身不适、食欲减退、尿量减少、舌质红、苔黄、脉数，实验室检查可见周围血中白细胞数量升高，中性粒细胞比例增多，核左移；病情较重且病程较长者可出现水电解质平衡失调，贫血、肝肾功能障碍；严重者可出现中毒性休克等。慢性炎症的患者还可有持续低热、全身慢性消耗状态、营养不良、不同程度的贫血等。

（三）鉴别诊断

口腔颌面部炎症一般来讲诊断并不困难。对于深在的间隙感染或脓肿，浅表经久不愈的慢性浸润块和溃疡等，需与恶性肿瘤、血管瘤及囊肿的继发感染相鉴别。

二、治疗

口腔颌面部炎症的治疗原则主要是采用综合治疗，一方面要消除炎症的病因及其毒性物质，另一方面应增强人体的抗感染力和组织的修复能力；炎症较轻或病变较浅而局限者以局部治疗为主，炎症较重或病变范围较大而深在者，既要注意局部治疗又要兼顾全身情况。

（一）局部治疗

1. 药物治疗　应用局部外敷药有改善局部血液循环，散淤消肿，止痛，促进肉芽生长的作用，中草药疗效显著，常用的中药有如下。①炎症初期可采用六合丹、抑阴散、金黄散，对于面部疖痈、蜂窝织炎、淋巴结炎等的急性期还可采用呋喃西林液及高渗硫酸镁湿敷。②切开排脓或自行溃破后，除保持排脓通畅外，可配用化腐丹以助排脓，用桃红生肌膏以促进愈合。除了局部应用外敷药外，还应注意保持局部清洁，避免不良刺激，如搔抓、挤压。

2. 手术治疗

（1）脓肿切开引流术：手术指征：①有明显波动感或深部脓肿经穿刺有脓液抽出者。②经抗生素治疗无效同时出现明显的中毒症状。③小儿颌周蜂窝织炎，腐败坏死性蜂窝织炎，以及多间隙感染，如果出现呼吸困难时，可早期切开引流。手术原则：①切口部位的选择应位于隐蔽处（如发际内，颌下，耳后等），或与皮纹相一致的方向，切口部位最好在脓肿最低处，以利于脓液引流。②切开排脓后应置引流条，保持引流通畅。

（2）治疗原发病灶。

（二）全身治疗

1. 支持营养治疗　患者要注意加强补充营养及多种维生素，维持水电解质平衡，对于贫血和重症患者可输入新鲜血液或血浆蛋白等以增强体质，全身高热者可给予头部冰敷、酒精擦浴、冰水灌肠等物理降温措施，或用退热药物降温。

2. 抗菌药物治疗　抗菌药物治疗是炎症治疗的主要措施之一，合理有效地使用抗生素能尽快控制感染，尤其是有全身反应和并发症者，但应特别强调抗生素的应用不能完全替代适时的脓肿切开和病灶清除等治疗，同时应了解和掌握抗生素的副作用及耐药性等问题。合理使用抗生素应遵循以下原则：①应根据病菌的种类选择敏感的抗生素，尽早检测出感染的病原菌，并根据药物敏感试验，及时有效地调整和选择敏感的抗生素。②口腔颌面部感染多数是混合感染，因此可选择联合用药，选择有协同作用的两种以上的抗生素联合应用；药物的药量要足，用药时间要充分。③应结合患者的年龄、身体状况和感染的严重程度等，施行个体化用药。④在炎症过程中，病原菌的性质和种类都可能发生改变，如产生耐药性或出现新的耐药菌株及新的混合感染等，在这种情况下应及时对用药种类和方法做出相应的调整。临床上用来治疗口腔颌面部炎症的抗菌药有许多，常见如下。

（1）β－内酰胺类抗生素：包括青霉素和头孢菌素类。对革兰阳性和阴性菌都有较强的杀伤力，易产生耐药性和过敏反应，常用的有青霉素，氨苄西林，先锋霉素等。

（2）氨基糖苷类抗生素：对革兰阴性菌、绿脓杆菌都有强大的抗菌作用，但应注意该类抗生素具有耳、肾毒性，尤其对于儿童者应慎用，常用的有链霉素、庆大霉素、妥布霉素、阿米卡星。

（3）大环内酯类抗生素：对金黄色葡萄球菌、链球菌较敏感，但胃肠反应大，常用的有红霉素和罗红霉素。

（4）喹诺酮类抗生素：属广谱抗生素，对革兰阴性菌的作用强于革兰阳性菌，常用的有诺氟沙星和环丙沙星。

（5）其他：硝基咪唑类药物，包括甲硝唑和替硝唑，是抗厌氧菌感染的基本用药。磺胺类药物，抗菌谱较广，对多种革兰阳性菌和阴性菌均有抑制作用，常用的有磺胺嘧啶，磺胺甲唑，甲氧苄啶。另外，还有利福平、异烟肼等抗结核药；以及两性霉素 B 等抗真菌药等。

（魏　薇）

第二节　智齿冠周炎

一、概述

冠周炎（pericoronitis）系指阻生牙或正常牙在萌出过程中牙冠周组织发生的化脓性炎症，冠周炎可发生在任何牙齿，但以下颌阻生智齿最多见。下颌智齿萌出不全；牙冠表面覆盖着龈瓣，一旦遇有感染，很容易引起牙冠周围软组织炎症，称为智齿冠周炎（pericoronitis of wisdom tooth）。临床上智齿在萌出过程中形成与口腔相通的盲袋，盲袋内易储存食物残渣、唾液、细菌，在适宜的口腔温度和湿度环境中很容易滋生细菌，成为发生冠周炎的主要原因。冠周炎的病原菌与一般口腔感染，如牙周炎的病原微生物相似，是需氧菌和厌氧菌的混合感染。

二、诊断

（一）临床表现

智齿冠周炎常以急性炎症形式出现，一般全身无明显症状，临床上可在此期拔牙。随着炎症的继续发展，全身症状可渐趋明显，如不同程度的畏寒、发热、头痛、全身不适、食欲减退及大便秘结。慢性智齿冠周炎临床上多无自觉症状。

（二）体格检查

1. 一般情况　一般全身无明显症状，随着炎症的继续发展，全身症状可渐趋明显，如不同程度的畏寒、发热、头痛、全身不适、食欲减退及大便秘结，慢性智齿冠周炎临床上多无自觉症状。

2. 局部检查　多数为智齿萌出不全，少数智齿如低位阻生需用探针探查方可在龈瓣下查出阻生智齿。慢性智齿冠周炎冠周软组织无明显红肿或仅有轻度红肿、溢脓，有时局部轻度压痛。急性智齿冠周炎冠周软组织及牙龈红肿明显，龈瓣边缘糜烂，有明显触痛，龈瓣内溢脓，反复发作的冠周炎龈瓣可增生呈赘生物；当化脓性炎症局限后可形成冠周脓肿，常位于智齿近中颊侧之磨牙后区。

（三）辅助检查

1. 实验室检查　急性智齿冠周炎白细胞总数稍增高，分类中性白细胞比例稍上升。

2. 影像学检查　X线常可出现冠周骨组织炎症性吸收，主要位于垂直位阻生智齿的远中骨组织或前倾位和水平位阻生智齿的近中骨组织。

三、治疗

齿冠周炎的治疗原则：急性期应以消炎、镇痛、切开引流、防止扩散以及增强全身抵抗力的治疗为主；慢性期应根据智齿的生长情况，去除病灶牙，以防止复发。

（一）保守治疗

1. 盲袋冲洗涂药　用温热生理盐水、3% H_2O_2 溶液或1 ∶ 5 000 高锰酸钾局部盲袋冲洗，再用2%碘酊或1%碘甘油涂入，或用碘酚等烧灼性药物涂入。冲洗时应将弯针头伸入盲袋深部缓慢冲洗，如仅在盲袋浅部冲洗则很少能起作用，本法具有较好的消炎、镇痛、清洁作用，是治疗冠周炎的有效方法。局部用药还有含甲硝唑、替硝唑、克林霉素等抗生素的药膜及其他制剂。

2. 全身药物治疗　对于急性冠周炎症状轻微者仅局部处理即可；症状较重者，除一般对症支持疗法外，还应全身应用抗生素：可根据药敏试验结果选用适当的抗生素，常用的抗生素有氨苄西林、甲硝唑、替硝唑、克林霉素、洁霉素等。

3. 保持口腔清洁　用温热盐水或其他含漱剂每日进食前后含漱，以保持口腔清洁。含漱剂主要有朵贝氏液、氯己定液等。

4. 其他疗法　应重视全身支持疗法，如适当休息、注意饮食、增加营养等，常规给予镇痛剂。对于急性期有局部红肿、疼痛、开口受限者可选用物理疗法。常用的方法有超短波、红外线、紫外线等。咀嚼神经封闭可改善开口度，下牙槽神经封闭或冠周黏膜下局部封闭有止痛、消炎作用。目前还有人应用高压氧、液氮浅低温冷冻治疗等方法治疗冠周炎，并取得良好疗效。

（二）手术治疗

1. 盲袋切开引流　下颌阻生智齿牙冠大部分萌出、盲袋松弛而引流通畅者，不需行切开引流；对于牙冠露出不多、盲袋紧闭、引流不畅、疼痛剧烈者，无论有无形成冠周脓肿均需切开引流，以利于消炎、止痛、防止感染扩散。常在表麻或局麻下切开脓肿，采用近远中向切开，切开后用3% H_2O_2 或生理盐水冲洗，并可置入橡皮条或碘仿纱条以建立引流。

2. 龈瓣切除术　如果下颌智齿萌出的方向正常并有足够的位置萌出，且与上颌牙有正常的咬殆关系，那么在急性冠周炎炎症消退或脓肿切开治愈后，可选用冠周龈瓣切除术，以免炎症复发，利于智齿的萌出。手术时采用局部浸润麻醉，术前应估计好所需切除的冠周龈组织，尽量将远中及颊舌侧接触的牙龈组织切除，远中创面缝合1～2针。也可采用圈形电灼器切除，则效果更好。近年来也有人应用HeNe激光、CO_2 激光、微波热凝切割等方法进行盲袋切开引流或龈瓣切除术，这些方法对软组织损伤小，并可加速愈合，减少药物用量和并发症的发生。

3. 智齿拔除术　下颌阻生智齿牙位萌出不正，冠周炎反复发作，常是拔牙的适应证。大多数人主张在急性炎症控制后尽早拔牙，但也有人主张在急性期拔牙。对于伴有张口受限者，可采取理疗或封闭等措施以增加开口度；也可在磨牙后区稍上方的颞肌肌腱处或翼内肌前缘处做局麻封闭，以增加开口度，只要能进行手术操作，应争取及早拔牙。如果下颌智齿龈瓣有上颌智齿咬痕，同时上颌智齿牙位不正，咬殆关系不良，无保留价值，则应同时拔除上颌智齿。

4. 急性炎症期拔牙　关于急性冠周炎期间拔牙，多年来，学者们一直有争论。早期由于缺乏有效的消炎抗菌药物，常可导致拔牙后感染扩散等严重并发症，故多数人主张采用先保守治疗，待急性期后再拔牙；随着抗生素的广泛应用，越来越多人主张采取急性期拔牙。急性期拔牙的主要优点是可迅速止痛、消炎，能明显缩短疗程，防止感染扩散，且患者在急性期容易接受拔牙。

急性冠周炎多数为高位垂直或稍前倾位阻生，较容易拔除，是急性期拔牙的适应证。对于需去骨翻瓣才能拔除者、患者全身情况较差，或医生经验不足者，为防止因手术创伤而引起感染扩散，应先保守治疗待急性炎症控制后再拔牙。急性期拔牙多数采用简单的挺出法拔除，对于开口困难者，除了采用理疗、封闭等方法增加开口度外，还可采用闭殆高位麻醉方法或下颌缘下注射麻醉法，即在闭殆情况下进行下牙槽神经、舌神经和颊神经阻滞麻醉。拔牙时遇有断根可以暂留，待急性期过后再拔除；小的深部断根可不取出。急性期拔牙均应在术后复诊，严密观察，以防术后感染扩散。

急性期拔牙应遵守以下原则：①重视全身情况的询问、检查。对于有全身消耗性慢性疾病或明显体弱、疲劳者，不应在急性期拔牙，尤其是有潜在全身感染扩散症状者应及时发现，因此应注意术前体温、血常规检查及精神状态观察。②急性期拔牙应仅限于不需翻瓣去骨而用简单方法能拔除的阻生智齿。③对于伴有重度开口困难或深部间隙感染者，不宜在急性期拔牙。④拔牙前后应重视应用抗生素，预防术后症状加重和感染扩散。

（魏　薇）

第三节　口腔颌面部蜂窝织炎

一、概述

口腔颌面部蜂窝织炎（cellulitis of oral and maxillofacial regions）是指口腔颌周组织、颜面及颈上部化脓性炎症总称。病变可以波及皮肤、口腔黏膜、筋膜以及脂肪结缔组织、肌肉、神经血管、淋巴结及涎腺等组织。化脓性炎症扩散到某一间隙而形成的炎症称为蜂窝织炎，如化脓仅局限于局部，则称为脓肿。

在正常的口腔颌面解剖结构中存在着许多潜在的筋膜间隙，各间隙间充满着脂肪和疏松结缔组织。口腔颌面部常见的间隙有：眶下间隙、颊间隙、颞间隙、颞下间隙、嚼肌间隙、翼颌间隙、舌下间隙、颌下间隙、颏下间隙、咽旁间隙、翼腭间隙等，各间隙互相通连。

口腔颌面部蜂窝织炎多数是需氧菌和厌氧菌的混合感染，主要需氧菌是溶血性链球菌，主要厌氧菌是产黑色素类杆菌、具核梭杆菌、衣氏放线菌。根据病原菌种类的不同可分为化脓性炎症和腐败坏死性炎症两类：化脓性感染的细菌以葡萄球菌与链球菌最为常见；腐败坏死性感染的细菌主要是厌氧杆菌、球菌及文生螺旋体等非气性坏疽属细菌所致的混合感染。口腔颌面部蜂窝织炎的感染途径80%以上来源于牙源性感染，如冠周炎、根尖周炎；其次是腺源性感染，多继发于呼吸道感染、淋巴结炎、扁桃体炎；血源性及损伤性感染比较少见。

二、诊断

（一）临床表现

口腔颌面部蜂窝织炎的临床表现的轻重，主要取决于机体抵抗力的强弱和对感染的敏感性与反应性，另外还与病原菌的种类有关。以葡萄球菌及链球菌感染为主的化脓性炎症，局部和全身症状均较明显，局部皮肤红、热明显，触痛，具波动感，切开有脓液；全身防御反应明显，有高热、白细胞增多。以厌氧细菌感染为主的腐败坏死性炎症，由于厌氧、产气性细菌的存在，早期组织内即产生气体，肿胀易向周围扩散，出现广泛性的副性水肿；局部红、热、肿不明显，触诊有皮下捻发音或波动感，切开有恶臭的腐败坏死组织；全身中毒反应明显，脉搏慢、弱、血压下降等。

（二）辅助检查

浅表间隙感染的诊断较容易；对于深部间隙感染，除用穿刺方法判断有无脓液外，还可用超声波检查以帮助诊断。CT、MRI对于深部间隙蜂窝织炎、脓肿以及肿瘤的鉴别诊断具有很大的帮助。超声波检查也可用于浅表间隙蜂窝织炎的诊断以判断感染的范围、脓肿是否形成。

（三）鉴别诊断

首先应鉴别病原菌的种类（化脓性或腐败坏死性）；其次鉴别炎症的来源（牙源性感染与腺源性感染）；颌面部蜂窝织炎还应与恶性肿瘤相鉴别，尤其是炎性癌瘤或恶性网织细胞增生症。如果炎症经抗感染治疗后仍无好转，局部无发红、无波动感，而肿胀迅速增长，应警惕恶性肿瘤的可能性。

三、治疗

（一）全身治疗

1. 抗感染治疗　脓培养和药敏试验可为临床治疗提供依据。口腔颌面部蜂窝织炎应给予足量有效抗生素，在脓培养及药敏结果出来之前可根据感染致病菌种类选择适当的抗生素。对于化脓性感染，一般选用青霉素、头孢菌素、喹诺酮类药物；对于腐败坏死性感染，一般选用林可霉素、克林霉素、甲硝唑等。还可给予中医中药治疗，如普济消毒饮、五味消毒饮等服用。

2. 全身支持营养治疗　如适当休息、注意饮食、增加营养等，全身症状明显或有严重并发症时应注意保持水电解质平衡，必要时给予输血等治疗。

（二）局部治疗

1. 局部药物治疗　早期外敷如意金黄散、六合丹、菊花三七膏等中药，以促使病灶消散、吸收或局限。

2. 脓肿切开引流　脓肿切开的适应证及基本原则已在概论中述及，各间隙感染切开引流方法见各间隙蜂窝织炎，脓肿切开后可根据感染源及脓液性质采用不同药液冲洗，腺源性感染可用稀释庆大霉素冲洗；牙源性感染可用3%过氧化氢、0.9%生理盐水、0.2%甲硝唑交替冲洗。对于体质较好的患者，其浅表间隙形成的脓肿可采用穿刺抽脓，盐水冲洗后注入等量抗生素，如庆大霉素、青霉素等。

3. 其他治疗　炎症早期可进行超短波、红外线理疗，每日一次，每次10～15min。HeNe激光血管内照射、微波辐射以及50%硫酸镁湿敷等方法也可用于蜂窝织炎的治疗。

4. 原发灶的处理　炎症消退后应针对不同的病因进行治疗，如根尖周炎、根尖脓肿的治疗。

（魏　薇）

第四节　颌骨骨髓炎

颌骨骨髓炎（osteomyelitis of the jaws）是由于细菌的感染，以及物理或化学等因素引起的包括骨膜、骨皮质、骨髓以及髓腔内的血管神经的整个骨组织的炎症病变。根据引起颌骨骨髓炎病因的不同，可分为化脓性颌骨骨髓炎、特异性颌骨骨髓炎、放射性颌骨骨髓炎和化学性颌骨骨髓炎；根据病变的病位可分为中央性颌骨骨髓炎和边缘性颌骨骨髓炎。

一、化脓性颌骨骨髓炎

（一）概述

化脓性颌骨骨髓炎（pyogenic osteomyelitis of jaws）是一种常见的比较严重的感染性疾患，多发生于青壮年，男性多于女性，约占各类型颌骨骨髓炎的90%以上。其中下颌骨的骨髓炎多于上颌骨；下颌骨骨髓炎多见于青年人，上颌骨骨髓炎多见于婴幼儿。化脓性颌骨骨髓炎的病原菌主要是金黄色葡萄球菌，其次是溶血性链球菌和其他化脓菌，临床上常为混合性感染。引起颌骨感染的途径主要有：①牙源性感染，临床上最为常见，约占化脓性颌骨骨髓炎的90%，一般来自急性根尖周炎、牙周炎、冠周炎，以及各种颌骨囊肿继发感染。②血源性感染，临床上多见于儿童，一般继发于颌骨以外的感染性疾病，如皮肤疖、痈，上呼吸道感染，脐带感染等引起的败血症。多发生于上颌骨。③损伤性感染。

临床上常将化脓性颌骨骨髓炎分为中央性颌骨骨髓炎和边缘性颌骨骨髓炎

1. 中央性颌骨骨髓炎　多继发于急性化脓性根尖周炎或根尖脓肿，炎症首先向骨髓腔内发展，再由颌骨中央向外扩散，累及骨皮质和骨膜，临床上又分为急性期和慢性期。

急性期患者自觉病因牙区剧烈疼痛，并迅速波及邻牙，疼痛可向半侧颌骨或沿三叉神经走行方向扩散，病因牙及邻牙松动、叩痛；局部黏膜充血，水肿；如果炎症未得到及时控制，则有时可见脓液从松动牙的牙龈处溢出，炎症继续发展可破坏骨板，骨膜，侵犯口腔黏膜或皮肤而发生破溃，形成瘘道，有时还可形成弥散型骨髓炎。发生在下颌骨的骨髓炎如下牙槽神经受损害，则可出现下唇麻木；如果病变波及下颌支、髁状突及喙突时，可出现不同程度的开口困难。发生在上颌骨的骨髓炎，由于其骨板较薄，松质骨多，临床上较少形成广泛骨质破坏的骨髓炎；但如果炎症波及整个上颌骨体时，常伴有化脓性上颌窦炎，鼻腔与牙槽内溢脓；如果炎症破坏骨板则可迅速向眶下、颊部、颧部、翼腭凹和颞下等部位扩散，或直接侵入眼眶，形成眶周或球后脓肿。如果炎症未能在急性期内得到控制，则因颌骨内的血管栓塞，引起营养障碍与坏死，形成死骨，并进入慢性期。中央性颌骨骨髓炎急性期内全身症状明显，寒战、高热，体温可达 39～40℃，白细胞增高，食欲减退，嗜睡，全身抵抗力下降，并可出现中毒症状。

慢性中央性颌骨骨髓炎常是急性中央性颌骨骨髓炎的延续。常是由于在急性骨髓炎过程中治疗不及时不彻底所致，如不及时开放引流或开放引流为时过晚或不彻底。常在发病后 2 周转变为慢性期。临床上常表现为：局部肿胀疼痛明显减轻，口腔内及颌面部皮肤形成多数瘘孔，并生长大量炎性肉芽组织，触之易出血，继续排脓不愈；小块死骨可从瘘孔排出，如有大块死骨或多数死骨块，则容易出现病理性骨折、咬殆错乱与面部畸形。小儿的牙源性上颌骨骨髓炎还可破坏颌骨内的牙胚组织，致使恒牙不能正常萌出或缺失，产生咬殆错乱并影响颌骨正常发育，导致面部畸形。全身反应较少，体温正常或有低热，饮食睡眠恢复正常，但如果病情延续持久，可造成机体慢性消耗性中毒，甚至消瘦贫血。慢性期 X 线可见大块死骨形成，与周围骨质分界清楚或伴有病理性骨折。

2. 边缘性颌骨骨髓炎　多数是由于牙源性炎症感染引起，主要为下颌智齿冠周炎。炎症首先侵犯下颌骨的骨膜，发生骨膜炎，形成骨膜下脓肿，以后再损害骨皮质；如炎症未得到及时控制，病变可继续向颌骨深层骨髓腔内发展。

边缘性颌骨骨髓炎多数发生在下颌骨，其中又以升支及下颌角部居多，边缘性颌骨骨髓炎也有急性与慢性之分。急性期的临床表现与间隙蜂窝织炎的表现相似。慢性期的临床表现为：腮腺嚼肌区弥漫性肿胀，局部组织坚硬，轻微压痛，无波动感；病程延续较长而不缓解或反复发作；炎症侵犯嚼肌或翼内肌时张口受限明显、进食困难。一般金身症状不明显。慢性期 X 线可见骨质疏松脱钙或骨质增生硬化，或有小死骨块，与周围骨质无明显分界。

（二）治疗

1. 急性颌骨骨髓炎的治疗　颌骨骨髓炎的治疗原则与一般炎症的治疗原则相同，但由于急性颌骨骨髓炎病情重，病程急，并常可引起严重并发症，因此在治疗过程中应首先注意全身治疗。给予大量有效的抗生素治疗、对症治疗和支持治疗，防止病情恶化，同时应积极配合外科手术治疗，建立充分的引流。

（1）药物治疗：应根据感染细菌的种类，从临床反应、细菌培养及药物敏感试验的结果，选用足够、有效的抗生素，以达到控制炎症的发展，同时给予对症支持营养治疗。

（2）外科治疗：颌骨骨髓炎急性期只采用药物或物理治疗仅能控制炎症的发展，并不能消除病灶或已形成的脓肿，因此必须采用相应的外科治疗，以达到引流排脓和去除病灶的目的。急性中央性颌骨骨髓炎应采取及早拔除病灶牙和相邻的松动牙，或采用凿骨开窗法以达到充分排脓引流；急性中央性颌骨骨髓炎或边缘性颌骨骨髓炎形成骨膜下脓肿或颌周间隙蜂窝织炎时应根据病情及脓肿的部位，采用颌下切开引流或相应部位的切开引流。

2. 慢性颌骨骨髓炎的治疗 慢性颌骨骨髓炎常有死骨形成，口腔内外瘘口排脓，因此应以外科手术去除死骨和病灶为主，并辅以药物治疗。

（1）手术治疗

手术适应证：①久治不愈的慢性瘘管，长期流脓，或从瘘管可探得骨面粗糙或发现有活动的死骨。②一般慢性中央性颌骨骨髓炎死骨的形成约在发病后 3 ~4 周，而边缘性颌骨骨髓炎在发病后 2 ~4 周，X 线检查可明确死骨的形成，并确定手术的时机和范围。③病员全身条件能耐受手术。

上颌骨死骨摘除术：上颌骨骨髓炎一般形成的死骨较小，病变位于牙槽骨及颌骨体时，切口应位于口内，行与病变牙槽骨相平行或梯形的黏骨膜瓣切口；如病变位于面部形成瘘管或位于眶下缘，应根据面部皮纹和美观原则行皮肤切口；死骨暴露后应彻底清除死骨和脓性肉芽组织，直到坚硬的健康骨面为止。如果病变波及上颌窦，则在清除死骨和脓性肉芽组织后应同时行上颌窦根治术。

下颌骨死骨摘除术：如死骨仅限于牙槽骨部位时，可从口内做与牙槽骨相平行的直线或梯形黏骨膜瓣切口；如死骨范围较广泛，可选用颌下皮肤切口。注意应以充分暴露手术野为原则，切口不宜太小，死骨暴露后应彻底清除死骨和脓性肉芽组织。下颌骨骨髓炎清除死骨时应防止病理性骨折，因此术中应采用单纯结扎或颌间夹板固定，以限制颌骨移位，术后可Ⅱ期行骨移植术或义颌修复。

慢性边缘性颌骨骨髓炎的病变一般位于下颌角、升支后缘或乙状切迹等，因此手术时应仔细检查颌骨内、外侧各部位，彻底清除病变骨质及增生的或溶解的骨膜，同时刮净脓性肉芽组织。

（2）药物治疗：除调节饮食、增强体质外，应配合使用抗生素及多种维生素以促进死骨尽快分离，为手术创造条件。还可采用 HeNe 激光血管内照射以及高压氧治疗，高压氧治疗有利于血管再生和骨生成，有抑菌和杀菌作用。

二、新生儿上颌骨骨髓炎

（一）概述

新生儿或婴幼儿上颌骨骨髓炎（osteomyelitis of the maxilla in neonate or infants）是一种非牙源性的化脓性炎症，属于中央性颌骨骨髓炎，临床上极为少见。其感染途径以血源性为主，其次为局部感染，如口腔炎症及黏膜损伤蔓延所致。

（二）诊断

1. 临床表现 新生儿颌骨骨髓炎发病急，常为突然出现高热、寒战、脉快，患儿啼哭，烦躁不安，严重者可出现意识不清、昏睡等全身中毒症状，白细胞增高可达 2 万以上。局部患侧眶下及内眦部皮肤红肿，病变迅速向眼睑周围扩散，出现眶周蜂窝织炎：上下眼睑红肿、球结膜充血、眼球突出；肿胀很快波及颊侧龈沟和腭侧黏膜。炎症继续向外扩散，穿破骨板可形成骨膜下脓肿，继而形成皮下或黏膜下脓肿，溃破后形成瘘管；炎症逐渐转为慢性。新生儿上颌骨骨髓炎颌骨内的乳牙胚可受炎症波及，从而影响牙的正常萌出。新生儿颌骨骨髓炎形成死骨，影响了上颌骨和牙颌系统的发育，加上瘘管引起的瘢痕，可遗留严重面颌畸形。X 线在早期诊断上意义不大。早期有效的抗感染治疗可使炎症消退而不形成死骨，如未能有效控制炎症可产生各种并发症，如脑脓肿、败血症等，常可危及生命。

2. 鉴别诊断　新生儿颌骨骨髓炎早期常因出现眶部症状而就诊眼科，从而忽视了原发上颌骨病变，临床上必须与下列疾病鉴别：①眶周蜂窝织炎：常见于6个月以上婴儿，无口内及硬腭部肿胀。②急性泪囊炎：发病较轻，部位局限，无口内病变。

（三）治疗

新生儿急性上颌骨骨髓炎的治疗取决于早期确诊及患儿全身情况。治疗原则以抗生素为主的保守治疗，可首先选用广谱抗生素，待细菌培养及药敏试验后再根据其结果继续或换用敏感或高度敏感的抗生素。早期应用足量有效的抗生素可使感染很快控制，炎症消退而不形成死骨。全身症状明显或有严重合并症的患儿给予全身支持治疗，注意保持水解电质平衡，中毒症状重者可加用肾上腺皮质激素，对病情严重及体弱患儿可给予输血或输血浆慢性期死骨清除手术一般不宜急于进行，有时小的死骨可自行排出，手术时应尽量保守，以免破坏颌骨发育，造成牙颌系统畸形或咬殆功能紊乱。

（魏　薇）

第五节　颜面部疖痈

一、概述

颜面部的皮肤具有丰富的毛囊和皮脂腺，该区皮肤暴露在外，易受机械刺激及细菌侵入而发生感染。单个毛囊和皮脂腺发生浅层组织的急性化脓性炎症，称为疖（furuncle）。感染在多个毛囊和皮脂腺内引起较深层组织的化脓性炎症，称为痈（carhuncle）。

常为金黄色葡萄球菌感染。当机体衰弱、营养不良或新陈代谢障碍，如糖尿病等全身因素存在，而局部皮肤抵抗力下降，清洁卫生欠佳时，一旦遭到机械性刺激，如修面、抓伤、虫咬后常诱发疖和痈。

二、诊断

（一）临床表现

疖早期表现为1个红、肿、痛的硬结，以后逐渐增大呈锥形隆起，顶部出现黄白色小脓栓。炎症扩大使局部症状加剧，最后脓栓液化破溃，脓液排出，疼痛消失，破溃区迅速愈合。一般无全身症状，若疖受到挤压和烧灼等刺激，感染扩散成蜂窝织炎时，即可出现全身症状，如高热、寒战、头痛及白细胞总数增高等。

痈多见于成年人，好发于上唇，称为唇痈。由于感染的面积和深度、炎性浸润和组织坏死都比疖广泛，因此，早期隆起的炎症范围和组织的张力都较大。开始只出现一个脓栓，周围皮肤呈紫红色，再外层为鲜红色，皮肤表面发热，此时有剧烈胀痛。炎症肿胀范围越大，表面的黄白色脓栓也越多，血性脓液逐渐由坏死的脓头处流出。脓头之间的皮肤常坏死，最后痈的中心区坏死、脱落。唇部因血液循环丰富，唇痈较少出现大块组织坏死。痈常伴有局部淋巴结肿大、压痛，全身症状也较明显，常合并严重的并发症。

（二）并发症

祖国医学早有“面无善疮”之说，乃指颜面部的疖和痈常因局部炎症扩散，引起全身并发症，甚至造成死亡。病原菌金黄色葡萄球菌的毒素能使机体中毒，上唇和鼻部危险三角区内静脉缺少瓣膜，并与颅内海绵窦相通，促使感染容易沿着面部静脉向颅内扩散，并发海绵窦血栓性静脉炎。

当颜面疖痈受到挤压、搔抓或不恰当的治疗如热敷、烧灼、切开引流等，局部炎症和全身症状可迅速加剧，轻者可并发眶周蜂窝织炎。若发生海绵窦血栓性静脉炎，可出现眼睑水肿，眼球突出伴活动受限，结膜水肿或淤血，高热、头痛、昏迷等中毒症状，治疗不及时可于数天内死亡。也可同时并发脑膜炎或脑脓肿，出现颈项强直、偏瘫、头痛、恶心、呕吐、惊厥乃至昏迷等。细菌毒素或感染栓子随血液循环扩散，可引起脓毒败血症，以致死亡。

三、治疗

颜面部疖痈与全身其他部位疖痈不同，主张保守疗法，切忌用热敷、烧灼、切开引流等方法。通常采用3%高渗盐水纱布湿敷疖痈顶部，局部使用二味拔毒散外敷（雄黄和明矾各半量研粉末，用水调拌），有利于脓头破溃引流，而无刺激局部炎症恶化的作用。全身应用大剂量有效的抗生素，及时做脓培养、药物敏感试验来调整药物，还可配合中药内服紫雪丹、牛黄丸或荆防败毒散等。全身支持疗法如卧床休息、镇静止痛、流汁饮食、输液、输血等。若有严重中毒性休克，可采用人工冬眠疗法，有全身其他并发症者，则配合内科积极治疗。

（魏　薇）

第六节　淋巴结炎

一、急性化脓性淋巴结炎

（一）概述

急性化脓性淋巴结炎（acute suppurative lymphadenitis）多发于6岁以下儿童，好发于颈深上淋巴结和颌下淋巴结。

（二）诊断

1. 临床表现　发病前多有上呼吸道感染、牙源性感染或面颈部皮肤化脓性感染史。淋巴结迅速肿大、压痛，波动感，当脓肿溃穿淋巴结包膜后，局部呈弥散性肿胀，皮肤红肿，波动感明显，可抽出脓液。

2. 鉴别诊断　急性化脓性淋巴结炎应与相应部位的牙源性蜂窝织炎、急性颌下腺炎相鉴别。

（三）治疗

炎症初期患者应注意休息，全身给予抗生素以及镇痛解热药物，局部给予理疗、湿敷或中药治疗，形成脓肿后应及时切开引流，同时要进行原发灶的治疗。

二、慢性淋巴结炎

（一）概述

慢性淋巴结炎（chronic lymphadenitis）常继发于慢性牙源性感染、慢性扁桃体炎、慢性咽炎以及急性淋巴结炎治疗不彻底所致。

（二）诊断

颌下、颈部、颏下区为其好发部位，淋巴结多有肿大缩小史，表现为黄豆、蚕豆大小，扁圆形，中等硬度，轻压痛，活动，一般无自觉症状，但可急性发作。

颈部恶性淋巴瘤，鼻咽口腔颌面部癌等的颈部或颌下淋巴结转移，有时易与慢性淋巴结炎相混淆；慢性颌下淋巴炎还应与慢性颌下腺炎相鉴别。

（三）治疗

淋巴结较小且无自觉症状者一般无须治疗；淋巴结肿大明显者，可采用手术切除。慢性淋巴炎还应治疗原发病灶，如龋齿、根尖周炎、牙周炎、扁桃体炎等。

（魏　薇）

第七节　口腔颌面部特异性感染

一、颌面骨结核

（一）概述

颌面骨结核多由血源播散所致，常见于儿童和青少年好发部位在上颌骨颧骨结合部及下颌支。

感染途径可因体内其他脏器结核病沿血性播散所致；开放性肺结核可经口腔黏膜或牙龈创口感染；也可以是口腔黏膜及牙龈结核直接累及颌骨。

（二）诊断

1. 临床表现　骨结核一般为无症状的渐进性发展，偶有自发痛和全身低热。病变部位的软组织呈弥漫性肿胀，其下可扪及质地坚硬的骨性隆起，有压痛，肿胀区表面皮肤或黏膜常无化脓性感染的充血发红表现。但骨质缓慢被破坏；感染穿透密质骨侵及软组织时，可在黏膜下或皮下。形成冷脓肿。脓肿自行穿破或切开引流后，有稀薄脓性分泌物溢出；脓液中混有灰白色块状或棉团状物质。引流口形成经久不愈的瘘道，间或随脓液有小死骨碎块排出。颌骨结核可继发化脓性感染而出现局部红肿热痛等急性骨髓炎的症状，脓液也变成黄色黏稠。

2. 诊断　青少年患者常为无痛性眶下及颧部肿胀，局部可有冷脓肿或经久不愈的瘘道形成。脓液涂片可查见抗酸杆菌。X 线摄片表现为边缘清晰而不整齐的局限性骨破坏，但死骨及骨膜增生均少见。当继发化脓性感染时，鉴别诊断有一定困难。此外，全身其他部位可有结核病灶及相应体征表现。

（三）治疗

无论全身其他部位是否合并有结核病灶，均应进行全身支持、营养疗法和抗结核治疗。

药物可选用对氨基水杨酸、异烟肼、利福平及链霉素等，一般主张采用两种药物的联合用药方案。对颌骨病变处于静止期而局部已有死骨形成者，应行死骨及病灶清除术。为避免骨质缺损造成以后发育畸形，除有大块死骨分离外，一般选用较保守的刮扒术。

二、颌面部放线菌病

（一）概述

放线菌病是由放线菌引起的慢性感染性肉芽肿性疾病。此菌是人口腔正常菌群中的腐物寄生菌，常在牙石、唾液、牙菌斑、牙龈沟及扁桃体等部位发现该菌。当人体抵抗力降低或被其他细菌分泌的酶所激活时就侵入组织。临床上由于免疫抑制剂的大量应用，导致机体免疫力降低，也是本病的诱发因素。故本病绝大多数是内源性感染。脓液中常含有浅黄放线菌丝，称为放线菌颗粒或硫黄颗粒。

放线菌可从死髓牙的根尖孔、牙周袋或智牙的盲袋、慢性牙龈瘘管、拔牙创口或口腔黏膜创口以及扁桃体等进入深层组织而发病。

（二）诊断

1. 临床表现　放线菌病以 20～45 岁的男性多见。发生于面颈部的放线菌病占全身放线菌病的 60% 以上。此外，极少数可经呼吸道或消化道引起肺、胸或腹部放线菌病。颌面部放线菌病主要发生于面部软组织，软组织与颌骨同时受累者仅占 1/5。软组织的好发部位以腮腺咬肌区为多，其次是下颌下、颈、舌及颊部；颌骨的放线菌病则以下颌骨角及下颌支部为多见。临床上多在腮腺及下颌角部出现无痛性硬结，表面皮肤呈棕红色，病程缓慢，早期无自觉症状。炎症侵及深层咬肌时，出现张口障碍，咀嚼、吞咽时可诱发疼痛。面部软组织患区触诊似板状硬，有压痛，与周围正常组织无明显分界线。病变继续发展，中央区逐渐液化，则皮肤表面变软，形成多数小脓肿，自溃或切开后有浅黄色黏稠脓液溢出。肉眼或取脓液染色检查，可查出硫黄样颗粒。破溃的创口可经久不愈，形成多数瘘孔，脓腔可相互连通而转入慢性期。以后若伴有化脓性感染时，还可急性发做出现急性蜂窝织炎的症状。这种急性炎症与一般颌周炎症不同：虽经切开排脓后炎症趋向好转，但放线菌的局部板状硬性肿胀，不会完全消退。

放线菌病不受正常组织分层限制，可直接向深层组织蔓延，当累及颌骨时，可出现局限性骨膜炎和骨髓炎，部分骨质被溶解、破坏或有骨质增生。X 线片上可见有多发性骨质破坏的稀疏透光区。如果病变侵入颌骨中心，造成严重骨质破坏时，可在颌骨内形成囊肿样膨胀，称为中央性颌骨放线菌病。

2. 诊断　颌面部放线菌病的诊断，主要根据临床表现及细菌学的检查。组织呈硬板状；多发性脓肿或瘘孔；从脓肿或从瘘孔排出的脓液中可获得硫黄颗粒；涂片可发现革兰阳性、呈放射状的菌丝。急性期可伴白细胞计数升高，血沉降率加快。不能确诊时，可做活体组织检查。临床上应与结核病变相鉴别。中央型颌骨放线菌病 X 线片显示的多囊性改变，需排除颌骨成釉细胞瘤及黏液瘤等肿瘤性疾病的可能。

（三）治疗

颌面部软组织放线菌病以抗生素治疗为主，必要时配合外科手术。

1. 药物治疗

（1）抗生素：放线菌对青霉素、头孢菌素类高度敏感。临床一般首选大剂量青霉素G治疗，每日200万~500万U以上，肌内注射，6~12周为一疗程。如与磺胺联合应用，可能提高疗效。此外，红霉素、林可霉素、四环素、氯霉素、克林霉素等亦可选用。

（2）碘制剂：口服碘制剂对颌面部病程较长的放线菌病可获得一定效果。一般常用5%~10%碘化钾口服，每日3次。

（3）免疫疗法：有人推崇使用免疫疗法，认为有一定效果。用放线菌溶素做皮内注射。

2. 手术方法　在应用抗生素的同时，如有以下情况可考虑配合手术治疗。

（1）切开引流及肉芽组织刮除术：放线菌病已形成脓肿或破溃后遗留瘘孔，常有坏死肉芽组织增生，可采用外科手术切开排脓或刮除肉芽组织，以加强抗菌药物治疗的效果。

（2）死骨刮除术：放线菌病侵及颌骨或已形成死骨时，应采用死骨刮除术，将增生的病变和已形成的死骨彻底刮除。

（3）病灶切除术：经以上治疗无效，且反复伴发化脓性感染的病例，亦可考虑病灶切除。

三、颌面部梅毒

（一）概述

梅毒（syphilis）系由苍白螺旋体（TP）引起的一种慢性传染病。初起时即为全身性，但病程极慢，病变发展过程中可侵犯皮肤、黏膜以及人体任何组织器官而表现出各种症状，其症状可反复发作，但个别病员也可潜伏多年，甚至终身不留痕迹。

梅毒从感染途径可分为后天梅毒和先天（胎传）梅毒。后天梅毒绝大多数通过性行为感染，极少数患者可通过接吻、共同饮食器皿、烟斗、玩具、喂奶时传播；亦有因输带菌血而感染者。先天梅毒为母体内梅毒螺旋体借母血侵犯胎盘绒毛后，沿脐带静脉周围淋巴间隙或血流侵入胎儿体内。后天梅毒可分为一、二、三期及隐性梅毒。一、二期均属早期梅毒，多在感染后4年内出现症状，传染性强；三期梅毒又称晚期梅毒，系在感染4年后表现；一般无传染性。隐性梅毒指感染后除血清反应阳性外，无任何临床症状者。亦可按感染后4年为界分为早期和晚期。隐性梅毒可终生不出现症状，但也有早期无症状而晚期发病者。

先天性梅毒也可分为二期：在4岁以内发病者为早期；4岁以后发病者为晚期。

1. 后天梅毒　后天梅毒在口腔颌面部的主要表现有三：依病程分别分为口唇下疳、梅毒疹和树胶样肿（梅毒瘤）。

梅毒树胶样肿除累及软组织外，还可累及颌面骨及骨膜组织。临床上以硬腭部最常见，其次为上颌切牙牙槽突、鼻中隔。间或也可见于颧骨、下颌角部。

腭部树胶样肿常位于腭中线（有时原发于鼻中隔），呈结节型或弥散状。可造成腭骨穿孔，发生口腔与鼻腔交通。腭部树胶样肿波及鼻中隔、鼻骨、上颌骨时，可在颜面部表现为鼻梁塌陷的鞍状鼻；若鼻骨、鼻软骨、软组织全部破坏则呈现全鼻缺损的洞穿畸形。树胶样肿如波及颧骨，可在眶外下部出现瘘孔，最终也形成内陷畸形。

2. 先天梅毒　早期先天胎传梅毒多在出生后第3周到3个月。婴儿常为早产儿，表现营养障碍，貌似老人。鼻黏膜受累，致鼻腔变窄，呼吸不畅，有带血的脓性黏液分泌。口腔黏膜可发生与后天梅毒相似的黏膜斑。口周斑丘疹互相融合而表现弥漫性浸润、增厚；表面光滑脱皮，呈棕红色，皮肤失去弹性，在口角及唇缘辐射出深的较裂，愈合以后形成辐射状浅瘢痕。

晚期先天梅毒多发生于儿童及青春期。除有早期先天梅毒的遗留特征外，一般与后天三期梅毒相似。可发生结节型梅毒疹及树胶样肿，从而导致软、硬腭穿孔，鼻中隔穿孔及鞍状鼻。

先天梅毒的另一特征性表现是牙的发育异常：哈钦森牙和桑椹状磨牙。

此外，因梅毒性间质性角膜炎出现的角膜混浊；损害第 8 对脑神经的神经性耳聋；以及哈钦森牙，被称为先天性梅毒的哈钦森三征。

（二）诊断

诊断需审慎，应根据详细而正确的病史、临床发现、实验室检查及 X 线检查综合分析判断，损害性质不能确定时可行组织病理检查。近年来，用荧光梅毒螺旋体抗体吸附试验、免疫组化、聚合酶链式反应（PCR）、逆转录聚合酶链式反应（RT－PCR）等方法提高诊断的敏感性及特异性，且作为最后诊断的依据。

（三）治疗

颌面部梅毒损害无论胎传或后天受染，均为全身性疾病的局部表现，因此应行全身性治疗。驱梅治疗药首选青霉素 G 及砷铋剂联合疗法。必须在全身及局部的梅毒病变基本控制以后，才可能考虑病变遗留组织缺损和畸形的修复及矫正术。

（魏　薇）

第十三章　口腔颌面部损伤

第一节　口腔颌面部损伤的急救处理

一、解除窒息

（一）原因

可分为阻塞性窒息和吸入性窒息两大类。

1. 阻塞性窒息（obstructive asphyxia）　①异物阻塞：如血凝块、骨碎片、牙碎片以及各类异物均可阻塞呼吸道而发生窒息。②组织移位：如下颌骨颏部粉碎性骨折或下颌体两侧同时骨折时，下颌骨体部前份的骨折段受降颌肌群（颏舌肌、颏舌骨肌和下颌舌骨肌等）的牵拉，舌整体向后下方移位，压迫会厌而造成窒息。在上颌骨发生开放性横断骨折时，上颌骨因重力、撞击力作用和软腭肌牵拉等因素向后下方移位而堵塞咽腔，引起窒息。③气道狭窄：口底、舌根和颈部在损伤后，这些部位内形成血肿、严重的组织反应性肿胀均可压迫上呼吸道而发生窒息。在面部烧伤的伤员，还应注意可能吸入灼热气体而使气管内壁发生水肿，导致管腔狭窄引起窒息。④活瓣样阻塞：受伤的黏膜盖住了咽门而引起的吸气障碍。

2. 吸入性窒息（inspiratory asphyxia）　昏迷的伤员，直接把血液、唾液、呕吐物或异物吸入气管、支气管，甚至肺泡引起的窒息。

（二）临床表现

前驱症状是患者烦躁不安、出汗、鼻翼扇动、吸气长于呼气，或出现喉鸣；严重时出现发绀、三凹体征（吸气时胸骨上窝、锁骨上窝、肋间隙深陷），呼吸急促而表浅；继之出现脉弱、脉快、血压下降、瞳孔散大。如不及时抢救，可致昏迷、呼吸心跳停止而死亡。

（三）急救

窒息是口腔颌面部伤后的一种危急并发症，严重威胁伤员的生命。急救的关键在于早期发现，及时处理。如已出现呼吸困难，更应争分夺秒，立即进行抢救。

对因各种异物堵塞咽喉部窒息的患者，应立即用手指（或裹以纱布）掏出，或用塑料管吸出堵塞物，同时改变体位，采用侧卧或俯卧位，继续清除分泌物，以解除窒息。对因舌后坠而引起的窒息，应迅速撬开牙列，用舌钳或巾钳把舌牵向口外。即使在窒息缓解后，还应在舌尖后2cm处用粗丝线或别针穿过全层舌组织，将舌牵出，并将牵引线固定于绷带或衣服上，同时托下颌角向前，保持头偏向一侧，或俯卧位，便于分泌物外流。上颌骨骨折及软腭下坠时，可用夹板、木棍、筷子等，通过两侧上颌磨牙，将下坠的上颌骨托起，并固定在头部的绷带上。对口咽部的肿胀，可安置不同型号的通气管。如情况紧急，又无适当的通气管，应立即用15号以上的粗针头由环甲膜刺入气管，以解除窒息，随后行气管切开术。

如呼吸已停止，应立即做紧急气管内插管，或做紧急环甲膜切开术，进行抢救，待伤情平稳后再改用气管切开术。对于活瓣样阻塞，应将下垂的黏膜瓣缝回原处或者剪掉，必要时行气管切开术。对吸入性窒息，应立即进行气管切开术，迅速吸出气管内分泌物及其他异物，恢复呼吸道通畅。对这类患者，应注重防止肺部并发症。

二、止血

对于出血的急救，应根据损伤部位、出血的性质（毛细血管渗血、静脉出血、动脉破裂出血）和现场条件而采取相应的处置措施。

（一）指压止血

在紧急情况下，可将出血部位主要动脉的近心端，用手指压迫于附近的骨骼上，暂时止血，然后需用其他方法进一步止血。如在耳屏前，用手指压迫颞浅动脉与颧弓根部，以减少头顶及颞部区域的出血；在咬肌前缘压迫面动脉于下颌骨上，以减少颜面部的出血；在胸锁乳突肌前缘与舌骨大角交界处稍下方压迫颈总动脉于第6颈椎横突上，可减少头颈部大出血等。但此举有时可能引起心动过缓、心律失常，因而非紧急时一般不采用。

（二）包扎止血

适用于头皮、颜面等处的毛细血管和小动、静脉的出血。先将移位的组织大致复位，在创口表面盖上敷料，用绷带加压包扎包扎的压力要适当，否则可能会影响呼吸道通畅。

（三）填塞止血

有组织缺损和洞穿性创口者，可用纱布填塞，外面再用绷带加压包扎但在颈部或口底创口内，填塞时应注意保持呼吸道通畅，防止压迫气管发生窒息。对鼻道出血的患者，在明确无脑脊液漏时，可用油纱布填塞鼻道；效果不好时，可加用鼻后孔止血法。

（四）结扎止血

在创口内结扎出血的血管或在远处结扎出血动脉的近心端，止血效果确切可靠。颌面部严重的出血，如局部不易止血，可结扎颈外动脉。在紧急情况下可用止血钳夹住血管后，连同血管钳一起包扎后送。

（五）药物止血

局部应用粉、胶、海绵、纤维等止血剂或凝血酶，要使药物与出血创面直接接触，并用纱布加压包扎。全身作用的化学止血药如酚磺乙胺（止血敏）、对羧基苄胺、卡巴克洛（安络血）等均可做为辅助用药，以加速血液的凝固。

三、伤口的包扎

包扎是急救过程中非常重要的一个步骤，包扎有压迫止血、暂时性固定、保护创面、缩小创面、减少污染、减少唾液外流、止痛等作用。颌面部受伤后常用的传统方法有三角巾风帽式包扎法、三角巾面具式包扎法、头颌绷带十字形包扎法、四尾带包扎法等。

四、伤员的运送

运送伤员时应注意保持呼吸道通畅。对昏迷的伤员，应采用俯卧位，额部垫高，使口鼻悬空，以利于引流和防止舌后坠。一般伤员可采用侧卧位，避免血凝块及分泌物堆积在咽部。运送途中，应严密观察全身和局部情况，防止发生窒息和休克等危急情况。

五、防止感染

口腔颌面部损伤的创面常被污染，甚至嵌入砂石、碎布等异物以及自身软硬组织碎片。感染对伤员的危害有时比原发损伤更为严重。因此，及时而有效地防止感染至关重要。在有条件进行清创手术时，应尽早进行。在无清创条件时，应及时包扎伤口，以隔绝感染源。伤口应尽早使用抗生素控制感染。在使用抗生素的同时，对少数伤员还可同时给予地塞米松，以防止局部过度肿胀。对有颅脑损伤的伤员，特别是有脑脊液漏出时，可采用易透过血脑屏障、在脑组织中能达到有效浓度的药物，如磺胺嘧啶、大剂量青霉素等。对伤口污染泥土的伤员，应及时注射破伤风抗毒素。

（赵军方）

第二节 软组织创伤的处理

面部软组织创伤的处理，必须严格遵循外科原则，争取使伤口能获一期愈合。

一、伤口的准备

一切创伤的伤口都必须被看做是污染伤口，伤后6小时，即发生感染。因此，伤口的处理越早越好。由于面部血运丰富，伤口在创伤后的缝合时间限制通常为伤后12～24小时内。

伤口应彻底清洁。在有毛发的部位，可用无菌敷料盖住伤口，剃去毛发，用肥皂及水冲洗。伤口本身用盐水反复清洁。

伤口边缘如有已失去活力或坏死的组织，应切除。受创伤的脂肪组织及筋膜应除去，但皮肤的切除必须保守。无活力的肌肉（不出血，切时亦无收缩，已变色）应除去。

任何使伤口污染的物质，如沙粒、污泥等，必须细心有耐心地彻底清除。此类物质如遗留于伤内，将形成文身样的瘢痕，并将长期存在。在伤口准备阶段，清除此类物质是耗时的工作，但必须彻底除去。

如眉部有创伤，伤口准备时不可将眉毛剃去，因其可影响对位的准确性，且眉毛的生长非常慢，影响面容。

通常选用局部麻醉进行伤口的缝合。唇内或唇弓附近最好用不含肾上腺素的麻药，避免因血管收缩而使唇弓的“白线”不清楚，影响准确对位。如用含肾上腺素麻药，最好在注射后等5～15分钟，以待血管收缩高峰消退后再缝合。

二、撕裂伤的缝合

清创必须保守。皮肤边缘在切除时应尽量垂直。移位的组织应准确复位，在唇红缘、眉部、眼睑、鼻孔区尤应注意。

选择较细缝线，最好用5－0尼龙线。用较小的缝针及持针钳。可用带细齿的组织镊，挟持皮肤时应较轻柔。或可用皮肤钩牵引皮肤，以减轻对皮肤的创伤。

皮肤边缘应准确对位缝合。缝合时使两侧皮肤边缘稍外翻，应避免内翻。

要使瘢痕不明显，还必须预防感染。应消除死腔。止血应彻底，避免血肿形成。挟持皮肤边缘时应轻柔，以免发生组织坏死。这些步骤都有助于预防感染。

在早期处理伤口时，应避免使用复杂的成形外科方法修复，因可能感染而使皮肤丧失，使以后的修复更困难。有张力时，可潜行剥离皮下，再行缝合。

深部缝合应使用可吸收的细线，缝合时注意勿使皮肤移位。结扎线头应在深部（图 13－1）。

缝线拆除宜早，以免产生缝线瘢痕。拆除时应拉线结向创口方向，防止伤口裂开。面部缝线一般可在术后第 4 或第 5 日拆除。

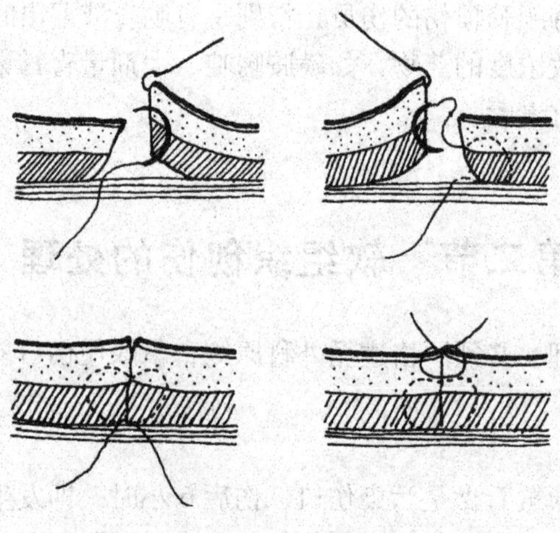

图 13－1　伤口缝合法

小的皮瓣撕脱应将其切成椭圆形，在皮下潜行剥离后缝合。较大的皮肤缺损不能直接缝合时，可用邻近皮瓣推进缝合，或以皮肤移植修复。

三、面神经损伤

外眦旁垂线后的面神经损伤应修复，在此线内侧的损伤因分支细小，不易发现，修复困难。

将神经两端以锐利刀片切除少许，此时，如神经较粗，将两端对齐，作神经束缝合即可（图 13－2），缝合应采用显微外科技术；如神经较细，则作神经外膜缝合。神经缝合时，张力应力求最小。如两端不能拉拢行端对端缝合，或缺损较大，最好用耳大神经移植修复。移植神经的直径应与面神经两端之直径相近，作神经外膜缝合。

四、腮腺导管损伤

任何撕裂伤如发生于腮腺导管区，皆应仔细检查有无腮腺导管损伤。如有导管损伤，应将一聚乙烯导管自腮腺口插入，并直接插入腺体端，然后缝合两端导管。插入之导管可缝合固定于颊黏膜，7～10 日后除去（图 13－3）。

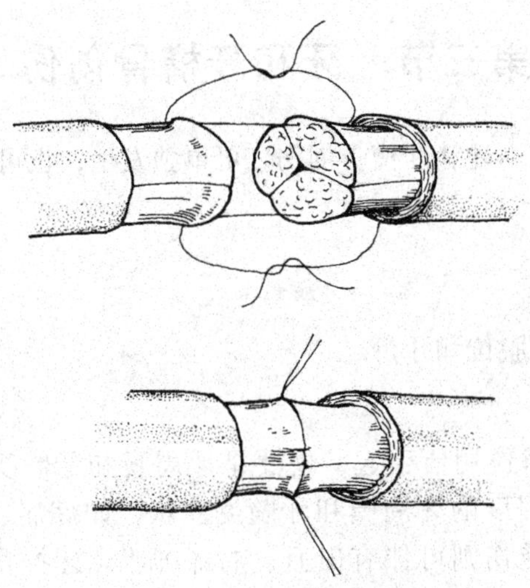

图 13－2　断裂神经缝合法

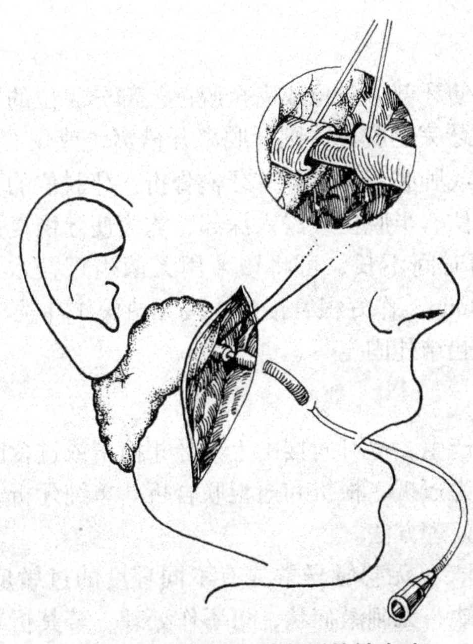

图 13－3　腮腺导管断裂的缝合法

通常，可将腮腺导管断裂分为三种情况处理。近心端（近腺体）的损伤修复困难，因壁薄，有时有一层腮腺组织包绕。修复困难时，可将断裂的两端分别结扎，使腮腺萎缩。结扎后，如腺体长期肿胀及疼痛，可辅以放射治疗，此种情况少见。咬肌浅面导管断裂时，以图 13－3 所述方法修复。咬肌远端（近口腔端）部位导管断裂时，直接缝合困难。可将远心端结扎，近心端斜行向下，穿过颊肌，引入口腔，在颊黏膜上作一开口并缝合于其上，插入聚乙烯导管并固定于颊黏膜。

（赵军方）

第三节 牙和牙槽骨创伤

牙和牙槽骨创伤较多见。牙和牙槽骨创伤，可单独发生，也可同颌面部软组织损伤、颌骨创伤同时发生。

一、牙创伤

一般可分为牙挫伤、牙脱位和牙折。

（一）牙挫伤

常为直接或间接的外力作用所引起，主要是牙周膜和牙髓受损伤。由于受伤后产生充血和水肿，则出现不同程度的牙周膜和牙髓炎症状，如疼痛、松动、伸长，对压力和冷热刺激敏感。牙龈同时受伤则可伴有出血、局部肿胀。牙挫伤轻者可不作处理，若较重，牙齿松动，可做简单固定，使伤牙静止休息，获得痊愈，若牙髓坏死，则应做牙髓或根管治疗。

（二）牙脱位

遇较重的暴力撞击，可使牙部分脱位或完全脱位。部分脱位的牙，有松动、倾斜或伸长和疼痛，而且常妨碍咬殆。牙完全脱位，则牙脱离开槽窝，或仅有软组织粘连。牙脱位时，局部牙龈还可有撕裂、出血或肿胀，也可伴有牙槽骨折。牙脱位的处理以尽力保存牙齿为原则，如部分脱位，不论是移位、半脱位或嵌入深部，均应使牙恢复正常位置，然后结扎固定2～4周。若牙已完全脱位而时间不长，可将该牙用无菌生理盐水冲洗干净，保护牙周膜，再用抗生素溶液浸泡20～30min，作好根管治疗，按无菌操作冲洗、清理牙槽窝，在局麻下将牙再植入，然后与邻牙一起结扎固定。

（三）牙折

多数由外力直接撞击而产生，也可间接由上下牙相撞击或进食时咬着碎骨片、砂石而造成。牙折按解剖部位，可分为冠折、根折和冠根联合折。单纯牙折，一般伤情较轻。根据开折的不同类型，采用适当的处理方法。

1. 冠折　未穿通牙髓时，可无感觉异常或有不同程度的过敏反应；若穿通牙髓，则刺激症状极明显。冠部轻微折缺，无刺激症状，可不作处理。若其折缺边缘尖锐，则修整其锐边至钝圆。冠折有明显刺激症状，或影响其形态和功能，根据情况，采用高分子复合树脂黏接，或用充填、嵌体、全冠等手段修复。若冠折已穿通牙髓，作牙髓治疗或根管治疗后，再修复冠部缺损。

2. 根折　有牙槽外部、牙槽中部及根尖部根折之分。根折的主要特点是牙齿松动，有触压痛。折断线越靠近牙颈部，则松动度越大；若折断线靠近根尖部，也可无明显松动。靠近牙颈部的根折在根管治疗后，做桩冠修复；根中部折断，一般应拔除；根尖1/3折断，牙齿无松动，可不做治疗，若松动，应作结扎固定。

3. 冠根联合牙折　可有联合纵折和联合斜折之分。可见牙冠部位有裂缝和活动，但冠部与根部仍有不同程度的连接，并有明显的触痛、压痛和咬殆痛。冠根联合牙折一般应拔除。

（四）骨折线上的牙齿

颌骨骨折多通过牙槽部，使牙齿处于骨折线上。骨折线上的牙齿与骨折线的关系各不相同，有的仅有牙根的一小部分暴露在骨折线上，有的大部暴露，甚至牙根可完全暴露在骨折线上。由于打击力量的不同，牙齿可以较稳固，也可有各种不同程度的松动。临床实践证明，这种牙齿大多数可以保留，需要拔除的是极少数非常松动的牙齿。临床难以发现因保留骨折线上的牙齿对骨折的愈合造成明显的影响，这不能说与抗生素的应用没有关系。因此，现在对骨折线上的牙齿多予保留，只拔除根松动的牙齿。

二、牙槽骨损伤

以上颌前部较多见，也可上下颌同时发生。常伴有唇与牙龈的撕裂、肿胀，骨折片有明显的活动，摇动伤部1个牙，可见同一伤部的几个牙伴随移动。骨折片移位，则出现咬殆错乱。牙槽骨骨折，常合并有牙折或牙脱位。如撞击力来自侧面，可造成侧方牙槽骨骨折。在上颌，还可同时伴有腭部骨折，也可波及上颌窦，并发鼻腔出血。

牙槽骨被强大的咀嚼肌附着，骨质较疏松，血循环较好，创伤后愈合力较强。其处理要求是使骨折段恢复正常的解剖位置，使该骨折段的牙齿恢复咬殆关系。其具体措施有以下几种，可根据伤情选用。

1. 简单固定　单纯线状牙槽骨骨折线仅在牙列范围以内，无明显移位，若活动度不大，可不用结扎固定，只用对颌牙咬在正中颌位，外加弹性绷带包扎固定即可。若活动度较大，用金属结扎丝作简单牙间结扎固定，固定时间2～3周。

2. 金属丝牙弓夹板固定　骨折段较大，有移位，可立即复位，以金属丝牙弓夹板结扎固定。

3. 腭托金属丝夹板弹力牵引　上颌前磨牙或磨牙区牙槽骨折向腭侧移位，不能立即复位时，以自凝塑胶制成带卡环的腭托，作弹力牵引复位。

（赵军方）

第四节　上颌骨骨折

上颌骨骨折的临床表现，除具有一般骨折创伤的共同症状如肿胀、疼痛、出血，瘀斑、移位、畸形等外，还有一些与上颌骨本身解剖生理特点有关的症状，上颌骨骨折闭合性创伤较多，而单一创伤甚少，故应加以详细检查，正确判断。

一、临床表现

（一）骨折段移位

上颌骨除翼内肌和翼外肌附着外，无强大肌肉附着，上颌骨骨折后，骨折段的移位，主要决定于骨折的类型和创伤力的强弱、打击方向和颌骨本身的重量。与下颌骨有明显不同。因下颌有强大的升颌肌群和降颌肌群附丽，骨折段移位的主要因素是肌肉牵拉。而上颌骨除翼内肌和翼外肌对其有影响外，其他附丽于上颌骨的肌肉皆较薄弱，对骨折段影响不大。翼外肌和翼内肌常将骨折段向后、下牵拉，上颌骨骨折段由于本身的重量，也向下垂，因此上颌骨骨折后常使面中 1/3 变长，也就使整个面形变长。LeFort Ⅲ型骨折，颅面分离的病例致面中部严重伸长畸形尤为明显。上颌骨如连同颧骨、颧弓发生骨折，颧弓上附丽的嚼肌可将颧弓和上颌骨向外牵拉。上颌骨骨折后，一般是向后、内方移位，上颌骨向后方移位，则出现面中部凹陷。较少向侧方移位。如骨折段完全分离，骨膜撕裂较广，骨折段可仅由软组织悬挂而下降，直至上牙与下牙的咬殆相接为止。如上颌骨仅为线状裂缝骨折，则不发生移位。

（二）咬殆错乱

上颌骨骨折段发生移位后，则常出现咬殆错乱。上颌骨骨折段向下、向后移位，常使后牙与下颌牙早接触，使前牙呈开颌状态。如上颌骨骨折段被推向后内上方，则可使面形缩短，前牙呈对刃殆或反殆状态。如一侧上颌骨发生中间裂开和横断骨折而下垂时，则患侧牙齿出现早接触或偏颌，健侧牙齿无接触而呈开殆状态。

（三）口、鼻腔出血

这是由于上颌骨骨折合并有口、鼻腔黏膜撕裂所致，其中以鼻腔和副鼻窦黏膜创伤机会较多。如口腔无破损，出血少时，仅由鼻孔渗出，出血多时，则同时由鼻后孔经口腔流出。此症状除Ⅰ型骨折出现较少外，在Ⅱ、Ⅲ型骨折均多见。上颌骨低位骨折时，上颌前庭沟或腭部粘骨膜如有撕裂伤，可出现口腔渗血。

（四）眶周淤血

在 LeFort Ⅱ、Ⅲ型骨折时，由于骨折线周围渗血和出血波及眼眶四周疏松的皮下组织，眼睑及球结膜，使围绕眼球的区域呈青紫色瘀斑，故称为“眼镜症状”。这症状随着血肿区吸收，颜色也就由青紫变为浅黄色，而后恢复正常。

（五）视觉障碍

上颌骨不典型 LeFort Ⅱ型骨折波及眶底时，可改变眼球的位置。常使患侧眼球下降，左、右眼不在同一水平位置，则出现复视现象。如创伤动眼神经或外展神经，可使左、右眼球动度不协调，也能造成视觉障碍。如眼球或视神经受创伤，则将发生失明。

（六）合并颅脑创伤

上颌骨与颅脑紧密相邻，严重的上颌骨创伤可合并不同程度的颅脑创伤，高位颅面分离骨折时，并发颅脑创伤更重。如颅前凹有骨折，骨折线经过蝶窦、额窦或筛窦时，硬脑膜撕裂，蛛网膜腔内脑脊液可由鼻孔流出，形成脑脊液鼻漏。如上颌骨骨折合并有耳岩部创伤，还可出现脑脊液耳漏。

二、上颌骨骨折的诊断

在诊断过程中应重点了解伤因、外力作用的方向、距离和受伤部位以及恢复后出现的主要畸形和功能障碍等，尤其是患者所需要解决的主要问题。检查时应根据用手法检查和辅助检查的结果判断患者的畸形所在，以利于手术方案的制订，X 线检查是必要的辅助手段，如瓦氏位、铁氏位和全口曲面断层片，如果准备行正颌外科手术，可加摄头颅定位片用于头影测量；头颅 CT 和三维 CT 重建成像也是重要的辅助诊断方法，尤其是后者能精确地显示异常骨折错位的位置、大小的立体形态，对诊断和治疗均有重要参考价值。

根据上颌骨骨折的临床表现，查清症状，结合受伤史及X线检查，不难确定诊断。为了准确而不漏诊，必须了解上颌骨骨折的具体部位、骨折性质、有无邻近面骨的合并伤，有无颅骨合并伤等。对并发有严重颅脑伤的上颌骨骨折患者，不能做过多的搬动，以免加重病情恶化。检查诊断上颌骨骨折时，要注意视觉有无障碍，眼球是否在同一水平面，有无复视、眼球下陷，触诊眶缘有无成台阶状等症状，避免漏诊眶底骨折。

三、上颌骨骨折的治疗

（一）早期处理

对上颌骨骨折的伤员应特别注意有无颅脑、胸及腹腔等处合并伤，有严重合并伤的伤员，以处理合并伤为主。对上颌骨的创伤可先作简单应急处理，以减轻症状，稳定骨折片，待后期复位治疗。

上颌骨骨折时由于骨折段向下后方移位，将软腭压于舌根部，使口腔、咽腔缩小，同时鼻腔黏膜肿胀、出血，鼻道受阻，都可引起呼吸困难，应特别注意对窒息的防治。

（二）复位与固定

上颌骨骨折的专科治疗措施是复位与固定。治疗原则是使错位的骨折段复位，并获得上、下颌牙的原有咬殆关系。

1. 复位方法

（1）手法复位：在新鲜的单纯性骨折的早期，骨折段比较活动，用于或借助于上颌骨复位钳，易于将错位的上颌骨回复到正常位置。手法复位方法简单，一般在局麻下即可进行，简单的骨折，也可不用麻醉。

（2）牵引复位：骨折后时间稍长，骨折处已有部分纤维性愈合，或骨折段被挤压至一侧或嵌入性内陷，或造成腭部分裂，向外侧移位，用手法复位不能完全回复到原有位置，或一时无法用手法复位时，则可采用牵引复位。

（3）手术复位：如骨折段移位时间较长，骨折处已发生纤维愈合或骨性愈合，用上述两种方法都难以复位时，则需采用手术复位，即重新切开错位愈合的部位，造成再次骨折，而后用合适器械撬动、推、拉，使骨折段回复到正常解剖位置，尽量做到解剖复位。

2. 固定方法　上颌骨骨折的固定方法有几种类型，原则上是利用没有受伤的颅、面骨固定上颌骨骨折段，同时作颌间固定，以恢复咬殆关系。固定方法较多，常用的有以下几种。

（1）颌间牵引固定及颅颌固定：于上下牙列上安置有挂钩的牙弓夹板，使骨折段复位后按需要的方向和力量在上下颌之间挂若干橡皮圈进行固定，并以颅颌弹性绷带或颏兜将上下颌骨一起固定于颅骨上。上颌骨骨折一般固定3周左右。

（2）切开复位坚强内固定：在开放性上颌骨骨折、上颌骨无牙可作固定、上颌骨多发及粉碎性骨折或骨折处已发生纤维性愈合的病例，均可采用切开复位，复位后以微型或小型钛板行坚强内固定。在上颌骨LeFort Ⅱ型和Ⅲ型骨折时，由于牵扯的骨折部位较多，可选用头皮冠状切口，将头皮及颞面部皮瓣向下翻转，可显露出额、颞、眶、鼻、颧弓、颧骨及上颌骨骨面，必要时可加做口内前庭沟切口，从口内进一步显露上颌骨骨折部位。这种切口由于可充分显露多处骨折的部位，便于探查、骨折段复位及固定的操作，尤其适用于陈旧性上颌骨骨折合并颧骨、鼻骨及额骨骨折的治疗。

（赵军方）

第五节 下颌骨骨折

下颌骨呈马蹄形，占据面部下1/3，是颅面部惟一可以活动的骨骼，参与组成牙、颌及颞下颌关节系统。承担着咀嚼和语言功能，由于其形态特殊，又突出于面部，无论在平时或战时，下颌骨的损伤都居于面部骨折的首位。据资料统计，平时伤下颌骨骨折占颌骨骨折总发生率的50%~70%，约是上颌骨骨折的两倍。下颌骨骨折的发生部位常与其解剖的薄弱结构有关，其中颏部、颏孔区、下颌角和髁状突是骨折的好发部位。随着我国汽车工业的飞速发展，交通事故伤已成为下颌骨骨折最主要的原因，其次是跌打损伤和意外损伤，好发年龄为20~29岁。火器性下颌骨伤多由枪弹和碎片引起。平时伤下颌骨骨折多为线性骨折，而火器伤多为粉碎性骨折。下颌骨在解剖结构上存在薄弱部位，所以导致骨折经常好发于几个部位。颏部在胚胎发育上系两侧下颌骨体联合而成，由于其位置突出，易遭受创伤骨折，但由于颏部两侧颏结节和颏隆突的增强，使薄弱部位向两侧延伸。因此，颏部骨折线经常自下颌中切牙斜向颌骨两侧，常伴有牙槽突骨折。如遭受严重创伤，颏部可形成粉碎性骨折或双发骨折。因下颌骨体部的薄弱区位于颏孔、颏神经血管束自骨内穿出，在下颌双尖牙牙根之间形成薄弱部位，故下颌骨体部遭受打击时，常在此部位骨折。体部其他部位由于内、外颏线和强壮的下颌体下缘的加强，一般不易发生骨折。下颌角也是骨折好发区，尽管此区能很好地对抗旋转力，但磨牙后三角至嚼肌附着前的区域相对薄弱，尤其存在第三磨牙阻生或有尚未萌出的牙胚时，此部位的骨质高度不足，当受到侧向力打击容易发生骨折。髁状突颈部较细，在解剖上属薄弱区域，受外力打击时可造成直接骨折。此外，髁状突处于应力传导部位。生理状态下可将咀嚼压力通过颞关节传导至颅底，但由于它与下颌骨体形成较大角度，颏部受力传导至髁状突，在髁状突颈部形成应力集中，故颏部的骨折常伴有双侧或单侧的髁状突颈部的间接骨折，临床上常漏诊。

下颌骨骨折除具有一般创伤骨折所具有的软组织肿胀、出血、疼痛和功能障碍等共同症状外，由于下颌骨在解剖生理方面的特点，故骨折时的临床表现又具其特殊性。

一、临床表现

1. 骨折移位　下颌骨骨折的部位和骨折的移位很大程度上取决于它所受到的创伤力方向、肌肉的牵拉方向、骨折线的数量和走向的影响。此外，骨折段上有无牙齿存在也与移位有关。创伤力可以是对骨折区的直接打击，也可以是经由传导的间接力而造成骨折；对下颌骨体部的创伤力除可以造成同侧颏孔区的直接骨折，还可造成对侧下颌角或髁状突的间接骨折。

咀嚼肌的牵拉是导致下颌骨骨折段移位的重要因素。下面分述如下：

（1）颏正中联合骨折：正中颏部骨折可以是单发的，也可以是双发或粉碎性的。单发的颏正中线性骨折，由于骨折线两侧肌肉的牵拉力相等，方向相对，常不发生明显移位，仅可见下中切牙间有动度，或一侧中切牙略低于另一侧，略有隙状开颌。如为双发骨折或粉碎性骨折，附着在颏棘的颏舌骨肌和颏舌肌牵引断骨向后下方移位，受下颌舌骨肌的牵拉。两侧下颌骨向中线移位，使下颌骨前端变窄，这种情况易导致舌后坠，引起呼吸困难。

(2) 颏孔区骨折：该区域的骨折一般位于下颌第一与第二前磨牙牙根之间，常将下颌骨断裂成为与对侧下颌骨保持连续性的前段（近中）和后段（远中），由于降颌肌群和一侧翼外肌的牵拉作用。使骨折前投向下、后方移位，并向伤侧偏斜，前牙呈开𬌗状。骨折后段因升颌肌群的牵拉作用向上、前内方移位，骨折线越靠后，肌力不平衡越明显，骨折移位程度也越重。骨折段的移位还与骨折线的方向和斜度有关，如骨折线方向与肌肉牵拉方向相抵，骨折段也可不发生移位或移位很小。

(3) 下颌角骨折：此处骨折也将下颌骨分成前后两个骨折段，如骨折线在下颌角的后上方，或是升支的横形骨折，前后和上下骨折段都包围在嚼肌和翼内肌之中，骨折可不发生移位，即使有移位，也多是创伤力造成。但如果骨折线在升颌肌群附着之前，骨折线呈前上至后下方向，则骨折前段受降颌肌群的牵拉向下后移位，骨折后段受升颌肌群牵拉向上前移位，出现后牙早接触，前牙开颌的表现，与额孔区骨折的移位相似。

(4) 髁状突骨折：髁状突骨折常发生在它的颈部，如一侧骨折线在冀外肌附着点之下，则髁状突头常因冀外肌的牵拉而致髁状突向前内侧移位，髁状突头也可以脱出关节囊而到关节凹外，同对，下颌升枝部因嚼肌、翼内肌和颞肌的牵拉向上移位，使对侧牙及前牙形成开𬌗状，不能向对侧做侧𬌗运动。如骨折发生在关节囊内，翼外肌附着点之上，骨折可不发生移位，双侧髁状突骨折时，髁状突头向内下移位，由于受升颌肌的牵拉，整个下颌骨段则向上移位，使前牙开𬌗更加明显。

髁状突骨折常为闭合性，除骨折段移位引起的症状外，还可伴耳前区的疼痛、张口受限、局部肿胀和压痛。个别严重的髁状突骨折，关节突可穿过颞下颌关节凹顶而进入颅中凹，造成颅脑损伤。

(5) 多发骨折：下颌骨如发生多发骨折，其移位视情况而不同，如骨折段上有肌肉附着，则随肌肉的牵拉方向而移位；如无肌肉附着，骨折段则随打击力的方向和重力发生移位，此类骨折的移位往往是外力与咀嚼肌牵引力的综合作用。

(6) 骨折线两侧牙齿的作用：主要影响磨牙区和双尖牙区的骨折移位，如骨折后段和上颌有牙存在，𬌗接触可限制或阻挡骨折后段的移位，相反，如失去这种𬌗接触，骨折的移位程度就加大。

2. 咬𬌗错乱　下颌骨骨折后，因骨折断端的移位使牙齿随之移位，以致发生咬𬌗关系的错乱，出现早接触、开𬌗、反𬌗等情况，通过明显错位的牙，可见到或触到骨折断端之间的异常活动。咬𬌗错乱是颌骨骨折最常见和最明显的临床表现，即使骨折仅有轻度移位，也可出现咬𬌗错乱。因此，咬𬌗关系错乱是诊断颌骨骨折的重要依据。

3. 牙龈撕裂、口底出血　下颌骨骨折时，骨断端的锐利边缘突然错位，使邻近紧密附着于牙槽骨的牙龈撕裂并出血，同时与口腔相通，成为开放性骨折。骨折线常累及牙齿，并伴有冠折、根折、牙松动、移位或脱位等情况。有时出血可向组织疏松的口底或颌下区渗入，形成口底、颌下区的血肿，在黏膜下与颌下区皮肤可见紫色瘀斑。

4. 下唇麻木　下颌骨内有下牙槽神经通过，骨折后常遭挫伤甚至断裂，患者伤后感到同侧下前牙牙龈与下唇皮肤麻木。

5. 功能障碍　下颌骨骨折后，由于骨折的移位或颞颌关节损伤、咀嚼肌的反射性痉挛和运动失调、疼痛肿胀等原因，患者常表现张口受限，不敢咬硬物，影响正常的进食、咀嚼、吞咽和语言等功能，下颌骨正中双发骨折或粉碎性骨折后可引起舌后坠，堵塞咽腔，发生呼吸困难，甚至导致窒息。患者常因肿胀而不能紧闭上下唇，加之疼痛可引起反射性涎液分泌增多，常见流涎现象，从而加重了体液的丧失。

二、诊断

对颌骨创伤骨折的患者，首先应通过问诊了解受伤的经过，如受伤原因、受伤部位、受伤时间、伤后的临床表现等，重点是了解创伤力的方向和作用部位，详细的病史有助于明确骨折的部位和类型。通过手法检查，诊断一般不难做出。手法检查很重要，叩诊时骨折区常有明显压痛，骨折移位时，可叩出台阶感，骨折处不明确时，可用双手的食指和拇指分别放在可疑骨折两侧牙的咬殆面和下颌骨下缘，两手做相反方向移动，如有活动度和骨摩擦音，即可诊断。闭合性髁状突骨折时，患侧耳屏前可有压痛和空虚感，摸不到髁状突的动度。在上述临床症状中，最重要、最有诊断价值的是咬殆错乱，根据咬殆错乱的类型，可大致分析出骨折的部位。除应注意直接创伤部位外，还应注意有无间接骨折。

X 线检查是下颌骨骨折最常用的辅助诊断方法。它可以明确骨折的类型、范围和性质、邻近骨骼有无合并骨折，从后前、侧位和垂直三角度观察。

三、下颌骨骨折的治疗

（一）下颌骨骨折的复位方法

常用的复位方法有手法复位、牵引复位和开放复位 3 种，其目的是恢复患者原有的咬殆关系。方法的选择应根据骨折的部位、骨折的类型和移位程度等情况而定。

1. 手法复位　手法复位常用于闭合性及移位不大的新鲜线性骨折，此时骨折未发生纤维性愈合，通过手法推动将移位的骨折恢复至正常位置，方法简便。

2. 牵引复位　用于手法复位效果不满意或骨折已发生纤维性愈合者，常用颌间牵引复位，利用未骨折的上颌牙弓来固定下颌骨。

3. 开放复位　如骨折段移位时间较久，骨折处已有纤维性错位愈合或发生骨性错位愈合，上述两种方法均不能达到复位目的，可施行手术开放复位将纤维性骨痂切除，或用骨凿重新凿开骨性错位骨折线，使骨折断端重新复位并做固定。

（二）下颌骨骨折的固定方法

1. 单颌固定　单颌固定指仅在骨折的颌骨上做固定，而不做上、下颌骨之间的连接，患者固定后仍可以张口活动，对进食和语言影响较小，便于口腔清洁卫生。因此，在功能活动中有利于骨折的愈合。

2. 颌间固定　颌间固定是下颌骨骨折最常用的固定方法。它是利用稳固的上颌骨或牙弓作为固定支架来固定骨折的下颌骨，将上下颌骨结扎固定在正常的咬殆关系上，以保证骨折的正常愈合。是恢复咬殆关系，防止错颌最有效的方法。其最大的优点是逐渐使骨折和咬殆关系得到恢复并可以调整，简单实用。坚固内固定术后一旦发现有咬殆问题，很难调整。因此，尽管坚固内固定目前得到广泛应用，但颌间固定仍是不可缺少的手段，有时在坚固内固定前也需颌间固定来维持咬殆关系。缺点是患者不能开口的时间长达 6 周，影响咀嚼、语言和进食等功能，不易保持口腔卫生。此外，颌间固定恢复咬殆关系还不是尽善尽美，颌间固定尚不能提供充分的固定力，还需选择其他固定方法联合应用，才能达到稳定可靠的目的。

（三）儿童下颌骨骨折的治疗

儿童下颌骨在解剖上和结构上的特殊性，因而骨折后在治疗上与成人不同，多主张保守治疗。临床上儿童下颌骨的骨折具有以下特点：①儿童下颌骨的骨皮质较薄，骨折常为不完全骨折或青枝骨折，骨折可以不发生移位，但儿童易发生牙槽突骨折。②儿童下颌骨多为乳、恒牙混合牙列，乳牙的牢固性较差，恒牙牙根也未发育完成，这使得利用牙齿来结扎固定骨折受到限制，但牙胚在未萌出前位于下颌骨内，使得用手术固定骨折的方法也受到限制，在下颌骨上钻孔或打螺钉都容易损伤牙胚，造成恒牙的永久性损伤，因而一般不适于采用开放复位内固定；非手术疗法常用牙酸蚀贴钩橡皮圈牵引或用复合树脂夹板固定，即使手术复位固定，也应注意术中防止损伤恒牙胚。③儿童正处于生长发育期，骨折愈合较快，应尽早复位，一般不应迟于伤后3~7天，否则复位困难，固定制动时间也可以缩短，一般两周后即可做适当活动。④儿童受伤后往往对病史叙述不清，因此应详细检查，特别应明确有无髁状突的骨折或关节内血肿，如有应及时处理，防止以后继发颞下颌关节强直，导致下颌骨生长发育中心内障碍，继发下颌骨发育不良，造成颜面畸形。对于儿童髁状突骨折一般不主张进行手术切开复位，多采用颌间固定两周及早期功能锻炼就可以获得满意疗效。⑤儿童的骨折复位与成人不同，成人对颌关系的恢复要求严格，儿童由于颌骨处于发育阶段，尚未建立稳定的颌关系，颌关系的重建可塑性强，因而儿童的骨折复位允许存在轻度的错位，随着乳牙的相继脱落和恒牙的相继萌出，颌关系可以重新建立。对于咬殆关系尚好，没有功能障碍的患儿，可不做固定，单纯采用颅颌弹性绷带即可。如果骨折错位明显，复位困难，应行手术复位。

（四）无牙颌下颌骨折的处理

无牙颌下颌骨骨折的处理较为困难，主要是因为没有牙齿可作为固定的依靠，老年人由于长期缺牙导致牙槽嵴萎缩，下颌骨体变的细小，松质骨成分减少，导致修复能力下降。过去常利用原有的部分或全口义齿做颌周拴丝结扎固定，或支架外固定来治疗此类骨折，但其稳定性和固定力均不够，故现在多采用手术开放复位内固定的方法，如用微形钢板和加压钢板坚固固定。无牙颌骨折术中对咬殆关系恢复的要求也严格，骨折愈合后可利用义齿进行恢复。

（赵军方）

第六节　颧骨骨折

颧骨是上颌骨和颅骨之间的主要连接支架，对构成面部的外形具有重要作用。正是由于颧骨在面中部两侧处于突出的位置，所以较易遭受外力撞击而发生骨折。对颧骨、颧弓骨折，应早期复位，若延误治疗，则常导致张口受限、面部畸形等并发症，增加手术矫治的难度。颧骨为近似四边形的骨骼，外凸内凹，左右各一，具有额突、颞突、眶突和上颌突，分别与额骨、颞骨、蝶骨大翼和上颌骨相连接，参与眶壁、颞凹、眶底和上颌窦的组成。颧骨与上颌骨的连接处宽，强度较大；与蝶骨的连接处较薄弱，与额骨连接处的强度介于上两者之间，而与颞骨颧突的连接最为薄弱。颧骨体本身比较坚实，骨折较少发生在颧骨体处，而主要发生于与邻骨连接处，且常伴有邻近各骨的损伤。颧骨骨折的骨折线多发生在颧弓、眶外侧缘、眶下缘、眶底和上颌窦前外侧壁。颌面部严重损伤时常发生颧骨与上颌骨复杂骨折，甚至波及颅底。颧弓由颞骨颧突及颧骨颞突组成，细长、薄弱，易在中段和两端发生骨折。

颧骨、颧弓骨折移位主要决定于打击力量的方向和强度。通常来自侧方垂直力量的撞击，颧弓可发生典型的“M”形塌陷骨折；来自前方垂直力量的打击，颧骨体通常向后、内及下方移位，并可突入上颌窦。附着于颧骨上的表情肌，对骨折片移位不起作用、附着于颧弓下面及上颌骨颧突上的咬肌，可促使颧弓、颧骨向下移位，并能影响骨折复位后的稳定性。当颧骨自颧额缝脱离向下移位时，附着于眶外缘颧额突处的外眦韧带随颧骨同时下移，因而使眼球及眼外眦发生移位，引起瞳孔水平面的改变。

颧骨骨折若并发眶底骨折，眶内容物可嵌顿于骨折裂隙之间或进入上额窦内，而引起眼外肌平衡紊乱和复视。由于颧骨、眶底下移或眶内容物丧失，眶腔增大，可出现眼球内陷。眶下神经走行于眶下管内，该管与颧骨毗邻，颧骨上颌突骨折时易发生眶下神经损伤。

一、颧骨、颧弓骨折的临床表现

1. 颧面部塌陷畸形　颧骨骨折因常向后下移位，使颧部外突的形状变为向下塌陷。颧弓骨折常在颧弓中部出现凹陷。但当局部软组织伤后肿胀时，这种塌陷畸形往往被掩盖，而易误诊为单纯软组织挫伤，应加以注意。

2. 张口受限　颧骨、颧弓骨折内陷，移位骨折片压迫颞肌或阻挡喙突运动，可发生张口困难。由于伤后疼痛所致的颞肌和咬肌反射性痉挛，也可使开口度减小，但被动张口可使张口度加大。

3. 复视　颧骨骨折并发复视约有 10% ~14%，主要原因是骨折后移位致眼球移位及眼外肌失去平衡所引起，如仅为眶外缘折断及移位，产生复视的原因是由于附着于眶外侧壁上的眼球悬韧带随骨折段下移，引起瞳孔水平的改变；如有眶底骨折，则眶内容物下陷，眼球向下移位，产生复视。如眶底骨折时眼下直肌被夹持于骨折处，则复视的产生除瞳孔水平改变外，更多是由于眼球运动受限而致。因眼外肌出血，局部水肿而限制眼球运动所致复视，则在血肿及水肿被吸收、消退后即可消失；因颧骨移位眼球下移所致的复视，在骨折复位后常可恢复；眶底骨折引起的复视，如延误治疗，一旦脱出的眶内容物与周围组织发生粘连，则可导致持久性复视。

4. 神经损伤体征　颧骨骨折累及眶下神经损伤，可出现同侧眶下、鼻旁及上唇皮肤感觉迟钝，大部分病例于骨折复位后能逐渐恢复。开放性颧骨骨折也可损伤面神经颧支而引起眼睑闭合不全。

5. 其他症状　颧骨骨折伴有眶壁、眶底损伤时，眼睑、眶周皮肤及球结膜下可发生出血性瘀斑及肿胀，眼球运动受限或向下移位；伴上颌窦壁骨折时，窦内积血，可有鼻出血；窦内空气退出至面颊组织，出现皮下气肿等。

二、颧骨、颧弓骨折的诊断

颧骨、颧弓骨折的诊断主要根据外伤史、临床表现及 X 线摄片检查、张口受限最为重要，部分病例尚有复视、眶周淤血及眶下区麻木等。仔细触摸眶外缘、眶下缘、颧弓、颧骨及口内颧牙槽嵴骨面，注意有无压痛、骨连续性中断或台阶状畸形。X 线摄片检查对颧骨、颧弓骨折的诊断很有帮助，尤其在伤后因伤区肿胀，临床检查难以确诊时更有意义。可选用铁氏位、颅底位和颧弓切线位投照，可显示骨折线的部位、数目、方向、骨折段移位情况以及与眶周、上颌窦、颧突及眶下孔之间的关系等。

三、颧骨、颧弓骨折的治疗

颧骨、颧弓骨折后骨折段移位和面部畸形不明显，无张口受限或复视等功能障碍者，一般可不做手术治疗。反之，如有明显的移位、畸形及功能障碍者，则应在明确诊断后及时手术，或在局部肿胀基本消退后早日进行。如延误治疗，一般在伤后 2 周左右，即已发生纤维性愈合；如延时更长，则将发生错位骨性愈合，手术复位更为困难，造成的面部畸形和功能障碍也难以完全纠正。颧骨、颧弓同时骨折时，应先使颧骨复位固定后再将颧弓复位或固定。

（一）颧骨骨折的治疗方法

颧骨骨折的治疗方法较多，但可归纳为盲探复位和开放复位、固定两类。盲探复位早年应用较多，但因为复位不全或复位后又脱位，部分病例仍有骨连接，不良、复视、张口障碍和面部畸形。因此，对有明显移位的不稳定型颧骨骨折，应采用开放复位和明视下直接固定。

1. 复位方法

（1）口内途径盲探复位法：在上颌磨牙前庭沟处做 1.5cm 长的水平切口，插入扁平骨膜分离器，自上颌结节外侧伸向颧骨后面，将移位的颧骨向前、向上用力撬起；另一手放在面部，触摸眶缘和颧突。此法切口隐蔽，面部不留手术瘢痕，复位手术可不受面部肿胀的影响，操作比较简便，但应注意无菌操作，防止将口腔细菌带入深部组织，引起感染。

（2）局部皮肤切口单齿骨钩复位法：在颧弓下缘做 0.5cm 长皮肤小切口，经此切口将单齿骨钩自颧骨下缘绕到它的内侧面，向前、向上提拉，直至复位；另一手置于眶下缘引导，并保护眼球。此法简单，面部虽有切口，但损伤小，瘢痕不明显。但颧骨体嵌顿移位者难以复位，复位后也方能固定。

（3）颞部切开复位法：在颞部发际内做 2cm 切口，切开皮肤、皮下组织及颞浅筋膜后，用一宽厚骨膜剥离器在颞筋膜与颞肌之间插入，直抵颧骨深面，然后在颈部皮肤上垫一纱布卷作为支点，向前、向上用力抬起移位的颧骨；另一手在颧面部触摸，引导复位。

（4）经上颌窦复位法：适用于颧骨骨折伴有上颌骨和眶底损伤的病例。自尖牙凹前庭沟处切开黏膜，凿开上颌窦前壁，进入上颌窦，吸去窦内血块，检查窦壁骨折情况。如有眶内容物陷入上颌窦内，应首先予以复位，然后用钝头器械自窦内将移位的颧骨、眶下缘及眶底向外上方推顶；另一手在面部触摸，以协助骨折片复位。最后向上颌窦内填塞碘仿纱条，以维持骨折片复位后的正确位置，碘仿纱条末端经下鼻道开窗处，由鼻腔引出。2 周后逐渐抽除碘仿纱条。

（5）局部小切口开放复位法：在骨折线附近作小切口，显露骨折断端，在直视下用骨膜剥离器等器械橇起塌陷、移位的颧骨，将骨断端恢复到正常位置，然后在两骨断端相应部位钻孔，分别穿过不锈钢丝，结扎固定；也可用小型钢板，用螺丝钉旋入固定。

有移位的病例，主要应采取开放复位，以便在直视下观察骨折段移位情况，并争取获得准确的解剖复位，对有转位或嵌顿性骨折，如仅通过一个小切口进行复位，由于对骨折段复位的杠杆力不足，复位不理想，而往往需要通过 2～3 个切口，才能使颧骨完全复位。如用眉弓外侧和眶缘下切口、眶外侧和睑缘下切口、眉弓外侧或眶外侧和口内前庭沟切口进行复位，效果较好。如患者拒绝在面部做切口，则选用颞部途径或颧弓下单齿骨钩闭合复位和口内前庭沟开放复位，必要时可采用头皮冠状切口，以充分显露各骨折部位。

2. 固定方法　不稳定型颧骨骨折复位后如不作固定，可发生再移位。移位的主要原因是咬肌的牵拉和瘢痕的收缩。因此，为防止再移位，复位时做 2 处以上可靠的固定是必要的。

（1）骨间钢丝结扎或钛板固定：根据骨折移位情况，可作 2 点或 3 点固定。颧额缝和眶下缘 2 点固定，是符合生物力学原理的，如再增加颧额缝或口内颧牙槽嵴 3 处固定对复杂颧骨折也能达到满意效果。

（2）上颌窦内支撑固定：主要用于伴有上颌窦壁或眶底损伤的病例。除用碘仿纱条填塞外，也可用特制的导管球，置入上额窦内，注入液体充满球囊，以支撑窦壁。

（3）钢丝悬吊固定：当颧骨复位后，为防止再移位，可在颧骨体上钻孔，穿过钢丝，自颧部皮肤引出，用橡皮条联结钢丝和由石膏帽伸出的支架上，将颧骨向上、向外牵引，固定2～3 周，颧骨不再移位时即可拆除。

（4）克氏针固定：不稳定型或粉碎型颧骨骨折，通过闭合性或开放性复位后，可用克氏针将移位的颧骨固定于邻近或对侧正常骨骼上。克氏针固定的位置和方向，可自颧额缝上方的额骨，沿眶外侧缘钻入颧骨体部。

（二）颧弓骨折的治疗方法

1. 复位方法

（1）口内进路复位法：适用于新鲜颧弓骨折、骨折段内陷的复位。可在局麻下手术。应注意无菌操作，防止感染。

1）上颌结节途径复位法：自上颌第一磨牙前庭沟向后作 1.5cm 长的切口，用长弯血管钳向颧弓深面作钝性分离，然后插入扁平骨膜分离器，直至塌陷移位的颧弓深面，向外上方用力撬起移位的骨折段。另一手放在颧弓骨折处，通过手指感觉骨片复位的情况，并防止过度复位。当患部凹陷消失，开口度增大，即表示复位成功。

2）喙突外侧途径复位法：在升支前缘自上颌牙槽平面向下作 4cm 长黏膜切口，深达骨膜。用中弯止血钳沿喙突外侧和上方作钝性分离，经颞肌表面，直达颧弓骨折处。用扁平骨膜分离器，插入至颧弓深面，向外侧抬起骨折片，使其复位。然后将骨膜分离器作前后移动，以恢复颧弓拱凸的外形。此法由于将复位器械直接置于喙突与颧弓之间，较上颌结节途径优越。

（2）口外进路复位法

1）巾钳复位法：主要用于新鲜颧弓骨折。即用大号巾钳直接刺入颧弓部皮肤下组织，直至颧弓深面，钳住颧弓向外牵拉，使其复位。

2）单齿骨钩复位法：在颧弓下刺入骨钩，向外提拉、复位。

3）颞部切口复位法：同颧骨复位法。

4）颧弓平行切口开放复位法：直接在颧弓骨折处表面做 2cm 左右的横切口，切开皮肤、皮下组织，钝性分离筋膜组织，切开骨膜，显露骨折端，用骨膜分离器抬起骨片，在直视下复位。必要时可同时做结扎固定。

2. 固定方法

（1）骨间钢丝结扎或钛板坚固内固定：适用于3线型活动性颧弓骨折的固定。

（2）颧弓下克氏针固定。

（3）骨钉－自凝塑料夹板外固定。

（三）陈旧性颧骨、颧弓骨折的治疗

颧骨骨折后2~3周即可发生纤维愈合，3个月就形成骨性愈合。临床上由于漏诊、早期未及时处理或治疗不当，都可造成颧骨错位愈合，后遗颧面部塌陷畸形、张口受限、复视和眼球内陷等，需进一步手术处理。

1. 颧骨塌陷畸形的矫治

（1）截骨复位矫正：将错位愈合的骨折处造成再骨折，使颧骨骨折段解剖复位，恢复颧部正常外形，同时矫正功能障碍。眶外侧壁、眶底、颧上颌缝和颧弓等部位、用锐利骨凿及骨钻将错位愈合的骨质分开，松解骨折段四周的瘢痕，将骨块复位。然后在颧额缝、眶下缘及颧牙槽嵴部分别用钢丝或微型钢板做妥善固定。如有眼球内陷、眶底缺损，应同时修复眶底。

1）头皮半冠状切口进路：对错位的颧、上颌骨复杂骨折能提供充分的暴露，能在直视下完成截骨和复位，做到可靠的固定，对同时需植骨的病例更适用。切口隐蔽安全，不会损伤面神经颧、额支，术后面部无瘢痕。

2）口内上前庭沟切口进路：补充上述切口的不足，显露颧牙槽嵴从颧上颌连接处。

（2）颧部植骨成形：颧部畸形不伴有功能障碍；或为粉碎性骨折，不能做截骨整块移动；或有眶颧部骨组织缺损等情况，适宜于用自体骨移植，以修复骨缺损或增大颧部以恢复外形。常用的骨源为髂骨、肋骨及颅骨，可通过口内前庭沟、面部或冠状切口途径植入。也可采用带血管蒂颞肌筋膜瓣、带血管游离组织瓣充填、修复。

2. 眶部并发症的处理　颧骨骨折并发眶底骨折，早期未做处理或处理不当，后期将出现眼球内陷和复视。治疗原则是松解脱出的眶内容物，恢复眶底连续性，从而矫正复视和眼球内陷。做眶缘下切口，由眶缘向后自骨膜下剥离，细心分离骨折区骨膜，松解粘连，将脱垂至上额窦内的眶内容物解脱出来。注意保护眶下神经及上额窦黏膜，避免与上颌窦相通。用镊子夹住下直肌向前牵引，观察眼球向上转动情况，以便了解粘连是否已完全解除。然后根据眶底缺损范围和眼球内陷程度，植入合适大小的骨片，植入物放置于眶骨膜与眶底之间，并与眶缘固定。此外，颧骨骨折还可能并发眶外侧壁爆裂骨折，眶内组织脱出至颞凹引起眼球内陷。可通过冠状切口，在眶外侧壁植骨修复。

3. 张口受限的治疗　陈旧性颧骨骨折伴张口受限，多系塌陷错位的骨片阻挡喙突所致。一般在颧骨截骨复位后，即可恢复张口，若塌陷骨片与喙突间已形成纤维性或骨性粘连，则需截除喙突，以恢复下颌骨运动功能。

（赵军方）

第十四章　颞下颌关节疾病

第一节　颞下颌关节紊乱病

一、概述

颞下颌关节紊乱病是口腔科的常见病和多发病。部分病例病程迁延、反复发作、经久不愈，严重影响咀嚼功能和语言。本病发病率很高，其诊断和治疗所涉及的学科很多；许多口腔科医师对本病缺乏应有的认识；医源性颞下颌关节紊乱病也甚多。因此，已引起国内、外口腔医学界的广泛注意。

颞下颌关节紊乱病并非指单一的疾患，它是一组病因尚未完全清楚的临床症状和疾病的总称。它涉及咀嚼肌群和颞下颌关节或两者都涉及。一般认为有颞下颌关节区的疼痛、下颌运动异常、弹响或杂音三大症状，无风湿、类风湿等病史，而又不属于其他临床或病理上诊断已很明确的颞下颌关节疾病者，即属本病。

颞下颌关节紊乱病是一种慢性疾病，病期一般较长，几年或十几年。有的表现为一过性并可自愈，有的经常反复发作但常常有自限性。随着年龄增加而症状减轻。预后一般良好。颞下颌关节紊乱病一般不发生关节强直。

二、病理

颞下颌关节紊乱病的病理变化为典型的退行性改变。在结构紊乱期，即使 X 线平片检查无骨质改变，但病理检查时，见髁突和关节盘均已发生了退行性改变。在器质性破坏期，其实质属于退行性关节病的范畴，是继发性退行性关节病。

（一）关节盘的变化

肉眼见在关节盘后带及双板区之间有凹陷变薄区，且表面粗糙不平，甚至形成浅在的溃疡面。重时关节盘可发生穿孔，多见于双板区，在穿孔的四周为不规则的破裂边缘，盘穿孔周围组织有不同程度充血。

光镜可见穿孔或未穿孔关节盘的病理变化基本一致。关节盘的胶原纤维发生断裂及形成裂隙，胶原纤维呈玻璃样变，有时也呈嗜碱性变；中带及后带出现较多的软骨细胞，这些细胞变大，或成双或单个出现；前带及中带由前后一定方向排列的胶原纤维变成无定向排列；关节盘后带的胶原纤维中出现新生的毛细血管，双板区纤维化增加，局部血管减少，双板区可发生钙化；弹力纤维可以出现断裂。

电镜看到关节盘可出现胶原原纤维走行紊乱、扭曲、不规则增粗及断裂，有的胶原原纤维水肿、横纹消失，弹力纤维溶解成片状。成纤维细胞的胞浆内线粒体肿胀、嵴变形或消失，有的胞浆内有大量空泡变性。双板区可见细胞破裂、崩解、细胞膜消失，细胞器进入细胞间质中；双板区可出现蚓状小体（vermiform body），在小体内有微细的纵行条纹，在其周围可见很多弹力纤维环绕。

（二）髁突软骨的变化

肉眼见髁突软骨面不光滑，有时可见部分软骨剥脱。

光镜可见关节表面带出现胶原纤维间水肿、松解，形成大小不同的纵裂和横裂，软骨可顺横裂剥脱。这些裂隙在肥大带中也可出现，但增殖带不明显。在髁突软骨基质也可发生变性及溶解，呈紫染颗粒状。当表面软骨和髁突骨质之间形成大的横裂时，则裂隙上方关节软骨全层剥脱，使髁突骨质暴露。

电镜见正常髁突最外有一层不甚清楚的纤维样物，也有人称之为凝胶样物。病变的早期为凝胶样物消失，下面的一些胶原纤维束暴露于关节面上，在纤维束间存在着无结构的斑块，使关节面出现不规则的缺损，而失去原来的光滑。

在髁突表面覆盖的软骨中，部分成纤维细胞和软骨细胞的胞浆内线粒体肿胀，嵴变形、消失，双层膜结构模糊；有的胞浆内有大小不一的空泡状改变。在软骨的表层及深层可见蚓状小体，但在深层近钙化带处最为常见，其形态与关节盘中所见相同。

（三）髁突骨质的变化

在骨皮质和骨小梁中有的骨细胞消失，骨陷窝空虚，骨纹理结构粗糙，骨小梁出现不规则的微裂。上述现象均表明骨的活力明显降低，这些变化在显微镜下才能看出。由于骨微裂的形成，则骨小梁由微裂处断裂崩解，而使相邻的骨髓腔彼此融合，形成假囊肿。有的骨髓腔内可见碎骨片及坏死钙化的组织。有的骨小梁的骨基质呈颗粒样嗜碱性变，然后溶解，剩下的胶原纤维呈网状结构。

当髁突表面的软骨组织破坏后，骨皮质可发生吸收，骨表面出现窝状凹陷，在凹陷内有多核的破骨细胞存在。病变继续发展可使皮质骨变薄、断裂，再严重时骨板破坏，此时，暴露于关节腔内的骨小梁也发生吸收。在吸收的表面有一层富有血管、成纤维细胞及少量炎症细胞的肉芽组织覆盖，这些肉芽组织也可进入骨髓腔内。

有时可见髁突的一部分骨皮质增厚，骨小梁变粗，骨髓腔变小且发生纤维化。较重时，部分骨质呈唇样增生，向关节腔突出，表面覆盖的软骨组织松解、断裂。

以上病理改变不一定同时出现，但骨细胞消失、骨陷窝空虚、骨纹理结构粗糙和形成微裂均是骨的早期变性改变，因此都能出现。

（四）关节囊的变化

光镜见部分滑膜增厚，部分滑膜变薄甚至脱落。增厚的滑膜呈双向分化，表层一、二列细胞呈纤维细胞样，深层约5～8列细胞呈上皮细胞样。滑膜表面被覆一层类纤维蛋白物质，其中有淋巴细胞浸润。滑膜下层组织及周围纤维组织均有明显的玻璃样变，这些胶原纤维之间有浆细胞、淋巴细胞浸润。

电镜见滑膜表面有中等电子密度、均匀的颗粒状或细丝状物堆积；滑膜细胞变性，细胞器明显减少，胞浆内有大量微丝；滑膜下的胶原纤维间有中等电子密度的无定形物质。

三、影像学诊断

颞下颌关节紊乱病影像学检查包括X线平片、体层摄影、关节造影、CT及磁共振检查等。其中X线平片、体层摄影（包括平面体层摄影和曲面体层摄影）及CT检查主要用于关节骨性结构病变的检查，而关节造影检查和磁共振检查则主要用于关节盘病变及关节内软组织病变的检查。

（一）骨结构病变

颞下颌关节紊乱病关节骨结构病变为退行性病变或称为骨关节病改变，主要包括髁突硬化、破坏、骨质增生、囊样变、磨平变短，关节窝及关节结节硬化和关节窝变浅平、宽大等。

（二）关节盘病变

颞下颌关节紊乱病关节盘病变包括关节盘移位、关节盘穿孔，关节囊扩张、撕裂及关节盘附丽松弛等。其中关节盘移位和关节盘穿孔为最主要的表现，而关节囊扩张、撕裂及关节盘附丽松弛等则常相伴前两类病变发生。

1. 关节盘移位　关节盘移位包括可复性盘前移位、不可复性盘前移位、关节盘侧方移位及关节盘后移位等。其中以关节盘前移位最为常见。

（1）可复性盘前移位：关节造影和磁共振检查均可对可复性盘前移位做出明确诊断。于关节造影侧位体层闭口位片、磁共振关节矢状位或斜矢状位闭口位片上，均可见关节盘本体部位于髁突横嵴前方，向前超出正常位置，以在磁共振片上显示更为明确、清晰；在关节造影侧位体层开口位片、磁共振关节矢状位或斜矢状位开口位片上可见关节盘－髁突位置恢复正常，髁突横嵴部恰与关节盘中带相对应，关节盘三带分界清楚，关节盘后带与关节盘双板区界限清楚。在磁共振图像上，关节盘本体部（包括关节盘前、中、后三带）呈低信号影像，而关节盘双板区则呈中、高信号改变。

（2）不可复性盘前移位：为颞下颌关节紊乱病患者开口磁共振图像示关节盘－髁突位置关系恢复正常开口受限的最常见原因之一，一般亦均以关节造影或磁共振检查作为客观的诊断依据。于关节造影侧位体层闭口位片、磁共振关节矢状位或斜矢状位闭口位片上可见关节盘本体前移，超出正常范围，且多较可复性盘前移位更为向前；于关节造影侧位体层开口位片、磁共振关节矢状位或斜矢状位开口位片上，可见前移位的关节盘并未能恢复正常位置，仍位于髁突横嵴的前方，且常因受到髁突向前运动的挤压而发生不同程度的变形。急性期不可复性盘前移位，关节盘变形往往不明显，但髁突向前的运动大多受限，而不能抵达关节结节顶的下方。诸多慢性期不可复性盘前移位患者，可发生适应性改变，此时可见关节盘变形明显，但髁突运动大致恢复正常，可以抵达关节结节下方，关节盘双板区可发生类似本体部样的改变。部分病程迁延的病例，可以发展为关节盘穿孔。

（3）关节盘侧方移位：包括关节盘内侧移位及外侧移位两种。主要依据磁共振关节冠状位或斜冠状位片诊断。关节盘外移位于磁共振关节冠状位图像上可见关节盘位于髁突外极的外侧，而关节盘内移位则可见关节盘位于髁突内极的内侧。

（4）关节盘旋转移位：对于关节盘旋转移位的研究极少。一般认为以磁共振成像诊断较为可靠。关节盘旋转移位分为前内侧旋转移位和前外侧旋转移位两种。在磁共振关节矢状位或斜矢状位闭口片上表现为关节盘前移位，在冠状位或斜冠状位片上表现为内移位者为关节盘前内侧旋转移位，而在冠状位或斜冠状位片上表现为外移位者，则为关节盘前外侧移位。

2. 关节盘穿孔　关节盘穿孔多为关节盘移位发展而来，亦可因创伤等其他因素所致。关节造影对于关节盘穿孔的诊断具有重要价值，其敏感度优于磁共振检查。一般认为，当将造影剂（20%～30%泛影葡胺水剂）单纯注入关节上腔或下腔而关节上、下腔均显示有造影剂充盈时，则可诊断为关节盘穿孔。关节造影较常拍摄许勒位及侧体体层闭、开口位片，其一般均可满足临床诊断需要。关节造影后以高分辨率 CT 扫描检查，可以获得更为清晰的关节造影图像，但其放射剂量较大且用费较高，较难在临床上普遍使用。近年来问世的口腔专用锥形束 CT，可用于造影检查，费用较低，放射剂量亦明显减少，更适用于临床，但国内目前仅少数单位拥有此类设备。

此外，磁共振检查对于关节盘穿孔的诊断亦具有诊断参考价值，其主要表现为盘穿孔部位的“骨－骨直接相对”征象，局部关节盘组织连续性中断，低信号的髁突密质骨板与关节窝或关节结节的密质骨板之间无关节盘组织相分隔。但应注意，磁共振检查对于关节盘穿孔诊断的敏感度不够高，易于漏诊。

在由关节盘移位发展为关节盘穿孔的过程中，存在一个中间过程，即关节盘穿孔前改变，多发生于关节盘双板区。此时，关节盘双板区病变部位明显变薄，但尚未发生穿孔。在关节上腔造影侧位体层开口位片上可显示后上隐窝处有点状造影剂外溢。由于缺乏足够的影像学与手术观察的对照研究，对于关节盘穿孔前病变的影像学诊断尚缺乏足够的经验。

（三）滑膜炎和（或）关节囊炎

滑膜炎为关节滑膜衬里的炎症，可由感染、创伤等引起，也可继发于骨关节病及结构紊乱。关节囊炎为与关节囊和关节韧带拉伤有关的一种炎症。在关节内有较多积液时，许勒位片、关节侧位体层片或关节矢状位 CT 片均可见关节间隙增宽，髁突前下移位等改变；磁共振关节矢状位 T_2 图像可见关节腔内高信号影像。

（四）关节间隙改变

目前我国临床上最普遍用于观察关节间隙改变的 X 线检查方法为许勒位片及关节侧位体层片。但由于个体之间关节间隙变异较大，以及常规拍摄的许勒位片及关节侧位体层片存在投照技术上的缺陷，往往不能真实地反映患者准确的关节间隙情况，使得对于关节间隙的诊断价值存在较大争议。为此，国内外作者均对矫正许勒位和矫正关节侧位体层摄影方法进行了研究。其主要摄影原理为依据不同个体的髁突水平角及垂直角改变摄影角度或患者头位，以使其能较为准确地显示每个个体的关节间隙情况。但由于操作较复杂，很难在临床上普遍推广使用。近年来，用于临床的口腔专用锥形束 CT 可以根据患者髁突水平角及垂直角的情况进行调整，重建出多层面关节矢状位图像，更适用于关节间隙的观察。

颞下颌关节紊乱病关节间隙改变可以是对称性的，也可以是不对称性的，常见的关节间隙改变包括：①关节前间隙增宽，后间隙变狭窄，表现为髁突后移位；②关节前间隙变窄，后间隙增宽，表现为髁突前移位；③关节间隙普遍变窄，表现为髁突上移位。关节间隙普遍变窄除咀嚼肌功能紊乱和结构紊乱的原因外，晚期骨关节病由于髁突骨质增生明显和关节盘退行性变薄，亦常可表现为关节间隙狭窄。此外，在髁突发育较大时，许勒位片上亦可呈现出关节间隙变窄的 X 线征。此时进行体层摄影检查或在有条件时行口腔专用锥形束 CT 检查均有助于进一步了解关节间隙的变化情况；④关节间隙普遍增宽，表现为髁突下移位。除颞下颌关节紊乱病外，关节腔内积液、积血及占位性病变亦可出现此征。

(五) 关节运动

临床上若要了解髁突的运动度，可同时拍摄双侧许勒位或关节侧位体层闭、开口位片进行比较观察。若欲观察关节盘及髁突在不同病理状态下的运动情况时，则需进行动态观察。

1. 可复性盘前移位　瑞典学者 Isherg 和 Westesson（1982）对此类患者尸体颞下颌关节研究发现，在开口弹响发生时髁突和关节盘的运动过程如下：①髁突向前移动至关节盘后带的后面，自此位置迅速向下、向前至关节盘后带的下面，此时关节盘是静止的，此过程用 0.012～0.036 秒；②已位于关节盘后带下面的髁突不再对关节盘施加向前的压力，关节盘向后运动越过髁突；同时，髁突迅速地向上运动并经关节盘中带撞击关节结节后斜面，从而恢复正常的关节盘－髁突关系，此过程约用 0.002 秒。闭口弹响发生时，髁突和关节盘运动过程如下：①髁突向后、下迅速运动，自关节盘中带的下面至静止的关节盘后带的下面，此过程为 0.006～0.008 秒；②后部不再受髁突压迫的关节盘沿关节结节后斜面向前运动，髁突迅速向上移至已经空虚的关节窝（由于关节盘已移位向前），而经关节盘双板区碰撞关节结节后斜面。此过程约用 0.002 秒。作者对生存病例在进行关节造影后的动态 X 线录像观察中发现，在开口运动时，髁突在碰到关节盘后带之后迅速向前下移动，继而向前上移动；同时，关节盘向后反跳，恢复正常的髁突－关节盘关系；髁突横嵴与关节盘中带相对应。在闭口运动中，髁突由与关节盘中带相对应而向后上运动；同时，关节盘沿关节结节后斜面向前下运动而恢复至开口弹响发生之前的盘前移位状态。作者动态录像观察结果与 Isberg 和 Westesson 的观察结果是一致的。此类弹响由于关节盘前移位的程度不同，而分别发生开闭口初期、中期或末期的弹响。

2. 不可复性盘前移位　关节造影后动态 X 线录像观察证实，不可复性盘前移位患者在开、闭口过程中，关节盘不能恢复其正常位置，而恒定地位于髁突的前方。在开口时，由于髁突向前运动的压力，关节盘被压缩变形。关节盘变形程度不同，患者开口运动时所受到的阻挡力量也不同。关节盘变形不明显者，髁突向前运动明显受限，不能达到正常开口位置。关节盘变形变小明显者，由于髁突向前运动所受到的阻挡力量减小，髁突向前运动常可达正常位置。

3. 翼外肌功能亢进　关节造影后动态 X 线录像观察表明，此类患者髁突向前运动过度，一般均明显超过关节结节，并撞击关节盘前带发生弹响。

4. 可复性盘外移位　对此类患者关节造影后进行后－前位动态 X 线录像观察，可以看到在开口、前伸及向对侧运动时，外移位的关节盘发生由外移位状态向内侧向的跳动复位，而在回返运动中，关节盘又自正常位置移位于髁突外侧。

5. 关节囊撕裂　此类病变常伴随关节盘穿孔发生，动态观察可见造影剂自关节囊撕裂处溢出的连续过程，特别是在开口运动时，造影剂自撕裂处外溢更易发生。

四、临床表现

颞下颌关节紊乱病的发展过程一般有三个阶段：功能紊乱阶段、关节结构紊乱阶段和关节器官破坏阶段。

这三个阶段一般显示了疾病发展的早期、中期和后期。早期的功能紊乱有的可以自愈或经治疗后痊愈，有的则逐步发展到后期的关节器官破坏即骨关节炎。但也有不少患者在某一阶段相对稳定而并不发展到另一阶段，即此病有自限性；有的则即使已发展到关节结构紊乱阶段，经过适当的治疗后，仍然可以恢复到病变的早期阶段。此外还可以见到两个阶段的症状同时存在或交替发生。

颞下颌关节紊乱病临床表现的症状极为复杂，归纳起来有三个主要症状，即下颌运动异常、关节和周围肌群疼痛、关节运动时杂音和弹响。

（一）下颌运动异常

正常的下颌运动，其自然的开口度约4.0cm（指患者自然大开口时的开口度，并非指最大开口度），开口型是“↓”，不偏斜，下颌下降自然而协调。平均时间为1.6秒。下颌下降时头颅无动度。下颌运动异常包括：①开口度异常：开口度过大，其自然开口度可明显地大于4.0cm，虽然开口度大，但其开口时间反而短，下颌下降甚快，肉眼可见两侧髁突外极突出于颧弓部呈半脱位；一般认为自然开口度小于3.5cm即为开口度减小。明显过小为开口受限；②开口型异常：开口时下颌下降偏斜“↙”或曲折或出现其他歪曲口型等；③开口时，下颌下降不自然不协调，如出现关节绞锁，即开口过程中髁突受阻后要做一特殊动作或稍微停顿后，下颌又可继续开大；下颌下降时间延长，可见下颌下降不自然而有紧张感；开口时头颅后倾及下颌下降时下颌颤动等。

（二）关节和周围肌肉疼痛

疼痛是患者就诊最重要的主诉。通常是在开口和咀嚼运动时关节区（有的患者感到耳内痛）和关节周围的咀嚼肌群或有关的肌群疼痛。疼痛的性质以持久性钝痛为多见，但是一般无自发痛及剧烈性疼痛。疼痛的部位如在关节本身或浅表的肌群，则患者可明确地指出；如在深部（翼外肌痉挛），患者常常不能明确指出，只能感到是在关节深部；不少患者有肌群的扳机点，并由扳机点引起远处的牵涉区疼痛。以上所述疼痛，除自觉疼痛外，均有压痛或压诊敏感。

扳机点是位于肌组织或肌筋膜内的一个小局限区。这个小局限区可被多种因素，如急性或慢性创伤，冷、热刺激，情绪紧张、肌群收缩等激发。它引起异常神经冲动，产生疼痛，并可通过中枢神经系统引起远处部位的牵涉痛。由扳机点引起的牵涉痛的部位常常是一定的，扳机点在翼外肌，常出现关节处和颧骨区痛，咬肌深头的扳机点有典型的耳痛、咬肌浅头的扳机点常引起同侧上下后牙区痛、颞肌内的扳机点常出现颞区和上颌牙的牵涉痛等。

（三）关节运动时杂音和弹响

正常关节在下颌运动时无自觉杂音，用听诊器检查也听不到杂音。不少患者往往对此症状不注意。有时只是在医师询问是否有此症状时，患者试作开闭口运动才发现有此症状。最常见的异常声音有：①弹响音：即开口运动中有“卡、卡”的声音，多为单音，有时为双音。音调为中等频率，响度不等，轻度的除患者自己有感觉外，用听诊器能听到。中度的在触诊时亦可感到弹响的振动，高度的他人也可闻及。这类弹响表示关节肌群功能紊乱或关节结构紊乱；②破碎音：即开口运动中有“卡叭”、“卡叭”的破碎声音。多为双声或多声，音调虽然高，但响度只是中轻度，故必须用听诊器才能听到。这类杂音表示关节盘的移位、穿孔或破裂。如果有弹响－无弹响－破碎音的病史，常常说明关节有骨改变；③摩擦音：即在开口运动中有连续的似揉玻璃纸样的摩擦音，高音调、低响度，必须用听诊器才能听到。这类杂音表示关节骨软骨面粗糙，是骨关节病的表现。

（四）头痛

近年来，许多学者发现咀嚼肌疼痛与头痛有明显关系，紧咬牙与头痛的严重程度有明显关系。根据美国洛杉矶加利福尼亚大学的资料，在颞下颌关节紊乱病患者中，男性无头痛的仅占16.7%，其余的均伴有头痛。女性患者中无头痛的仅占10.9%，其余均伴有头痛（Pullinger）。罗宗赉等（1988）报告465例中，颞部痛占76%、枕部痛占20.2%、头顶痛占8.4%、前额痛占5%。徐樱华（1990）报告头痛占56.3%。因此，头痛被列入本病第四位常见症状。

此外，颞下颌关节紊乱病还伴有许多其他症状，有的甚至很古怪，其机制尚待研究。如各种耳症——传导性耳聋、耳痛、耳鸣，耳阻塞感、耳闷，头晕目眩、平衡失调。各种眼症——眼球震颤、流泪、视力模糊、球后区痛、视力减退。各种痛症和感觉异常——眼眶痛，舌、鼻咽烧灼感，鼻窦痛，颈、肩、上肢痛，非典型面痛。还有时伴有口干、吞咽困难、读字或说话困难。睡眠紊乱、早衰、慢性全身疲劳、性功能紊乱等。

五、治疗

（一）治疗教育和自我治疗

1. 治疗教育　治疗教育属于心理治疗，也是颞下颌关节紊乱病的病因治疗之一，应该有针对性地对每一个患者进行。它包括：①通俗地讲解颞下颌关节的解剖和生理运动，使患者理解发病原因和发病机制。这种解剖生理知识是患者作自我治疗必需的；②解说本病的性质，以解除患者的焦虑、恐癌等情绪。这些精神因素如不解除，将进一步加重肌群和关节症状。在解释关节症状时，应以患者能理解的名词作比喻，如翼外肌痉挛，可形容为“抽筋”；③告诉患者本病的预后一般都是良好的，有助于减轻患者精神压力；④解释精神因素、情绪紧张与关节症状的关系，使患者自己去找出发病的精神因素，从而消除不良的精神因素。在询问病史时，如果简单地询问发病前有无人事纠纷、工作纠纷或家庭纠纷等情况，患者通常是不会告诉的。但如果医师清楚地讲解精神因素如何致病，实际上已起到治疗作用；⑤治疗教育中也包括医师启发患者对自己疾病提出疑问，然后给以解释。

2. 自我治疗　自我治疗是颞下颌关节紊乱病的重要治疗环节之一，应该有针对性地对每一个患者进行，也是治愈后巩固疗效的重要方法。

（1）肌群训练：肌群训练不会在短期内奏效，但如果能坚持练习，会有明显效果。在肌群训练前，宜作10分钟局部热敷。训练以不产生疼痛为度。一般每日6次，每次6分钟。每个肌群动作连续作6次。根据不同的目的有不同的训练方法：①协调开口肌群功能的训练：对翼外肌功能亢进的患者，或其他因开口过大造成半脱位、脱位者，可进行此训练。训练者以右手拇指指腹压于颏部，左手示指指腹置于左髁突处。开口时，右手拇指压颏部向下、向后作开闭口运动，但要控制颏点前伸，同时左手示指作监督，使髁突仅作转动运动。在髁突作转动运动的情况下，逐渐增大开口度。这样训练可以增强开口运动中的舌骨上诸肌肉的力量，而改善翼外肌功能状态；②手术后训练：关节手术后，因为伤口疼痛、瘢痕形成或因翼外肌功能的损伤或丧失，患侧髁突滑动运动减弱或消失，结果造成对侧髁突代偿性滑动运动过大，形成开口偏斜，如不纠正，可继发对侧关节病。因此要作开口肌群训练。训练者应面对镜子，用一示指钩住下中切牙。在开口时，使用温和的力量协助开口，并使下颌垂直下降，逐渐矫正开口时下颌偏向。对长期咀嚼肌痉挛造成部分肌组织挛缩者或因各种原因造成开口型异常者，也应作此肌肉训练。

（2）纠正各种不良习惯：不良习惯可以靠重新“学习”来纠正，可以通过各种自身反馈来纠正。如有单侧咀嚼习惯者，可以在饭桌旁醒目处作一记号作反馈，经常自我暗示注意将单侧咀嚼改正为双侧咀嚼。如有紧咬牙习惯，可以经常用舌尖舐上前牙腭侧面，以使上下牙列分离，纠正紧咬牙习惯。其他如纠正头颈部不良姿势也应如此。

（3）气功疗法：气功疗法是中医中具有民族特色的一种医疗保健运动。它是通过练功者发挥主观能动作用对身心进行自我调节、自我锻炼的方法。练习气功时，通过“意守丹田”、调节呼吸节律和排除杂念、入静等环节，使全身放松，过度紧张的肌群也会得到调整。每日1～2次或2～3次，每次十几分钟至半小时不等。

（4）其他：如注意关节区保暖，每天洗脸时局部热敷，谨防吃过硬或大团块食物，谨防用切牙啃咬大块食物，打哈欠时控制过大开口等也是自我治疗的重要部分。

（二）药物治疗

1. 口服药物

（1）地西泮（安定）具有镇静、催眠、肌松弛和抗痉挛作用。每次2.5～5mg，每日1～3次。

（2）双氯芬酸钠（扶他林）具有镇痛、抗炎作用。每次25mg，每日3次，对有胃肠道溃疡病史、肝功能损害的患者禁用。

（3）美洛昔康（莫比可）具有抗炎、镇痛作用。每次7.5mg，每日1次。

2. 外敷中药　以下中药具有止痛、通筋活血作用，适用于各种咀嚼肌痉挛、滑膜炎。用法：将下述中药分成2包，用布袋装好密缝，先在冷水中将布袋浸泡1～2分钟，然后将药袋蒸开15分钟。趁热敷于关节区和肌群处。每日1～2次，每次15分钟。热敷时应同时作有节律的开、闭颌运动。用后将药袋放在冰箱内或悬挂在通风处下次再用。一剂可用4～5次。处方为：当归15g、白芷9g、薄荷9g、乳香9g、没药9g、田三七9g、红花9g、香附9g、川乌9g、细辛6g、丝瓜络15g。

3. 注射药物

（1）普鲁卡因封闭：普鲁卡因有调整肌肉张力的作用，当肌功能亢进时可降低其兴奋性。

适应证：翼外肌功能亢进、关节囊扩张伴关节盘附着松弛，因翼外肌上、下头功能不协调所致开口初弹响等。

具体方法：用0.5%或1%普鲁卡因5ml（不加肾上腺素），常规碘酒、酒精消毒后，刺点在“下关”穴处，即在颧弓和下颌切迹间。选用口腔5号黏膜针头（注意针尖要锐，否则在注射中容易刺伤肌组织），垂直进针3.5～4cm，回抽无血后逐渐推药。推药过程中，注入药物的同时慢慢抽出针头（此时应用一消毒纱布压迫刺点，以免在抽出针头过程中经过翼静脉丛产生血肿而影响治疗效果）并且旋转针头的方向，使药液均匀地浸润在翼外肌中。首次可注射5ml。以后每次封闭的药量和间隔时间可根据封闭后开口度变化、弹响消失的程度及是否出现疼痛来调整。如用5ml封闭后开口过大得到改善，髁突仍有正常滑动运动，弹响消失或减轻，患者不感到开口时关节疼痛，则说明封闭适宜。可以每日一次。如封闭后弹响虽然消失，但开口度明显变小，髁突滑动运动消失，则应酌情减量或隔日封闭。如封闭后不仅有上述反应，并且出现开口疼痛，则应待疼痛消除后再试作封闭，否则可以从翼外肌功能亢进发展成翼外肌痉挛。如经过封闭后临床症状已完全消除，还应继续封闭，不过次数递减为每周 2 次，再每周 1 次，每两周 1 次和每月 1 次等。半年可结束以巩固疗效。

（2）泼尼松龙混悬液局部注射：此药对关节囊、韧带及关节盘等处因损伤引起的炎症有抗炎和止痛作用，尤其在急性期疗效更为显著。注射这类药物的当天，局部疼痛有的可加重，1 ~2 天后逐渐好转，疼痛减轻。

适应证：骨关节炎、滑膜炎和关节囊炎。

具体方法：可作关节上腔注射。常规碘酒、酒精消毒后，请患者大开口，在耳屏前和髁突之间有凹陷区作为针刺点。选用口腔 5 号黏膜针头，进针后针头向前、向内、向上刺入约 2 ~2. 5cm，抵到关节窝骨面（图 14 -1），缓慢注入泼尼松龙的混悬液 0. 5ml 与 2% 普鲁卡因 0. 5ml 的混合液。注药前必须认真回抽无血，禁忌将药液注入血管内。注入半量后，回吸时仍可将药液抽入针管者，说明药液在关节上腔内。有的患者在注射完毕后即感上、下后牙分离，不能咬紧。这也说明药液已注入关节腔内。注射完毕抽出针头时，必须用一消毒纱布压迫刺点，然后迅速抽出针头并且同时请患者闭嘴咬牙。抽出针头后，还应压迫 2 ~3 分钟，以免形成局部血肿。一般第 2 次关节腔内注射泼尼松龙需待 3 个月之后，且不宜多次注射，以每周注射 1 次。连续注射不宜超过 2 次。注射后应给患者止痛药备用。

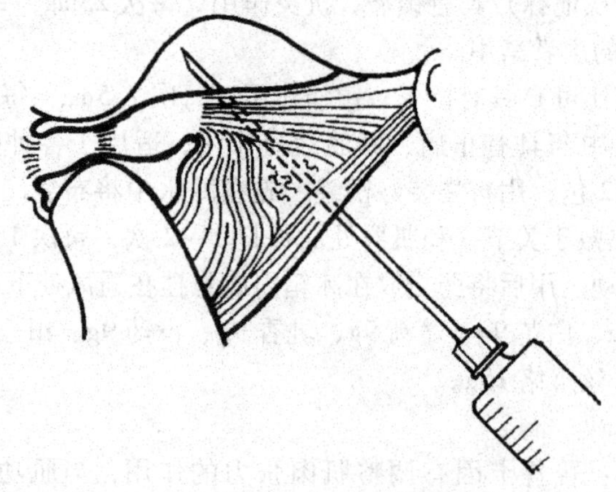

图 14 -1　关节上腔注射法

（3）硬化剂注射

适应证：关节囊扩张、关节盘诸附着松弛、复发性脱位等。

具体方法：在行注射硬化剂这一治疗前，可先试用 50% 葡萄糖液 1 ~2ml，作关节上腔注射，每周 1 ~2 次，连续注射 3 ~5 次。如无效，则改用无水酒精 0. 3ml 或 5% 鱼肝油酸钠 0. 3ml 作关节上腔注射。由于硬化剂对组织刺激性大，注射前应用上述方法先作局部麻醉。注射硬化剂时禁忌注入关节囊外，以免损伤面神经。硬化剂注射后，均有程度不等的局部水肿、疼痛、上下后牙分离，不敢咬合等反应。一周左右消退。此时开口度缩小，弹响消失。如患者在数月后又复发，可再作第 2 次注射。由于硬化剂可造成关节组织损伤，应慎用，且不宜多次注射。

（三）物理治疗

1. 红外线　红外线有降低周围神经兴奋性，减轻疼痛、松弛肌肉的作用，能降低交感神经的兴奋性，可缓解肌痉挛。

适应证：慢性滑膜炎和关节囊炎、各种咀嚼肌痉挛、各类关节结构紊乱或骨关节病伴有疼痛。

具体方法：可选用立地式、功率为600W的口腔科红外线灯。治疗时要保护眼睛和耳部，因红外线主要是热能，长时间直接辐射眼睛易引起晶状体混浊，甚至产生白内障。直接辐射耳部易引起耳郭烫伤，或引起鼓膜充血、疼痛。因此，治疗时必须用双叠小毛巾或有孔单遮盖眼睛和耳朵。戴墨镜也可以保护眼睛。照射时灯应垂直对准颞下颌关节区，灯距30～50cm。红外线剂量大小可根据患者自己感觉、皮肤出现红斑反应等情况来判断，适当调整灯距，以免烫伤。由于面部经常接受太阳晒，所以红斑并不十分明显。若红斑明显，说明过热，应注意有无烫伤。为保护皮肤，照射前可涂以凡士林或硼酸软膏。每次治疗时间为15～30分钟，每日1次。7～10次为1个疗程。

2. 石蜡疗法　石蜡疗法可使局部皮肤温度迅速上升8～12℃，可引起皮肤微小血管的扩张，促进局部血液循环，加强新陈代谢。石蜡因有可塑性和黏滞性能与皮肤紧密接触，可使温热向深部组织传递。液蜡或半固体蜡在冷却过程中，体积逐渐缩小，对皮下组织有压迫作用，可促进炎性渗出液的吸收。因此对各种扭伤、挫伤及各种肌肉痉挛有消炎、止痛和解痉挛作用。

适应证：与红外线疗法的适应证相同。

具体方法：将已熔好的石蜡形成蜡块（称蜡块法）敷在患处（关节或关节周围的肌群）厚约2～3cm，加以保温。每次敷半小时至1小时，每日或隔日1次。每疗程20次。也可用蜡袋法。将已熔好的石蜡装入聚乙烯薄膜袋中，治疗前将其放入热水中使蜡袋吸热，到50～60℃时即可敷于患处。此法比蜡块法温热作用强，简便清洁。但是不能发挥石蜡的机械压迫作用。可作为患者家庭治疗方法之一。

3. 钙离子导入法　利用直流电使钙离子进入颞下颌关节区以达到治疗目的的方法，称钙离子导入法。钙离子导入治疗颞下颌关节紊乱病的机制是阳电极本身有镇痛和解痉挛作用，钙离子也有镇静和解痉挛作用。药液氯化钙在直流电阳极的协同作用下，加强了镇静、止痛及解痉挛作用。为了利于药物离子的进入以增强疗效，还可先用红外线照射颞下颌关节、咬肌区局部15分钟后，再进行离子导入。

适应证：翼外肌痉挛、各种咀嚼肌痉挛。

具体方法：治疗前应检查局部皮肤有无感觉障碍、有无破损，如有破损应用橡皮膏贴盖保护。选用牙科直流电疗机。将15%氯化钙药液均匀洒在两个60cm^{2}大小，6～8层白绒布制成的衬垫上，药量以湿润绒布垫为准。插好铅电极板，然后用绷带固定在两侧颞下颌关节区。作用极选用阳电极。非作用极的面积应大于作用极。宜用120cm^{2}大小衬垫。选用阴极铅电极板固定在患者一侧的前臂上。在进行电疗前应向患者作适当解释，消除顾虑和紧张情绪。然后打开总开关。电位器应从零点开始调节，逐渐加大电流。电流量可根据患者感觉来定，以有刺痒感而又不引起疼痛为宜。一般使用2～4mA即可，通电时间为15～20分钟，每日1次，10次为1疗程。每次治疗结束前应先将电位器恢复到零位，再关总开关和取下电极。局部皮肤可充血发红，一般在半小时至数小时后可消退。不应有皮肤损伤。为保护皮肤，可在治疗后局部涂抹酚甘油制剂（处方为：甘油28ml，酒精14ml，1%酚1ml，加蒸馏水至100ml）。

4. 超声药物透入疗法　选用氢化可的松作超声导入，既有超声物理作用又有可的松的药理作用，故有良好的抗炎、镇静和解痉疗效。

适应证：髁突骨关节炎、滑膜炎和关节囊炎。

具体方法可采用CL－1型超声波治疗机。其工作频率为800kc/s，声强输出功率为0.5～2W/cm²。共分7档。治疗声头面积为10cm²。治疗前先将患区擦净，涂上一薄层油质作为接触剂填补空隙以有利于声能的穿透，防止声头与皮肤之间声能的损耗。

患侧采用5%氢化可的松霜剂透入，将接触剂和可的松霜剂分别涂于健侧及患侧。然后采用超声波直接辐射移动法，即把声头紧贴于患区皮肤，声头与皮肤间尽可能避免有空隙，请患者握声头作缓慢均匀移动。声头移动方式为螺旋式，移动过程中声头对皮肤压力应均匀。应连续超声，即超声射束不间断地连续发射，强度不变。这种超声作用均匀，热效应明显。所用剂量约为0.5～1.5W/cm²，根据患者耐受程度而定，以有温热感而又不引起刺痛为宜。如引起骨膜刺痛，即为临界强度的信号，应将剂量适当减少。患侧治疗时间可比健侧稍长些，一般为5～15分钟，每日1次。5次为1疗程。

（四）𬌗治疗

𬌗、颞下颌关节及肌群是口－颌系统的主要组成部分，其间存在着形态与功能协调一致的关系。颞下颌关节紊乱病是口－颌系统的典型疾病之一。现已公认是由多因素引起，而𬌗因素是个相当重要的致病因素。𬌗因素主要包括𬌗干扰、错𬌗、多数后牙缺失、𬌗过度磨耗、颌位不正常及垂直距离的改变等。

对𬌗的治疗在本节中主要讨论咬合板的应用及调改咬合两个内容。

1. 咬合板的应用　应用咬合板的目的在于调整𬌗形态与功能的不协调，但不改变原有的𬌗，除去咬合板后仍保留原有的咬合，是一种可逆性的𬌗治疗。

（1）咬合板的作用

1）可以纠正下颌骨的不正常颌位：咬合板是置于上下颌牙列间的一种矫治器。由于𬌗的异常，闭口时循牙尖斜面的引导而使下颌咬至不正常的颌位。异常𬌗力的传入信息经牙周膜感受器输入大脑，经整合作用使肌群形成一个习惯闭合型。如果在上下牙列间置入咬合板，使原有的𬌗接触分离，则阻断了牙周膜对原有咬合信息的传入，而代之以牙与咬合板接触的新的信息，从而建立起符合肌群生理状态的闭合型，达到了治疗所要求的颌位，即下颌的治疗位。

2）使前牙恢复切道：由于前牙开𬌗而失去切道的患者，可通过咬合板使前牙恢复切道。

3）增高垂直距离：对垂直距离降低的患者，可适当增高其高度。对深覆𬌗者，可利用前牙咬合平面板起到后牙高度增长的作用。

4）控制副功能：如磨牙症。

（2）咬合板的类型和适应范围

1）松弛咬合板（relaxation splint）：类似Howley固位器，适用于上颌，可不作唇弓，前牙区加𬌗平面，使下前牙与𬌗平面呈点状接触，而后牙脱离接触。下前牙与咬合板接触所产生的传入信息，可增强张口反射，使闭颌肌群松弛，开颌肌群活跃。因后牙脱离接触，便于下颌重新调整颌位。适应范围有张口受限和磨牙症，如伴有深覆𬌗者则更适用。

2）稳定咬合板（stabilization splint）：为覆盖全牙弓的咬合板，可用于上颌或下颌，𬌗面平滑。在正中𬌗位时，咬合板只与对𬌗牙的工作尖呈点状接触，无尖窝锁结（图14－2）。便于调整下颌的位置，有利于肌功能的恢复。其高度以不超过息止𬌗间隙为准。咬合板戴入后，原有的尖窝关系不复存在，有助于肌痉挛的解除。症状消除后逐渐降低𬌗面高度，在治疗性颌位的基础上，考虑𬌗的调整，以求得肌位与牙位一致。适应于肌功能紊乱的患者。

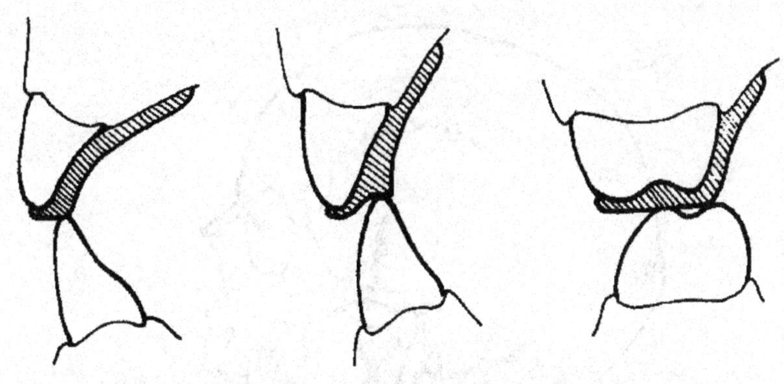

图14－2　稳定咬合板与对𬌗牙尖接触示意图（仿 Ash）

3）再定位咬合板（repositioning splint）：为覆盖全牙弓的咬合板，多用于上颌，调整患者的颌位，寻找一个弹响减少或消失的位置，然后用蜡𬌗在口中记录此位，上于𬌗架上制作咬合板。咬合板的𬌗面与对𬌗牙工作尖有明显的尖窝锁结关系，闭合时将下颌限制在预定的位置，以调整盘突关系（图14－3）。适应于可复性关节盘前移位有弹响症状的患者。

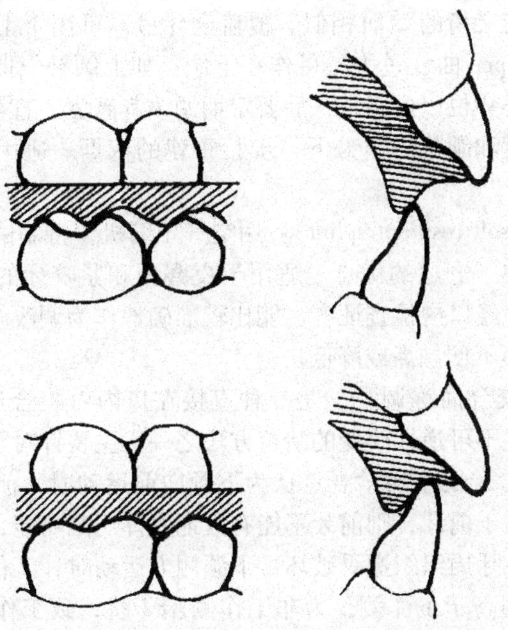

图14－3　再定位咬合板与对𬌗牙尖接触示意图

4）枢轴咬合板（pivot splint）：做法与稳定咬合板相同，仅在第二磨牙区加高，其总厚度约2mm。加高部分呈锥形，锥尖与对𬌗牙接触，其余牙与咬合板无接触，用于上、下颌均可。下颌骨前部可用头帽向上施力，使产生向上向前旋转的力；如白天不戴头帽时亦可用手向上推移颏部，有助于髁突下降、关节间隙加宽、关节内压降低，使关节盘有复位的条件（图14－4）。适用于不可复性关节盘前移位有张口或闭口绞锁的患者。需24小时佩戴，半流饮食，一周以后如张口度改善，出现弹响，说明有效，则将咬合板调改成针对解决弹响需要的咬合板。

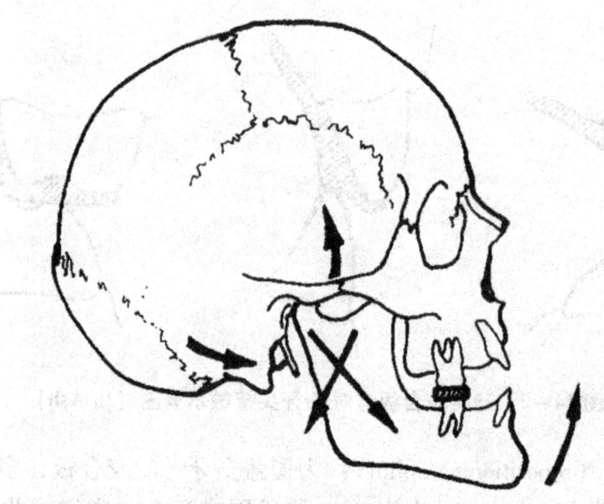

图14－4　枢轴咬合板作用于下颌骨示意图

5）调位性咬合板（occlusal level adjusting splint）：制作方法与稳定咬合板相同，但𬌗面可有适当的尖窝关系，与义齿的𬌗面相似。覆盖全牙弓，可用于上颌或下颌，根据患者的咬合情况决定。如下颌Spee曲线过大，可作在下颌；如上颌补偿曲线为反曲线，则可作在上颌。其高度应在下颌姿势位以内。戴入后要定期调改其高度，直至症状消失，患者感到舒适为止。此咬合板的高度和颌位将作为下一步𬌗重建的依据。适用于𬌗过度磨耗垂直距离降低的患者。

6）软弹性咬合板（soft resilient splint）：用空气压缩机，特制的软弹性材料，在模型上压制而成。有快速、方便、舒适的优点。适用于夜磨牙和紧咬牙的患者。𬌗面咬穿处，常可视为咬合高点所在处。经口内检查证实，能比较准确地作为调改咬合的标志。但其缺点在于不易抛光和自洁，𬌗面不便加高或降低。

2. 调改咬合　调改咬合简称调𬌗，是一种直接在口内对咬合进行选择性调磨的方法。也是恒久性的使咬合发生不可逆性改变的治疗方法之一。主要针对𬌗感染而言。

（1）𬌗干扰的危害：𬌗的生物学观点认为下颌向前运动时，前牙呈对刃而后牙无接触或轻接触；若后牙接触高于前牙，则前牙不能有效地发挥切割功能，致翼外肌用力过度而产生劳损，后牙受到创伤，牙周组织遭受破坏。下颌侧方运动时，工作侧接触而非工作侧不接触或轻接触；若非工作侧高于工作侧，为非工作侧𬌗干扰，致工作侧接触不紧，因此，肌群强力收缩欲达咬紧的目的，迫使该侧髁突前移，使关节韧带受到牵拉和损伤。为防止髁突再度前移及韧带继续受损，中枢神经系统经整合作用使工作侧出现肌痉挛，称之为“Splinting Reflex”。

（2）调改咬合的适应范围：人群中的咬合情况可谓千姿百态，殆干扰也是普遍存在的，因此，殆干扰并非一种疾病，却是一种潜在的致病因素。所以说，并非所有的殆干扰都应调改，而是那些由于不正常的咬合力引起了组织损伤的才属调改的范围。其中包括牙周组织的损伤，肌功能紊乱和颞下颌关节的紊乱。牙在行使咀嚼和吞咽功能时，上、下牙发生接触的时间，在24小时内仅有17.5分钟，因此，正常功能产生组织损伤的可能性较小，即使产生损伤，也有足够的休整时间使损伤得以修复。只有在出现磨牙症时，牙接触的时间才会显著延长，使组织受到损伤。当口－颌系统中牙周、肌群、关节、任何一种组织出现了损伤，此时检查出的早接触或殆干扰才属于调改的范围。虽然有人有早接触或殆干扰，但无组织的损伤，说明殆与牙周、肌群、关节等组织在中枢神经支配下处于一个适应带内，存在着适应和代偿的关系，故不属于调改的范围。从这一观点出发是不主张“预防性调殆”的。尽管牙有排列不齐，咬合不良，但无任何体征足以说明其咬合力的有害作用，都不应根据医师的主观意见擅加调改。如果从预防将来会有不良影响的角度加以调改，无疑是改变了口腔内的局部环境，破坏了牙与牙周、肌群、关节之间已经适应了的协调关系。反而需要经过神经肌群重新调整，以建立新的平衡协调关系。在调整过程中也可能出现新的不稳定因素，导致口－颌系统功能紊乱。

（五）正畸治疗

1. 错殆畸形与颞下颌关节紊乱病　现今大多数学者认为，颞下颌关节紊乱病可因神经肌群、殆、心理等多种因素而致。殆因素是其发病因素之一。殆因素是指殆干扰，殆障碍，其中大部分是由错殆畸形所造成。北京医科大学口腔正畸科对608例错殆畸形初诊病例检查发现，其中103例有颞下颌关节紊乱病的症状，占16.9%。经进一步检查，这些病例中包括了颞下颌关节的功能障碍、结构紊乱及器质病变等各类异常。邓雨萌对550名少年儿童颞下颌关节紊乱病的研究中发现，其中80.0%的患者有不同程度的错殆畸形。在临床实践中常见引起颞下颌关节紊乱病的错殆畸形有以下几个方面：

（1）个别牙错位：个别牙的错位是造成颞下颌关节紊乱病错殆中的一个重要类别。常见的有：①上切牙舌向错位；②个别前牙反殆；③个别后牙锁殆；④个别后牙过长。

（2）长度不调：常见的有：①下颌后移前牙深覆盖；②下颌前突呈反殆面型前牙浅覆盖。

（3）宽度不调：常见的有：①一侧或两侧后牙覆盖增大；②后牙无覆盖关系，颊尖间呈覆殆关系；③一侧后牙反殆，颏部偏歪，颏面不对称畸形。

（4）高度不调：常见的有：①前牙深覆殆，切牙呈闭锁关系；②后牙缺失，颌间距离减小；③前牙开殆，颌间距离增大。

2. 颞下颌关节紊乱病的正畸治疗　正畸治疗是颞下颌关节紊乱病的重要而有效的治疗方法之一。由于牙位、颌位异常的错殆畸形造成的颞下颌关节紊乱病，正畸治疗是去除这类殆障碍的有效方法。

（1）个别上前牙舌向的错位或反殆：可使用上颌活动矫治器，在舌向错位牙上使用双曲舌簧推舌向错位牙向、唇向。当舌向错位牙伴有拥挤或间隙不足时，则应考虑使用局部开展牙弓或减数拔牙的方法，先为错位牙创造间隙使有利其唇向移动。个别前牙反殆矫正，常用上颌后牙殆垫活动矫治器。

（2）个别牙锁牙合：常使用上下锁牙合牙交互支抗牵引的方法。在锁牙合牙上粘有带拉钩的带环，再以全牙弓牙合垫活动矫治器（除锁牙合牙外均置牙合垫）抬高咬合、锁牙合牙间，用橡皮弹力圈交互牵引。

（3）上前牙舌倾，前牙深覆牙合呈闭锁关系：常用附有上前牙双曲舌簧的平面牙合板矫治器进行矫治，平面牙合板使后牙解除干扰性牙合接触，双曲舌簧矫治舌向倾斜的上切牙，使之唇向移动而解除了因上切牙舌倾而对下颌处于远中位置的影响，使下颌有可能作生理性前伸调位。同时平面牙合板对前牙深覆牙合又有矫治作用。在矫治器去除后应作调牙合而使牙合关系保持稳定。

（4）下颌后缩，前牙深覆盖：可使用斜面导板活动矫治器，导下颌往前，矫治下颌后移位，重新建立口－颌系统的平衡关系。

（六）治疗性关节镜外科手术

随着关节镜技术的发展，治疗性关节镜外科技术的应用已日趋广泛，可使诸多患者免于关节开放性手术。

术式选择：①重度可复性盘前移位或伴有严重绞锁者，可经关节镜使关节盘复位后，再行盘双板区滑膜下注射硬化剂、电凝、激光烧灼术或关节盘稳定缝合技术，以将关节盘稳定于正常位置；②不可复性盘前移位一般首先采用关节盘前部松解术，扩大关节上腔前、后隐窝，拉伸关节囊外侧、解除关节盘周围粘连等，使关节盘恢复正常或接近正常的活动度，然后再采用前述关节盘稳定技术；③关节盘穿孔病例常伴有严重骨关节病改变，应在清除穿孔边缘病变、烧灼肉芽组织之同时，进行软骨表面纤维松解组织清除、关节囊内清扫、髁突骨赘清除等。在伴有关节盘前移位之病例尚应进行关节盘复位及稳定技术处理；④晚期骨关节病需行关节囊内清扫修整术；⑤慢性症状严重的滑膜炎、关节囊炎，根据症状程度可行单纯关节冲洗术、粘连松解及关节灌洗术，双板区滑膜下注射泼尼松龙等，也可对炎症滑膜组织进行电灼或激光烧灼术；⑥关节半脱位可采用关节盘双板区滑膜下注射硬化剂、电凝或激光烧灼，一般可取得良好效果。

（七）手术治疗

颞下颌关节紊乱病绝大多数可以通过各种保守治疗得到稳定、好转和痊愈。但是据统计，保守治疗中约有20%的患者疗效不满意，其中严重者要手术治疗。虽然手术治疗不是颞下颌关节紊乱病的主要方法，但仍然是有效方法之一。常用的有以下几种术式。

1. 关节盘摘除术　自1909年Lanz首先报告摘除关节盘治疗颞下颌关节紊乱病以来，这种手术便成为最广泛使用的术式之一。它的适应证：①关节盘反复脱位致髁突运动时经常绞锁疼痛；②关节盘破裂造成关节疼痛和杂音；③外伤后造成不规则杂音和下颌运动不协调，并有顽固性疼痛；④关节杂音和弹响并疼痛且影响功能，经适当的保守治疗无效者；⑤严重的、持久的慢性进行性疼痛，并影响关节功能，经适当的保守治疗无效者，关节镜外科治疗失败者。

这种术式之所以能被广泛采用，主要是手术后关节区疼痛明显减轻、关节症状的缓解和功能改善。一般认为手术能解除或减轻疼痛是与手术切断和切除了支配关节区的感觉神经和切除了作为疼痛重要来源的双板区有关；而关节功能的改善可能与手术后瘢痕使松弛了的关节囊变紧有关。

2. 关节盘摘除及插补术 由于观察到关节盘摘除后，关节骨均有退行性改变，因此，有些学者主张关节盘摘除后关节间隙内应插补材料。80 年代初，常用的插补材料是硅盘和聚四氟乙烯，它们的优点是容易剪裁。虽然不少作者报告了许多成功的病例，但随访结果发现这些非生物代用品插补后发生移位、碎片脱落，有明显炎症细胞浸润和异物反应，有的甚至发生关节骨坏死。因此，目前又趋否定而提出只作暂时性留置，术后 1 ~ 3 月之内再次取出。由于非生物代用品的这些缺点，不少作者主张用生物组织移植插补在关节间隙，如真皮、颞肌筋膜等。

3. 关节盘复位和修复术 关节盘修复的手术早在 1887 年就有报道（Annandle），此后将近一个世纪未见到进一步的报告。到 20 世纪 70 年代，关节造影术获成功并很快得到推广，术前可以准确地做出各种关节盘的移位和穿孔的诊断，促进了本术式的发展。1979 年，McCarty 等又重新提出关节盘修复术，并有大数量成功的病例报告。由于这种手术符合关节的生理解剖，保留关节盘，目前被很多口腔颌面外科医师广泛使用。手术适应证：①各种可复位或不可复位性关节盘移位；②关节盘双板区的松脱、损伤或穿孔；③上述各种关节盘病变伴髁突骨质破坏者（同时行囊内高位髁突切除术）；④关节镜外科失败者。根据关节盘移位的位置不同，关节盘复位的方式也不同，一般有：①关节盘向前内移位者，则在双板区从外侧向内侧作一楔形切除；②单纯关节盘前移位，则在双板区从外侧向内侧作一矩形切除；③关节盘前内移位而以向内移位为主者，则在关节盘外侧作组织块切除，并在修复时，由前内向后外方向缝合。

（赵军方）

第二节 颞下颌关节脱位

下颌髁突滑出关节窝以外，超越了关节运动正常限度，以致不能自行复回原位者，称为颞下颌关节脱位。

脱位按部位可以分为单侧脱位和双侧脱位，按性质可分为急性脱位、复发性脱位和陈旧性脱位，按髁突脱出的方向、位置又可分为前方脱位、后方脱位、上方脱位及侧方脱位，后三者主要见于外力损伤时。

临床上以急性和复发性前脱位较常见。后方脱位、上方脱位和侧方脱位比较少见。其脱位的方向、位置由打击的力量和方向而决定，并常伴有下颌骨骨折和颅脑症状。

一、急性前脱位

（一）病因

在正常情况下，大开口末，髁突和关节盘从关节窝向前滑动止于关节结节之下方或稍前方。有咀嚼肌功能紊乱或关节结构紊乱的患者，在大开口末，例如打哈欠、唱歌、咬大块食物、呕吐、大笑等时，翼外肌下头继续收缩把髁突过度地向前拉过关节结节，同时升颌肌群发生反射性挛缩，就使髁突脱位于关节结节前上方，而不能自行复回原位。当关节部或下颌骨体部受到外伤，尤其在张口状态下颏部受到外伤，或在应用气管镜、开口器，全麻经口腔插管使用直接喉镜时滥用暴力，均可使关节脱位。另外，牙科治疗尤其使用骨凿劈牙，去骨拔除下颌阻生牙，也是常见脱位原因之一。

（二）临床表现

急性前脱位可为单侧，亦可为双侧。双侧脱位的临床表现为：①下颌运动失常，患者呈开口状而不能闭口，唾液外流，语言不清，咀嚼和吞咽均有困难。检查时可见前牙开𬌗、反𬌗，仅在磨牙区有部分牙接触；②下颌前伸，颏部前突，两颊变平，鼻唇沟消失，脸形也相应变长；③因髁突脱位，耳屏前方触诊有凹陷而关节结节前方则隆起。在颧弓下可触到脱位的髁突。在多数牙齿缺失和无牙颌患者，上述特殊的颜面外形则不明显，因而脱位不被注意以致延误治疗，成为陈旧性脱位。X 线片上可见髁突脱位于关节结节的前上方。

单侧急性前脱位的临床表现亦如上述，只是以上症状仅显示在患侧，患者开、闭口困难，颏部中线及下前牙中线偏向健侧，健侧后牙呈反𬌗。

因暴力所致的颞下颌关节脱位，应与下颌骨髁颈部骨折相鉴别，后者𬌗中线偏向患侧（单侧骨折），或前牙呈开𬌗状态（双侧骨折），髁颈部有明显压痛、血肿，X 线检查可见到骨折线。

（三）治疗

急性脱位后应及时复位，否则在脱位周围逐渐有纤维组织增生后，则难以用一般方法复位。复位后应限制下颌活动。

复位前，术者应让患者作好思想准备，精神不宜紧张，肌群要放松，才能使复位顺利进行。必要时，复位前可给镇静剂。

1. 口内法　请患者端坐在口腔手术椅上，下颌牙𬌗面的位置应低于术者两臂下垂时肘关节水平。术者立于患者前方，两拇指缠以纱布伸入患者口内，放在下颌磨牙𬌗面上，并应尽可能向后，其余手指握住下颌体部下缘。复位时拇指压下颌骨向下，两拇指的用力逐渐增大，其余手指将颏部缓慢上推，当髁突移到关节结节水平以下时，再轻轻向后推动，此时髁突即可滑入关节窝而得复位。有时在滑回关节窝时能听到清脆的弹响声（图 14－5）。

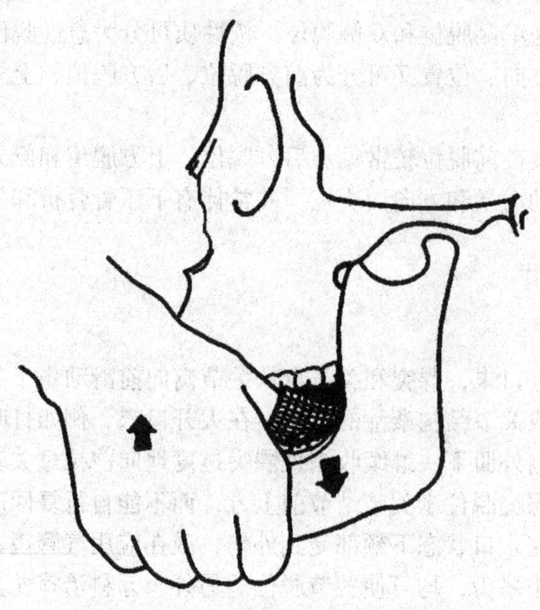

图 14－5　颞下颌关节前脱位口内复位法

口内复位法当下颌复位时，由于咀嚼肌反射性收缩使上、下牙闭合甚紧可能咬伤术者的拇指，故在即将复位闭合时，术者拇指应迅速滑向颊侧口腔前庭区，以避免咬伤。当两侧同时复位有困难时，可先复位一侧，再复位另一侧。

2. 口外法　患者和术者的体位同口内法。复位时，术者两拇指放在患者两侧突出于颧弓下方的髁突之前缘，即“下关”穴处，然后用力将髁突向下后方压挤。此时，患者感觉下颌酸麻，术者同时用两手的示、中指托住两侧的下颌角，以环指小指托住下颌体下缘，各指配合将下颌角部和下颌体部推向上后方。此时，髁突即可滑入关节窝而得复位。这种口外复位法的优点是不需要将手指放入患者口内，复位时没有咬伤术者拇指的危险，不需要太大的按压力量。

临床上，有时由于脱位时间较长，咀嚼肌群发生明显痉挛，关节局部水肿、疼痛，或由于患者不能很好配合，手法复位常有困难。此时，宜先行局部热敷。在关节周围及咬肌神经封闭后再用上述方法才能得到复位。个别病例脱位时间长达数月，一般复位方法常常无效。此时，可试用全身麻醉，配合肌松弛剂进行复位。

下颌复位后，为了使被牵拉过度受损的韧带、关节盘各附着和关节囊得到修复，必须在复位后固定下颌 2 ~ 3 周，限制开颌运动。最大开口度不宜超过 1. 5cm。

二、复发性脱位

（一）病因

复发性脱位，在临床上不常见。因为反复发作，有的甚至一天内频频出现脱位，所以给患者带来的痛苦确是很大的。

复发性脱位常发生在急性前脱位后未予适当治疗，如复位后未制动或制动时间不够，被撕裂的韧带、关节囊等未得到修复。结果关节韧带、关节囊松弛。其次长期翼外肌功能亢进、髁突运动过度，使关节韧带和关节囊松脱。慢性消耗性疾病，尤其是老年人肌张力失常、韧带松弛常常发生顽固性、复发性脱位。

（二）临床表现

复发性脱位可以是单侧，亦可为双侧。在大笑、打哈欠、进食等大开口时，患者突然感到下颌骨不能自如运动，前牙不能闭合。其临床表现与急性前脱位相同。有时几个月发作一次，有时一个月发作几次。顽固性、复发性脱位患者，仅轻微的下颌运动即可发作，甚至一天数次。由于患者惧怕关节脱位，不敢说话，经常用手托着颏部。关节造影可见关节囊扩大，关节盘诸附着松脱。

（三）治疗

治疗的方法很多，如作颌间固定，限制关节活动；关节囊内注射硬化剂，使关节囊产生纤维化；关节囊缩短术；翼外肌分离术和关节盘摘除术。

有的手术方法甚至完全相反。一些学者认为脱位主要是由于关节结节过低，采用关节结节加高术；另一些学者的观点却相反，认为髁突之所以不能回复原位是被关节结节所阻挡，主张削低关节结节。

以上各种方法之多说明尚缺乏一种比较满意的治疗方法。根据作者经验，对轻症宜选用 50% 葡萄糖作关节囊内注射，并可多次注射。注射后应制动 1 ~ 2 个月，然后配合肌训练。

如果效果不明显则改用硬化剂作关节囊内注射。对顽固的复发性脱位或上述方法治疗失败者，则宜采用手术治疗。

三、陈旧性脱位

（一）病因

无论急性关节前脱位或复发性脱位，如数周尚未复位者称陈旧性脱位。由于髁突长期脱位于关节结节前上方，关节局部组织受到撕裂、挤压，因此，在关节周围常有不同程度结缔组织增生，尤以关节后部为甚，并且相应的咀嚼肌群也有不同程度痉挛。脱位时间越久，这些变化越严重，复位也就越困难。

（二）临床表现

临床症状与前脱位相同，唯下颌可以作一定程度的开闭口运动。

（三）治疗

如上所述，由于陈旧性脱位已有组织学变化，治疗一般应以手术复位为主。可选用耳前切口，显露髁突后，用骨膜分离器插在脱位于关节结节前上方的髁突与颧弓之间，用力反复撬动，使之复位。如果脱位时间较长，由于关节后部结缔组织增生以及咀嚼肌群张力失调，一般不能完全退回到原关节窝内，只要将髁突退过关节结节顶点到关节结节后斜面即可（两侧脱位者应两侧同时撬动），术后配合颌间牵引，数天后可使下颌逐渐回到正常𬌗关系。切不可因手术时不能完全复位而误认为手术失败妄然将髁突切除。当然，如脱位时间过长发生纤维粘连，确实不能撬动移位的髁突则可切除其粘连部分。复位后应制动2～3周。

（赵军方）

第三节　颞下颌关节强直

因器质性病变导致长期开口困难或完全不能开口者称为颞下颌关节强直。临床上可分为三类：第一类是由于一侧或两侧关节内发生病变，最后造成关节内的纤维性或骨性粘连，称为关节内强直，简称关节强直，也称真性关节强直；第二类病变是在关节外上、下颌骨间的皮肤、黏膜或深层组织，称为颌间挛缩或称关节外强直，也称假性关节强直。第三类是关节内强直和关节外强直同时存在称混合型强直。发生在幼年的关节强直影响下颌骨发育，严重的甚至伴有阻塞性睡眠呼吸暂停低通气综合征。

一、颞下颌关节内强直

（一）病因

关节内强直多发生在15岁以前的儿童。常见的原因以化脓性中耳炎最常见。因为在解剖结构上，中耳与颞下颌关节紧密相邻，在儿童岩鼓裂处只有很薄的软组织隔开，当患化脓性中耳炎时脓液可直接扩散到关节。下颌骨骨髓炎、急性化脓性腮腺炎等也可扩散到关节。比较少见的是在患肺炎等高热病后，引起脓毒血症、败血症等所致的血源性化脓性关节炎。另一个常见原因是关节损伤，多数在儿童期下颌骨损伤，尤其是在颏部外伤时由对冲性损伤造成。使用产钳损伤了关节也可引起关节强直。此外，由类风湿关节炎所致的关节强直比较少见。

（二）病理

关节内强直的病理变化有两种情况，即纤维性强直和骨性强直。纤维性强直时关节窝、关节结节、髁突面的纤维软骨及关节盘逐渐破坏，被有血管的纤维组织代替，最后完全被纤维结缔组织愈合。同时可见到关节骨面也有不同程度的吸收和破坏，纤维组织长入骨髓腔。有时关节周围还有大量结缔组织增生。骨性强直是纤维性强直进一步骨化所致，关节窝、关节结节和髁突之间发生骨性愈合，髁突变得粗大，关节附近也有骨质增生，以致关节窝、关节结节、髁突的原有外形完全消失，融合成一致密骨痂。骨痂的范围可以很广，有的波及下颌切迹，有的整个下颌支与颧骨完全融合。

（三）临床表现

1. 开口困难　关节内强直的主要症状是进行性开口困难或完全不能开口。病史较长，一般在几年以上。开口困难的程度因强直的性质而有所不同，如属纤维性强直一般可轻度开口，而完全骨性强直则完全不能开口。有时在骨性强直患者用力开口时，尤其是儿童，下颌骨仍可有数毫米的动度，但这并非关节的活动，而是下颌体的弹性以及颅颌连结处不全骨化的结果。开口困难造成进食困难，通常只能由磨牙后间隙处缓慢吸入流汁或半流汁，或在牙间隙用手指塞入小块软食。

2. 面下部发育障碍和畸形　多发生在儿童。由于咀嚼功能的减弱和下颌的主要生长中心——髁突被破坏，下颌骨的畸形随着年龄的增长而日益明显。表现为面容两侧不对称，颏部偏向患侧。患侧下颌体、下颌支短小，相应面部反而丰满。健侧下颌由于生长发育正常，相应面部反而扁平、狭长。因此，常常容易将健侧误诊为强直侧。双侧强直者，由于整个下颌发育障碍，下颌内缩、后移，而正常上颌却显前突，形成特殊的小颌畸形面容。发病年龄越小，面下部发育畸形就越严重。有的还可伴发阻塞性睡眠呼吸暂停低通气综合征。

除了下颌发育障碍外，下颌角前切迹明显凹陷。下颌角显著向下突出。发生下颌角前切迹的原因一般解释是，患者经常力图开口，长期的下颌升颌肌群向上牵引与下颌体上的降颌肌群向下牵拉造成的。

3. 㱔关系错乱　下颌骨发育障碍使地面下部垂直距离变短，牙弓变得小而狭窄。因此，牙的排列和垂直方向生长均受阻碍。结果造成㱔关系明显错乱。下颌磨牙常倾向舌侧，下颌牙的颊尖咬于上颌牙的舌尖，甚至无接触。下颌切牙向唇侧倾斜呈扇形分离。如果关节强直发病于成年人或青春发育期以后，因下颌骨已发育正常或基本正常，则面部和㱔关系无明显畸形。

4. 髁突活动减弱或消失　用两手小指末端放在两侧外耳道内，而拇指放在颧骨部固定，请患者作开、闭口运动和侧方运动。此时通过外耳道前壁，不仅能查明髁突有无动度，并且可对比两侧髁突运动的差别，以便确定诊断。关节内强直时没有动度或动度极小（纤维性强直），而健侧则活动明显。

（四）X 线诊断

在关节侧位 X 线片上，可见 3 种类型：第一种类型是正常解剖形态消失，关节间隙模糊，关节窝及髁突骨皮质有不规则破坏。临床上可有轻度开口运动。此种类型多属纤维性强直；第二种类型关节间隙消失，髁突和关节窝融合成很大的致密团块，呈骨球状；第三种类型致密的骨性团块可波及下颌切迹，使正常喙突、颧弓、下颌切迹影像消失。在下颌支侧位X线片上，下颌支和颧弓甚至可完全融合呈T形。第二型和第三型在临床上完全不能张口。

（五）治疗

关节内强直都必须采用外科手术。在施行手术前，必须有正确的诊断。首先要确定是关节内强直、关节外强直还是混合型强直；确定强直的性质是纤维性还是骨性；病变是单侧还是双侧以及病变的部位和范围，方能制定正确的手术计划。手术时应注意不能将患侧搞错。根据病变范围、程度可选用局麻，如必须用全麻，为了防止舌后坠发生窒息，应采用清醒插管术。术后在患者完全清醒后才可拔去气管插管。如伴有阻塞性睡眠呼吸暂停低通气综合征，术前应作多导睡眠图仪（polysomnography，PSG）检查。了解全身情况并请呼吸科专家会诊，作好术前、术后准备，方能手术。

纤维性强直可选用髁突切除术，骨性强直宜采用假关节成形术。手术原则如下。

1. 截开的部位　截开的部位即假关节形成的位置，应尽可能在下颌支的高位，越接近原来关节活动的部位，手术后关节功能恢复就越好。根据骨性愈合的位置和范围，常选择截开的部位有二：①在髁突颈部截开：适用于纤维性关节强直或骨粘连范围小而局限于髁突而下颌切迹尚存在的患者；②在下颌切迹下，下颌孔以上的部位截开：适用于骨粘连范围较大，下颌切迹变得狭小或已消失的患者。对一些关节强直多次复发，骨粘连区极为广泛，无法在下颌孔以上部位截开的患者，只能采用在下颌孔以下部位截骨。

2. 截骨断面的处理　关节的功能结构，实际上是两个骨面既分离又保持接触的对立统一体，不仅活动，而且相对稳定。骨粘连区截开后，是两个面积较大的骨平面，接触面较宽，术后运动很不灵活。因此，应将截开的能活动的断面修整，使之形成一个体积较小的圆形骨突，不但有利于下颌运动，也可减少再次骨性愈合的机会。

3. 保持截开的间隙　保持截开的间隙一般有两种意见。一种意见，主张广泛切除截开处骨质，造成一个宽的腔隙，使两断端不再接触，切除骨质的宽度至少应在1cm以上。这种方法对保持间隙，防止复发有一定效果。但是因为骨质切除太多，术后由于升颌肌群在咀嚼运动时的收缩，仍然不能完全避免使截开的间隙又逐渐缩小，最终又导致两断端再重新接触愈合。因此，多数学者的另一种意见是，截开的间隙应保持在1cm左右，并在此间隙插入各种组织或代用品。这种插补物可消除去骨后的死腔，减少肉芽组织形成，分离两个骨断面，有预防复发的作用。另一方面插补物还可维持去骨后间隙的距离，恢复原来下颌运动的支点，避免形成开𬌗。插入的组织较为常用的有去骨膜的肋软骨、大腿阔筋膜、带蒂的颞筋膜、真皮脂肪等。这些组织虽然有一定效果，但是有的最后转化为瘢痕，继之骨化而使截开的间隙又重新愈合。为此，有人使用各种金属或高分子化学材料等。但是也有插入物移位或碎裂，最后又重新被骨痂包埋而复发的可能。

如何保持截开的间隙是防止术后复发的关键，迄今仍然是本病研究的中心课题。

4. 双侧关节内强直的处理　双侧关节内强直最好一次手术，以便术后能及时作开口练习。如双侧同时手术，应先作较为复杂的一侧。如必须分两次手术，相隔时间亦不宜超过2周。双侧关节强直手术后，发生开𬌗的机会很多，宜早期于磨牙区置薄橡皮垫并加用颅颌弹性绷带使下颌支下降或进行颌间牵引，以维持正常的𬌗关系。或者在假关节形成后，通过关节重建或植骨术等，保持原来升支的高度。

5. 手术年龄问题　儿童期患病的关节内强直，有的主张早期进行手术，以便尽早恢复咀嚼功能，以利于下颌及面部的正常发育；有的则主张在12～15岁以后手术，因为儿童成骨作用旺盛，手术后又难以坚持开口练习，术后容易复发，一旦复发不但进一步影响下颌发育，也给第二次手术增加困难。但是那些关节强直伴有阻塞性睡眠呼吸暂停低通气综合征的患者应及早手术。

6. 关节强直伴小颌畸形的处理 关节强直的患者，由于下颌骨发育障碍和下颌后移形成小颌畸形，尤以双侧强直更为明显。小颌畸形患者多伴有咽腔缩小，致入睡后舌后坠发出明显鼾声，常被憋醒不能安睡和平卧，造成患儿长期慢性缺氧，影响全身正常发育。对此，有人主张在作关节强直手术的同时，将健侧下颌截开，然后使下颌前移。对伴有阻塞性睡眠呼吸暂停低通气综合征的患者还可作颏水平截骨前徙术扩大咽腔。但是由于手术复杂，应严格控制适应证，恰当地选择病例，必要时可以分期手术。对儿童患者，有人应用带软骨的肋骨、跖趾关节或胸锁关节移植，用另一个生长中心取代已失去的髁突生长中心，对矫治面部畸形有很好效果。

（六）预防复发

无论何种类型的颞下颌关节强直，术后的复发问题一直尚未完全解决。一般资料说明其复发率约在20%。导致复发的因素很多，目前的看法也不完全一致。

1. 年龄因素 一般资料表明儿童期手术者比成人期的复发率高。说明儿童成骨作用旺盛，手术后难以坚持开口练习，容易复发。但是有的学者认为，早期手术，只要注意手术操作，消除复发的有关因素，特别是选择好插入物，可以减少复发。

2. 切骨的多少 切骨不够，两断端又重新愈合造成复发。切骨时应使下颌支从浅面到深面保持一样宽度，避免外宽内窄呈楔状的截骨后间隙，否则下颌支内侧部分又重新愈合造成复发。截骨后两断面应修整成点面接触也有利于防止复发。

3. 插入物的放置 从国内外资料来看，假关节间隙内填入各种组织或代用品比不填入者复发率低。

4. 骨膜对复发的作用 假关节成形术后，可刺激骨膜下的成骨细胞使之活跃，容易形成新骨导致复发。因此，有人主张术中切断或尽可能切除内侧骨膜，以防止复发。但操作困难易损伤翼静脉丛引起出血，术后血肿更易造成复发。故对此点仍有争议。

5. 手术操作原因 手术中尽量减少创伤、有效止血，减少死腔、术后良好的包扎和预防感染等对减少复发也很重要。

6. 术后开口练习 多数学者强调术后开口练习有助于防止复发。一般术后7～10天即可开始练习（行植骨或下颌前移术者应延至两周以后）。根据开口度的不同，采用适当厚度的楔形硬橡皮块或阶梯形木块作开口器。开口练习时，将比较窄的一端置于磨牙区，逐渐增加塞人的厚度，使开口度逐渐增大。开口练习时应注意，开口器是放在两侧磨牙区，且应左右交替练习，以防殆关系紊乱。也可制作特殊开口器，这种开口器具有自动和被动两种力量相结合的练习作用。开口练习时间至少应在6个月以上。一般术后1～2个月内应日夜使用开口器，以后可改为白天练习。

二、颞下颌关节外强直

（一）病因

关节外强直常见的病因过去以坏疽性口炎（走马疳）最多，但现在坏疽性口炎已罕见。

目前，常见病因是损伤，如上颌结节部、下颌支部位的开放性骨折或火器伤均可在上、下颌间形成挛缩的瘢痕；颜面部各种物理、化学的三度灼伤，造成面颊部组织广泛瘢痕形成，也是常见病因之一。临床上还可见因其他口腔内手术创面处理不当而造成的关节外瘢痕挛缩。此外，鼻咽部、颞下窝肿瘤放射治疗后，颌间软组织广泛地纤维性变，也可造成颌间瘢痕挛缩。

（二）病理

关节外强直的病理变化主要是由于上、下颌间组织坏死脱落，在愈合过程中有大量结缔组织增生，最后形成挛缩的瘢痕。因为坏死区域的深度和广度不同，形成瘢痕的范围也就不一，有的仅在颊部黏膜出现一窄长的瘢痕条索；有的瘢痕区可波及上颌结节和下颌升支处，甚至整个颞下间隙，口咽部均有广泛的瘢痕；有的在瘢痕内还有不同程度的骨化现象，或者上、下颌骨发生骨性粘连。

（三）临床表现

1. 开口困难　关节外强直的主要症状也是开口困难或完全不能开口。在询问病史时，常有因坏疽性口炎引起的口腔溃烂史，或上、下颌骨损伤史以及放射治疗史等。开口困难的程度因关节外瘢痕粘连的程度而有所不同。由于病理变化发生在关节外部，而不侵犯下颌骨的主要生长发育中心，因此，即使在生长发育期前患病，一般患者面下部发育障碍，畸形和𬌗关系错乱均较关节内强直为轻。

2. 口腔或颌面部瘢痕挛缩或缺损畸形　颌间挛缩常使患侧口腔颊沟变浅或消失，并可触到范围不等的索条状瘢痕区，但当瘢痕发生在下颌磨牙后区以后的部位时，则不易被查到。由坏疽性口炎引起者，常伴有软组织缺损畸形。由于损伤或灼伤引起的颌间瘢痕或缺损畸形，诊断比较容易。

3. 髁突活动减弱或消失　多数挛缩的瘢痕较关节内强直的骨性粘连有伸缩性，所以作开颌运动时，髁突尚可有轻微动度，尤其作侧方运动时活动更为明显，但如颌间瘢痕已骨化，呈骨性强直时，髁突的活动则可以消失。

（四）X 线诊断

在关节侧位 X 线片上，髁突、关节窝和关节间隙清楚可见。在下颌骨或颧骨后前位上，有些病例可见到上颌与下颌支之间的颌间间隙变窄，密度增高，有时可见大小不等的骨化灶，甚至在上、下颌骨之间或在下颌与颧骨、颧弓之间形成骨性粘连，这可称为骨性颌间挛缩。

临床上，因关节内强直和关节外强直的手术方式不同，故必须鉴别清楚。

（五）治疗

关节外强直除了个别瘢痕范围小而早期的病变可以用开口练习的保守治疗外，一般都必须手术治疗。基本方法是切断和切除颌间挛缩的瘢痕，凿开颌间粘连的骨质，恢复开口度，用皮片或皮瓣消灭创面。如果有唇颊组织缺损畸形，还应采用颌瓣或游离皮瓣移植修复之。

根据颌间瘢痕的范围不同，一般采用两种手术方式：①颌间瘢痕区较局限，主要在颊侧黏膜或上、下牙槽骨间时，可采用口腔内切开和切除瘢痕，同时用开口器使口开到最大程度，然后取中厚皮片游离移植消灭创面。术后应维持在开口位，直到拆线。②颌间瘢痕已波及上颌结节和喙突区或整个上、下颌之间时，若从口腔内进行手术，不仅不容易达到深部的瘢痕处，而且操作困难。如遇到深部动脉出血更难以止血。因此，对这种颌间挛缩，宜从下颌下缘切开，行口内外贯通手术，显露下颌支和喙突外侧面，切除喙突和下颌前缘部分骨质，由此进入上颌与下颌之间的瘢痕粘连区，切开和切除深部瘢痕。同时用开口器使口开到最大程度。然后取中厚皮片游离移植。也可采用颌瓣或游离皮瓣移植等消灭因切开、切除瘢痕而遗留的创面。术后也应维持在开口位，直到拆线为止。

（赵军方）

第四节 关节盘复位和修复术

一、适应证

各种可复性和不可复性盘移位。关节盘双板区穿孔，经保守治疗无效并有明显功能障碍者。

二、麻醉

应采用经鼻腔气管内插管全麻术。

三、步骤和方法

1. 切口和翻瓣 在耳屏前做手杖形切口，其垂直部切口在耳屏前皮肤皱纹处自耳轮脚到耳垂，切口下端不超过耳垂平面。其弧形切口自垂直切口的耳轮脚处以120°～150°角弯向前达发际内，长约3cm。切口长短应以充分显露手术野为准。切开皮肤和皮下组织，在颞深筋膜－腮腺咬肌筋膜浅面锐剥离将皮瓣向前翻开。此时可见颞浅动脉显露在颧弓根上方的颞深筋膜浅层，再行走于皮下组织层，应注意避免对其损伤。然后将翻开之皮瓣暂时用针线固定于前方皮肤上。皮瓣折叠处应置一小纱卷，以便保持皮肤瓣良好的血供。

2. 翻开颞深筋膜和腮腺及其筋膜组织瓣 与皮肤切口一致，切开颞深筋膜和腮腺咬肌筋膜。在颞区，用小弯止血钳，在颞肌肌膜和颞深筋膜之间的颞浅间隙行钝剥离，将颞深筋膜瓣向前翻开直到颧弓和关节区的颞下颌韧带浅面。继之，用小弯止血钳，沿颞浅动脉向腮腺深层，在腮腺后极和外耳道软骨间作钝剥离，可达髁突及其颈部的后方，并在此结扎切断颞浅动脉，即可向前翻起腮腺瓣，并暴露颞下颌韧带和关节囊。此时，翻开的颞深筋膜瓣在一个层次形成一个颞深筋膜和腮腺及其筋膜的组织瓣。面神经的分支在此组织瓣内得到保护而不显露。如遇到面横动脉从髁突颈部深面穿出进入腮腺实质而影响翻开此组织瓣时，则应切断结扎。此时关节囊已清楚可见。

3. 切开关节囊 在关节囊处做T形切口，水平切口切断关节盘和髁突外极的附着处。从外侧缘掀起关节盘，暴露关节下腔及髁突。然后在髁突外极浅面的关节囊作垂直切口与水平切口成T形。如有小活动性出血，为颞浅动脉入关节囊的营养支，可结扎或电凝止血。翻开切开的关节囊使手术野露清楚。

4. 关节盘复位和修复 用一敷料钳夹住手术侧下颌角后，前后方向移动下颌骨可观察关节盘随髁突运动的情况，进一步做出诊断。然后上好增宽关节间隙维持器（图14－6）。如无此器械，可请助手牵拉夹在下颌角的敷料钳向脚侧，使关节间隙增宽。这时可清楚地观察关节盘、关节盘诸附着、关节窝及髁突的各种改变。现以最常见的可复性关节盘前移位、双板区松弛为例，将手术操作步骤叙述如下：

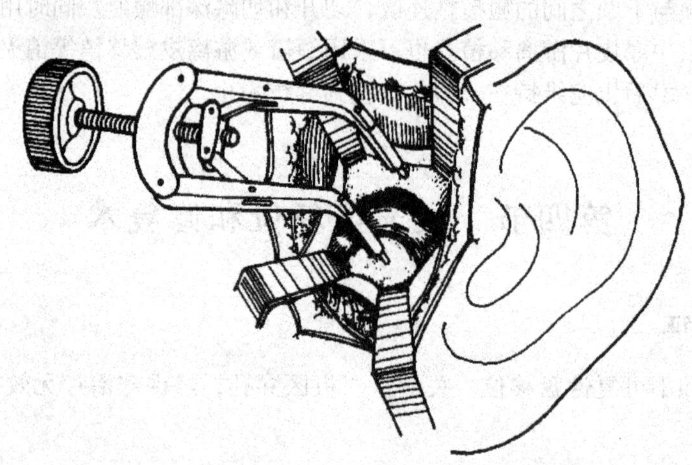

图 14－6　增宽关节间隙维持器

（1）使前移的关节盘后退到正常解剖位，以便估计在双板区应切除的宽度。

（2）用细而长的直角钳在双板区和关节囊后壁之间夹住。然后在关节盘和双板区交界处后方 1～2mm 处切断。再在钳喙前缘将松弛的双板区切除。切除的宽度取决于双板区松弛的程度。一般在 3～5mm。

（3）去除直角钳，用 8－0 尼龙线从内侧向外作 8 字形缝合，间距为 2mm，约缝 3～4 针。此时应检查使关节盘后带的后缘稍后于髁突横嵴。然后去除增宽关节间隙维持器。用 5－0丝线缝合关节盘外侧缘，关闭关节下腔。此时，再作被动开闭口运动，以观察关节盘，并以它附于髁突，可随髁突移动而无弹响、折叠为准。再检查正中𬌗关系良好者表示复位满意。

5. 缝合包扎　冲洗创面，如有渗血可置明胶海绵，再用纱布压迫数分钟即可止血。缝合切开的关节盘外侧附着处，再缝合关闭关节囊和关节腔。将腮腺及其筋膜瓣复位并缝合。然后拆去固定皮肤瓣的缝线。缝合皮下及皮肤。止血完善者，伤口不必置引流条。加压包扎。

（赵军方）

第十五章　涎腺病

第一节　流行性腮腺炎

流行性腮腺炎是由腮腺炎病毒引起的急性、全身性感染，多见于儿童及青少年。以腮腺肿大、疼痛为主要临床特征，有时其他唾液腺亦可累及。脑膜脑炎、睾丸炎为常见并发症，偶也可无腮腺肿大。

一、病因

腮腺炎病毒属副黏病毒科。病毒呈球形，直径为 100 ~ 200nm。包膜上有神经氨酸酶、血凝素及具有细胞融合作用的 F 蛋白。该病毒仅有一个血清型，因与副流感病毒有共同抗原，故有轻度交叉反应。从患儿唾液、脑脊液、血、尿、脑和其组织中均可分离出病毒，在猴肾、人羊膜和 Hela 细胞中均可增殖。本病病毒通过直接接触、飞沫、唾液污染食具和玩具等途径传播；四季都可流行，以晚冬、早春多见。目前国内尚未开展预防接种，所以每年的发病率很高，以年长儿和青少年发病者为多，两岁以内婴幼儿少见。通常潜伏期为 12 ~ 22 日。在腮腺肿大前 6 日至肿后 9 日从唾液腺中可分离出病毒，其传染期则约自阻腺肿大前 24 小时至消肿后 3 日。20% ~40% 的腮腺炎患者无腮腺肿大，这种亚临床型的存在，造成诊断、预防和隔离方面的困难。孕妇的抗体可以通过胎盘，使婴儿在生后 6 ~ 8 个月不患病；母亲在分娩前 1 周如患腮腺炎，其婴儿在出生时可有明显腮腺炎症状，或在新生儿期发病。感染本病后可获终身免疫。

二、临床表现

临床上通常有流腮接触史，在接触后 2 周左右发病，潜伏期 2 ~ 3 周，也有 1 周及 1 个月者。好发于儿童，以 2 ~ 14 岁之间最常见。1 周岁内婴儿由母体胎盘及乳汁获得抗体，具有免疫力，极少发生。患儿在感染流腮病毒后约一半不出现临床症状，或轻微乏力、头胀等，而不发生唾液腺肿大，常被家长及患者忽视。另有一半患儿出现耳下腮腺区肿痛，皮肤不红，周围副性水肿明显，累及颊、颈部，体温上升，伴明显全身乏力、头痛、厌食等。腮腺肿胀 1 ~ 2 日达高峰，多为双腮腺肿胀，肿大的腺体稍硬，有弹性，以耳垂为中心，边缘不清，轻度压痛，腮腺皮肤不红，表面发热。腮腺导管口不红，挤压腮腺分泌液清亮。少数可伴下颌下腺肿大或仅下颌下腺受累，而无腮腺肿大。临床症状持续 1 ~ 2 周，然后自行消退，消退后血中可查到流腮病毒抗体，一般感染 1 次即可获终身免疫，最多可发生两次。

白细胞计数正常或稍低，后期淋巴细胞相对增多。有并发症时白细胞计数可增高。90% 的患者的血清淀粉酶有轻度和中度增高，有助诊断。淀粉酶增高程度往往与腮腺肿胀程度成正比。早期患者可在唾液、尿、血、脑脊液中分离到病毒。尿肾脏受累时可出现尿蛋白、红白细胞等，甚至类似肾炎尿的改变。

三、诊断

根据流行情况及接触史以及腮腺肿大的特征，诊断并不困难，患者的血清淀粉酶有轻度和中度增高，有助诊断。

四、鉴别诊断

（一）化脓性腮腺炎

常为一侧性局部红肿压痛明显，晚期有波动感，挤压时有脓液自腮腺管流出，血象中白细胞总数和中性粒细胞明显增高。

（二）颈部及耳前淋巴结炎

肿大不以耳垂为中心，局限于颈部或耳前区，为核状体，较坚硬边缘清楚，压痛明显，表浅者活动可发现与颈部或耳前区淋巴结相关的组织有炎症，如咽喉炎、耳部疮疖等白细胞总数及中性粒细胞增高。

（三）症状性腮腺肿大

在糖尿病营养不良、慢性肝病中，或应用某些药物如碘化物羟布宗、异丙肾上腺素等可引起腮腺肿大，为对称性无肿痛感，触之较软，组织检查主要为脂肪变性。

（四）其他病毒所引起的腮腺炎

已知 1、3 型副流感病毒、甲型流感病毒、A 型柯萨奇病毒、单纯疱疹病毒、淋巴脉络膜丛脑膜炎病毒、巨细胞病毒均可引起腮腺肿大和中枢神经系统症状，需作病原学诊断。

（五）其他原因所致的腮腺肿大

过敏性腮腺炎腮腺导管阻塞，均有反复发作史，且肿大突然消肿迅速。单纯性腮腺肿大多见于青春期男性，系因功能性分泌增多代偿性腮腺肿大无其他症状。

（六）其他病毒所致的脑膜脑炎

腮腺炎脑膜脑炎可发生在腮腺肿大之前（有的始终无腮腺肿大），难与其他病毒所致者相鉴别，可借助于上述血清学检查、病毒分离以及流行病学调查来确诊。

五、并发症

（一）脑膜脑炎

为儿童期最常见的并发症，男性较女性多 3～5 倍。其发病机制介绍如下。①神经元为原发感染，表现腮腺炎与脑炎同时发生。②感染后脑炎伴有脱髓鞘病变，此型脑炎常在腮腺肿大后 10 日左右发生。腮腺炎脑炎与其他原因引起的脑膜脑炎不易鉴别，以淡漠、颈项强直、呕吐等为常见症状；脑脊液蛋白正常或稍增高，细胞数大多 $<500\times10^6/L$，亦有 $>1\,000\times10^6/L$ 者，以淋巴细胞为主。在疾病早期脑脊液中可分离出病毒。腮腺炎脑膜炎一般预后良好；脑炎则可能留有永久后遗症甚至死亡。有报道腮腺炎感染后引起大脑导水管阻塞和脑积水。

（二）睾丸炎

是男孩最常见的并发症，最小年龄3岁，青春发育期后的男性发病率高达14%～35%。早期症状为发热、寒战、头痛、恶心、下腹疼痛，患侧睾丸有明显疼痛、肿胀、触痛，邻近皮肤水肿、发红，30%～40%的受累睾丸发生萎缩，13%的患者生育力受损，但不育者少见。常伴有附睾炎，后者也可单独出现。

（三）卵巢炎

7%的青春期后女性患者可并发卵巢炎，有发热、呕吐、下腹疼痛及压痛，但不影响日后生育功能。

（四）胰腺炎

轻度或亚临床型胰腺炎较常见，如不伴有腮腺肿大可误诊为胃肠炎，表现为上腹疼痛及压痛，伴发热、寒战、呕吐和虚脱。血清淀粉酶活力增高有助于诊断，但此酶活力在无胰腺炎并发的腮腺炎病例亦可增高，故应同时测定血清脂肪酶以资鉴别。偶见腮腺炎后几周内出现糖尿病。

（五）其他

心肌炎表现为心前区疼痛、心动过缓及疲乏，心电图显示ST段下降。肾炎常在腮腺炎后10～14日出现症状。此外尚可发生乳腺炎、甲状腺炎、关节炎、血小板减少性紫癜、听力丧失、泪腺炎、视神经乳头炎、角膜炎等，一般在20日内恢复。少数患儿听力丧失为不可逆性。

六、治疗

（一）一般护理

隔离患者，使之卧床休息直至腮腺肿胀完全消退。注意口腔清洁，饮食以流质或软食为宜，避免酸性食物，保证液体摄入量。

（二）对症治疗

宜散风解表，清热解毒。必要时内服索米痛片、阿司匹林等解热镇痛药。重症并发脑膜脑炎、严重睾丸炎、心肌炎时，可短期使用肾上腺皮质激素。睾丸炎治疗：成人患者在本病早期应用己烯雌酚，每次1mg，每日3次，有减轻肿痛之效。脑膜脑炎治疗：可按乙型脑炎疗法处理。高热、头痛、呕吐时给予适量利尿剂脱水。胰腺炎治疗：禁饮食、输液、反复注射阿托品或山莨菪碱，早期应用皮质激素。

七、预防

（一）被动免疫

可给予腮腺炎免疫γ球蛋白，效果较好。

（二）主动免疫

儿童可在生后14个月常规给予减毒腮腺炎活疫苗或麻疹、风疹、腮腺炎三联疫苗，99%的可产生抗体，少数在接种后7～10日发生腮腺炎。除皮下接种外还可采用气雾喷鼻法。有报道在使用三联疫苗后，出现接种后脑膜炎，故此疫苗的推广仍需慎重。

（三）隔离

患儿隔离至腮腺肿胀完全消退，有接触史的易感儿应检疫3周。

（孔春燕）

第二节　急性化脓性腮腺炎

一、病因

急性化脓性腮腺炎的病原菌是葡萄球菌，主要是金黄色葡萄球菌，其次为链球菌，患者机体抵抗力及口腔生物学免疫力降低；且因高热、脱水、进食及咀嚼运动减少，唾液分泌也相应减少，机械性冲洗作用降低，口腔内致病菌经导管口逆行侵入腮腺。严重的代谢紊乱，如腹部大手术后，由于禁食、反射性唾液腺功能降低或停止，唾液分泌明显减少，易发生逆行性感染。腮腺区损伤及邻近组织极性炎症扩散，也可引起急性腮腺炎。腮腺淋巴结的急性化脓性炎症，破溃扩散后波及腺实质，引起继发性急性腮腺炎，但其病情较上述原发性急性腮腺炎轻。

二、临床表现

急性化脓性腮腺炎的临床表现为单侧受累较多见，双侧同时发生者少见。早期症状轻微，尤其是并发于全身疾病或胃肠道大手术后，常被全身的严重疾病掩盖而被忽视。腮腺还有轻微疼痛、肿大、压痛，导管口轻微红肿，若处理及时，可使炎症消散。若未能及时控制，炎症进一步发展，腺体由浆液性炎症向化脓性炎症阶段发展，腺组织出现坏死、化脓。此期疼痛加剧，肿胀更加明显，导管口可有脓性分泌。由于大量坏死组织及导管上皮水肿，导管腔往往被阻塞，腺内的炎性分泌及化脓坏死常潴留在腺体内。由于腮腺解剖特点是纤维结缔组织将腺体分离成许多小叶，因此形成散在多个小脓肿，分散在各个小叶内。腮腺浅面的腮腺嚼肌筋膜非常致密，脓肿未穿破以前呈硬的浸润块，不易扪及波动。脓液在腺体内聚积增多时，压力增大，疼痛也加剧，呈持续性疼痛或跳痛。穿破腮腺包膜后，脓液进入邻近组织或间隙，引起其他间隙的蜂窝组织炎或脓肿，也可能经外耳道的软骨与骨交界处进入外耳道。经翼上颌裂进入翼腭窝，腮腺深面的包膜薄弱，脓肿穿破后可进入咽旁或咽后间隙。或沿着颈部间隙向下扩散到纵隔，向上可扩散到头颅内，通过这些途径扩散的机会不多，一旦发生，则病情严重而危险。

患者全身中毒症状明显，体温可高达40℃以上，脉搏、呼吸加快，白细胞总数增加，中性粒细胞比例明显上升，核左移，可出现中毒颗粒。

三、诊断

可有腮腺区肿痛史或全身性严重疾病、胸腹部大手术等病史；发病急，全身中毒症状重，血白细胞总数及中性粒细胞比例增高；以耳垂为中心腮腺区红、肿、痛；腮腺导管口红肿，有脓性分泌物自导管口溢出，依靠病史及临床检查，诊断并不困难。急性化脓性腮腺炎不宜行腮腺造影。本病主要系脱水及逆行感染所致，故对接受腹部大手术及患严重全身性疾病的患者，应加强护理，保持体液平衡，加强营养及抗感染，同时应加强口腔卫生，食后漱口、刷牙，并可用过氧化氢或氯乙定溶液清洗口腔。

四、鉴别诊断

1. 流行性腮腺炎　多发生于儿童，有流行病接触史，多为双侧腮腺受累，腮腺腺体肿大，但疼痛较轻，导管口无红肿，唾液分泌清亮无脓液，周围血白细胞总数不增高，但淋巴细胞比例增大。腮腺不形成脓肿，经7～10日而痊愈。

2. 嚼肌间隙感染　主要为牙源性感染，表现为以下颌角为中心的肿胀、压痛，张口受限明显，但腮腺导管口无红肿，唾液分泌清亮，脓肿形成可扪及液动感。

3. 腮腺区淋巴结炎　又称假性腮腺炎，表现为区域性腮腺肿痛，病变与腮腺解剖形态不一致，腮腺导管口无红肿，唾液分泌清亮。

五、治疗

（一）针对发病原因

纠正机体脱水及电解质紊乱，维持体液平衡。必要时输复方氨基酸等以提高机体免疫力。

（二）选用有效抗生素

急性化脓性腮腺炎的致病菌主要为金黄色葡萄球菌，因而可及早应用大剂量青霉素或先锋霉素等抗革兰阳性球菌抗生素。并从腮腺导管口取脓性分泌物作细菌培养及药敏试验，选用最敏感的抗生素。

（三）其他保守治疗

炎症早期可用热敷、理疗、外敷如意金黄散，均有助于炎症的消退。饮用酸性饮料或口含维生素C片，或口服1%的毛果芸香碱2～4滴（2～3mg），2～3次/日，可增加唾液分泌。温热的硼酸、苏打溶液等消毒漱口剂也有助于炎症的控制。

（四）切开引流

急性化脓性腮腺炎已发展至化脓时，必须切开引流。腮腺的包膜致密，脓肿形成后不易扪及波动感，因此不能以扪及波动感作为切开引流的指征。当出现下列征象可进行切开引流：①局部有明显的凹陷性水肿。②局部跳痛并有局限性压痛点，穿刺抽出脓液。③腮腺导管口有脓液排出，全身感染中毒症状明显。

切开引流方法：局部浸润麻醉，在耳前及下颌支后缘处从耳屏往下至下颌角作切口，切开皮肤、皮下组织及腮腺嚼肌筋膜。脓液聚积在筋膜下者即可得到引流。如无脓液溢出，可用血管钳插入腮腺实质的脓腔中引流脓液。因常为多发性脓肿，应注意向不同方向分离，分开各个腺小叶的脓腔。冲洗后放置橡皮引流条，以后每日用生理盐水冲洗，交换引流条。如脓液已穿破腮腺嚼肌筋膜达皮下时，可在波动明显处切开。如脓肿扩散至其他间隙，应补作附加切口引流。

（孔春燕）

第三节　涎石病

涎腺结石是指在唾液腺体内和导管内形成的结石，以颌下腺最常见，腮腺和舌下腺较少。涎腺结石在腺体和导管内都可发生，而以导管内多见。涎腺结石的发生与涎液滞留、异物进入及细菌有密切的关系。

一、病因

涎石好发于颌下腺的原因，一般认为与腺体本身结构有关。颌下腺主要分泌黏液且导管又长，涎液易于浓缩。又因导管较粗，位于口底，异物较易进入。涎腺结石多发生在壮年，男性多于女性。涎石多为单个，也有多个的。有的较坚硬，有的较松软。其大小差异也较大。可由数毫米至2cm不等，大者可重数克。涎石主要由磷酸钙等无机盐类组成，有机物成分占少数。

二、临床表现

可见于任何年龄，以20~40岁的中青年为多见。病期短者数天，长者数年甚至数十年。涎腺结石患者的临床表现，小的结石在长期可以没有任何症状。在导管内的结石，若一旦发生阻塞时，可出现进食时腺体肿大，患者自觉胀感及疼痛。停止进食后不久腺体自行复原，疼痛亦随之消失。但有些阻塞严重的病例，腺体肿胀可持数小时、数天，甚至不能完全消退；导管口黏膜红肿，挤压腺体可见少量脓性分泌物自导管口溢出；导管内的结石，双手触诊常可触及硬块，并有压痛；当结石周围形成感染，甚至化脓性过程时，可以突然发作而具有急性或亚急性炎症状，此时肿痛加剧，且进食时特别明显，口底红肿及压痛也显著，有时可有混浊或脓性分泌物自导管口流出，炎症扩散到邻近组织，可引起下颌下间隙感染；甚至出现全身症状。慢性下颌下腺炎患者的临床症状较轻，主要表现为进食时反复肿胀，检查腺体呈硬结性肿块。

三、诊断

根据进食时下腺肿胀及伴发疼痛的特点，导管口溢脓以及双手触诊可扪及导管内结石等，临床可诊断为下颌下腺涎石并发下颌下腺炎。轻者应作X线检查。颌下腺涎石应选颞下颌横断殆片及下颌下腺侧位片，前者使用于下颌下腺导管较前部的涎石，后者使用于下颌下腺导管后部及腺体内的涎石。钙化程度低的涎石，即所谓的阴性涎石，在X线平片上难以显示。在急性炎症消退后，可作唾液腺造影检查，涎石所在处表现为圆形、卵圆形或梭形充盈缺损。对于已确诊为涎石病者，不作唾液腺造影，以免将涎石推向导管后部或腺体内。

四、鉴别诊断

涎石病有时可发生误诊，应与导管狭窄相鉴别，碘油造影有助于鉴别小结石、腺内或导管内结石。此外涎石病引起的局部硬结应与恶性肿瘤、转移性肿瘤或淋巴结疾患相区别，只需仔细询问病史和扪诊不难作出区别，因后者无涎液滞留和涎腺炎症状的表现。

五、治疗

治疗如并发急性炎症时，应先消炎治疗，后再作涎石的摘除，在进行涎石摘除前，服用酸性饮料，可促进涎石外排，从而利于摘除。若颌下腺体罹患结石同时伴有反复感染，必要时则应考虑作颌下腺摘除。

（孔春燕）

第四节　急性颌下腺炎

颌下腺炎主要由导管狭窄或堵塞所致，主要引起堵塞的原因为颌下腺导管结石，所以颌下腺炎常与涎石并发。

一、病因

颌下腺炎常因导管结石堵塞引起，也可因其他异物如骨片、麦芒等进入导管所致。由导管进入的细菌性感染在临床也可见到。

二、临床表现

颌下腺炎多见慢性，亦可急性发作。急性颌下腺炎为一般急性炎症之症状，患者口底肿胀疼痛，颌下三角处红肿。颌下腺导管口红肿，压迫颌下腺有脓液或炎性液体流出。全身症状为发烧，呼吸及脉搏加快，白细胞总数及中性粒细胞增多。患者可反复急性发作，同时可转向慢性。触诊患者颌下腺导管处有时可扪及硬的结石，X线摄片有时可发现阳性结石。

三、诊断

根据颌下区肿胀、疼痛。颌下腺肿大，压痛，患侧舌下区红肿，导管口红肿，有脓性分泌物溢出；发热、全身不适，血白细胞计数增多诊断。

四、鉴别诊断

（一）慢性颌下腺炎

表现为颌下区肿块，有反复肿大的病史。包块直径一般不超过2cm。颌下腺导管口正常，无进食后肿大及涎绞痛症状。X线造影摄片检查为正常颌下腺影像。

（二）颌下腺肿瘤

常表现为持续性增大，一般无炎症表现，抗感染治疗无效，恶性肿瘤常累及舌神经、舌下神经、面神经下颌缘支引起相应的功能障碍颌下腺造影可见占位性病变。

（三）急性牙源性颌下蜂窝组织炎

与急性颌下腺炎一样表现为急性炎症，但无慢性颌下腺炎的病史及临床表现。口腔有明显的牙源性病灶。

五、治疗

为抗感染治疗。加强口腔卫生，多饮酸性饮料，脓肿局限作切开引流。如为结石所致，待炎症控制后，去除涎石。如深部涎石不能取出，或临床上反复发作者，腺体增大已呈纤维组织化，可行口外颌下腺摘除术。

（孔春燕）

第十六章 口腔颌面部神经疾病

第一节 三叉神经痛

一、概述

三叉神经痛（trigeminal neuralgia）是指在三叉神经分布区域出现阵发性电击样剧烈疼痛，历时数秒钟或数分钟，间歇期无症状。疼痛可由于口腔或颜面的任何刺激引起，约有80%因先反映为牙痛而常先就诊于口腔科。以中老年人多见，多数为单侧性。

病因：三叉神经痛分为原发性和继发性两种，原发性三叉神经痛是指无明显致病因素者；而继发性三叉神经痛则是指由于机体内的其他病变压迫或侵犯三叉神经所致。

二、诊断

（一）临床表现

面部三叉神经分布区内反复发作的剧烈疼痛，性质多为针刺样、电击样、放射样或烧灼样，患者极其痛苦。多见于三叉神经第二支和第三支范围内，很少累及第一支，有时可同时累及两支或三支，偶为双侧性。发作多在白天，发作时间短，大多持续数秒至数十秒，极少延续数分钟，间歇期无不适。疼痛反复发作，开始时可为几天1次或1天几次，以后可多致每天数十次。

（二）鉴别诊断

应注意与小脑桥脑角肿瘤、鼻咽癌、多发性硬化症等所致的继发性三叉神经痛以及牙痛、偏头痛、副鼻窦炎，舌咽神经痛等鉴别。

三、治疗

由于三叉神经痛病因未完全明确，仍缺少理想的治疗方法，一般主张尽量采用药物治疗，确实无效者才采用神经阻滞或手术治疗。

（一）药物治疗

1. 卡马西平　此药为抗癫痫药物，是目前治疗三叉神经痛疗效最好的药物，有效率可达100%。商品名有酰胺咪嗪、卡马西平、痛可定（tegretol）等。此药主要作用于中脑网状结构－丘脑系统，可抑制三叉神经脊束核至丘脑的多元神经反射。用法：每次口服0.2g，每日3次。最大剂量每日不超过1.2g。为减少抗药性及副作用，应在能止痛前提下控制用药量及间断用药。症状不严重或早期患者开始可每日1次，每次0.2g，以后根据止痛效果，再酌情增加药量及用药次数。用药数周或数月后，如已无痛可试停药，痛时再间断用药。此药副作用有头晕、嗜睡、共济失调等，少数人可有胃肠功能障碍。如出现皮疹、血尿、白细胞或血小板明显减少，应停止用药。长期用药者，应定期做血、尿常规检查及肝、肾功能检查。

2. 苯妥英钠　此药对三叉神经脊束核的突触传递有抑制作用。对多数病例有效。当卡马西平（酰胺咪嗪）疗效降低时与其合用，能提高疗效。用法：每次口服 0.1g，每日 3 次，首二日用量加倍。用药数周或数月后暂停，如仍痛再用。此药缺点为用小剂量效果差，大剂量应用有明显副作用（嗜睡、疲倦、幻觉等），长久应用可致牙龈增生。如果出现复视、眼球震颤及小脑综合征（眼球震颤、发音困难、共济失调），为急性中毒表现，应立即停止。

3. 维生素 B_{12}　每日 500～1 000μg，肌内注射；或加入麻药内做神经干封闭。

4. 七叶莲　为木通科木瓜属。针剂（2ml，5g）每日 2 次肌内注射，每次 2～4ml；片剂（4g）每日 2 次口服，每次 3 片。

5. 山莨菪碱（654－2）　类似阿托品，可解除血管痉挛，并有镇痛作用。对三叉神经痛有一定疗效。针剂（5～10mg）每日 1 次肌内注射；片剂（5～10mg），每日 3 次，每次 5～10mg 口服。

（二）三叉神经阻滞疗法

1. 无水乙醇注射疗法　常用无水乙醇或 95% 乙醇准确地注射于罹患部位的周围神经干或三叉神经半月节。目的是使神经纤维或节细胞凝固及蛋白变性，从而阻断神经传导而止痛。目前广泛应用于周围支封闭，安全，方便，复发后仍可再注射。一般剂量为 0.5ml。先注入麻药，有麻效后再缓慢注入乙醇 0.5ml。如行半月节注射，可以三支同时变性，产生角膜反射消失，导致角膜炎等并发症。

2. 甘油注射疗法　近年来，采用 100% 纯消毒甘油经卵圆孔注入半月神经节或用于外周神经注射治疗原发性三叉神经痛，均获得一定疗效。

（三）手术治疗

1. 病变骨腔清除术　对颌骨 X 线片显示有病变骨腔的患者，按口腔外科手术常规，从口内途径行“颌骨内病变骨腔清除术”。

2. 神经周围支撕脱术　主要适用于眶下神经和下齿槽神经。

（1）眶下神经撕脱术（口内进路）：在患侧尖牙凹部位，于口腔前庭黏膜转折处，作横行或弧形切口，长约 4.0cm。切开黏膜和骨膜，自背面剥离，向上掀起面颊部软组织；显露骨面及眶下孔和眶下神经血管束。用纯分离法将神经游离；继在眶下孔处用止血钳夹住神经，尽量自孔内拖出，直至撕脱，随之，再将其各分支也尽可能自皮下撕脱，按常规缝合创口。

（2）下齿槽神经撕脱术（口内进路）：沿下颌升支前缘及磨牙后区舌侧纵行切开口腔黏膜，继沿下颌支内侧骨面剥离，显露下颌小舌及下颌孔，在其上方寻找进入下颌孔的血管神经束，将神经分离出来，并用单钩或丝线将其牵出。用两把止血钳，分上下端夹住神经束，从中间切断，然后分别扭转止血钳，尽量将神经拖出撕脱。彻底止血后，置胶片引流，缝合软组织。

3. 半月神经节射频热凝术　或称“经皮穿刺射频温控热凝术”，此法是通过高频电流加热，使颅内三叉神经半月节及感觉根发生凝固及蛋白变性，从而阻断神经传导而止痛。本法的优点是止痛效果良好，复发率低（在20%左右），且可重复应用；较开颅手术简便、安全、无死亡，所以容易为患者接受。

4. 开颅手术　属脑外科手术范畴。常用的有三叉神经根部分切断术和微血管减压术。

（董丽艳）

第二节　舌咽神经痛

舌咽神经痛（glossopharyngeal neuralgia）是指发生在舌咽神经分布区域的阵发性剧烈疼痛。疼痛性质与三叉神经痛相似，但患病率较低。

一、病因

原发性舌咽神经痛的病因可能为舌咽神经及迷走神经发生脱髓鞘改变，引起舌咽神经的传入冲动与迷走神经之间发生“短路”的结果。在继发性病因中，包括脑桥小脑三角的血管异常和肿瘤、蛛网膜炎、椎动脉病，以及发生于颈动脉、咽、喉和扁桃体等处的颅外肿瘤等；也有人认为颅外血管疾患，如颈动脉闭塞和颈外动脉狭窄等也都可能成为本病的病因。

本病好发于35～50岁，阵发性剧痛位于扁桃体区、咽部、舌根部、颈深部、耳道深部及下颌后区等处。虽然每个患者的疼痛部位不尽相同，但一般不超出上述范围。疼痛呈间歇性发作，每昼夜的阵痛次数通常是早晨或上午频繁，下午或傍晚逐渐减少。但也可在睡眠时发作，此点与三叉神经痛不同。每次发作持续数秒至1～2分钟，性质为刺戳样、刀割样痛，也可表现为痛性抽搐。由于发作时患者咽喉部有梗塞感或异物感，故常出现频频咳嗽的现象。

舌咽神经痛也和三叉神经痛一样，存在“扳机点”，此点常位于扁桃体部、外耳道及舌根等处，触之即可引起疼痛发作。吞咽、咀嚼、打哈欠、咳嗽均可诱发疼痛。患者由于惧怕发作而少进饮食，故有时表现为脱水和消瘦。

舌咽神经痛发作时，除神经痛外，有时可伴有心律不齐、甚或心跳停搏；并可引起昏厥、抽搐和癫痫发作；有时还出现喉部痉挛感及唾液分泌过多等症状。

二、诊断

根据原发性舌咽神经痛的临床特点、疼痛部位、性质、神经系统检查无阳性体征，一般诊断并无特殊困难。此病需要与三叉神经痛、茎突过长、鼻咽癌侵及咽部，以及颅底面引起的神经痛相鉴别。继发性舌咽神经痛不常伴有其他脑神经障碍或其他的神经系统局部性体征。

三、治疗

1. 药物治疗　治疗原发性三叉神经痛的药物，均可应用于本病的治疗。以浸有4%可卡因或1%丁卡因的小棉片涂擦局部、舌根部“扳机点”处，或用表面喷雾麻醉，可获得短时的止痛效果。对发作时伴有心动过缓、心跳停搏、晕厥、抽搐者，可给予阿托品0.5～1.0mg静脉注射，或以颠茄酊0.5ml口服以预防之。

2. 封闭疗法　可用1%～2%的普鲁卡因5～10ml（可加维生素B_{12}、维生素B_1或适量激素）注射于患侧舌根部、扁桃体窝或咽壁的“扳机点”周围或舌咽神经干。通常不做舌咽神经干乙醇注射。

3. 手术治疗　对保守治疗无效者可行手术治疗，包括颅外舌咽神经干切断术或颅内舌咽神经根切断术，但应十分慎重和严格掌握适应证。

4. 病因治疗　如属继发性舌咽神经痛，应查明原因后进行治疗。应注意有无扁桃体、鼻咽及喉肿瘤、颅底肿瘤等。此外，还应检查是否有茎突过长和茎突舌骨韧带骨化的存在。

（董丽艳）

第三节　面神经炎

一、概述

面神经炎（facial neuritis）又称 Bell's 麻痹，是由于经过面神经管的面神经部分发生急性非化脓性炎症所致周围性面肌瘫痪。

病因：病因不明，一般认为与病毒感染有关，耳后局部受风或着凉是最常见的发病诱因。

二、诊断

（1）多见于 20～40 岁，男性发病率明显高于女性。

（2）起病急，多在晨起后发现，可有局部寒冷刺激史。

（3）患侧口角下垂，健侧向上歪斜。上下唇不能闭合，鼓腮、吹气等功能障碍。

（4）眼睑闭合不全，睑裂扩大，伴结膜炎，溢泪。

（5）额纹变浅或消失，皱眉功能障碍。

（6）可伴有味觉、听觉、涎腺分泌、泪腺分泌等功能障碍。临床上可根据味觉、听觉、泪液检查结果判断面神经受损病变部位：

茎乳孔外——面瘫。

鼓索与镫骨肌神经之间——面瘫、味觉、涎腺分泌功能障碍。

镫首肌与膝状神经节之间——面瘫、味觉、涎腺分泌及听觉功能障碍。

三、治疗

绝大多数患者可以完全恢复，少数患者可有不同程度的后遗症。治疗原则是立即采取改善面部血液循环的方法，促使面部水肿、炎症消退，以免面神经进一步受损，使面神经功能早日恢复；还应保护患侧暴露的眼角膜，免受损害或继发感染。

（1）物理疗法：急性期可在颌后至乳突区热敷、红外线、超短波治疗，恢复期可用电按摩或碘离子透入，瘫痪面肌按摩。

（2）针刺疗法：急性期及恢复期均可应用，但急性期不宜较强烈刺激。

（3）药物治疗：①强的松 10～20mg，每日 3 次，3 日后减量，服用 7～10d；②水杨酸钠 0.5g，每日 1 次口服；③维生素 B_{12} 500μg 肌内注射，每日 1 次；④地巴唑 10mg，新斯的明 15mg，每日 3 次；⑤加兰他敏 2.5mg，肌内注射，每日 1 次。

（4）中药治疗。

（5）预防角膜炎发生，可带眼罩、滴眼药水，减少户外活动。

（6）手术治疗：经上述治疗2个月无效者，可考虑行面神经管减压术。如2年后仍有面瘫者可酌情考虑肌肉筋膜悬吊、神经移植等手术治疗。

（董丽艳）

第四节　创伤性面神经损伤

一、概述

创伤在面瘫发病因素中居第二位，近年来其发生率不断增高。主要是颌面部创伤、耳外科、医源性后遗症、肿瘤及其他疾病所致的面瘫正处于上升趋势。Devriese 通过对 4 149 例面瘫患者的研究，创伤性面瘫的发生率为 18.83%。May 等报告为 17%（1575 例），Labella 的统计结果为 32%（147 例），其中包括了医源性因素及肿瘤所致面瘫。在诸多创伤因素中，颌面部外伤及医源性创伤是主要致病因素，Conley 报道腮腺区肿瘤及手术造成的面瘫发生率为 30%，其中暂时性面瘫为 20%。

二、病因、病理及发病机制

面神经周围支是周围神经的一部分，造成其损伤的原因很多，不同原因造成神经损伤的严重程度和波及范围也不同。1943 年，Seddon 提出周围神经损伤的三度划分法，即神经失用（neuropraxia）、轴突中断（axonotmesis）和神经断裂（neurotmesis）。目前临床常用的则是 Sunderland 提出的五度分类法，该法将 Seddon 分类中的神经断裂又细分为三度。

Ⅰ度损伤：为神经失用性损伤。主要表现为神经损伤部出现暂时性功能障碍，但神经轴突与神经元及终末效应器之间仍保持其连续性，其远端不出现沃勒变性（Wallerial degeneration），对电刺激的反应正常或略减弱。也有学者提出该种损伤后的大振幅动作电位学说，即神经受损后最初对电刺激反应过度增强。此类损伤的神经功能多于 3 ~4 周内完全恢复。

Ⅱ度损伤：即轴突中断。主要表现为轴突在损伤部位发生区域性溃变，其远端可发生程度不同的沃勒变性，但神经内膜管保持完整。虽可出现神经暂时性传导功能障碍，但其功能可自行恢复，预后尚好，多于 1 ~2 个月完全恢复。

Ⅲ度损伤：不仅有轴突中断、损伤远端的沃勒变性，而且神经内膜管的连续性遭到破坏，因此又称神经中断。但神经束膜常不受损，仍保持神经束的连续性，其损伤范围可为局限性，也可沿神经束波及较长一段神经，尤其在近中往往伴有神经轴突的缺失。由于神经内膜管连续性的破坏，神经束支的轴突出芽性再生，可能与终未效应器发生错位支配，故此类损伤可有连带运动。受损神经虽可自发恢复，但常不完全。

Ⅳ度损伤：指神经束遭到破坏而广泛断裂，神经外膜亦遭到破坏，但尚未完全断裂，神经干仍藉此保持其连续性。由于神经束膜及神经内膜管的破坏，易发生创伤性神经瘤及再生轴突的错位愈合，受损的神经功能极少能完全恢复。

Ⅴ度损伤：为最严重损伤，指整个神经干完全断裂，两断端分离或产生间隙，增生的纤维结缔组织可以出现瘢痕条索相连，神经功能完全丧失，如不作神经修复，其功能将完全丧失。

造成面神经损伤的原因甚多，归纳起来有以下几方面。

1. 机械性损伤　创伤引起的面神经损伤多属机械性损伤。其损伤形式有急、慢性挤压伤、挫伤、牵拉性损伤、压榨性损伤、撕裂伤、锐器切割伤及钝器摩擦伤等。

2. 物理性损伤　包括冷冻损伤、热损伤、电灼损伤、放射线损伤、超声损伤和激光损伤等。

3. 化学性损伤　指有毒物质对神经的损伤，包括长期接触有毒物以及面神经分布区神经毒性药物的注射，如酒精、青霉素及溴化钙等药物。

4. 医源性损伤　是一种复合性损伤，几乎包括了以上各种损伤形式。在口腔颌面外科手术或治疗中，主要与茎乳孔外面神经末梢支损伤相关，几种常见造成面神经周围支损伤的医源性因素为：

（1）术中误将神经切断的切割性损伤。

（2）创面缝扎时缝针误穿神经干所造成的穿通和撕裂伤。

（3）止血时误将面神经干夹闭或结扎的钳夹、压榨性损伤。

（4）切除腺体深叶肿物时必要的牵拉损伤。

（5）电刀使用不当引起的电灼伤。

（6）需冷冻治疗时对面神经造成的冷冻损伤。

（7）注射时针头误穿神经干所致穿通及撕裂伤，以及针头所带酒精对神经干化学性损伤。

（8）术中寻找面神经所用电刺激器电流过大时所引起的电击伤等。

缺血在创伤性面瘫中是多种致病因素所致的一种结果，也是创伤性面瘫的发生机制。

三、诊断

1. 临床表现

（1）有明显的创伤因素存在。

（2）损伤多发生在面神经周围支，一般不伴有泪液分泌异常及舌前 2/3 味觉丧失。

（3）面瘫的典型症状：静态时患侧额纹消失或减少，鼻唇沟变浅或消失，口角歪斜，偏向健侧。严重者整个颜面部歪斜，患眼睑裂变大，甚至流泪，睑、球结膜及角膜充血、炎症甚至导致失明。

动态时患侧抬额头无力或不能抬额头，皱眉无力或不能皱眉，眼睑不能完全闭合，不能耸鼻，鼓腮漏气或不能鼓腮，噘嘴、微笑及大张口时口角歪斜。恢复期还可出现患侧的连带运动或患侧的过度运动等后遗症。

2. 特殊检查　根据以上所述创伤性面神经损伤的临床表现及病史询问，临床不难做出面瘫的诊断。但在创伤性面瘫的诊断中，判断面神经损伤的程度和预后则显得更加重要。以往主要以患者皱眉、闭眼、耸鼻、鼓腮、讲话及微笑时对面部运动情况的主观判断作为指标。自 Galvani 发明静电计以来，肌肉及神经电活动的测定在面神经功能评价方面有了较快发展。

（1）面神经功能评价分级系统：许多学者在面神经功能评价方面做了研究，先后提出五点总体评价系统、分区分级系统及双重评价系统等，“第五届国际面神经外科专题研讨会”及“美国耳鼻喉头颈外科学会”推荐了 House - Brack（H - B）系统。客观评价有 Burres 的线性测量指数系统（B - FLMI）及 Fields 的面神经功能指数（FNFI）测定等。蔡志刚等结合以上两个相对量化的评价系统，创建了临床量化的面神经功能评价系统（quantitative facial nerve functional estimating system，QFES）。

1）House - Brack（H - B）系统：是迄今为止在面神经功能主观评价方面较完善、应用较广的一个系统，也是国际上面神经研究领域认可的系统。该系统以 6 级代替 5 级，所增一级为中重度麻痹，该级的插入降低了判断的主观性，同时也减少了因观察者不同所带来的误差（表 16 - 1）。

2）临床量化的面神经功能评价系统（QFES）：为了避免主观评价的局限性，Burres 等通过对大量正常人面部定点间距离的测量研究，提出了一个客观的评价系统即线性测量指数（B - FLMI），通过测量面部一些相对稳定点间的位移百分比（PD），经过七步复杂计算得出神经功能恢复状况，增加了评价的客观性。但在测量和计算上过于费时。

（2）神经电诊断技术：神经肌肉电兴奋测定是较早应用于面神经领域的一项技术，先后出现了神经兴奋性测定（neural electric testing，NET）、最大刺激试验（maximal stimu - lation test，MST）、强度 - 时值曲线及时值测定（intensity/timecurve and chronaxic test）、神经电图（electroneurographyENoG）或诱发肌电图（evoked electromyography，EEMG）、肌电图（electromyography，EMG）以及运动传导潜伏时（motorconduction latency time，MCLT）和运动传导潜速率（motorconduction latency velocity，MCLV）测定等方法，为评价面神经损伤及恢复提供了客观指标。

1）神经兴奋性测定（NET）：是指用一定波宽（0.1 ~ 1.0ms）的方波脉冲电流刺激面神经干，引起各神经支配肌肉的肉眼可见的最小收缩时的电流强度作为神经兴奋性的指标，并与健侧对比来判断外周神经病变。

2）强度 - 时值曲线检查及时值测定：是根据电流刺激强度与刺激时间的相互依从关系绘成曲线，判断神经肌肉功能状态的一种检查方法，曲线纵坐标为输出强度，横坐标为脉冲时间。多数学者采用 8 ~ 10 个不同脉冲时间，以各个不同时间的脉冲电刺激肌肉，刚好引起收缩反应时所需的电量，绘成一条曲线，然后按照曲线图形确定神经功能情况。时值测定一般情况下与曲线形状、位置的改变成函数关系（个别表现例外），从中可看出神经恢复过程的量的变化。

表 16 - 1　House - Brackman（H - B）评价系统

分度	诊断	临床特征
Ⅰ	正常	面部所有区域正常
Ⅱ	轻度功能障碍	总体：仔细观察方可看出轻微的连带运动 静止：正常、对称、张力正常 运动：上额运动中等，眼轻使劲可完全闭合，口轻度不对称
Ⅲ	中度功能障碍	总体：明显的功能减弱但双侧无损害性不对称，可观察到并不严重的连带运动、挛缩和（或）半侧面部痉挛 静止：正常对称，张力正常 运动：上额运动微弱，眼使劲可完全闭合，口使劲可移动口角，明显不对称

续 表

分度	诊断	临床特征
Ⅳ	中重度功能障碍	总体：明显的功能减弱和（或）损害性不对称 静止：正常对称有张力 运动：上额不动，眼不能完全闭合，使劲时口不对称
Ⅴ	重度功能障碍	总体：很少见有运动 静止：不对称 运动：上额不动，眼不能完全闭合，口仅有轻微运动
Ⅵ	完全麻痹	无运动

附：临床量化面神经功能评价系统（QFES）（图16－1）

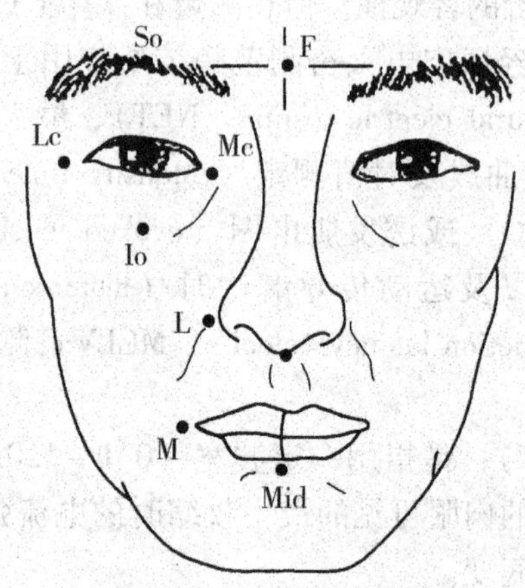

图16－1　临床量化面神经功能评价系统（QFES）

3）最大刺激试验（MST）：是指用Hilger刺激器，刺激面神经干和各分支，当电流逐渐增强，一般超过5mA或上升到患者开始感到不适时所引起的面肌反应，以健、患侧反应是否相似作为判断神经是否变性的指标。

4）肌电图（EMG）：是面神经发生严重变性而对最大刺激试验、诱发肌电图反应消失后，用于检测其功能的一种可靠方法。包括静息电位（rest potential，RP）、纤颤电位（fibrillation potential，FP）、自发运动单位电位（spontaneous motor unit potential）、正锐波（positive sharpwave，PSW）及多相神经再生电位（poly－phase neural regeneration potential，PP）。

5）神经电图（ENoG）：是对出自茎乳孔的面神经干施以电刺激，从其各周围支支配之表情肌记录整块肌肉的复合动作电位（compound muscle action potential，CAP）来判断周围性面神经损伤程度的电生理学诊断方法。最早由Esslen命名并首先用于面神经临床，May认为称其为诱发肌电图（EEMG）更恰当，因为动作电位仍从肌肉获得，其原理与最大刺激试验原理相似，其测定结果基于肌纤维对电刺激神经的收缩反应。Silverstein及Gordon等支持这一观点，而一些日本学者及国内则多用神经电图，其本质无明显差别。

近年来，面神经功能电测试中，神经电图在国内外学者中最受青睐，其原因是它较神经兴奋性测定及最大神经试验对面神经损伤程度的判定及预后估计更精确，诸多学者的研究证明了这一点。May 通过其一系列研究得出，诱发肌电图是一种客观可靠、可重复并能迅速测定面神经功能的方法，在面瘫早期，能确定面神经功能的百分比。

如测定值在 0% ~20%，常提示功能不能完全恢复，如为 60% 或更高，多可恢复正常，这一点对神经损伤后功能恢复判定同样适用。诱发肌电图如在损伤后 6 ~12 个月无改善，且临床检查面神经功能亦无恢复，则预示着解剖上的功能废用及面神经功能恢复的不良预后。诱发肌电图测定在面瘫发生后 3 ~14 天最适用，因此，也有一定局限性。有些病例在发病 14 天后，诱发肌电图测定持续下降至 25% 以下，其神经功能也有恢复。另一方面，有些病例发病后 14 天内电测试反应完全消失，也有发生早期神经功能恢复者，原因尚不明确。菊池章的研究结果表明，神经电图值 >40%，一月内完全恢复不留后遗症；为 20% ~39% 时两个月内可恢复，约有 10% 患者留有后遗症；在 5% ~19% 者多在 6 个月内恢复，其中 >10% 者，20% 患者留有后遗症，<10% 则 50% 患者留有后遗症；在 0 ~4% 者功能几乎无恢复。中村克彦则认为 18.7% 为其下限。总之，一般认为在发病后 14 天内诱发肌电图值下降至 10% 或更低，则预后较差。

6）面神经运动潜伏时（MCLT）及潜速率（MCLV）测定：一般是用 0.1 ~1.0ms 脉冲方波电流刺激面神经干，在面神经支配的相应肌肉处诱发出电位，自刺激开始至记录到诱发电位时神经传导所需时间称为神经传导潜伏时（MCLT）。而运动传导潜速率则为刺激点与接触点间神经长度与传导时间的比值，实际测定中误差大于运动传导潜速率，意义基本相同。神经传导潜伏时的延迟或消失是面神经损伤的客观指标。由于神经传导潜伏时延长，意味着神经纤维传导速度减慢，神经纤维传导速度与神经轴索病变程度有关，所以潜伏期测定可以提示面瘫预后。神经传导潜伏时上限值国内外学者研究结果较一致，为 4.0ms。朱进才等认为 3 ~10 岁年龄组的水平已接近成年组，51 岁以上各年龄组神经传导潜伏时渐延长，运动传导潜速率渐减慢。除年龄因素外，神经传导潜伏时和运动传导潜速率值还受体温变化的影响，体温每变化 1℃，运动传导潜速率相应变 5%。Henriksen 发现，在 29 ~38℃间肢体温度每降 1℃，运动传导潜速率降 2.4m/s。Redford 发现，温度变化 1℃，神经传导潜伏时相应变化 0.3ms。由于这些因素的影响和难以控制，难免造成测定的误差。Tavemer 曾报道，有个别患者神经兴奋性完全消失后神经传导潜伏时仍保持正常，有的甚至在面瘫发生后 10 天最大刺激试验、诱发肌电图已消失，神经传导潜伏时仍保持正常，故在诊断中应注意排除此现象干扰。

四、治疗

关于面神经损伤后的治疗，可分手术及非手术治疗两大类。其中非手术治疗以药物及物理治疗为主，药物治疗除以前传统的神经营养药物及皮质类固醇类药物的应用外，近十年来迅速发展的神经生长因子（neural growthfactor，NGF）已广泛应用于临床。物理疗法中功能训练显得更为有效，我国则更多应用中草药制剂及针灸治疗。这些非手术治疗手段在暂时性面瘫及创伤性面瘫的急性期应用较多，但对其疗效评价及适应证选择尚缺乏更深入系统的研究。

1. 神经功能的自然恢复　关于创伤性面瘫的治疗及功能恢复问题，在 20 世纪五十年代末，Martin 与 Helsper 就报道过腮腺切除术中面神经牺牲病例，术后面神经功能有一定程度自然恢复。James 等又通过动物实验证明了对侧面神经交叉支配的面瘫自然恢复学说，Norris 也曾报告 4 例切除一段面神经未经任何治疗自然恢复的患者，并认为与其面部肌肉强迫性运动有关。Conley 等提出面神经自然恢复的可能机制有，术区面神经再生，对侧神经交叉支配，三叉神经支配，咀嚼动作以及舌咽神经与面神经的交互作用，不明的神经通路或上述诸种可能性的联合作用。Parry 和 King 认为，多数外伤所致外周性面瘫可自然恢复，面瘫的恢复程度分 6 级：0 级为面神经支配的所有肌内皆无运动；1 级为一区或数区肌肉略有颤动；2 级为有较明显的肌肉收缩；3 级则全部肌肉有运动，但肯定有对侧神经的交叉支配；4 级为表情肌运动几乎完全恢复正常，但一区或数区肌群中尚有运动减弱或有神经交叉支配痕迹；5 级则完全恢复正常。他们共观察 31 例，恢复时间为 1 ~ 3 年。面神经损伤后自然恢复的机制学说较多，经过近 40 年的研究和探讨，尚无为大家共同接受的学说，尤其对于与面神经有联系而起作用的中枢神经核通路问题还有待于进一步探讨。

2. 非手术治疗　药物治疗：

（1）激素类药物：在伤后或手术后 3 天内应使用激素类药物，以便减少渗出及水肿，有利神经恢复。一般常规给予地塞米松 10mg 静滴。

（2）神经营养药：可给予维生素 B_{12}、B_1 等神经营养药物，常规用药量，一般采用肌注，10 天一个疗程，共用三个疗程。也可采用离子导入的方法局部给药。

（3）神经生长因子（NGF）：目前疗效尚不肯定，但已有临床应用的报道，可以全身用药，也可神经损伤局部用药。

3. 物理疗法

（1）表情肌功能训练：适用于神经损伤后各期，损伤后两周至三个月内尤为重要。

（2）离子导入：常在神经损伤后早期（1 ~ 3 个月）应用，能促进神经功能的恢复。

1）维生素导入：维生素 B_{12}500μg、维生素 $B_1$100mg 直流电阳极导入，采用双极表面电极，电流 0.1mA，时间 20 分钟。每日 1 次，每疗程 10 次，两疗程间隔一周。

2）碘离子（I^-）导入：与上不同在于 I^- 从阴极导入，余条件均同维生素导入。

以上离子导入均可配合以超短波、微波或红外线等治疗，每次 10 分钟，每日 1 次。

（3）神经电刺激：一般在神经损伤后中晚期（6 个月以后）应用，主要用多功能电刺激及失神经理疗处方，每次 30 分钟，每日 1 次，10 次一疗程，共两个疗程，每疗程间隔一周。

对于肿瘤或肿瘤术后面神经损伤患者，理疗慎用，以防止促进瘤细胞生长或扩散。

4. 手术治疗　自 1932 年 Ballance 及 Duel 使周围神经修复术规范化以来，近二十余年许多新技术应用于面神经外科领域，面神经与其他邻近部位的运动神经吻合术（面 - 副神经吻合术、面 - 舌咽神经吻合术、面，舌神经吻合术及面 - 舌下神经吻合术等）、神经移植术、血管化神经移植术、跨面神经移植术、血管化游离肌肉移植术及血管神经化游离肌肉移植术已广泛应用于面神经外科领域，并获得良好效果。但对其疗效及功能评价的研究资料却很有限，至今尚无统一的标准。

五、影响预后的因素

周围神经受损后，无论其自然恢复过程还是治疗后恢复过程均受诸多因素影响，归纳起来有以下几方面。

1. 损伤的性质及程度　据 May 等的研究，Ⅲ度以内的损伤其临床开始恢复时间及所能恢复到的程度都远较Ⅳ、Ⅴ度损伤要早且彻底，一般认为神经内膜管是否连续是判断神经功能能否完全恢复的一项指标。复合性损伤，如神经严重摩擦伤、过度的牵拉伤，对神经损害程度均较单一损伤为重，临床多难以恢复或恢复时间延长。山口良二认为，如面神经神经纤维一半以上无变性，行神经修复后短期内可望完全恢复。神经切断吻合后，虽其再生良好，但神经肌肉却达不到完全正常的功能。神经受牵拉时，如半数以上神经纤维未变性，则其功能可于短期内恢复。

2. 损伤的部位　有研究认为损伤越近中枢端，其功能越难以恢复，原因是越近中枢，神经成分越复杂，越易发生错位愈合。

3. 年龄因素　日本学者研究认为，除儿童外，面神经受损后其功能很难完全恢复正常，50 岁以上患者尤为困难。

其他影响神经功能恢复的因素还有，损伤与修复相隔时间长短、损伤神经修复的准确性、神经受损长度及是否伴有其他全身性疾患等。

（董丽艳）

第五节　面肌痉挛

面肌痉挛亦称半面痉挛（hemifacial spasm，HFS），为阵发性不规则半侧面神经支配面部表情肌的部分或全部的不自主抽搐或痉挛。可分为原发性和继发性面肌痉挛，前者又称特发性半面痉挛（idiopathic hemifacial spasm，IHFS），后者又称为症状性面肌痉挛。

一、病因

原发性面肌痉挛的病因目前尚不十分清楚，可能是在面神经传导通路上的某些部位存在病理性刺激所引起，有中枢学说和周围学说两种假说。中枢学说也叫核团学说，主要指有人认为是面神经核或核上部受刺激或失控引起；而更多的人则支持周围病变学说，认为是颅内周围面神经干受压迫致使面神经脱髓鞘变引起。其他可能的病因包括动脉硬化和高血压病变的患者可引起半面痉挛。少数病例属各种原因所致面神经麻痹的后遗症。

二、临床表现

该病多发于中、老年患者，女性多于男性。起病缓慢，无自愈性。痉挛为突发、阵发，有节律，不能控制，可持续几秒至十几分钟，多发于一侧，双侧发病者极少见。当精神紧张或疲倦时加重，睡眠时停止发作。疾病早期抽搐多从下睑开始，呈间歇性，以后逐渐扩展至同侧其他表情肌。少数可伴有疼痛，个别有头痛、患侧耳鸣、同侧舌前味觉改变等症状。神经系统检查一般无阳性体征，晚期可有表情肌轻度瘫痪。该病无缓解期，疾病呈缓慢进展，额肌少受累，颈阔肌可受累。

三、诊断及鉴别诊断

根据病史及临床表现，诊断面肌痉挛一般无困难，面肌痉挛者可有肌纤维震颤，肌电图可有纤颤电位，而无脑电图异常。面肌痉挛应注意与癔症性眼睑痉挛、习惯性眼睑痉挛、三叉神经痛的痛性抽搐及小脑脑桥角部位的肿瘤、炎症或面神经瘤、颅脑损伤等相鉴别。有时还应与舞蹈病及手足徐动症相鉴别。

1. 癔症性眼睑痉挛　多见于成年女性，常为双侧，眼睑以下部位面肌不受累，尚伴有其他癔症症状。肌电图正常。

2. 习惯性眼睑痉挛　多见于儿童、青壮年，为双侧强迫性运动，可受意志控制。肌电图正常。

3. 痛性抽搐　三叉神经痛患者，少数人在疼痛发作时，伴有同侧面肌抽搐，但有典型的三叉神经痛症状。面肌抽搐严重者，抽搐时亦可有不适感甚至疼痛，但疼痛不严重，无扳机点。

4. 颅内病变　小脑脑桥角部位的肿瘤、炎症或面神经瘤、颅脑损伤等，均可引起面肌抽搐，但多伴有其他脑神经症状。必要时应做脑电图、脑超声波、X 线或 CT 扫描检查。

5. 舞蹈病及手足徐动症　均为双侧，且伴有四肢、躯干不自主的动作，易于鉴别。

四、治疗

由于原发性面肌痉挛病因不明，目前仍缺少理想的治疗方法。目前临床常用的治疗方法类似于三叉神经痛的治疗方法，包括镇静药及抗癫痫药物的应用、神经营养药物的应用，超声波及钙离子导入等物理疗法。中医、中药及针灸治疗等也有报道，效果均不理想。对以上效果不好的可用局部或面神经主干的封闭疗法，如还不能解决问题考虑采用射频温控热凝术使面神经变性，该法同三叉神经痛治疗，使神经失活后会出现面瘫等并发症，应注意把握适应证和术后护理。目前对手术治疗面肌痉挛的争议较大，早期采用的面神经绞榨术、切断术及与其他神经吻合术等已弃用，较新的颅内微血管减压术则因手术太大，一般患者很难接受，且远期疗效尚待进一步证实。

1. 药物疗法　抗癫痫药物（如卡马西平、苯妥英钠等）及镇静药物（如地西泮、苯巴比妥等），对少数患者可能减轻症状。亦可配合使用血管扩张剂（如烟酸、地巴唑等）及维生素 B_1、B_{12} 等治疗，但效果常不明显。

2. 物理疗法　用超声波、钙离子透入或平流电刺激，对少数患者可能减轻症状。

3. 封闭疗法　以上疗法无效者，可用封闭疗法。用维生素 B_1、B_{12} 或 6542 等封闭茎乳孔处面神经干，可能减轻症状，但疗效不确切。用 95% 酒精或复方奎宁等封闭疗法，可使神经干发生化学性蛋白变性，治疗后面肌痉挛可立即停止，但均变为不同程度的面瘫，约经半年至一年后，面瘫逐渐恢复，多数抽搐又开始发作，需再次封闭治疗。封闭方法如下：

（1）前路法：患者取半坐位或平卧侧头位。在耳后乳突前下方刺针点做皮下浸润麻醉。用手指先触到乳突，乳突尖前下方约 1cm 处（耳垂下后方）为针刺点。刺针后向后上方之乳突尖内侧进针，达茎乳切迹骨面时，深度约为 2cm，一般不超过 2.5cm。找到茎乳孔处面神经干时，患者常有胀、痛等不适感。注入麻药 0.3～0.5ml 后如出现面瘫，再注入治疗药液 0.5ml。

（2）后路法：如果前路法失败，可从乳突尖后方约 1cm 处刺针，进针方向沿乳突尖内侧骨面向前及向内进针，进针深度约 3cm，一般不超过 3.5cm。同上法先注入麻药，出现面瘫后再注入治疗药液。

4. 射频热凝术　射频热凝术亦容易复发，其疗效与酒精等封闭疗法近似。但射频治疗有以下优点：①因有方波定位，进针后容易找到面神经干，故热凝部位准确；②可以根据病情轻重及患者意愿，以不同加热温度控制术后面瘫程度；③复发后重复治疗，仍然有效。

射频治疗进针方法同上述封闭疗法。进针达预定骨面后，用方波刺激很容易寻找茎乳孔处面神经干。先将方波脉冲电流开大至约 0.8V，不断变换针位并启动方波开关，待有同步的明显面肌抽搐反应后，再将方波调低至 0.3V 左右，如仍有明显抽搐反应，即可加热。只要定位准确，将温度调至 60～70℃，加热 1 分钟即可止抽。术后面瘫程度可轻可重，轻者抬眉时额皱消失，强力闭眼时无睑裂；重者强力闭眼时有 2～4mm 间隙。术后做开唇闭齿动作试验，口唇均应明显偏向健侧。

术后约半年至一年，面抽多数逐渐复发，可再次射频治疗。术后面瘫恢复时间越慢，疗效越持久。如果能长期治疗可基本止抽，即使有轻度面瘫，亦属较好疗效。术后如果长期睑裂过大（超过 0.5cm 以上），应做睑粘连，以防发生角膜炎。

5. 肉毒素治疗　近年来肉毒素在治疗半面痉挛及眼睑痉挛中获得良好效果。肉毒素是由肉毒梭菌在生长繁殖过程中所分泌的一种神经外毒素。血清学特性具有 7 种亚型，自从 1989 年 A 型肉毒杆菌在美国正式用于临床以来，它越来越受到重视。目前，国内外已将 A 型肉毒素局部注射作为治疗半面痉挛的最佳治疗方案。肉毒素的作用机制是能够抑制周围运动神经末梢突触前膜乙酰胆碱释放导致所支配肌肉松弛性麻痹，近年来被广泛应用于眼睑痉挛、面肌痉挛等病例的治疗，以及一些 12 岁以上的斜视患者。在面肌痉挛治疗中主要的后遗症状为类似早期面瘫的表现，其次是应向患者交待肉毒素治疗有效期常在 3～6 个月，有复发倾向。

（董丽艳）

第十七章　口腔颌面部囊肿

第一节　牙源性颌骨囊肿

一、概述

（一）根尖周囊肿（periapical cyst）

系由于根尖部的肉芽肿，在慢性炎症的刺激下而引起牙周膜内残余上皮增生，其增生上皮因中央发生变性和液化，上皮沿着肉芽肿的液化腔壁增生，从而形成根尖囊肿。如根尖肉芽肿在拔牙后未做适当处理仍残留在颌骨内而发生的囊肿，则称为残余囊肿（residual cyst）。

（二）始基囊肿（primordial cyst）

发生在成釉器发育的早期阶段，星网层发生变性和液化，液体蓄积而形成囊肿。

（三）含牙囊肿（dentigerous cyst）

牙釉质完全形成后，在缩余釉上皮与牙冠之间有液体渗出和蓄积形成囊肿。可来自于一个牙胚，也可来自于多个牙胚。

（四）角化囊肿（odontogenic keratocyst）

起源于原始的牙根、牙根残余和口腔黏膜基底层细胞。好发于下颌骨磨牙区及升支部。可含牙或不含牙，单房或多房，有1/3病例主要向舌侧膨胀，常沿下颌骨长轴生长为其特点。

二、诊断步骤

（一）病史采集要点

（1）颌骨进行性无痛性肿大，进展缓慢，多无自觉症状，严重者造成颌骨畸形。

（2）囊肿较大者扪诊有乒乓球样压弹感。

（3）注意牙有无龋坏、肿痛、松动、脱落病史，有无牙或颌骨的外伤史。

（4）仔细询问有无颌骨囊肿的家族史。

（二）体格检查要点

1. 一般情况　注意检查各系统的状况，评价患者的对手术的耐受能力。

2. 专科情况

（1）牙齿情况：口腔内有无深龋、残根或死髓牙。牙有无松动、移位。牙列中有无缺牙。各牙叩诊时有无异常。

（2）囊肿的形态特征：囊肿在颌骨组织内膨胀性生长主要表现为颌骨的膨大畸形，膨大多向唇颊侧发展，常导致颜面部畸形。肿瘤发展穿破骨质而突出于口腔黏膜下时，其被覆的黏膜表面可见咬痕或因咬伤出现的溃疡。扪诊时有无乒乓球感。仔细了解肿瘤的大小、边界、质地、活动度及与周围组织的关系。

（3）继发症状：伴发感染者，可见局部红肿、溢脓，有异味，局部有明显压痛，并可伴发热。如因拔牙、咬殆损伤等原因导致囊肿破裂时，可见囊肿内有草黄色或草绿色液体流出；如为角化囊肿可见皮脂样物流出。

（4）邻近器官的检查：囊肿侵入鼻腔、眼眶等部位时，会引起鼻塞、眼球突出或移位、复视等。

（三）辅助检查

1. 实验室检查　行血常规和术前常规生化、肝肾功能检查。

2. 影像学检查

（1）X 线检查全景片对于颌骨囊肿的诊断尤为重要。能了解囊肿的部位、大小、形态、范围以及牙根吸收的情况，还能了解囊肿内是否含牙，囊肿与牙或牙根的关系，囊肿与上颌窦的关系。X 线上可见囊肿为一清晰的圆形或椭圆形低密度影，边缘整齐，周围常呈现明显的白色骨质反应线，但囊肿伴发感染时或角化囊肿的边缘往往不整齐。

（2）CT 和三维影像重建与传统的 X 片相比，更确切和直观地显示了瘤体的大小与范围，有利于术前评估，能准确地决定根治性手术的切除范围，既保证手术效果，又最大限度地保留正常骨质，利于功能和外形恢复。

3. 活检　当颌骨囊肿因拔牙、咬殆损伤等原因破裂时，可从拔牙创或破裂处切取或刮取囊壁组织行活检，以明确囊肿的性质。

三、诊断对策

（一）诊断原则

根据上述的病史和临床表现及影像学检查，可做出初步诊断，确诊依靠病理诊断。

（二）诊断依据

（1）增大缓慢的颌骨无痛性膨胀、面部畸形，有乒乓感。

（2）穿刺抽出草黄色液体，牙源性角化囊肿则为白色角化或油脂样物。

（3）牙源性者有病源牙或牙缺失。

（4）X 光表现为颌骨内的囊性透光影，此透光影边界光滑平缓，有一致密白色硬化边。

（5）病理组织学检查确诊。

（三）鉴别诊断要点

1. 各种牙源性颌骨囊肿的鉴别

（1）根尖周囊肿：多发于前牙区，有死髓牙、残根等病灶；X 线示根尖区单房阴影，根尖在囊肿内。

（2）含牙囊肿：好发于下颌第三磨牙区及上颌尖牙区；口内可有牙缺失；X 线示含牙单房或多房阴影，牙冠朝向囊腔，囊壁连在牙冠与牙根交界处；穿刺可抽了黄色或淡黄色液体。

（3）始基囊肿：好发于下颌第三磨牙区、下颌支及前磨牙区；X 线示单房或多房阴影，不含牙。

（4）角化囊肿：好发于下颌第三磨牙区、下颌支，亦可发生于上颌尖牙区；口内缺牙或牙数正常；囊肿常向舌侧生长，病损常沿颌骨长轴方向发展；X线示单房或多房阴影，囊肿内可含牙或不含牙，穿刺可抽出白色或黄白色皮脂样物。

2. 牙源性腺样瘤　好发于上颌尖牙区，多见于青少年，女性多于男性；X线表现为单房囊性阴影，常有钙化小点，牙根可压迫吸收而呈斜面状。

3. 牙源性钙化上皮瘤　临床上极少见，好发于下颌骨前磨牙区和磨牙区，中年多见，男女性别无差异；X线表现为清楚的单房或蜂窝状透光阴影，其中有大小不等的钙化点。

4. 牙源性钙化囊肿　为少见的牙源性肿瘤，上下颌骨均可发生，以下颌骨多见，好发于前磨牙区和磨牙区。X线表现为两种类型，一为囊肿型，特点是单囊低密度阴影，周围有清楚的边缘，其中有点状或块状的钙化灶；另一种为实性肿块，特点是密度高的团块钙化灶，边界不清，为低度恶性肿瘤。

5. 牙龈囊肿　牙龈囊肿是来源于牙板上皮剩余或牙龈上皮钉的囊性变，也可为外伤植入上皮。分为婴儿牙龈囊肿和成人牙龈囊肿两个类型。成人牙龈囊肿一般较小，好发于下颌尖牙、前磨牙区、游离牙龈或附着龈。骨质一般无变化。

6. 根侧囊肿　又称牙周囊肿，来自牙周膜上皮剩余。多见于成人，下颌尖牙及前磨牙区好发，生长缓慢，局部可见牙龈隆起；X线示牙根向侧方移位；牙髓活力无异常。

四、治疗对策

（一）治疗原则

以外科手术治疗为主。囊肿波及的牙应尽量争取保留，只有在不拔除患牙难以达到根治囊肿的目的时，方可根据具体情况拔除患牙。较大的囊肿切除后，需消灭死腔，可根据情况采用人工骨材料或是自体髂骨移植。

（二）术前准备

详细了解全身各系统的状况，纠正、控制其他内外科疾病。

术前常规清洁口腔，术区包受区和供区备皮，保护供区血管。

伴发感染时，应术前控制感染；如无感染者，术前30min给予抗生素预防感染。

术前应充分备有不同方位的X线片，如牙片、咬䶗片、全景片，CT了解囊肿与周围组织的关系，制订详细的手术方案。

对牙根在囊肿内及周围的牙齿，术前应做牙髓活力测试。对能保留的死髓牙可在术前或术后行根管治疗。

较大的颌骨囊肿手术后有发生继发颌骨骨折的可能，术后应做好斜面导板或口内颌间结扎的准备。

对于多次手术后复发的下颌骨囊肿（特别是角化囊肿），或骨质破坏过多考虑行下颌骨切除者，术前要征得患者及家属同意。如需行血管化或非血管化骨移植修复重建颌骨，还应做相应的准备。

术前应准备好术中快速病理检查。

（三）治疗方案

手术方式选择：

（1）颌骨囊肿宜从口内做切口摘除，当颌骨囊肿较大时，需行颌骨方块或部分切除时，需从口外切口。

（2）对于根尖周囊肿、始基囊肿及含牙囊肿单纯行颌骨囊肿完整摘除即可，术后很少复发；而角化囊肿术后易复发，有恶变倾向，手术应彻底。巨大的角化囊肿应行颌骨部分切除，采用血管化或非血管化骨移植修复术后缺损。

（3）牙根在囊肿内的牙齿，有可能保留者，尽量保留。应在术前先行根管治疗，然后在术中行根尖切除。也可在术中行根管倒充填和根尖切除。

（4）上颌后牙区的颌骨囊肿如与上颌窦相通，如缺口不大，且未伴发上颌窦感染时，可不必行上颌窦根治术，否则应同时进行上颌窦根治术。

（5）囊肿范围过大，骨质缺损较多，颌骨囊肿摘除后，应防止手术后有发生继发性颌骨骨折的可能，可用髂骨松质骨植骨，也可采用人工骨材料充填囊腔。术后需做颌间结扎暂时固定。

（6）成形性囊肿切开加囊肿摘除术成形性囊肿切开术亦称袋形缝合术，即从口内打开囊肿，切除部分囊壁及口腔黏膜，将黏膜与囊壁相互缝合，使囊腔与口腔相通，以利引流。

五、术后观察及处理

（一）一般处理

（1）常规的麻醉苏醒期护理，有气管切开者，常规的气管切开护理。

（2）巨大囊肿切除后，局部放置负压引流并密切观察引流物颜色与引流量，根据引流量的变化决定拔引流管的时机，通常为术后1～3d。术后创面应予加压包扎，以防止出血和减小死腔。

（3）合理应用抗生素预防感染，未行血管吻合者合理应用止血药，防止术后出血。行血管吻合者禁用止血药，需抗凝、改善微循环治疗7～10d。

（4）密切观察患者术后血象、生化指标的变化，注意维持水电解质的平衡。

（5）行血管吻合游离骨移植术者，术后严密观察受区皮瓣的颜色、血供情况，防止皮瓣缺血坏死。

（二）并发症的观察及处理

1. 创面感染　感染常与局部引流不畅而致局部积血、积液、口内黏膜缝合不严、口内存在病灶牙、抗生素使用不当等因素有关。应注意合理应用抗生素及保持局部引流通畅。对于难治性感染，应及时做分泌物的细菌培养和药敏试验，选用合适的抗生素。

2. 面神经下颌缘支损伤　若仅是神经损伤而未切断面神经，可予神经营养药物，3～6个月后可自行恢复。若神经已断离，则需行神经吻合术。

3. 下颌骨病理性骨折　主要发生于下颌骨方块切除后。由于下颌骨下缘过薄，在承受咬䶢力时而出现。选择合适的适应证，术中截骨使用牙钻或摆动锯、术后颌间结扎可以防止其发生。一旦出现，可行坚强内固定接骨术。

4. 游离移植骨坏死　多由于感染引起。术前治疗病灶牙、控制感染；术中采用分层缝合，严密关闭口内创面；术后保持引流通畅，合理使用抗生素可有效防止其发生。术后初期应用抗凝药物，保证带蒂骨瓣的血供。如出现骨坏死，应及时取出坏死骨组织，必要时行二期手术整复。

六、出院后随访

1. 出院时带药　常规抗生素，如有神经受损症状应加用神经营养药物。

2. 检查项目与周期　定期门诊随访，每3～6个月随访一次。

3. 应当注意的问题　注意保持口腔卫生，术后应继续以软食为主，避免术区受力过大导致颌骨骨折；注意密切观察病变部位，如肿瘤复发，应及时再次手术切除。

七、预后评估

对于根尖周囊肿、始基囊肿、含牙囊肿，手术完整摘除后，很少复发；角化囊肿术后易复发，复发后还有恶变的可能，因此手术应尽量彻底。

（孔春燕）

第二节　非牙源性颌骨囊肿

一、概述

非牙源性颌骨囊肿是由胚胎发育过程中残留的上皮发展而来，故亦称为非牙源性外胚叶上皮囊肿。根据不同部位可出现相应的局部症状。

球上颌囊肿：发生于上颌侧切牙与尖牙之间，牙常被排挤而移位。X线示囊肿阴影在牙根之间，而不在根尖部位。牙无龋坏、变色，牙髓均有活力。

鼻腭囊肿：位于切牙管内或附近。X线片可见切牙管扩大的囊肿阴影。

正中囊肿：位于切牙孔之后，腭中缝的任何部位。X线片可见缝间有圆形阴影。亦可发生于下颌骨正中线。

鼻唇囊肿：位于上唇底和鼻前庭内。可能来自鼻泪管上皮残余。囊肿在骨质的表面。X线示骨质无破坏现象。在口腔前庭外侧可扪出囊肿的存在。

二、治疗

（一）治疗原则

以外科手术治疗为主。囊肿波及的牙应尽量争取保留，只有在不拔除患牙难以达到根治囊肿的目的时，方可根据具体情况拔除患牙。较大的囊肿切除后，需消灭死腔，可根据情况采用人工骨材料或是自体髂骨移植。

（二）治疗方案

上述非牙源性颌骨囊肿宜从口内做切口摘除，术后囊腔的处理同牙源性颌骨囊肿。

三、预后

上述囊肿经手术完整摘除后，很少复发。

（孔春燕）

第三节　软组织囊肿

口腔颌面部常见的软组织囊肿有唾液腺囊肿（黏液腺囊肿、舌下腺囊肿、腮腺囊肿等）、皮脂腺囊肿、皮样表皮样囊肿、甲状舌管囊肿、鳃裂囊肿等，其中以黏液腺囊肿、舌下腺囊肿较为多见。

一、皮脂腺囊肿

（一）概述

皮脂腺囊肿是由于皮脂腺导管阻塞，分泌物潴留积聚所形成的囊肿。是体表最常见的上皮性囊肿。

（二）诊断

1. 体格检查

（1）一般情况：无特殊。但对于全身多发性皮脂腺囊肿者应排除内分泌疾病。

（2）局部检查：囊肿位于皮肤浅层，呈圆形部分膨出皮面。囊肿表面的皮肤薄弱、平滑光亮，与皮肤紧密相连；中央部偶见有如脐状凹入小窝，即为导管开口所在。有的导管口可见少许黑色痂皮。肿物表面光滑、质软或稍有张力，无波动感。虽与表层皮肤粘连，但基底活动。囊肿体积大小不等，如继发感染形成脓肿以至破溃，可见有皮脂随脓液排出。

2. 辅助检查

（1）实验室检查：如手术范围较大者，需在术前行血常规和术前常规生化、肝肾功能检查。全身多发性皮脂腺囊肿者应行相关的内分泌系统的检查。

（2）影像学检查：必要时可行B超检查了解囊肿性质。

（三）治疗

1. 治疗原则　以完整摘除为原则。位于颜面部者如近期有感染，应在炎症完全消退后进行。因囊壁多甚薄弱，在剥离过程中易破裂，内容物溢出，囊肿瘪陷，难将囊壁完整剥除，囊壁残留易致复发，应尽量避免。

2. 术前准备

（1）需排除常规的手术禁忌证，如严重的心脑血管疾病等。

（2）术区清清洗、备皮。

（3）局部合并感染者应控制感染后行手术。

3. 治疗方案　手术切口应按面部皮纹方向做梭形切口，切除与囊肿粘连的皮肤，在囊壁外采用锐性分离的方法切除囊肿，如术中囊壁破裂，应将残留囊壁彻底切除并冲洗后缝合。

4. 术后观察及处理

（1）一般处理：伤口保持清洁，颜面部张力小的部位5～7d拆线，张力大的部位7～10d拆线。

（2）并发症的观察及处理：术后注意观察伤口情况，如出现感染迹象应加强抗感染治疗。

（四）预后

皮脂腺囊肿完整切除后一般不会复发。极个别的有恶变的可能，需扩大手术范围。

二、皮样或表皮样囊肿

（一）概述

皮样囊肿或表皮样囊肿为胚胎发育时期遗留于组织中的上皮发展形成的囊肿，皮样囊肿囊壁较厚，有皮肤及皮肤附件（如汗腺、毛囊等）组成，囊腔内有脱落的上皮细胞、皮脂腺、汗腺和毛发等结构。表皮样囊肿也可由于损伤、手术使上皮细胞植入而形成，囊壁中无皮肤附件。

（二）诊断

1. 体格检查

（1）一般情况：无特殊。

（2）局部检查：多为单发，呈球形、深在、界限清楚、触有面团感，与皮肤无粘连。口底囊肿较大时，出现言语不清和吞咽和呼吸困难。

2. 辅助检查

（1）实验室检查：如手术范围较大者，需在术前行血常规和术前常规生化、肝肾功能检查。

（2）影像学检查：可行 B 超检查了解囊肿性质。

对于较深在的囊肿，或合并感染后与周围组织粘连难以确定肿物性质时，应行 CT 或 MRI 检查。

（3）穿刺检查：穿刺可抽出乳白色豆渣样分泌物，镜下可见脱落的上皮细胞、毛囊、皮脂腺等。

（三）治疗

1. 治疗原则　以完整摘除为原则。位于颜面部者如近期有感染，应在炎症完全消退后进行。因囊壁多甚薄弱，在剥离过程中易破裂，内容物溢出，囊肿瘪陷，难将囊壁完整剥除，囊壁残留易致复发，应尽量避免。

2. 术前准备

（1）需排除常规的手术禁忌证，如严重的心脑血管疾病等。

（2）术区清清洗、备皮。

（3）局部合并感染者应控制感染后行手术。

3. 治疗方案　位于颜面部的皮样或表皮样囊肿，手术切口应按面部皮纹方向做梭形切口，在囊壁外采用锐性分离的方法切除囊肿，如术中囊壁破裂，应将残留囊壁彻底切除并冲洗后缝合。

口底囊肿如位于下颌舌骨肌、舌骨舌肌上并向口内隆起，经口内黏膜切口，摘除囊肿。如位于口底肌群下方，向下颌下部突出的囊肿，则施行下颌下部弧形切口摘除囊肿，分层缝合，并放置胶片引流。

口底巨大皮样或表皮样囊肿，宜采用口内外联合切口，必要时切断部分肌肉，完整切除后分层缝合，避免形成口底瘘。

4. 术后观察及处理

（1）一般处理：伤口保持清洁，颜面部张力小的部位 5～7d 拆线，张力大的部位 7～10d 拆线。观察引流情况，引流片放置 24～48h 后拔除。

（2）并发症的观察及处理：术后注意观察伤口情况，如出现感染迹象应加强抗感染治疗。

（四）预后

皮样或表皮样囊肿完整切除后一般不会复发。

三、甲状舌管囊肿

（一）概述

甲状舌管囊肿由胚胎甲状腺形成过程中的甲状舌管退化不全，遗留在深部组织内并产生分泌物积聚于组织内而成。

（二）诊断

1. 体格检查

（1）一般情况：观察全身情况一般无异常，少数长期感染的儿童，注意检查患者的生长发育及营养情况。

（2）局部检查：甲状舌管囊肿可发生于在颈正中线自舌盲孔至胸骨切迹间任何部位，偶有偏一侧，单个，生长缓慢，呈圆形，质软，界限清楚，与皮肤无粘连。位于舌骨以下的囊肿与舌骨体相连，可随吞咽或伸舌动作而移动。甲状舌管瘘常有反复感染及手术切开史，并形成一个难以愈合的瘘管，原发性甲状舌瘘可扪及一坚韧条与舌骨体相连。

2. 辅助检查

（1）实验室检查：如手术范围较大者，需在术前行血常规和术前常规生化、肝肾功能检查。

（2）影像学检查：可行 B 超检查了解囊肿性质。

经瘘管行碘油造影，对明确瘘道的行径及分支情况有重要参考价值。

对于较深在的囊肿，或合并感染后与周围组织粘连难以确定肿物性质时，应行 CT 或 MRI 检查。

3. 鉴别诊断

（1）异位甲状腺：常位于舌根部或舌盲孔的咽部，呈瘤样突起，表面呈蓝紫色，质软，患者常表现典型的“含橄榄”语音，行 ^{131}I 扫描可见异位甲状腺部位有核素浓集。

（2）下颌下淋巴结炎：淋巴结炎有时大时小改变，抗生素治疗有效，口内有慢性炎症病灶。

（3）口底部脉管瘤和脉管畸形：脉管瘤和脉管畸形质地都较软，界限没有甲状舌管；囊肿清晰。

（三）治疗

1. 治疗原则 甲状舌管囊肿及甲状舌管瘘应择期行手术彻底切除。

2. 术前准备

（1）需排除常规的手术禁忌证，如严重的心脑血管疾病等。

（2）术区清清洗、备皮。

（3）局部合并感染者应控制感染后行手术。

3. 治疗方案　手术完整切除瘘管。手术切口应设计在囊肿表面皮肤，顺皮纹方向，如为瘘管则应作横梭形切口，切除瘘管，如肿物位置低，必要时在舌骨平面附加切口。如有瘘管术前可向瘘道内注入亚甲蓝，使瘘管染色后便于术中追踪。多数囊肿与舌骨体相连，故术中应将舌骨体中份一并切除。

4. 术后观察及处理

（1）一般处理：伤口保持清洁，颜面部张力小的部位 5～7d 拆线，张力大的部位 7～10d 拆线。观察引流情况，引流片放置 24～48h 后拔除。

（2）并发症的观察及处理：术后注意观察伤口情况，如出现感染迹象应加强抗感染治疗。如术后出现复发或再次形成瘘管，多由手术切除不彻底有关，需控制感染后择期再次手术切除。

（四）预后

甲状舌管囊肿完整切除后一般不会复发。如长期不治疗或反复发作可发生恶变，需扩大手术范围。

四、鳃裂囊肿

（一）概述

鳃裂囊肿系胚胎鳃裂和鳃囊之间的残余组织形成，好发于颈部耳与锁骨之间，上组位于下颌角以上，来自Ⅰ鳃裂；中组位于下颌角至甲状软骨之间，多来自Ⅱ鳃裂，下组位于甲状软骨至锁骨，来自Ⅲ、Ⅳ鳃裂。临床上最多见系来自Ⅱ鳃裂，外口位于胸锁乳突肌前缘上行，在颈内和颈外动脉之间转向咽侧，开口于扁桃体窝或咽隐窝。若咽侧开口封闭，则形成颈侧瘘孔。若双侧开口封闭，则残余部分形成囊肿，即鳃裂囊肿。咽侧囊性肿物，无痛，成年增长稍快。

（二）诊断

1. 体格检查

（1）一般情况：观察全身情况一般无异常，少数长期感染的患者，注意检查患者的生长发育及营养情况。

（2）局部检查：鳃裂囊肿位于颈侧方，质地柔软，表面光滑，触诊可有波动感，呈圆形或椭圆形，如反复感染后，肿块可变硬，与周围组织粘连而分界不清，囊肿破溃后经久不愈，形成瘘管，此种瘘为不完全瘘，即有外口无内口。先天未闭合者称为原发性鳃裂瘘，常为完全性瘘，即有外口也有内口。

发生于下颌角以上及腮腺区者来自Ⅰ鳃裂；临床上第一鳃裂瘘比第一鳃裂囊肿多见，瘘口暴露在外，可通向外耳道，内口可有可无，外口常有反复感染，表现为瘘口周围红肿上。瘘与囊肿可并存。

第二鳃裂囊肿最多见，位于颈上部，大多位于舌骨水平，胸锁乳突肌上 1/3 缘或深面，与颈血管鞘相邻，也可突向咽侧壁，肿块大小不一。第二鳃裂瘘的内口通向咽侧壁，外口在舌骨平面至胸锁关节平面任何一点。

第三、四鳃裂囊肿较罕见，囊肿多位于颈根部锁骨上区，如为鳃裂瘘，内口多位于梨状隐窝或食管入口，外口位于下颈部。

2. 辅助检查

（1）实验室检查：如手术范围较大者，需在术前行血常规和术前常规生化、肝肾功能检查。

（2）影像学检查：可行 B 超检查了解囊肿性质。

经瘘管行碘油造影，对明确瘘道的行径及分支情况有重要参考价值。

对于较深在的囊肿，或合并感染后与周围组织粘连难以确定肿物性质时，应行 CT 或 MRI 检查。

（3）穿刺检查：穿刺可抽出黄色或棕色、清亮的含或不含胆固醇的液体。

（三）治疗

1. 治疗原则　鳃裂囊肿、鳃裂瘘应择期行手术彻底切除。

2. 术前准备

（1）需排除常规的手术禁忌证，如严重的心脑血管疾病等。

（2）术区清洗、备皮。

3. 治疗方案　手术完整切除瘘管。手术切口应设计在囊肿表面皮肤，顺皮纹方向，如为瘘管则应作横梭形切口，切除瘘管，如肿物位置低，必要时在舌骨平面附加切口。如有瘘管术前可向瘘道内注入亚甲蓝，使瘘管染色后便于术中追踪。第一鳃裂瘘可切除部分外耳道软骨，术中应避免损伤面神经。

4. 术后观察及处理　同甲状舌管囊肿。

（四）预后

鳃裂囊肿、鳃裂瘘完整切除后预后较好。如手术不彻底，鳃裂瘘反复发作，甚至可以恶变。鳃裂癌需扩大手术范围。

（孔春燕）

第十八章　口腔颌面部肿瘤

第一节　唇癌

一、概述

唇癌是指发生在唇红部和唇黏膜的恶性肿瘤，约占口腔癌的6.73%，在西方国家很常见而在我国并不多见。唇部的恶性肿瘤绝大多数是鳞状上皮癌，而肉瘤、梭形细胞癌、黑色素瘤等则较少见。上下唇均可发生唇癌，但以下唇常见，下唇与上唇之比约为9：1，以下唇中外1/3的唇红缘黏膜为肿瘤好发区。好发于50岁以上的男性，男性与女性比例约为4：1，而上唇癌则女性多见。早期表现为溃疡、结节、糜烂等多种病变形式，轻微隆起至菜花样状明显突出，触之发硬。发生颈部淋巴结转移的仅有10%左右。

唇癌易发生于户外工作者，如农民、渔民以及长期暴晒于紫外线之下的工人。除此之外，唇癌的发生亦被认为与吸烟有关，特别是吸烟斗或雪茄者更易发生。与其他口腔癌肿相比，唇癌发展缓慢，转移较晚，早期病例放疗或手术的效果都很好，对晚期病例则多采用主要以手术或手术加放疗的综合治疗。40岁以下的下唇癌患者愈后不如年老患者，易复发和发生转移。

减少抽烟，改变咀嚼烟草，槟榔等习惯有利于白斑及唇癌的预防。

二、诊断

（一）体格检查

1. 局部检查　唇癌早期常为疱疹状，白斑皲裂，或局部黏膜增厚，后逐渐形成肿块，表面溃烂形成溃疡，溃疡表面可结痂，痂皮揭除易出血并反复结痂。溃疡进一步发展，呈菜花状增生，边缘高出正常黏膜，呈火山口状的溃疡。茎底有不同程度的浸润性硬结。

唇癌一般无自觉症状，发展缓慢。下唇癌由于影响口唇的闭合功能，可伴严重的唾液外溢。肿瘤晚期可向深层肌肉浸润，侵及全唇并向颊部、肌层、口腔前庭沟扩展，甚至侵犯颌骨，出现下唇固定、恶臭、组织坏死脱落。

有无存在继发感染。应确定肿物范围：有无浸润生长，病变是否单侧或越过中线，记录病变的大小，计算肿物体积。

2. 颈部检查　上唇皮肤和黏膜的淋巴多引流至同侧耳前、耳下、耳后和颌下淋巴结；下唇则引流至颏下淋巴结和同侧或对侧颌下淋巴结，最后注入颈深上淋巴结。2%～10%的唇癌患者就诊时局部淋巴结已发生转移，但更多是炎症性和反应性淋巴结肿大。

3. 全身检查　检查记录患者的体位、精神状况、营养程度，以及体温、心率、血压等等。

（二）辅助检查

1. 实验室检查　血常规一般无异常，晚期患者常有血红蛋白下降、血沉加快、白细胞、血小板计数下降等改变。

2. 影像学检查

（1）常规 X 线检查：曲面断层片了解颌骨骨质破坏情况。

（2）CT 增强扫描：协助判断有无颈部转移淋巴结。

（3）MRI：具有软组织分辨率高、多平面及多序列成像的特点，可显示软组织病变的全貌并能立体定位。

3. 特殊检查病理活检　唇癌定性的诊断标准。于阻滞麻醉下在正常组织与在肿物交界处切取0.5～1cm 组织送检，缝合不用过紧，尽早拆除。病理确诊后尽快手术。

（三）临床分期（表 18－1）

表 18－1　唇癌临床分期

临床分期	T（原发肿瘤）	N（区域淋巴结）	M（远处转移）
0 期	T_{is}	N_0	M_0
Ⅰ期	T_1	N_0	M_0
Ⅱ期	T_2	N_0	M_0
Ⅲ期	T_3	N_0	M_0
	T_1	N_1	M_0
	T_2	N_1	M_0
	T_3	N_1	M_0
Ⅳ期	T_{4a}	N_0、N_1	M_0
	任何 T	N_2、N_3	M_0
	任何 T	任何 N	M_1

（四）鉴别诊断

唇癌位于浅表部位，张口直视即可见。一旦出现肿瘤病变，根据病史、检查、活检病理证实并不困难。

1. 慢性唇炎　多见于下唇、口角。表现为黏膜皲裂、糜烂，渗出、出血。经对症治疗可以明显好转。

2. 结核性溃疡　可有结核病史。溃疡边缘呈紫色，厚而不规整，呈口小底大的所谓潜行性损害。刺激痛或自发痛明显。结核菌素试验可呈阳性，全胸片检查、抗结核诊断性治疗有助于于鉴别诊断。但有时与癌难以鉴别，可经活检病理确诊。

3. 盘状红斑狼疮　下唇多见，早期呈增厚的黏膜红斑，以后出现溃疡，双侧颧部可见特征性蝶形红斑。局部使用肾上腺皮质类激素软膏有效。

4. 乳头状瘤　黏膜表面有细小乳头，外突，2～4cm，边缘清楚，周围组织软，基底无浸润。

5. 多形渗出性红斑　发病快，溃疡面积大而不规则，浅表。有自发性渗血趋向；唇红上常可见痂堆积，疼痛剧烈。可同时伴服、生殖器及皮肤损伤。必要时病理活检与癌相鉴别。

6. 创伤性溃疡　多见于老年人，在相应部位多能发现残冠、残根、义齿等刺激物，除去刺激原及经治疗后溃疡很快愈合。溃疡的部位、外形与刺激物相对应。溃疡深在，周围组织软，有炎性浸润，无实质性硬块。可活检病理检查。

7. 复发性口疮　有周期性反复发作的病史。可发生于口腔各处黏膜。为单个或多个小圆形凹陷性溃疡，有红晕，底部有浅黄色假膜，伴有疼痛。一般在 7～10d 内可以自愈。

8. 梅毒　通过接吻感染者，硬下疳可发生于唇。一期梅毒可发生唇下疳或溃疡，典型的硬下疳为一无痛性红色硬结，触之硬如软骨样，基底清洁，表面糜烂覆以少许渗液或薄痂，边缘整齐。损害数目大都为单个，亦可为多个。常伴有局部淋巴结肿大。有不洁性史和血清学、组织病理检查以确诊。

三、治疗

（一）治疗原则

唇癌的预防在于做好个人防护，口唇皲裂时应注意涂抹护唇油膏，不能舔湿口唇，以防加重皲裂程度。减少外来刺激因素，戒烟戒酒，改变热饮热食习惯。积极治疗癌前病变，提高机体抗病能力。加强防癌普查，做到早发现、早诊断、早治疗。唇癌确诊后，根据肿瘤组织来源、分化程度、临床分期及全身情况，制定以手术为主的综合治疗方案。

（二）术前准备

排除手术禁忌证，请相关科室会诊、积极治疗影响手术的心血管、糖尿病等系统性疾病，并改善患者体质。术前维护口腔卫生：治疗龋齿、牙周洁治，漱口水含漱。与患者及其家人充分沟通，使之对疾病、治疗计划和预后知情了解，得到其理解、配合。

（三）治疗方案

唇癌较易诊断，患者多属早期，且恶性度较低，可采用手术切除、放射治疗、激光或冷冻等方法治疗。

1. 早期唇癌　可采用手术切除、放射治疗、激光或冷冻等方法治疗，均可取得良好疗效。较小的唇癌可行局部“V”形切除，唇缺损小于 1/3 者，可直接拉拢缝合。颈淋巴结未触及肿大，可密切随访观察，暂不行颈颈淋巴清扫。

2. 晚期唇癌　唇缺损小于 1/3 者，可直接拉拢缝合；对于较大的病变，切除后缺损达 1/2 时，可用相对应唇瓣转入缺损区修复，2 周后二期断蒂。切除后缺损达 2/3 或全上/下唇时，可行剩余唇瓣滑行修复、鼻唇沟瓣或扇形瓣转移修复术。晚期唇癌可以波及颌骨、颏部、鼻底甚至颊部，切除后由于缺损很大，一般已不可能采用局部组织瓣修复，只能采用前臂皮瓣、胸大肌皮瓣或背阔肌皮瓣等组织瓣修复。颈部淋巴结处理以治疗性颈淋巴清扫为主。颏下、颌下触及肿大淋巴结，但未证实转移，可行双侧舌骨上淋巴清扫；如证实转移，则行颈淋巴清扫术。上唇癌淋巴转移至耳前、腮腺淋巴结时，行保留面神经的腮腺全切除术。

（四）术后观察及处理

1. 一般处理　平卧头侧位，及时清理口腔内唾液及渗出液，防止误吸，可于床边备气管切开包。持续低流量吸氧 12～24h，床边心电监护。

雾化吸入，减轻麻醉插管咽喉部反应。气管切开者可根据患者恢复情况 3～5d 堵管、拔管。拔管后创口放置油纱加蝶形胶布，待其自行愈合。

术后 24h 禁食，根据当日需要量、丧失量及排出量酌情补液、调整电解质平衡，一般补液 2 500 ~ 3 000ml，气管切开患者每日加 500ml。24h 后鼻饲流质，调整补液量。7 ~ 10d 停鼻饲，14d 后进半流。

一般性预防性抗感染 1 周；手术范围较大，同时作较复杂修复者则一般采用联合用药；手术前后感染严重或术创大，修复方式复杂者可根据临床和药敏试验选择有效的抗生素。

创口缝线 9 ~ 11d 间断拆除，唇交叉组织瓣转移术后 2 周断蒂、修剪。

2. 并发症的观察及处理

（1）术创出血：术后创区 1 ~ 2d 的轻微渗血无需处理。如果较大管径血管术中未能妥善止血，或可能因为患者原发或手术、麻醉后继发高血压未能控制可导致术后较严重的出血，表现为创区肿胀、血肿，创口持续性渗血。此时应查明原因，果断处理：控制血压，打开创口寻找出血点迅速止血，清除血肿。

（2）皮瓣血运障碍：血管吻合皮瓣的血管危象一般发生于术后 24 ~ 72h，动脉缺血表现为皮瓣苍白、皮温低，针刺不出血；静脉回流障碍表现为皮瓣淤肿，皮色暗紫。术后应严格头颈部制动，正确使用血管扩张剂及抗凝药物，密切观察皮瓣存活情况，一旦发现危象应在 6 ~ 8h 以内进行处理：切断吻合血管，清除瘀血，重新吻合。带蒂皮瓣出现血运障碍时，可于其周围及蒂部行松解、降压。血运障碍宜早发现、早处理，切勿犹豫等待，否则错过时机，皮瓣坏死将不可避免。

（3）感染：患者术后出现高热、白血病升高、术区红肿热痛即可确诊。应积极抗感染处理：充分引流，可根据细菌培养药敏结果，针对性选择、合理使用抗生素。

四、随访

出院带药，口服抗生素 1 周。

加强营养及支持治疗，饮食从流质、半流逐渐向正常饮食过渡。

定期门诊复诊，3 月 1 次。包括局部有无可疑溃疡、肿物，颈部有无肿块；可复查 CT、胸片，了解有无颈部及肺等有无转移。

五、预后

唇癌预后良好，治疗后的 5 年生存率一般在 80% 左右，其预后主要与临床分期、病理分级、有无淋巴结转移和生长方式密切相关。

（赵军方）

第二节　舌癌

一、概述

舌癌是口腔颌面部最常见的恶性肿瘤之一，它占全身癌的 0.8% ~ 2.0%，占头颈部癌的 5% ~ 15.5%，占口腔癌的 32.3%，居口腔癌之首。舌癌多数为鳞状细胞癌，特别是在舌前 2/3 部位，腺癌比较少见，多位于舌根部；舌根部有时亦可发生淋巴上皮癌及未分化癌。中国舌癌发病的中位年龄在 50 岁以前，比欧美的偏早。男性患者较女性多，男女之比约为 1.2 : 1 ~ 1.8 : 1。

舌癌经治疗后5年生存率约30%～50%，其预后与病变分期关系尤为密切，早期舌癌5年生存率可达90%以上。此外，舌癌的预后与淋巴结转移、舌癌的位置、大小、侵犯程度范围、性别、年龄有关：如舌尖部癌除较晚期外，一般预后较好；有颈淋巴结转移的5年生存率为21.4%，无转移的为50%。

二、诊断

（一）体格检查

1. 局部检查　舌黏膜色、形、质的视、触诊：重点检查高危部位：舌缘、舌尖、舌腹等处。肿瘤相应部位常有慢性刺激因素存在，如残根、残冠或不良修复体；也可存在有白斑等癌前病损。

常为溃疡型或浸润型肿物，质硬、边界不清、压痛。疼痛明显，可放射至耳颞部及半侧头面部。肿瘤浸润至舌神经和舌下神经时，可有舌麻木及舌运动障碍，出现说话、进食及吞咽困难。有无存在继发感染。应确定肿物范围：有无浸润生长，病变是否单侧或越过中线，是否侵犯舌根、口底、牙龈以及下颌骨等邻近组织区域。记录病变的大小，计算肿物体积。

颈部检查：因舌体具有丰富的淋巴管和血液循环，并且舌的机械运动频繁，因此舌癌转移较早且转移概率较高，因此需重视全颈部的细致体查，避免遗漏。舌癌颈部转移一般遵循逐级转移，前哨淋巴结的检查尤为重要，以颈深上淋巴结最多见，但也不能忽略肿瘤的“跳跃”转移。舌前部的癌多向颌下及颈深淋巴结上、中群转移；舌尖部癌可以转移至颏下或直接至颈深中群淋巴结；舌根部的癌不仅转移到颌下或颈深淋巴结，还可能向茎突后及咽后部的淋巴转移舌背或越过舌体中线的舌癌可以向对侧颈淋巴结转移。

2. 全身检查　检查记录患者的体位、精神状况、营养程度，以及体温、心率、血压等等。晚期舌癌患者可出现贫血、消瘦等症状，如发生咳嗽、咯血、胸痛，要考虑肿瘤肺部转移的可能。除一般常规全身体查项目之外，应重点检查可能需要进行移植修复舌癌术后缺损的组织瓣部位：如胸大肌、前臂等处，评估诸多影响修复效果的供区条件：如皮肤的色质、皮下组织、肌肉量、血供状况以及供区取瓣后对外形、功能的影响。记录患者的身高、体重，计算其体表面积，方便化疗时精确给药剂量。

（二）辅助检查

1. 实验室检查　血常规一般无异常，晚期患者常有红细胞减少、血沉加快等改变。

2. 影像学检查

（1）常规X线检查：下颌曲面断层片了解颌骨骨质破坏情况，胸片检查了解肺部有无转移灶。

（2）B超：评估转移淋巴结的大小、形态、数目及与颈部重要血管关系。声像图示转移淋巴结多呈圆形、低回声，有时回声不均。

（3）CT：CT的软组织分辨率较低，很难显示小的或舌体部肿瘤，主要显示肿物浸润范围，是判断骨皮质受侵的最佳手段，表现为骨皮质中断或侵蚀。正常舌CT表现为以舌中隔、正中线、正中缝为中线，双侧结构对称、夹以斜纵行条带状低密度区，为舌肌间脂肪组织且位置大小均较对称。舌癌CT典型表现为舌类圆形低或略高密度区，增强呈环形或不均匀性强化。增强扫描协助判断颈部转移淋巴结的内部结构、数目及是否侵犯颈动、静脉，如有侵犯术前应做动脉切除的准备。

（4）MRI：具有软组织分辨率高、多平面及多序列成像的特点，可显示软组织病变的全貌并能立体定位，可早期显示病变，并在对血管的侵犯以及肿瘤的分期方面优于 CT，是口咽部较好的影像检查手段。根据 MRI 信号和形态改变很容易发现舌癌，增强扫描可进一步明确肿瘤范围，并可根据强化随时间变化曲线鉴别肿瘤组织学性质。各类舌癌可有不同的 MRI 信号特点及侵犯方式，从而可推断其组织学性质：鳞状上皮癌以舌体部较多，T_1WI 与肌肉信号类似，T_2WI 信号较高，发生囊变坏死时信号不均匀，常见直接周围侵犯与淋巴结转移。腺样囊腺癌囊变成分更多，T_2WI 信号增高显著，向周围侵犯方式与鳞癌类似。淋巴瘤多位于舌根部，边界较清楚，呈中等长 T_1、长 T_2 信号，且多较均匀，常伴淋巴结肿大，不直接侵犯深层组织。在评价肿瘤向外侵犯或淋巴结增大方面，上述异常 MRI 信号明显不同于正常组织，加之血管间隙动静脉的流空效应，使其准确反映舌癌的直接外侵和淋巴结转移情况。MRI 对骨皮质及较少骨松质受侵并不敏感。总之，舌癌影像学检查的主要目的在于了解肿瘤的侵犯范围及有无淋巴结或远处转移，在显示舌癌及向周围软组织扩散和淋巴结转移方面，MRI 优于 CT，而 CT 则较好地显示骨质受侵。

（5）PET：可特异性鉴别肿瘤或炎症性淋巴结，检出颈部转移淋巴结的敏感度和特异性较 CT 和 MRI 为优，PET－CT 兼能提供病变精确定位。

3. 特殊检查

（1）病理活检：舌癌定性的诊断标准。于阻滞麻醉下在正常组织与肿物交界处切取 0.5～1cm 组织送检，缝合不用过紧，尽早拆除。病理确诊后尽快手术。

（2）超声多普勒：对欲行血管吻合的游离组织瓣修复术后缺损患者，可行超声多普勒检查，探明供、受区的动、静脉分支走向、血流状况，确保手术成功。

（三）临床分期（表 18－2）

表 18－2　舌癌的临床分期

临床分期	T（原发肿瘤）	N（Ⅸ 域淋巴结）	M（远处转移）
0 期	T_{is}	N_0	M_0
Ⅰ期	T_1	N_0	M_0
Ⅱ期	T_2	N_0	M_0
Ⅲ期	T_3	N_0	M_0
	T_1	N_1	M_0
	T_2	N_1	M_0
	T_3	N_1	M_0
ⅣA 期	T_{4a}	N_0、N_1	M_0
	T_1～T_{4a}	N_2	M_0
ⅣB 期	任何 T	N_3	M_0
	T_{4b}	任何 N	M_0
ⅣC 期	任何 T	任何 N	M_1

（四）鉴别诊断

1. 白斑　是黏膜上皮增生和过度角化而形成的白色斑块，稍高于黏膜表面，患者自觉有粗涩感，可发生于颊部、唇、舌、龈、腭等部位。舌黏膜白斑则好发于舌侧缘及轮廓乳头前的舌背部。其发生主要与吸烟、残牙及不合适假牙的刺激、营养障碍及内分泌失调有关。一般可分为3度：Ⅰ度白斑为浅白色，云雾状，质软，无自觉症状；Ⅱ度白斑略高于黏膜表面，边界清楚，往往有浅裂，可有轻度不适；Ⅲ度白斑应看作癌前病变，表现为白斑黏膜增厚，表面粗糙为颗粒状或乳头状，局部有异物感，甚至灼痛。Ⅰ、Ⅱ度白斑可行去除病因治疗或局部用药等治疗，Ⅲ度白斑则需要手术切除并作组织病理检查。

2. 结核性溃疡　病变多发生在舌背，偶尔在舌边缘和舌尖。常与活动性肺结核伴发或有肺结核病史。表现为溃疡表浅，边缘不齐不硬，表面不平，常有灰黄污秽渗出液，自觉疼痛，有时多发。全胸片检查、抗结核诊断性治疗有助于于鉴别诊断，必要时可做活组织检查。

3. 乳头状瘤　多发生于舌尖边缘、舌背、舌后少见，黏膜表面有细、小乳头，外突，2～4cm，边缘清楚，周围组织软，基底无浸润，需要手术切除。

4. 纤维瘤　口腔各部位皆可发生，生长于黏膜下层，大小不等，硬度不一，边界清楚，活动，生长缓慢，需要手术切除并作组织病理检查。

5. 口腔创伤性溃疡　多见于老年人，常有坏牙或不合适假牙易引起，好发于舌侧缘，溃疡的部位、外形与刺激物相对应。溃疡深在，周围组织软，有炎性浸润，无实质性硬块。如拔去坏死或停用不合适假牙，多可短期自愈，如一周后未见好转者，需要作组织病理检查以确诊。

6. 重型复发性口疮　可发生于口腔各处黏膜。凹形溃疡，为圆形或椭圆形，边缘整齐，质地较硬。患者感烧灼样疼痛，饮食、语言亦受影响。病程反复，可以自愈。

7. 梅毒　本病表现极为复杂，几乎可侵犯全身各器官，造成多器官的损害。一期梅毒主要损害为硬下疳或溃疡，是梅毒螺旋体最初侵入之处，并在此繁殖所致。典型的硬下疳为一无痛性红色硬结，触之硬如软骨样，基底清洁，表面糜烂覆以少许渗液或薄痂，边缘整齐。损害数目大都为单个，亦可为多个。通过接吻感染者，硬下疳可发生于唇、下颌部和舌等部位，常伴有局部淋巴结肿大。未经治疗，硬下疳持续2～6周后便自行消退而不留瘢痕。二期梅毒约30%的患者有口腔黏膜损害——黏膜斑：呈圆形或椭圆形之糜烂面，直径0.2～1.0cm，基底红润，表面有渗出液或形成灰白色薄膜覆盖，内含有大量梅毒螺旋体。二期梅毒的症状和体征一般持续数周后，便会自行消退。三期梅毒亦可累及黏膜，主要见于口腔、舌等处，可发生结节疹或树胶肿。发于舌者可呈限局限性单个树胶肿或弥漫性树胶浸润，后者易发展成慢性间质性舌炎，呈深浅不等沟状舌，是一种癌前期病变，应严密观察。有不洁性史和血清学、组织病理检查以确诊。

三、治疗

（一）治疗原则

舌癌的预防在于减少外来刺激因素，积极治疗癌前病变，提高机体抗病能力。加强防癌普查，做到早发现、早诊断、早治疗。舌癌确诊后，根据肿瘤组织来源、分化程度、临床分期及全身情况，制定以手术为主的综合治疗方案。由于舌是重要的发音咀嚼等功能器官，所以应在尽可能减少患者功能障碍的基础上治愈患者。

（二）术前准备

排除手术禁忌证，请相关科室会诊、积极治疗影响手术的心血管、糖尿病等系统性疾病，并改善患者体质。术前维护口腔卫生：治疗龋齿、牙周洁治，漱口水含漱。与患者及其家人充分沟通，使之对疾病、治疗计划和预后知情了解，得到其理解、配合。

（三）治疗方案

强调分期、个体化治疗，以手术为主，辅以化、放疗的综合治疗。舌癌具有较高的淋巴道转移倾向，常较早出现颈淋巴结转移，转移率在40%～80%之间，且部分转移淋巴结无肿大等临床体征，即隐性淋巴结转移，不易明确诊断，如未及时进行治疗，可导致术后延迟转移。因此对舌癌颈部淋巴结应持积极态度，对无法确诊的淋巴结行选择性预清扫可以显著改善此类病例的预后，而待出现体征后再行治疗性颈清扫，疗效会大为降低。

0期：原发灶扩大切除术＋颈淋巴结处理。颈淋巴结可以有以下3种处理方法：①功能性颈淋巴清扫术，保留颈内静脉、副神经和胸锁乳突肌。由于可能存在隐匿性转移，因此在N_0患者也应进行预防性的全颈淋巴清扫术式，另外，舌癌常发生颈深中淋巴结转移，故一般不选择肩胛舌骨上颈淋巴清扫术式。②放疗。③由于0期病灶为原位癌，未突破基底膜，结合患者具体情况可以考虑密切随访观察，暂不行颈颈淋巴清扫。

Ⅰ期：原发灶扩大切除术＋颈淋巴清扫术（或舌颌颈联合根治术）。原发灶直径小于2cm，可做距离病灶外1cm以上的楔状切除并直接缝合，可不行舌再造。如肿瘤累及扁桃体、口底或侵犯颌骨，需施行扁桃体切除、颌骨方块切除，切缘黏膜直接缝合，可不同程度影响舌体运动。

Ⅱ期：原发灶扩大切除术（组织瓣同期整复术）＋颈淋巴清扫术（或舌颌颈联合根治术）。大于2cm的病例，根据局部情况可行患侧舌大部或半舌切除切除。舌癌侵犯范围较广泛者应根据情况扩大切除范围，如口底甚至下颌骨一并切除。舌为咀嚼、吞咽、语言的重要器官，舌缺损1/2以上时，应行同期行舌再造术，主要根据缺损大小选择应用前臂皮瓣、舌骨下肌群皮瓣、股薄肌皮瓣、胸大肌皮瓣或背阔肌皮瓣等组织瓣修复。舌体缺损＞1/3～2/3者，一般采用皮瓣、薄的肌皮瓣修复，以利于恢复舌的外形、舌运动及语言等功能。其中前臂游离皮瓣具有血管较恒定、皮瓣质地柔软、厚薄适当、易于塑形、血管吻合成功率高等特点，是舌缺损最常用的皮瓣。舌体缺损≥2/3者，多为较晚期病例，为了保证手术彻底根治，往往需要切除舌体肌及舌外肌群，甚至需合并切除下颌骨体部，术后组织缺损较大，需要较大组织量修复。胸大肌肌皮瓣为多功能皮瓣，血供丰富，血管走行较恒定，易于切取，抗感染能力强，成功率高，可以提供足够的组织量，是较大舌体缺损修复常用的肌皮瓣。但因其皮瓣肥厚，影响舌体术后的灵活性，术后语言功能较皮瓣修复差。如需施行同期血管吻合组织瓣整复，应在颈清术中预留保护受区血管。如将支配组织瓣运动神经与舌下神经进行吻合获得动力性修复，可以一定程度改善术后舌体功能。如肿瘤侵犯越过中线，还需行对侧颈淋巴清扫术，此时应尽量保留一侧颈内静脉，防止颅内压升高。

Ⅲ～Ⅳ期：术前化、放疗＋舌颌颈联合根治术＋组织瓣同期整复术＋术后化、放疗。由于放疗可能受区血管损伤导致组织瓣血管吻合失败，同时影响术后创区愈合，因此术前诱导化疗（PVP、PM方案）更为常用。有肿瘤远处转移患者，采用化、放疗等姑息治疗，一般不宜手术。

（四）术后观察及处理

1. 一般处理　平卧头侧位，及时清理口腔内唾液及渗出液，防止误吸，可于床边备气管切开包。持续低流量吸氧 12 ~ 24h，床边心电监护。

雾化吸入，减轻麻醉插管咽喉部反应。气管切开者可根据患者恢复情况 3 ~ 5d 堵管、拔管。拔管后创口放置油纱加蝶形胶布，待其自行愈合。

颈部负压引流 3 ~ 4d，密切观察引流通畅及颈部皮瓣贴合情况，记录引流量。一般术后 12h 引流不应超过 250ml，引流量低于 30ml 后拔出引流管，酌情换为胶片引流 2 ~ 3d。负压引流时可仅以消毒敷料轻轻覆盖，无需加压包扎，以防皮瓣坏死。腮腺区可行颅颌绷带加压，防止涎瘘。

术后 24h 禁食，根据当日需要量、丧失量及排出量酌情补液、调整电解质平衡，一般补液 2 500 ~ 3 000ml，气管切开患者每日加 500ml。24h 后鼻饲流质，调整补液量。7 ~ 10d 停鼻饲，14d 后进半流。

一般性预防性抗感染 1 周；手术范围较大，同时植骨或同时作较复杂修复者则一般采用联合用药；手术前后感染严重或术创大，修复方式复杂者可根据临床和药敏试验选择有效的抗生素。

组织瓣整复患者应保持头颈部制动 1 周，保持室温 20 ~ 25℃，皮瓣及蒂部忌加压包扎。自然光下密切观察皮瓣存活情况，及时判断血管危象，尽早处理。游离皮瓣需抗凝治疗 7 ~ 10d，带蒂皮瓣抗凝治疗 5 ~ 7d，使用血管扩张和抗凝药物如低分子右旋糖酐、阿司匹林，其用量及是否使用止血药物应根据患者具体情况灵活处理。

皮肤创口缝线 9 ~ 11d 间断拆除，舌部缝线 10 ~ 12d 拆除，以防裂开。

2. 并发症的观察及处理

（1）术创出血：术后创区 1 ~ 2d 的轻微渗血无需处理。如果较大管径血管术中未能妥善止血，或可能因为患者原发或手术、麻醉后继发高血压未能控制可导致术后较严重的出血，表现为创区肿胀、血肿，创口持续性渗血，短时间内负压引流出大量新鲜血液，严重时可导致吸入性或阻塞性呼吸障碍引起窒息，危及生命。此时应查明原因，果断处理：控制血压，打开创口寻找出血点迅速止血，清除血肿。

（2）皮瓣血运障碍：血管吻合皮瓣的血管危象一般发生于术后 24 ~ 72h，动脉缺血表现为皮瓣苍白、皮温低，针刺不出血；静脉回流障碍表现为皮瓣淤肿，皮色暗紫。术后应严格头颈部制动，正确使用血管扩张剂及抗凝药物，密切观察皮瓣存活情况，一旦发现危象应在 6 ~ 8h 以内进行处理：切断吻合血管，清除瘀血，重新吻合。带蒂皮瓣出现血运障碍时，可于其周围及蒂部行松解、降压。血运障碍宜早发现、早处理，切勿犹豫等待，否则错过时机，皮瓣坏死将不可避免。

（3）涎瘘：因术中腮腺下极未能严密缝扎导致。表现为引流出水样液体，淀粉酶试验阳性。可腮腺区加压包扎，餐前口服或肌注阿托品，必要时重新打开颌下切口，对腮腺下极妥善缝扎，术后需放疗者可照射腮腺区 8 ~ 10 次，使之萎缩。

（4）感染：患者术后出现高热、白细胞升高、术区红肿热痛即可确诊。应积极抗感染处理：充分引流，可根据细菌培养药敏结果，针对性选择、合理使用抗生素。

（5）乳糜漏：因颈淋巴清扫损伤左侧胸导管和右侧淋巴导管而致，可见引流及锁骨创口流出白色混浊、水样液体。可拔出负压引流，换成胶片引流，加压包扎。必要时打开创口，行淋巴管残端缝扎。

四、随访

出院带药，口服抗生素1周。

加强营养及支持治疗，饮食从流质、半流逐渐向正常饮食过渡。

切缘病理阳性或证实颈部淋巴结转移患者，术后5周内进行化放疗。放疗剂量需在5 000cGy以上，行组织瓣整复者不宜超过7 000cGy，以免影响皮瓣存活。化疗方案同术前化疗，常用联合化疗，选用疗程短的冲击疗法，如PVP、PM等方案，每月1次，重复5~6个疗程。

上肢功能训练。根治性颈淋巴清扫切除副神经可引起肩下垂及抬肩困难。

定期门诊复诊，3月1次。包括局部有无可疑溃疡、肿物，颈部有无肿块；可复查CT、胸片，了解有无局部深处及肺等有无复发、转移。

五、预后

舌癌治疗后的5年生存率一般在60%左右，其预后主要与临床分期、病理分级、有无淋巴结转移和生长方式密切相关。T_1期患者治疗后5年生存率可达90%，无淋巴结转移比淋巴结转移患者5年生存率可高出1倍。

（赵军方）

第三节　腭癌

一、概述

硬腭癌多为小涎腺来源的腺癌如黏液表皮样癌、腺样囊性癌等，鳞癌较少见，软腭则属于口咽癌范畴。腺癌发病年龄较轻，多为40岁以下女性，鳞癌则50岁以上男性多见。就鳞癌而言，发生于硬腭者较软腭鳞癌恶性程度低。

二、诊断

（一）体格检查

1. 局部检查　软、硬腭黏膜色、形、质的视、触诊，确定肿物性状：小涎腺来源的腺样囊性癌、黏液表皮样癌表现为黏膜下肿块，表面黏膜完整，有的呈淡蓝色，黏膜下毛细血管扩张，颇似血管瘤或黏液囊肿，或在肿块基础上发生溃疡。腭鳞癌则以外翻的菜花状溃疡为主，可伴有白斑或烟草性口炎。

记录肿物位置、范围，有无浸润、侵犯牙龈、上颌骨及咽部，有无出现腭部穿孔，病变是否单侧或越过中线。记录病变的大小，计算肿物体积。

颈部检查：鳞癌主要向颈深上淋巴结转移；腺样囊性癌则为局部侵袭性强，淋巴结转移较少。

2. 全身检查　检查记录患者的体位、精神状况、营养程度，以及体温、心率、血压等。晚期患者可出现贫血、消瘦等症状，腺样囊性癌具有较高的肺转移率，因此如发生咳嗽、咯血、胸痛，要考虑肿瘤肺部转移的可能。记录患者的身高、体重，计算其体表面积，方便化疗时精确给药剂量。

（二）辅助检查

1. 实验室检查　血常规一般无异常，晚期患者常有红细胞减少、血沉加快等改变。

2. 影像学检查

（1）常规X线检查：曲面断层片、华氏位及咬颌片了解颌骨骨质破坏情况，胸片检查了解肺部有无转移灶。

（2）CT：显示肿物浸润范围、判断骨质受侵及是否侵犯鼻腔、上颌窦、咽部等深在区域。增强扫描协助判断颈部转移淋巴结的内部结构、数目及是否侵犯颈动、静脉。

（3）MRI：可显示软组织病变的全貌并能立体定位，可早期显示病变，并在对血管的侵犯以及肿瘤的分期和淋巴结转移情况。

3. 特殊检查

（1）病理活检：腭癌定性的诊断标准。于阻滞麻醉下在正常组织与肿物交界处切取0.5～1cm组织送检，硬腭活检术出血较多，可予碘仿纱条压迫止血。

（2）超声多普勒：对欲行血管吻合的游离组织瓣修复术后缺损患者，可行超声多普勒检查，探明供、受区的动、静脉分支走向、血流状况，确保手术成功。

（三）鉴别诊断

1. 结核性溃疡　常与活动性肺结核伴发或有肺结核病史。表现为溃疡表浅，边缘不齐不硬，表面不平，常有灰黄污秽渗出液，自觉疼痛，有时多发。全胸片检查、抗结核诊断性治疗有助于于鉴别诊断，必要时可做活组织检查。

2. 梅毒　腭部梅毒呈现树胶肿样坏死，后期出现腭穿孔。有不洁性史和血清学、组织病理检查以确诊。

3. 恶性肉芽肿　主要发生于腭部中线，出现不典型性的糜烂、溃疡、坏死，多次病理检测亦不能确诊，但对放疗、激素、化疗敏感。

4. 牙龈癌　上颌窦癌腭癌晚期侵犯可出现与之完全相似的症状、体征，主要鉴别依靠出现症状的先后顺序。

三、治疗

（一）治疗原则

加强防癌普查，做到早发现、早诊断、早治疗。舌癌确诊后，根据肿瘤组织来源、分化程度、临床分期及全身情况，制定以手术为主的综合治疗方案。

（二）术前准备

排除手术禁忌证，请相关科室会诊、积极治疗影响手术的心血管、糖尿病等系统性疾病，并改善患者体质。术前维护口腔卫生：治疗龋齿、牙周洁治，漱口水含漱。与患者及其家人充分沟通，使之对疾病、治疗计划和预后知情了解，得到其理解、配合。

（三）治疗方案

（1）以手术为主，辅以化、放疗的综合治疗。

（2）原发灶扩大切除术：腺癌主要考虑手术切除；硬腭鳞癌一般以手术切除为主，软腭鳞癌先用放/化疗，再施行手术切除，术后辅助性放疗。连同腭骨一并切除，病灶大者，行上颌骨次全切除；肿瘤波及上颌窦则行上颌骨全切除。术后缺损可以导致患者口鼻腔贯通，严重影响外形和功能，因此应考虑进行修复。修复方法可分为传统修复体和复合组织瓣两种方法：传统修复体可早期恢复患者面部外形和部分功能，便于术后复查及后续放疗，但存在固位不良、易引起继发性创伤；复合组织瓣包括颞肌筋膜瓣、颞肌－下颌骨肌瓣、前臂皮瓣及结合钛网＋髂骨松质骨填塞修复上颌骨缺损，但对于可能复发的肿瘤进行同期整复，难于对创区进行观察复诊，影响后续放疗，仅适用于低度恶性、切缘安全、侵犯范围小的患者。

（3）颈淋巴结处理：未发现淋巴转移者结合患者具体情况可以考虑密切随访观察，或行选择性颈淋巴清扫；发现转移者应行治疗性颈淋巴清扫术。

（四）术后观察及处理

1. 一般处理　平卧头侧位，及时清理口腔内唾液及渗出液，防止误吸，可于床边备气管切开包。持续低流量吸氧 12～24h，床边心电监护。

雾化吸入，减轻麻醉插管咽喉部反应。

颈部按照颈淋巴清扫术后常规护理。

术后 24h 禁食，根据当日需要量、丧失量及排出量酌情补液、调整电解质平衡，一般补液 2 500～3 000ml。颌骨即刻整复患者 24h 后鼻饲流质，调整补液量。7～10d 停鼻饲，14d 后进半流。

一般性预防性抗感染 1 周；手术范围较大，同时植骨或同时作较复杂修复者则一般采用联合用药；手术前后感染严重或术创大，修复方式复杂者可根据临床和药敏试验选择有效的抗生素。

口内碘仿纱包 10d 拆除，换腭护板。

2. 并发症的观察及处理

（1）术创出血：上颌骨切除术往往不能进行明确知名血管妥善止血，仅能依靠碘仿纱包填塞，因此常见术后口内创区 1～2d 的较多渗血，术中应严密填塞，术后密切观察。术后纱包不宜过早拆除。

（2）感染：患者术后出现高热、白血病升高即可确诊。应积极抗感染处理：充分引流，可根据细菌培养药敏结果，针对性选择、合理使用抗生素。

四、预后

腭癌中鳞癌较腺癌预后差，5 年生存率一般在 60% 左右，其预后主要与临床分期、病理分级、有无淋巴结转移和生长方式密切相关。晚期患者及发现颈淋巴结转移者，5 年生存率 25% 左右。

（陈小军）

第四节 口咽癌

一、概述

临床口咽的解剖区域划分是：上界为硬腭水平，下界为舌骨水平，前界为舌根，后界为咽前壁，两侧为侧咽壁（图 18－1）。舌根表面黏膜凹凸不平，是因为黏膜下散在分布有淋巴滤泡组织，实际舌根黏膜和口腔舌一样是光滑的。舌根的肌组织和口腔舌相连续。

扁桃体区域呈三角形，前界为扁桃体前柱（腭舌肌），后界为扁桃体后柱（腭咽肌），下界是舌扁桃体沟和咽会厌皱襞。腭扁桃体位于此三角中。扁桃体外侧是咽缩肌，紧邻咽旁间隙。舌扁桃体沟划分开舌根和扁桃体区域。

软腭是一活动的肌性器官，两侧和扁桃体柱相接。软腭的口腔面是复层鳞状上皮，鼻腔面是呼吸道上皮。

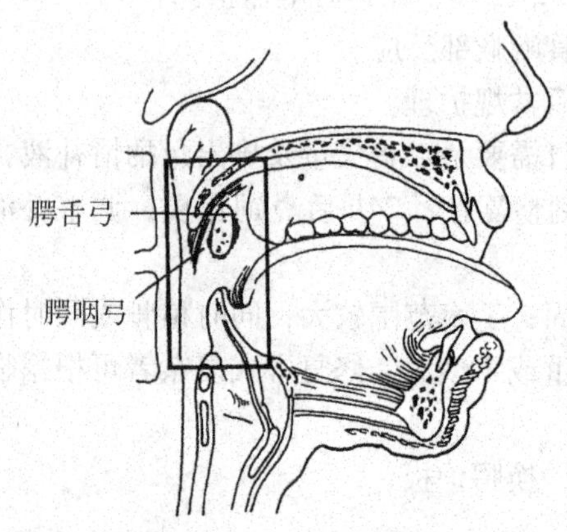

图 18－1　口咽区域的解剖划分

口咽部的恶性肿瘤仍以鳞状细胞癌最常见。扁桃体区域及舌根常发生淋巴上皮癌，也常见恶性淋巴瘤，除此尚有小唾液腺恶性肿瘤发生。

二、诊断

部位不同，症状不一。此处我们只讨论和口腔有密切关系而在诊断上易于混淆者。

1. 舌根部癌　舌根部鳞状细胞癌最早的症状常常是轻微的咽喉痛。此时不仅易被患者忽略，就是医师用常规的压舌板及触诊检查也难以发现，除非采用间接喉镜观察。稍大病变患者会感到吞咽痛，或感到耳内深部位疼痛。肿瘤进一步浸润发展，舌运动受限甚至固定，呼出气体有难闻的臭味。

促使患者就医常常是因为发现颈部淋巴结主要是颈上深二腹肌群淋巴结肿大。患者有时会主诉是在一夜之间肿起来而导致医师误诊为炎症。患者的这种感受可能是正确的。因为转移性淋巴结在增长过程中毫无症状，由于肿块中心坏死或内部出血而迅速增大并有压痛。因此，对于中老年患者有这些征象，口咽和鼻咽的详细检查非常必要。

舌根癌较早期即向深面肌肉浸润而无任何症状。发生于舌根侧面的癌可以浸润至舌扁桃体沟，由于此区无肌组织阻挡，肿瘤较易在颈部呈现肿块（下颌舌骨肌对于口腔舌部癌的扩展有一定阻挡作用，而舌扁桃体沟外侧无其他较大的肌组织起阻挡作用），临床可以从下颌角下方触及而易与肿大的淋巴结相混淆。肿瘤进一步扩展可累及会厌、喉及口腔舌，咽旁间隙受累则是晚期征象。

2. 扁桃体区域癌　发生于扁桃体前柱者均为鳞状细胞癌。有人将此部位发生的癌归之于磨牙后三角区，但其临床表现、扩展、治疗和预后是不同的。早期病变呈红色、白色或红白相间表现，常表浅而深部浸润极少。此期患者常无症状，如有也仅有轻微咽喉痛或吞咽不适。病变进一步发展则中心产生溃疡，向深部浸润腭舌肌，此期可能出现耳内反射性疼痛。病变向内上扩展入软腭及硬腭后部、上牙龈；前外侧扩展至磨牙后三角区、颊黏膜和下牙龈；前下扩展入舌。扩展累及的范围不同则可发生不同的症状和功能障碍。后方扩展累及颞肌及翼肌群，可发生不同程度的开口困难。严重开口困难属晚期征象，表明病变已累及鼻咽和颅底。扁桃体后柱癌不常见，即使发生，也难于确定系原发于此部位者。

扁桃体凹的肿瘤可以发生自黏膜或扁桃体本身。临床症状类似发生于扁桃体前柱者。病变较早累及口咽侧壁并侵入舌腭沟和舌根。癌瘤进一步发展可以穿透咽壁及咽旁间隙，向上扩展达颅底，但很少有脑神经受累症状。扁桃体恶性淋巴瘤一般呈现为大的黏膜下肿块，但当其发生溃疡时，其表现也颇似癌。

3. 软腭癌　几乎所有的鳞状细胞癌均发生自软腭的口腔面。早期软腭癌的临床表现和扁桃体前柱发生者相似。较大的病变由于软腭或腭垂的破坏除吞咽困难外，可能出现食物反流现象。患者就诊时病变大都尚局限于软腭部，张口困难、腭骨穿孔等常属晚期征象。

口咽癌无论发生于哪个部位，首站转移的淋巴结是颈上深二腹肌群淋巴结，然后沿颈静脉淋巴结链扩展。口咽癌的颈淋巴结转移率较高，甚至是患者就诊的首发症状。约50%的病例在初诊时即发现有颈淋巴结转移。病变愈大转移率愈高，T_3 和 T_4 病变者可达65%以上。

三、治疗

口咽部癌总的治疗原则是放射治疗根治，在原发灶控制的情况下，颈部淋巴结转移灶作根治性颈清除术。

原发癌的外科手术仅限于病变在2cm左右（软腭部直径不超过0.5cm）。舌根部肿瘤可从舌骨上进入或行侧咽切开术。较大的病变或放射治疗失败的挽救性手术，无论在舌根或扁桃体区域，常需离断下颌骨，甚至切除下颌支。气管切开及皮瓣修复设计是必需的。晚期病变仅能作姑息性治疗。

四、预后

口咽癌的预后较差。舌根部癌无论放射治疗或手术治疗，五年治愈率在30%左右。

（陈小军）

第五节 上颌窦癌

一、概述

上颌窦是上颌骨的空腔，呈锥体形，上部宽大，下端狭窄。分上、内、前外侧和后侧壁。四个壁中以内侧壁最薄，有1~2个裂孔和鼻腔相通。内壁和前外壁下方以锐角相连，构成上颌窦腔底，和牙槽突及腭骨水平部毗邻。磨牙和前磨牙根尖仅借一薄层骨（有时无骨质）与窦相隔（图18-2）。上壁分开眼眶和窦腔。后侧壁紧邻颞下窝，构成翼腭窝的前壁。上颌窦黏膜为纤毛柱状上皮。

以鳞状细胞癌占首位。此外尚有小唾液腺恶性肿瘤、恶性淋巴瘤、骨肉瘤等，但均较少见。

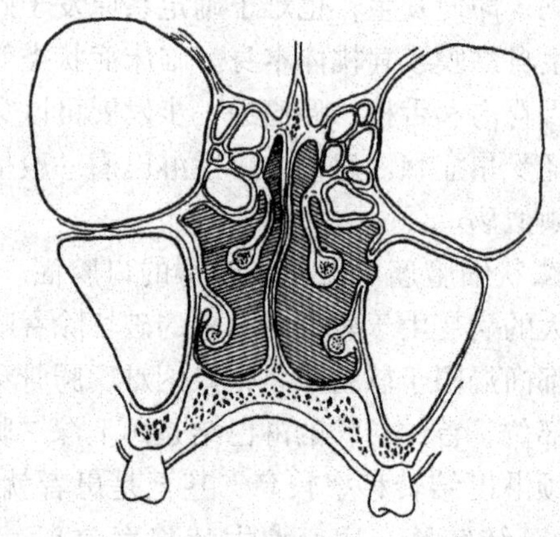

图18-2 通过磨牙区横断观察上颌窦和周围解剖关系

二、诊断

初期肿瘤在窦内生长，临床无任何症状。及至症状出现，常系肿瘤已破坏窦壁累及周围组织。但这些症状并非特异性，在无明显肿块突起而又缺乏警觉性，延误诊断者为数不少。窦壁各部位均可发生肿瘤，由于其生长扩展累及的器官不同而有不同征象。现将常见的征象列举如下。这些征象如不能以常见疾病解释时就应警惕肿瘤的存在，并作必要的详细检查以确诊。

1. 牙痛、牙龈麻木和牙松动　造成牙痛及牙松动最常见的原因是龋病和牙周病。当患者有这方面的症状而非龋病和牙周病及其他牙体病所致时，应当进一步查找原因，不要轻易地诊断为非典型性三叉神经痛，更不要任意拔牙。肿瘤所致的疼痛特点是持续性的，夜间更重，和任何刺激因素无关。除牙疼外常伴头痛、面颌部痛，甚至眼痛等。如果疼痛同时伴发牙龈蚁走感、发麻、发胀，就应高度怀疑上颌窦内肿瘤的存在。这些症状的出现大多系原发癌发生于上颌窦的下壁，压迫或破坏上牙槽神经所致。肿瘤进一步破坏牙槽突致牙齿松动、龈颊沟可以出现肿胀。文献报告上颌窦癌患者50%~70%有牙痛史。

2. 眶下区感觉异常或麻木　上颌窦癌患者可以眶下区蚁走感或麻木为首发症状而不伴

发其他征象。肿瘤的原发部位可能在前外侧壁、上壁接近眶下神经的部位；也可能原发部位在上颌窦后壁，肿瘤破坏翼腭管累及其内的上颌神经及腭降神经，此时可能有上腭异常感。有的病例伴有上颌牙痛及头痛。

3. 鼻腔症状　鼻的异常分泌和鼻塞是常见的主诉症状。鼻的渗出液常为血性或少量间断地出现；有时为浓血性伴有恶臭。如肿瘤原发于上颌窦内侧壁，鼻塞或异常分泌为早期征象。但不少病例系窦腔内肿瘤继发感染，合并上颌窦炎所致。如无其他肿瘤征象，也很容易误诊为鼻窦炎症而延误治疗。

4. 眼的症状　发生于上颌窦内上部的肿瘤累及鼻泪管，溢泪可能是早期征象之一。病变累及筛窦也可出现鼻腔方面的症状。眼球移位（向上外侧居多）、突出（窦腔上后壁骨破坏）可以单独出现，但大多系肿瘤广泛破坏所致。

5. 开口障碍以至牙关紧闭　原发于上颌窦后壁癌破坏翼突累及翼内、外肌时，可以出现开口困难、开口时偏向患侧。肿瘤继续发展、开口困难呈渐进性以至牙关紧闭。此时患者常伴发耳鸣、耳内闷胀感，表示肿瘤已侵入颞下窝，累及耳咽管，预示肿瘤已侵及颅底。

6. 面部肿胀或窦道　上颌窦前外及上外壁发生肿瘤很易破坏此区骨壁而在面颊部、颧颊部出现肿胀。肿瘤坏死可自发破溃或误诊切开而留有窦道。常见误诊为上颌骨骨髓炎。上颌骨骨髓炎是极其少见的，中年以上男性患者如在面颊有不愈窦道，首先应想到癌瘤，应从窦道深部刮取组织送病理检查。此种情况大多见于分化较好、发展缓慢的鳞癌。

上颌窦癌颈淋巴结转移率较少。但如肿瘤突破骨壁累及牙龈或龈颊沟黏膜时转移率则增加。下颌下及颈上深二腹肌群淋巴结是常见的转移部位，偶见转移至耳前区腮腺内淋巴结。

临床表现中如同时有 2～3 组症状和征象，诊断为上颌窦癌是不困难的。从治疗方面考虑，确切了解肿瘤累及的范围极其重要。CT 及 MRI 是最佳的影像检查方法。如无条件作这些检查，X 线平片投照颅底片、正位及侧位体层片是必需的，要注意上颌窦后壁和翼突破坏受累情况。鼻颏位片由于重叠影像较多，定位诊断价值不大。

常规的耳鼻喉科检查是必需的。眼球的活动度至关重要，如眼球活动外展受限，表明肿瘤可能累及眶上裂，非手术适应证。

确定病变性质仍需作活体组织检查。

三、治疗

上颌窦癌的治疗主要是手术、放射治疗和两者联合的综合治疗。单纯手术或放射治疗 5 年治愈率均在 30% 左右，两者联合可提高一倍以上，并主张手术前作放射治疗。

术前作 ^{60} 钴放射治疗，照射剂量为 45Gy 左右，休息 2～3 周后手术。如肿瘤仅限于上颌骨下部结构，可保留眶板。后壁或后下壁骨质破坏而翼突无骨质破坏者，可作包括翼突在内的全上颌骨切除术。术式可采用截除喙突、结扎上颌动脉，在翼突根部将其凿开，连同上颌骨一并切除。此术式出血少，术后功能障碍少。对眼球尽量保存，筛窦破坏、眼球移位或运动稍受限并非牺牲眼球的依据，但眶板，特别是上颌窦后近眶尖部分或眶底骨膜受肿瘤破坏，可能需要牺牲眼球以获取正常周界。龈颊沟受累侵及颊部软组织者，宜从骨膜外翻开皮瓣，切除的软组织要足够，所遗创面以皮片修复。

上颌骨切除后的骨缺损，可在手术后 3～4 周以赝复体修复，并在其上作义齿恢复殆关系。

颈淋巴结有转移者应作根治性颈清除术。对于 N_0 疖例可以考虑作选择性放射治疗。

四、预后

上颌窦癌治疗失败主要是原发癌未被控制。因此，原发癌治疗是否完全彻底是提高治愈率的首要关键。^{60}钴手术前照射加根治性的外科手术，5 年治愈率可达 60% 左右。

（陈小军）

第六节　口底癌

一、概述

口底是位于下颌骨间的一个“U”形区域：后至舌腭弓，内侧与舌腹侧相接，外侧及前缘至下龈内侧。口底癌多为鳞状细胞癌，仅少数来源于小涎腺的腺上皮癌。约占口腔癌的 15%，多发生在 40 岁以上，男性多于女性。

二、诊断

（一）病史采集

口底浸润性溃疡，初期疼痛很易被患者忽视。可来自白斑或扁平苔藓恶变，此时癌周或可见伴存的白色病损。浸润周围组织可致舌活动受限、继发感染、疼痛、流涎、影响进食等症状。相关症状出现的先后顺序。

有无进行治疗，肿物反应。

有无同侧或对侧颈部肿物。

有无吸烟、酗酒；患者年龄、性别；家族肿瘤史。

（二）体格检查

1. 局部检查　口底癌以发生在舌系带两侧的前口底最为常见，其次为第 1、2 磨牙的舌侧口底区。肿瘤相应部位可能有不良修复体等慢性刺激因素存在，也可存在有白斑、扁平苔藓等癌前病损。

病灶可表现为浅表状红斑或黏膜面呈浅表溃疡或呈肉芽状隆起，肿瘤边界不清。浸润性生长，基底硬，或为裂隙状溃疡，周围组织有浸润。由于口底区域不大，极易侵犯临近组织，应确定肿物范围：向深部累及舌腹面、舌肌及舌外肌，舌活动因而受限；向外侵及牙龈和下颌骨，可伴继发感染，肿瘤浸润牙槽突及颌骨浸润可导致牙列松动；是否越过中线。记录病变的大小，计算肿物体积。

颈部检查：淋巴结转移早，且常常出现双侧颈淋巴结转移。最常见的受累淋巴结是颌下及二腹肌淋巴结。T_1 病变淋巴结转移率低（$<10\%$），T_3、T_4 病变就诊时淋巴结转移率为 50%～70%，其中 20% 是双侧淋巴结转移。

2. 全身检查　检查记录患者的体位、精神状况、营养程度，以及体温、心率、血压等等。晚期患者可出现贫血、消瘦等症状。

（三）辅助检查

1. 实验室检查　血常规一般无异常，晚期患者常有红细胞减少、血沉加快等改变。

2. 影像学检查

（1）常规 X 线检查：了解有无颌骨骨质破坏，边缘呈虫蚀状；胸片检查了解肺部有无转移灶。

（2）CT：显示肿物浸润范围，判断骨质受侵情况。增强扫描协助判断颈部转移淋巴结的内部结构、数目及是否侵犯颈动、静脉。

（3）MRI：显示软组织病变的全貌并能立体定位，在对血管的侵犯以及肿瘤的分期方面优于 CT。

3. 特殊检查　病理活检：舌癌定性的诊断标准。于阻滞麻醉下在正常组织与肿物交界处切取 0.5 ~ 1cm 组织送检，缝合不用过紧，尽早拆除。病理确诊后尽快手术。

（四）临床分期

同本章“舌癌”。

（五）鉴别诊断

（1）早期口底癌需与复发性口疮或创伤性溃疡鉴别。

（2）根据病史鉴别牙龈癌、舌癌侵犯口底还是口底癌侵犯牙龈、舌。

三、治疗

（一）治疗原则

加强防癌普查，做到早发现、早诊断、早治疗。确诊后，根据肿瘤组织来源、分化程度、临床分期及全身情况，制定以手术为主的综合治疗方案。

（二）术前准备

常规术前准备，排除手术禁忌证，并改善患者体质。术前维护口腔卫生。口底手术需注意术后的呼吸畅通问题，必要时做预防性气管切开。

（三）治疗方案

0 期：原发灶扩大切除术 + 颈淋巴结处理。早期浅表者（T_1）可用放射治疗或低温治疗；已侵犯深层及骨膜者应施行手术治疗，并同时切除下颌骨方块切除术；肿瘤已波及口底肌群，施行口底肌群及舌下腺一并切除术；肿瘤侵犯舌肌，应施行舌体部分切除术。颈淋巴结可以有以下 3 种处理方法：①功能性颈淋巴清扫术，保留颈内静脉、副神经和胸锁乳突肌。由于可能存在隐匿性转移，因此在 cN_0 患者也应进行预防性的全颈淋巴清扫术式，另外，舌癌常发生颈深中淋巴结转移，故一般不选择肩胛舌骨上颈淋巴清扫术式。②放疗。③结合患者具体情况可以考虑密切随访观察，暂不行颈颈淋巴清扫。

Ⅰ期、Ⅱ期：口底原发灶扩大切除术 + 颌骨方块切除（组织瓣同期整复术） + 颈联合根治术。切缘黏膜直接缝合，可不同程度影响舌体运动。根据缺损大小选择应用前臂皮瓣、舌骨下肌群皮瓣、股薄肌皮瓣、胸大肌皮瓣组织瓣 + 自体骨或钛板修复。高分化鳞癌行选择性舌骨上淋巴清扫术，如发现颌下或颏下淋巴结转移，再行颈淋巴清扫术；中、低分化鳞癌行选择性颈淋巴清扫术；如肿瘤侵犯越过中线，还需行对同期或分期侧颈淋巴清扫术，此时应尽量保留一侧颈内静脉，防止颅内压升高。

Ⅲ、Ⅳ期：术前化、放疗 + 舌颌颈联合根治术 + 组织瓣同期整复术 + 术后化、放疗。由于放疗可能受区血管损伤导致组织瓣血管吻合失败，同时影响术后创区愈合，因此术前诱导化疗（PVP、PM 方案）更为常用。有肿瘤远处转移患者，采用化、放疗等姑息治疗，一般不宜手术。

（四）术后观察及处理

同本章“舌癌”。

四、随访

出院带药，口服抗生素 1 周。

加强营养及支持治疗，饮食从流质、半流逐渐向正常饮食过渡。

切缘病理阳性或证实颈部淋巴结转移患者，术后 5 周内进行化放疗。放疗剂量需在 5 000cGy以上，行组织瓣整复者不宜超过 7 000cGy，以免影响皮瓣存活。化疗方案同术前化疗，常用联合化疗，选用疗程短的冲击疗法，如 PVP、PM 等方案，每月 1 次，重复 5 ~ 6 个疗程。

定期门诊复诊，3 月 1 次。包括局部有无可疑溃疡、肿物，颈部有无肿块；可复查 CT、胸片，了解有无局部深处及肺等有无复发、转移。

五、预后

口底癌 5 年生存率一般在 50% 左右。淋巴结转移是决定患者预后的最重要因素。

（陈小军）

第三篇

口腔正畸

第十九章　错殆畸形的早期矫治

第一节　早期矫治的概念与方法

早期矫治（early orthodontic treatment）是在儿童生长发育的早期阶段，一般指乳牙列期及替牙列期，即3.5~12岁之间的儿童，对其进行的较为简单的正畸预防和治疗，通过预防和治疗引导牙、牙列、殆、颌面部正常生长。生长发育早期儿童的牙列、殆、颌面部骨骼、肌肉的生长，是人体一生中最活跃的生长阶段，生长的速度快、变化大，组织细胞代谢最活跃，牙周组织及颌骨的可塑性大，对矫治力的反应好，适应性强，改建快，因此利用生长力顺势矫治，常可取得事半功倍的疗效。

一、基本概念

1. 早期矫治的内容　包括预防性矫治、阻断性矫治。预防性矫治（preventive treatment）是在胎儿及幼儿阶段，通过母体营养和疾病的控制、幼儿健康的预防保健、充分发挥口颌的正常功能、尽早去除可能导致牙颌畸形的因素等，促进口颌系统软硬组织朝正常方向生长发育。阻断性矫治（interceptive treatment）是对已经出现的早期畸形、不良习惯等进行较为简单的正畸治疗及肌功能训练，防止畸形进一步发展，减轻错殆畸形对口颌系统生长发育的影响。预防矫治与阻断矫治两者之间只有时间上的区别，预防矫治为“防患于未然”，阻断矫治是去除“星星之火”以阻止其燎原。

2. 早期矫治的时间　包括胎儿在母体内生长发育、分娩及出生后的较长一段时期。一般而言，在乳牙殆完成（2.5~3岁）前，牙列尚未成形，幼儿一般无法合作，这个阶段的主要任务是观察、预防。临床上实施正畸早期矫治的时间，从年龄来说是3.5~12岁；从Hellman牙龄上看，大多是指对乳牙列完成期（牙龄ⅡA），至替牙列后期（牙龄ⅢB、ⅢC）。美国正畸医师学会（American Association of Orthodontists，AAO）建议儿童7岁前应接受正畸普查，认为早期矫治的益处有：诱导颌骨正常发育、协调牙弓宽窄、调整萌牙次序、减少前突牙外伤机会、纠正口腔不良习惯、增进儿童美观和自信、简化和缩短后期矫治疗程、减少恒牙阻生、去除语音障碍及为恒牙萌出做缺隙的保持和扩展等。

有关正畸矫治择期的争论由来已久。就大多数儿童而言，普遍认为11～13岁第二恒磨牙萌出前后，即早期恒牙列期，从骨龄看，正处于青春发育的生长高峰前期及高峰期的儿童，顺应生长发育，为开始正畸矫治的最佳时机。而对第二恒磨牙已建𬌗完成的恒牙列早期，已过生长高峰期的儿童的正畸治疗，一般不列入早期矫治的范畴，而归属于恒牙列初期常规正畸治疗的范围。

Hellman 牙龄发育阶段：

Ⅰ 乳牙𬌗完成前期；

ⅡA 乳牙𬌗完成期；

ⅡC 第一恒磨牙开始萌出期；

ⅢA 所有的第一恒磨牙及前牙萌出完成期；

ⅢB 乳磨牙脱落、后继前磨牙开始萌出期；

ⅢC 第二恒磨牙开始萌出期；

ⅣA 第二恒磨牙萌出完成期；

ⅣC 第三恒磨牙开始萌出期；

ⅤA 第三恒磨牙萌出完成期。

其中，字母A、B、C分别表示为attainment（完成）、between（进行中）、commencement（开始）的缩写；Hellman牙龄表示法多用于生长期儿童正畸诊断表述中。

3. 早期矫治的目的　儿童期牙颌畸形的临床表现主要涉及牙、牙列、颌骨、颜面及功能等方面的障碍，早期防治的目的是维护和创造口颌系统的正常生长发育环境，建立有利于正常建𬌗的咬合功能运动环境。包括：①预防并及时去除一切妨碍牙、𬌗、颌面生长发育的不良习惯及因素；②保持乳牙列的健康、完整和正常功能运动；③密切观察及促进替牙列期乳恒牙的替换，引导儿童正常地从替牙列过渡到恒牙列；④改善不良的颌骨生长型关系，引导上下颌骨的协调发育，促进儿童牙、𬌗、颌、面正常发育及抑制其不良生长，从而促进儿童生理和心理健康的正常发育。

二、早期矫治的方法

早期矫治时最常用的方法是牙诱导、𬌗诱导和生长诱导，通过这些方法引导牙、𬌗、颌面正常生长发育。

1. 牙诱导（tooth guidance）　替牙列时期恒牙萌出时位置异常，当分析清楚产生异常的原因后，应及时去除病因，诱导牙齿移动到正常的位置上。最常见的是乳牙迟脱的患儿，当及时拔除乳牙后，已错位萌出的恒牙常可自行调整到正常的位置上；相反，如未及时拔除迟脱的乳牙常造成恒牙错位。此外，如果下颌第一前磨牙萌出时位置不足，有阻生的趋势时，可以片切下颌第二乳磨牙牙冠的近中面，为下颌第一前磨牙萌出提供间隙，以诱导下颌第一前磨牙正常萌出。

2. 咬合诱导（occlusive guidance）　当存在咬合干扰或一些不良的口腔习惯，使乳牙𬌗或替牙𬌗发生异常时，应当及时去除一切障碍，以诱导𬌗正常发育。例如乳前牙反𬌗的患儿，由于哺乳姿势不正确，长期平躺吃奶瓶，下颌过度前伸，或下颌习惯性前伸形成肌源性乳前牙反𬌗时，应及早地纠正不良习惯，改正乳前牙反𬌗，消除乳尖牙𬌗干扰，引导𬌗正常发育；如果不及时矫正，畸形将随着生长发育而发展成严重的骨性反𬌗。再如个别患儿上颌个别切牙舌向错位、内倾或切牙舌侧舌隆突过大，妨碍下颌近中生长调位而形成磨牙远中殆关系时，应及时纠正切牙舌向错位、内倾，以便下颌随生长而向前调整，以诱导患儿从磨牙远中殆关系调整为中性殆关系。序列拔牙也是一种殆诱导的方法，应用于替牙殆期，通过拔牙手段矫治严重的牙列拥挤。

3. 生长诱导（growth guidance） 生长诱导是生长发育期儿童，当存在影响全身和颌面部正常生长因素存在时，通过全身的和颌面部的治疗方法，及时去除可能的影响因素，引导牙、殆、颌面朝正常方向生长。全身因素如佝偻病儿童，由于患者营养摄入不均衡，造成骨质疏松，下颌骨的形态在升下颌与降下颌肌肉的张力作用下常发生变形，从而造成牙颌面发育畸形。因此应早期进行全身治疗，补充营养，增加钙的摄入，阻止佝偻病的进一步发展，引导儿童全身及牙、殆、颅面正常生长。再如，上下颌骨存在差异性生长，出生时下颌相对上颌而言处于远中位置，由于下颌生长快于上颌的生长，下颌将逐渐调整到正常位置。但如果存在妨碍下颌生长的因素，则将影响其正常生长调整。正畸医师应及时去除影响因素，通过早期矫治引导下颌正常地向前下生长，使上下颌关系在三向协调。

（董丽艳）

第二节 早期矫治的特点

一、生物学特点

这一阶段，儿童全身生长发育较快，殆关系处于乳牙列建殆和乳、恒牙列替换期，颅面骨骼也处于快速生长改建期，同时在心理上也处于快速发育的不稳定时期。患儿自身生长发育潜力大，细胞代谢活跃，牙周组织及颌骨可塑性大，对矫治力反应好，对矫治的适应性强，十分有利于畸形的矫正。同时，由于该期患者的畸形特征往往未完全表现出来或表现得不充分，一些骨性畸形或生长型可能会延续到生长发育停止，容易造成诊断错误或矫治不彻底。

二、临床特点

1. 矫治时机 错殆畸形早期矫治时机的把握非常重要，由于儿童在此期生长发育速度快，特别是在替牙列期牙殆变化快，通常应根据牙龄、骨龄及智龄（患者合作状态）判断。

（1）乳牙列的矫治：最好在3.5～5.5岁之间矫治，此时乳牙根已发育完全，且未开始吸收，患儿配合好，矫治效果好。如矫治过早，幼儿常不能合作；矫治过晚，乳切牙已开始吸收，加力时乳切牙容易脱落。

（2）混合牙列的矫治：如前牙反殆，一般应在恒切牙的牙根基本发育完成时再进行，一般在8～9岁左右；如在牙根发育不全时过早矫治或使用的矫治力过大，常影响恒切牙根的发育，造成牙根吸收。

（3）颌骨畸形的早期矫形治疗：应在生长高峰期前及生长高峰期进行，年龄约在9～12岁前（男性约晚于女性1～2年）进行。如治疗过早，因颌骨生长未完成，矫正后需长期观察和维持，从而人为地延长了治疗时间。

（4）扩大上颌基骨宽度的治疗：应在腭中缝完全融合前进行，一般不应大于15～17

岁；否则牙弓的扩大主要为牙的颊向倾斜，且疗效不稳定。

2. 矫治器　选用的矫治器应简单，临床多选用活动矫治器、功能性矫治器和局部固定矫治器（如2×4技术），一般不选用复杂的固定矫治器。

3. 矫治力　早期矫治的施力应根据治疗的对象（牙或颌骨）不同而异，通常对牙的矫正应采用柔和的轻力，而对颌骨的矫形治疗应施用重力。

移动牙应选用轻而温和的矫治力，以诱导牙移动到正常位置，施力的位置应尽量靠近牙颈部，以便牙尽量地接近整体移动。特别是移动乳切牙时应用轻而温和的力，着力点在牙颈部，以便乳切牙尽量达到整体移动，并引导恒切牙牙胚随之移动；如对乳切牙施力过大，冠根反向倾斜移动，乳牙根将压迫恒切牙牙胚使之舌侧移位。

促进颌骨生长而进行矫形治疗时，则应选用较大的力值。如前牵引上颌骨、刺激上颌骨周围的骨缝生长，一般初始前牵引力每侧可达500g，在矫治器固位允许的情况下，尽量加大力值至每侧1 000g。选用功能性矫治器矫治下颌后缩的患者时，采用功能性矫治器，使下颌再定位后产生肌力进行治疗，也要注意在重建咬合中，不能过度移动下颌位置，一般初次不超过5～7mm，如下颌严重后缩可分次前导完成治疗。用颏兜抑制下颌生长时，矫治力一般每侧300～400g，不能超过500g。否则过大的力可使下颌骨变形，下颌体后下旋，下颌角前切迹深，给以后可能进行的外科正畸联合治疗造成困难。

4. 矫治疗程　矫治疗程不宜太长，矫治装置应简单，在口内戴用的时间不宜过长，一般不超过6～12个月，可间断观察后再继续戴用，否则将因矫治器的限制而妨碍牙、𬌗、面的正常发育。

三、早期矫治的优缺点

早期矫治是在儿童生长发育的早期阶段进行的正畸治疗。在这一阶段，儿童全身生长发育较快，颅面骨骼也处于快速生长改建期，𬌗关系处于牙列替换和恒牙列建𬌗阶段，同时在心理上也处于快速发育期。所以，在这一阶段进行矫治既有其优点，又有缺点。

1. 早期矫治的优点

（1）早期矫治处于生长发育快速期，可充分利用生长发育优势，消除引起畸形的病因，阻断畸形的进一步发展，引导面颌正常生长。

（2）在患者年龄较小时进行矫治，选择的矫治方法和矫治器简单，对社会活动的影响较小。

（3）早期去除畸形干扰后，减少了后期治疗的复杂性，矫治效果可以更好，费用较低。

（4）早期矫治可及时消除畸形，防止畸形给儿童造成心理和生理上的伤害。

（5）错𬌗畸形的早期预防或矫治，可降低畸形的严重程度，免除今后可能的正畸治疗或降低治疗的难度。

2. 早期矫治的缺点

（1）早期进行矫治时，患者的畸形特征往往未完全表现出来或表现不充分，容易造成诊断失误或矫治不彻底。

（2）由于早期矫治过程正处于生长发育阶段，一些骨性畸形或生长型可能会延续到生长发育停止，因而矫治时间可能较长，甚至反弹复发。

（3）早期矫治所涉及的有关生长发育方面的知识较多，要求医师对这些知识有较全面的掌握和灵活应用，否则容易造成医源性损害。

（4）早期矫治一般使用活动矫治器，难以准确定位牙齿。同时，选择矫治器不当及使用时间过长，可能妨碍患者的生长发育。

（5）患者年龄较小，依从性较差，需要儿童及家长密切配合。

（董丽艳）

第三节　早期预防及预防性矫治

预防矫治（preventive orthodontics）系指自胚胎第6周（牙板开始发生）至恒牙列（不包括第三磨牙）建殆完成前的这段时期，通过定期检查，对影响牙（包括乳牙及恒牙）、牙槽骨、颌骨等正常生长发育变化中的全身及局部不良因素及时发现并去除，或对已有轻微异常趋向者从速纠正，或以各种方法诱导其趋于正常，从而使牙列顺利建殆，颌骨协调发育，颜面和谐生长，功能健全形成及儿童心理发育健康。预防矫治包括早期预防和预防性矫治两方面的内容。

一、早期预防

1. 胎儿时期的预防　母体的健康、营养、心理及内外环境对胎儿的早期发育十分重要。在妊娠期的40周中，胎儿在母体内一刻不停地完成着各脏器的发育成形。尤其是妊娠初期头3个月，稍有差错就会留下相应的畸形，而妊娠后期又是神经系统的重要发育期，故母体的健康是优生和避免畸形的关键。为此，孕期母亲应注意以下问题：

（1）保持良好的心理状态，心情愉快。孕妇的精神活动是最重要的“胎教”。

（2）重视孕期营养，摄入丰富的含糖、蛋白质、脂肪、钙、磷、铁等无机盐类食物和多种人体需要的维生素，以保障胎儿在母体内能正常生长发育。

（3）避免患急性发热性疾病，如流感、疱疹等。妊娠早期，这类病毒感染的疾病，常常会影响胎儿的面、颌部早期生长发育。据报告，母亲在妊娠3~4个月内患风疹其胎儿畸形可高达15%~20%，可能造成牙发育不全、牙缺损、唇腭裂、小颌畸形、小头畸形、先天性心脏病等。

（4）避免接受过量的放射线照射，避免接触有毒、有害物质及污染的环境。这些都是导致胚胎死亡而流产、致畸，以及胎儿发育迟缓或功能不全的重要诱因。

（5）避免摄入过量的烟、酒、咖啡，避免服用一些化学药物以及吸毒等。这些均可妨碍胎儿在子宫内的正常生长发育，造成一些影响牙及颜面美观和功能的发育畸形。

（6）正常分娩，对保障胎儿颅面健康生长发育十分重要。应加强围生期保健（从妊娠28周到产后7天为围生期），避免分娩时对颅面的创伤致畸。

2. 婴儿时期的预防

（1）正确的喂养方法：提倡母乳喂养，喂养的姿势为约45°的斜卧位或半卧位。正确的喂养位置和足够的喂养时间（每次约半小时），是婴儿正常吮吸活动的保障。因为婴儿正常吸吮时，唇颊肌及口周肌功能收缩运动，可以刺激面颌部的正常生长发育。如果只能采用人工喂养时，则应请妇儿科医师给予指导，最好使用解剖形的扁形奶头使与口唇外形吻合，才不会泄露空气（图19-1）。此外，奶头孔不宜过大，以使有足够的吮吸功能活动，刺激面颌部的正常牛长。不论母乳喂养还是人工喂养，婴儿都不能睡着吮奶，因为长期睡着吮奶，可能使下颌过度前伸、偏斜而形成上下颌骨矢状向及侧向位置不调。

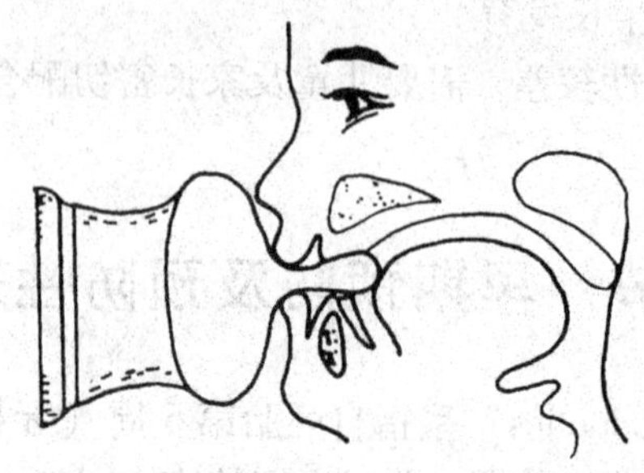

图 19－1　解剖式奶嘴

（2）正确的睡眠位置：婴儿多数时间是在睡眠和床上活动，应经常更换睡眠的体位与头位，以免因长期处于一种体位与头位；使头受压变形而影响面颌的正常生长。

（3）破除不良习惯：婴儿时期常因吮吸活动不足或缺乏与周围亲人的情感交流，而常有口腔不良习惯，如吮拇、吮指、吮咬唇或咬物等。如果发现有口腔不良习惯，应尽早破除，长时间的口腔不良习惯将影响牙及面颌部的正常生长发育。

3. 儿童时期的防治

（1）饮食习惯：儿童时期全身和颅颌面的生长发育很快，应注意补充富含营养和一定硬度的食物，促进和刺激牙颌正常发育。应避免偏食，教育儿童养成良好的饮食习惯。

（2）防治疾病：如有扁桃体过大、鼻炎、鼻窦炎时，应尽早治疗，以维持呼吸道通畅，从而避免口呼吸习惯。长期呼吸功能异常的患儿，常可造成牙颌畸形，因为通畅的鼻呼吸才能促使腭部在发育过程中正常下降；此外，一些影响生长发育的急性或慢性病也应尽早治疗，否则将影响牙及颌骨的发育。例如恒牙釉质的钙化发育期为：第一恒磨牙在出生当时；上下中切牙、下侧切牙及上下尖牙在出生后第 3～5 个月；上侧切牙在出生后第 2 年初；第一前磨牙在出生后第 3 年左右开始；第二前磨牙在出生后第 4 年左右开始。这些牙的釉质发育不全就记录了其在生命发育期中的全身障碍。因此，出生后患儿全身健康的维护对牙釉质钙化及口颌系统的发育十分重要。

（3）防龋：防龋是口腔预防保健的首要任务。由于乳牙列从 3 岁建殆直至 12 岁左右才被恒牙替换完，因此在儿童时期，保持乳牙列的健康完整十分重要。应养成儿童良好的刷牙和口腔卫生习惯，可通过窝沟封闭等避免龋坏的发生。如已发生龋坏，应及时治疗，恢复乳牙冠的正常外形以保持牙弓的长度及正常的咀嚼刺激，才能保障后继恒牙顺利萌出建殆。

（4）心理维护：婴幼儿喜欢亲人的拥抱、抚摸、引逗等亲昵活动。通过母乳哺育、母亲的依偎、微笑及照顾，可使其产生愉快和安全感，得到生理上的满足，这种满足有利于小儿的心理发育。反之缺乏亲人爱抚，则会影响其身心及智力发育，表现出胆小、孤独、迟钝等。据报道，疲倦、饥饿、不安全感、身体不适等均可导致幼儿吮指习惯。不良习惯也可对幼儿造成不利的心理刺激，特别是对年龄稍大的儿童，吮指行为及其所形成的牙颌畸形，常引起同学的讥笑和大人的责难，可造成某种程度的心理伤害，对此，家长决不能采取责备、吓唬或打骂的方法。其实，一些年龄较大的患儿常已意识到不应吮唇、吮指等，而且希望不这样做，但做不到，这时家长、老师、医生的正确指导及恰当的治疗才是唯一正确的方法，才能获得良好效果。

二、预防性矫治

预防性矫治包括：维持正常牙弓长度的保隙、助萌、阻萌，维护正常口腔建殆环境，去除咬合干扰，矫正异常的唇、舌系带，以及刺激牙颌发育的咀嚼训练等。因为完整的牙列、正常萌替和正常的功能运动，是促进牙颌面正常发育的基础。临床需要进行正畸预防性矫治和处置的情况主要有：乳牙或恒牙早失、乳牙滞留、恒牙萌出异常及系带异常。

1. 乳牙或恒牙早失

（1）病因：常见原因为龋齿、外伤、医生处理不当而过早拔除。

（2）临床表现：常见为以下四种。

下乳尖牙早失：可致下切牙向远中移动，下牙弓前段缩短，使上下牙弓大小不协调，常造成前牙深覆殆及牙中线偏移。

乳磨牙早失：第二乳磨牙早失后，第一恒磨牙常前移，以致后继前磨牙萌出位置不足而错位萌出及前方牙拥挤。多数乳磨牙早失，将明显影响咀嚼功能，造成单侧咀嚼和前伸下颌咀嚼习惯，可能造成单侧后牙反殆或前牙反殆。

恒上切牙早失：恒切牙早失后，破坏了牙弓的完整性，缺隙两侧的牙向缺隙区移动、倾斜，而使上下牙弓的咬合关系紊乱，上牙中线丧失。

第一恒磨牙早失：邻牙向缺隙倾斜、移位，对殆磨牙伸长（supereruption），殆关系紊乱，影响下颌功能运动，咀嚼功能受障碍（图 19－2）。

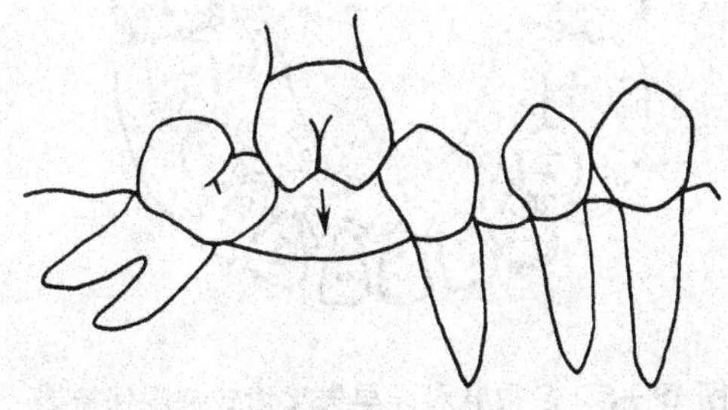

图 19－2　$\overline{6}$早失，$\overline{7}$近中倾斜，$\overline{5}$远中倾斜，对殆牙伸长

（3）诊断

乳牙早失：主要通过临床检查及 X 线片，如乳牙提前脱落，X 线片显示后继恒牙牙根尚未发育或仅形成不到 1/2，牙冠殆面有较厚的牙槽骨质覆盖即可诊断为乳牙早失。

恒牙早失：通过临床病史、口腔检查和 X 线牙片可以确诊。

（4）矫治

1）乳牙早失的治疗：为保持牙弓长度，使后继恒牙萌出有足够的位置，临床上常采用缺隙保持器。缺隙保持器的适应证及要求如下：

适应证　①乳牙早失，恒牙胚牙根形成不足 1/2，牙冠上覆盖有较厚的骨组织；②间隙已缩小或有缩小趋势；③一侧或双侧多数乳磨牙早失，影响患儿咀嚼功能者。

要求：①能保持牙弓长度；②不妨碍牙及牙槽高度、宽度的发育；③能恢复一定的咀嚼功能。

常用的缺隙保持器：

a. 丝圈式固定缺隙保持器（图 19－3），常用于个别后牙早失，注意丝圈应离开牙槽嵴 1～2mm，不妨碍牙槽嵴宽度的发育，并与邻牙有良好的接触以保持缺隙的宽度。

b. 固定舌弓（图 19－4），常用于下乳尖牙早失，在下颌第一磨牙做带环附固定舌弓，以维持下牙弓长度，在舌弓上焊阻挡丝维持下切牙与第一乳磨牙位置，使之不向缺隙移动。

c. 活动义齿式缺隙保持器（图 19－5），用于多数乳磨牙早失，可用活动义齿式缺隙保持器保持缺隙并恢复一定的后牙咀嚼功能。

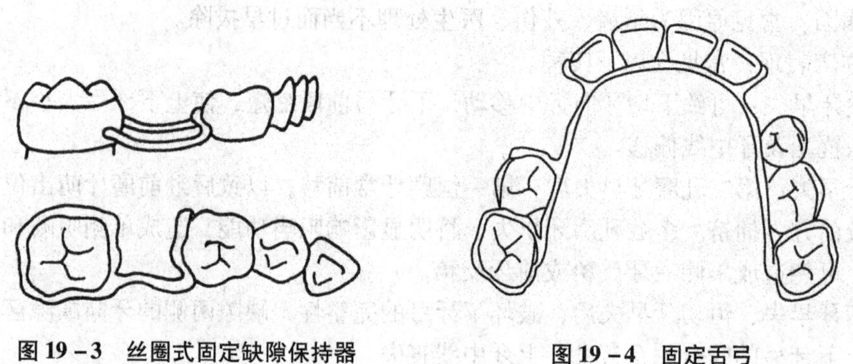

图 19－3　丝圈式固定缺隙保持器　　图 19－4　固定舌弓

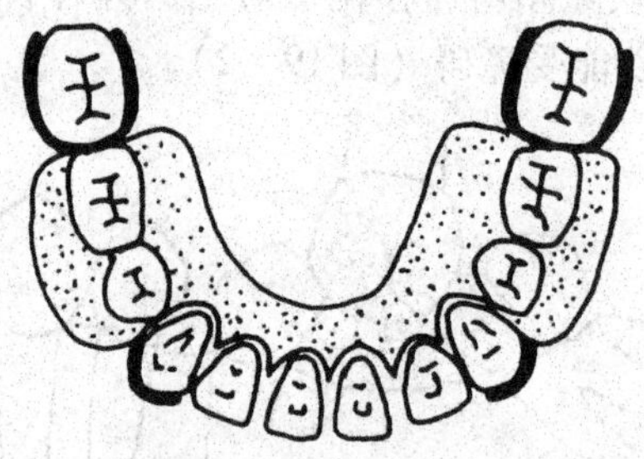

图 19－5　多数乳磨牙早失义齿式缺隙保持器

d. 缺隙开大矫治器（图 19－6），磨牙已近中移动，缺隙已缩小的患者可设计活动矫治器推磨牙向远中。也可采用固定矫治器，在增加前段牙弓支抗的条件下，用螺旋弹簧开展间隙，推第一磨牙向远中，或戴唇挡推磨牙向远中（图 19－7）。

2）恒牙早失的治疗：一般也应酌情考虑是否采用间隙保持器保留间隙，保持缺隙的目的是待以后作义齿修复，即终身需戴义齿。如果判断困难，亦可待牙替换完后再作全面的矫治计划。但正畸临床中，比较常用的是用邻牙前移的替代疗法代替早失牙。常见的有：

上中切牙早失：可将侧切牙移至中切牙的位置上，并保持中切牙宽度的间隙，并先形成暂时冠，待成年后做全冠修复，恢复中切牙的外形。同时还应顺次让尖牙前移并磨改外形以代替侧切牙，继而让第一前磨牙顺次前移代替尖牙，其余后牙均顺次前移，尽量使上下颌牙列建立良好的尖窝关系（图 19－8）。

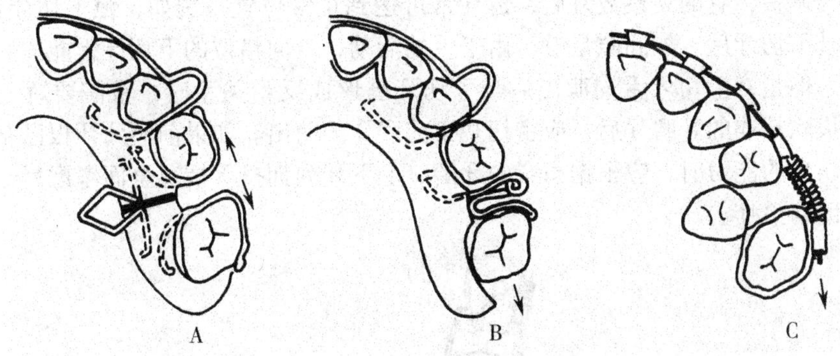

图 19－6　扩大缺隙的矫治器

A. 用分裂簧；B. 用双曲簧；C. 用开大弹簧

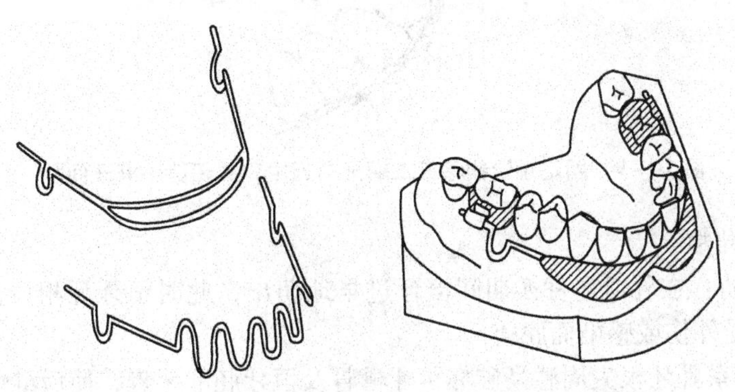

图 19－7　推磨牙向远中的唇挡

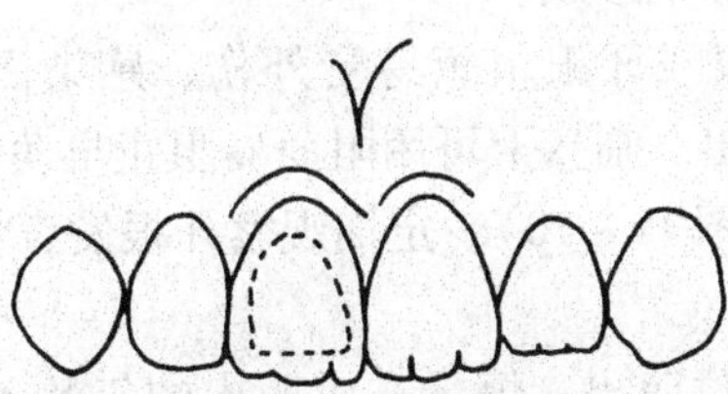

图 19－8　恒中切牙早失，侧切牙甲冠修复成中切牙外形，尖牙牙冠改形成侧切牙外形

第一磨牙早失：可酌情让第二磨牙前移代替第一磨牙，矫治过程中应注意防止第二磨牙近中移动时牙冠的近中及舌向倾斜，以及牙冠的近中舌向旋转，同时还应防止对𬌗磨牙伸长形成𬌗干扰（图 19－9）。

2. 乳牙滞留

（1）病因：多为恒牙胚因外伤、异位、萌出道异常，使乳牙根完全或部分未被吸收而滞留。此外，可因乳磨牙严重龋坏致根尖周感染造成乳牙根粘连而滞留。

（2）诊断：主要通过临床检查评估乳牙是否逾期未脱，恒牙是否易位等。常见为下切牙和上侧切牙舌向萌出，上尖牙阻生、唇向或异位萌出而相应的乳牙未换。如果系乳磨牙粘连者，常可见龋损及充填治疗痕迹，主要通过 X 线牙片确诊。

（3）矫治：应先摄 X 线片，在确定有相应恒牙胚存在时，尽早地拔除滞留的乳牙，以便于恒牙萌出调整，有的观察数月后，恒牙常可达到正常位置。例如，恒下切牙舌向萌出，在拔除滞留乳下切牙后，如间隙足够，由于舌的活动，舌向错位的下切牙常能向唇侧移动到正常的位置。但是，上切牙舌向萌出后与下切牙已形成反𬌗关系时，常需要矫正。乳磨牙粘连的患者拔除粘连的乳磨牙后，应密切观察前磨牙的萌出。如果前磨牙牙根已基本形成但又缺乏自行萌出的能力时，应根据患者的牙龄、上下牙列拥挤等情况全面考虑后，再决定是否进行牵引助萌治疗。

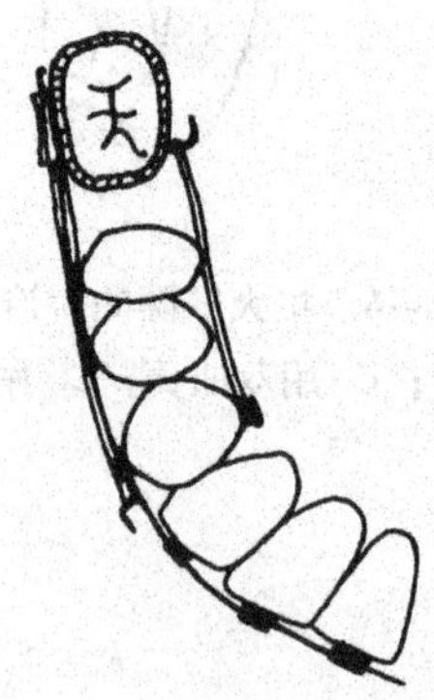

图 19－9　固定矫治器移第二磨牙向近中，关闭第一磨牙间隙

3. 恒牙萌出异常

（1）恒牙早萌：在乳恒牙替换期间恒牙过早地萌出，此时恒牙牙根刚开始形成或尚未形成，早萌牙易受外伤或感染而脱落。

1）病因：多系乳牙根尖周感染破坏了牙槽骨及恒牙胚的牙囊，使后继恒牙过早萌出。

2）诊断：恒牙萌出时间过早时，临床检查可发现早萌牙常有轻度松动，X 线片显示恒牙根尚未形成或仅有近颈 1/3 牙根形成。

3）矫治：早萌牙因无牙根或牙根很短易受外伤、感染而脱落。因此应阻止其继续萌出，等待牙根形成后再让其萌出。临床上可用阻萌器阻止早萌牙萌出。阻萌器是在丝圈式缺隙保持器上加焊一根阻萌丝（图 19－10）。定期观察牙根发育情况，如牙根已形成 1/2 以上时，可取下阻萌器让其萌出。

（2）恒牙迟萌、阻生及异位萌出：恒牙在应萌出的年龄不萌而对侧同名牙已萌出时为迟萌。多系恒牙胚位置异常、缺乏萌出力或萌出道间隙不足所致。

1）病因：常见原因为①乳磨牙早失后第一磨牙近中移位造成间隙不足；②乳磨牙龋坏继发根尖周感染，牙根与牙槽骨粘连，妨碍了后继恒牙的萌出；③多生牙或残根使恒牙萌出道受阻；④囊肿、牙瘤、牙龈纤维组织增生等妨碍了恒牙的萌出；⑤替牙列期上颌尖牙、第二前磨牙萌出较晚，常因牙弓长度不足而阻生及异位萌出。

2）诊断：X 线牙片显示未萌恒牙牙根已大部形成，位置异常，阻生在牙槽骨中。萌出道异常的恒牙常压迫邻牙牙根，造成牙根吸收。

3）矫治：分析迟萌、阻生原因，尽早拔除迟脱的乳牙、残根、残冠、多生牙，切除囊肿、牙瘤和致密的软硬组织。如恒牙牙根已形成 2/3 以上而萌出力不足时，可用外科手术开窗、导萌（图 19－11），或牵引助萌（图 19－12）其阻生或迟萌的恒牙。对已造成邻牙根吸收者，则应根据个体情况全面考虑及选择拔牙或保存措施。

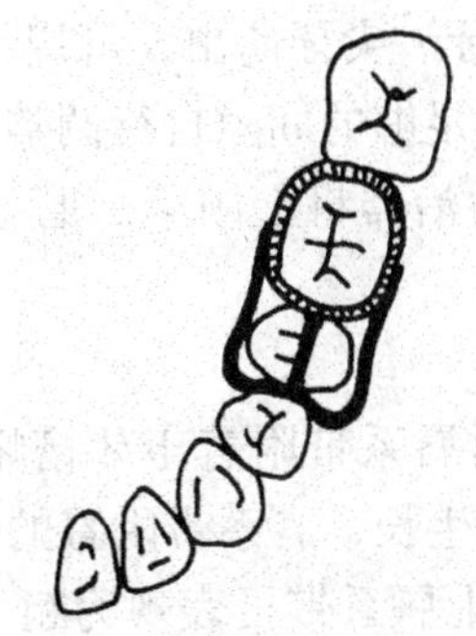

图 19-10 丝圈式阻萌器

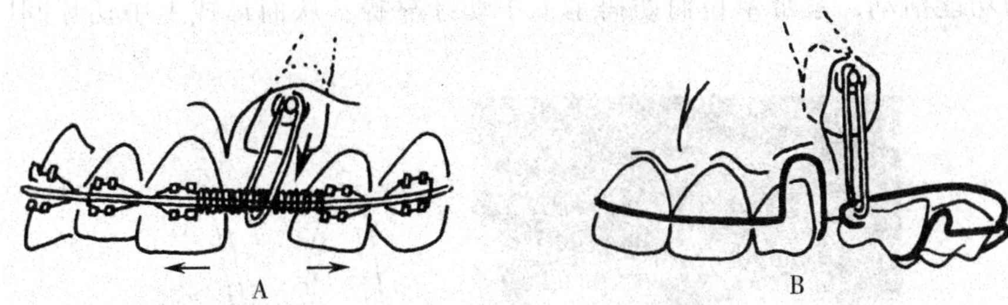

图 19-11 导萌

A. 上颌中切牙导萌；B. 尖牙导萌

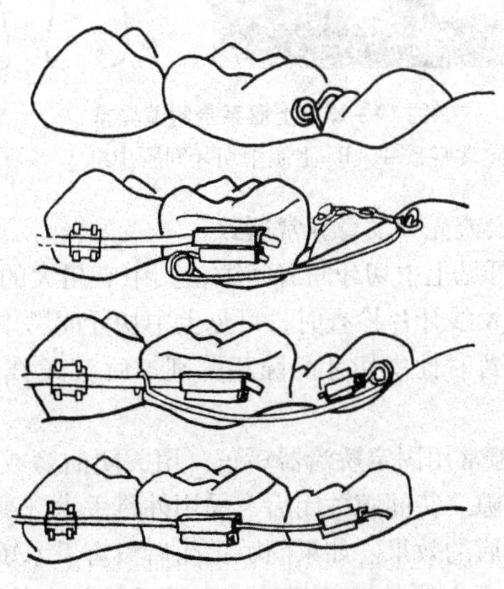

图 19-12 阻生牙牵引

（3）恒牙萌出顺序异常：恒牙萌出的顺序对正常建𬌗影响较大。如上颌第一磨牙在下颌第一磨牙萌出之前萌出，当乳牙列有散在间隙时，上磨牙容易向前移动形成远中𬌗。上下颌第二磨牙先于尖牙和第二前磨牙萌出时，易前移引起牙弓长度变短，并使尖牙及第二前磨牙萌出时因间隙不足而错位萌出。

1）病因：乳牙根吸收异常、乳牙滞留、乳牙根与牙槽骨粘连、乳牙冠的不良充填、恒牙胚的牙囊未被吸收等，均可引起乳恒牙替换时间紊乱。此外，也可能与遗传因素有关。

2）诊断：临床检查可以确诊。必要时参考全颌曲面断层片。

3）矫治：如第二磨牙先于前磨牙、尖牙萌出，可用第一磨牙前的固定舌弓维持牙弓长度，以便后继尖牙、前磨牙替换后有足够的间隙自行调整、排齐。如上颌第二磨牙已向前移或已形成远中𬌗，则需设计唇挡等矫治器将上颌第二磨牙推向远中，以便保持磨牙中性𬌗关系。

4. 系带异常

（1）上唇系带附着异常：出生时唇系带附着于牙槽嵴顶，唇系带中的纤维组织伸入腭侧龈乳突，随着乳牙萌出和牙槽突的生长，唇系带附着的位置逐渐上移，到恒切牙替换后唇系带一般距龈缘约4～5mm。异常的上唇系带可表现为粗大、宽厚而弹力差的纤维带，位于上中切牙之间与腭乳头相连，深嵌入腭中缝（deeply inserted labial frenum in the maxilla）。此时，随唇的功能活动，系带牵拉而妨碍了上中切牙靠拢，从而形成上中切牙间间隙（图19－13）。

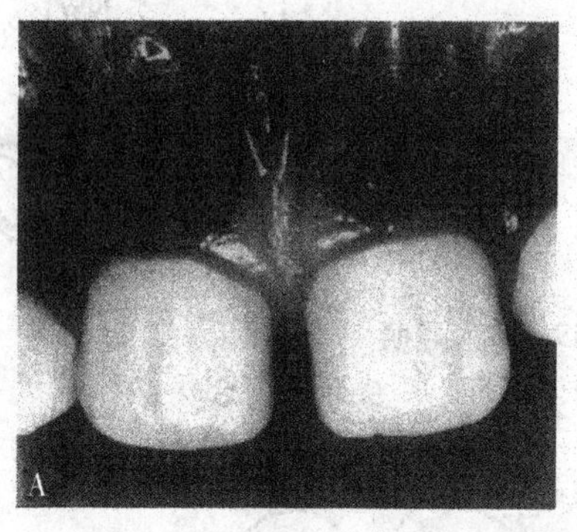

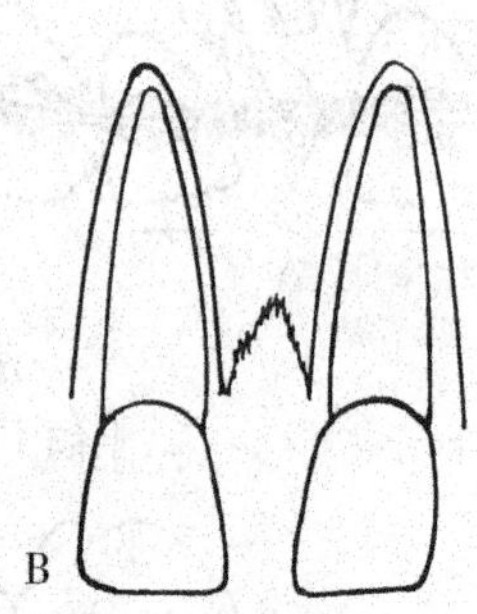

图 19－13　上唇系带附着异常

A. 异常唇系带　B. 上颌中切牙间腭中缝 V 形缺口

1）病因：多系遗传因素或先天发育异常所致。

2）诊断：临床检查时可见上中切牙间有间隙，其中有粗大的唇系带与腭乳头相连，牵拉上唇时切牙乳头区发白。X线牙片检查时，可见上中切牙间腭中缝处的牙槽嵴较宽并有倒V形缺口。应注意与替牙期暂时性中切牙间隙相鉴别，后者X线牙片可见主要系侧切牙牙胚压迫中切牙牙根所致。

3）矫治：上中切牙间隙常用固定矫治器矫正，用关闭曲簧或托槽间橡胶圈牵引，将左右中切牙向中线靠拢关闭间隙。待间隙关闭后，采用外科手术升高唇系带的附着及切除多余纤维组织，以保持间隙关闭后的效果。如果间隙关闭后没有手术矫正异常的唇系带或手术不当保留了部分纤维组织，由于上唇的功能活动，系带纤维的牵拉常使中切牙间重新出现间隙。而如果过早进行切除手术，由于切牙间瘢痕的形成，反而影响正畸关闭间隙。

（2）舌系带过短：舌系带过短（attached lingual frenum）的患者，由于系带短妨碍了舌正常的功能活动，舌尖代偿性活动增加，姿势位时舌处于低位，在下牙弓舌侧或上下切牙之间，影响发音，易形成吐舌，可导致前牙开𬌗。

1）病因：多系遗传与先天发育异常所致。

2）诊断：临床检查时嘱患者上抬舌或医师用口镜协助上抬舌时，可见舌系带附着于舌的较前端，系带短，舌前伸和上抬活动均受障碍（图19－14）。

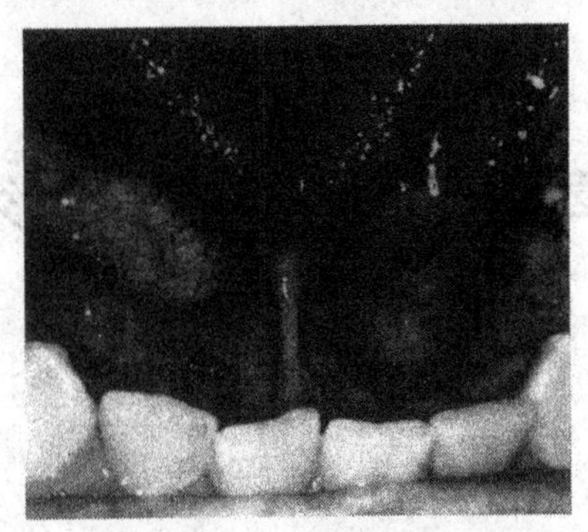

图 19-14　舌系带过短

3）矫治：舌系带过短的患者常伴有下牙弓过宽、前牙开殆，应在矫治错殆的同时，作舌系带矫正手术以增长舌系带，使舌恢复正常的功能活动。

（董丽艳）

第二十章　常见错骀畸形的矫治

第一节　牙拥挤

一、概述

牙拥挤是错骀中最为常见的一种类型，占错骀的60%～70%。牙拥挤是牙量（牙的总宽度）与骨量（齿槽弓总长度）的不调，即为牙量大于骨量而引起，牙弓的实际长度不能容纳全部的牙齿，主要表现为牙的错位和拥挤。牙拥挤可分为单纯拥挤和复杂拥挤。单纯拥挤可表现为牙间隙不足而排列错乱，并因此影响到牙弓形态和咬合关系，单纯拥挤可视为牙性错骀，一般不伴有颌骨及牙弓间关系不调，也少有口颌系统功能异常，磨牙关系中性，面形基本正常。复杂拥挤时，除牙量不调造成的拥挤之外，还存在颌骨、牙弓之间关系不调，并影响到患者的面部形态，有时还伴有口颌系统功能异常。复杂拥挤时，拥挤本身只是一个症状，并不是错骀的主要表现。

（一）病因

1. 遗传因素　牙拥挤具有明显的遗传特征。牙的数目、大小、形态受遗传的控制较强，颌骨的大小、位置、形态，在一定程度上也受遗传的影响，并可在亲代和子代之间有相同的表现。这种遗传特征是客观存在的，但遗传机制还不十分清楚。

2. 替牙期障碍　乳恒牙的替换障碍是造成牙拥挤的常见病因。如乳牙早失，特别是第二乳磨牙早失，将造成邻牙向缺隙倾斜或移位，导致牙弓长度的减小，恒牙萌出时因间隙不足而发生错位或阻生。另外，乳牙滞留，造成后继恒牙萌出错位而呈现拥挤。

3. 颌骨发育不足　颌骨发育不足导致骨量相对小，牙量相对大，牙量骨量不调，牙不能整齐地排列在牙槽骨内，而造成牙错位和牙拥挤。

4. 牙量过大　由于牙的近远中径过大，导致牙量骨量不调，牙量大于骨量，造成牙的排列拥挤错位。多生牙的存在，也会因占据了牙弓间隙而造成正常恒牙拥挤错位。

5. 不良习惯　某些口腔不良习惯，如儿童吮指、口呼吸等可造成牙弓狭窄或影响颌骨发育而致牙列拥挤。另外，长期咬下唇可造成下前牙舌倾，合并拥挤。

（二）临床表现

1. 牙拥挤与错位　牙齿呈不同方向重叠排列，牙弓形态不规则。上前牙唇向错位可导致覆盖过大，舌向错位可使前牙呈反骀关系；高位或低位可导致覆骀过深或无咬合接触。后牙拥挤错位可造成后牙反骀等。

2. 牙体、牙周组织变化　牙拥挤可导致上下牙弓咬合紊乱，影响正常口腔功能。因牙自洁作用差，容易诱发龋病、牙髓炎、根尖周炎；还可引起牙龈红肿、出血，牙结石；严重时可伴有咬合创伤，形成牙周袋、牙槽骨吸收、牙松动脱落等。

3. 面部形态的改变 单纯性牙拥挤对患者的面部突度及高度均无明显的影响。但是，牙拥挤若与其他类型错殆同时存在或上颌尖牙严重唇向移位时，面部形态可有不同程度的改变。

（三）诊断

1. 牙拥挤的分度 根据拥挤的严重程度或间隙不足的差距大小分为轻、中、重三度。

（1）轻度拥挤（Ⅰ度拥挤）：拥挤程度轻，每个牙弓差 2 ~ 4mm 间隙。

（2）中度拥挤（Ⅱ度拥挤）：拥挤程度较重，每个牙弓差 4 ~ 8mm 间隙。

（3）重度拥挤（Ⅲ度拥挤）：拥挤程度严重，每个牙弓差 8mm 以上间隙。

2. 牙拥挤度的确定 牙拥挤度的确定依赖模型的测量，直接由牙弓应有弧形长度与牙弓现有弧形长度之差，或可用间隙与必需间隙之差得出，即为牙弓的拥挤程度。

二、矫治方法

（一）替牙期牙拥挤

替牙期牙拥挤的治疗，常采用的是预防性矫治和阻断性矫治，治疗的重点是对乳恒牙的替换过程进行监控，促进牙列与殆的正常发育。主要包括：①乳牙龋病的预防和治疗。②口腔不良习惯的破除。③对暂时性拥挤的观察。④多生牙、埋伏牙、外伤牙的处理。⑤乳牙早失的间隙保持。⑥乳牙滞留的适时拔除。⑦第一恒磨牙前移时的间隙恢复。⑧严重拥挤时的序列拔牙。⑨影响颌骨发育之错殆（如前牙反殆）的早期矫正，防止拥挤的发生。

（二）恒牙期牙拥挤

恒牙期牙拥挤的治疗原则是以增大骨量或减小牙量来达到牙量与骨量的协调，从而为解除拥挤、排齐牙列创造条件，同时兼顾牙、颌、面的协调、稳定和美观。减小牙量的方法有：邻面去釉、拔牙、矫治扭转牙；增加骨量的方法有：扩大腭中缝以增加牙弓宽度和长度，采用口外力和功能性矫治器刺激颌骨和牙槽骨生长，应用牵张成骨术刺激牙槽骨生长。不管是通过增加骨量或是减小牙量，拥挤牙必须在获得足够间隙的基础上，才能开始受力矫治，这是取得矫治成功的重要条件。

1. 轻度牙拥挤 轻度拥挤的矫治原则为扩大牙弓，增加骨量。若伴有颌骨或牙弓前突，则需考虑减数矫治。推磨牙向远中、宽度扩展和唇向移动切牙均能起到扩大牙弓的作用。

（1）牙弓长度扩展

1）推磨牙向远中：向远中移动上颌第一磨牙，一般每侧可以获得 2 ~ 4mm 的间隙；使下颌磨牙直立，每侧可获得 1mm 的间隙。推磨牙向远中的适应证：①由于第二乳磨牙早失，导致第一磨牙近中移位而造成的轻度牙拥挤。②磨牙远中关系。③第二恒磨牙未萌出或初萌尚未建殆。④无第三磨牙。

a. 可摘矫治器：可摘矫治器由腭基托、改良箭头卡环和指簧构成。每次指簧加力 100 ~ 125g，磨牙向远中倾斜移动。为了减小磨牙移动阻力，可以在前牙腭侧增加一薄层平面导板，使后牙脱离咬合约 1mm，可获得 3mm 的间隙。

对于口内支抗不足或需要同时推 2 个磨牙，或包括前磨牙向远中的患者，可采用可摘矫治器口外牵引装置。这种装置是由口内矫治器、口外唇弓及头帽三部分组成。口内矫治器部分可在上颌两侧第一磨牙放置旋转改良箭头卡环，两侧第一前磨牙放置改良环卡，两侧第二磨牙放置旋转单臂卡环，并在两侧第一磨牙箭头卡上焊接内径为 1.2mm 的颊面圆管，用于口外唇弓的内弓插入。口外唇弓的内弓用直径 1.2mm 的不锈钢丝弯制，内弓的前部应离开切牙 2～3mm，外弓常用直径为 1.5mm 的不锈钢丝弯制，在切牙区与内弓平行重叠焊接，自侧切牙远中弯向口外，两末端弯曲呈钩，使用时将口外唇弓通过橡皮圈挂在头帽上。如单侧推磨牙或双侧推磨牙的距离不等时，将口外弓的位置加以改变即可。应用口外唇弓推上颌磨牙向远中期间，每日至少应戴用 12～14h，所用的牵引力每侧为 300～500g，并应根据患者的面部垂直发育情况调整牵引的方向：①高角型病例应使用高位牵引。②低角型病例应使用低位牵引。③下颌平面角适中的病例应使用水平牵引。

b. 固定矫治器：固定矫治器口外牵引装置与可摘矫治器基本相同。不同点是在后移磨牙上黏附有颊面管的带环，使用时将口外唇弓插入圆管内即可。推磨牙向远中的口内固定矫治器中，以“摆”式矫治器最有代表性，其后移磨牙的弹簧曲由 β 钛丝制成，并用腭基托增加支抗，不需使用口外唇弓。远中直立下颌磨牙有多种方法，如固定矫治器的磨牙后倾曲、螺旋弹簧、下唇唇挡等。以上这些方法常需配合使用Ⅲ类颌间牵引，以防止由此导致的下颌切牙唇侧倾斜。

2）唇向移动切牙：由于唇向移动切牙可导致切牙唇倾，牙弓的突度增加，覆殆变浅，故临床仅用于切牙舌倾、深覆殆的病例。使用固定矫治器时应在前牙段弯制数个垂直开大曲，利用垂直开大曲的作用使前牙唇移；或用高弹性弓丝末端欧米加曲，使弓丝的前段离开前牙唇面约 1mm 的距离，将弓丝结扎入托槽后，利用弓丝的弹性使前牙唇移；对于上前牙闭锁，可采用摇椅形弓丝，加大上颌补偿曲线，使内倾的上切牙轴直立，同时增加牙弓的长度；使用可摘矫治器时，在切牙舌侧放置双曲舌簧使切牙唇移，增加牙弓的长度。

（2）牙弓宽度扩展：宽度扩展适用于牙弓宽度不足而导致的牙拥挤，使用扩大基骨和牙弓的方法获得间隙，以排齐拥挤的牙。宽度扩展有 3 种类型：矫形扩展、正畸扩展、被动扩展。矫形扩展即为上颌腭中缝扩展。临床使用最多的是腭中缝扩展矫治器（Hass 和 Hyrax 矫正器）。矫形扩展的适应证主要为严重拥挤或严重宽度不调、后牙反殆等病例。上颌发育不足进行前方牵引的安氏Ⅲ类错殆可以合并腭中缝开展，8～14 岁的替牙晚期和恒牙早期的患者可使用此方法。年龄越小，骨缝扩开的作用越明显，牙周并发症的可能性越小。成年患者在使用此方法时，必须配合颊侧骨皮质切开术。

1）矫形扩展：上颌腭中缝扩展的速度有快速、慢速之分。快速腭中缝扩展法是矫治力的大小与施力的速度超过了机体的反应速度，其方法是每日将螺旋器开大 0.5～1mm（每日旋转 2～4 次，每次 1/4 圈），连续进行 2～3 周；力的积累可达 2 000～3 000g，使腭中缝迅速打开，然后用原矫治器保持 3～4 个月，以使新生骨组织在扩大的腭中缝内沉积。慢速扩展其加力的方式更缓慢一些，力量也较小，每周将螺旋器打开 1mm（每周 4 次，每次旋转 1/4 圈），螺旋产生的力为 1 000～2 000g，在 2～3 个月内逐渐使腭中缝扩大；去除扩大器后要使用可摘矫治器保持一年以上，或者立即采用固定矫治器继续治疗。快速和慢速扩弓都可以获得相同的作用效果，但慢速扩弓更符合骨的生理反应。乳牙期和替牙期的腭中缝开展，多采用四角圈簧矫治器进行矫治。

2）正畸扩展：当腭中缝骨改建效应缺乏时，通过扩弓器释放的力作用于两侧后牙，使其向颊侧倾斜移动而扩大牙弓。此为正畸扩展，常用于恒牙期的青少年或成人，每侧可得到 1～2mm 间隙。上颌常用螺旋扩弓分裂基托矫治器，一般每 1～2 周加力 1 次，每次将分裂基托的裂缝加宽 1～1.5mm、3～4 个月则可达到扩大牙弓的目的。下颌多用金属支架式可摘矫治器。

3）被动扩展：使用功能调节器，由于颊屏去除了颊肌对牙弓的压力，在舌体的作用下牙弓的宽度得以开展，牙弓的宽度增加可达 4mm。此种治疗方法往往需要从替牙早期开始并持续到青春快速期。

2. 中度牙拥挤　中度拥挤处于拔牙或不拔牙矫治的边缘病例，应结合颅面软组织形态，选择合适的手段，能不拔牙者尽可能不拔牙。在严格掌握适应证和遵循规范操作程序的前提下，也可以采用邻面去釉的方法，此法不同于传统的片切或减径的方法。

邻面去釉一般是针对第一恒磨牙之前的所有牙，而不是某一两颗牙。邻面去除釉质的厚度为 0.25mm，在两侧第一恒磨牙之间的各牙邻面去釉，总共可获得 5～6mm 的牙弓间隙。

（1）适应证：①轻、中度牙弓间隙不足（间隙不足，每个牙弓差 4～6mm），特别是低角病例。②牙较宽大或上、下牙弓牙的比例大小失调。③口腔健康状况良好，少有龋坏。④成年患者。

（2）治疗程序：邻面去釉须遵循正确的程序并规范临床操作。①固定矫治器排齐牙列，使邻牙之间接触点关系正确。②根据拥挤的程度确定去釉的牙数，去釉的顺序从后向前。③使用粗分牙铜丝或开大型螺旋弹簧，使牙的接触点分开，便于去釉操作。④使用弯机头，用细钻去除邻面 0.2～0.3mm 釉质，再做外形修整，同时对两颗相邻牙的邻面去釉。操作时，在龈乳头上方颊舌向放置直径 0.51mm（0.020in）的钢丝，保护牙龈和颊、舌组织。去釉面涂氟。⑤在弓丝上移动螺旋弹簧，将近中的牙向已去釉获得的间隙移动。复诊时近中牙的近中接触点被分开，重复去釉操作。⑥随着去釉的进行，牙逐渐后移，并与支抗牙结扎为一体。整体过程中不再拆除弓丝，当获得足够间隙后前牙则可排齐。⑦整个治疗时间为 6～12 个月。

3. 重度牙拥挤　矫治原则主要以减少牙量为主。一般采用减数方法配合可摘或固定矫治器进行治疗。

（1）拔牙矫治的原则：对正畸拔牙应采取慎重态度，确定是否拔牙要经过细致的模型和 X 线头影测量分析，必要时还可进行试验性治疗，决定是否减少牙数。同时还要尊重患儿及家长的要求。

对于必须拔牙矫治的病例应遵循下列原则。①拔牙前应在全口曲面断层 X 线片上对牙周、牙体全面进行评估，并确定是否存在埋伏牙、多生牙、先天缺失牙、短根等，如有病变应尽量拔除患牙。②拔牙时还应注意中线与对称性减牙的问题。上颌中线是对美观影响较大的因素，如上颌中线过于偏向一侧（偏移在一个中切牙冠宽度的 1/3 以上），将对面形美观有较明显的影响而表现出上颌前牙左右不对称，一般情况下拔牙应遵循“等量对称”的原则；下颌 4 个切牙大小相近，又有上切牙覆盖，拔除一个切牙时一般不影响牙弓的对称性，对美观的影响也不明显。③关于补偿性拔牙的问题。大多数情况下，一个牙弓减数后，另一个牙弓也需要减牙，以便使上下牙弓的牙量保持一致，得到良好的咬合关系。

（2）拔牙部位的选择：在选择拔牙矫治时，除一些严重病变牙无法保留或牙冠及牙根严重畸形必须拔除外，临床一般以第一前磨牙作为减数对象。这是因为：①第一前磨牙位于牙弓的中段，可以为矫治就近提供间隙。②口腔内的咀嚼中心位于第一恒磨牙附近，拔除第一前磨牙对咀嚼功能的影响较小。③第一前磨牙位于口角线后面，对美观无明显影响。④第一前磨牙𬌗面沟窝相对较多，龋患率较高。

（3）常用拔牙模式：临床上常用的拔牙模式有下列5种形式。

拔除4个第一前磨牙：为临床上最常用的拔牙模式。可为前牙拥挤、前突提供最大限度的可利用间隙。

拔除4个第二前磨牙：常用于牙拥挤或牙弓前突较轻的安氏Ⅰ类边缘病例，特别是前牙开𬌗或有前牙开𬌗倾向时。

拔除上颌2个第一前磨牙：适用于安氏Ⅱ类第一分类及下前牙排列位置基本正常的患者。

拔除上颌2个第二前磨牙，下颌2个第一前磨牙：适用于安氏Ⅲ类错𬌗，患者上前牙拥挤不堪严重者。

拔除下切牙：适用于单纯性下前牙拥挤患者。

（4）矫治器与矫治方法：拔牙减数矫治可采用指压法、可摘矫治器、固定矫治器进行治疗。

指压法：对于生长发育期儿童，上颌尖牙唇向近中错位，若牙根方向正常，减数拔除上颌第一前磨牙后，间隙充足，可不必戴用矫治器而采用指压法排齐尖牙，患者可以用拇指抵住尖牙的近中面，向远中施加力量，解除与侧切牙的重叠后再向腭侧施力，挤压错位尖牙入牙列，每日挤压3次，每次5~6min（或压40~50次）。

可摘矫治器：利用牙弓内所有的前牙和后牙作为抗基。加强固位装置，移动尖牙向远中，直至排齐。如在上颌两尖牙唇侧近中部位黏结牵引钩，改良箭头卡上焊接拉钩，用弹力橡皮圈牵引上颌2个尖牙向拔牙间隙移动。

固定矫治器：固定矫治器是拔牙减数矫治中最常采用的方法。减数后，首先应使牙向拔牙间隙移动，以解除拥挤，排齐错位牙。固定矫治器不仅能保证充足的支抗，而且能较好地控制矫治牙的移动方向，使其建立正常的磨牙关系及前牙的覆𬌗、覆盖关系。

三、治疗前后对比

安氏Ⅰ类恒牙列拥挤治疗前后对比（图20-1）

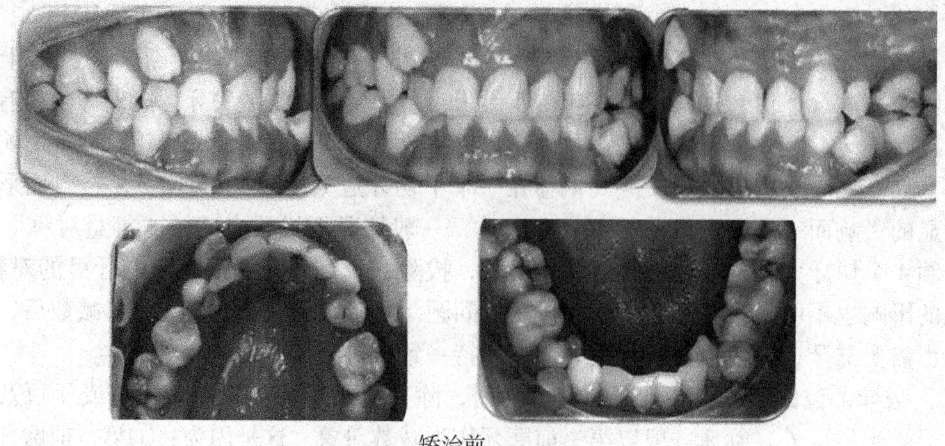

矫治前

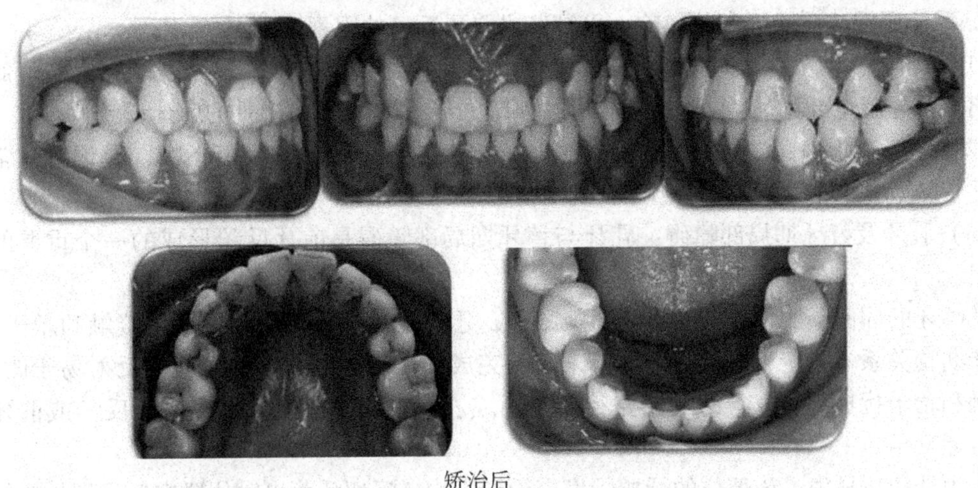

矫治后

图 20－1 牙列拥挤治疗前后𬌗像

（陈小军）

第二节 前牙反𬌗

一、概述

前牙反𬌗是指在正中咬合时，前牙呈反覆𬌗、反覆盖关系，俗称“地包天”，是我国儿童中较为常见的一种错𬌗。前牙反𬌗不仅造成口腔功能异常，而且对颜面的美观及心理健康也有严重影响。

前牙反𬌗的临床表现比较复杂：①根据牙列情况可分为乳牙反𬌗与恒牙反𬌗。②根据反𬌗牙数的多少可有个别前牙反𬌗和多数前牙反𬌗；个别前牙反𬌗常合并牙拥挤，多数前牙反𬌗指 3 个以上的前牙呈反𬌗关系。③根据发病机制可分为牙性、功能性及骨性反𬌗。

前牙反𬌗时，磨牙关系多数为近中关系，为安氏分类Ⅲ类错𬌗；少数情况下磨牙关系中性，为安氏Ⅰ类错𬌗。磨牙关系不同，前牙反𬌗的程度也有差别，但治疗原则大致相同。

（一）病因

1. 遗传因素 安氏Ⅲ类错𬌗有明显的家族倾向。据有关资料统计，近 50% 的患者一至三代的血缘亲属中有类似错𬌗存在，同时也会受到环境因素的影响。因此，临床不能通过简单的询问家族史来区别反𬌗的类型并估计预后。

2. 先天性疾病 先天性唇、腭裂是安氏Ⅲ类错𬌗的重要病因之一。由于唇、腭裂造成了上颌骨发育不足、下颌骨发育正常或过度发育，而导致前牙反𬌗或全牙列反𬌗。另外，其他一些先天性疾病也可能是安氏Ⅲ类错𬌗的病因，如先天性梅毒可引起颌骨发育不足，先天性巨舌症可造成下颌发育过大，上颌恒牙先天缺失也常伴有前牙反𬌗等。

3. 后天原因　后天因素的影响，也是造成前牙反𬌗的因素之一。

（1）全身性疾病：脑垂体功能亢进所导致的肢端肥大症，可表现为肢端肥大、下颌明显突出、前牙或全牙列反𬌗。佝偻病、甲状腺功能亢进都能导致严重的前牙反𬌗。

（2）呼吸道疾病：慢性扁桃体炎、腺样体增生肿大所致的呼吸道不畅，导致舌体常向前伸并带动下颌向前，形成前牙反𬌗、下颌前突。

（3）乳牙及替牙期局部障碍：乳牙与替牙期局部障碍是前牙反𬌗形成的一个重要的后天原因。

乳磨牙的邻面龋：使牙冠的近远中径减小，牙的位置发生改变，形成早接触和𬌗干扰。而乳牙期𬌗关系不稳定，下颌关节形态未发育完成，变动范围大，神经肌肉反射易于改变，早接触和𬌗干扰极易诱发下颌关闭路径向前，或者向前侧方改变，形成前牙反𬌗或前牙与一侧后牙反𬌗。

上颌乳切牙早失：该部位的牙槽骨发育受到影响，恒切牙萌出时位置常偏舌侧与对颌牙产生早接触，诱发下颌关闭时向前移位，造成前牙反𬌗。

多数乳磨牙早失：导致咀嚼发生困难，患儿被迫使用前牙进行咀嚼，日久形成下颌前突、前牙反𬌗。

上颌乳切牙滞留：致使恒切牙腭侧萌出，与对颌牙形成了反𬌗关系。

乳尖牙磨耗不足：导致早接触，迫使下颌前伸，形成前牙反𬌗或前牙及一侧后牙反𬌗。

（4）口腔不良习惯：咬上唇习惯、下颌前伸习惯、吮指习惯及不正确的人工喂养都可以造成前牙反𬌗、下颌前突。

（二）临床表现

1. 𬌗关系异常　前牙反𬌗多数情况下涉及 6 个上前牙或 4 个切牙，磨牙呈近中关系。反𬌗涉及一侧后牙时可表现为下颌偏斜。上颌前牙排列可呈腭向倾斜，并有不同程度的拥挤。下牙弓一般较上牙弓发育大，特别是在矢状方向，下前牙较少拥挤，程度也较轻。

2. 颌骨发育与颅面关系异常　前牙反𬌗的锁骨与颅面关系异常可表现为：①下颌生长过度，尤其是下颌体长度的增加；下颌形状的发育异常，表现为下颌角开大，颏角减小，下颌整体位置前移。②上颌向前发育不足，长度减小，位置后缩；上颌与颞颌关节的位置相对聚拢，面中部紧缩。③上下颌关系异常，呈现安氏Ⅲ类骨面形。④后颅底相对于前颅底向前向下倾斜，颅底位置异常促进了下颌前突。⑤上中切牙唇向倾斜，下前牙舌向倾斜，以代偿前牙反𬌗关系。

3. 面部软组织　前牙反𬌗时，面部软组织厚度的发育基本正常，并可见到唇部、颏部软组织的厚度改变以代偿相应部位的骨骼畸形。由于参与代偿的部位和代偿的量都有限，不能够掩盖异常的颌骨异常关系，侧面观软组织仍是明显的安氏Ⅲ类面形。

4. 口颌系统功能　前牙反𬌗时，可出现咀嚼肌活动不协调，造成咀嚼节律紊乱，咀嚼效能减低，咀嚼次数和咀嚼时间明显增加。严重时可致颞颌关节的功能紊乱。

（三）诊断

按致病机制不同，可将前牙反𬌗分为牙源性、功能性及骨源性，其诊断要点如下。

1. 牙源性（牙性）　由于牙的萌出或牙在替换过程中的局部障碍，而导致上下切牙的位置异常，此类为牙源性前牙反𬌗。此类错𬌗，磨牙关系多为中性，其颌骨的形态、大小及颜面的发育基本正常，矫治容易，预后良好。

2. 功能性（肌性）　指由后天因素，如咬合干扰和早接触、口腔不良习惯、不正确哺乳姿势、扁桃体肥大等原因致下颌向前移动形成前牙反殆，称为功能性安氏Ⅲ类错殆或假性安氏Ⅲ类错殆。功能性前牙反殆，磨牙关系多呈轻度近中殆，一般反覆盖较小，反覆殆较深，下颌骨大小、形态基本正常，但位置前移，显示出轻度的下颌前突和安氏Ⅲ类骨面形。下颌后退时可至上下前牙的对刃关系，下颌后退或处于姿势位时，ANB 角明显增大，侧貌比正中殆明显改善。功能性前牙反殆的治疗反应较好，预后良好。

3. 骨源性（骨性）　骨性的前牙反殆又称真性安氏Ⅲ类错殆或真性下颌前突。主要由遗传、疾病等因素的影响，引起上下颌骨生长不均衡，下颌发育过度，上颌发育不足，造成颌间关系异常。磨牙表现为近中关系，安氏Ⅲ类骨面形明显，下颌前突常常不能后退至前牙对刃关系。矫治困难。

二、矫治方法

由于前牙反殆有随生长逐渐加重的趋势，因此，其矫治原则是尽早去除致病因素。无论是哪种类型的前牙反殆，在矫治时首先要解除反殆牙的锁结关系，通过上下前牙的移动纠正前牙反殆，使颌面部向正常方向发育。

（一）乳牙期

临床上乳前牙反殆的病例中，以牙性和功能性反殆较常见，颌骨畸形一般不明显。

1. 乳牙期的矫治原则　①恢复下颌正常咬合位置，改善骨面型。②解除前牙反殆，促进上颌发育、抑制下颌过度生长。

2. 乳牙反殆矫治的最佳时间　通常在 3～5 岁，疗程一般为 3～5 个月。少数骨性安氏Ⅲ类错殆比较明显的病例治疗比较复杂，需要配合使用口外力量，疗程较长。

3. 乳牙反殆的矫治　常用的矫治方法有以下几种。

（1）调磨乳尖牙：乳牙反殆的患者，乳尖牙常常磨耗不足，分次磨改乳尖牙牙尖，可以纠正乳前牙的反殆，达到矫治目的。

（2）上颌殆垫式矫治器：为临床上常用的矫治器，可以单独使用，也可以与其他矫治装置（如固定矫治器、颏兜等）结合使用。

（3）下前牙塑料联冠式斜面导板矫治器：适用于乳牙期以功能因素为主的前牙反殆的病例，患者的反覆殆较深，反覆盖不大，不伴有拥挤。

（4）功能调节器Ⅲ型（FR－Ⅲ型）：此矫治器属于功能性矫治器，适用于功能性反殆和伴有轻度上颌发育不足、下颌发育过度的病例。由于该矫治器不直接作用于牙，对于乳切牙即将替换的患者，其他类型矫治器又很难发挥作用时，功能调节器Ⅲ型，有其独特的作用。

（5）头帽颏兜：常作为一种矫治手段与其他矫治器合并使用，具有抑制下颌骨生长的作用，改变下颌的生长方向，改善患者的骨面形。

（6）上颌前方牵引矫治器：适用于乳牙期上颌发育不足为主的骨性前牙反殆。

（二）替牙期

替牙期的前牙反殆在整体上的表现为功能性和骨性的混合，因此要区别患者现有错殆类型并估计其发展趋势。

1. 治疗原则 ①对功能性反殆患者，原则上不拔牙，但有时为了舌向移动下前牙以解除反殆，需要对下颌乳尖牙进行减径或拔除。②对有骨性反殆趋势，下颌生长超过上颌者，可在观察期中使用头帽颏兜，以抑制下颌向前生长；对于上颌发育明显不足的患者亦可采用前方牵引矫治，反殆的解除常需要最终拔除两侧下颌第一前磨牙。③替牙期反殆并伴有拥挤或有拥挤趋势的患者，只要拥挤不影响反殆的矫正不要急于减数，特别是上颌的减数。如上颌牙弓拥挤明显，不拔牙不能解除拥挤的患者，尽管下颌牙弓并不拥挤，也必须拔除4个前磨牙。

2. 矫治方法 与乳牙期反殆相同，上颌殆垫式矫治器，功能调节器Ⅲ型、头帽颏兜、上颌前方牵引矫治器也适用于替牙期前牙反殆的矫治。肌激动器：是一种能够改进颜面部肌功能的功能性装置。主要适用于替牙期，以功能因素为主的前牙反殆病例。

（三）恒牙期

恒牙早期颌骨与牙的发育已基本完成，即使起初是功能性反殆，此期也或多或少伴有骨畸形，很难通过改变生长来调整颌骨关系，移动颌骨的可能性也不大。因此，一般不常使用口外力，只能通过改变牙的位置建立适当的覆殆覆盖关系，以掩饰已存在的骨畸形。

1. 减数的选择 恒牙期前牙反殆的矫治，临床常需要减数，减数的选择取决于2个因素。

（1）拥挤程度：上牙弓不拥挤，矫治前牙反殆而不考虑磨牙关系调整时，可拔除下颌2个前磨牙或者一个下切牙；如上颌牙弓明显拥挤，生长潜力较小，可以拔除4个前磨牙，在矫治前牙反殆的同时调整磨牙关系。

（2）牙弓突度：对双牙弓前突型的前牙反殆患者，即使牙弓内不存在拥挤也需要拔除4个前磨牙，在矫正前牙反殆的同时减小牙弓突度，调整磨牙关系。恒牙早期严重的骨性安氏Ⅲ类错殆患者，常需要在成年后配合正颌外科手术治疗。

2. 矫治方法 恒牙期前牙反殆常用的矫治方法如下。

（1）上下牙弓平面殆垫式矫治器：适用于恒牙期上下牙弓排列整齐，功能性或轻度骨性前牙反殆及下颌前突畸形，下颌不能退至前牙对刃殆关系，前牙反覆盖不大的患者。

（2）肌激动器：适用于恒牙早期上颌切牙舌向倾斜、下颌切牙唇向倾斜的牙性反殆病例。

（3）固定矫治器：适用于恒牙早期需要拔除4个前磨牙矫治前牙反殆的病例。固定矫治器对于建立适当的前牙覆殆、覆盖关系，纠正前牙反殆，调整磨牙关系是一种较好的选择。治疗时可使用安氏Ⅲ类颌间牵引，但由于安氏Ⅲ类牵引有使上颌磨牙伸长的作用，故对高角型病例应慎重使用。

三、反殆的矫形治疗

（一）矫形颏兜治疗反殆

矫形颏兜多用于乳牙列期和混合牙列期的Ⅲ类错殆，是最古老的矫形治疗方法，反殆治疗效果比较明显。此装置以头颅部为支抗，通过颏兜的牵引使髁状突向后牵引，下颌骨向后移动，同时抑制下颌生长，从而达到矫正反殆的目的。它主要用矫形力来治疗，引起下颌向后方或后下方旋转，使上下切牙长轴发生变化，下颌骨的形态发生改变，如下颌角变小，下颌升支后缘、下颌体下缘及下颌外形线发生变化。同时下颌升支高度减小，髁状突受到向后牵引力会发生形态上的改变，同时下颌骨的形态、位置、功能都要发生改变以适应新的位置环境。

1. 适应证

1）乳牙列咬合已建立、8～12 岁后牙替牙期的Ⅲ类反殆。

2）乳牙列下颌前突。

3）需要抑制下颌生长的下颌前突患者。

4）可与其他矫治器联合应用，如与Ⅲ类颌间牵引应用效果更佳。

5）用于保持性抑制下颌生长。

6）可以用于预防下颌前伸。

2. 分类　总的来说可以分成两类。

（1）枕部牵引式颏兜：（见图 20－2）：适用于轻度和中度的下颌前突患者。对于那些在正中关系位时，上下切牙能达到接近于切缘相对位置的患者，这种治疗方法的成功率最高。由于这种治疗可以使前下面高有所增加，所以对于那些由于前下面高过短而接受治疗的患者特别有效。

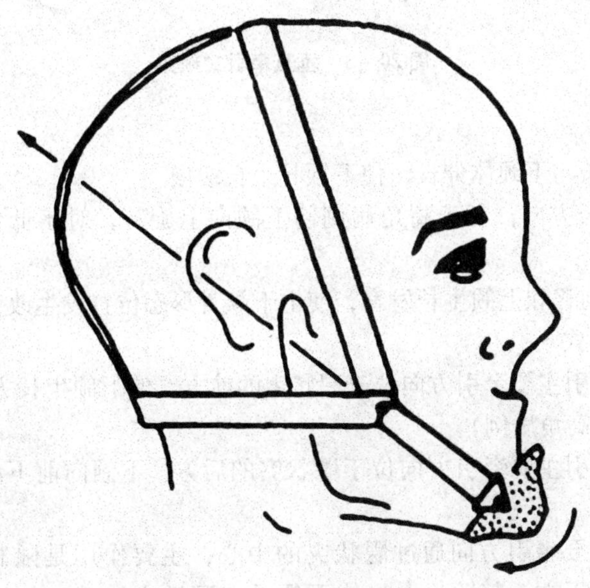

图 20－2　枕部牵引式颏兜

（2）垂直牵引式颏兜：（见图 20－3）：适用于下颌平面角过陡、下前面高较长的患者。

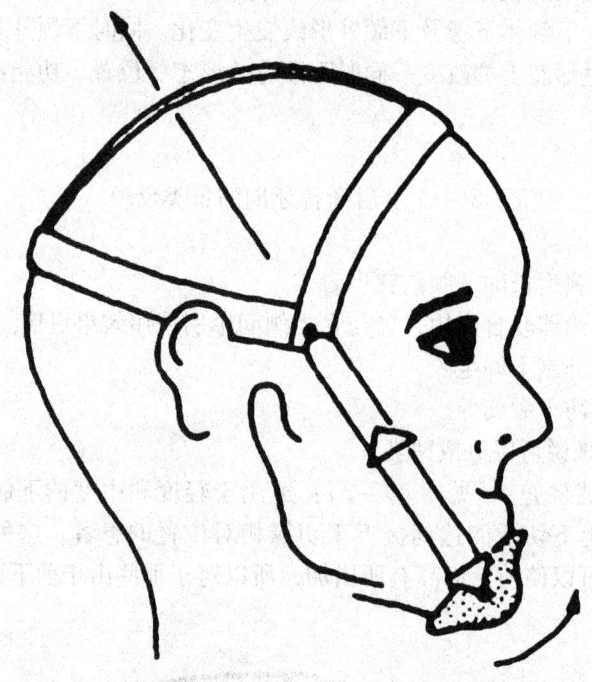

图 20－3　垂直牵引式颏兜

3. 作用机制

1）抑制髁突生长与下颌体伸长，使下颌骨生长缓慢。

2）改变下颌生长方向，对于高角病例使下颌向上旋转，对于低角病例使下颌向前下旋转。

3）促进上牙弓前移和上颌生长发育，使上下颌骨形态位置发生改变或代偿性移位。

4. 牵引的 3 种形式

（1）垂直高位牵引主要牵引方向位于髁状突的前方，使下颌生长方向由前下改为前上，产生旋转（主要针对高角病例）。

（2）水平低位牵引主要牵引方向位于髁状突的后方，下颌向前下旋转（主要针对低角病例）。

（3）斜向牵引主要牵引方向通过髁状突的中心，主要作用是限制下颌生长。如果颏兜的牵引力指向髁突下方，其矫治力将使下颌骨向下后方转动。如果不需要增大下颌平面角，则应当使矫治力通过髁突中心，从而限制下颌骨的生长。如果不需要增加前下面高，可选用垂直牵引式颏兜。使用垂直牵引式颏兜可以减小下颌平面角和下颌角，并使后面高有所增加，这种类型的口外牵引适用于Ⅲ类错𬌗患者和那些不需要增加前部垂直距离的患者。

5. 矫治方法　颏兜矫治方法可以单独应用，也可以联合固定矫治器矫治反𬌗，而后者在临床上十分常用。

1）颏兜牵引方向：根据不同的矫治目的选用不同的方向。

2）颏兜牵引的力值：垂直高位牵引一般为 300～1 000g/侧，水平方向牵引 800g/侧，斜向牵引大于500g/侧。牵引力值调节通过牵引皮筋的长短控制，定时更换皮筋。睡觉时使用8～10h。

6. 颏兜矫治下颌过度生长　下颌生长过度型Ⅲ类错殆分两种亚型：第一种是下颌向前过度生长、低角或平均值角面型。治疗以内收下牙列，展开上牙列矫正前牙反殆；促进后牙齿槽骨生长，使下颌骨产生向下向后旋转，矫正下颌前突。第二种是下颌向前向下过度生长，高角型，前牙开殆，面下1/3较长。治疗应配合颏兜垂直高位牵引，并以抬垫压低磨牙，使下颌向前上旋转，拔牙病例较多见。对于这种错殆有时单纯正畸治疗是不能达到解除反殆的目的，而必须进行正颌手术。

（1）下颌生长过度型Ⅲ类错殆矫治的观点

1）恒牙殆初期的下颌前突型Ⅲ类错殆不应急于治疗，因其生长发育尚未停止，还有许多不稳定因素，应等到生长发育结束后全面评价牙殆颌面形态，如能单纯正畸治疗解决的则以拔牙治疗，即以牙齿移动掩饰颌骨间不调问题；若是颌骨畸形严重则采用正畸与外科联合治疗的方法。

2）在恒牙列初期后开始治疗，正畸治疗有利于颌骨的进一步发育。首先对于骨性下颌前突不严重且预计下颌进一步前突的可能性不大的患者，应积极进行综合治疗。其次对于处于掩饰性矫治与外科正畸之间的边缘病例，则应进行诊断性治疗，即不急于拔牙设计，视不拔牙矫治一段时间后的牙颌反应再做进一步的矫治方案，再则，对于严重骨性下颌前突的患者则应等到生长发育完全停止后，进行正畸与外科联合治疗。

（2）颏兜矫治下颌前突的评价：戴用颏兜后是否能延缓下颌骨的生长？研究证明颏兜治疗过程中，下颌骨生长减慢。混合牙列期接受治疗的Ⅲ类错殆患者时，下颌骨长度减少1/3。但是在青春期后接受治疗的Ⅲ类错殆患者其下颌骨长度无明显变化。

年轻Ⅲ类错殆患者下颌水平向生长占优势的患者在使用颏兜治疗后，其垂直方向高度有所调整，也就是说使用矫形颏兜有助于增加前下面高。

7. 注意事项

1）颏兜牵引有严格的适应证，只适用于轻中度的下颌前突错殆，且无明显的颞颌关节症状。

2）枕部牵引式和垂直牵引式颏兜都会对颞下颌关节区域产生一定压力。留心观察使用颏兜（或使用面具）的患者有无不断进展的颞下颌关节紊乱综合征的症状和迹象，一旦发现，矫形治疗应立即停止，以免发生意外，另外应注意颈部有无不适。

3）颏兜牵引最佳年龄为7～9岁，一般6岁的儿童使用头帽3～6个月即有效果，变化较大，3～6个月后应考虑髁突的发育受到影响。

4）颏兜对患者的合作要求较大，需要家长配合。

5）对于年龄小的严重骨性前突也应等到成年后手术治疗。

（二）矫形面具前方牵引治疗骨性反殆

上颌骨发育不足一般可引起前牙反殆或前、后牙均反殆，往往采用前方牵引器治疗，使用口外的牵引方法使上颌骨、上牙弓向前生长发育，前牵上颌的同时抑制了下颌的生长发育，使上下颌的生长发育协调一致，这是一种积极的治疗方法。若患者有一定的生长潜力，则应使用前方牵引装置前移上颌骨或上牙列，若无生长潜力只能前移上牙列，内收下牙列来解除前牙反殆，掩饰上下颌骨的长度不调，若上颌后缩非常严重，则只能正颌手术治疗。前方牵引器最具有广泛的应用价值，它能在最短时间内产生最显著的疗效，因此在对大多数混合牙列早期和乳牙列晚期的骨性错㱦治疗中，采用矫形面具已成为常规方法。

1. 适应证

1）适用于乳牙期或替牙期，有时亦用于恒牙早期病例。

2）上颌发育差的反㱦，其尚有生长潜力的病例。

3）下颌无前突或略前突。

4）唇腭裂患者的上颌发育不足、前后牙均反㱦者，需配合上颌扩弓治疗。

5）成人骨性反㱦多考虑外科治疗。

2. 前方牵引器的构成　矫形面具由3个基本部分组成：面具、上颌活动或固定矫治器、弹力圈。矫形面具是一种口外装置，由额托、颏兜以及连接它们的一根或两根牢固的钢制支撑杆所组成，另有一个“廾”字弓（橡皮圈即附着其上，对上颌骨产生一个向前下方的弹性牵引力）与支撑杆相连，呈“廾”字形。额托和廾字弓的位置可通过螺丝钮调节。

3. 上颌前方牵引的作用机制　利用口内活动或固定矫治器将上颌牙弓连为一体，使用橡皮筋与口外前方牵引器连接，通过上颌前方牵引刺激上颌骨及其周围骨缝发生改建，促进上颌骨的发育，由于骨缝的方向为前上至后下，引起上颌骨向前下增生，骨缝分开增宽，缝间新骨沉积。随着上颌骨牵引方向的改变，上颌骨可以旋转。如下颌平面角较小，反覆㱦较深，可在上颌磨牙区牵引，使后牙槽突垂直生长，增加高度；反之，如下颌平面角较大，反覆㱦较浅，可将牵引力点移至上颌尖牙的近中，使上颌前移，上颌平面向前下倾斜。也可前移上牙列，纠正磨牙关系。同时，由于上颌前方牵引以额部和颏部为支抗，下颌受巨作用力可向后向下顺时针旋转生长，使前下面高有所增加，下切牙舌向倾斜。面具能产生以下一种或多种疗效。

1）矫治正中㱦位和正中关系位的不一致，通常对于假性Ⅲ类错㱦患者，㱦关系能迅速得以调整。

2）上颌骨前移：常常比原来前移1～2mm。

3）上颌牙列的前移。

4）下切牙舌向倾斜，有前牙反㱦的患者更是如此。

5）促进下颌骨向下后方生长，使前下面高有所增加。

上颌恒中切牙萌出时所处的牙齿发育阶段是最适合进行面具治疗的时期，此时，下颌切牙已萌出。通过治疗使切牙在水平和垂直方向建立正确的咬合关系。对于轻度到中度的Ⅲ类错㱦患者，在建立了4～5mm的正常覆盖关系后，才能停止使用面具。在治疗后的早期阶段，覆盖关系不太稳定，会有一些复发，因此，在整个保持阶段，我们将尽一切努力使这种正确的覆盖和覆㱦关系得以维持稳定。对于开始治疗时即有前下面高不足的病例，这种变化常是有利的，而对于开始治疗时前下面高本就过大的患者，这种治疗效果就不理想。目前还没有临床研究显示长时期的使用面具治疗对下颌生长有抑制作用。

4. 前方牵引器的使用方法

（1）前方牵引的时机：上颌前方牵引的最佳年龄是6～8岁，治疗时间应愈早愈好。一般男孩子14岁之前均有机会将上颌牵出，女孩在13岁之前也有机会将上颌牵出，超过此年限的多数是将上颌牙弓牵出，以此恢复前牙的覆㱦、覆盖。

（2）前方牵引的方向：因为上颌矢状向生长方向为向前向下（与殆平面呈37°），所以前方牵引的方向为向前、向下，与上颌生长方向一致。对于反覆盖较大的患者方向应与殆平面一致。但由于某些畸形特征不同，牵引的方向及着力点应适当改变，其目的是使作用力线与上颌阻力中心构成不同的位置关系，可使上颌骨向前移动或在向前移动的同时产生一定的顺时针或逆时针的旋转，以达到矫治目的。从尖牙斜向下与殆平面呈37°，牵引线既经过上颌牙弓的阻力线也经过上颌复合体的阻力中线，沿此方向牵引上颌牙弓和上颌复合体将沿牵引线平动而无旋转，牵引线经过上颌复合体的阻力中线，位于上颌牙弓阻力中心的前方，牵引角度小于37°，沿此方向牵引上颌牙弓和上颌复合体将沿牵引线平动并且向前方旋转，牵引线经过上颌复合体的阻力中线，位于上颌牙弓阻力中心的后方，牵引角度大于37°，沿此方向牵引上颌牙弓和上颌复合体将沿牵引线平动并且向后方旋转，所以应根据矫治的目标调节牵引线和阻力中心的位置关系。

（3）前方牵引的力值单侧300～1 500g不等，乳牙列一般为300～500g，混合牙列为500～1 000g，恒牙早期为1 000～1 500g。

（4）前方牵引的时间开始的4～6个月中几乎需要全天戴（每天约20h），此后可以仅在晚间戴作为辅助治疗。一般来说，每天12～16h。每日牵引的时间的长短直接影响牵引的效果。

（5）前方牵引的周期3～6个月。可配合扩弓如螺旋扩弓器、四眼簧扩弓器等，应用于方丝弓一般加舌弓以保持牙弓形态。

5. 注意事项

1）前方牵引解决颌骨异常，前牵结束后再行牙齿的矫正。有时也可以同时进行。

2）下颌的反作用力对于低角病例和平均角病例比较有利，而对于高角病例则需使用高位头帽颏兜牵引，控制其旋转，以避免成为长面型。

3）乳牙列注意前牵的方向以及着力点，并适当减小牵引力。

4）面具持续地使用9～12个月以上是不妥当的。

5）反覆殆较深的反殆要配合殆垫（多为非解剖式殆垫或半解剖殆垫）。

6）替牙期若有乳牙松动则以第1磨牙和恒切牙固定牙弓，进行前方牵引。

7）恒牙列固定矫治器的方丝应加上切牙的冠舌向转距，以控制切牙的唇倾。

8）前牵结束后应继续戴前方牵引器保持一段时间，保持的方法有简易的保持器，FRⅢ型矫治器或颏兜。

四、治疗前后对比

安氏Ⅲ类恒牙列前牙反殆矫治前后殆像（图20－4）

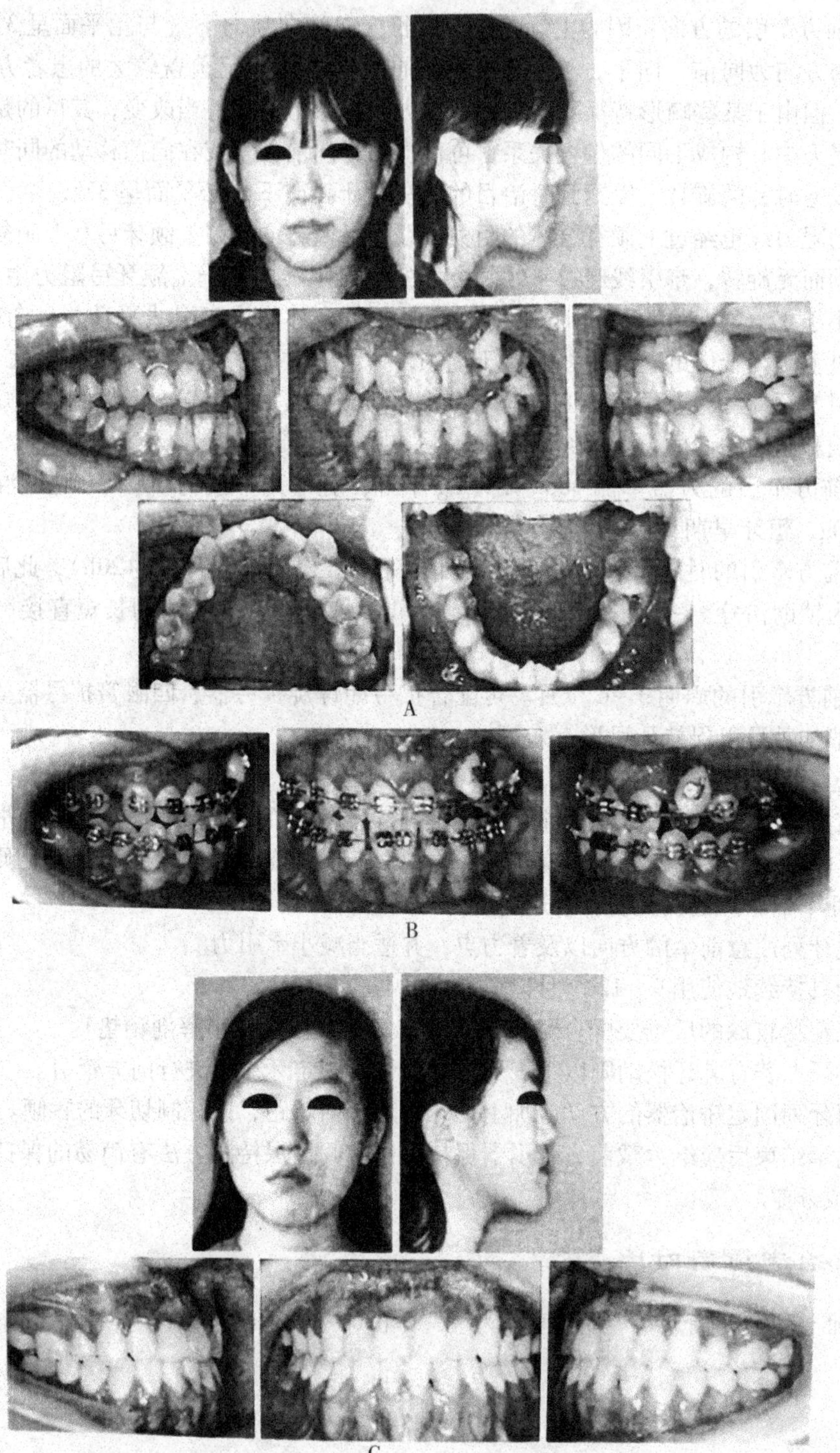

图 20－4　安氏Ⅲ类恒牙列前牙反𬌗矫治前后的面𬌗像

A. 矫治前；B. 矫治中；C. 矫治后

（陈小军）

第三节　前牙深覆盖

一、概述

前牙深覆盖是指上前牙切缘至下前牙唇面的水平距离超过3mm者。前牙深覆盖是一种常见的错殆症状。前牙深覆盖时磨牙关系多为远中关系，并常伴有前牙深覆殆。前牙深覆盖、磨牙关系中性的情况较为少见。

（一）病因

造成前牙深覆盖的原因是上下颌（牙弓）矢状关系不调，上颌（牙弓）过大或位置向前，下颌（牙弓）过小或位置向后。上下颌骨（牙弓）关系不调，常受遗传与环境两方面因素的影响。

1. 遗传因素　前牙深覆盖与其他错殆类似，一般与遗传因素有关。牙的大小、数目、位置受遗传因素的控制较强。严重的骨骼畸形，如上颌发育过大，下颌发育过小也受遗传因素的明显影响。

2. 环境因素

（1）局部因素：包括口腔不良习惯和替牙期障碍。

某些口腔不良习惯：如长期吮拇指、咬下唇及舔上前牙都可给上前牙长期施以唇向压力，导致上前牙唇向倾斜；同时使下前牙舌向倾斜、拥挤，从而造成前牙深覆盖。

下颌乳磨牙早失：可使下牙弓前段变小，导致前牙覆盖增大。

萌出顺序异常：如上颌第一恒磨牙早于下颌第一恒磨牙萌出，或上颌第二恒磨牙早于下颌第二恒磨牙萌出，或上颌第二恒磨牙早于上颌尖牙萌出，均可能造成远中殆，使前牙呈深覆盖。

下前牙先天缺失：可造成下颌牙弓前段变小，下颌牙弓后缩，前牙深覆盖。

上颌前牙区多生牙：可使牙弓变大或引起上颌切牙唇向错位，导致前牙深覆盖。

（2）全身因素：鼻咽部疾病造成上气道部分阻塞而形成口呼吸，口呼吸时头部前伸，下颌连同舌下垂、后退，久之形成下颌后缩畸形。口呼吸时，由于上前牙唇侧和上后牙腭侧失去了正常压力，两侧颊肌被拉长压迫牙弓，可形成上牙弓狭窄、前牙前突、腭盖高拱，最终表现出前牙深覆盖，磨牙呈远中关系。

全身性疾病：如佝偻病、钙磷代谢障碍等，可使肌张力和韧带张力减弱，引起上牙弓狭窄，上前牙前突，磨牙远中关系。

（二）临床表现

前牙深覆盖由于病因，机制不同，临床表现也有所不同。单纯性前牙深覆盖，上颌无前突，磨牙关系为中性。上颌前突不明显，下颌后缩，前牙深覆盖。上前牙唇向倾斜、突出，后牙为轻度远中殆关系，前牙深覆盖。上颌明显前突，后牙为完全远中殆关系，前牙深覆盖过大。前牙深覆盖常伴有前牙深覆殆。畸形较轻的患者表现为上牙弓前突，口唇闭拢困难；畸形较重的患者表现上唇翻卷、短缩并出现开唇露齿。

（三）诊断

1. 前牙深覆盖的分度　前牙深覆盖根据其深覆盖量的多少可将其分为三度。

Ⅰ度深覆盖：上前牙切缘至下前牙唇面的水平距离在 3 ~ 5mm。

Ⅱ度深覆盖：上前牙切缘至下前牙唇面的水平距离在 5 ~ 8mm。

Ⅲ度深覆盖：上前牙切缘至下前牙唇面的水平距离大于 8mm。

2. 前牙深覆盖的分类　按其病因机制可分为 3 型。

（1）牙性：主要是由于上下前牙的位置或数目异常造成，如上前牙唇向、下前牙舌向错位，上颌前部多生牙或下切牙先天缺失等。常见于混合牙列及恒牙列，磨牙关系呈中性，上下颌骨之间以及颅面关系一般较为正常。本型治疗简单。

（2）功能性：由于神经肌肉反射引起的下颌功能性后缩，异常的神经肌肉反射可以因口腔不良习惯引起，也可为殆因素所致。如，当上牙弓尖牙和后牙冠宽度不足时，下颌在尖窝交错时被迫处于后缩位置，形成磨牙远中关系、前牙深覆盖。功能性下颌后缩，上颌一般发育正常，磨牙为远中殆关系。如下颌伸至中性磨牙关系时，上下牙弓矢状关系基本协调，面形明显改善。本型预后良好。

（3）骨性：主要是颌骨发育异常导致上下颌处于远中错殆关系。功能性和骨性前牙深覆盖，远比单纯牙性者多见，被称为安氏Ⅱ类第一分类错殆。根据家族史，个人史及患者的健康状况，分析错殆的病因机制，再根据牙、殆、颌面的检查及头影测定出的错殆的类型，将二者结合起来综合分析，做出正确的诊断。

二、矫治方法

（一）前牙深覆盖的矫治目标

一前牙深覆盖的矫治目标如下：①解除牙拥挤，排齐牙列。②减小前牙深覆盖。③纠正前牙深覆殆。④矫正远中错殆关系。

（二）前牙深覆盖的矫治方法

前牙深覆盖的矫治方法包括早期矫治及综合性矫治。

1. 早期矫治　对于因口腔不良习惯及替牙障碍、全身因素等引起的牙型及功能型前牙深覆盖应早期进行矫治。

（1）尽早去除病因：破除各种口腔不良习惯，及时治疗全身性疾病，如佝偻病、呼吸道疾病等。

（2）对牙性深覆盖的矫治：主要根据错殆的表现，采用不同方法进行矫治。

上前牙唇向错位引起的深覆盖：如上前牙无间隙，前突症状较轻者可采用扩弓，邻面去釉等方法获得间隙，然后内收上前牙减小覆盖；对于上前牙前突无间隙或中度以上拥挤，可采用减数治疗。若上前牙唇向错位有间隙，可用附有双曲唇弓的可摘矫治器内收前牙，关闭间隙。若需同时纠正不良习惯时，可在矫治器上附加唇挡丝、腭刺、腭屏等。若伴有前牙深覆殆，应先矫治深覆殆，然后再关闭间隙以减小覆盖。若上前牙过于唇向倾斜，可在双曲唇弓上焊接中切牙切端钩，防止双曲唇弓加力后向龈方移动或将双曲的近中弯制成相对的 2 个拉钩，在两拉钩之间使用橡皮圈牵引，橡皮圈通过切牙的切 1/3 处，每 2 ~ 3 天更换 1 次橡皮圈，以内收上前牙矫治深覆盖。

下前牙舌向错位所致的深覆盖：如上颌牙弓正常，下前牙舌向错位无间隙的患者，可采用可摘或固定矫治器矫治下前牙的位置，扩大下牙弓前段，与上前牙建立正常的覆盖关系。若下前牙拥挤程度较重可采用减数法矫治，排齐下前牙，恢复正常的覆盖关系。对于先天性下颌切牙缺失、牙弓小伴有散在间隙的患者，可采用可摘或固定矫治器扩大下颌牙弓，推下前牙向唇侧并将下颌散在的间隙集中在下牙弓的适当部位，然后进行修复治疗。

上下前牙唇向错位所致的深覆盖：若上下前牙均有间隙，应先缩小下颌牙弓，再矫治上颌牙弓；若上下前牙无间隙，前突畸形较轻的成年人，可利用邻面去釉的方法，邻面去釉的部位常在尖牙和第一前磨牙。若上下颌前牙均前突并伴有严重拥挤的患者，应采用减数矫治的方法，减数的部位为 4 个第一前磨牙，最好选用固定矫治器进行矫治。

（3）对骨性深覆盖的矫治：骨性往往存在上下颌骨关系不调，早期进行矫形治疗可以影响颌骨的生长。

促进下颌向前生长：从替牙期到恒牙早期，下颌要经历一个生长快速期。在这个阶段时，下颌骨总长度及下颌相对于颅底的高度均有较明显的增大。对于因下颌后缩导致的安氏Ⅱ类错殆的病例，应在此阶段进行早期治疗。临床可采用功能矫治器（如肌激动器、FR－Ⅱ型），矫正前牙深覆盖，恢复正常的殆关系。也可采用简单的功能矫治器，如上颌斜面导板矫治器、前庭盾进行治疗。

抑制上颌向前生长：对于上颌前突或有上颌前突倾向并伴有下颌后缩的安氏Ⅱ类错殆病例，在生长发育的早期进行矫治，可以限制上颌骨的向前生长，使下颌向前发育，最终建立上下颌正常的覆盖关系。临床上常采用口外弓来限制上颌的发育。口外弓仅能抑制上颌向前生长，但不能向远中移动上颌，矫治进程中由于下颌的向前发育，使得上下颌矢状关系的不调得到矫正。

控制后部牙槽骨的高度：安氏Ⅱ类错殆除颌骨矢状关系不调外，常伴有颌骨垂直关系不调。采用口外唇弓通过改变牵引力的方向，对后部牙、牙槽骨高度的控制能起到较好的作用。高角病例应使用高位牵引，低角病例应使用低位牵引，面高协调者使用水平牵引。对于功能性矫治器，如肌激动器，在使用过程中不仅能增加后部牙槽骨的高度，而且常会出现下颌平面角增大的情况，因此对以下颌后缩为主，下颌平面角较大的安氏Ⅱ类高角病例，应将高位牵引口外唇弓与肌激动器联合使用。

2. 综合性矫治　上述矫治方法，虽能对上下颌的生长发育起到一定的影响，但其影响是有限度的，临床大多数有颌间关系不调的安氏Ⅱ类第一分类前牙深覆盖的病例，往往需要在恒牙早期进行二期综合性治疗。恒牙早期前牙深覆盖的病例，大多数为安氏Ⅱ类第一分类错殆，同时伴有不同程度的颌骨及颅面关系不调。

（1）综合矫治原则：轻度或中度颌骨关系不调时，正畸治疗常需减数拔牙。在关闭间隙的过程中，通过上下牙、前后牙的不同移动，代偿颌骨的发育异常。对于处于青春生长迸发期前或刚刚开始的部分患者，可掌握最佳治疗时间，进行矫形生长控制。严重的骨骼异常需要在成年后进行外科正畸治疗。

（2）矫治中的拔牙问题：对于需要减数的病例，拔牙主要有几个作用：①解除上下牙弓的拥挤。②在上牙弓，可为前牙后移提供间隙。③在下牙弓可为颌间牵引、矫正远中磨牙关系提供间隙；临床常拔除 4 个第一前磨牙，或者上颌左右第一前磨牙及下颌左右第二前磨牙，有时也可拔除下颌切牙。

（3）正畸治疗方法：恒牙期对于拔除4颗前磨牙的安氏Ⅱ类第一分类的病例多采用固定矫治器，如方丝弓矫治器、直丝弓矫治器，贝格矫治器等进行治疗。矫治的过程可分为3个阶段：①排齐和整平牙弓。②关闭拔牙间隙，同时矫正前牙深覆盖与远中磨牙关系。③𬌗关系的精细调整。3个阶段治疗中以第2阶段最为重要，下面以方丝弓矫治器为例简单介绍。

颌间牵引远中移动上尖牙：使尖牙与第二前磨牙靠拢。如果要使上前牙最大限度内收，可配合使用口外唇弓，以增加上颌磨牙支抗。下颌尖牙一般不需要单独向远中移动。

内收上前牙、减小覆盖：为矫正前牙深覆盖的主要方法。如上前牙需要较多的后移，应当使用方丝弓，对上切牙进行转矩移动，在内收上前牙的同时进行根舌向、冠唇向控制。上前牙内收时，由于“钟摆效应”，前牙的覆𬌗将会加深，使原本在第一阶段已经控制或矫正的深覆𬌗重新出现。因此，可在弓丝上的关闭曲前后弯制“人”字形曲，在内收的同时，继续压低下颌切牙。对于需要较多后移上切牙的病例，在内收上前牙的时候，应当进行支抗控制，可以使用安氏Ⅱ类牵引，必要时也可配合口外唇弓。

磨牙关系的矫正：安氏Ⅱ类第一分类错𬌗，磨牙常为远中关系，在矫治过程中，达到磨牙关系中性是正畸治疗的目标，但并非每一个患者均能达到，特别是年龄较大的患者。在矫治过程中，如果条件许可，应尽量争取达到后牙中性关系。条件有限时，可形成尖窝相对的远中关系。治疗后的磨牙尖对尖关系，对𬌗的功能和稳定均是不利的。若患者上颌骨体较大，能使上后牙有较多的远中移动，配合使用颌间牵引力或口外牵引力，可使磨牙达到中性𬌗关系。对于上下颌拔除4个第一前磨牙的患者，由于上颌的尖牙及切牙是分两阶段向远中移动，下颌尖牙及切牙则是同时向远中移动，使得下颌磨牙的近中移动将比上颌磨牙多，另外，口外唇弓及安氏Ⅱ类颌间牵引的使用将控制上颌磨牙的近中移动，而下颌磨牙向近中移动，最终由于下磨牙近中移动而形成中性关系。

对于下颌牙弓正常的远中尖对尖关系的安氏Ⅱ类第一分类错𬌗，治疗时，需拔除上颌2个第一前磨牙，采用颌间牵引的方法使上颌后牙近中移动，形成尖窝相对的远中𬌗关系。对于上颌骨发育基本正常，下牙弓处于远中后缩的功能型前牙深覆盖，可使用功能矫治器矫正远中磨牙关系。

（三）支抗控制

1. 最小支抗　适用于下颌磨牙近中移动，可占据拔牙间隙1/2以上者。Ⅱ类患者比Ⅰ类患者需要更强的支抗，所以上颌前牙需要口外弓配合内收。如果患者不能够每天佩戴口外弓12～14h，就需要改变力量的使用，比如加强Ⅱ类颌间牵引。上颌使用口外弓内收上颌前牙，上颌磨牙的位置不需要特别保持，要达到磨牙Ⅰ类关系时，可通过下颌磨牙的近中移动获得。患者能配合治疗，口外弓使用较好，上颌前牙内收和下颌后牙近中移动较多，对支抗的要求较低。

2. 中等支抗　适用于只允许下颌磨牙近中移动1/4～1/2的拔牙间隙。Ⅱ类患者需要中等强度的支抗时，一般均需要使用口外弓加强支抗。需要中等强度的支抗时，有必要先进行支抗的预备。在治疗的第1阶段，使用口外弓，加上Ⅱ类颌间牵引开始移动下颌前牙，根据支抗要求的程度，决定是否进行磨牙的远中倾斜。在第2阶段，使用口外弓和Ⅱ类颌间牵引移动上颌前牙远中移动，下颌磨牙近中移动。如果患者的下颌生长方向不好，潜力不足，即使使用口外弓也不一定能够达到治疗目标。

3. 最大支抗　下颌磨牙只能近中移动1/4的拔牙间隙者需要最大支抗。口外弓常规使用较长时间，内收上颌前牙，改善磨牙远中关系。治疗的效果取决于患者佩戴口外弓的程度及下颌是否具有较好的前方生长趋势。

一般使用口外弓长期抑制上颌的生长发育，依靠下颌的近中向的生长来纠正Ⅱ类颌间关系。骨性Ⅱ类关系较明显时，或者拔牙间隙关闭后Ⅱ类关系没有完全纠正时，就需要远中移动上颌磨牙。这时可以考虑在以下情况下使用口外弓：①拔除上颌第 3 磨牙后，远中移动上颌第 2 磨牙。②拔除上颌第 2 磨牙后，远中移动第 1 磨牙。③上颌第 1 磨牙拔除后，远中移动上颌牙列。Ⅱ类患者需要最大支抗时，治疗的第 1 阶段需要在使用口外弓的同时，使用Ⅲ类颌间牵引远中倾斜下颌磨牙，移动下颌切牙。第 2 阶段需要口外弓加Ⅱ类牵引。

4. 低角和高角病例的支抗控制　对于低角和高角病例，考虑支抗和力的使用时也有很大的区别：①低角患者下颌平面角与 FH 平面或者 SN 平面之间的角度较小，下颌磨牙的近中移动和伸长均较困难，多使用最小或者中等强度的支抗，不一定要使用口外弓。这类患者如果下颌向前生长的潜力较大，牙列间拥挤度不大时，多使用非拔牙矫治。②高角患者下颌平面角较大，与低角患者相反，支抗磨牙近中移动和伸长的趋势较大，磨牙容易近中移动和伸长，导致下颌向后下方的旋转，加大下颌平面角，因此应该避免使用颌间牵引力，防止磨牙的伸长。对于Ⅱ类高角患者，应该慎重选择使用矫治力，大部分均使用高位口外弓，不使用颌内支抗。使用口外弓时，也应当特别注意力的方向，使用高位牵引以避免磨牙的伸长和下颌的向后下方向的旋转。

在治疗中，除了力量的使用外，还应该考虑患者生长的趋势，患者的配合情况，牙齿对力的反应等等，治疗过程中也应该进行再评价和及时修正矫治力。加强支抗的手段除了上述方法外，还可以使用上颌磨牙两侧之间的 Nance 弓、腭杆，下颌磨牙之间的舌弓、唇挡、口外弓等等。

三、治疗前后对比

成人患者深覆盖矫正前后（图 20－5）。

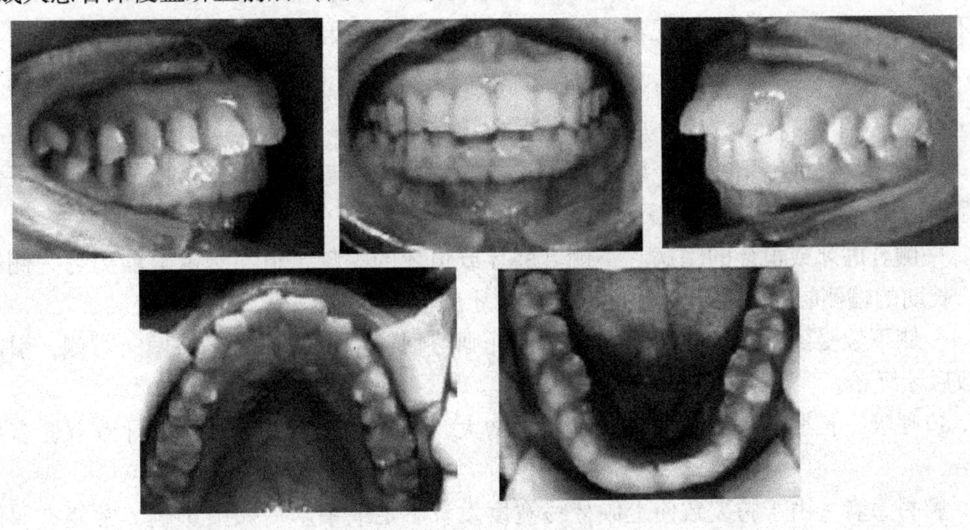

矫治前

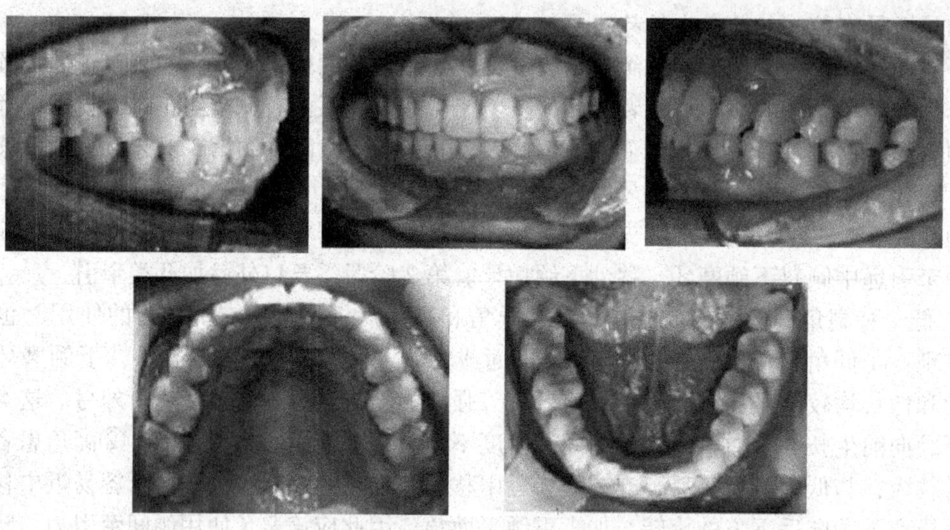

矫治后

图 20-5 成人深覆盖矫治病例

（陈小军）

第四节 后牙反殆

一、概述

后牙反殆是指下颌后牙突出于上颌后牙的颊侧，呈反覆盖现象。后牙反殆可以发生在各个牙列期；可以是个别后牙反殆，也可以是多数后牙反殆；可发生在单侧，也可发生在双侧。

（一）病因

1. 乳磨牙早失或滞留　由于乳磨牙早失或滞留，可引起上颌后牙舌向的错位或下颌后牙的颊向错位，而导致个别牙反殆。

2. 一侧乳磨牙或恒牙的龋病　一侧乳磨牙或恒牙的深龋，迫使患者只能用另一侧进行咀嚼，长期的偏侧咀嚼方式可导致一侧多数后牙反殆。

3. 一侧下颌受到不正常的压力　如单侧托腮习惯，可以使下颌逐渐偏向对侧，引起对侧多数后牙反殆。

4. 口呼吸　长期口呼吸的患者两颊压力增大，上牙弓逐渐变窄，可以导致双侧多数后牙反殆。

5. 腭裂患者　由于腭裂致使上颌牙弓宽度发育不足或手术后瘢痕影响，常伴有双侧后牙反殆。

（二）临床表现

1. 个别后牙反殆　可表现为个别上后牙舌向或个别下后牙颊舌错位。个别后牙反殆对咀嚼功能及颅骨的发育影响较小，但对颞下颌关节可有不良影响。

2. 单侧多数后牙反殆　常常合并前牙反殆，其下中切牙中线、颏部及下颌多偏向反殆侧，导致颜面左右不对称。

3. 双侧多数后牙反殆　上颌骨的宽度发育不足，上颌牙弓狭窄，面部狭长，左右对称。双侧多数后牙反殆合并前牙反殆的患者，其上颌骨前部明显发育不足，颜面的侧面观呈现凹面形。

后牙反殆的牙数愈多，程度愈严重，对咬合的锁结作用和对咀嚼功能的影响也就愈大，对颌骨的发育及颞下颌关节的影响也愈大。

（三）诊断

后牙反殆，根据反殆牙的数目和部位不同可分为：①个别后牙反殆。②一侧后牙反殆。③双侧后牙反殆。

二、矫治方法

1. 个别后牙反殆　个别上颌后牙舌向错位所致的后牙反殆，可用可摘矫治器上附有的双曲舌簧，将错位牙向颊侧移动；个别下后牙颊向错位所致的后牙反殆，可在可摘矫治器上焊接指簧将其向舌侧压入；对于个别上后牙舌向和下后牙颊向错位导致的后牙反殆，可采用交互支抗牵引矫治纠正。

2. 一侧多数后牙反殆　可采用上颌单侧后牙殆垫式矫治器，即在正常的一侧牙上做殆垫升高咬合，使反殆侧解除锁结关系，在反殆侧后牙的腭侧放置双曲舌簧，治疗过程中，调整双曲舌簧使反殆侧的上后牙向颊侧移动。当反殆关系解除后，应及时分次磨减殆垫，必要时需配合调精，调磨上后牙的舌尖及下后牙的颊尖，建立良好的咬合关系。

3. 双侧多数后牙反殆　这类患者的上牙弓明显狭窄，可采用：①上颌分裂簧分裂基托附双侧殆垫矫治器。②上颌螺旋簧分裂基托附双侧殆垫矫治器。③双曲舌簧扩大牙弓矫治器。利用分裂簧、螺旋簧及双曲舌簧，均可达到扩大上颌牙弓宽度的目的。反殆解除后应分次磨减殆垫，同时在矫治过程中配合牙尖的调磨，以建立稳定的咬合。反殆矫正后，可配合嚼肌、颞肌的功能训练，以巩固矫治效果及建立咬合平衡。

三、治疗前后对比

后牙反殆矫正前后（图20－6）。

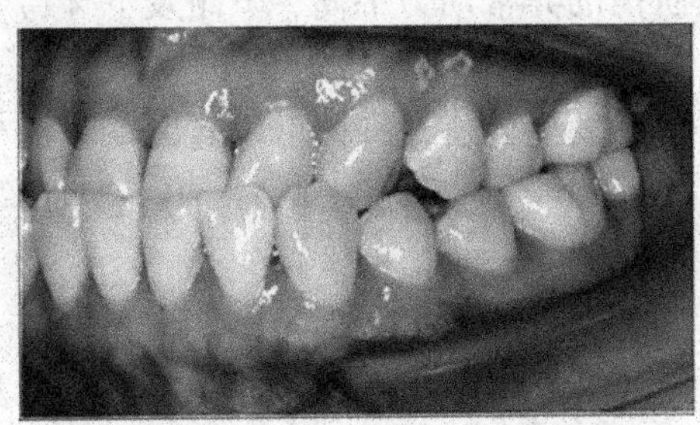
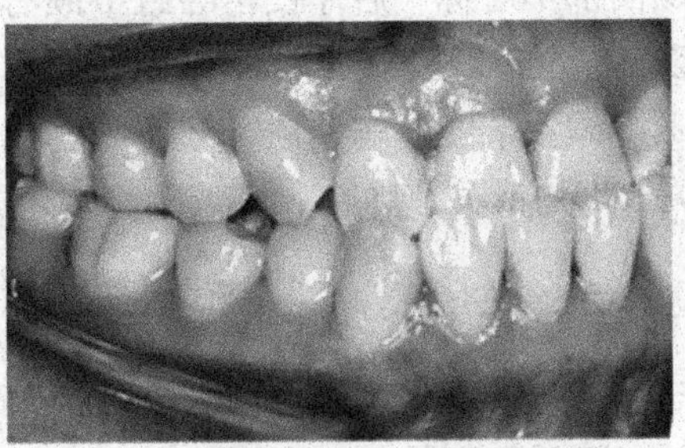

矫治前

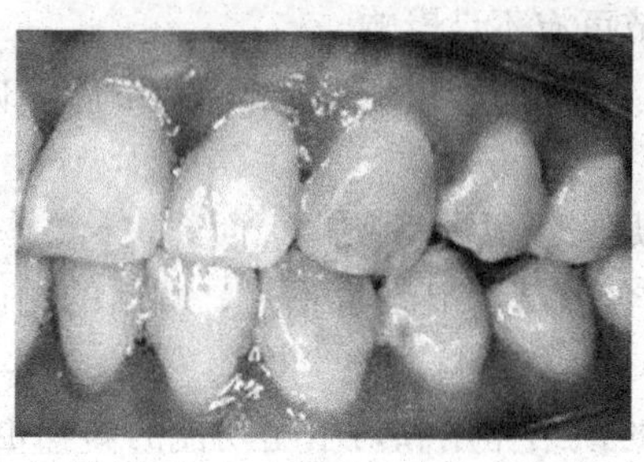
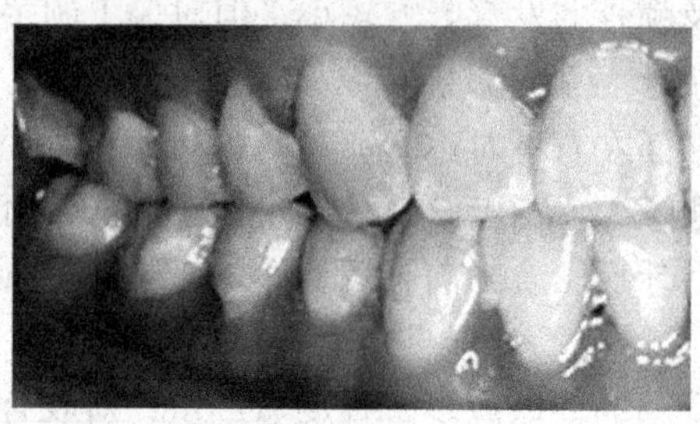

矫治后

图20－6　成人后牙反𬌗

（陈小军）

第五节　后牙锁𬌗

一、概述

锁𬌗是后牙的一种错𬌗，有个别后牙锁𬌗及多数后牙锁𬌗。锁𬌗可发生在牙弓的一侧或两侧，一侧者多见，两侧者较少见；恒牙列多见而乳牙列较少见。锁𬌗分为正锁𬌗及反锁𬌗。正锁𬌗是指上后牙舌尖的舌斜面位于下后牙颊尖的颊斜面颊侧，𬌗面无咬合接触。反锁𬌗是指上后牙颊尖的颊斜面位于下后牙舌尖的舌斜面舌侧，𬌗面无咬合接触。个别牙及单侧多数后牙正锁𬌗较为多见，反锁𬌗在临床较少见。

（一）病因

1. 个别牙正锁𬌗　个别乳磨牙早失、滞留或恒牙牙胚位置异常，导致恒牙错位萌出而造成锁𬌗。上下颌第二恒牙磨牙的正锁𬌗在临床较为多见。

2. 单侧多数后牙正锁𬌗　因一侧多数乳磨牙龋坏或早失，而用对侧后牙咀嚼，日久废用侧恒牙萌出时易造成深覆盖，由深覆盖再进一步发展为多数后牙正锁𬌗。

（二）锁𬌗的危害

1. 咀嚼功能降低　由于正锁𬌗的锁结关系，影响下颌的侧向运动，只能用非锁𬌗侧的后牙进行偏侧咀嚼，咀嚼功能减弱，咀嚼效率降低。

2. 颜面部不对称　后牙锁𬌗导致下颌有关肌肉的异常动力平衡，下颌及下牙弓多偏向对侧，颜面部可出现明显的不对称畸形。

3. 颞下颌关节的影响　锁𬌗牙在咀嚼过程中易发生创伤，日久可引起颞下颌关节的症状，如关节疼痛或关节弹响。

二、矫治方法

锁𬌗矫治的原则为升高咬合，解除锁结关系。由于锁𬌗对咀嚼功能、颌面发育及咀嚼器官的影响较大，故应尽早进行矫治。

1. 个别牙正锁𬌗　以上后牙颊向错位者多见。可采用单侧𬌗垫可摘矫治器，即在健侧的上牙弓或下牙弓上放置单侧殆垫，使锁殆牙脱离锁结关系，在上下锁殆牙上各做一个带环，并在上颌牙带环的颊面及下颌牙带环舌面各焊一个牵引钩，牵引钩之间挂橡皮圈，利用上下牙的交互支抗进行矫治。锁殆解除后，分次调磨殆垫，并同时调磨无生理性磨耗的锁殆牙的牙尖。在调磨牙尖时，配合脱敏治疗。

2. 一侧上下第二恒磨牙正锁殆　为临床较为多见的一种锁殆畸形，而且上颌第二恒磨牙颊向错位的程度通常比下颌第二恒磨牙舌向错位严重。如同侧上颌第三磨牙未萌出或将萌出，可将上颌第二恒磨牙拔除，以便上颌第三磨牙自行调位于已拔除的第二恒磨牙位置，与下颌第二恒磨牙建立正常的殆关系。

3. 一侧多数后牙正锁殆　常常由于下颌牙弓狭窄所致。表现为锁殆侧的下后牙舌侧错位较为严重，但上后牙颊侧错位不明显。可采用下颌单侧殆垫矫治器附双曲舌簧，即在健侧下颌后牙上制作殆垫，使锁殆牙脱离牙尖锁结关系，在矫治器的锁殆侧下后牙的舌侧放置双曲舌簧，使锁殆侧的下后牙向颊侧移动。由于在健侧使用了殆垫，从而加大了颊肌的张力，有助于锁殆侧的上后牙向舌侧移动，故有利于锁殆的矫正。锁殆关系解除后，及时对殆垫进行调磨，同时调磨锁殆侧的过高牙尖。

三、治疗前后对比

双侧后牙锁殆矫治前后（图 20－7）。

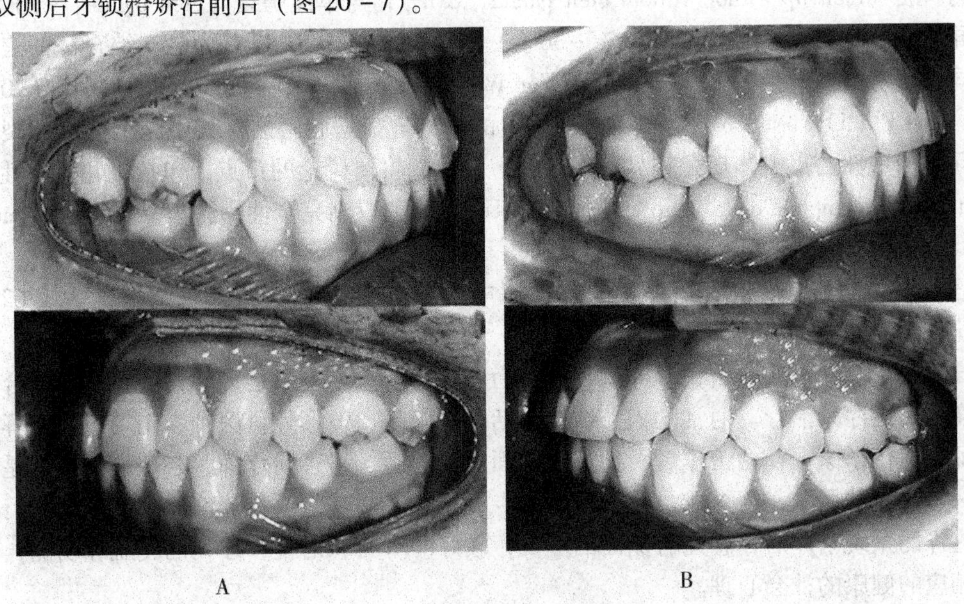

A　　B

图 20－7　双侧后牙锁殆矫治前后

A. 双侧后牙锁殆矫治前；B. 双侧后牙锁殆矫治后

（陈小军）

第二十一章　唇腭裂患者的正畸治疗

第一节　概述

先天性唇腭裂是口腔颌面部最常见的一种先天畸形，它不仅给患儿带来颜面的畸形，同时造成婴幼患儿喂养困难和语音、听力等功能的障碍，而异常的语音和外貌的缺陷将给患者造成心理损害，影响患者与人交流和参与社会活动的能力。因此，成功的早期手术，有效的序列治疗对减少畸形给患者带来的负面影响是极其重要的，也是从事唇腭裂治疗的学者们不懈努力的目标。

唇腭裂的病因十分复杂，总的来说，它是一种多基因的遗传性疾病，环境因素如孕期病毒感染、服用某些药物、叶酸缺乏、吸烟等都可能增加唇腭裂发生的可能性。合并或不合并腭裂的唇裂（cleft lip withor without cleft palate，CUP），与单纯腭裂（cleft palate，CP）具有病因异质性。相当比例的 CUP（11% ~30%）和 CP（14% ~47%）为已知综合征的表现之一或同时伴有其他畸形的发生（如 Van der Woude 综合征等）；超过半数的 CL/P（70% ~90%）和 CP（53% ~85%）病例为单独发生的非综合征型唇腭裂，其中完全性唇腭裂因为各类问题严重性的集中体现尤其具有代表性，是我们将要讨论的重点，包括单侧完全性唇腭裂（unilateral complete cleft of lip and palate，UCLP）和双侧完全性唇腭裂（bilateral complete cleftof lip and palate，BCLP）。

唇腭裂的发生率根据我国出生缺陷检测中心 1996—2000 年所获得的数据为 1. 625‰，性别比例男：女约为 2 ：1。

自 20 世纪 50 年代开始，学界就一致认为唇腭裂的治疗应该是多学科的参与和配合，即唇腭裂的团队序列治疗。通常的人员组成包括儿科医师、整形外科医师、正畸医师、耳鼻喉科医师、遗传学家、社会工作者、护士、颌面外科医师、语音治疗师、心理学家等，是一种有统一有协调的团队，每个成员除了自己的专业，也了解其他学科治疗的基本原则，目的就是在这样的系统治疗后，患儿有颜面的美观，较好的听力和语音，牙列的美观和功能，以及与之相应的健康的社会心理。

正畸医师的治疗几乎贯穿序列治疗的全过程，除了在孩子生长发育的各个阶段配合外科医师或孩子的生长发育做相应的正畸治疗，正畸医师也是其生长发育的监测者，尤其具有纵向的思考习惯，也是因此，目前多中心的唇腭裂治疗的研究多由正畸专业的学者发起。

（钟志华）

第二节　唇腭裂颌骨及𬌗的生长发育特点

一、颌骨的生长发育特点

面部的发育始于胚胎的第3周，至第8周时初具面部外形。唇裂多见于上唇，是由于一侧或两侧的中鼻突和上颌突未融合或部分未融合所致。因此，裂隙发生在一侧或两侧而较少发生在唇的正中。临床的单侧唇裂为多见。腭的生长发育实质上是上颌骨发育的一部分。腭的发育从胚胎第5周开始，至12周完成。腭裂是口腔中较常见的一种发育畸形，是侧腭突和鼻中隔未融合或只是部分融合，正中腭突和外侧腭突未融合或部分融合的结果。腭裂可发生于单侧，也可发生于双侧。80%左右的腭裂患者伴有单侧或双侧唇裂。

单侧完全性唇腭裂婴儿出生时通常有非裂隙侧骨段的前外旋，前段牙槽上倾，裂隙侧或有后置，患侧鼻翼被牵拉，扁平状。上颌前后牙槽弓宽度均大于正常，在第1年中，尤其是唇裂修复术后，其裂隙宽度明显减小，中线有所改善，这与修复后的唇持续作用于前段牙槽，使前突的非裂隙侧骨段位置变化有关，牙弓长度明显增长，而牙弓宽度基本稳定。也有研究结果称牙弓宽度的变化并不一致，初始较宽的则变窄，而窄的会有宽度的增加，还有学者认为唇裂修复术后前段牙弓宽度变窄，中后段牙弓宽度较恒定。在采用激光扫描技术对牙槽弓各段周径及体积的三维测量中发现，单侧完全性唇腭裂婴儿裂隙端区域的生长明显大于不完全裂的病例，认为这与两端仍然分离的状态有关，这与临床对唇腭裂婴儿系列模型的观察一致，但对其生长量的多少仍缺乏有效的结论。

典型的单侧完全性唇腭裂患者的颅面特征为上颌骨发育不足、前面高大、下颌后下旋等。有研究结果称在5～18岁间上颌骨长度的生长仅1.4mm，而正常人是10mm，SNA减小5.4°，正常是增加3.3°；颌前突增加3.8°，正常是6.2°。Smahel和Han对生长高峰期前的病例研究发现，在这一期间，其上颌骨长度增量很小，而垂直向发育远大于水平向生长，同时下颌骨已表现出轻微的代偿生长。在Veleminska对48例男性病例的生长研究中，发现94%的病例在生长高峰期出现面部的凹陷，27%的病例由Ⅰ类关系转变成Ⅲ类关系，但若覆盖大于2mm，则15岁时不会出现反𬌗；46%的病例可以通过成功的正畸矫治达到正常覆𬌗覆盖关系。矢状关系的异常主要是由于上颌骨发育不足，在生长高峰的早期尚可以通过下颌的形状和位置的改变代偿协调，随后即超出了代偿的范围。软组织则表现出上唇突度逐渐变小，上唇短（图21－1）。

双侧完全性唇腭裂则表现出更为严重的颜面畸形。出生时前突的前颌骨，通常还伴有朝一侧偏斜，同时唇组织的严重不足，都为唇鼻修复带来极大的困扰。在患儿儿童时期，前突前颌骨常常是很大的困扰，所以早期有专门为后退前颌骨设计的术式，但长期追踪后发现即使未做前颌骨后退术的病例在生长高峰期时都会出现较单侧病例更明显的凹陷面型。因此，在各唇腭裂中心，在逐渐改善提高UCLP的治疗修复效果后，BCLP的患者成为新的治疗难点。

对非手术病例的研究因为受到基础治疗推广的影响，很难获得资料，目前较为有影响的是Bishara对印度人、墨西哥人的研究，Ehmann对非洲人的研究及C. Dupis对亚洲人的研究，总的结果是非手术患者上颌骨的生长呈现接近正常的生长趋势，虽然颅底的长度，颅底角会有些异常，但矢状向的生长基本正常或前突，横向不足也不明显。这从一个侧面说明不论上颌骨发育不足的原因是否有固有的因素，手术本身造成的影响占据了很大一部分，在欧洲多中心研究 Euro cleft 1990 及 Dutch cleft 的多中心研究中都表明了这一点。

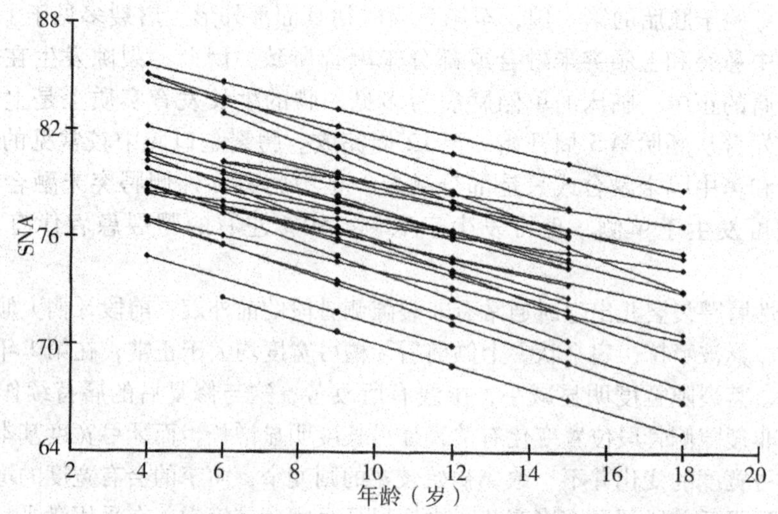

图 21-1 UCLP 上颌骨生长特点：对 4~18 岁患者上颌骨生长追踪研究结果表明随着年龄的增加，上颌骨生长不足更加明显

二、殆的发育特点

完全性唇腭裂患者表现出明显的殆发育异常。

（1）裂隙处牙缺失，形态、位置异常，通常受累及的是侧切牙。

（2）上颌第二前磨牙先天缺失。

（3）恒牙迟萌。

（4）釉质发育不良。

唇腭裂患儿还表现出比较明显的高患龋率，这也会给正畸治疗带来极大的困扰，所以，更加需要强调口腔的预防保健治疗。

（钟志华）

第三节 唇腭裂的正畸矫治

一、婴儿期的术前矫形治疗

唇腭裂婴儿出生后，应该由儿科、整形外科、正畸科、遗传专业的专家以及护士和社会工作者组成的会诊小组，根据孩子的状况，决定唇腭裂的手术修复方案，可能需要的术前矫形治疗，对患儿父母的宣教，以及其他伴随症状的解决。

婴儿的术前矫形治疗，50 多年来一直是争议较多的。大多数中心都有各自的术前矫形治疗计划和方法。然而，实际上一直缺乏对治疗的有效性和可能的副作用的科学客观的评价。

唇腭裂婴儿的术前矫治目的在于方便喂养，同时用主动或被动的方法将两侧骨段排列成规则的形态，减小裂隙，便于以后的手术修复获得更好的结果。

（一）被动矫治

被动矫治以 Hotz 矫治器（Hotz appliance）为代表，主要目的是通过“人工腭顶”，隔绝口鼻腔，利于婴儿喂养，隔绝舌突入裂隙，有助于腭顶的生长，有利于减小裂隙，同时有方向地调磨会引导排列错位骨段。在婴儿出生后 48 小时之内或 2 周内取模，制作矫治器，矫治器戴入时间越早，患儿适应越快，也有利于安抚焦急不安的父母。矫治器覆盖腭部及牙槽突，遮盖硬、软腭裂裂隙。靠近黏膜的一层用软性塑料，舒适且密合性好，有效利用倒凹，在腭顶、穹隆处再覆盖一层硬质塑料确保宽度及稳定性。

临床操作要点：

（1）出生后 24 ~ 48 小时内戴上；超过 2 个月龄效果不佳。

（2）初戴时注意调磨过长部分，尤其注意鼻腔黏膜附近及软硬腭交界。

（3）戴用 2 ~ 3 天复诊，调改压痛点。

（4）24 小时戴，喂奶后清洗。

（5）4 ~ 5 周复诊调磨矫治器。

（二）主动矫治

主动矫治以 Latham 矫治器（Latham appliance）为代表，这是一种骨内固定的矫形矫治器，利用机械力作用，对 UCLP 前移并扩开裂隙侧骨段，同时矫治非裂隙侧骨段的前旋；对 BCLP 前移并扩开双侧骨段，将前颌骨放入弓形中。矫治开始于 4 ~ 6 周龄，一般 3 ~ 6 周达成目标，即两侧骨段端间距离小于 2mm，保持，然后在 3 ~ 5 个月龄时行唇粘连术和牙槽骨膜成形术。

关于 Latham 矫治器，争论尤为激烈，有研究认为它可能对上颌骨矢状向生长有一定影响，而且在临床操作中有一定的侵入性。与之相比被动矫治较为温和轻柔，从减少治疗带来的痛苦而言，被动矫治更易被人接受，目前为止，在进行术前矫治的唇腭裂治疗中心中，更多的是采用被动矫治方式。

（三）Grayson 矫治器

纽约大学医学中心的 Barry Grayson 则在临床采用 Latham 矫治器后，又重新选择了一种折中的方式，即鼻 - 牙槽嵴塑形矫治器（presurgical nasoalveolar molding，PNAM），又称 Grayson 矫治器（Grayson appliance）。是在 Hotz 的基础上加鼻矫形柱，矫形目标在于，在排列两侧骨段的同时，重塑鼻软骨形态，增长鼻小柱长度，延伸口唇组织，以达到术后良好的唇形态和较为对称的双侧鼻形态（图 21 -2）。

1. 临床操作要点

（1）上颌模型基础上完成口内部分（同 Hotz），然后在唇裂隙处成形固位柱，以连接贴在颊部的胶带增加矫治器固位。

（2）每周复诊，调改矫治器，在引导生长的方向磨除，在要压入的区域软衬，类似 Hotz。

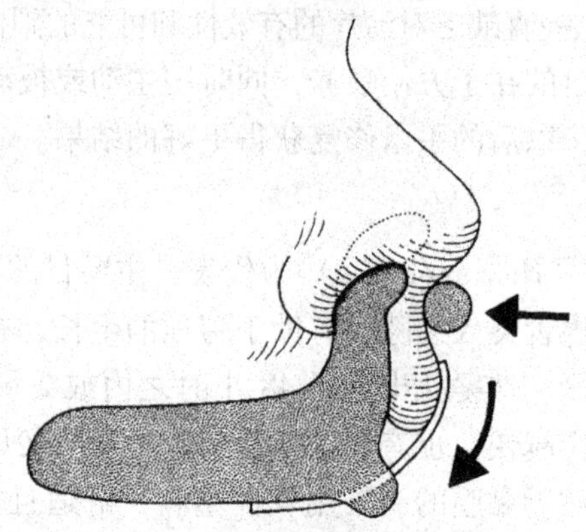

图 21-2　Grayson 矫治器（PNAM）

（3）用胶带黏结裂隙双侧唇组织，辅助形成矫形力。

（4）当牙槽突裂隙小于 6mm 时，添加鼻矫形柱，加力部分在患侧鼻孔鼻基底软骨尖，软衬，每次复诊逐渐竖直鼻小柱，对称双侧鼻孔，获得良好鼻尖形态。

（5）矫治目标牙槽弓排列协调，两端 1～2mm 间距，鼻形态对称。

（6）在 12～16 周时行一期鼻唇修复，同时行牙槽骨膜成形术。

（7）对于 BCLP 患儿，还有类似组织膨胀器的作用，鼻小柱延长 4～7mm，前唇组织条件也大为改善。

2. 取模的安全性　在进行术前矫形治疗的过程中需要特别注意的是取模的安全性有以下方面：

（1）一般应在有能力处置气道紧急状况的条件下进行。

（2）婴儿在清醒状态，进食前，前倾位，也有采取插管时头位的。

（3）取模材料选择流动黏滞，成形能力好的印模材料，有助于取模的安全性和矫治器的固位性。

二、混合牙列期的矫治

（一）GOSLON 指数

混合牙列期应该对患儿的牙殆状况做一个初步的估计，以确定矫治计划。对缺乏临床经验的医师来说，GOSLON 指数是一个简单有帮助的判断方法。

GOSLON 指数是专门为完全性单侧唇腭裂设计的牙殆关系评估指数，用于系统正畸矫治前混合牙列或恒牙列早期的模型研究。它根据上下牙弓的水平向、垂直向、横向关系将牙殆关系分为 5 级，其中水平向关系是最重要的，而后两者主要用于边缘病例的评定。比如深覆殆较开殆的预后好，而后牙反殆较裂隙侧尖牙反殆容易治疗。第一级（excellent），是一种最好的情况，正覆殆覆盖，有些病例还表现出安氏Ⅱ类的牙殆关系，这在术后的唇腭裂患者来说是少见但预后较好的情况；第二级（good），也是较好的一种情况，只需简单的正畸治疗；第三级（fair），表现出切对切的前牙关系，需要较为复杂的正畸治疗程序矫治Ⅲ类关系和其他问题，但能够有满意的治疗结果；第四级（poor），接近正畸治疗的极限，如果生长趋势不利于Ⅲ类关系的校正，则需要配合正颌外科手术治疗；第五级（very poor），是一种严重的骨性不调，必须选择手术治疗。

（二）简单排齐前牙

当混合牙列早期，通常会有初萌上中切牙的拥挤、反𬌗，可以进行阶段矫治，但此时要注意的是在植骨前，临近裂隙的牙不要试图竖直，预防牙根移位到裂隙骨缺损处。

（三）扩大上牙弓

唇腭裂患儿上颌骨发育不足是涉及三维方向的，因此通常在前牵引治疗或植骨前需要做上颌牙弓的扩大。

扩弓矫治根据患儿口内情况有不同的设计，比如扇形扩大前段牙弓，不对称扩大塌陷骨段等。选用的扩弓矫治器可以是附扩大簧的活动扩弓矫治器，或选用快扩螺旋扩弓矫治器，或四圈簧（QH）扩弓矫治器。

扩弓需要考虑的因素：

（1）扩弓治疗前仔细检查有无口鼻瘘，有时会被重叠的黏膜皱襞掩盖，扩开后出现“扩弓撕裂黏膜”的假象。

（2）扩弓时注意黏膜组织的紧张程度，厚薄度，施力的大小。

（3）矫治器的选择尽量最大限度考虑黏膜清洁问题。

（4）唇腭裂患儿因为骨性结构的不连续，扩弓相对容易取得明显的效果，也容易复发，因此扩弓时可以考虑过矫治，但一定要以不破坏牙槽突裂植骨条件为前提。过宽的牙槽突裂隙会因为覆盖的骨黏膜组织不足导致植骨失败或不能植骨。

（5）同理，在整个系统的治疗过程中牙弓宽度的保持很重要，牙槽突裂植骨对牙弓稳定有很大帮助，对植骨效果不佳或者扩弓度很大的病例，要尽量延长保持期。

（四）植骨术（bone graft）及术前术后正畸

通常，植骨术前术后正畸在患儿 9~11 岁左右，尖牙萌出前。在牙槽突裂隙处植骨，彻底封闭口鼻裂，将上颌牙弓结成一体，有利于牙弓宽度的稳定，也为鼻唇二期修复创造了良好的基底条件，而此后尖牙从植骨区的萌出又利于植入骨的稳定结合。

如果此时患儿有前段牙弓的狭窄或两侧骨段的重叠，则需要在植骨术前做扩弓矫治，为手术开创足够的植骨区，因此与外科医师的沟通很重要。

植骨术后 1~3 个月开始观察尖牙的萌出情况，可以考虑助萌，如果间隙足够的话，也是将错位侧切牙排入的时机，这都将有助于植入骨的稳定。

（五）前牵引矫治

对于明显上颌骨发育不足的病例（如 GOSLON 分级中的第三、第四级病例），可在患儿 6~8 岁或植骨术前后做扩弓及前牵引（protraction）矫治。

上颌骨前牵引矫形治疗针对唇腭裂患者宜早期矫治，矫治通常开始于混合牙列初期，视腭弓宽度决定是否快速扩弓，一般扩弓后上后牙高度增加，因而上下颌骨关系有改善。前牵引口内矫治器多黏着固定在乳磨牙和乳尖牙上，牵引方向向下 10°~20°，牵引力每侧 350~400g，也有学者认为合并使用颏兜可以将力减少到 200g，矫治以建立正常覆𬌗覆盖为准，也有提倡过矫治导致覆盖 5mm，术后腭弓维持宽度，也有采用 Frankel Ⅲ 型或型肌激动器 Ⅲ 型主动维持的。疗程包括 3 个月的扩弓，8~12 个月的前牵引，每 3 个月复诊一次。通过术前术后头影测量的比较，较为统一的结论是，上颌骨有不同程度的前移，据报道 0.9~

1.8mm、1.8～3mm不等，更多反映的是下颌骨的后下旋。有研究发现80%的治疗效果来自下颌骨的改变，ANB角增加1°～2.37°、2.37°～3.7°，并认为疗效的差别有很多因素，如手术、个体生长差异等，通常上颌骨后面高较大的病例治疗效果较好，因为有研究认为上颌骨后面高直接反映手术对上颌骨生长的影响。但至今还没有远期疗效的比较，如生长高峰期上下颌骨关系的变化，是否能有效地降低需正颌外科手术的病例数等。

三、恒牙列期的矫治

（一）单纯正畸矫治代偿

恒牙列期的系统矫治与Ⅲ类病例类似。需要特别注意的是：

（1）考虑代偿治疗时，需要明确唇腭裂患者的上颌骨发育不足的情况，才能作出相应的判断。

（2）代偿治疗时一定要考虑关节的适应性。

（3）因为上颌骨的发育不足、先天性缺牙等，上颌尽量不拔牙。

（二）正畸正颌外科联合矫治

对于严重的上颌骨发育不足的病例，目前的选择有颅外固定的上颌骨牵张成骨矫治或者正颌外科手术。

1. 颅外固定的上颌骨牵张成骨矫治（rigid external distraction，RED） 是一种使用颅外固定的牵引装置，在行Le Fort Ⅰ型截骨术后牵引上颌骨及面中份骨组织，以改善严重面中份凹陷畸形的治疗方法。最早多用于完全性唇腭裂患者的严重上颌骨发育不足的病例。其雏形是墨西哥学者Molina提出的在上颌骨Le Fort Ⅰ型手术后用面罩牵引，但由于其前移上颌骨的量（1.4～5.2mm）不尽如人意，因此有学者提出RED装置，口内是加强整体支抗的腭弓与唇弓组成的固定式夹板，其唇弓部分类似于口外弓的内弓部分，并焊接口外的牵引钩部分，牵引装置是固定于颅骨的，用牵引钢丝连接这两部分，通过牵引装置的加力螺旋，调整牵引方向，可定量定向地移动上颌骨，而术中断骨区域的牵张成骨有利于矫治结果的稳定。其优点在于：①对下颌骨的影响小，不需要代偿性地调整正常的下颌骨来协调上下颌骨关系，同时矫治中下颌骨的代偿性后下旋转、前下面高增加等负效应也很小。②对上颌骨的前移，则由于口内夹板的口外牵引钩的高低、牵引装置上的加力螺旋的高低的可调性，可精确设计上颌骨水平、垂直向的移动。③前移量可观，据报道，SNA平均增加7.7°，ANB 8.6°，A点前移8.3mm，因此面型可得到显著改善。但也因为它是一种较新的矫治技术，许多问题还有待明确，比如，合适的年龄。现有报道的病例从5～23岁，虽然前移量不受年龄限制，但似乎年轻病例成骨效果更好。但由于下颌骨生长的不确定性，使确定其前移量有困难，通常采取过矫治到Ⅱ类关系；还有年轻病例手术及牵引对牙胚生长发育的影响，有发现牙胚移位，上颌第二磨牙迟萌的病例等。更确定的结论需要更多的样本和更长的观察周期。

2. 正颌手术（orthognathic surgery） 据Ross等人的研究，约有20%～25%的单侧唇腭裂术后病例需要正颌外科手术来达到较好的咬合关系，改善颌面形态和患者的自我评价。多数病例通常采用Le Fort Ⅰ型截骨术前移上颌骨，是否同期行下颌骨手术酌情而定。

但由于唇腭裂病例的特殊性，正颌外科术后的复发率显著高于非唇腭裂患者。复发是多因素的，如术前正畸矫治是否合适、颌骨矢状或垂直向移动过度、术前术后瘢痕组织的牵拉、有无咽瓣的存在等。也有“假性复发”的成分，即患者下颌骨的剩余生长量导致颌骨关系的变化，这与手术时机的把握以及个体生长型有关。复发主要发生在术后 1 年内，50% 的复发量发生于头 6 周内。上颌骨的前移量平均约为 3.9mm、5.9mm、6.9mm、9mm 不等，垂直移动量为 4.5mm、2.1mm、3mm，相应的前移量复发分别是 1mm、0.04mm、1.6mm、0.63mm，垂直移动复发 1.8mm、1.7mm、0.69mm。针对如何减少复发，有研究认为前移量不宜过大，以 8～11mm 为限，否则产生的张力和瘢痕较大，同时提倡过矫治，以保证长期效果的确定，然而过矫治的度似乎是经验性的，没有明确的指标。随着坚固内固定技术的应用，有研究认为坚固内固定较拴丝固定复发率明显减小，但也有不同的观点，认为在水平向的复发上是没有显著性差异的。

针对唇腭裂患者的正颌外科手术难度在于上颌骨块分割太多，术后血供是个很棘手的问题，术前正畸的要点在于根据矫治计划作好𬌗的准备，注意上前牙谨慎去代偿，尖牙、前磨牙的牙根方向预备。

（钟志华）

第四节　唇腭裂临床研究的开展及其意义

自 20 世纪 80 年代初唇腭裂序列治疗的广泛开展并逐渐规范化，同时强调病案资料完整保存的重要性，对唇腭裂患者的纵向研究得以开展。我们查阅到的 1980—2003 年的 80 余篇关于完全性单侧唇腭裂的长期追踪研究的文章中，1980—1990 年不足 15 篇，而 1990—2000 年就有 46 篇，可以看出纵向研究的发展趋势，同时逐渐有更完善的临床科研设计，如前瞻性的随机对照临床研究，更科学合理地利用唇腭裂治疗中心序列治疗的资料优势。

由于资料收集普遍为定期摄取的正、侧位头部 X 线片、牙𬌗模型、相片，因此大多数研究均采用 X 线片和模型作为研究的载体，同时随着诊断测量技术的提高，如三维激光扫描仪的应用，提供三维数据的形态比较，使研究更准确深入。近年来语音病理学研究的发展，也开始出现保存录音带作为患者语音功能的记录。

样本量和观察周期是唇腭裂患者纵向研究的难点，所查阅文献，样本量大于 30 例的多为短期（3～4 年）追踪，而追踪年限大于 10 年的样本量超过 30 例的很少，这也是多个治疗中心（multi－center）联合研究希望能解决的问题，然而，序列治疗计划的多样性（据 Euro－cleft 的研究），又成为跨中心研究需要面对的问题。

国内的唇腭裂序列矫治在逐渐完善，作为正畸医师，我们不仅是治疗的执行者，也是患儿生长的监测者，如何建立标准的病案资料的搜集保存体系，如何更好地利用众多的病例资源作出有指导意义的临床研究，是必须面对的课题。

（钟志华）

第二十二章　口腔正畸临床常用操作技术

第一节　带环选择

固定矫治器一般要求在支抗磨牙上黏结带环。带环由不锈钢薄钢带制成。合适的带环要求与牙齿表面贴合，对咬合无妨碍。对牙龈无刺激。根据磨牙大小，带环预制成 30～32 个不同大小型号供临床选择使用（图 22－1）。

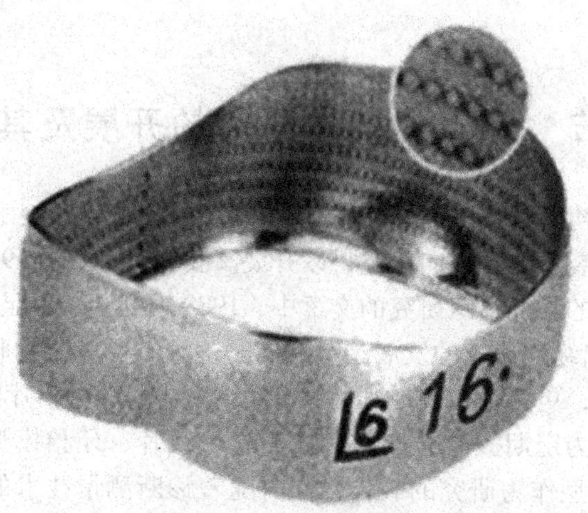

图 22－1　预成带环方便了临床操作，节省了时间

目前，临床上带环的使用逐渐减少，但是一些情况下使用带环仍然是必需的：

（1）牙齿临床冠较短，直接黏结托槽等附件困难或者不能达到正确位置。将托槽等焊接于带环表面，带环可以达到龈缘或者龈下，使得牙龈轻度移位。从而使托槽等附件达到正确位置并获得足够黏结强度。

（2）牙齿表面不适合黏结托槽等附件。金属或烤瓷修复治疗过的牙齿表面很难直接黏结托槽等附件，氟斑牙的黏结强度也较正常情况降低。因此在正畸治疗开始就可以选择使用带环替代直接黏结。

（3）牙齿承受较重的矫治力或者矫形力。如使用口外弓作用于磨牙时，磨牙带环能够更好地抵抗放置和取出口外弓时的扭转力和剪切力。

根据磨牙大小选择合适大小的带环，放置于已经分牙成功的磨牙，以带环就位器分别施压于带环近中边缘和远中边缘使带环就位。带环选择的标准要求带环与牙面紧密贴合，具有良好的固定作用。检查确认带环对咬合无妨碍，对牙龈无刺激，否则需要调磨带环𬌗向边缘或者龈向边缘。

（钟志华）

第二节　分牙

一般情况下，紧密接触的牙齿邻面间很难放置带环，即使可以勉强放入，也很难达到正确位置。所以，通常需要采取一些措施在需要黏结带环的牙齿近远中邻面创造或得到一些间隙，这个将牙齿与邻牙分开从而获得间隙的过程称为分牙。

尽管分牙装置有多种，但是原理都是一样的，主要是将分牙装置放置于相邻牙齿之间，使其围绕邻面接触点，一段时间后由于牙齿发生移动彼此轻度分开而产生少量间隙，使得带环能够正确就位。由于使用带环需要提前分牙，与直接黏结方法相比这是不利之处。

临床常用的分牙方法主要有三种（图 22－2）：

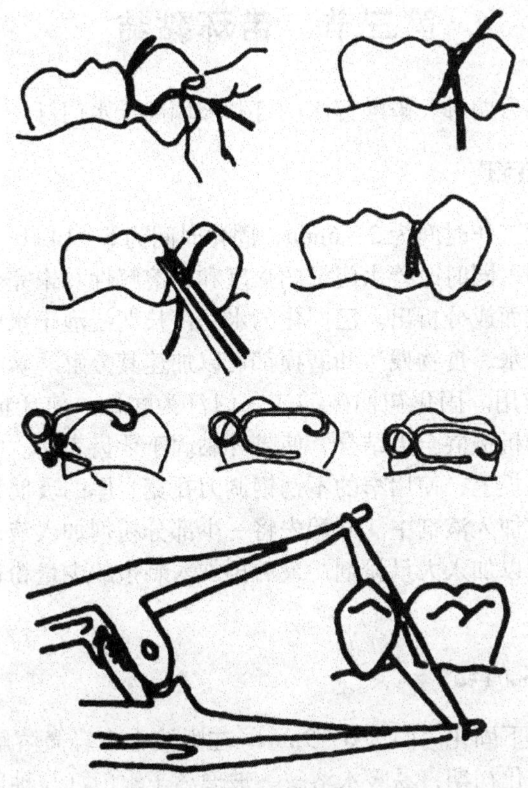

图 22－2　三种常用分牙方法

1. 铜丝　将铜丝从颊侧穿过牙齿邻面接触点的龈外展隙到达牙齿舌侧，再从接触点𬌗方到达颊侧，使铜丝围绕牙齿接触点并将铜丝两端拧紧。放置 3～5 天。

2. 分牙簧　现在市场上可以买到成品分牙簧。以持针器挟持分牙簧的曲部使其两个臂分开，直臂置于邻面接触点的龈方，带有弯曲的臂位于接触点𬌗方，放置时间大约为 1 周。

3. 分牙圈　分牙圈的使用相对简单，用分牙钳撑开分牙圈，使分牙圈靠近𬌗方的一侧通过邻面接触点到达其下方，分牙圈的另一边留于接触点𬌗方，放置时间一般为 1 周左右。

分牙装置放置后的若干天内患者通常会产生牙齿嵌塞感、疼痛感，牙齿酸痛、胀痛，甚至咀嚼痛。若干天后相邻牙齿间产生少量间隙，因此，为保证分牙装置留置不脱出，整个分牙期间，特别是分牙后期，要避免食入过黏过硬食物。

从患者的角度而言，患者比较容易接受分牙簧和分牙圈，因为操作简便，痛苦小，容易放入和取出。分牙簧和分牙圈放置一段时间产生分牙效果后可能松动，甚至脱落。因此，分牙圈和分牙簧只能放置几天，不能时间太长。相对而言，分牙铜丝放入和取出的难度较大，操作时患者痛苦也较大。但是，因为分牙铜丝能紧紧包绕牙齿邻面接触点，因此放置的时间可以稍长而不易脱出。铜丝和分牙簧 X 线阻射，而分牙圈 X 线可以透射。如果因为操作不慎或者放置时间过长分牙圈滑入软组织内将很难发现，直至局部软组织出现红肿等炎症时才被察一览。

（钟志华）

第三节　带环黏结

正畸带环常用黏结剂有两种，磷酸锌水门汀和玻璃离子水门汀。

一、磷酸锌水门汀

磷酸锌水门汀室温下工作时间为 3～6min，固化时间为 5～14min。在冷的玻璃板上调和水门汀可以延长工作时间，同时改善水门汀的强度和耐溶解性。未完全固化的水门汀若过早与水接触将发生溶解和表面成分析出。已同化的水门汀长期浸泡于水中亦会发生侵蚀和可溶性物质析出。在口腔内，水、食物残渣和磨损都可以加速其分解。磷酸锌水门汀与牙齿之间的黏结主要是机械嵌合作用。固化初期磷酸锌水门汀为酸性，使牙釉质表面脱矿，表面粗糙，水门汀与牙齿之间借机械嵌合力结合，使带环黏固于牙齿表面。临床上，按照一定比例取粉剂和液剂置于冷玻璃板上，使用窄的不锈钢调刀在宽、厚的玻璃板上大面积调和。调和时将粉剂分为三份，逐份加入液剂中。开始先将一少部分粉剂加入液剂中调和，这样反应速度容易控制。调和中期可以加入大量粉剂，最后再加入剩余的少量粉剂，以获得理想的黏稠度。调和时间为 60～90s。

二、玻璃离子水门汀

玻璃离子水门汀室温下固化时间为 6～9min。在唾液中有轻微溶解，在酸性环境中表面分解，溶解性增加。在固化初期，易吸水溶解。玻璃离子水门汀与釉质之间的黏结主要是化学结合，与带环等金属附件的结合主要是机械嵌合。

临床中，按照一定比例取粉剂和液剂置于冷玻璃板上，使用硬质调刀先将粉剂加入液剂中调和，再加入另一部分粉剂，调和时间为 30～60s。由于同化期间的水门汀对水敏感，因此操作过程中应注意隔湿。

最近的研究标明，与磷酸锌水门汀相比，使用玻璃离子水门汀黏结带环的效果更好。玻璃离子水门汀在体内具有长期释放氟离子的能力，可以减小牙齿脱矿的可能性，具有防龋或阻止龋坏进一步发展的作用。由于氟离子不是基质形成元素，因此水门汀强度不会因为氟离子的释放而减弱。氟离子释放随时间延长而降低，但玻璃离子水门汀还可以从含氟环境中再摄取氟离子。目前，玻璃离子水门汀已经基本取代了磷酸锌水门汀成为黏结正畸带环的首选黏结剂。

带环黏结前，用吸唾器和棉卷进行局部隔湿，用不含油的空气干燥牙齿表面，将调好的黏合剂从龈向涂布于带环的内表面（图 22－3）。随着带环的就位，带环内表面的𬌗方也附有水门汀，多余的水门汀从带环输向溢出。去除多余溢出的黏合剂，调整带环至理想位置，保持局部干燥直至水门汀完全凝固（图 22－4）。

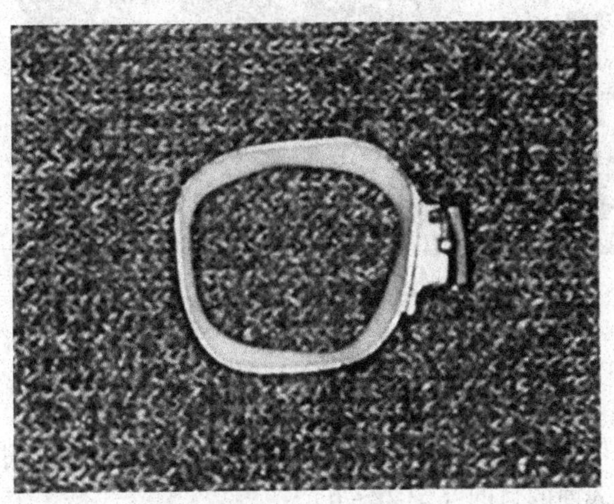

图 22－3　带环黏结通过黏结剂和金属表面机械锁结实现

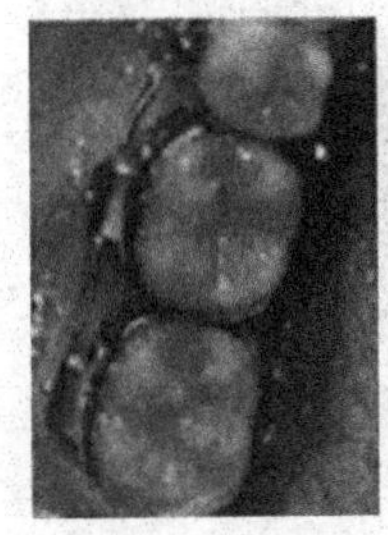
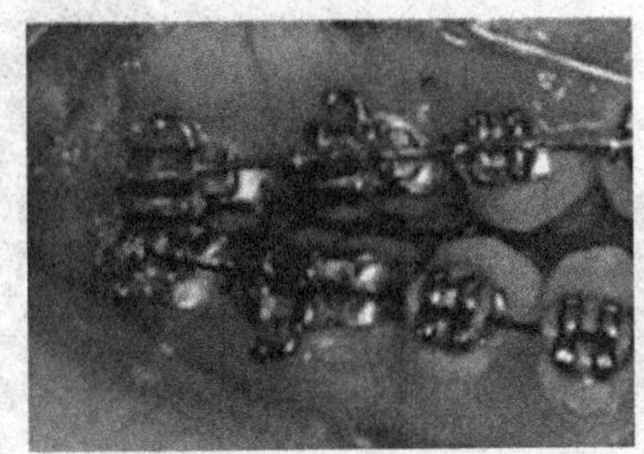
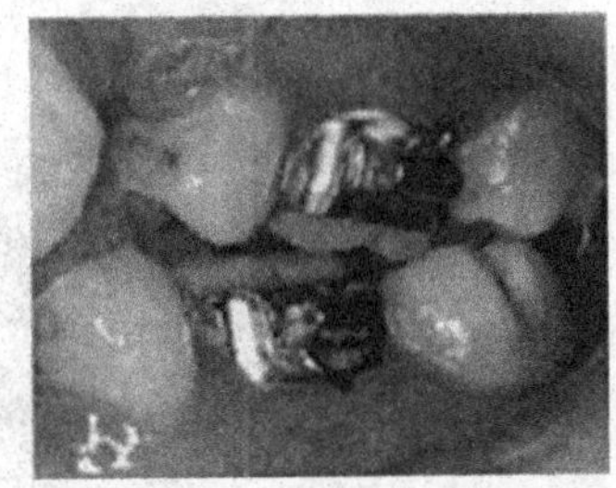

图 22－4　黏结完成的带环不干扰咬合，不刺激牙龈

（钟志华）

第四节　黏结基础

釉质黏结技术出现之前，各种矫治装置都要焊接在带环表面，再将带环黏结于牙齿表面。因为每颗牙齿都要制作并黏结带环，所以，那时候的固定矫治器又称为“多带环矫治器”。20 世纪 70 年代后，直接黏结技术使得矫治装置直接黏结于牙齿表面成为可能，并成为常规的临床操作（图 22－5）。带环使用率大大降低，仅仅局限于支抗磨牙等特殊情况。除此之外，因为带环对牙龈的刺激性和妨碍局部清洁，而且去除后短时间内存在牙间隙，磨牙带环的使用也逐渐减少，取而代之的是直接黏结颊面管。

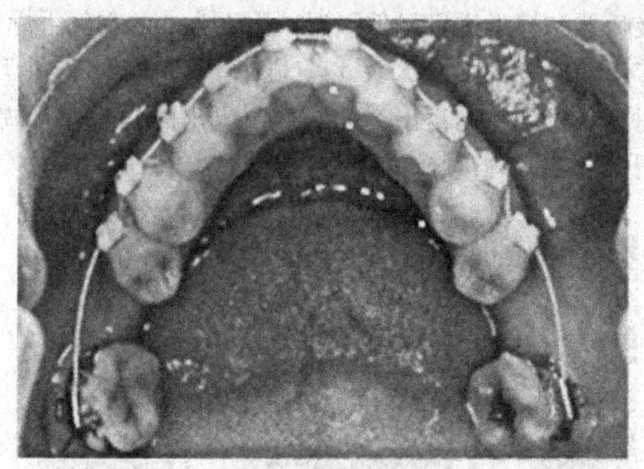

图 22－5　直接黏结替代带环具有很多优点

一、黏结基础

釉质黏结通过黏结剂分别与不光滑的釉质表面、正畸附件底面之间形成机械锁结而达到将正畸附件固定于牙齿表面的目的（图 22－6）。

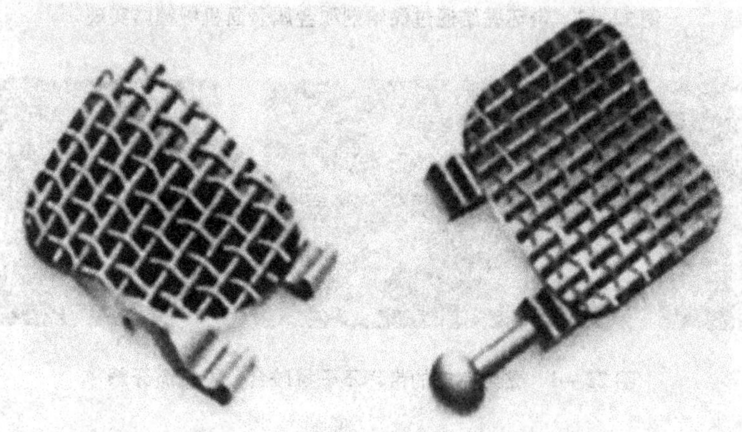

图 22－6　托槽与黏结剂通过机械锁结实现黏结

与多带环技术相比，正畸附件黏结具有许多优点：

（1）美观。

（2）舒适（不需要分牙和放置带环）。

（3）位置更加精确（去除了带环位置对托槽等附件位置的影响）。

（4）比较容易清洁，对牙周组织刺激小。

（5）操作简便快捷。

（6）治疗末期不需要关闭带环造成的间隙。

然而，黏结技术也有明显的不足之处，最主要的是黏结强度低于带环，托槽的脱落率要高于带环，因此在施加矫形力时还是倾向于选择带环而不是直接黏结。

釉质黏结机制主要是使经酸蚀处理后的牙齿表面形成理想的脱矿，具有一定流动性的黏结剂进入釉质表面形成的“蜂窝”状孔隙层并固化于其中，形成一个由树脂突与剩余釉质相互交叉存在的树脂化釉质层，从而达到机械锁合。

二、黏结步骤

从釉质黏结的机制可以看出，完善的黏结要遵守以下步骤和程序：清洁牙面，釉质处理，涂布封闭剂，黏结。

1. 清洁牙面　使用抛光杯和抛光膏清洁牙齿，去除牙齿表面的菌斑和釉质薄膜。操作时要小心避免损伤牙龈引起出血。患者可以漱口（这是黏结完成前最后一次漱口），或者用吸唾器去除残留的抛光膏（图 22－7）。

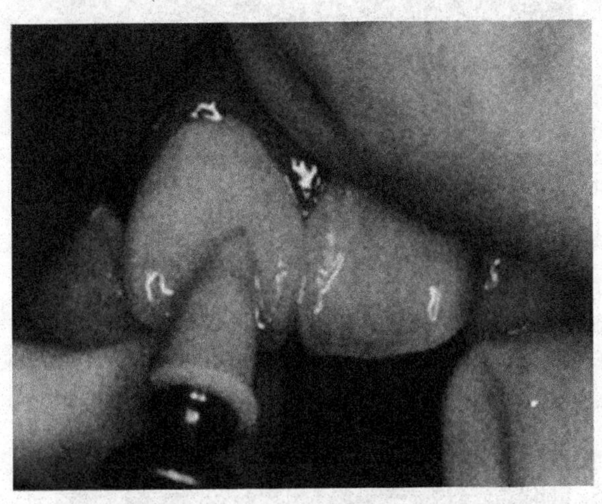

图 22－7　抛光牙面

2. 釉质处理　清洁牙面后，隔离唾液并保持操作区域干燥，可以同时使用开口器、吸唾器和棉球、棉卷。操作区隔离后，干燥牙齿表面，在要黏结的区域用小毛刷涂布 37% 磷酸凝胶或者溶液，为避免损伤脆弱的釉柱，小心不要在牙齿表面摩擦液体（图 22－8）。酸蚀剂在牙齿表面放置 15～60s（依据不同酸蚀剂而定，参考酸蚀剂使用说明，恒牙釉质的酸蚀时间不必超过 30s，乳牙、新生恒牙和氟斑牙适当延长酸蚀时间），用大量水冲洗牙齿表面，配合使用高速吸唾器吸除溶解的无机物残渣和残余酸蚀剂，酸蚀后的牙面避免接触唾液。以不含油的空气彻底干燥牙面，酸蚀成功的牙面局部呈不透明的白垩斑，没有显示白垩斑的牙面需要重新酸蚀。牙齿颈部釉质由于形态学的差异，看起来常与酸蚀充分的牙齿中心区域有些不同，不必为使整个釉质表面外观一致而重新酸蚀（图 22－9）。

3. 涂布封闭剂　当牙齿表面完全干燥并呈白垩色后，在酸蚀后的牙齿表面涂布一薄层封闭剂，封闭剂要完全覆盖白垩色牙面，不可遗漏。涂剂层要薄，过多的封闭剂会引起托槽在黏结时位置移动。牙齿表面涂布封闭剂后立即开始放置正畸附件，此时封闭剂还未聚合，它将同黏合剂一同聚合固化（图 22－10）。

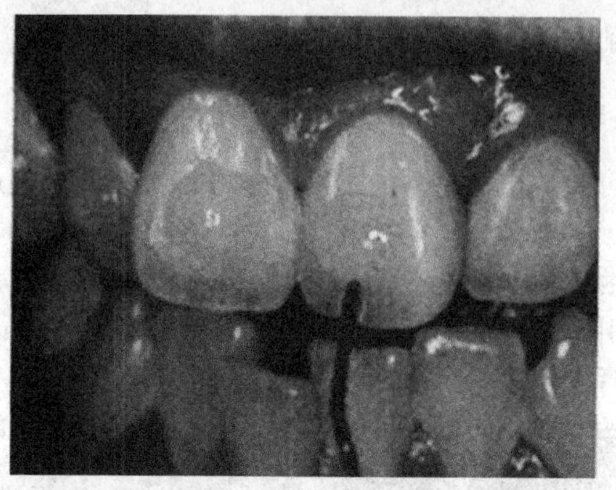

图 22－8　牙面涂抹酸蚀剂

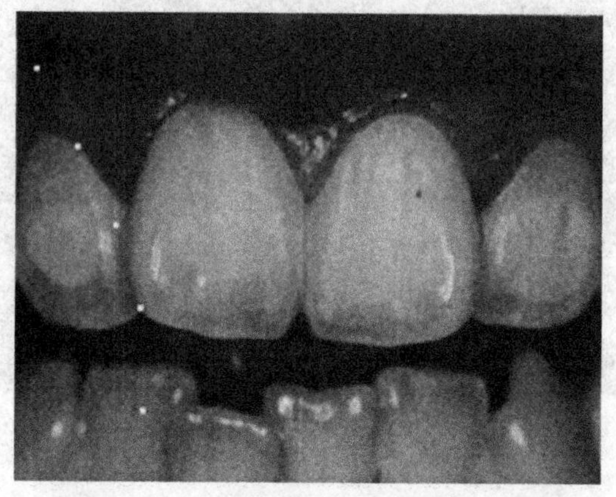

图 22－9　成功酸蚀的牙面干燥后呈白垩状

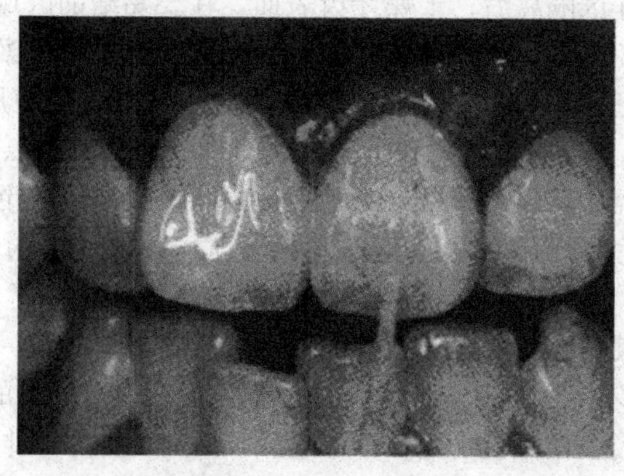

图 22－10　牙面涂布封闭剂

4. 黏结附件　牙齿表面涂布封闭剂后，应当立即开始黏结正畸附件。按照使用说明，将少量黏合剂涂于托槽底板，然后将正畸附件放置于牙面调整至正确位置。向牙齿表面施压，多余黏结剂会从附件底板四周溢出。仔细去除溢出的多余黏结剂，重新检查并确定附件位置是正确（图 22－11、图 22－12、图 22－13）。

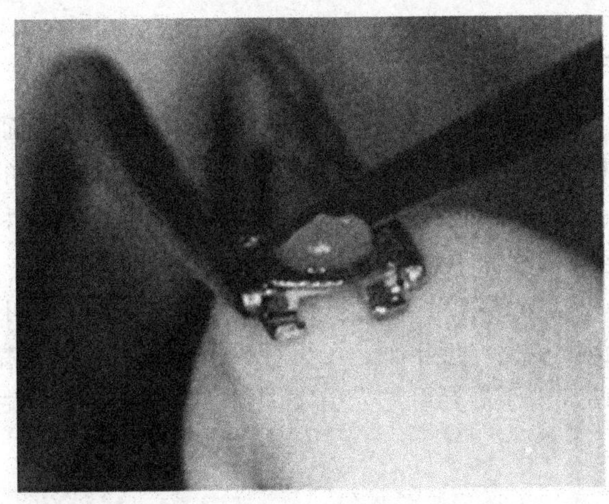

图 22－11　将黏结剂涂抹于托槽底板

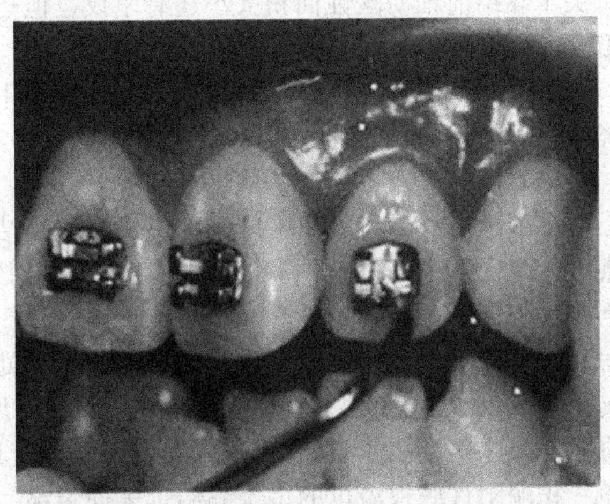

图 22－12　托槽定位，清除多余黏结剂

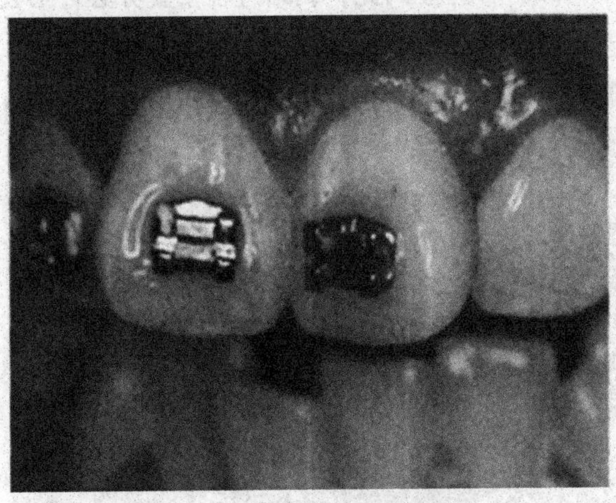

图 22－13　托槽黏结完成

三、常用黏结剂

1. 非混合型黏结剂　这类黏结剂是一种糊剂，与酸蚀后釉质表面和托槽底板下的引发剂或者牙齿表面的另一种糊剂在轻微挤压接触后固化。因此，黏结剂的一种成分放置下处理干燥后的牙齿表面，另一种成分置于托槽底部。非混合型黏结剂临床黏结程序简单易行，但是固化时间较短，对医生临床操作的要求较高。

2. 光聚合型黏结剂　这类黏结剂通过可见光引发黏结剂固化，可见光固化黏结剂比紫外线光同化黏结剂固化深度更大。近年来，可以释放氟的改良光固化黏结剂已经开发出来并投入临床使用。这类黏结剂由于需要可见光引发固化，因此临床操作时间可长可短，医生可以自由控制。

四、注意事项

1. 控制酸蚀面积　关于黏结前釉质酸蚀面积大小还有争议，但是，通常建议酸蚀面积不要过大，仅稍大于托槽底板即可。

2. 干净空气干燥　如果综合治疗台使用的油泵年限较长，三用枪所喷出的空气中可能会含有油脂，使用含油脂的空气干燥酸蚀后的牙齿表面会降低黏结强度，因此应当避免。

3. 避免唾液接触　酸蚀处理后的牙齿表面釉质脱矿形成蜂窝状结构，唾液中大分子蛋白质可以进入这些孔隙，妨碍黏结树脂进入并有效形成树脂突，进而影响黏结效果和强度，因此酸蚀后的牙面避免接触唾液。

4. 黏结剂厚度不宜过大　黏结本身的强度很大，黏结的薄弱之处在于黏结剂—托槽底板界面和黏结剂牙釉质界面。因此黏结剂过多，厚度增加并不能增加黏结强度，相反，还会影响托槽底板与牙面的贴合，影响托槽槽沟数据的准确表达（图 22－14）。

5. 去除多余黏结剂　正畸附件底板溢出的多余黏结剂表面粗糙，利于菌斑堆积，增加了局部清洁的难度和釉质脱矿的风险。多余的黏结剂暴露于口腔中还会着色，影响美观，甚至对牙龈造成直接刺激（图 22－15）。因此，黏结过程中要务必仔细去除附件底板溢出的多余黏结剂。

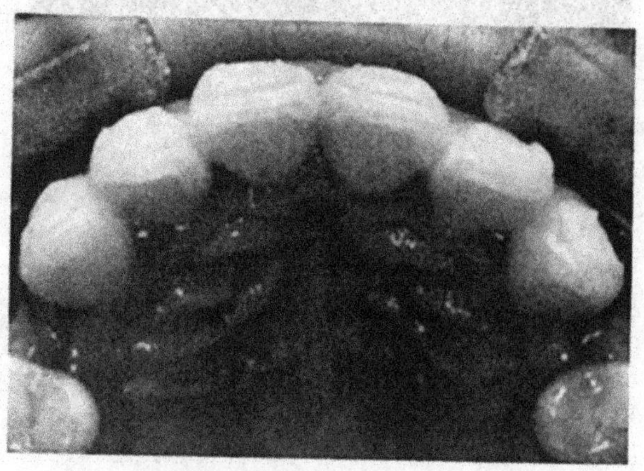

图 22－14　黏结剂厚度过大影响托槽黏结的准确性

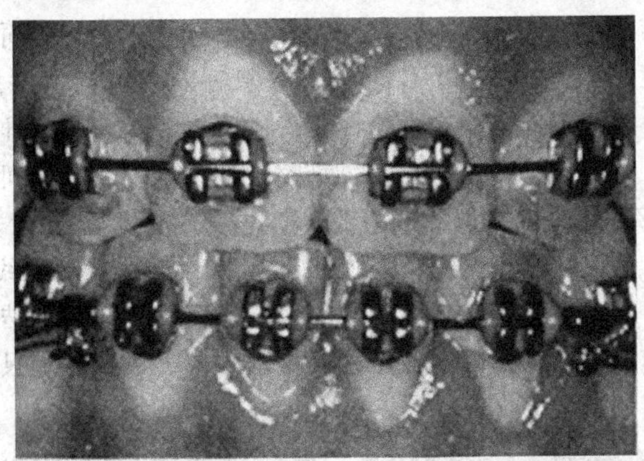

图 22－15　多余黏结剂未去除不利于口腔卫生维护

五、黏结后的注意事项

口腔矫治器要贯穿整个矫治过程，使用时间长达 2～3 年。因此，为保持矫治器完好无损和D腔内软硬组织健康，需要发挥患者的主观能动性，患者积极配合才能使矫治顺利完成。主要包括两个方面，第一是维护矫治器完整，避免损坏脱落；第二是加强口腔卫生管理，维护软硬组织健康。

1. 治疗初期　初戴矫治器或者每次复诊加力后的最初 2～4 天里，牙齿通常会出现酸胀、酸痛感，咀嚼无力。一般会影响正常饮食。此阶段以软食为主，避免进食过硬食物引起不适。

2. 治疗中期　每次复诊后的不适感消失后，仍应避免进食过硬食物以免对矫治器造成损坏。苹果等较硬水果宜切片后食用，禁食坚果等过硬食物。

3. 口腔卫生　培养良好的口腔卫生习惯，进食后及时清洁口腔，定期进行牙周检查，维护牙体以及牙周组织健康（图 22－16）。

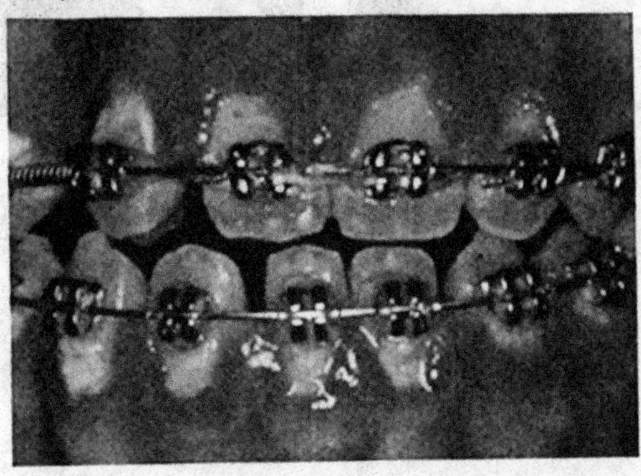

图 22－16　矫治器的存在对口腔卫生提出了更高的要求

六、黏结程序

根据托槽等附件黏结的程序，分为两种方法。

1. 直接黏结　直接黏结是临床最常用的黏结方法。医生通过眼睛直视定位托槽，将未经处理的托槽直接黏结于牙齿表面。与间接黏结相比，直接黏结方法简便，容易掌握，因为不需要实验室操作而使成本降低。由于口内视野的限制以及错殆牙齿位置的影响，直接黏结的主要困难是医生必须能够准确确定托槽等附件的位置，并且快速准确地将附件放到正确的位置。正是基于这个原因，一般认为直接黏结附件的准确性要低于间接黏结。

2. 间接黏结　间接黏结是在实验室将托槽等附件黏结于模型牙齿表面，然后制作托盘将附件转移黏结到牙齿表面。与直接黏结相比，间接黏结可以不受视线和错位牙齿的影响，托槽的位置更加准确，因此主要用于口腔内视线较差的时候。间接黏结的不足之处在于需要实验室步骤，整体操作相对复杂，因而成本较高。目前，大多数医生只有在特殊情况下或者舌侧正畸时才使用间接黏结（图 22 - 17）。

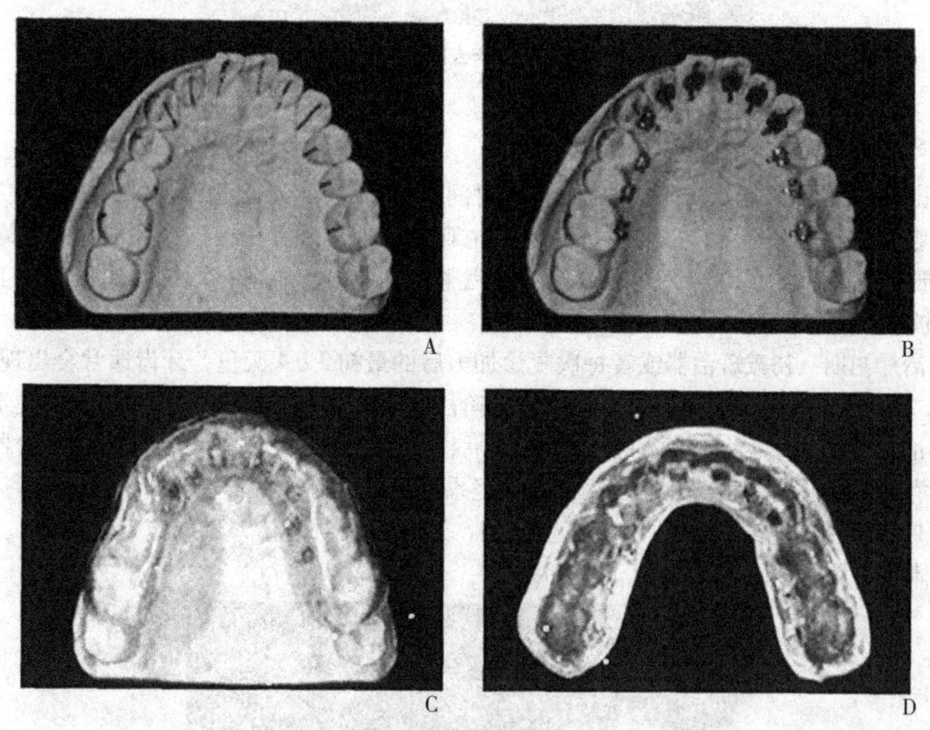

图 22 - 17

A. 在模型上标记牙齿长轴；B. 在工作模型的牙面上黏结托槽；C. 使用硅橡胶制作转移托盘；D. 从模型上脱离的转移托盘包含了已经定位的托槽

（钟志华）

第五节　托槽黏结

精确的托槽定位是成功正畸治疗的重要因素。托槽定位包括了三个方向上的位置：龈殆向（高度）、近远中向和轴倾度。由于牙齿形态以及轴倾度等不同，以及不同的矫治方案，例如拔牙矫治或者不拔牙矫治，对托槽位置的要求也不尽相同。

一、方丝弓托槽

1. 高度　托槽位置的高度是指牙尖或者切缘至托槽槽沟殆向底面的高度。不同牙位的托槽高度一般要求如下：

5 4 1	1 4 5	4.5mm
5 4	4 5	

3	3	5mm
3	3	

2	2	4mm
2 1	1 2	

2. 近远中　在近远中方向，托槽位于牙齿唇面的中心。

3. 轴倾度　牙列中各牙齿的轴倾度不尽相同，因为方丝弓矫治器托槽没有预成任何数据，因此黏结时，要考虑各牙齿的轴倾度并做相应调整。

二、直丝弓托槽

标准方丝弓矫治器用托槽高度来确定托槽位置。由于不同患者之间牙齿大小和形状的差异，用托槽高度所确定的托槽位置在不同患者牙冠上的部位不是恒定的。当牙齿较大时托槽位置靠近切缘，牙齿较小时托槽位置靠近龈缘，这种变化会影响托槽转矩的表达。因此，对于直丝弓矫治器，用托槽高度确定托槽位置是不可靠的（图 22－18）。

直丝弓矫治器用临床冠中心来确定托槽的位置。临床冠是替牙晚期或恒牙期临床肉眼见到的牙龈健康的牙冠。“临床冠中心”是临床冠长轴与牙冠水平线的交点。磨牙的临床冠长轴为颊面的主垂直沟，其余牙齿的临床冠长轴位于中发育嵴上，是牙冠唇面最突出部。牙齿的临床冠高度可以因为牙齿大小不同而不同，但临床冠中心均保持恒定（图 22－19）。

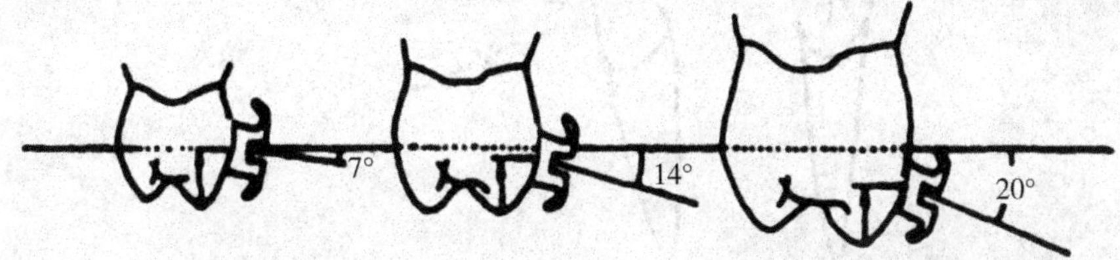

图 22－18　以托槽高度确定托槽位置受到临床冠高度的影响，进一步影响托槽转矩表达

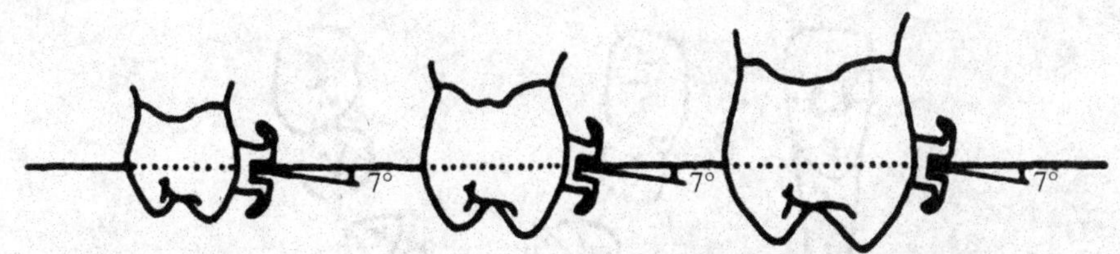

图 22－19　以临床冠中心确定托槽位置不会影响托槽数据的表达

直丝弓托槽位置的确定：

（1）将托槽中心对准牙齿临床冠中心放置，牙托槽位置稍偏殆向（图 22－20）。

（2）托槽纵轴与牙齿临床冠长轴一致。

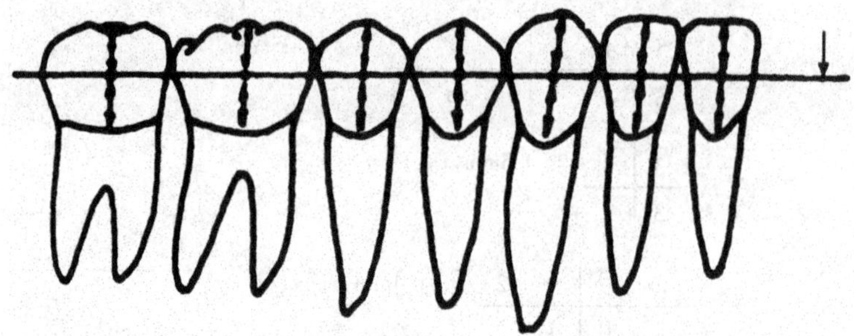

图 22－20　直丝弓矫治器要求临床冠中心与托槽中心位置一致

三、托槽位置常见错误

1. 龈殆向错误　托槽过于殆向或龈向。常常是因为牙齿萌出不足，或者是在确定临床冠中心切的时候，视角不当造成的。龈殆向错误会使牙齿升高或压低，同时受到不正确的转矩力的影响（图 22－21）。

2. 近远中向错误　托槽过于近中或者过于远中。常常因为前牙视角不当或者后牙视野受限造成。切牙与磨牙唇颊侧面相对平坦，少量的近远中向错误影响不大。尖牙和双尖牙颊面为弧形，近远中向错误会造成牙齿扭转（图 22－22）。

3. 轴倾度错误　托槽纵轴与临床冠长轴成角。主要是因为没有精确确定牙齿的临床冠长轴，或者以殆平面为参考，使托槽与殆平面平行。轴倾度错误会改变牙齿的轴倾角（图 22－23）。

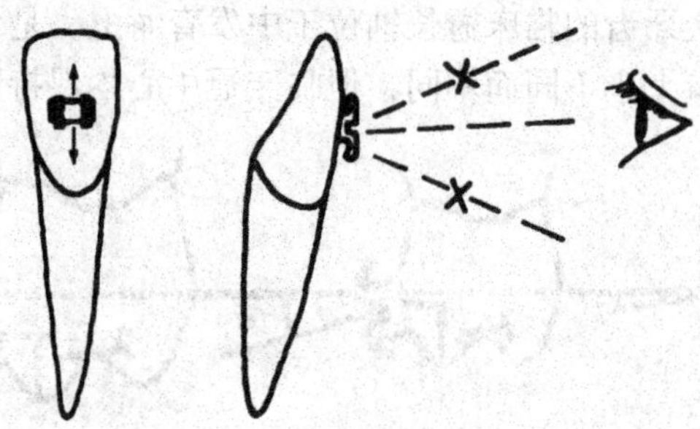

图 22－21　托槽位置龈殆向错误

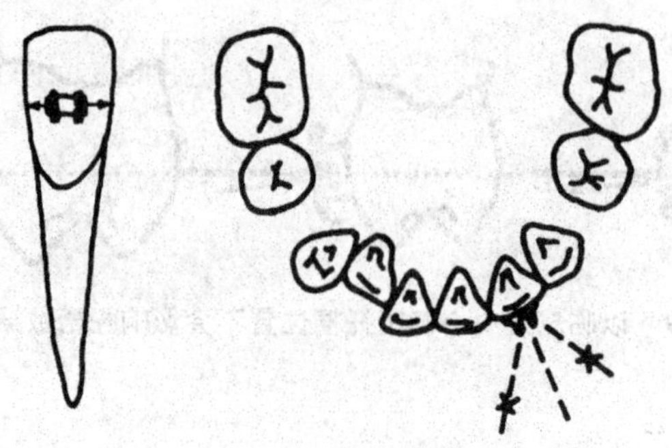

图 22－22　托槽位置近远中错误

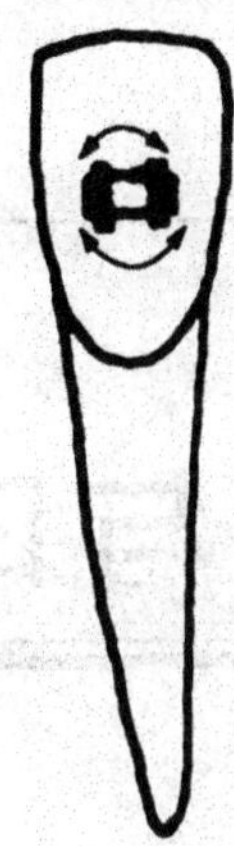

图 22－23　托槽位置轴倾度错误

（钟志华）

第四篇

口腔修复与口腔种植

第二十三章 牙体缺损的修复

第一节 概述

一、牙体缺损的病因及临床表现

（一）牙体缺损的病因

牙体缺损最常见的原因是龋病、外伤、磨损、楔状缺损、酸蚀和发育畸形等。

（二）牙体缺损的临床表现

主要表现为牙体组织有不同程度的损坏、缺损，甚至伴有牙髓、根尖等病变。

1. 龋病 龋病表现为牙体硬组织的变色、脱钙软化和形成龋洞，龋坏严重者，可造成牙冠部分或全部破坏，形成残冠、残根。

2. 牙外伤 主要为牙折，当牙冠受到意外撞击或咬硬物，隐裂牙、牙尖磨损不均所致的高尖陡坡、龋坏造成的薄壁弱尖、死髓牙、牙质强度下降等均可导致牙折。表现为切角或牙尖嵴局部折裂，重者可出现整个牙冠折裂或冠根折断。

3. 磨损 磨损可导致牙冠牙合面降低，重度磨损可导致牙髓暴露和面形改变。

4. 楔状缺损 表现为唇颊面的牙颈部楔形凹陷缺损。多为咬合创伤、刷牙方法不当等，与酸共同作用的结果。常伴有牙本质过敏、牙龈退缩，严重者可出现牙髓暴露甚至出现牙折。

5. 酸蚀症 是牙长期受到酸雾作用而脱钙，造成牙外形损害。

6. 发育畸形与异常 在牙齿的发育和形成过程中出现形态、结构或颜色异常。常见的发育畸形是釉质发育不全、斑釉牙、四环素牙及过小牙、锥形牙等。

二、牙体缺损的影响

牙体缺损不仅可影响到牙体本身，还可影响到牙周、咬合等。

（一）对牙体和牙髓的影响

牙体表浅缺损可无明显症状。缺损累及牙本质层或牙髓，可出现牙髓刺激症状甚至出现牙髓炎症、坏死及根尖周病变。

（二）对牙周的影响

发生在邻面的牙体缺损，会破坏正常邻接关系，造成食物嵌塞，引起局部牙周组织炎症。缺损较大，长期未修复，发生邻牙倾斜移位，影响正常的咬合关系，形成创伤𬌗。牙体缺损若发生在轴面，破坏了正常轴面外形，可引起牙龈损伤及炎症。

（三）对咬合的影响

大范围及严重的牙体𬌗面缺损不但影响到咀嚼效率，还会形成偏侧咀嚼习惯，严重者会影响垂直距离及出现口颌系统的功能紊乱。

（四）其他不良影响

缺损的牙体组织的尖锐边缘可擦伤舌及口腔黏膜。缺损发生在前牙可直接影响美观、发音。全牙列残冠残根会降低垂直距离，影响到患者的面容及心理状态。残冠残根常成为感染病灶而影响全身健康。

三、牙体缺损的修复方法

根据修复体的结构特点、修复用的材料类型、修复体的制造工艺，牙体缺损修复方法包括以下几种。

（一）嵌体为嵌入牙冠内的修复体

包括单面嵌体、双面嵌体、多面嵌体和高嵌体。

（二）部分冠覆盖部分牙冠表面的修复体

1. 3/4 冠　覆盖牙冠的三个轴面和𬌗面（切端）。通常暴露前牙唇面或后牙颊面。

2. 贴面　以树脂或瓷制作的覆盖牙冠唇颊侧的部分冠。

（三）全冠覆盖全部牙冠表面的修复体。

1. 金属全冠以金属材料制作的全冠修复体

（1）铸造金属全冠：以铸造工艺过程制作的金属全冠修复体。

（2）锤造冠：以冷加工方式如锻压、冲压或锤打制成的金属全冠修复体。

2. 非金属全冠以树脂、瓷等修复材料制作的全冠修复体

（1）塑料全冠：以各种树脂材料制作的全冠修复体。

（2）瓷全冠：以烤瓷或铸造玻璃陶瓷材料制作的全冠修复体。

3. 复合全冠以金属与瓷或金属与树脂材料制成的复合结构的全冠修复体

（1）烤瓷熔附金属全冠：又称金属烤瓷全冠，真空高温条件下在金属基底上制作的金瓷复合结构的全冠。

（2）金属–树脂混合全冠：在金属基底上覆盖树脂牙面的混合全冠。

（四）桩核冠

是在残冠或残根上先形成金属桩核或非金属桩核，然后再制作全冠修复体的总称。

（孔春燕）

第二节　牙体缺损修复设计原则和固位原理

一、修复治疗原则

（一）保存、保护牙体组织

牙体预备时尽可能多地保留牙体组织，保持牙髓健康，是获得牙体足够的抗力、固位，防止患牙损伤，获得修复体远期疗效的重要原则。

（1）去除病变组织，阻止病变发展。应去除龋病腐败的牙釉质和软化的牙本质，直到暴露健康的牙本质，以防止继发龋坏。磨改高尖陡坡以获得合理的力学外形和预防牙折。

（2）消除轴壁倒凹，获得良好的就位道，将轴面上最大周径降到所设计的人造冠龈边缘区。

（3）在患牙的𬌗、轴面磨除一定厚度的牙体组织，开辟修复体所占空间，保证修复体一定的强度、厚度和美观。

（4）牙体预备成一定的形态，提供良好的固位形和抗力形。如在牙体预备箱形窝洞或鸠尾形、钉洞、沟等固位形。有些薄弱的尖嵴及无牙本质支持的牙釉质必须磨除，以防折断。从修复体边缘界面封闭性考虑，应去除一部分洞缘釉质。为防止应力集中，应将边缘嵴、轴面角及洞的线角处修整圆钝。

（5）磨改伸长牙或错位患牙，以建立和谐的咬合关系和外观。

（6）磨改异常对颌牙及邻牙，预防𬌗紊乱、邻接不良和人造冠戴入困难。

（7）牙体预备的预防性扩展，有利于自洁和防止继发龋。修复体𬌗面应覆盖牙体的点隙裂沟，邻面应扩展到自洁区。不同的修复体类型和修复材料，有相应的牙体预备要求。牙体预备过程中应防止两种倾向：①不必要地过量磨切而影响牙体牙髓健康与固位；②过分强调少磨牙而影响到修复体质量与就位。

（二）修复体应保证组织健康

一个良好的修复体应在具备良好形态和功能的基础上，长期维持、增进其周围组织健康及整个口颌系统乃至全身的健康。保护组织健康的原则应贯穿到修复体的设计、牙体预备、修复体制作、戴入、黏固等过程中去。

1. 修复体的设计与组织健康　修复体类型、材料选择、外形和边缘位置等的设计，应根据患牙的牙体、牙周、颌位关系和患者的基本条件来考虑。修复体设计脱离患者的个体条件可能会损害牙体、牙髓和牙周健康。年轻恒牙设计金属烤瓷冠可能损害牙髓。与对𬌗牙、邻牙的修复体采用异种金属修复，可能产生微电流刺激牙髓或电化学腐蚀。

2. 牙体预备与牙髓组织健康　活髓牙牙体的机械强度明显大于死髓牙。因此，保持牙髓健康对减少修复后的并发症，减少牙折，延长修复体使用寿命有重要意义。牙体预备时产生的热量对牙髓有损害，所以牙体预备时必须采用水雾冷却，并采取间歇、短时、轻压磨切手法，以避免或减少对牙髓的损害。牙体预备应一次完成。预备完成后的牙面上避免使用有强烈刺激的消毒剂和苛性脱水药物。牙体预备后至修复体黏固前的一段时间内，为了避免温度、机械与化学刺激对牙髓的影响，应为患牙制作暂时修复体或在预备牙面黏固暂封材料。

3. 修复体与牙龈组织的健康　修复过程中保持牙龈组织健康，正确处理修复体与龈组织的关系，对保证修复治疗的成功有非常重要的临床意义。修复体龈边缘的位置：修复体龈边缘的位置关系到固位和牙龈健康，它和龈组织的位置关系可能有三种情况，即：①修复体的龈边缘位于龈缘之上；②和龈缘平齐；③位于龈沟内。其中龈上边缘最有利于牙龈的健康。与修复体边缘位置相比，其外形和边缘密合性具有更重要的意义。修复体龈边缘处的牙体预备有多种形式：①刃状或羽状；②90°肩台；③带斜面的直角肩台；④135°肩台；⑤凹形；⑥带斜面的凹形等形式。其中直角肩台修复体边缘的密合性较差。

牙体预备中损伤牙龈，破坏结合上皮，边缘位置过深，边缘形成悬突，铸件抛光不良，边缘不密合等会造成对牙龈的机械刺激，还会造成菌斑聚集，损害牙龈健康，影响修复的长期效果。

（三）修复体应合乎抗力形与固位形的要求

1. 抗力形　抗力形是指在完成修复后要求修复体和患牙均能抵抗𬌗力而不致破坏或折裂。

（1）增加患牙抗力的措施

1）修复体类型的选择设计应考虑到患牙组织结构和缺损情况，避免牙体预备后形成薄壁弱尖。修复体应尽可能覆盖保护薄弱部位，防止𬌗力作用在牙体薄弱部位以及牙体与修复体的界面上。

2）牙体预备时去除易折断的薄壁，降低高尖陡坡，修整尖锐的边缘嵴及轴面角。做洞固位形预备时，不要过宽过深。鸠尾峡部不能超过两牙尖间距的1/2，根管内径不能超过根径的1/2。

3）牙体缺损大者，应采用辅助增强措施，如采用钉、桩加固后充填，或采用金属或非金属形成桩核后，再行冠修复。

（2）增加修复体抗力的措施

1）根据患牙条件和设计要求，选择理化性能优良的修复材料。保证修复体适当的体积和厚度。

2）合理控制修复体的外形，其内外表面应避免尖、薄、锐的结构形式，防止因应力集中而出现折裂。

3）保证修复体制作质量，避免制作缺陷。

4）控制𬌗面形态及受力方向，避免𬌗力集中，金瓷及金塑结合区应避免直接受力。

2. 固位形　固位力是指修复体在行使功能时，能抵御各种作用力而不发生移位或脱落的能力。要获得这种固位力，常根据患者牙体缺损情况和口颌系统情况，在患牙上预备成一定的面、洞、沟等几何形态，这种具有增强修复体固位力的几何形态称为固位形。

（四）正确地恢复形态与功能

牙正常的解剖学外形对维持完整的牙列，准确的𬌗与颌位关系、牙周组织的健康、正常的颞下颌关节、神经肌肉系统功能起着重要作用。牙体缺损、牙冠形态的改变，意味着其功能的丧失或降低。修复时应根据患者的年龄、性别、生活习惯、体质、性格特点及职业来决定修复体的形态、大小、颜色、排列和𬌗关系等，特别应注意个体口颌系统的生理特点。

1. 恢复轴面形态　正常牙冠的轴面有一定的突度，其生理意义是：①维持牙颈部龈组织的张力和正常接触关系：牙颈1/3突度，起到扩展牙龈，维持正常龈隙的作用。②保证食物正常排溢道及食物流对牙龈的生理刺激作用。牙冠轴面突度过小，易导致龈炎和菌斑附着，不利于牙周健康。牙冠轴面突度过大，倒凹区易食物滞留、菌斑附着，龈缘得不到生理性按摩而萎缩。③利于修复体的自洁。轴面突度过大过小均不符合美观要求。

2. 恢复邻接关系　牙冠修复体邻面与邻牙紧密接触，以防止食物嵌塞，维持牙位、牙弓形态的稳定，分散殆力，同时有利于每个牙在咀嚼时保持各自的生理运动。接触区形态以点状接触为宜。修复体与邻牙接触过紧可导致牙周膜损伤，引起疼痛。过松则可引起食物嵌塞。

3. 恢复外展隙和邻间隙　修复体的外展隙和邻间隙过大或过小会引起并发症。正确恢复人造冠的外展隙，可有利于咀嚼时的食物排溢，增加机械便利，减轻牙周负担。正确恢复邻间隙，可避免食物嵌塞或刺激牙龈。

4. 恢复殆面形态与咬合关系　正确地恢复殆面形态和咬合关系是恢复咀嚼功能的基本条件。修复体恢复患牙咬合的标准包括：

（1）殆面形态的恢复应与患牙的固位形、抗力形，以及与邻牙和对颌牙的殆面形态相协调。

（2）殆力方向应接近于牙的长轴，殆面尖嵴的斜度及殆面大小应有利于控制殆力，避免高尖陡坡。对于倾斜牙、错位牙，应注意调整冠修复体的长轴方向。

（3）殆力的大小应与牙周支持组织相适应：应根据牙周膜的状况、牙根的数目、大小、方向，牙槽骨的骨质状况和吸收情况，冠根比例等因素设计修复体的殆力大小。必要时可适当减少人造冠殆面面积，减小颊舌径，加深窝沟，增加机械便利。

（4）具有稳定而协调的殆关系：在正中殆位或是前伸、侧方殆等，都不能有早接触。在正中殆时，上下颌牙尖窝相对，殆面有广泛的接触，从正中殆位到正中关系位的过程中无障碍点。前伸及侧方殆时无殆干扰。

二、固位原理

修复体固位力的大小主要是由静态的机械摩擦力，动态的约束力以及化学性黏着力所决定的。

（一）摩擦力

摩擦力是两个相互接触而又相对运动的物体间所产生的作用力。物体在滑动过程中产生的摩擦力叫做滑动摩擦力。当外力不大，两个相互接触的物体有相对滑动趋势时所产生的摩擦力称为静摩擦力。静摩擦力的大小对修复体的固位有重要的临床意义。

（1）摩擦力的大小与两个物体接触面所受正压力和接触面积成正比：人造冠与预备后的患牙表面越密合，接触面积越大，摩擦力也越大。接触面适当的粗糙度有助于增加摩擦力。

（2）摩擦角和自锁现象的利用：利用自锁现象保持被固定物体的稳定，设计螺纹钉来体现自锁作用。对于残根、残冠或牙折的修复，利用螺纹钉或非平行钉来增加充填材料或修复体的稳定性。

（二）黏结力

黏固剂位于修复体与预备后的患牙之间，黏固剂的微突进入修复体黏结面不规则的微小孔隙内和不规则牙釉质表面或牙本质小管内，起到黏固和边缘封闭作用。常用黏固材料有无机类黏固剂（如磷酸锌水门汀、玻璃离子水门汀和聚羧酸锌水门汀）和树脂类黏结剂。树脂类黏结剂与被黏结物体界面的机械结合力更强，且有一定的化学结合力，其边缘封闭作用也更好。影响黏结力的因素：

（1）黏结材料种类：树脂类黏结剂对牙釉质、牙本质及金属表面的黏结力大于无机盐类的黏固剂。

（2）黏结面积：修复体的黏结固位力与黏结面积成正比，应争取扩大黏结面积，如增加冠的𬌗龈距离等。

（3）黏结剂的厚度：黏结力与黏结剂的厚度成反比。黏结剂被膜增厚会导致黏结强度下降。因此，修复体与牙面应尽量密合。

（4）黏结剂的调和比例：黏结剂的调和比例对材料自身强度及黏结强度有显著影响。调拌过稀会降低材料自身强度及黏结强度。调拌过稠则凝固过快，黏结剂被膜过厚，修复体不易就位。

（5）被黏结面的状况：修复体和预备牙面有水分、油污、残屑时会影响黏结力。因此，被黏结面应彻底清洁和干燥。必要时黏结面应作酸蚀、超声清洗处理，修复体的组织面即黏固面可进行喷砂及粗化特殊处理，以增加黏结剂与金属表面的结合强度。

（6）界面封闭：因修复体边缘不密合，黏固剂溶解或水分从边缘渗漏，使结合面吸水，解除吸附而使黏结力下降。

（三）约束和约束反力

物体位移时受到一定条件限制的现象称为约束。约束加给被约束物体的力称为约束力或约束反力。约束力是通过约束与被约束物体之间的相互接触而产生的，这种接触力的特征与接触面的物理性能和约束的结构形式有关。为了增加修复体的固位力，常将患牙预备成一定的几何形状，限制修复体的运动方向。如设计沟、洞、鸠尾等辅助固位形，以增大牙体组织对修复体的刚性约束力。

（四）患牙预备体的固位形

1. 环抱固位形　环抱固位形是冠修复最基本的固位形式，其特点是固位力强，牙体切割表浅，对牙髓影响小，提供的黏结面积大。在环抱固位形中，修复体与牙面的密合度，患牙的𬌗龈高度，轴壁的平行度或聚合度是影响其固位力的重要因素。

（1）修复体的密合度修复体与牙体表面紧密接触是产生摩擦力的先决条件，修复体黏固面与牙体组织越密合，固位力越好。

（2）𬌗龈高度：𬌗龈高度大者，不但提供的固位面积大，修复体对牙体的约束力也大，抗轴向脱位力相应加强，并且增加了摩擦力及对抗侧向旋转力的作用。𬌗龈高度过低者，如果铸造全冠轴壁不够密合，或者是锤造冠等修复体，𬌗面的一侧受力时，以一侧冠边缘为支点旋转，因对侧无牙体组织阻挡而容易脱位。若要减小旋转半径，如增加颈部肩台，减小轴壁聚合度，增加辅助固位沟、洞，尽可能保存牙尖、𬌗缘嵴等，可增加冠修复体抗旋转脱位力。

（3）轴壁聚合度：轴壁相互平行可增加修复体对牙体的约束力和摩擦力，有利于冠固位。临床上为了使冠容易就位，常常在轴壁预备出2°～5°的𬌗向聚合角。但这种𬌗向会聚越大，摩擦力、约束力、黏结面积均明显下降，固位力越差，当聚合角超过5°时，固位力急骤下降。

2. 钉洞固位形　钉洞固位（针道固位）形的特点是牙体磨除少，固位力较强，应用灵活，常和其他固位形合用。目前常用的固位钉按使用方式分为三种：黏固式固位钉、螺纹式固位钉和楔入式固位钉。黏固式固位钉用于铸造冠、嵌体等修复体的辅助固位以及桩冠的固位。螺纹式固位钉是以特殊攻丝钻预备针道，再将螺纹钉旋入，如自攻螺纹钉等。常用于残冠、残根，作核结构的加强或切角缺损修复的加固等。楔入式固位钉是以钢丝弯成“U”形，嵌入牙冠断缝两侧的钉洞中，用以固定牙折的断片。固位钉的钉洞预备要求：①钉固位力的大小主要取决于钉洞的深度。作为辅助固位钉的钉洞，深度应穿过釉牙本质界到达牙本质内，一般为2mm。②辅助固位钉的直径一般为1mm左右。③钉洞的位置一般应避开髓角或易损伤牙髓的部位。前牙置于舌面窝近舌隆突处及舌面切嵴与近远中边缘嵴交界处，数目通常为1～3个。后牙则置于牙尖间的沟窝处，一般设计2～4个钉洞。④为保证修复体的顺利就位，钉洞之间应相互平行，并与修复体的就位道一致。多个钉洞预备时，其轴壁稍向切端、𬌗面敞开，以便于修复体就位。

3. 沟固位形　沟固位形是凹入牙体表面的半圆形固位形式，它具有较强的抗水平移位及抗𬌗向脱位的作用。常作为3/4冠的邻轴沟。其优点是牙体磨除少，切割表浅，可根据需要改变沟的方向和长度。对沟固位形的预备要求如下。①深度：固位沟一般深度为1mm。②长度：一般不应超过邻面的片切面。牙冠短、修复体固位形差者，可适当延长。③方向：2条以上的沟预备方向应相互平行，而且应和修复体就位道一致。④外形：沟的外形为近似的半圆形，沟的止端有两种类型即有肩台式和无肩台式。前者同位力强，但易损伤牙髓，适用牙冠短者，后者不易损伤牙髓，固位力稍差一些，适用于牙冠较长者。

4. 洞固位形　洞固位形又称箱状固位形，其固位力主要取决于洞的深度和形状。洞形预备的基本要求如下。

（1）深度：这是洞形固位的主要因素，应该大于2mm。洞越深，固位力越强，但如果洞太深，缺损范围一般也较大，余留牙体组织的抗力形相应较差。在做洞固位形预备时，避免形成薄壁、弱尖，尤其是死髓牙，更应注意抗力形和预防性保护措施。

（2）洞壁：洞形所有轴壁应与就位道一致，无倒凹，5°～20°外展，以利修复体就位。点、线角要清楚。

（3）洞底：为了修复体的稳固和牙体受力更合理，应将洞底预备成平面，特别是洞形较浅者。如缺损深度不一，可将洞底预备成不同水平的平面。洞形深者则不必强调底平，以防损伤牙髓。

（4）鸠尾固位形：鸠尾固位形用于邻面或邻𬌗牙体缺损时，可防止修复体水平脱位。鸠尾的形状、大小应根据缺损情况而定。它既要起到防止修复体水平移位作用，而又不影响患牙牙体组织的抗力形。在𬌗面发育沟处适当扩展，尽量保留牙尖的三角嵴，自然形成鸠尾状洞形。其峡部小于鸠尾末端处，宽度一般为𬌗面宽度的1/2左右，峡部狭窄的修复体容易折断，过宽则易引起牙折。

（5）洞缘斜面及预防性保护：洞缘斜面用于箱状洞洞面角处，借此可以避免形成无基釉，防止洞缘釉质折裂，同时也有助于修复体边缘的密合和界面封闭，使黏固剂不易被唾液所溶解。预备一般是沿洞缘斜面做成45°的斜面，其宽度一般为1～2mm。如牙冠缺损大，余留牙体组织抗力形差，为避免𬌗力直接作用到修复体与牙体的界面上，修复体𬌗面应尽量作保护性覆盖。

（孔春燕）

第三节　牙体缺损修复前的口腔检查及准备

一、口腔检查

牙体缺损修复前进行规范、周密细致的口腔检查是保证修复质量的重要步骤。其检查方法包括一般口腔检查与特殊检查。一般检查方法有：问诊、望诊、触诊、口腔外检查、口腔内检查、X 线检查、制取模型检查、咬合检查。特殊检查有：咀嚼效能检查、𬌗力检查、下颌运动轨迹（MKG）检查、肌电图（EMG）检查、语音检查、色彩学检查及心理学评价等。牙体缺损的检查内容分别如下。

1. 问诊　主诉、现病史、既往史、家庭史、修复史及社会医学背景有关情况。

2. 望诊　口腔外部检查面容、肤色、神态各部分形态、比例、对称性及全身健康状况。另外，还应包括面部外形、颞下颌关节区的形态、关节运动状态、关节运动声音及张口度的检查。

3. 口腔内的检查　口腔卫生状况、口内余留牙及缺牙情况，缺损牙的对颌牙、邻牙情况，缺损牙列中的部位，牙体缺损的性质、充填治疗情况。缺损牙及余留牙牙体、牙周组织的情况与牙髓治疗有关的情况，口腔黏膜及软组织情况，唇、颊系带与缺损牙的关系，患牙的龈附丽及龈乳突形态，邻间隙大小。缺损牙与口内已有修复体的关系，对修复体质量、功能状态的评价等。上述局部检查对缺损牙的修复设计具有重要意义。

4. X 线检查　涉及牙髓、牙体治疗的缺损牙，或需要了解龋病进展状态、缺损或修复体与牙髓的关系，了解牙根解剖形态、判断有无根折、患牙牙槽骨状况、骨吸收程度、松动牙根尖状况等，一般应作牙片检查。

5. 特殊检查　如模型检查、咬合、咀嚼功能检查、肌电、下颌轨迹描记等检查应根据情况选择。

二、牙体缺损修复前的准备

为了给牙体缺损的修复治疗创造良好的条件，改善美观和功能，延长修复体使用年限，保证术中术后患者面颌系统及全身的健康，在作牙体预备之前，对一些患者应作必要的术前治疗和心理学评价。

（1）若患者年龄大体弱，或是因一些慢性病全身健康状况不良，或患者有心血管系统疾病等，无法耐受牙体缺损修复治疗过程的操作，修复治疗前应作相应的治疗和支持治疗。

（2）对于有精神因素（包括精神病）患者，心理严重障碍（如心理变态）的牙体缺损患者，应在修复治疗前仔细评价精神、心理状况，不能配合治疗者应请专科医师认可后再进行修复治疗。另外，修复前应重视对患者的修复动机、具体要求、对修复体的期望，及社会医学有关因素等进行了解和评价，以便能处理好患者修复前的不正确心理状态，使之对修复体的质量、功能、感觉等有心理准备和客观评价，避免修复体戴入后出现医生与病人之间的分歧。

（3）牙体缺损伴有牙髓炎、牙周炎、尖周感染、口腔炎症等疾病，应在修复术前作相应治疗然后再作修复。对于错𬌗畸形、颞下颌关节疾病等患者的牙体缺损，应在明确相应的治疗计划或确认上述疾病不妨碍修复时，再作牙体缺损的修复治疗。

（4）牙龈退缩或局部缺损，应作牙龈成形术改善美观后再作牙体缺损的修复。

（5）局部牙列拥挤、缺损牙邻牙间存在小间隙等，应在矫正治疗完成后或把错𬌗畸形矫治计划确定后再考虑修复牙体缺损。

（孔春燕）

第四节　嵌体

嵌体是一种嵌入缺损牙体内部，恢复牙体的形态和功能的修复体。依据覆盖牙面的不同，可分为单面、双面和多面嵌体。按部位可分为𬌗面、颊面、邻𬌗嵌体等。依制作材料不同可分为金属嵌体、树脂嵌体和瓷嵌体。

一、嵌体的适应证与禁忌证

一般来说，能用充填法修复的牙体缺损原则上都可用嵌体修复，二者之间没有绝对的界限。但由于嵌体只能修复缺损部位的牙体组织而不能保护剩余牙体组织，所以嵌体只能在牙体缺损较小，剩余牙体组织有足够的固位和抗力时应用。如牙体预备后，剩余部分的牙体可以耐受功能状态下的各向𬌗力不折裂，并能为嵌体提供足够的固位形，则为嵌体修复的适应证。否则应为禁忌证。

二、嵌体的洞形预备

首先检查患牙的牙体缺损情况，拍 X 线片了解缺损部位的大小、位置以及牙髓情况和髓角位置后，做好嵌体的设计，然后进行牙体预备。

（一）去净腐质

为了消除细菌感染，终止龋蚀进展，必须将感染坏死的牙体组织去除干净，脱矿层抗力不足，但为避免露髓可适量保留。

（二）预备具有固位形和抗力形的洞形

先用咬合纸或蜡片检查咬合接触关系，以确定𬌗面的边缘设计位置与正中接触点保持1mm 的距离。用钨钢裂钻或金刚砂平头锥形车针从𬌗面缺损或龋坏最宽处开始，根据缺损深度和缺损边缘的位置制备𬌗面部分的洞形，同时去除无基釉，颊舌向的扩展应尽量保守以保证颊舌壁的抗力形。如𬌗面洞形近髓，应垫底形成平面。最后修整边缘，使各线角圆钝。如缺损波及邻面，则需预备近中𬌗或远中𬌗洞形。邻面预备时，注意不要伤及邻牙，根据邻面缺损的宽度形成箱形，箱形洞缘的龈面台阶和颊舌壁应在邻面接触区外，龈面台阶的宽度为 1mm。邻面洞缘应与邻牙有间隙以便取印模时材料能进入。

（三）嵌体洞形的要求

1. 无倒凹　嵌体洞形各壁都不能有倒凹，否则嵌体将无法就位。轴壁间相互平行对嵌体固位最好但不易制备洞形，蜡形制作和嵌体试戴也困难，故以外展6°为宜，易操作又能保证较好的固位力。

2. 有洞缘斜面　嵌体的洞形，大多应该在洞缘处制备45°短斜面。𬌗面做短斜面有2个原因：一是去除无基釉防止折裂，二是可使边缘位置选择性地避开𬌗接触1mm。邻面的洞缘也应有洞斜面，在去除无基釉的同时还可以使洞缘边缘位于自洁区。龈阶处也应做出洞缘斜面。

3. 可有辅助固位形　按照以上的预备要求，𬌗面嵌体洞形外展不超过6°，洞形的高度在2mm以上，嵌体的固位没有问题。但对于邻𬌗嵌体，通常需要增加抵抗邻向脱位的辅助固位形，如鸠尾形、针形和沟形等。

三、嵌体的制作

牙体预备完成后，取印模、灌注石膏模型，然后开始嵌体的制作。嵌体的制作可分为直接法和间接法。直接法是指在患者口内牙体上直接制取蜡型的方法，一般只用于单面嵌体。间接法指在石膏模型上制作蜡型的方法。目前，间接法应用广泛。模型完成后，首先制作可卸代型，经过制作蜡型、包埋、铸造、铸件清理、打磨抛光等步骤，完成嵌体的制作。

四、嵌体的试戴与黏固

嵌体完成后，需要在患者口内试戴，合适后才能黏固。首先去除患牙洞形内的暂封物，清洗干净洞形，检查嵌体组织面有无金属瘤及附着物，轻轻试戴嵌体，不能用力，逐步磨除标记的妨碍就位点，直至完全就位。再检查嵌体有无翘动、固位、邻接点的外形和位置、边缘密合度等，如有问题做调改。最后做咬合调整。全部完成后，取下嵌体抛光黏固。嵌体取下时应注意，不能用不锈钢锐器钩住边缘强行取下。金合金嵌体一般用Ⅱ型或Ⅲ型合金，它比不锈钢器械软，边缘易被损坏，故可用牙线从邻面带下或用黏蜡从𬌗面黏下。

嵌体抛光后，隔湿，消毒嵌体与患牙洞形，根据牙髓情况选择合适的黏结剂黏固。嵌体完全就位后咬棉球或棉卷至黏结剂凝固，用牙线和探针仔细去除邻面、𬌗面的黏结剂。再检查咬合，无问题后，嵌体修复即完成。

五、高嵌体

高嵌体是嵌体的一种类型，最初由近中𬌗远中（MOD）嵌体衍变而来。已经知道，嵌体只能修复缺损的牙体组织，而对剩余的牙体组织无保护作用。牙体预备都会降低剩余牙体的抗力，剩余牙体愈少，则抗力愈差。而牙体组织能耐受压应力而对拉应力的抗力很低，当制作高嵌体覆盖𬌗面后，牙体所受应力则由拉应力转变为压应力，从而使修复后牙折的可能性大大降低。

1. 高嵌体的适应证　①后牙的多面嵌体；②洞形𬌗面部分宽度较大时；③𬌗面有较大范围缺损，有牙尖需恢复但有完整的颊舌壁可保留时。

2. 高嵌体的牙体预备　①去除腐质、旧充填体或修复体。②𬌗面预备：顺牙冠𬌗面外形，根据正常情况下对颌的情况，预备出均匀的间隙。功能尖磨除1.5mm，非功能尖磨除1mm。③预备功能尖外斜面：斜面下轴壁与肩台，使支持尖内外斜面与对𬌗间有均匀间隙，且预备的牙尖位置位于原来位置，不能偏向颊或舌侧。再在外斜面下预备一轴壁，并形成

1mm 宽的肩台。④形成殆面峡部轴壁与洞底：颊舌轴壁外展不超过 6°，洞底平。⑤预备轴面箱形：根据牙体缺损情况，预备出轴面箱形，要求与嵌体一致。⑥修整洞形：在洞缘处做 0.5 ~0.7mm 洞斜面。

3. 高嵌体制作　取模、制作、试戴、黏固高嵌体。

（孔春燕）

第五节　全瓷冠

全瓷冠是以陶瓷材料制成的覆盖全牙冠的修复体。它具有色泽稳定自然、耐磨损、生物相容性好等优点，与同为美学修复体的金属烤瓷冠相比，由于无金属层，它的加工工艺相对简单，美观性更佳，是前牙较为理想的修复体。但是，由于其脆性大，限制了其应用。目前，全瓷冠可用于前后牙单冠及前牙区少数牙缺失的固定桥修复。

一、适应证与禁忌证

1. 适应证　①前牙牙体缺损，不宜用充填治疗或烤瓷冠修复者；②牙冠大面积缺损充填治疗后需要美观修复者；③前牙固各种原因使牙体变色或氟斑牙、四环素牙影响美观者；④错位扭转牙不宜进行正畸治疗的；⑤发育畸形或发育不良影响美观的患牙；⑥对美观要求高，有接受全瓷冠愿望并能保证口腔卫生的。

2. 禁忌证　①乳牙及青少年恒牙；②牙冠短小，或牙体缺损严重，无足够固位或抗力形的；③有不良咬合习惯，如爱啃硬物的；④夜磨牙或紧咬牙患者；⑤牙周疾病不宜做固定修复的；⑥心理、生理疾病不能承受或配合治疗的。

二、牙体预备

全瓷冠的牙体预备与金属全冠和烤瓷冠的制备无太大区别，也需遵守全冠牙体预备的一般要求，如去除腐质，轴壁 2° ~5°的聚合度，冠的最大周径降至设计的边缘处，各面平滑无倒凹，在各种咬合运动中有足够的间隙等。

全瓷冠的牙体预备与其他修复体的不同在于，尤其强调预备后牙体表面不能出现任何倒凹和棱角，呈现光滑流畅的外形，防止全瓷冠戴入后出现应力集中而导致瓷裂。因全瓷冠的牙体预备磨切量大，故应严格选择适应证，否则会损伤牙髓或降低牙体抗力。另外，应在预备前进行局麻，并注意保护牙髓，取印模后应及时戴暂时冠保护。

三、目前临床常用的全瓷修复系统

临床商品化的全瓷修复系统曾出现很多，但由于许多系统产品的强度达不到要求而导致全瓷冠失败率高，从而先后退出临床。目前，在临床应用较多的实用化全瓷修复系统有 Ivoclar 公司的 IPS – Empress 系统和 Vita 公司的 In – cemm 系统、Cercon 系统和 ProCera 系统。

四、试戴和黏固

全瓷冠的试戴和黏固与烤瓷冠的要求基本一样，但要注意，由于全瓷冠的强度相对低，在临床试戴时，不可敲击，遇到阻力时，不可强行戴入，而要针对具体原因调改后戴入。调改咬合时要低速轻柔，防止瓷裂。另外，由于树脂黏结剂有多种颜色可供选择，全瓷冠的黏接最好采用树脂黏结剂，以达到好的固位和美观效果。

五、全瓷冠的修复要点

全瓷冠相对于烤瓷冠而言，有几处不同：一是其强度相对低于烤瓷冠；二是其美观性显著优于烤瓷冠；再就是其牙体预备量大于烤瓷冠。因此，其修复有一些不同之处。①严格控制适应证，保证其远期效果；②严格按要求牙体预备，防止出现尖锐棱角，预防因应力集中造成瓷裂，确保瓷层有足够的厚度、强度和正常咬合；③肩台外形和宽度要合适，以防止颈部瓷裂；④全瓷冠调改时，用磨石低速轻柔修改，尽量减少磨改时的震动和损伤；⑤采用树脂黏结剂黏固，提高美观件和黏结力。

（孔春燕）

第六节　铸造金属全冠

全冠是指覆盖全牙冠的一种修复体，它是牙体缺损的主要修复形式。根据材料的不同可分为金属全冠、非金属全冠和金属非金属混合全冠。

由于美观性的限制，故金属全冠只用于后牙牙体缺损，也可用于固定桥的固位体。一般采用铸造工艺来制作。非金属全冠包括全瓷冠和树脂冠，主要用于前牙修复。金属非金属混合全冠包括瓷熔附金属全冠和金属树脂全冠。瓷熔附金属全冠也称烤瓷冠，是目前应用最广的一种修复形式，可用于前后牙牙体缺损的修复。铸造金属全冠的材料多为金属合金，一般常用的有金合金、银合金、镍铬合金和钴铬合金。铜合金的应用目前已非常少。铸造金属全冠的特点是：固位力强，自身强度大，对牙的保护作用好。所以可用于后牙区各种牙体缺损的修复。

一、适应证与禁忌证

1. 适应证　①后牙严重牙体缺损，固位形、抗力形较差；②后牙存在低𬌗、邻接不良、错位牙改形或牙齿半切除术后，可以用金属全冠恢复正常解剖外形、咬合、邻接及排列关系；③固定义齿的固位体；④活动义齿基牙的缺损需要保护、改形的；⑤龋患率高的牙齿或牙本质过敏严重且伴牙体缺损的牙齿。

2. 禁忌证　①对金属过敏的患者；②前牙区；③对美观要求高，不能接受金属修复体者；④牙体无足够修复空间者。

二、设计

1. 选择材料　应与口腔内已有的金属一致，防止异种金属电位差的微电流刺激。

2. 𬌗龈高度低、缺损大的患牙　应将冠边缘放在龈下以增加𬌗龈高度和固位力，同时制备轴沟、箱形或钉洞等辅助固位形。

3. 对于牙龈退缩、临床牙冠长的患牙　可将冠边缘置于龈上，减少牙体切割量。

4. 牙冠严重缺损　常需要制作桩核后，再制作全冠。

5. 对于固位力差的全冠　在黏接前对全冠组织面进行喷砂、蚀刻及应用活化剂，并选用黏结力强的黏结剂。

三、牙体预备

（一）𬌗面预备

𬌗面预备的目的是为全冠提供𬌗面间隙。其磨除量为支持尖1.5mm，非支持尖1mm。𬌗面制备时，可用轮形或梨形金刚砂车针。可先将后牙𬌗面分成四部分，分区磨除，这样可保证磨除的牙体厚度合适、均匀，同时使制备后的牙面仍保持𬌗面正常外形。为防止预备过多或不足，可用软蜡片或咬合纸检查。注意在正中、前伸和侧向𬌗时均应有足够间隙。如𬌗面因缺损已有间隙，应按照厚度要求检查间隙大小，不足时再做预备。大面积缺损时，应先充填或做桩核后再做预备。如𬌗面磨损成平面者，可增加颊舌沟预备。对残留的陡尖、斜面应降低。

（二）颊舌面预备

颊舌面预备的目的是消除倒凹，将轴面最大周径降低到所设计的冠边缘处，并预备出金属全冠所需的厚度。预备要分两段来进行。首先是先磨除颊舌面外形最高点到龈缘处的倒凹，使轴壁与就位道平行，并保证冠边缘处应有的金属厚度。然后再从外形高点处到𬌗缘，预备出修复体的间隙，保持正常的牙冠外形。

在颊舌面预备中，特别要注意功能尖外斜面的预备，即上颌舌尖舌斜面和下颌颊尖颊斜面的预备，一定要在正中𬌗和侧𬌗运动时，留有足够间隙，否则要么出现𬌗干扰，要么必须磨改全冠。颊舌面的聚合度要控制在5°以内，但目前随着黏接材料的进步，聚合度小于15°对固位力也没有显著影响。如颊舌面预备不足，会使全冠外形比天然牙大。总之，颊舌面预备应保证全冠有足够的间隙，保持颊舌沟外形，并完全消除倒凹。

（三）邻面预备

邻面预备的目的是消除患牙邻面的倒凹，与邻牙分离，形成协调的就位道，并预备出全冠邻面的金属厚度。

首先用细长锥形金刚砂车针切割开邻面，在此过程中一定注意不要损伤邻牙，可在邻牙与车针之间留一层薄的牙体，在切割开之后将之去除，这样可防止损伤邻牙。然后再用柱状车针将轴面角处充分磨切，以保证全冠颊舌外展隙的外形，防止全冠形成方形。然后用柱状或锥形车针邻面切割，去除倒凹，并初步形成肩台，并将邻面聚合度在5°以内。

（四）颈部肩台预备

冠的边缘是全冠最薄弱的环节，全冠修复的成功与否关键在冠的边缘如何。其预备关系到冠的固位、美观、牙周和牙体组织的健康、冠边缘的封闭以及其远期效果，因此颈部的预备应严格而细致，绝不能马虎。

患牙颈部的预备以轴壁无倒凹为前提，然后在预备处肩台。一般为浅凹形，连续、光滑、宽度一致，无粗糙面和锐边。非贵金属铸造全冠的肩台为0.5~0.8mm，贵金属全冠为0.35~0.5mm。因为金属全冠用于后牙区，而且金属本身也不美观，所以为追求美观将冠边缘置于龈下毫无意义。为了牙龈的健康，通常将冠边缘置于龈上，并要保证边缘的密合、光滑、连续一致，这样才能保证冠的远期效果。只有在患牙𬌗龈高度过低，为了增加固位力而将边缘置于龈下才是合理的。如果采取龈下边缘的设计，为了保证肩台预备的质量，应事先用排龈线排龈，然后预备肩台，这样可防止损伤牙龈，使视野更清楚。

（五）精修完成

各个面预备完成后，应再按要求检查一遍，轴壁是否有倒凹，磨除量是否足够，各种功能运动时间隙是否足够，肩台预备如何，达到要求后，用红色或黄色标记的金刚砂车针将各个面磨光，同时将点、线角磨圆钝，不能出现尖锐交界线和粗糙面，防止出现应力集中，至此完成牙体预备。

四、印模的制取

铸造全冠的常用印模方法有琼脂－藻酸盐联合印模和硅橡胶印模。前者经济实用，精度高，可以满足固定修复的要求，但操作略繁，需要助手配合。硅橡胶印模成本高，但效果好。目前国内的临床用琼脂材料一般为日进公司的寒天印模材料，它有配套的注射器和加热恒温器，使用比较方便。取模的方法如下。

1. 排龈　排龈的目的推开牙龈，使其与牙体间暂时分离，这种分离的状态体现在印模和模型上，从而为技工制作时制作精确的可卸代型提供便利。

对于冠边缘在龈上的设计，可在预备完成后直接取模，省略排龈的步骤。对于冠边缘置于龈下的全冠，则必须进行排龈。排龈有多种方法，一般情况下临床上多用排龈线，也可采用排龈膏排龈。

排龈的方法：以排龈线排龈为例。排龈线根据粗细不同有多个型号，如 Gingi－Pak 有“00”，“0”，“1”，“2”等。先截取一段合适直径和长度的排龈线，放置于患牙四周，从邻面开始，用排龈器将其斜向压入龈沟，排龈器应向起始端的方向斜向加力，否则会导致后面的线压入时，前面已压入的线弹出。排龈线以完全压入，但能看到为宜。一般放置数分钟即可取出，随即取模。

2. 取模　在用琼脂和藻酸盐联合印模时，必须注意一点，就是在琼脂注入患牙龈沟周围时，藻酸盐印模材料必须已调制好并置于托盘内，注射完毕后立即将托盘放入口内，这样琼脂与藻酸盐才能紧密结合。印模取出后消毒，然后灌注模型。

五、全冠的试戴与黏固

铸造金属全冠完成后，检查全冠是否有质量缺陷，如无，则即可在临床试戴。首先去除临时冠，清洗吹干牙面。然后将全冠戴入，如有就位困难，应针对原因加以调改。完全就位后，检查邻接点情况，检查冠的边缘是否密合，冠边缘和牙体相接处是否形成一个连续光滑一致的面，如有问题则应进行相应调改，严重者，做返工处理。用咬合纸检查咬合，磨除正中、前伸、侧向𬌗的早接触点，使咬合均匀一致。对磨改处进行磨光、消毒、吹干。

清洁患牙，消毒，调拌黏结剂，置于全冠组织面，涂布均匀的一薄层，然后戴于患牙上，让患者紧咬，确认咬合未增高后，让患者咬棉球至黏结剂硬固，用探针仔细去除多余黏结剂，完成黏固。如患牙牙冠短，固位力差时，除了牙体预备时添加辅助固位形，可在黏固时对全冠组织面进行喷砂，超声波清洗处理，对患牙进行酸蚀，选用黏结力强的材料，以提高固位力。

（孔春燕）

第二十四章 颌面缺损的修复

第一节 颌面缺损的修复治疗概述

颌面缺损无论从解剖生理方面还是从心理精神方面都给患者带来了巨大的伤害，因此应从身心两方面了解患者，对患者进行治疗，才能使患者对颌面修复体比较满意。由于颌面部组织缺损多，而临近缺损区的组织又容易受损伤，修复体较大，承力固位条件差，所以与一般修复体不同。在如此困难的条件下，要想使修复体获得成功，应遵守一定的修复原则。

一、修复原则

（一）颌骨缺损的修复原则

1. 早期修复　颌骨缺损不仅使口腔功能受到不同程度的影响，面部产生不同程度的畸形，而且给患者带来痛苦。因此，尽早进行修复治疗是非常必要的。虽然永久性的义颌需在创口愈合后制作，但在手术后即戴上即刻外科阻塞器（腭护板）、颌导板这类预成修复体，可保护手术区创面免受污染、减少瘢痕挛缩、减轻面部畸形程度和及早恢复部分生理功能，而且对患者在心理上还起到一定的安慰作用。

2. 以恢复生理功能为主　颌骨缺损应以尽量恢复咀嚼、语音、吞咽、吮吸以及呼吸等生理功能为主。在恢复生理功能的基础上，再根据颌面部具体情况，尽量考虑面部外形的恢复。

3. 保护余留组织　除不能治愈的残根或过度松动的牙只得拔除，骨尖、骨突的修整，不能利用反而妨碍修复的疤痕组织需切除等外，应尽量保留剩余组织。

4. 要有足够的支持和固位　颌骨缺损的义颌往往大而重，原支持组织多已丧失，在修复设计时要争取创造骨组织支持条件。颌骨缺损修复的效果，在很大程度上取决于骨组织支持和固位的设计。因此，获取骨组织支持和固位措施得在颌骨缺损修复中是最关键的。

5. 轻巧、使用方便、舒适耐用　重量对固位是不利的。因此义颌要尽可能设计制作得轻巧，不能过厚，阻塞部分应做成中空形式以减轻重量或开顶式更能减轻重量。义颌还要容易摘带、使用方便、舒适耐用。

（二）面部缺损的修复原则

1. 早期修复　面部缺损的修复，主要是为了恢复缺损区的外形。如能及早恢复，对患者心理上会起到一定的安慰作用。而对面颊部及鼻缺损的患者，还能起到保护创面、防止周围组织挛缩的作用。对恢复患者的语言、吞咽和呼吸功能也是有利的。因此面部缺损也以早期修复为原则。

2. 尽可能恢复面部外形　虽然有时面部缺损修复也能起到一些恢复功能的作用，但主要目的在于恢复外形，因此，除形态应逼真外，修复体表面颜色及透明度应力求自然。

3. 要有足够的固位　面部修复体因暴露在外面，容易受到碰撞或挤压，所以要有足够的固位力。

4. 要轻巧、使用方便、舒适耐用　应尽量减轻修复体的重量。要使用者使用方便、易于清洁、对组织无刺激和不产生过大压力、舒适耐用。

二、颌面患者修复治疗的心理考虑

获得性面部毁容的患者在受创伤或手术切除之前面部容貌是正常的，而且恶性肿瘤患者也可能面临不测的将来，这些痛苦会影响患者的心情。如果发现心理障碍严重的思考，应劝他们去接受心理医生的治疗。

医生和患者对制作颌面部修复体的目标是一致的，成为一种特殊的合作关系。患者必须清楚地表达要求和期望，而颌面修复医生必须提供一个明确的可以做到的修复计划。如果表达是含糊的，或者期望和可能性表达得不清楚，那么一方或双方将会失望，因此，医生在与患者的交流中，要注意他们的心理状态，改善交流的方法，增进相互理解和适应，最终能使修复体获得成功，使患者满意。

（赵军方）

第二节　获得性上颌骨缺损的修复

当由于肿瘤外科的切除或外伤等原因使上颌骨获得性缺损后，常使口腔和鼻腔相通，患者进食和吞咽困难，言语不清，以及心理创伤等。对肿瘤患者有一种重要的考虑是不要把肿瘤可能复发的区域隐蔽起来，所以常认为选择用可摘义颌修复比用生物组织重建永久关闭缺损要好。当然目前也有用外科植骨与颞肌瓣转移将缺损的上颌骨重建后，再植入种植体，然后做种植体固位的修复体的先进方法。但通常，主要还是用义颌修复的方法。

如果打算用义颌修复的方法恢复缺损，颌面修复医生初次就诊的时间应在外科切除手术之前，需对患者的口颌情况作彻底检查，取印模作为诊断和治疗模型，取颌关系记录，并把模型按颌关系记录到适当的颌架上，并获得需要的 X 线片。如果时间允许，应完成常规的预防性治疗，对能抢救的龋坏牙要尽量治好，对已不能治愈的牙才拔除。并要与患者讨论修复计划，要向患者解释修复治疗的费用、限度和程序。当修复医生已获得有助于修复治疗的资料后，要与颌面外科医生会诊，讨论有关修复缺损的许多因素。

获得性上颌骨缺损患者的修复治疗可分为三个阶段，每一阶段有其不同的目的。最初的阶段称为即刻外科阻塞器，也就是腭护板，是需要在手术前预制，在外科切除术后即刻戴上的修复体。这种修复体需要经常地、间隔地对其作修改，以适应缺损区组织愈合时的快速变化。腭护板主要作用是在手术后初期，恢复和保持口腔功能在适当的水平。第二阶段称暂时义颌。这阶段的目的是给患者提供一个较舒适的和有一定功能的修复体，直到组织完全愈合时。暂时义颌的阶段是可变的，如果患者的缺损腔小，面腭护板又比较合适，也可不需要有戴暂时义颌的阶段。不过，当手术切除范围与手术前决定的有变化，手术后组织快速改变程度大和缺损广泛时，就迫切需要做一个新的暂时义颌或对腭护板作较大的修改。因此，是否需要做与何时做暂时义颌，取决于腭护板的功能水平，通常在手术后 2 ~ 6 周时开始进行。

手术后3~6个月，缺损腔组织愈合良好，大小稳定后。这时可做正式义颌，也就是第三阶段的修复治疗。

一、腭护板

腭护板应该在手术前取印模并预制完成，在手术后能立即戴上。如果患者未能在手术前预制腭护板，还可在外科手术切除后6~10天再做，称为延迟外科阻塞器。

（一）戴腭护板的必要性

（1）可提供一个基托，使口腔和鼻腔分隔开，在其上面放置外科敷料，并保持敷料在适当的位置不脱落，以盖住伤口，防止伤口受口腔污染和损伤，降低局部感染的发生率，并保证移植皮片能与创面紧密贴合，有利于移植皮片的存活。

（2）覆盖住了缺损腔，并重新形成正常的腭轮廓，使语音得到明显的改善。

（3）有利于进食和吞咽。

（4）支撑软组织，以减轻瘢痕挛缩。

（5）使患者在手术后的时期容易忍受，并感到恢复已经开始，从而减轻手术对患者的心理冲击。

（二）设计和制作腭护板的原则

（1）腭护板是在手术前制取的上颌模型上预制的，在手术前颌面外科医生与颌面修复医生应一起研究，并把手术切除的范围画在模型上、腭护板要覆盖住并稍超过于术后的整个缺损腔。

（2）腭护板不应进入缺损腔，当不需要用外科敷料后，可用软衬材料增添进入缺损腔的部分。

（3）腭护板应该制作简单，轻巧。对有牙颌患者，用不锈钢丝制作隙卡固位。

（4）对无牙颌患者，只需做腭托，在腭托的适当部位钻孔，在手术完成时把阻塞器用细不锈钢丝结扎到颧骨、鼻棘、剩余牙槽嵴上，或固定到剩余硬腭上。7~10天后，摘下腭护板，将患者原有的上颌全口义齿修改成暂时义颌。

（5）腭护板应形成正常的腭轮廓，便于改善语音和吞咽。

（6）伤口愈合前缺损侧后牙不建立咬殆关系。如果计划切除上颌中线一侧的整个上颌骨，修复体可恢复缺损侧3个上颌前牙，以改善美观。

（7）上颌模型按外科切除范围修改，将切除范围内的牙刮除，并降低高度，减小宽度，特别是前面的区域，以减轻对皮肤和唇的张力。

（8）为了使手术完成时能顺利戴入，可改变常规的制作程序。即在第一个工作模型上先制作完成腭护板的健侧部分，基托不要达到手术区。在口内戴这一部分，调整合适后戴入口内，再取第二次印模，连同腭护板的健侧部分一起从口内取出，灌成第二个工作模型，腭护板的健侧部分也在此模型上，对要切除范围内的牙及牙槽嵴作修改，再完成整个腭护板的制作。

（三）戴腭护板后的护理与复诊

（1）手术后6~8天摘下腭护板和填塞的敷料，清洗伤口及腭护板，并对腭护板不合适的地方作修改。

（2）告诉患者及其家属如何护理阻塞器及保持缺损腔的清洁卫生。

（3）夜间也需戴腭护板，因为在愈合早期，伤口收缩变化很快，如夜间不带第二天早上戴时会感到疼痛和困难。

（4）通常2周复诊一次。由于组织收缩，常需要重衬。

二、暂时义颌

腭护板的目的是为患者在刚作完上颌骨手术后用的，有些患者可以戴到正式义颌完成。正式义颌需等手术处伤口组织稳定才能制作。在这段很长的时期内，对有些患者，特别是缺损腔较大者，不制作一个新的修复体即暂时义颌就不能维持适当的功能和舒适。也可利用腭护板修改成一个暂时义颌，这个新的暂时义颌也需要定期复诊修整。

要制作一个暂时义颌还有几方面的原因：①腭护板周期性地添加暂衬材料增加了其体积和重量，而且这些暂衬材料随着时间的延长会变得粗糙和不卫生；②如果牙和上颌骨一起被手术切除了，牙的修复对患者会有很大的心理益处；③如果固位和稳定不好，在缺损侧重新建立颌接触可使固位和稳定得到改善；④以后当正式义颌需要修理、重衬或重换基托时，一个制作良好的暂时阻塞器修复体能作为后备修复体使用。

（一）正式义颌

当上颌骨单侧、前部或后部缺损时，因为缺损处没有骨支持，是一个悬空的缺损腔。当义颌的缺损侧受力时，该侧就会进入缺损腔，缺损侧的杠杆臂越长，健侧越短，义颌缺损侧就越容易翘动。当义颌缺损侧向上进入缺损腔的同时，健侧会向下翘动，使健侧戴有固位卡环的基牙受到创伤力而损伤、松动，同时翘动还会使颌骨吸收加快。所以对于这类上颌骨缺损的患者，根本的问题是要防止义颌的翘动。多年来在许多颌面修复医生的努力下，积累了各种防止义颌翘动的方法：

（1）对上颌骨切除的无牙颌患者，种植体能够提供义颌固位，加强支持，并改善义颌的稳定性。

（2）为了增加义颌的固位、稳定和支持，义颌的阻塞器部分延伸进入缺损腔，尽量刮用缺损腔的条件，因为缺损腔的轮廓是相对静止的，只有利用缺损腔才能使义颌的翘动减小，由此也能减小作用在基牙上的创伤力。

（3）要尽可能地保存牙，甚至是牙根，这将有助于义颌的固位、稳定和支持。

（4）在大多数患者中，义颌的固位、稳定和支持可以从剩余腭组织结构获得。

剩余腭棚面积、腭弓的形式影响着义颌的稳定和支持。腭弓呈方形或卵圆形比尖形在单侧上颌骨切除后会表现出较多的剩余腭棚区，有利于支持和稳定。

（5）对无牙颌患者，义颌用解剖式后牙，按中性区或功能尖排列在牙槽嵴顶上排牙。并无侧方颌干扰，都可最大程度地减小侧方力和偏斜的颌接触，改善义颌的稳定性。

（6）尽量减轻义颌的重量，使基牙和支持组织避免过大的负担。

（二）上颌骨缺损的印模方法

由于颌骨缺损范围大，口腔各部分高低差度大及唇部弹性差和张口受限等情况，使印模的难度增大，需采取特殊的印模方法。现介绍下列几种常用方法。

1. 个别托盘印模法

（1）将成品托盘修改后取印模。

（2）制作个别托盘：可用热软蜡片放入口腔压合适，冷后取出，灌制石膏模型，制作个别托盘，用以取印模。

2. 分层印模法

（1）对一侧上颌骨缺损，张口不受限的印模方法：用局部义齿托盘，加热软印模膏，先取缺损侧的初印模，将其修整并做好固位准备后，用弹性印模材料取缺损侧与健侧的终印模。

（2）对上颌骨缺损，张口受限的印模方法：将大小合适的热软红膏团块压入缺损腔，趁其尚柔软时插入“U”形粗钢丝作柄以便其取出后可与下部印模相对合。当印模膏闭块尚软时取出。修整，再试合。然后用成品托盘取下部印模。上下两部分别取出，对合后灌模型。

3. 分区印模法　在唇部弹性差时只能分区印模。

（1）选择左右半侧托盘各一只，其腭侧边缘应超过路中缝约5mm。先取一侧印模，待印模材料凝固后保留在口腔中，再取另一侧印模（两侧印模在腭部有重叠）。分别从口内取出，拼对成整体后灌模型。

（2）取半侧印模，灌模型，先制成半侧修复体后带入口内，再取另一侧印模，连同半侧修复体一起取出，灌模型，完成整个修复体。

（3）取半侧印模后灌注石膏模型：再取另半侧印模，印模取出口腔后将先有的半侧石膏模型放在其上，使两者的中部相吻合。然后再灌注后取印模部分的石膏模型，使其与先灌注好的半侧石膏模型连结，成为完整的上颌模型。

4. 印模注意事项

（1）取印模前嘱患者用力漱口，以去除口腔内黏稠唾液和食物残渣。

（2）用凡士林润滑患者唇部。

（3）用带尾线蝶形纱布堵塞口鼻穿孔处，以防止EP模材料流入。

（三）上颌骨单侧缺损，健侧较多余留牙患者的修复

1. 中空式义颌　上颌骨切除后，义颌比一般局部义齿大得多，重得多。所以减轻重量特别重要，方法有：①义颌的阻塞器部分作成中空式的；②义颌的阻塞器部分只需有限延伸，做成低位的，而不占据整个缺损腔，使义颌的高度降低，便于义颌摘戴，且戴用有限延伸的阻塞器义颌能较明显地改善语音。

设计制作要点：①利用余留牙安放多个固位体和颌支托。②利用缺损腔的软组织倒凹。③取印膜，做恒基托同常法。④试戴恒基托，制作蜡颌堤，确定颌位关系，取上颌托在口腔中就位的印模。连同上颌托一起脱出印模，灌注有上颌托在位的石膏模型。⑤模型按颌位关系上颌架后排牙，在口中试排牙调整合适，形成蜡型后可装盒，开盒、除蜡同常法。⑥形成中空：先在上半盒的人工牙盖嵴部和蜡基托形成的石膏面上铺一层蜡片，趁蜡还未变硬前，将型盒的上下半盒压合在一起，开盒并修去蜡片边缘处多余的部分，调拌石英砂和石膏（3 ：1），堆于恒基托阻塞器部分的凹陷中。将型盒的上下半台合在一起，形成“砂心”。当砂心硬固后置型盒于热水中，开盒并冲去蜡。修整砂心周围的基托使之暴露，以便此周围基托能与新填塞于上半盒的塑料连结在一起。⑦开盒，取出义颌。⑧在义颌磨牙的腭侧基托

处磨出一个约10mm长的椭圆形开口，将砂心材料掏干净，形成中空，再把开口磨成阶台式、开口处用蜡片形成盖子，并转换成塑料盖，用自凝塑料将基托开口与塑料盖黏合封口。

2. 颊翼开顶式义颌　这种义颌是对中空式义颌的改进，义颌的中空阻塞器没有顶盖，阻塞器的近中面只沿着缺损腔近中壁有限延伸，颊侧面沿缺损腔的颊侧壁向上延伸到颊侧瘢痕组织带上方的倒凹区成为颊翼。这种义颌重量更轻，制作简单，容易调整。而且语音质量也较中空式好一些。如有部分患者鼻分泌液聚集，可在开顶式阻塞器颊侧相当于牙龈乳头处做个小的斜行开口道，用于引流。用一根细的清洁管维持这个专门的引流选径。

设计制作要点：①义颌阻塞器沿着缺损度的颊侧面和后侧面向上延伸，占据缺损腔的倒凹区域，成为颊翼；而阻塞器沿缺损腔的近中面只做有限延伸；②制作时在石膏模型缺损区的中央磨3个小孔，插入3根火柴棒，填入石膏。高度可与健侧牙槽嵴相似，周围留有作为基托厚度的间隙，这样不仅可形成中空，而且没有了顶盖；③常规做恒基托等步骤，完成义颌。

3. 颧颊翼义颌

（1）支承义颌的颧区骨组织范围：从头颅骨标本观察，颧区位于上颌第一恒磨牙的颊侧，人类头颅骨结构和咀嚼肌附着结构使第一恒磨牙成为最能承受咀嚼压力的区域。对无牙颌，该区也是主承力区的中心。而颧区则正好紧靠着主承力区中心的颊侧，对上颌骨缺损的患者，正好紧靠着缺损度的颊侧适中的位置上。由此义颌利用颧区骨组织支持，是最佳的骨支持区。其可被利用的而积也较大。从解剖上看，完整的颧突及颧骨底部前端，即后牙槽向颊侧延伸的部分为最合适的可利用范围。其向颊侧的长度约为2cm，前后方向在靠近上颌部较宽，约为2. 5cm，至颧骨前端较窄，约1cm。

（2）利用颧区的方法：因颧区有颊肌及咬肌附着，使口腔内义颌基托无法做足够的伸展以覆盖在颧区上面。需先作颧颊沟成型术，使额区能位于口腔内，才能使义颌基托扩展到颧区上面，形成颧颊冀，利用颧区骨组织支持义颌，承担咀嚼压力。

（3）义颌修复预后：对用颧颊翼义颅修复病例长期的随访观察，发现颧区承力作用良好，植在骨面上的皮片无收缩，其组织面光滑、坚实。义颌稳定，基牙与组织健康，义颌不易损坏。健侧有才的咀嚼效率能达80%以上。

（四）上颌骨单侧或单侧部分缺损的无牙颌患者的修复

为上颌骨单侧部分缺损的无牙颌患者制作正式义颌是与上颌骨单侧缺损的无牙颌患者制作正式义颌相似的。但是对于单侧部分缺损，会有更多的硬腭剩余，因此义颌会多一些支持和稳定。但不能充分利用缺损腔，固位受到影响。对这类患者在缺损侧剩余上颌前部可利用种植体固位。

1. 种植体固位的义颌　种植体的数目和位置是由缺损腔和供骨区的条件所决定的。对大多数上颌骨缺损的无牙颌患者，最理想的种植位置是剩余前上颌区。因为前上颌部分正好与大多数缺损腔后侧壁的固位相对应。另外对大多数患者，在前上颌部分可发现有满意的骨的体积和密度。只有在剩余前上颌处骨量不足时，才考虑在上颌结节处种植。因为上颌结节处的骨不是非常致密，不能保证骨种植体界面结合能有理想的结果，已证实在二期手术时有很高的失败率。如果无牙颌后面的牙槽突距离上颌窦下至少有10mm可利用的骨组织，可作为种植体的供骨区。如果这个区域现有的骨虽不足，可以通过抬高上颌窦隔膜并在其下插入一自体骨移植块来增加骨量。这种技术对治疗未有上颌骨缺损的患者已成为很流行的好方法，但预后怎样，还需进一步观察。

种植修复的过程是与那些未有上颌骨缺损的普通患者类似的。种植体植入后，埋在黏膜下6～8个月。在这段时间里，患者将继续使用腭护板或暂时义颌。二期手术特种植体暴露，当种植体周围组织愈合好之后。可开始制作正式义颌。对种植体最有损害的力是颌负担。在大的侧方转矩力的情况下，种植体会遭受骨丧失。应劝患者不要用缺损侧后牙咀嚼。避免该处产生颌力。因为与颌力相对抗只有很少的支持。颌力加在缺损侧将会使附着体很快磨损。接着是骨丧失，特别是靠近缺损例种植体周围的骨丧失。

如果上颌缺损患者的前上颌是完整的，种植体的数量、分布和固位杆的设计都可按常规的原则进行。

上颌缺损，仅剩一侧或者两侧的上颌结节时。义颌修复就特别困难。种植体对保持这类义颌固位是有用的，但不能为义颌提供足够的支持和稳定。

2. 全口义齿设计修复的义颌　对具有腭穿孔的无牙颌患者，全口义齿固位从理论上说是不可能的，因为漏气和支持组织太少，大大减少了承力面积，使吸附力和边缘封闭受影响。为了使义颌能尽可能多地获得固位、稳定和支持，主要是要利用缺损腔，使义颌阻塞器部分占用缺损腔内的关键区域而获得固位，但义颌在行使功能时易翘动。

（五）上颌骨双侧缺损的修复

全上颌骨缺失，使患者的上颌区从鼻道到口腔前庭形成一个顶小口大的锥形缺损腔，口腔与鼻腔甚至咽腔完全贯通。在此缺损区中无明显的软、硬组织例凹和可利用的支持骨组织，最邻近缺损区周边的硬组织即上颌骨颧突，骨质较为致密、坚实，是上颌骨缺失后唯一可利用为上颌修复体提供支持和固位的组织结构。

上颌骨缺损修复，曾采用中空式全上颌修复体修复，但由于缺损区无可利用固位的结构，故修复体难以获得固位。曾有人尝试在修复体上用硅橡胶作软衬垫，以提高修复体与缺损组织间密合性，利用大气压力使修复体获得固位，但未能成功。后周继林、洪民采用颧颊翼咽鼻突义颌修复上颌骨大型缺损，使修复体固位得到改善，但仍未能获得足够的固位力。

1991年赵铱民首先开展了应用种植体－环形支架－磁性附着体固位的全上颌骨修复体的修复方法。在患者双侧颧突上各植入2个钛合金螺旋形种植体、在种植体上设计椭圆形金属支架，支架上分散设置4个磁性固位体衔铁。椭圆形支架固定于种植体顶端，在支架的基础上制作全上颌修复体。在修复体基托与磁性固位体衔铁相对应的部位设置4个闭路磁体。利用椭圆形支架上的衔铁与修复体上的磁体间的磁力，使修复体获得固位。利用支架将修复体所受颌力传递到种植体，再由种植体传递至颧突上。使修复体由颧突支持，可以获得满意的修复效果。是目前较理想的全上颌骨缺失的修复方法。

（六）上颌骨硬软腭连接处缺损的修复

一些肿瘤可能只需在硬软腭连接处作有限的外科切除，造成仅硬软腭连接处口鼻穿通的缺损。对这种类型的缺损，义颌的支持、固位稳定不会成问题，语音通常能恢复正常，不过常常会出现另一种困难。即戴上义颌后，患者在吞咽时会出现从鼻腔漏液的现象。为了减轻这个问题，在软腭抬高时，要使阻塞器的后面和侧面必须保持与软腭的接触，所以要用热塑蜡取该部分的功能性印模。记录缺损腔边缘组织的功能运动。在制作时，一方面要使义颌延伸盖过软腭缺损缘5～10mm，在功能时，软腭抬高时，延伸的部分将使液体和食物直接进入咽腔。另一方面可将义颌的阻塞器部分延伸进入缺损腔，当软腭抬高时能与阻塞延伸进缺损腔的部分的侧面仍保持接触。使漏液问题减少到最小程度。对前面几种上颌骨缺损类型，凡切除范围涉及硬软腭连接处或软腭前部时，都会存在这种问题，也都需要用这类方法来解决。

（赵军方）

第三节　获得性下颌骨缺损的修复

获得性下颌骨缺损，多由位于舌、口底、下颌骨和周围组织的恶性肿瘤的切除、创伤、火器伤、放射性骨坏死去除死骨，偶尔也由治疗颌骨骨髓炎而造成。

缺损可发生在下颌的任何部位。缺损的范围大小不同，可致下颌骨为连续或不连续缺损，局部牙槽突缺损、下颌体或下颌支等处的边缘缺损，这类缺损仍使下颌保持连续。而下颌不连续缺损大致分为前部下颌骨缺损、一侧或两侧下颌骨缺损，以及全部下颌骨缺失。在一些病例里，只将有限的邻近的软组织与下颌骨组织一起切除，而在另一些病例里，则将广泛的口底、舌、面部和颈部的软组织、淋巴组织与下颌骨组织一起切除，因此对功能和形态破坏的程度各不相同。残疾的程度基本与手术切除或创伤的范围和是否接收过放射治疗以及接受剂量有关。不连续缺损比连续缺损的病情复杂，残疾程度严重。软组织伴随骨广泛切除者比少量切除者病情复杂，残疾程度严重。

下颌骨缺损修复与上颌骨缺损修复相比难度大，但如果应用先进的技术，如：移植骨组织、软组织、皮肤黏膜组织修补下颌缺损处；种植牙、游离的具有骨和软组织及血管分布的联合皮瓣、骨坚固固定技术等相结合，最大改善下颌缺损患者的功能和外貌。而直接对缺损的下颌，尤其是不连续缺损的下颌只作简单的修复治疗，其预后较差。

一、概述

（一）治疗目的

下颌骨切除或外伤等原因使下颌骨连续丧失后，由于肌牵引的作用。造成断骨移位、咬殆错乱或者呈无咬殆关系等。如不及时进行下颌导治疗使下颌剩余骨段复位，一方面伤处的软组织因失去支持而挛缩，另一方面牙和颌骨日久会形成继发畸形，可表现为剩余的下颌骨段向舌侧偏斜移位，上颌后牙咬在下颌后牙的颊面，使下颌后牙逐渐舌向倾斜等，致使将来下颌植骨后也无法恢复正常的咬殆关系。因此，在植骨前准备阶段及植骨后骨质愈合阶段都必须进行下颌导治疗。

（二）下颌导板治疗的方法

有几种可减轻或消除下颌偏斜的治疗方法。包括颌间结扎、颊翼颌导板、弹性翼腭托颌导板，颌间结扎即结扎固定上下颌关系只能短期应用，而且在缺损范围大、剩余牙数目少时较难达到目的，甚至还会损伤剩余牙。而颌导板是目前常使用的方法。

1. 颊颌领导板　当下颌骨缺损量不多，并有较多稳固的下颌后牙存在，剩余下颌骨段偏斜移位程度较轻，未有继发畸形时。在下颌可戴用这种颌导板。当下颌骨一侧缺损时，戴在健侧后牙上；当下颌骨前部缺损时，需做两个，分别戴在两侧后牙上。依靠上颌后牙挡住颊翼颌导板的颊翼部分，而不使下颌偏斜。因此，同时还要在上颌戴牙弓固位器，防止上颌后牙因遭受颊翼的侧向力而受损并腭向移位，使上颌牙弓成为稳定的整体，并避免损伤颊侧牙龈组织。

2. 弹性翼腭托颌导板　当下颌骨缺损量大，下颌后牙剩余的少，剩余下颌骨段偏斜移位程度较重，或已有继发畸形存在时、都可以在上颌戴用弹性翼腭托颌导板。轻度下颌偏斜移位者也可以使用，因此适用于大多数下颌骨切除后剩余下颌骨段偏斜移位的患者。当下颌骨一侧缺损时，腭托的健侧做一向下延伸的弹性翼，挡住剩余下颌骨向缺损侧偏斜移位；当下颌骨前部缺损时，腭托的两侧可各做一向下延伸的弹性翼，挡住两侧剩余下颌骨段向内偏斜移位。弹性翼腭托颌导板的弹性翼调整范围大，容易操作。可抵抗下颌骨向舌侧牵引的力量，又不会使上颌牙移位。因此可长期戴用而不损伤牙齿。还可以对移位的剩余下颌骨段定期加力，作渐进复位治疗。

3. 下颌运动练习　一般在手术后的即刻反应消失后，约在手术后两周就可以让患者开始作下颌运动练习。

（三）颌导板的设计制作要点

1. 颊翼颌导板和上颌牙弓固位器

（1）在下颌健侧后牙上预备隙卡沟（有自然间隙存在则不必预备），多卡环固位。这种卡环是横过隙卡沟，颊侧向上连接塑料的颊冀部分，舌侧向下连接舌侧基托。

（2）颊翼位于前磨牙及磨牙区的口腔前庭。在正中咬聆时，颊冀紧靠戴在上颌牙上的牙弓固位器的颊板颊侧面，使剩余下颌骨段不能向缺损侧偏斜移位。颊翼的高度要在适度张口度时仍能起作用，而在闭口时离开上颊沟约2mm，不可过高，以免损伤颊沟顶端的黏膜。

（3）上颌牙弓固位器包括整个硬腭托和颊侧挡板。多设计为铸造支架式。

（4）制取印模、模型，确定颌位关系后上颌架制作，常规法完成。

2. 弹性翼腭托颌导板

（1）覆盖整个硬腭部及牙舌面的上腭托，在游离牙龈缘处做缓冲。

（2）用4个卡环固位，或作成连续卡环固位。

（3）上腭托上附有向下伸出抵达下颌后牙舌侧面及牙槽舌侧黏膜上的翼状塑料板。如果翼状塑料板直接与上腭托相连，就是固定的翼；如翼状塑料板与上腭托之间用2根18号不锈钢丝相连接，就成为有弹性、可进行调节的翼。翼的近远中向长度应能与2个以上的下颌后牙接触。

（4）制取印模、模型，确定颌位关系后上颌架，在颌架上制作。也可先做成上腭托，用印模胶或热塑蜡添成翼部，在口内试戴，装盒，完成。固定翼直接由塑料连接，弹性翼则在上腭托与翼之间用2根18号不锈钢丝连接，其两端埋于塑料内。

（四）下颌骨保持连续的缺损或重建连续后的修复

对下颌骨保持连续的缺损应先行增添植骨；对下颌骨不连续缺损，应重建下颌骨恢复连续后，再修复缺失牙，才能恢复功能与形态。在植骨术中除必须注意面部外形的恢复外，还要考虑为恢复功能建立良好条件，对有牙颌需注意恢复正常的颌关系、对无牙颌则需注意颌间关系，否则移植骨虽然愈合良好，仍难以恢复良好的咀嚼功能，也会影响对面形的恢复。

一般来说，植骨后约经过半年才能做正式修复体。年轻人经检查骨质愈合较快较好者，可提早到 3 ~4 个月进行，但要特别注意修复体的结构，减轻对植骨区的负担。

二、下颌骨前部缺损的修复

包括下颌前部牙槽缺损的患者和下颌前部整个缺损后又经过外科重建使下颌建立连续的患者。这两种类型的患者都仍有后牙，而前部有广泛的缺牙，需要做 Kennedy 四类局部可摘义齿。

这两种类型患者的前部无牙区常常会表现为异常的软组织外形和骨支持差。对大的缺损，需要皮肤移植，作唇颊沟加深术重建口腔前庭。

这类患者做常规的可摘局部义齿是为了增进美观，提供对下唇和颊的支持，并起到改善语音和增强对唾液的控制能力。缺损小可用余留牙固位，恢复咀嚼功能。对大的缺损，应考虑在这个联合的区域放置种植体、可提供必要的支持。

1. 常规的可摘局部义齿　其设计必须考虑修复体前部在受力时会产生移动的情况。图 24 -1 中的设计方法是值得提倡的。这种设计是远中颌支托，当受力时固位体会脱离基牙，解除固位功能。在第二磨牙上放置的近中颌支托起间接固位的作用。并要特别对邻面板和远中小连接体进行缓冲。这样可防止因义齿受力活动对基牙产生扭力，而造成基牙的损伤。

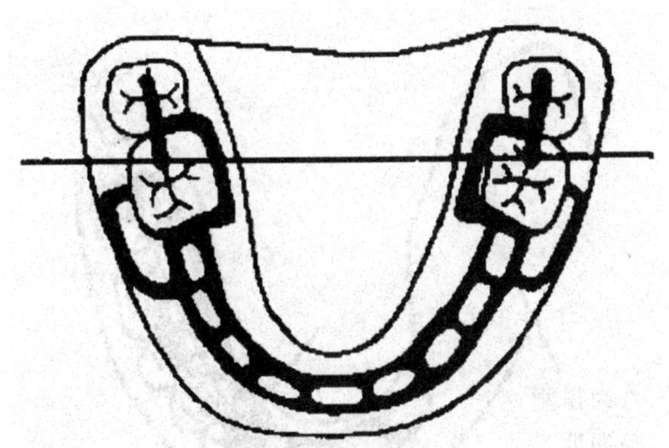

图 24 -1　下颌前部缺损修复的一种设计方案

2. 种植体固位的修复体　修复体的固位和支持由放置在下颌前部区域的种植体和后部的剩余牙一起承担，使下颌骨前部缺损患者能最大限度地恢复咀嚼功能。下颌边缘切除的患者，至少要剩余 10mm 高度的骨，才能考虑种植。对骨移植的下颌骨也需要有相似高度的骨块。

当在下颌骨前部区域植入种植体时，需要用邻近的腭黏膜或皮肤移植，以形成薄的、角化的软组织附着到剩余下颌骨的骨膜上，种植体穿过附着的角化组织，使患者容易维持口腔卫生，并减少种植体周围炎症的发生。而用游离移植骨恢复缺损区，通常也会有过多的软组织覆盖在移植骨上。种植体周围软组织的理想厚度应不超过 3 ~4mm。为了修复缺损，可做可摘覆盖义齿，由前面的种植体和后面的剩余牙列提供支持。义齿的唇侧翼缘轮廓要能支持下唇，而且也使患者容易保持口腔卫生。当骨量足够种植长的种植体时（13mm 或更长的），在大多数缺损处植入 2 个种植体就可以提供固位力。如果只能植入短的种植体（10mm 或更短的），需要种植 4 个或更多的种植体时，应术前制作模板，以保证种植体能植入到适当的位置。种植体排列弧度的曲率，前后至少 1cm，使修复体能有效地抵抗咀嚼力。如果缺少这种前后伸展的距离，种植体的失败率较高，而且修复体也容易损坏。

如果计划作固定修复，种植体应种植在人工牙占据的位置处，而不要在邻间区。颊舌向的位置和角度也很重要。种植体应种植在使以后的螺丝孔可在人工前牙的舌隆突区和后牙的中央窝处。

若是可摘覆盖义齿修复体，主要应注意颊舌或唇舌向的位置和角度。种植体应位于使基牙和固位装置都能在修复体范围内的合适位置上，并不妨碍排列人工牙。

三、下颌骨单侧缺损修复

1. 常规的可摘局部义齿　下颌骨单侧缺损。只剩另一侧后牙牙列。设计这类可摘局部义齿是很困难的，特别长的杠杆臂和无牙区处承力面的不足。使修复体在功能时动度很大。可以像图 24－2 那样设计，支点线通过最前面的颌支托，前面和后面的邻面板在功能时允许能自由活动，尖牙上唇侧的固位体放在外形高点之下，当切咬食物块时脱离尖牙，以防止对尖牙产生扭力。后牙的固位体和舌侧板有助于固位和水平面的支撑。基托尽量覆盖无牙颌承力区。要精心调整咬殆关系，缺损侧仅在正中颌时有接触。嘱患者用健侧的剩余下颌牙列咀嚼。

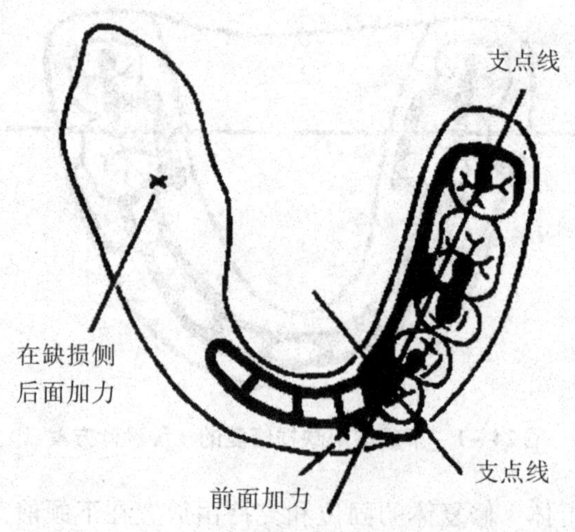

图 24－2　下颌骨保持连续的单侧缺损的可摘局部义齿设计

2. 种植体固位的修复体　下颌骨不连续缺损可以重建恢复连续。此类外科手术可使面部恢复到可接受的程度。外科重建正好与骨种植同时进行，把种植体植入移植骨内，有很高的成功率。原则上种植体基台需要比周围软组织高出 3～4mm，而且不能有深的种植骨袋。因此要作唇颊沟成形术，将剖开的游离皮肤移植片植在种植体颊侧的周边，直接对着假性骨膜封住移植骨。这块皮肤移植片提供了组织附着带，使口腔卫生容易维持，可避免种植体周围炎症，大大改善了原来的状况。在此基础上作修复治疗可以恢复咬殆关系、咀嚼功能，改善外观。

种植体是否应植入移植骨内，取决于缺损侧的运动状态和感觉神经的分布。如果缺损侧的运动和感觉神经分布未受损伤，缺失牙就可用种植体来修复，种植牙可有效地咀嚼。

四、双侧下颌骨缺损的修复

由于下颌骨全部缺损，无基牙可利用，修复体可以通过义颌植入后，利用种植体、磁性固位体等获得支持与固位。

用钛合金根据下颌骨形状于手术前制作好网状义颌，待义颌植入成功后，利用义颌作下半口义齿修复。也可采用磁性固位体的方式获得固位。此类修复体虽不能完全恢复下颌功能，但对维持舌体位置和颌间关系，使用者能进软质流食，辅助发音和保持面部外形有重要作用。

对于无义颌植入条件者，修复体可利用组织倒凹如磨牙后垫的下凹，颊侧、唇侧倒凹获得固位。

（赵军方）

第二十五章　全口义齿与可摘局部义齿的修复

第一节　全口义齿的修复

一、全口义齿修复的基本要求

（一）良好的固位

牙列缺失患者口内失去了赖以使义齿固位的天然牙，给义齿的固位带来了困难。但固位是全口义齿发挥功能的基础，没有良好的固位，就谈不上咀嚼食物、改善面容和发音。常规全口义齿的固位力来自下述几方面。

1. 大气压力、吸附力　人类生活在大气之中，人体各部都受到0.1MPa的大气压力。由于已经适应，故无任何不适感。全口义齿戴在口中，义齿的磨光面同样受到大气压力的作用。基托与其覆盖的黏膜紧密贴合，基托边缘又有良好的封闭，在大气的作用下，两者之间形成负压，使义齿获得良好的固位。

基托受到的大气压力数值与基托面积的大小有关。据watt报告，上下颌全口义齿的面积约为$23cm^2$和$12cm^2$，故上颌全口义齿可受到大气的压力约为23kg，下颌为12kg，可以使义齿获得足够的固位力。全口义齿的基托、黏膜和其间的唾液，三者之间存在着分子吸引力，称为吸附力。唾液的质与量会影响吸附力的大小。唾液黏稠流动性小，有利于义齿的固位；唾液稀薄流动性大，不利于义齿的固位；唾液分泌过少也不利于义齿的固位。

2. 唇颊舌的挟持力　戴在口中的全口义齿，外侧受唇颊肌肉运动向内的作用力，内侧受舌体运动向外的作用力，如果全口义齿的人造牙，处于唇颊肌肉运动向内的力与舌肌运动向外的力大体相等的位置，则有利于义齿的固位。基托的磨光面外形应呈凹面，唇颊舌肌作用在基托上时，能对义齿形成挟持力，使义齿更稳定。

3. 良好的咬殆关系　正常人在作正常咬殆时，由于有上下自然牙的扣锁作用，下颌对上颌的位置关系是恒定的。全口义齿戴在患者口内时，上下颌人造牙列的扣锁关系也应该符合该患者上下颌的位置关系。如果义齿的咬殆关系与患者上下颌的颌位关系不一致，或上下人造牙列间的咬殆有早接触，会出现义齿的翘动，以致造成脱位。

人造牙应按一定的规律排列，形成合适的补偿曲线、横殆曲线。上下颌作正中咬殆时，殆面应均匀广泛地接触，前伸、侧殆运动时应达到平衡殆，才能有利于义齿的固位。

（二）人造牙的颜色、大小和形态

人造牙的颜色、大小和形态应该与患者的年龄、肤色、性别及面型甚至体形相协调。皮肤黄年纪大的应配较暗的人造牙。根据人造牙的长宽比例不同，大致可分为方圆、椭圆和尖圆形供临床选择。此外，男性的上前牙切角应该接近直角，体现男性的阳刚之美，女性的上

前牙切角则应该圆润，体现女性的阴柔之美。

（三）上前牙的位置与唇的关系

自然状态时，上前牙切缘应在上唇下 2～3mm 为宜，露的太多看起来不文雅，少则如无牙一样。还要注意上中切牙在上唇下两侧显露的多少要一致。六个上前牙切缘的大致连线应呈一凸向下的弧线，与微笑时的下唇曲线一致。

（四）人造牙排列的对称性

两个上中切牙的交界线要与面部中线一致，从咬𬌗方向看，上前牙的弧形应与前牙区颌弓一致。传统的典型排牙法是按“理想𬌗”的形态总结出来的，对每个牙齿的近远中向、唇舌向、上下位置和转度都有严格的要求。如此排列的人造牙十分对称、规范，但显得呆板、无个性。参照患者的性别、个性、年龄等因素，在典型排牙法的基础上对前牙的排列做适当的调整。具体排法有模拟上中切牙内翻、外翻、部分重叠、舌向移位、“虎牙”、颈缘线上模拟龈萎缩、模拟切缘的增龄性磨耗，都可以使义齿看起来有明显的立体感，并富有个性。

（五）衬托唇面部的丰满度

唇面部的丰满度与人的面下 1/3 高度、上前牙的排列位置、唇托厚度和肌肉的锻炼都有关系。

鼻底到颏底的距离叫面下 1/3 高度或垂直距离，是义齿衬托唇面部丰满度最重要的条件，应等于发际到眉间的距离，也等于眉间到鼻底的距离。

人造牙上前牙排列的唇舌向位置合适，唇基托有相应的厚度便可衬托上唇的丰满，否则上唇就会塌陷或过突。

一副好的全口义齿，通过咀嚼运动的锻炼，肌肉自身增强，可使面部充满活力。

二、无牙颌的口腔检查和修复前准备

（一）口腔检查

全口义齿的修复效果取决于口腔本身的条件，所以修复前必须检查、了解患者的口腔状况，根据检查结果制定修复计划和设计方案。

1. 颌面部　检查患者面部有无畸形、缺损，左右是否对称，面下 1/3 高度与面长是否协调。侧面观面型属于直面型，凹面型还是凸面型。特别要注意上唇部的丰满度，上唇的长短是否左右相等，上唇运动时左右长短有无明显差别，因为上唇与排列上前牙有密切关系。同时也要检查下颌张闭口运动有无习惯性前伸和偏斜，颞下颌关节区有无疼痛、弹响、张口困难。

2. 牙槽嵴　检查拔牙伤口是否愈合。还要检查有无残根、骨尖、瘘管，下颌隆突或上颌结节是否过分突出。若有上述情况，需做外科处理。牙槽嵴的宽窄、高低也很重要，高而宽者修复效果比低而窄者的效果要好。

检查牙槽嵴形成的颌弓的形态，颌弓较大、较小还是适中。特别要检查上下颌弓的形状和大小是否协调，上下颌弓形状、大小的不协调会给排牙带来困难。

3. 上下颌弓的位置关系　下颌弓对上颌弓的位置关系分为前后左右的水平关系和上下的垂直关系。

水平位置关系：重点要观察下颌弓对上颌弓在前后方向上的位置关系。上颌前突或下颌前突的颌位关系都会给排牙带来困难。

垂直位置关系：上下牙槽嵴之间的距离称为颌间距离。颌间距离大者，容易排牙，但人造牙𬌗面离牙槽嵴顶较远，义齿稳定性差；颌间距离小者排牙较困难，常须磨改人造牙的盖嵴部，但义齿的稳定性较好。

4. 肌、系带附着的高低　牙槽嵴低平者，肌、系带附着点离牙槽嵴顶近，甚至与之平齐。当肌、系带运动时，易造成义齿脱位。

5. 舌的大小与位置　由于失去了牙列的限制，无牙𬌗患者舌体常常变大，舌运动时易影响义齿的稳定。待适应一段时间后才能恢复正常。在自然状态下，舌前部应在下前牙切缘之下。如果舌的位置不正常，处于后缩位，容易推动义齿脱位。

6. 旧义齿的使用情况　对于戴过全口义齿的患者，要询问其重做的原因和要求，特别要了解患者对原义齿有哪些不满意之处，以便做新义齿时克服原义齿的缺陷。当然还要检查原义齿是否将患者的口腔黏膜压伤，有无溃疡。如有，应先停戴旧义齿，并等待黏膜恢复正常后再制取印模。

7. 全身健康状况　了解全身健康状况对制作全口义齿也很重要。年老、体弱或有全身性疾病者，疼痛耐受性对义齿的适应能力都较差，义齿的制作应有更高的精确性。对有严重心脏病的患者，应注意操作的技巧，并尽量缩短就诊时间。对有肝炎等传染病的患者，医师应做好自身的防护工作。

（二）修复前的准备

通过上述口腔检查发现患者有残根、骨尖、瘘管、过突的下颌隆突、过突的上颌结节时，需要施以外科手术治疗。

1. 残根　牙槽嵴上有残根者，应检查其松动度，牙根明显松动者应拔除；牙根稳固，经摄 X 线照片，骨吸收不超过 2/3 者，可做根管治疗保留牙根，其上做覆盖义齿。

2. 尖锐的骨尖、骨嵴和骨突　尖锐的骨尖、骨嵴，或形成了明显倒凹的骨突应先施以骨尖、骨突修整术。范围很小或不很显著的骨尖可不必修整，待义齿完成后，于相应的基托组织面适当缓冲即可。

3. 过分突向颊侧的上颌结节　上颌结节区对上颌全口义齿的固位很重要。但是上颌结节过分突向颊侧，形成了明显的倒凹，就会影响义齿的就位。尤其是两侧上颌结节都很突出，同时上颌前牙区牙槽嵴向唇侧突出时，义齿就无法就位，常须先修整过突的部分。两侧上颌结节都很突出者，可只修整较突的一侧，戴义齿时可采取旋转就位法，即先戴未修整上颌结节的一侧，再戴另一侧。有的上颌结节过分下垂，很接近下颌磨牙后垫，影响义齿后部基托的伸展，亦需先施以骨突修整术。

4. 过大的下颌隆突　下颌隆突过大，其下方形成明显的倒凹时，也须先做外科修整。

5. 附着过高的唇颊系带　唇或颊系带附着点过高，有的接近牙槽嵴顶甚至与之平齐，其相应的基托切迹处易影响基托边缘的封闭，不利于义齿的固位。

6. 过浅的唇颊沟　唇颊沟过浅者义齿固位差，常需施以唇颊沟加深术，但效果不很明显。近年来开展羟基磷石灰颗粒牙槽嵴加高术，已取得良好效果。

7. 增生的黏膜组织　曾戴过全口义齿的患者，如果原义齿不合适，基托边缘过长，以至形成游离状的增生性黏膜组织。制作新义齿前应先手术切除增生的黏膜组织，伤口愈合后再取印模。

三、全口义齿的初戴

（一）义齿的查对和检查

首先要核对病历和义齿制作卡上的患者姓名，再核对全口义齿组织面的形态和患者颌弓的大小和形状，核对无误后检查义齿表面有无石膏残渣，组织面有无塑料小瘤，基托边缘有无锐利之处等。若有上述情况应先清除或修改，还要检查有无因牙槽嵴过突造成的唇颊基托倒凹过大之处，若有，应磨改该处基托的组织面，否则会影响义齿的就位，或就位时会擦伤黏膜。

（二）义齿就位

无牙颌口腔因口内无余留牙，故全口义齿一般都能顺利就位。少数不能就位者多因基托局部有明显的倒凹，其边缘受过突的唇颊侧牙槽嵴阻挡所致，需磨改后才能就位。磨改的程度要细心观察而定，以免磨除过多，影响义齿的固位。常见的部位是上颌结节和上下前牙区唇侧。如遇双侧上颌结节都很丰满者，可磨除义齿一侧相应部位的基托边缘，戴义齿时先戴倒凹大的一侧，稍作旋转即可将另一侧顺利就位。

临床还可见到取模时因下颌磨牙后垫或颊侧翼区受压过重致使该区基托组织面过分压迫相应的软组织，造成下颌义齿不能就位的病例。检查清楚后，只要适当缓冲该区组织面便可完全就位。

（三）义齿就位后的检查

1. 检查义齿是否平稳　义齿就位后要检查义齿是否平稳。检查时双手的食指分别放在两侧的前磨牙𬌗面，左右交替向下压，如上颌义齿左右翘动，常由于硬区相应的基托组织面未作缓冲引起；如出现下颌义齿左右翘动，多因外斜嵴区、下颌舌隆突区基托组织面未作缓冲之帮。经过适当组织翘动仍不消失，要考虑基托制作过程中发生变形或印模、模型不准。

2. 检查基托边缘和磨光面形态　基托边缘过长、过短都会影响义齿的固位。过长的部分压迫软组织易引起疼痛，还会受唇颊舌肌运动的影响而破坏固位，应该磨去过长的部分。基托边缘过短，减少了基托与黏膜的接触面积，也影响了边缘封闭，不利于义齿的固位，常见于上颌义齿的颊侧翼缘区后部和下颌义齿舌侧翼缘区的后部。基托边缘过长或过短都与印模不够精确有关。过长的部分可以磨改，过短的部分可以用自凝基托塑料延长。

基托的磨光面应呈凹形，有利于唇颊舌肌对义齿的挟持作用，加强义齿的固位。如果呈凸形，唇颊舌肌运动时义齿将受到破坏义齿固位的力，需磨改其过凸的部位。但磨光面的凹度不可过分，否则容易积存黏性食物，不易自洁，尤其是下颌的颊侧翼缘区。

3. 检查颌位关系　上下颌全口义齿在口内分别就位，检查了平稳度、基托边缘和磨光面之后，重点要检查颌位关系。患者戴上下颌全口义齿作咬𬌗动作时，如果上下牙列咬𬌗良好，如同在𬌗架上完成排牙时的状态一样，而且反复咬𬌗位置恒定，表明颌位关系正确。如果出现下列现象，则表明颌位关系不正确。

4. 检查咬𬌗关系　颌位关系与咬𬌗关系似乎是一回事，但又有所区别。颌位关系正确只表明记录颌位关系时下颌没有前伸或偏向一侧的咬𬌗动作，咬𬌗关系良好是指上、下蜡𬌗记录各部位的高度与口内相应各部分颌间距离协调一致，义齿在口内咬𬌗时上下牙列𬌗面达到广泛密切的接触。只有在颌位关系正确的基础上才能获得良好的咬𬌗关系，但颌位关系正确也可能出现咬𬌗关系不良，而颌位关系不正确就不可能获得良好的咬𬌗关系。

（孔春燕）

第二节　可摘局部义齿修复

可摘局部义齿是利用天然牙和基托覆盖的黏膜和骨组织作支持，借固位体和基托在口腔中固位，患者能自行取戴的一种修复体。

一、可摘局部义齿修复的目的

（1）重建完善的咬合关系，恢复咀嚼功能。

（2）恢复缺损部分的形态，改善美观。

（3）改善因牙齿缺失导致的发音障碍。

（4）保持口－颌系统结构相对完整和功能协调，预防软硬组织病变。

（5）保持牙列的完整性和稳定性，防止缺隙两侧的牙齿倾斜、移位和对𬌗牙伸长，使𬌗力得到生理性分布。

（6）牙周夹板式义齿可稳定松动的余留牙。

二、可摘局部义齿的适应证

（1）缺牙数目多，缺隙过长，游离缺失，不适合固定义齿修复。

（2）牙槽嵴过度吸收或组织缺损较大。

（3）余留牙牙周健康状况较差。

（4）腭裂患者需用基托封闭腭裂隙。

（5）需升高𬌗距以恢复垂直距离（𬌗垫）

（6）生长发育期中组织形态变化大的缺牙儿童（可以作为缺隙保持器）。

（7）作为过渡性修复（即刻义齿、暂时义齿）。

（8）为满足特殊美观要求（美观义齿）。

（9）不接受固定义齿修复时大量磨除牙体组织。

（10）因身体健康条件不能耐受固定义齿修复。

（11）因经济条件等原因患者要求可摘局部义齿修复。

三、可摘局部义齿的禁忌证

（1）无正常行为能力，生活不能自理，如偏瘫、痴呆症，肢、手残缺，癫痫、严重精神障碍等，对可摘局部义齿不便摘戴、保管、保洁，有误吞义齿危险的患者。

（2）有猖獗龋者。

（3）修复间隙过小，影响义齿强度。

（4）口腔黏膜溃疡、肿瘤等疾病未治愈者。

（5）对丙烯酸树脂过敏又无其他材料可取代，或个别患者对义齿异物感明显又无法克服者。

四、牙列缺损的分类

由于牙列缺损的缺牙数目与部位不同，余留牙与对𬌗牙的情况各异，每个患者的口腔情况也不一样。为了便于可摘局部义齿的修复设计、研究与交流，有必要对各种牙列缺损进行分类。许多学者从不同的角度，先后提出许多分类法。目前最常用的是 Kennedy 分类法。

（一）Kennedy 牙列缺损分类（图 25－1，图 25－2）

这是目前国际上应用最广泛的一种分类方法，由 Edward Kennedy 于 1925 年提出，根据牙列缺损的部位，结合局部义齿鞍基（saddle）与基牙之间的关系进行分类，简单，易于掌握。

第一类：义齿鞍基在两侧基牙的远中，远中为游离端，即双侧游离缺牙。

第二类：义齿鞍基在一侧基牙的远中，远中为游离端，即单侧游离缺牙。

第三类：义齿鞍基在一侧或两侧，鞍基前后都有基牙。

第四类：义齿鞍基位于基牙的前面，即前部缺牙，基牙在缺隙的远中。

应用 Kennedy 分类的 Applegate 法则如下。

（1）分类应该在拔牙后进行，以免因拔牙改变分类。

（2）如果第三磨牙缺失而不修复，则分类时不考虑。

（3）如果第三磨牙存在并作为基牙，则分类时应考虑。

（4）如果第二磨牙缺失而不修复（如对𬌗第二磨牙同时缺失），则分类时不考虑。

（5）以最后部缺隙决定分类。

（6）决定分类的主要缺隙以外的其他缺隙以其数目命名为亚类。

（7）只计数缺隙的数目，不考虑缺隙的长度。

（8）第四类无亚类。位于单个双侧（跨中线）缺隙之后的缺隙决定分类。

（二）Cummer 分类

此种分类法是根据可摘局部义齿的直接固位体的连线，称为卡环线或支点线。以支点线和牙弓的关系，分为四类。

第一类：斜线式，支点线斜过牙弓。

第二类：横线式，支点线横过牙弓。

第三类：纵线式，支点线位于牙弓的一侧，为前后方向者。

第四类：平面式，支点线互相交叉而成多边形。

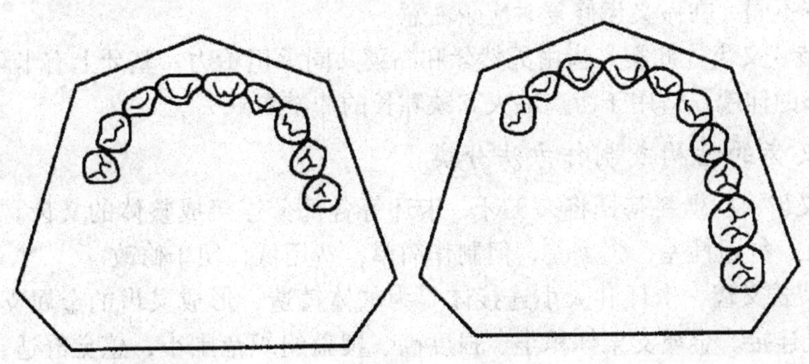

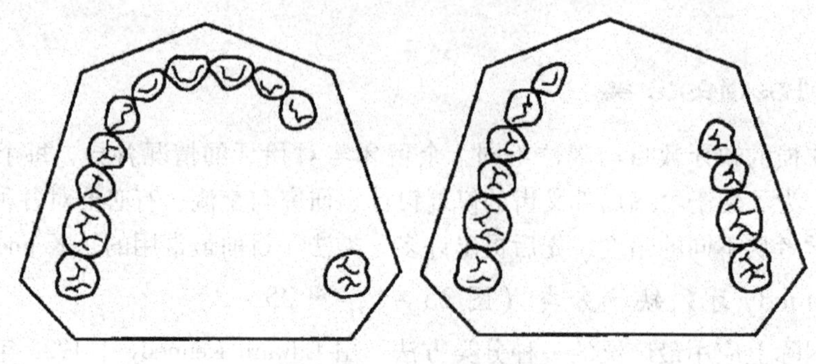

图 25－1　Kennedy 分类

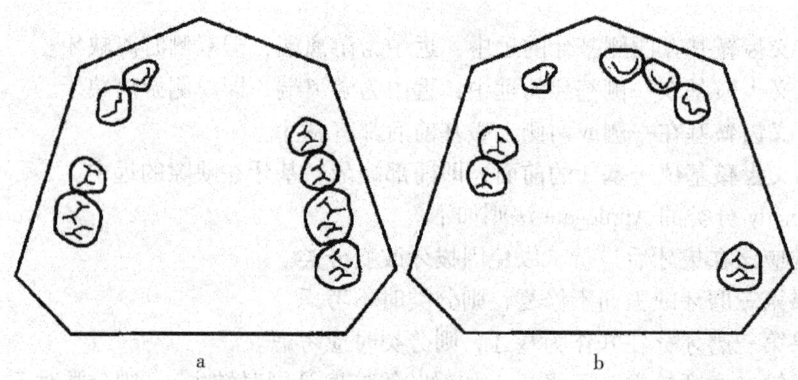

图 25－2

a. Kennedy 第二类第二亚类；b. Kennedy 第二类第三亚类

五、可摘局部义齿的分类

（一）按义齿支持组织不同，可分为以下三种类型

1. 牙支持式义齿　义齿的𬌗力主要由天然牙承担。适用于非游离缺失，缺失牙数目少或缺牙间隙小，缺隙两端均有基牙且稳固，在两端的基牙上放置卡环和𬌗支托。

2. 黏膜支持式义齿　义齿戴入口腔后，基牙上不设计𬌗支托，咀嚼时，完全由黏膜和牙槽嵴承担𬌗力，如尚留有少数牙齿的可摘局部义齿。

黏膜支持式义齿适用于多数牙缺失，余牙有动度，或因咬合过紧无法预备𬌗支托窝。义齿所承受的𬌗力通过基托传递到黏膜和牙槽骨上。黏膜的厚度与弹性，在不同的部位、不同的患者各有不同，在做义齿修复时应予注意。

3. 混合支持式义齿　此类义齿由天然牙和黏膜共同承担𬌗力。基牙上有卡环及𬌗支托，基托也应有足够的伸展。适用于游离缺失和缺隙长的非游离缺失。

（二）按义齿的结构或制作方法分类

1. 胶连式义齿　由塑料基托将人工牙、卡环等各部分连接成整体的义齿。胶连式义齿基托厚、体积大、舒适性差、强度差，但制作简单，费用低，便于修改。

2. 铸造支架式义齿　卡环和大小连接体等为整体铸造，形成义齿的金属支架，再与人工牙和塑料基托连接。金属支架体积小、强度高、覆盖组织范围小，感觉舒适，便于自洁。

但制作相对复杂，不便修改。

（三）按牙列缺损类型分类

根据牙列缺损的类型，对义齿进行分类。如修复 Kennedy 第一类缺损的义齿为 Kennedy 第一类义齿。

（孔春燕）

第二十六章　口腔种植学

第一节　口腔种植外科

口腔种植成功的重要因素是口腔外科医师正确地施行口腔种植手术，为口腔修复医师与技工后期的义齿修复创造好的条件。因此口腔外科医师的重要职责是：①选择好种植手术的适应证；②选用适合于不同患者、不同缺失部位的高质量的种植体；③保证种植体植入的位置与方向正确，为后期合理的修复提供保障；④对各类骨量不足难以进行常规种植的患者，通过各类植骨技术、上颌窦底提升技术、下牙槽神经游离技术、生物膜技术等创造良好的种植条件；⑤确保种植体植入后的初期稳定性，为良好骨结合（osseointegration）创造条件。口腔外科医师必须清醒地认识到，种植外科只是口腔种植修复治疗中的一个重要环节，而不是其全部工作。

一、种植体的选择

目前国际上应用于临床的种植体系统达数百种之多。为患者选择一个设计合理，加工精度符合要求，有较长期临床应用良好记录，适合于患者牙齿缺失部位的高质量种植体是成功种植的基本保证。

早期应用于临床的种植体可因其放置部位、所用材料、形状、表面形态的不同，分成不同类型。进入20世纪90年代以来，随着一系列基础研究和大量样本临床应用研究成果的出现，上述争论渐趋一致。目前国际上已公认以纯钛金属制成的骨内种植体是能够产生良好骨结合的种植体，其形状可为圆柱形、锥形，可带螺纹，也可不带螺纹。目前国际上主流的种植体表面为非喷涂粗糙表面，因为这样的表面处理为种植体与骨组织之间最大面积的骨结合创造了条件，不仅提高了近期种植成功率，而且可延长种植体的使用寿命（图26－1，图26－2）。

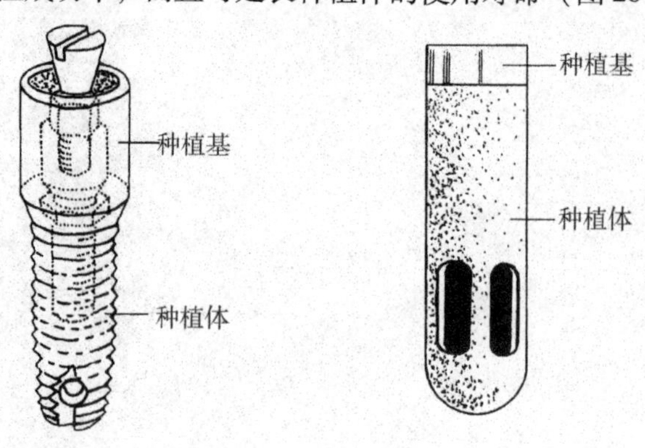

图26－1　有螺纹柱状种植体　　图26－2　无螺纹柱状种植体

二、种植外科手术的基本程序

种植外科需在严格的无菌条件下进行，操作需轻柔、准确与精细，手术应避免损伤鼻底、上颌窦黏膜及下牙槽神经管等重要结构，而且必须保证种植体安放的位置与方向正确。

为此，手术前要在排除X线放大率的前提下对颌骨的高度、宽度进行精确的测量。目前国际上已有专为种植修复设计的头颅CT软件，可精确测量上下颌骨每一部位的颌骨高度与宽度，可以用于复杂牙列缺损、缺失的诊断测量。临床上大多采用全口牙位曲面体层X线片来测量，但需排除X线片的放大率。具体做法是在每一需作种植的缺失牙部位用蜡片黏固一直径大小确定的钢球（有些医生使用5mm直径钢球）然后拍片，再测量X钱片上钢球的垂直向、水平向高度与宽度以及该部位颌骨X线片上的高度与宽度，使用计算公式，计算颌骨该部位的实际高度与宽度。

这一测量对在靠近鼻底、上颌窦以及可能累及下牙槽神经管的部位十分重要。精确测量一方面可精确选用适当长度的种植体，合理利用颌骨高度，同时可为避免这些重要结构损伤提供精确数据。

在多个牙缺失的情况下，特别是上前牙缺失需行种植修复的情况下，为保证种植体植入的位置与方向准确，应事先由修复医师设计制作种植引导模板。手术时，外科医师严格按照模板确定的位置与方向植入种植体。此类模板可分为用透明塑料压制的简单模板，用原可摘式义齿改制的模板，或用专用金属套筒制作的精确模板。

种植外科采用两期手术完成。Ⅰ期手术为植入种植体后，用黏骨膜瓣完全覆盖种植创面，并使种植体在无负重条件下于颌骨内顺利产生骨结合（上颌一般需5~6个月，下颌需3~4个月），然后行Ⅱ期手术，暴露种植体顶端，并安装愈合基台。

种植手术的基本操作程序因不同种植体系统而不同，大体上可因冷却系统设计的不同分为内冷却系统和外冷却系统，冷却的目的是为了保证种植外科手术操作中的钻孔、扩洞、预备螺纹、旋入种植钉等过程中局部温度不超过42℃，从而保证骨细胞的活性不受损伤，有利于骨结合。内冷却系统即喷水装置与各种种植床预备钻头中心部位相通，操作过程中冷却水流可从钻头中心喷出，冷却效果好，可提高钻速，节省时间。目前的种植系统多采用内冷却系统。现将常规种植外科的基本程序介绍如下。

（一）第一次手术（种植体植入术，the operation ofimplant placement）

1. 手术步骤与方法

（1）切口：局麻下，于两侧尖牙区剩余牙槽嵴高度一半处唇侧做一横切口，切开黏骨膜。

（2）翻瓣：用骨膜剥离子紧贴骨面小心翻起黏骨膜瓣，注意避免损伤黏骨膜造成穿孔，充分暴露牙槽嵴顶，外侧达颏孔（或上颌窦前部），用咬骨钳修整骨面，去除锐利的骨嵴，注意不要过多暴露牙槽骨，以免因过分剥离黏骨膜而破坏血运，同时要保护颏神经血管束。

（3）预备种植窝：按预先设计（一般下颌双侧颏孔之间、上颌双侧上颌窦前壁之间的牙槽突可种植4~6个种植体），根据牙槽骨的骨量选择适宜的种植体及相应的系列钻头。使用种植用的高速钻（最大转速3 000r/min）以及用大量生理盐水冲洗，先用圆钻定位钻孔，再用导航钻、裂钻逐步扩孔，而后预备洞口处肩台。

（4）预备螺纹：改用慢速钻（15~20r/min），同样用大量生理盐水冲洗，用丝锥预备螺纹。

（5）植入种植体：将种植体缓缓植入并小心加力旋紧，避免用力过度造成骨折或破坏螺纹。用金属剥离子叩击种植体，发出清脆声响，表示种植体与其周围骨床紧密相连。确认种植体就位良好后，拧入顶部的覆盖螺帽，彻底冲洗术区，间断缝合黏骨膜，缝合时务使骨膜层包括在内，并在无张力情况下，将种植体顶部完全覆盖。

2. 术中注意事项

（1）种植体之间要尽量保持相互平行，尽量避免向唇、舌侧偏斜，可用方向指示器置入已备好的种植窝内，作为定向标志杆。

（2）减少组织损伤至关重要，根据有关研究，骨组织在47℃时仅1min即可造成坏死，因此，术中要用大量生理盐水冲洗降温。在预备种植窝时，应使用专用系列钻，不要过度用力下压钻头，以减少骨组织的热损伤。术中要注意保护颏神经血管束，勿穿入上颌窦、鼻底。分离黏骨膜时要适度，以免破坏血运。

（3）预备好螺纹后，种植窝底的血块不要去除，待植入种植体后再用生理盐水冲洗手术区域，以免生理盐水被压入骨髓腔内。

3. 术后处理　术后嘱患者咬纱布卷至少1h，使用抗生素10d，给予漱口水含漱，保持口腔卫生，2周内暂不戴义齿，术后7d拆除缝线，定期复查。两周后重新戴入义齿，相应种植骨床部位应作适当磨改缓冲，以免使种植体过早负重。

（二）第二次手术（种植基台连接术，abutment operation）

手术步骤与方法：

（1）根据第一次手术记录、X线片及触诊，用探针探得覆盖螺丝帽的部位。

（2）局麻下，在螺帽上方近远中向切开牙龈，切口应尽可能位于螺帽中心。切口要小，长度不要超过螺帽区。

（3）用旋转切孔刀（punch）多次旋转，环形切除螺帽表面的软硬组织。

（4）用螺丝刀小心旋拧，卸下覆盖螺帽，在覆盖螺丝与种植体之间常有薄层结缔组织长入，应予以彻底清除，以免影响种植基台固位。

（5）依黏骨膜的厚度，选择适宜长度的种植基台，在固位钳的配合下，拧入种植基台，种植基台顶部应高出其周围牙龈1～2mm，以利于保持口腔卫生。旋紧种植基台，以金属剥离子叩击种植基台，听到清脆的声响，表示种植体与其周围骨床已紧密结合为一体。

（6）严密缝合种植基台之间的切口。

三、种植外科的植骨技术

实际上，在种植临床中大约近50%的患者需采用多种植骨技术，进行骨增量术同期或二期行种植手术。

在许多上颌后牙区牙齿缺失的患者，因上颌窦的存在加之牙槽骨的吸收，使牙槽嵴顶距上颌窦底的距离小于10mm，加之上颌后区骨质较疏松，更为种植带来不利，远期的成功率一直较低。近年来，上颌窦底提升技术的成功应用解决了这一临床难题，使这一部位种植修复的成功率大大提高。

1. 植骨类型　种植骨可分为三种不同类型，即外置法植骨（onlay bone graft）、夹心面包式植骨（sandwich bone graft）和碎骨块檀骨（particulate bone graft）。外置法植骨用于较大骨缺损部位；碎骨块植骨则用于范围较小的骨缺损区，或种植过程中种植体穿出等情况；而夹心面包式植骨常与骨劈开技术（bone splitting）同时应用。根据大量临床研究，对种植骨床的基本要求是：牙槽嵴顶的宽度至少要大于5mm，种植体唇腭（舌）侧至少要保留1.5mm以上的骨壁厚度，才能保证种植体长期的成功率。当牙槽嵴顶的宽度小于5mm，大于3mm时，可采用骨劈开技术在牙槽嵴顶中央将其裂开（保证唇侧骨板不完全断裂），然后于中央裂隙处植入种植体，并在种植体周围间隙内植入碎骨块。无论是碎骨块移植，还是夹心面包式植骨，移植骨表面都应覆盖固定防止结缔组织长入移植骨块之间的生物屏障膜。生物屏障膜可分为可吸收性生物膜及不可吸收性生物膜，其作用是阻止快速生成的纤维结缔组织长入移植骨块而对成骨质量产生不良影响，因为骨细胞的生成速度远较纤维结缔组织细胞慢，生物膜的覆盖可为缓慢生成的骨细胞的生长提供良好条件。

2. 骨移植成功的基本条件　移植骨块的稳定与植骨床密切贴合是移植骨块愈合的基本条件，因此，外置法植骨，必须使用螺钉坚固内固定以保证其稳定并与植骨床密切贴合。

软组织黏骨膜瓣的充分覆盖并在无张力条件下缝合是保证骨移植成功的另一重要条件，因此，在植骨病例中，合理设计黏骨膜切口、缝合时松解软组织瓣等都是必要的。

3. 供骨源的选择　大的骨缺损常需切取自体髂骨以供移植。例如严重吸收萎缩的牙槽嵴的重建等。

大多数情况下，自体下颌骨常常是种植骨移植最为方便的供骨区，即使是双侧上颌窦底提升、多个牙缺失的局部块状植骨、下颌骨都可提供足量的供骨，且膜内成骨的下颌骨易成活，不易吸收，骨密度高等都利于种植修复。因此，种植骨移植最好的供骨区是下颌骨。

下颌骨供骨区通常为颏部及升支外斜线部位。颏部因预备方便，视野好，更为大多数学者所首选。切取颏部骨块可使用微型骨锯、骨钻或直径1cm左右的空心钻。一般仅切取骨皮质及部分骨松质。但应注意：①保留正中联合部的完整性不被破坏，否则将影响患者的颏部外形；②保证取骨部位位于下前牙根下方5mm之下，不损伤颏神经血管；③遗留骨缺损部位于植入HA或其他人工骨，以避免术后愈合过程中粗大的局部瘢痕给患者带来不适的感觉。

4. 上颌窦底提升植骨技术（sinus bone graft）　在上颌后部牙槽嵴顶与上颌窦底距离小于10mm的情况下，需行上颌窦底提升植骨技术。也就是使用一系列特殊手术器械，遵照上颌窦底提升植骨技术手术操作程序，首先用圆钻在上颌窦外侧骨壁开窗，暴露其深面的黏骨膜，然后将上颌窦底的黏骨膜连同开窗面上的骨壁完整地向上颌窦顶方向掀起，以开窗面上的骨壁作为新的上颌窦底，新的上颌窦底与原窦底之间的间隙内植骨，从而增加上颌后区牙槽骨高度。

上颌窦底植骨材料最好选用自体骨。如果混合人工骨移植，人工骨的比例也不宜过大（一般不超过50%），以免影响成骨质量。

在上颌后部骨高度大于5mm，小于10mm的情况下，可同期行种植体植入，在其高度不足5mm时，可先期行上颌窦底提升，Ⅱ期行种植手术。

上颌窦底提升植骨手术成功的保证是不损伤上颌窦黏膜。上颌窦黏膜任何小的破损都将导致这一手术的失败，因此，操作需精确仔细，术者应具有较多经验及良好外科操作技巧。如果出现上颌窦黏膜破损或撕裂，应采用生物胶粘堵或停止植骨。植骨后的创面最好覆盖生物屏障膜，以保证成骨质量。

植骨的高度取决于在完成种植后，种植体的根端至少有 2mm 以上的骨组织，切不可使种植体紧贴于上颌窦底，以免种植体负重后向上颌窦内移位。

四、种植外科技术的新进展

1. 骨劈开及骨挤压（bone splitting and bone condense）技术　针对种植骨床局部骨量不足或骨密度较低影响种植体初期稳定性的情况，学者们开发研制了骨劈开及骨挤压技术，以及相配套的专用工具。骨劈开技术主要应用于上颌前牙区，骨挤压技术主要应用于上颌后牙区。它们共同的优点是保留了种植骨床的骨组织不丢失，又改善了种植骨床的骨质量，减少了植骨量，保证种植体良好的初期稳定性。

2. 即刻种植技术（immediate implant）　种植修复周期较长，即刻种植大大缩短了疗程。即刻种植也就是在拔除无法保留的牙齿的同时即行种植外科手术，于拔牙窝内植入种植体。在患牙有慢性炎症或无法保证其拔牙窝处于无菌状况的情况下，也可先拔除患牙，然后翻瓣，封闭牙槽窝，1 ~2 个月后待牙槽窝骨壁尚未吸收，而牙槽窝已成为无菌环境时，再植入种植体。这一技术被称之为延期即刻种植。

成功的即刻种植，一方面要求拔牙操作务必不破坏牙槽骨壁，还需选择形状类似于自然牙根的锥体状种植体；此外，在种植体与牙槽窝之间的间隙内植骨，表面覆盖生物屏障膜。

即刻种植的优点是：①缩短疗程；②减少了植骨；③种植体的位置方向更接近于自然牙列；④牙龈形态自然、逼真、美学效果更佳。

3. 正颌外科与种植修复　利用正颌外科技术可为那些错殆、颌骨位置关系不良者提供种植修复的必要条件，而且在正颌外科手术的同时，可以同期进行种植体植入手术。

4. 功能性颌骨重建修复　因外伤、肿瘤切除等诸多原因造成的颌骨缺损与缺失，已往的重建与修复无法恢复患者良好的咀嚼功能。种植修复为这类患者提供了功能性重建的可能。也就是说，不仅恢复其颌骨的连续性，改善其容貌，而且从恢复咀嚼功能的意义上完成其重建，从而极大地提高了这类患者的生活质量。

5. 种植体固位的颌面器官赝复体修复　颌面部器官，如眼、耳、鼻、唇、颊缺损缺失，传统的修复方法，一是整形外科手术，二是依靠眼镜架携带的赝复体修复。前者疗程长，最终效果并不理想，后者则容易脱落，常难以被患者接受。

近年来，使用种植体固位的赝复体修复为这类临床难题的解决提供了新的途径，它具有疗程短、手术简单、固位效果好、形态色泽逼真等优点，越来越多地受到患者的欢迎。

6. 牙槽骨垂直牵引技术　骨牵引成骨技术最早被用于骨科的矫治长管骨长度不足的畸形。1996 年，M. Chen Hidding 等报告用于牙槽骨垂直骨量不足的牵引成骨。尽管该项技术是一项正在发展中的技术，其牵引器的设计，临床应用技术都在不断地改进，但初步的临床效果显示，牙槽骨垂直牵引技术对于矫治重度牙槽骨骨缺损，对增加颌骨重建后牙槽突的垂直高度，提供了一种新的有效的手段，且具有以下优点：①在短期内形成自体新生骨；②避免取骨手术；③软组织包括神经亦随骨组织延长而延长：④减小植骨手术的创伤；⑤新生骨的高度可达 20mm 以上；⑥并发症发生率低。

目前，牙槽骨垂直骨牵引术的不足是：①牵引器成本较高；②牵引器需二次手术取出。

7. 即刻负重技术　BraJlemark 教授经典的当代种植学理论包括：骨结合理论、微创的种植外科技术、根形种植体（相对叶片状种植体而言）及一个不受干扰的愈合期（4 ~6 个月）。由于现代医学模式的发展，为满足患者的需求，缩短患者的缺牙时间，长期以来，众多学者都在探讨能否在植入种植体之后立即进行修复这一热点课题。然而，效果均不理想，导致高失败率。直至20世纪90年代末期，即刻修复技术趋于成熟，其基本时间定义为：在种植手术后一个月内完成上部结构修复的均可称为即刻修复。即刻修复技术的原则亦臻于成熟：①非吸烟患者；②微量植骨或不植骨患者；③螺纹粗糙面种植体；④改良的外科技术；⑤极好的初期稳定性；⑥专用于即刻修复的上部结构；⑦功能性殆接触。

（孔春燕）

第二节　牙列缺损的种植义齿修复

一、概述

以牙种植方式行义齿修复牙列缺损，通常的种植义齿修复方式是固定局部种植修复。较之传统的基托义齿修复和以自然牙为基牙的固定桥修复，它具有能有效地保护口腔软硬组织及减少损伤的特点，是在有经济条件和患者能承受外科种植手术情况下首选的义齿修复方法。

二、诊断

按临床位置分型，可分为上颌前牙区、上颌后牙区、下颌前牙区、下颌后牙区和全口牙列缺失。

诊断简单明确，当两个或多个相邻牙缺失称为牙列缺损。全口无牙颌称为牙列缺失。

三、治疗

（一）治疗原则

用牙种植义齿修复的方法恢复牙列形态和功能，尽可能减少软硬组织的损伤。

（二）术前准备

（1）同单牙缺失种植修复术前准备。

（2）牙列缺损的种植手术之前，最好制作牙颌石膏模型，准备外科模板

（三）治疗方案

1. 手术指征

（1）患者要求牙种植修复。

（2）全身情况无明显的手术禁忌证。

（3）牙列缺损部位邻牙健康无根尖周炎、牙周炎及活动性龋病，口腔清洁卫生情况良好，无口腔黏膜疾病。

（4）影像学辅助检查确定种植区骨量（长度及宽度）足够，或通过植骨、引导骨再生、上颌窦提升等方法可以获得足够骨量。

（5）龈颌高度在5mm以上。

2. 手术时机

（1）牙缺失后经3～6个月的伤口愈合和骨形成改建期，然后行牙种植是通常的手术时机选择。

（2）在条件许可的情况下，如骨量充足的情况下可以行拔牙后即刻种植。

3. 前牙区牙列缺损的种植修复

（1）影响前牙区种植修复牙列缺损的因素：上下颌关系；覆盖和覆𬌗；清洁间隙；牙齿修复状态。而解剖因素有一定的临床性特点：可植入长种植体提供足够稳定的义齿修复，两个种植体即可支持4个牙齿的功能。

（2）近远中距离：当2个牙齿缺失不能采用2个种植体修复时，可考虑用正畸的方法缩小缺牙区近远中距离，再改用一个种植体修复。

（3）垂直高度骨量不足：用两个种植体修复4个下颌切牙缺失时，取决于垂直高度骨量。如垂直骨丧失小于5mm时应使种植体与尖牙的距离为2mm以上。如垂直骨丧失大于5mm时应使种植体位于尖牙与侧切牙之间的位置，避免损伤尖牙近中牙槽骨及留有清洁空隙，同时义齿的修复应考虑义龈联合修复。

（4）垂直高度骨量足够时，可考虑行即刻种植，选用两个或三个种植体植入的设计。

（5）需要的垂直高度骨量不足时可选用引导骨再生术、三文治骨增高术、自体骨块上置术、牵引成骨术等加以解决。

（6）颊舌向宽度不足时，简单的处理方法是磨除尖锐的牙槽骨嵴突，形成有一定宽度的平整的牙槽嵴顶部，也可采用骨劈开术或自体骨移植增宽牙槽骨。

（7）对于双颌前牙前倾的患者，下颌前牙牙列缺损，可采用种植方法修复，但种植体植入的位置和方向不同于自然牙的排列。

4. 后牙区牙列缺损的种植修复　下颌后牙区缺损种植修复主要问题是避免下牙槽神经损伤，其解决方法有如下几点：

（1）X光全景片测量：下牙槽神经管与牙槽骨嵴顶之间的可用骨高度。注意X光全景片的放大效应，应为实际测量的骨高度减去放大率（10%～15%）

（2）CT扫描测量：可从下颌骨多平面图像，尤其是下颌骨横断面测量可用骨量的高度。

（3）种植体植入应在下牙槽神经管上方2mm。

（4）局部麻醉为浸润麻醉。

（5）可采用种植体颊舌向或舌颊向植入，避开下牙槽神经，以获得足够的可用骨量支持较长的种植体。

（6）可采用下颌神经移位术。

（7）避开颏孔区下牙槽神经直接可靠的方法是同时暴露颏孔，于颏孔上方植入种植体。

5. 牙槽骨的形状与体积　尖削及狭窄的牙槽骨或舌向倾斜的牙槽骨常存在，可选用自体骨骨块贴附增宽牙槽骨，改善形态。

（钟志华）

第三节 上颌窦底提升植骨牙种植技术

一、概述

上颌磨牙区由于各种生理、病理性原因，常导致牙槽突高度不足，缺乏足够的骨组织支持，在行牙种植时，上颌窦底至牙槽嵴顶之间骨量不足10mm而需在该区植入种植体，一般采用上颌窦底提升植骨牙种植技术来解决骨量不足的问题。

二、诊断

（一）临床表现

上颌后牙区牙槽突低平，后牙区颌间距离过长。

（二）体格检查

1. 局部检查　上颌后部牙槽突高度、丰满度、黏膜软组织厚度。颌间距离，对侧、对颌牙列以及牙槽突情况。全口牙咬殆关系。

2. 全身检查　①血常规、出凝血时间、血型。②血压。③心电图。④胸部透视。⑤肝、肾功能检查。

（三）辅助检查

拍摄X线曲面断层片，按其放大率计算上颌窦底－牙槽嵴的距离。

如有条件可采用三维CT行上颌牙槽突断层，这种方法不仅可以准确地测量出上颌窦底－牙槽嵴的实际距离，而且可以显示牙槽嵴的形态。

三、治疗

（一）治疗原则

上颌窦底牙槽突高度不足治疗方法是行上颌窦底提升牙种植技术。

（三）术前准备

全面检查患者全身情况，血常规、出凝血时间、血型、血压、心电图、胸透、肝肾功能。

上颌后部牙槽突高度、丰满度、黏膜软组织厚度，颌间距离，对侧、对颌牙列以及牙槽突情况，全口牙咬殆关系。

取上下颌石膏模型，将患者殆关系转移到殆架，在石膏模型上设计确定种植体植入的方向、位置、数目，确定种植义齿修复后应达到的效果。制作种植定位定向导板。

全口洁治，口内用0.2%碘伏消毒。

（三）治疗方案

上颌窦底提升、植骨牙种植，手术是一次完成，还是两次完成，是根据上颌窦底牙槽骨厚度来决定。一次手术法即在行上颌窦底提升植骨，或者不植骨同期植入种植体。一般认为，牙槽骨高度至少5mm适应于一次手术法。而牙槽骨高度少于5mm采取两次法，第一次行上颌窦底提升植骨，6 月后行种植体植入。

（四）手术方式

有冲顶式、上颌窦开窗法。

1. 冲顶式　此种手术方式最早由 Summers 提出和发展起来，手术器械是一种特殊的 Summers 骨凿形状为圆柱形，顶端呈凹状，直径由小到大分成 6 号。

麻醉：上牙槽后神经、腭大孔、眶下孔阻滞，上颌结节到中线浸润麻醉。

切口：在上颌后牙牙槽嵴顶顺牙弓方向及颊侧做垂直切口，翻瓣。

先用小直径骨钻备洞，再逐号插入 Summers 骨凿，锤轻敲骨凿，逐渐将骨洞扩张、提升上颌窦底。如需植骨，可用 Summers 骨凿将颗粒状移植骨放入种植窝洞顶，最后安放种植体，缝合牙槽嵴顶及颊侧做切口，1 周后拆线。

2. 上颌窦开窗法　麻醉方法同冲顶式。

切口：从上颌尖牙到第一磨牙龈颊沟横行切口，切开黏膜、骨膜，分离翻起黏骨膜瓣。

显露上颌窦外侧壁骨面，注意勿损伤到眶下神经。

在骨面上用高速水冷手机圆钻磨出开窗进入上颌窦的骨线。形状似长方形，下界位于上颌窦底平面，上界约位于眶下孔下 4 ~ 5mm，前后垂直线分别位于拟种植区稍前方及后方，在充分水冷下以点磨式逐渐磨除骨皮质，直到所有切开线口能见到上颌窦淡蓝色的透明窦黏膜。

用钝性器械轻敲将开窗部位之上颌窦侧壁推起，同时使用骨膜剥离器剥离窦底黏膜，窦内黏膜剥离也可用 Tatum's 骨膜玻璃器剥离。黏膜从窦底和窦内侧壁剥离后，将活动骨块进一步推向内并将其向上旋转成水平位，利用鼻黏膜剥离子贴骨壁仔细分离、上推窦黏膜直至植骨高度。切记勿穿通上颌窦黏膜。

修整骨壁下方组织，以备植骨块就位贴附。

取自体髂骨或异体骨，修整后使其与植骨床一致，植入上颌窦底，应使其紧密无明显间隙。

沿着颊沟切口向腭侧分离翻转黏骨膜瓣，显露牙槽突骨面，在设计的位置上逐级钻孔，同时用手指抵住植骨块，使其同时钻通，最后将种植体旋入就位并起到固定骨块作用。

如为延期种植，则用医用不锈钢细丝缝合固定，或用细钛螺钉在非种植区固定该植骨块，1 年后再从牙槽突钻孔，植入种植体。

（五）临床常用的骨移植方式

（1）单纯自体骨移植：是最好的骨移植材料，常作为评价骨移植的金标准。所以临床只要有可能，应尽量采用自体骨移植。但临床上采取髂骨或肋骨需第二术区病员常难以接受，如果所需骨量少，则可以采取口内取骨方式，口内取骨部位：下颌升枝，颏部，上颌结节，下颌正中联合。

（2）单纯骨代用品移植：只有少数具有骨诱导特性，多数仅具备骨引导特性，所以单纯骨代用品移植仅限于骨缺损较小。

（3）骨代用品 + 自体血或血小板富集凝胶。

（钟志华）

第五篇

口腔护理

第二十七章 拔牙术护理技术

第一节 拔牙术的护理

牙拔除术常作为某些牙病的终末治疗手段，也是治疗口腔颌面部牙源性疾病或某些相关全身疾病的外科措施。复杂牙拔除术是相对于一般牙拔除术的概念，是对存在较复杂的牙病或生长畸形的牙齿的治疗方法，包括埋伏牙、阻生牙、劈裂牙、死髓牙及有各种根周组织病变的残根的治疗等，此章节重点讲解一般牙拔除术、复杂牙拔除术（牙根拔除术和下颌阻生牙拔除术）、心电监护下拔牙术的临床护理技术。

一、一般牙拔除术的临床护理技术

（一）适应证

1. 龋病　牙体严重龋坏而不能有效治疗或修复者。
2. 根尖病　根尖周围病变，不能用根管治疗等方法治愈者。
3. 牙周病　晚期牙周病，牙齿极为松动者。
4. 牙外伤　如牙根折断，难以治疗者。
5. 病灶牙　引起颌骨骨髓炎、牙源性上颌窦炎等局部病变的病灶牙。
6. 埋伏牙　引起邻牙疼痛或压迫吸收时，在邻牙可以保留的情况下可拔除。
7. 阻生牙　常发生冠周炎或引起邻牙牙根吸收、龋坏者。
8. 额外牙　使邻牙迟萌、错位萌出、牙根吸收或导致牙列拥挤者。
9. 融合牙及双生牙　发生于乳牙列的融合牙及双生牙，如阻碍其继承恒牙的萌出，应予拔除。
10. 滞留乳牙　影响恒牙萌出者。
11. 错位牙　致软组织创伤而又不能用正畸方法矫正者。
12. 治疗需要　正畸治疗需要进行减数的牙等。
13. 骨折累及的牙　颌骨骨折或牙槽骨骨折所累及的牙，应根据创伤治疗需要，以及牙本身的情况决定去除或保留。

（二）用物准备

1. 常规用物　检查器（口镜、镊子、探针）、吸引器管、防护膜、护目镜、口杯、无菌敷料、凡士林棉签、0.05%氯己定溶液。

2. 局部麻醉用物　表面麻醉剂、无菌棉签、专用注射针头、卡局芯式麻醉剂、卡局式注射器或计算机控制无痛局麻注射仪、碘伏棉签、持针器。

3. 拔牙用物　牙龈分离器、牙铤、拔牙钳、刮匙（图 27－1）。

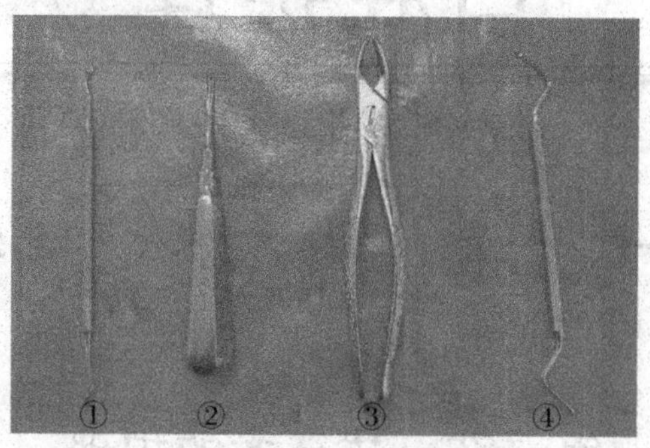

图 27－1　拔牙用物

①牙龈分离器；②牙铤；③拔牙钳；④刮匙

（三）一般牙拔除术医护配合流程（表 27－1）

表 27－1　一般牙拔除术医护配合流程

医生操作流程	护士配合流程
1. 询问病史，口腔检查，必要时拍摄 X 线片。向患者交代病情、治疗计划、相关费用，签署知情同意书	根据病情准备口腔检查器、口杯、漱口水。准备手术知情同意书、X 线片申请单
2. 清洁口腔　嘱患者用 0.05%氯己定溶液含漱	协助患者含漱，用凡士林棉签润滑口角，防止口镜牵拉造成患者痛苦；根据拔除牙牙位调节患者体位
3. 核对牙位	
4. 麻醉　局部浸润麻醉或传导阻滞麻醉	递碘伏棉签予医生消毒麻醉部位，涂表面麻醉剂遵医嘱准备麻醉剂及合适针头。检查注射器各关节是否连接紧密，核对麻醉剂的名称、浓度、剂量、有效期及患者姓名等，无误后将抽吸或安装麻药的注射器递予医生
5. 核对牙位，用牙龈分离器分离牙龈	递牙龈分离器予医生，调节灯光（图 27－2）
6. 用牙铤铤松牙齿	接回牙龈分离器，将牙铤递予医生（图 27－3）
7. 用适宜的拔牙钳，拔除患牙	递拔牙钳予医生，并及时吸出血水和唾液，保持术野清晰
8. 拔牙后的检查与拔牙创的处理	递刮匙予医生，备好无菌棉卷或纱布，嘱患者咬紧；必要时备缝合包，整理用物

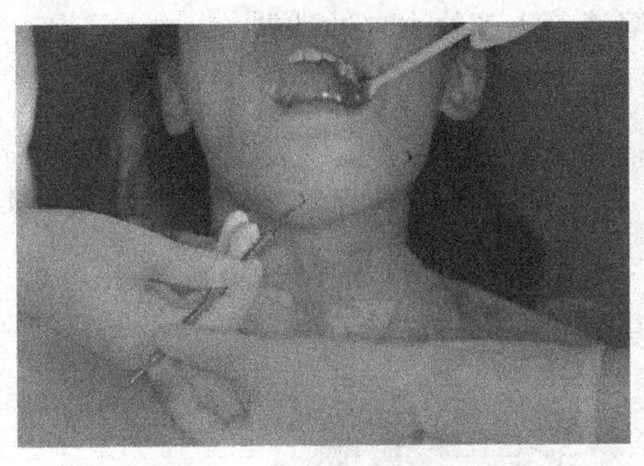
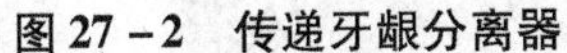

图 27-2 传递牙龈分离器

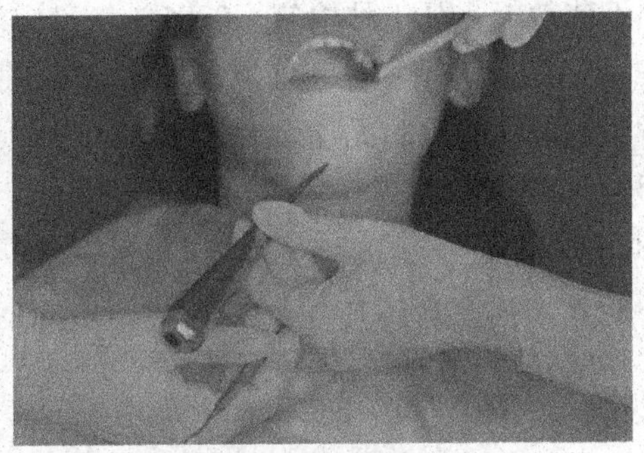

图 27-3 传递牙铤

（四）护理要点

（1）拔牙术前认真询问患者有无拔牙禁忌证、药物过敏史。

（2）注射麻药时，告知患者尽量放松，注射后严密观察用药反应。

（3）按拔牙部位调整椅位。在医生拔牙过程中，适时调节灯光，保证视野清晰，及时吸出唾液，避免唾液进入牙槽窝，形成质量不佳的血凝块。

（4）传递牙龈分离器、牙铤、拔牙钳等拔牙器械用物时应严格遵守和执行无菌操作流程。

（5）在医生拔牙过程中，严密观察患者的面色、情绪及病情变化，特别注意患者的主诉并分散患者注意力，使患者在放松的状态下配合治疗。

（6）吸唾过程中避免碰触术区。

（五）术后宣教

（1）嘱患者咬紧无菌棉卷 30～40min。有出血倾向的患者，应观察 30min 以上无出血后方可离院。

（2）嘱患者 2h 后可进食温软食物，避免患侧咀嚼。

（3）嘱患者拔牙后 24h 内不刷牙不漱口。次日可刷牙，但勿伤及创口。

（4）嘱患者勿用舌舔创口，勿反复吸吮，防止出血。如拔牙术后 1～2d 内唾液中混有淡红色血水属于正常现象。

（5）嘱患者拔牙术后若有明显出血、疼痛、肿胀、开口困难等症状，应及时复诊。

（6）嘱患者术后 1～2d 内避免剧烈运动。

（7）如有缝合创口，嘱患者术后 5～7d 拆线。

（8）患者如需修复，嘱拔牙后 2～3 个月修复科就诊。

二、复杂牙拔除术的临床护理技术

（一）适应证

同一般牙拔除术。

（二）牙根拔除术的临床护理技术

1. 用物准备

（1）常规用物：检查器（口镜、镊子、探针）、吸引器管、防护膜、护目镜、口杯、三用枪、无菌敷料、凡士林棉签、0.05%氯己定溶液、生理盐水、冲洗器。

（2）局部麻醉用物：表面麻醉剂、无菌棉签、专用注射针头、卡局芯式麻醉剂、卡局式注射器或计算机控制无痛局麻注射仪、碘伏棉签、持针器。

（3）牙根拔除器械：牙龈分离器、牙铤、根尖铤、牙钳、骨凿、牙骨锤、三角铤、刮匙（图27－4）。

（4）牙根拔除备用器械：刀柄、刀片、持针器、剪刀、骨膜分离器、高速牙科手机、缝合针、缝合线、牙钻（图27－5）。

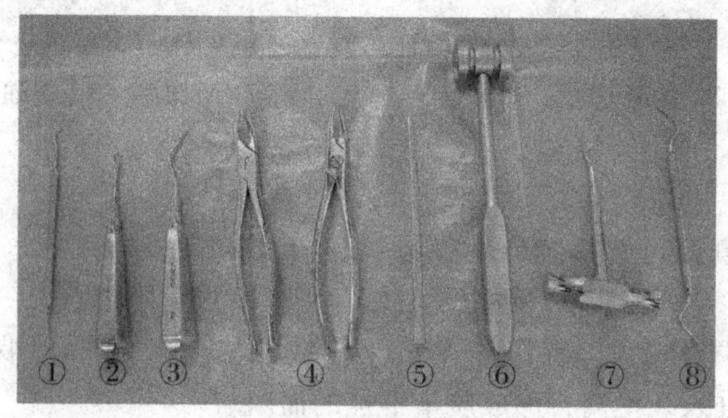

图27－4　牙根拔除器械

①牙龈分离器；②牙铤；③根尖铤；④牙钳；⑤骨凿；⑥牙骨锤；⑦三角铤；⑧刮匙

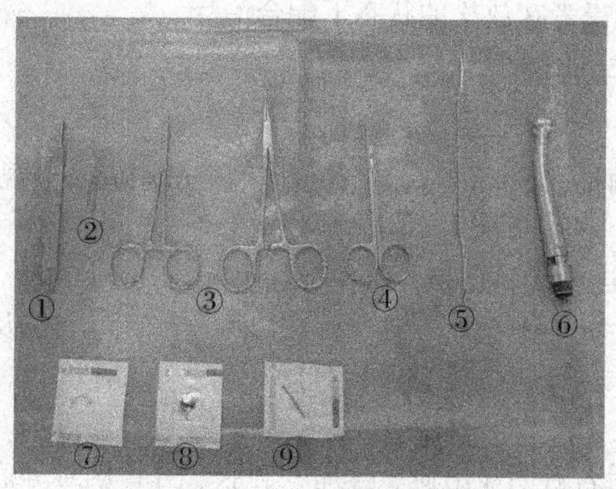

图27－5　牙根拔除备用器械

①刀柄；②刀片；③持针器；④剪刀；⑤骨膜分离器；⑥高速牙科手机；⑦缝合针；⑧缝合线；⑨钻针

2. 牙根拔除术医护配合流程（表27－2）

表27－2　牙根拔除术医护配合流程

医生操作流程	护士配合流程
（1）询问病史，口腔检查，情况不明者必须拍摄X线片检查。向患者交代病情、治疗计划、相关费用，签署知情同意书	根据病情准备特殊用物、准备手术知情同意书、X线片申请单、检查器、口杯、漱口水

续　表

医生操作流程	护士配合流程
（2）清洁口腔：嘱患者用0.05%氯己定溶液含漱	协助患者含漱，用凡士林棉签润滑口角，防止口镜牵拉造成患者痛苦
（3）核对牙位	
（4）麻醉：局部浸润麻醉或传导阻滞麻醉	递碘伏棉签予医生消毒麻醉部位 遵医嘱准备麻醉剂及合适针头。检查注射器各关节是否连接紧密，核对麻醉剂的名称、浓度、剂量、有效期及患者姓名等，无误后将抽吸或安装好麻药的注射器递予医生
（5）分离牙龈：核对牙位，用牙龈分离器分离牙龈	递牙龈分离器予医生，调整好灯光（图27－6）
（6）根据不同病情，选择适合患者实际病情的拔牙方法	
1）根钳取根法：适用于高位的残根、断根。选择适宜牙根钳，直接拔出	接回牙龈分离器，根据需要配合传递根钳或钳喙宽窄与之相适应的牙钳（图27－7）
2）牙铤取根法：高位断根选择直牙铤；低位断根使用根挺；根尖1/3折断选用根尖铤。挺刃插入牙根与牙槽骨之间，使用楔力结合旋转撬动，最后将牙根挺出	根据需要选择牙铤、骨凿、牙骨锤 需要增隙时，在确认医生放置好牙铤或骨凿后，协助用骨锤轻击牙铤柄末端，协助挺刃的楔入（图27－8）
3）翻瓣去骨法：可用于任何根钳和牙铤无法拔出的牙根	准备好手术缝合包及相应的器械 配合手术切开
①切口：按切口的选择和设计，使用手术刀将所选区域的牙龈组织切开 ②翻瓣：使用骨膜分离器，将骨膜与黏膜分离，暴露骨壁	传递骨膜分离器，翻瓣（图13－9）
③去骨：使用骨凿、高速牙科手机、钻针等工具去除多余骨组织，使牙根暴露和松动	根据需要准备骨凿、钻针、高速牙科手机和其他外科动力系统，配合去骨，协助医生拉开口角或伤口，用骨膜分离器隔挡软组织，以免被快速转动的钻针切伤，同时协助吸除术区血液和高速牙科手机喷出的冷却水（图27－10） 暴露牙根后，递根钳和牙铤予医生，取出牙根
④拔出牙根：用牙铤或根钳将已松动的牙根拔出 ⑤缝合：彻底清理、冲洗创口，给予缝合	传递抽吸好生理盐水的冲洗器，冲洗创口，辅助彻底清理创口（图27－11），及时吸除冲洗液及碎屑，保持术野清晰，配合缝合翻瓣去骨法同上
4）进入上颌窦的牙根取出法：可使用翻瓣去骨法（同上），为减少损伤可结合冲洗法	冲洗时调节患者体位，使其下牙𬌗平面与地面平行 吸引器装有过滤装置，检查冲洗物
（7）拔牙后的检查与拔牙创的处理：不需缝合的创口与一般拔牙后处理相同	不需缝合的创口，护理配合与一般拔牙后处理相同，整理用物

3. 护理要点

（1）～（5）同一般牙拔除术护理要点。

（6）锤击前，应耐心讲解锤击的必要性，消除患者恐惧心理，取得合作。使用牙骨锤时应手腕部用力，力量适中，有弹性。敲击方法为连续二击，第一击轻，使凿刃进入骨内，第二击稍重，反复进行至完成。敲击时应用左手向上托护下颌角处，减震并保护颞颌关节。

（7）使用牙钻去骨时，必须注意充分的局部冷却，降低机头温度，防止出现骨烧灼。

4. 术后宣教　同一般牙拔除术（1）~（8）。

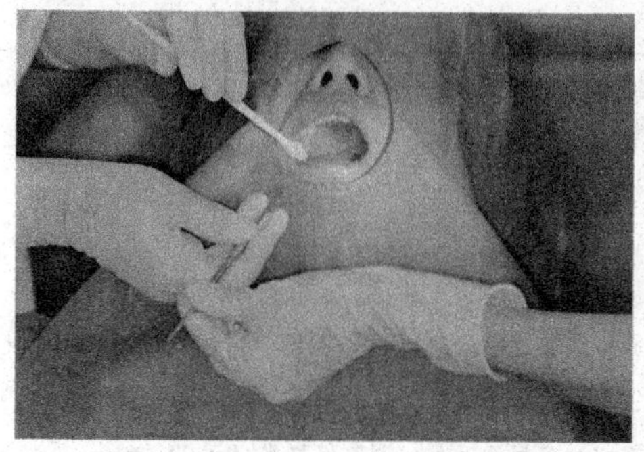

图 27 - 6　传递牙龈分离器

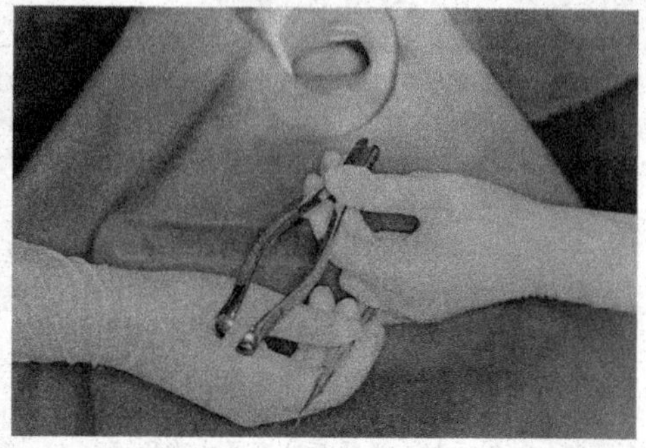

图 27 - 7　传递牙钳

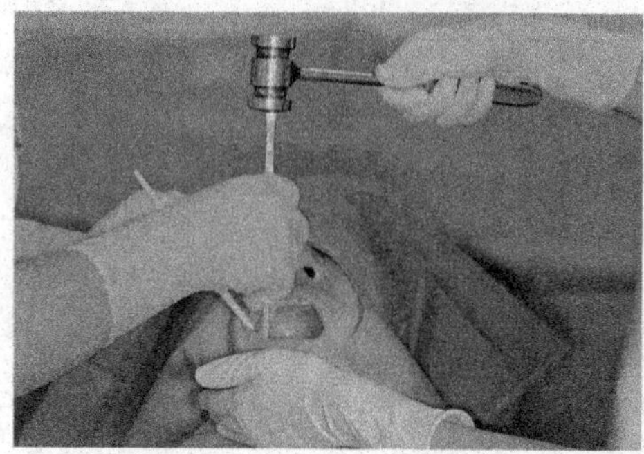

图 27 - 8　协助增隙

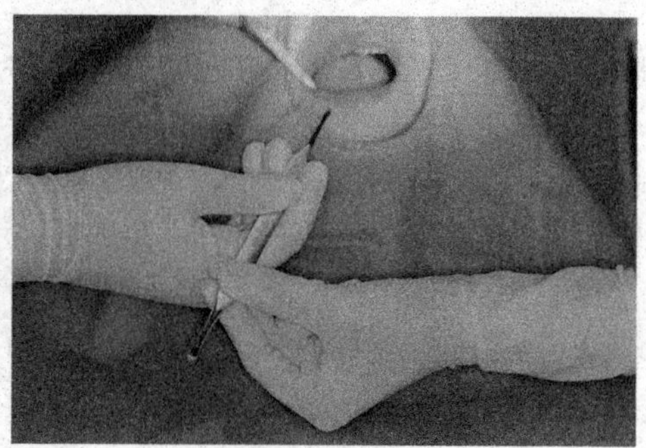

图 27 - 9　传递骨膜分离器

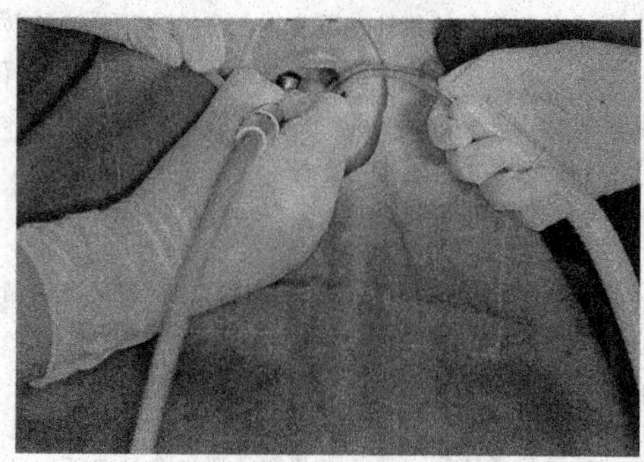

图 27 - 10　协助吸唾

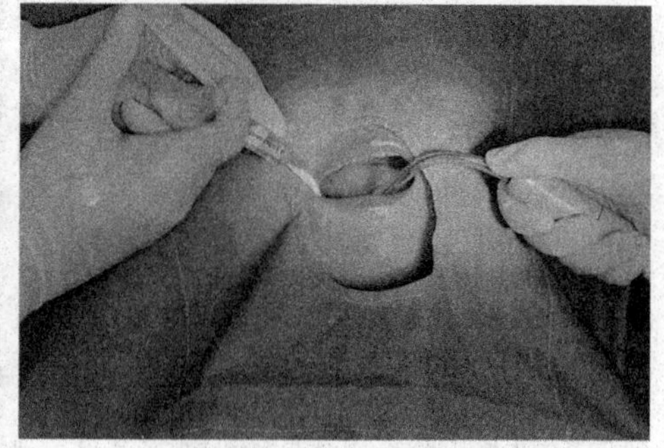

图 27 - 11　协助清理创口

（三）下颌阻生智齿拔除术的临床护理技术

阻生牙是指由于邻牙、骨或软组织的障碍而只能部分萌出或完全不能萌出，且以后也不能萌出的牙齿。下颌第三磨牙（简称智齿）是最常见的阻生牙。对于有症状或引起病变的阻生智齿均主张拔除。

1. 用物准备

（1）常规用物：检查器（口镜、镊子、探针）、防护膜、护目镜、口杯、三用枪、无菌敷料、高速牙科手机、低速牙科手机、凡士林棉签、冲洗器。

（2）手术器械

1）智齿切开包：刀柄、骨膜分离器、强力吸引器管、牙龈分离器、骨凿、牙铤、牙钳（一般为上前磨牙钳）、刮匙、止血钳、持针器、弯眼科剪（图 27－12）、孔巾。

2）其他器械：钻针、15#刀片、缝针、缝线及骨锤。

（3）药物准备：1% 碘酊、0.1% 苯扎溴铵棉球、75% 酒精棉球、止血敷料、0.12% 氯己定漱口液、生理盐水。

（4）局部麻醉用物：表面麻醉剂、无菌棉签、专用注射针头、卡局芯式麻醉剂、卡局式注射器或计算机控制无痛局麻注射仪、碘伏棉签、持针器。

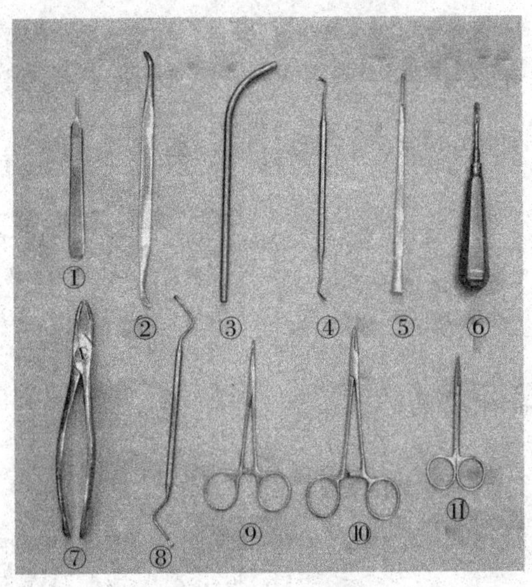

图 27－12　手术器械

①刀柄；②骨膜分离器；③强力吸引器管；④牙龈分离器；⑤骨凿；⑥牙铤；⑦牙钳（一般为上前磨牙钳）；⑧刮匙；⑨止血钳；⑩持针器；⑪弯眼科剪

2. 下颌阻生智齿拔除术的医护配合流程（表 27－3）

表 27－3　下颌阻生智齿拔除术的医护配合流程

医生操作流程	护士配合流程
(1) 手术前准备	
1) 常规准备：询问病史，常规口腔检查，拍 X 线片，交代病情、治疗过程、相关费用，签署手术知情同意书	将 X 线片插入观片灯，协助签署知情同意书，协助患者用漱口水漱口，调整椅位，使患者张口时下颌殆平面与地面平行；用凡士林棉签润滑口角，防止口镜牵拉造成患者痛苦
2) 麻醉：局部浸润麻醉或传导阻滞麻醉	递碘伏棉签予医生 遵医嘱准备麻醉剂及合适针头。检查注射器各关节是否连接紧密，核对麻醉剂的名称、浓度、剂量、有效期及患者姓名，无误后将抽吸或安装好麻药的注射器递予医生

续　表

医生操作流程	护士配合流程
3）口周、口内消毒	递75%酒精棉球予医生，协助消毒口周 用镊子传递0.1%苯扎溴铵棉球，协助进行口内消毒，为医护戴上防护面罩
4）铺孔巾：戴无菌手套，铺孔巾覆盖患者面部及前胸，暴露口腔	准备手术器械及无菌手套 告知患者勿用手或身体其他部位接触无菌区域
（2）手术中	
1）切开、翻瓣：用手术刀切开智齿拔除术区，直达骨面，用骨膜分离器将切开的牙龈瓣分开，暴露牙面	安装手术刀递予医生安装强力吸引器管，吸除术区血液，必要时用口镜协助牵拉口角，保持术野清晰
2）去骨：根据骨质覆盖牙面状况，决定去骨量和部位。常用高速牙科手机去骨，也可用骨凿去骨	用高速牙科手机去骨时，告知患者有响声和震动时勿担心，同时协助吸除术区血液和高速牙科手机喷出的冷却水，保持术野清晰，保护唇舌 用骨凿去骨时，一手托住患者术区的下颌角，告知患者会有响声和震动勿担心，请患者做好准备，协助用骨锤敲击骨凿。骨锤与骨凿顶端平面垂直敲击，第一下轻，凿入骨内，第二下重，分离牙齿与骨（图27-15）
3）分牙：为解除邻牙阻力、减小骨阻力，将欲拔除的阻生智齿劈开，及时将分开的牙齿部分取出，防止误吞或误吸	
①锤凿分牙法：将双面凿安放在阻生智齿的适当位置	锤凿分牙法：一手握锤，腕关节用力，闪电式击锤，第一下轻，第二下重，一般用力比骨凿去骨时敲锤的力度要大吸取术区血液，保持术野清晰
②高速牙科手机分牙：使用高速牙科手机分开阻生智齿	
4）增隙：使用圆凿（蛾眉凿）紧贴阻生智牙根面凿入，扩大牙周间隙，解除根周骨阻力	递圆凿子医生
5）取出患牙：用牙铅将牙铅松	递牙铤予医生
用牙钳使牙完全脱位取出	递牙钳予医生
6）拔牙创处理：用刮匙探查拔牙窝，检查是否有残片余留，清除肉芽组织和牙囊；冲洗拔牙窝内残渣，在拔牙窝内充填止血敷料	递刮匙及止血钳予医生 用5ml中洗器抽取生理盐水，冲洗拔牙窝。遵医嘱传递止血敷料
7）缝合、压迫止血：将组织复位，缝合切口	将夹好缝针缝线的持针器递予医生，用口镜牵拉口角保持视野清晰，用弯眼科剪协助剪断缝线
纱卷放置于拔牙创口	传递纱卷，压迫止血30~40分钟
（3）拔牙术后：洗手，写病历	清洁口周，整理用物，术后宣教

3. 护理要点

（1）整个手术过程中，密切观察患者生命体征。如发现问题及时告知医生停止手术并予以处理。

（2）手术中如需击锤，应用一手托住患侧下颌角，另一手利用手腕力量垂直击锤，骨锤碰到骨凿时迅速回弹，避免颞颌关节损伤。

（3）将所需器械按照操作顺序摆放，术中传递器械做到有条不紊。

（4）术中随时调节灯光，吸净口腔内血液，保持手术视野清晰。

4. 术后宣教

（1）嘱患者咬纱卷 30 ~ 40min 后吐掉，24h 之内禁止刷牙及频繁漱口。

（2）拔牙后当日勿食过热饮食，可食温凉饮食。24h 内局部可冰敷，嘱患者防冻伤。

（3）避免吸吮拔牙窝，1 ~ 2d 内唾液中带粉红血丝属正常现象。如出血较多，应及时就诊。

（4）术后若出现吞咽困难、开口受限、下唇麻木，应及早复诊。

（5）术后第二天复诊，5 ~ 7d 拆线。

三、心电监护下拔牙术的临床护理技术

近年来，心血管疾病患者常因一些无法治疗的牙齿疾病或义齿修复的需要而要求拔牙。这类患者拔牙的危险程度较高。拔牙时宜选择安静、室内空间较为宽敞的诊室，室温在22 ~ 24℃为宜。除口腔外科使用的基本设备及手术器械外，还应配置相应的专用设备：多功能生理检测仪、心脏除颤器、吸引器、氧气瓶、气管插管器械、输液器，以及降压、镇静药物和各种抢救药品。在心电监护诊室工作的护理人员应具有一定临床经验，操作熟练，能识别心电图的异常变化并熟练掌握心电监测设备及抢救仪器的使用。

（一）适应证

心脏病患者心功能在Ⅱ级以下（包括Ⅱ级），心电图轻度缺血性 ST – T 改变，无明显自觉症状，可以安全拔牙。

下列较重的心脏病，在采取预防措施的情况下，亦为拔牙的适应证。

（1）按 Lown 分级，Ⅲ级以下（包括Ⅲ级）的室性早搏、房颤但心室率 <100 次/分的患者。

（2）虽有不稳定型心绞痛病史，心电图显示冠状动脉供血不足，但近期无心绞痛发作者。

（3）心肌梗死半年以上，心电图遗留有心肌梗死图形，但无急性损伤性 ST – T 改变。

（4）心脏瓣膜病无心衰者。

（二）心电监护下拔牙术的临床护理技术

1. 术前准备

（1）病历资料：核对病历，影像学检查及相关的实验室检查，如血常规、血糖、凝血酶原时间国际正常化比值（International Normalized Ratio，INR）。

（2）患者准备

1）签署心电监护拔牙知情同意书。必要时签署复杂牙拔除手术知情同意书。

2）常规测量血压，做全导联心电图，内科医生做术前评估。

3）遵医嘱给予术前药物（抗生素、降压药），心瓣膜病患者术前 30min 口服抗生素，

糖尿病患者视血糖值而定。

(3) 用物准备

1) 常规用物：检查器（口镜、镊子、探针）、吸引器管、防护膜、护目镜、口杯、三用枪、无菌敷料、高速牙科手机、低速牙科手机、凡士林棉签。

2) 局部麻醉用物：1%碘酊、无菌棉签、2%盐酸利多卡因或卡局芯式麻醉剂、专用注射器、专用注射针头。

3) 手术器械：同一般牙拔除术。

2. 术中配合

(1) 口腔检查：口腔外科医生进行口腔检查，护士连接监护仪，备好检查器，调节椅位灯光。

(2) 局部麻醉：护士遵医嘱准备相应的局麻药品，传递消毒棉签，与医生核对局部麻醉药品，传递装好麻药的注射器。麻醉过程中监测心电变化，注意患者主诉。

(3) 牙拔除术：拔牙过程同一般拔牙术。手术过程中应注意观察患者心电变化及主诉。

3. 术后护理

(1) 继续监测心电变化至术前水平后，撤掉监护导联。

(2) 告知术后注意事项，协助患者到候诊区休息，观察30min后方可离院。

(3) 整理用物。

4. 护理要点

(1) 监护心电变化：心脏病患者于麻醉、拔牙中可发生各种心电异常变化，包括缺血性ST－T改变及各种类型心律失常，其中最严重的是心室颤动及心脏停搏，因此拔牙过程中护理人员要密切观察患者心电变化，以便及时检出室颤前兆的心律失常，尽早发现危急征象，采取抢救措施，预防猝死的发生。

(2) 手术中需要进行增隙、去骨等操作时，要提前告知患者，敲击时力量要轻柔，避免给患者造成不必要的痛苦和紧张。注意保护患者下颌，防止颞下颌关节脱位或下颌骨骨折。

(3) 心电监护拔牙患者多为老年人，要注意态度和蔼，语速稍慢，解释全面，操作轻柔，观察细致。

(4) 术后第2天进行电话回访，若有异常（如明显出血、疼痛、发热、张口受限等），告知患者及时复诊。

5. 术后宣教

(1) 同一般牙拔除术后注意事项。

(2) 长期服用抗凝剂或高血压患者，纱卷可适当延长至1h后吐出。

(3) 糖尿病或心瓣膜病患者术后需继续服用抗生素3d。

（王淑琴）

第二节　拔牙后常见并发症的护理

并发症是与手术直接相关的病症，不加处理可进一步引发不良后果。拔牙术后常见的并发症有出血、感染、干槽症、皮下气肿等。

一、拔牙后出血

拔牙后出血可分为原发性出血和继发性出血。原发性出血为拔牙当日取出压迫棉卷后，拔牙窝仍有活动性出血。继发性出血是拔牙当日已停止出血后因其他原因引起的出血。

拔牙后出血常为局部因素或护理不当引起，少数为全身因素。常见的局部因素有牙槽窝内残留炎性肉芽组织、软组织撕裂、牙槽骨骨折、牙槽内小血管破裂等。因保护不良致拔牙窝内血块脱落，也会引起出血。

（一）处理

（1）迅速将患者安置在治疗椅上，调节灯光、椅位，备好吸引器管。

（2）测量血压、脉搏、呼吸，观察患者的全身情况及精神状态，了解出血情况，估计出血量。

（3）因全身疾患引起的出血，要查明原因，对症处理。

（4）因局部因素引起的出血，如创伤大、牙龈撕裂者应缝合；广泛的渗血，可在拔牙窝内置入胶质银止血明胶海绵、碘仿海绵等止血药物，结合纱卷压迫；如出血未止，可用长碘仿纱条自牙槽窝底紧密填塞，多可达到止血目的，一周后取出碘条，松散放入新碘条，保护创面，至骨面有肉芽组织生长，停止换药，待自行愈合。

（5）处理后，应观察患者30min以上，确认无出血后方可离开。

（二）健康指导

（1）患者因血液与大量唾液混合，唾液中含血丝，常误认为出血量很多而紧张恐惧，护士应先向患者解释安慰，稳定情绪，配合治疗。

（2）告知患者拔牙后1～2d内唾液中如带粉红色血丝属正常现象，若口内有大量的血凝块，则为出血，请及时复诊。

（3）嘱患者不要反复吸吮拔牙窝，勿频繁漱口，禁食过热过硬的食物。术后24～48h内给予冰袋间断冷敷，有利止血。

（4）口内放置碘仿纱条的患者，应遵医嘱按时换药，口内有缝线的患者，嘱5～7d后拆线。

二、拔牙后感染

常规拔牙术后的感染多为牙片、骨片、牙石等异物和残余肉芽组织引起的慢性感染。拔牙创急性感染少见，多发生在下颌阻生齿拔除术后。

（一）处理

发生拔牙创慢性感染时，在局麻下彻底搔刮、冲洗，去除异物及炎性肉芽组织，使牙槽窝重新形成血凝块而愈合。

（二）健康指导

（1）指导患者做好自我观察。若拔牙3～4d后感到疼痛加剧、肿胀程度加重、张口受限严重伴吞咽痛等不适感受，应及时复诊。

（2）注意休息，饮食清淡，保持口腔卫生。

（3）术后遵医嘱服用抗生素。

三、干槽症

干槽症在组织病理学上主要表现为牙槽骨壁的骨炎或轻微的局限性骨髓炎，多见于下后牙拔除术后，原因并不十分明确。可能与拔牙窝过大，血运差，血块不易附着而脱落以及拔牙时间长、创伤大有关。临床表现为拔牙 2～3d 后有剧烈疼痛并向耳颞部、下颌区或头顶部放散，一般镇痛药物不能止痛；临床检查拔牙窝内空虚，或有腐败变性的血凝块，腐臭味强烈。治疗原则是通过彻底清创、隔离外界对牙槽窝的刺激，以达到迅速止痛，缓解患者痛苦，促进伤口愈合的目的。

（一）处理

在传导阻滞麻醉下局部彻底清创；使用3%过氧化氢溶液（双氧水）棉球反复擦拭，去除腐败坏死物质，直至牙槽窝清洁、棉球干净无臭味；用生理盐水冲洗牙槽窝；将碘仿纱条严密填塞拔牙创；若无明显疼痛，10d 后可去除碘条。必要时全身给予抗炎止痛治疗。

（二）健康指导

（1）干槽症引起的疼痛剧烈，迁延数日，给患者带来极大痛苦，护士应做好解释工作，安抚患者，树立战胜疾病的信心。

（2）告知患者碘仿纱条的治疗作用、目的及效果，不要因口内放置碘仿纱条有不适感而吐掉。

（3）嘱患者适当休息，注意口腔卫生，第 2 天及 10d 后复诊。

（王淑琴）

第三节　口腔颌面外科门诊手术的护理配合

一、舌系带矫正术

舌系带过短或附着点前移，有时颏舌肌过短，两者可同时或单独存在，导致舌运动受限。表现为舌不能自由前伸，勉强前伸时，舌尖呈“W”状，舌尖上抬困难，出现卷舌音和舌腭音发音障碍。临床上需行舌系带矫正术。

（一）适应证

舌系带过短者。

（二）用物准备

1. 常规用物　检查器（口镜、镊子、探针）、吸引器管、防护膜、护目镜、口杯、无菌敷料、凡士林棉签、75% 的酒精棉球、0.1% 苯扎溴铵棉球、棉签。

2. 局部麻醉用物　1% 碘酊、2% 利多卡因（含 1 ∶ 200 000 肾上腺素）或盐酸复方阿替卡因注射液、注射器。

3. 舌系带矫正术用物　孔巾、4#缝线及 9 × 18 圆针、持针器、舌钳、必要时备开口器、蚊式钳 2 把、眼科剪、纱布、无菌手套。

（三）舌系带矫正术医护配合流程（表27－4）

表27－4　舌系带矫正术医护配合流程

医生操作流程	护士配合流程
1. 麻醉局部浸润麻醉或传导阻滞麻醉	递1%碘酊棉签予医生 遵医嘱准备麻醉剂及合适针头。检查注射器各关节是否连接紧密，核对麻醉剂的名称、浓度、剂量、有效期及患者姓名，无误后抽吸或安装麻醉药物递予医生
2. 手术区域准备	递75%酒精棉球予医生进行口周消毒；递0.1%苯扎溴铵棉球进行口内消毒 递孔巾予医生
3. 将线穿过舌体	将4#手术缝线穿于圆针后递予医生。穿过舌体后，用舌钳或线协助提起舌体。必要时使用开口器
4. 剪舌系带	用蚊式钳轻轻夹住舌系带 递眼科剪予医生 及时用纱布擦除术区渗出血液，保持术野清晰
5. 缝合	将夹好缝针缝线的持针器递予医生，用口镜牵拉口角保持视野清晰，用眼科剪协助剪断缝线；整理用物

（四）护理要点

（1）术中适当固定患儿头部、四肢，防止手术过程中划伤患儿面部。

（2）术中用舌钳或线向上提拉舌体时，动作要轻巧。

（3）此手术多为儿童，合作性差或哭闹不止，必要时于一侧上下磨牙之间放入开口器，并调整合适的开口度。注意开口器前端要有纱布等保护措施，避免损伤患儿的牙齿。

（五）术后宣教

（1）术毕用纱布压迫伤口数分钟，若无渗血方可离去。

（2）术后嘱家长禁止患儿用手牵拉缝合线头，以免伤口裂开。

（3）局部麻醉可以使舌唇软组织暂时失去知觉，麻醉药物持续时间约2～3h，请防止孩子咬伤、抠破舌唇。如出现严重咬伤，请及时来院就诊。

（4）术后指导家长对患儿进行舌腭音及卷舌音的训练。

二、舌下腺切除术

舌下腺囊肿是较为常见的唾液腺瘤样病变，多见于青少年。舌下腺囊肿可分为单纯型、口外型和哑铃型。临床表现为口底一侧浅紫色囊性肿物。根治舌下腺囊肿的方法是切除舌下腺。

（一）适应证

舌下腺囊肿。

（二）用物准备

1. 常规用物　检查器（口镜、镊子、探针）、吸引器管、防护膜、护目镜、口杯、无菌敷料、凡士林棉签、75%酒精棉球、0.1%苯扎溴铵棉球。

2. 局部麻醉用物　2%利多卡因（含1：200 000肾上腺素）或盐酸复方阿替卡因注射液、注射器、1%碘酊、棉签。

3. 舌下腺切除用物　孔巾、巾钳2把、银探针、压舌板、15#刀片、手术刀柄、蚊式钳、弯眼科剪1把、中弯止血钳、小弯止血钳2把、剪刀、橡皮引流条、拉钩、冲洗器、无菌手套、缝针、缝线、持针器。

（三）舌下腺切除术医护配合流程（表27－15）

表27－5　舌下腺切除术医护配合流程

医生操作流程	护士配合流程
1. 麻醉　局部浸润麻醉或传导阻滞麻醉	递1%碘酊棉签予医生 遵医嘱准备麻醉剂及合适针头。检查注射器各关节是否连接紧密，核对麻醉剂的名称、浓度、剂量、有效期及患者姓名，无误后抽吸或安装麻醉药物递予医生
2. 手术区域准备	递75%酒精棉球予医生进行口周消毒；递0.1%苯扎溴铵棉球进行口内消毒 递孔巾和巾钳予医生
3. 试探舌下腺导管口的方向	递银探针，用口镜或压舌板将舌推向健侧
4. 切开剥离　自舌下腺表面分离周围组织及靠近腺体的舌下腺囊肿的囊壁，并剪离	将刀片安放于刀柄递予医生，用拉钩协助暴露视野 递蚊式钳、弯眼科剪 协助医生止血、吸除血液，保持术野清晰
5. 冲洗创口	用冲洗器抽取生理盐水递予医生并及时吸去冲洗液
6. 缝合	将夹好缝针缝线的持针器递予医生 递剪刀并协助剪线
7. 放置橡皮引流条	递橡皮引流条予医生，整理用物

（四）护理要点

（1）严格无菌操作原则。

（2）术中严密配合，及时传递器械。

（3）及时吸净血液，保持术野清晰。

（五）术后宣教

（1）密切观察术后肿胀和出血情况，嘱患者休息1h再离院。

（2）术后当日局部用冰袋间断冷敷，应避免冻伤。

（3）术后24h内不刷牙漱口。24h后，指导患者用0.05%或0.12%醋酸氯己定溶液漱口，保持口腔清洁。嘱其不要用力过大，以免造成出血。

（4）术后24h内进温凉饮食，以减轻术区肿胀和出血。

（5）嘱患者注意休息，24h后需来院复诊取出橡皮引流条。

（6）嘱患者如有肿胀、出血、憋气等不适，应立即就诊。

三、牙槽骨修整术

牙槽骨修整术的目的：矫正牙槽突各种妨碍义齿戴入和就位的畸形；去除牙槽突上突出的尖或嵴，防止引起局部疼痛；去除突出的骨结节或倒凹；矫正上前牙槽嵴的前突。牙槽骨修整术应该在拔牙后2~3个月，拔牙创基本愈合，牙槽嵴改建趋于稳定时进行。

（一）适应证

拔牙后牙槽骨吸收不均匀，出现骨尖、骨结节、骨隆凸等并有压痛，影响义齿戴入者。

（二）用物准备

1. 常规用物　检查器（口镜、镊子、探针）、吸引器管、防护膜、护目镜、口杯、无菌敷料、凡士林棉签、75%酒精棉球、0.1%苯扎溴铵棉球。

2. 局部麻醉用物　2%利多卡因（含1：200 000肾上腺素）或盐酸复方阿替卡因注射液、注射器、1%碘酊、棉签。

3. 牙槽骨修整术用物　孔巾、巾钳、15#手术刀片、手术刀柄、骨膜分离器、骨锤、单面凿、骨锉、冲洗器、生理盐水、弯眼科剪、持针器、缝针、缝线、纱布、无菌手套。

（三）牙槽骨修整术医护配合流程（表27－6）

表27－6　牙槽骨修整术医护配合流程

医生操作流程	护士配合流程
1. 麻醉　局部浸润麻醉或传导阻滞麻醉	递1%碘酊棉签予医生 遵医嘱准备麻醉剂及合适针头。检查注射器各关节是否连接紧密，核对麻醉剂的名称、浓度、剂量、有效期及患者姓名，无误后将抽吸或安装麻药的注射器递予医生
2. 手术区域准备铺孔巾，固定	递75%酒精棉球予医生进行口周消毒；递0.1%苯扎溴铵棉球进行口内消毒 递孔巾和巾钳予医生
3. 手术中	
（1）切开翻瓣	将刀片安放于刀柄递予医生 递骨膜分离器，协助拉开口角，充分暴露视野
（2）去除牙槽骨	去骨时用骨锤垂直敲击单面凿尾端
（3）磨平牙槽骨表面	递骨锉予医生 用冲洗器抽吸生理盐水反复冲洗碎骨屑，同时用吸引器管吸净口内液体
4. 缝合、压迫止血	将夹好缝针缝线的持针器递予医生，用口镜牵拉口角保持视野清晰，用弯眼 科剪协助剪断缝线 递无菌纱布予医生，协助压迫止血，整理用物

（王淑琴）

第二十八章　龋齿的预防及护理技术

第一节　氟化物的应用及护理

氟是人体健康必需的微量元素，适量的氟化物可以对机体的代谢产生积极的影响。氟化物可以抑制致龋链球菌的合成，减少细菌和菌斑在牙面上的黏附。氟离子可降低牙釉质中羟基磷灰石的溶解度，防止脱矿，同时还可促进牙釉质的再矿化。临床上常采用局部用氟的方法，将氟化物直接用于牙齿的表面，目的是增加牙齿的抗龋能力。常见的氟化物制剂有含氟涂料、含氟凝胶、氟化泡沫等。

一、适应证

用于龋齿的预防。

二、用物准备（以氟化泡沫为例）

1. 常规用物　检查器（口镜、镊子、探针）、吸引器管、防护膜、护目镜、口杯、三用枪、敷料、凡士林棉签（图 28 -1）。

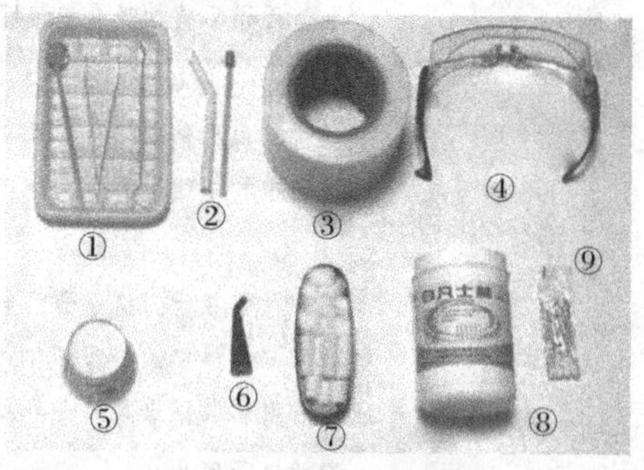

图 28 -1　常规用物

①检查器（口镜、镊子、探针）；②吸引器管；③防护膜；④护目镜；⑤口杯；⑥三用枪；⑦敷料；⑧凡士林；⑨棉签

2. 氟化物涂布用物　氟化泡沫、一次性托盘、棉签（图 28 -2）。

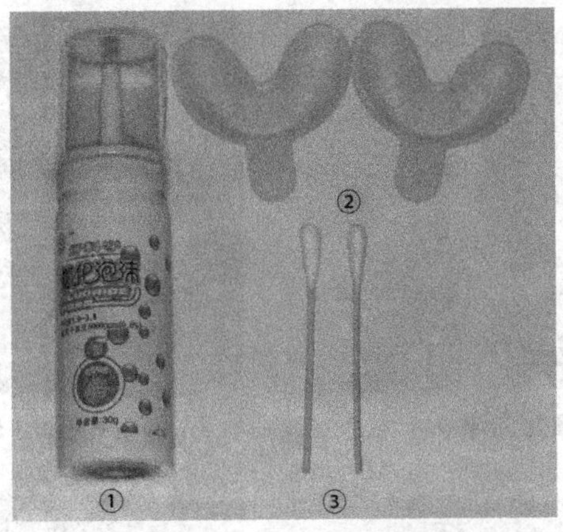

图 28-2　氟化物涂布用物

①氟化泡沫；②一次性托盘；③棉签

三、氟化泡沫涂布医护配合流程（表 28-1）

表 28-1　氟化泡沫涂布医护配合流程

医生操作流程	护士配合流程
1. 治疗前准备	做好患儿的心理护理，引导患儿坐于综合治疗椅上，慢慢调整椅位为平卧位
(1) 讲解涂布的主要过程	用实物协助讲解氟化物涂布的主要过程，减轻患儿的焦虑情绪 用凡士林棉签润滑口角，防止口镜牵拉造成患儿痛苦
(2) 选择一次性托盘	协助医生选择号码合适的一次性托盘，备用
2. 涂布氟化泡沫	递棉签予医生
(1) 用棉签清洁牙齿表面软垢	轻摇氟化泡沫，挤入一次性托盘中，用棉签将泡沫涂匀备用（图 28-3～28-5）
(2) 用三用枪轻吹牙面，将涂有氟化泡沫的一次性托盘轻轻放在患儿上下牙列上（图 28-6）	恢复患儿体位为坐位，传递一次性托盘，嘱患儿轻轻咬合使氟化泡沫在牙齿上保持 4 分钟（图 28-6），保持过程中及时将患儿口内的唾液吸出
3. 取出一次性泡沫托盘	用棉签清洁牙齿表面多余的氟化泡沫（图 28-7） 及时处理用物

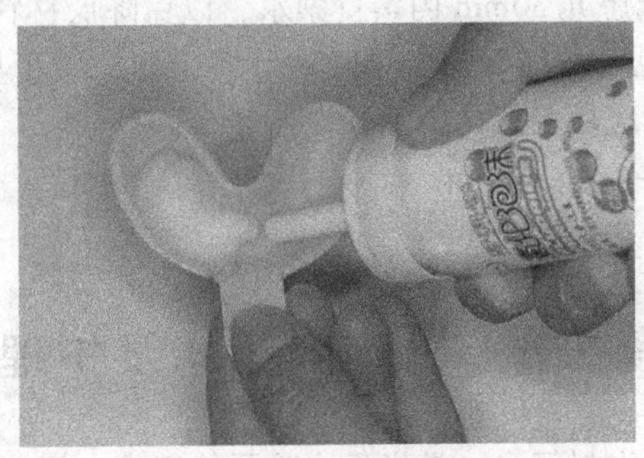

图 28-3　挤出氟化泡沫

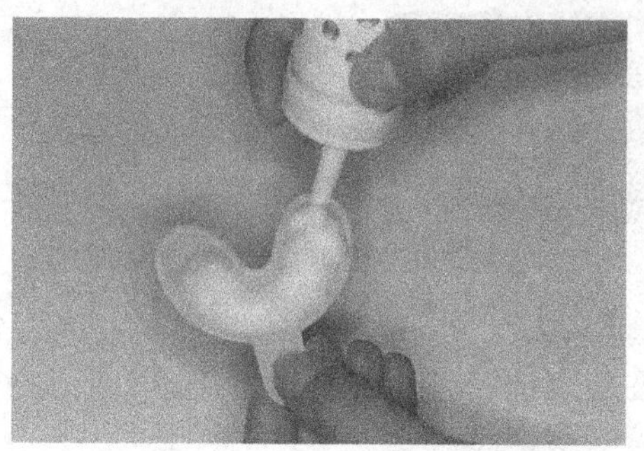

图 28-4　挤出氟化泡沫

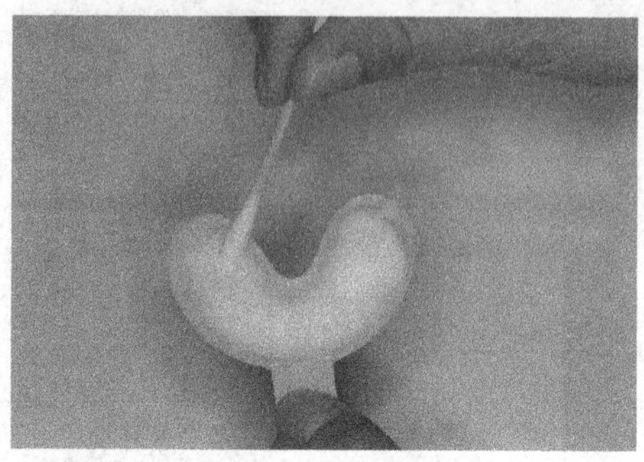

图 28-5　涂匀泡沫

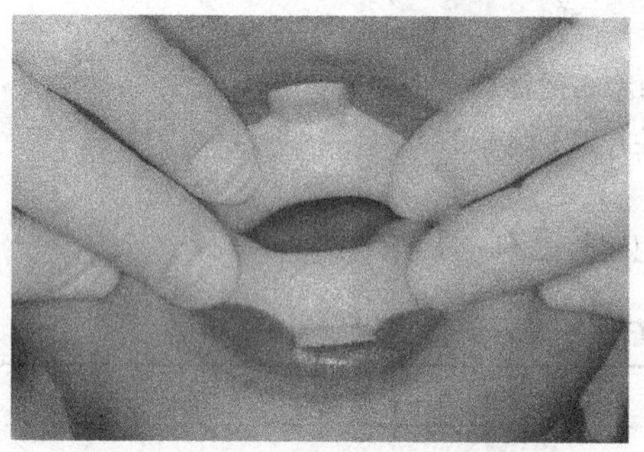

图 28-6　放托盘于上下牙列上

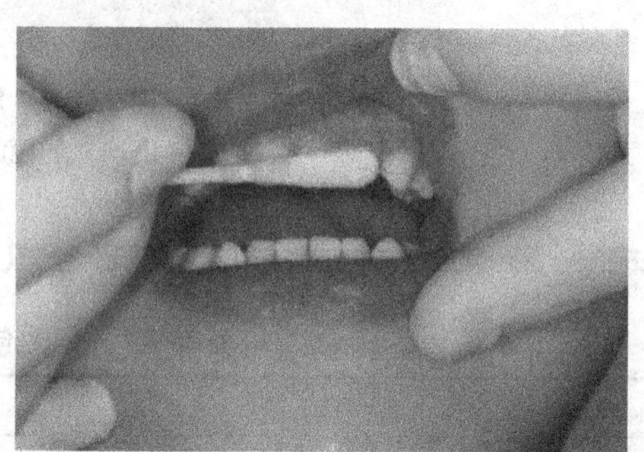

图 28-7　清除多余氟化泡沫

四、护理要点

（1）氟对人体的作用与剂量有关，大剂量的氟对人体有害。因此使用过程中泡沫不宜过多，一次使用不超过 4ml。涂擦含氟材料后及时去除多余材料，防止患儿吞咽。

（2）氟化泡沫挤出前应轻摇瓶体，保证充足的泡沫释出。

（3）含有氟化泡沫的一次性托盘在患儿口内要保持 4min，保持过程中护士用双手协助轻轻按压，防止患儿吐出。

（4）涂布过程中使患儿保持坐位，防止吞咽和引起呕吐。

五、术后宣教

（1）涂擦含氟材料后嘱患儿 30min 内禁食禁水，以免降低材料的防龋效能。

（2）嘱患儿保持口腔卫生，每日至少早晚刷牙各 1 次，晚上刷完牙后避免进食。邻面拥挤易发生食物嵌塞的部位应用牙线协助清除。

（3）每 3 ~6 个月复诊一次。

（王淑琴）

第二节　窝沟封闭术及护理

窝沟封闭术又称点隙裂沟封闭术，是指不去除牙体组织，用一种树脂粘接材料涂布于牙齿殆面、颊面、舌面的窝沟点隙，有效阻止致龋菌等酸性产物对牙齿窝沟点隙的侵蚀，以达到早期防止龋病发生的预防性治疗手段。

一、适应证

（1）最宜封闭年龄：3～4 岁患儿的乳磨牙；6～7 岁患儿的第一恒磨牙；11～13 岁患儿的第二恒磨牙。

（2）牙齿萌出后达到殆平面，龋齿尚未形成，即适宜做窝沟封闭，一般是萌出后 4 年之内。

（3）釉质发育不全的年轻恒牙，深窝沟，特别是可以插入或卡住探针（包括可疑龋）的窝沟。

（4）患者口内其他牙齿，特别是对侧同名患龋或有患龋倾向的牙齿。

二、用物准备

1. 常规用物　检查器（口镜、镊子、探针）、吸引器管、防护膜、口杯、三用枪、敷料、低速牙科手机、凡士林棉签。

2. 窝沟封闭用物　光敏固化灯、护目镜、抛光毛刷（或橡皮杯）、小毛刷、遮光材料盒、清洁剂（或不含氟牙膏）、35% 的磷酸酸蚀剂、窝沟封闭剂（图 28－8）。

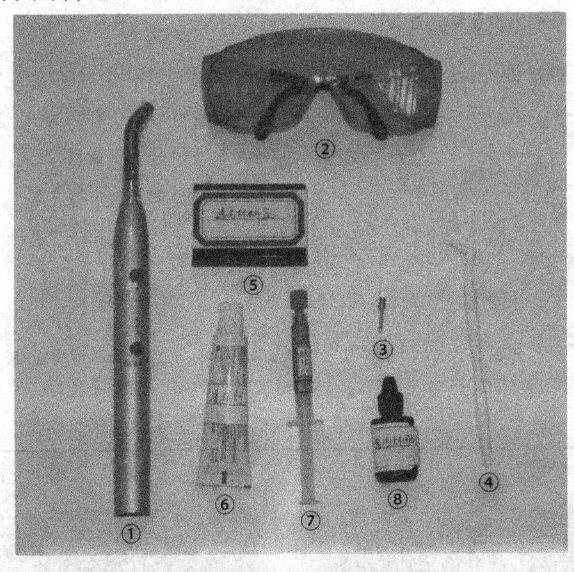

图 28－8　窝沟封闭用物

①光敏固化灯；②护目镜；③抛光毛刷；④小毛刷；⑤遮光材料盒；⑥清洁剂；⑦35% 的磷酸酸蚀剂；⑧窝沟封闭剂

三、窝沟封闭术医护配合流程（表 28－2）

表 28－2　窝沟封闭术医护配合流程

医生操作流程	护士配合流程
1. 术前准备　检查患者牙齿窝沟状态及口腔情况，向患者及家长交代治疗计划及费用	传递口镜、探针，根据治疗计划准备用物

续　表

医生操作流程	护士配合流程
2. 清洁牙面	
（1）用蘸有清洁剂的抛光毛刷（或抛光杯）对牙齿殆面，特别是窝沟做彻底清洁（图28-9）	安装抛光毛刷（或橡皮杯）于低速牙科手机上，蘸适量清洁剂，递低速牙科手机予医生 牵拉口角，保护周围黏膜组织 及时用吸引器管吸去水雾
（2）三用枪水雾冲洗窝沟点隙	
（3）探针检查是否留有残余清洁剂，三用枪水雾彻底冲洗	递探针予医生，充分吸引，清除口腔内余留液体，嘱患者不要闭口
3. 酸蚀	
（1）放置棉卷进行隔湿处理，吹干牙面	用吸引器管吸净口内唾液，递棉卷予医生，协助隔湿
（2）涂布酸蚀剂于封闭的牙齿殆面（图28-10）	用小毛刷蘸取适量酸蚀剂，递予医生 准确计时20~30秒（乳牙酸蚀60秒） 递三用枪予医生，用强力吸引器管吸去水气酸雾并用弱吸引器管吸尽口内液体
（3）用三用枪彻底冲洗牙面10~15秒，更换干棉卷，吹干牙面15秒。酸蚀后的牙面呈白垩色（图28-11），若未呈现白垩色，则说明酸蚀不合格，应重复酸蚀步骤	递棉卷予医生，协助更换棉卷隔湿 递三用枪，协助医生吹干酸蚀面，调整光源
4. 涂布窝沟封闭剂	
（1）均匀涂布窝沟封闭剂于酸蚀牙面上，充分排挤窝沟内的空气（图28-12）	取窝沟封闭剂置于遮光材料盒内，用小毛刷蘸取适量递予医生，协助医生随时补充蘸取 注意隔湿，保持操作牙面的干燥
（2）光照固化窝沟封闭剂，照射距离约离牙面1mm，照射部位须大于封闭剂涂布的部位	递光敏固化灯予医生，使用可见光源照射 及时吸唾，保持干燥
5. 术后检查	
（1）取出隔湿用棉卷，检查窝沟封闭情况（图28-13）	递镊子予医生，取出隔湿棉卷，嘱患者漱口 传递口镜、探针，调整光源
（2）检查咬殆，适当调殆	传递咬合纸，必要时做调殆准备

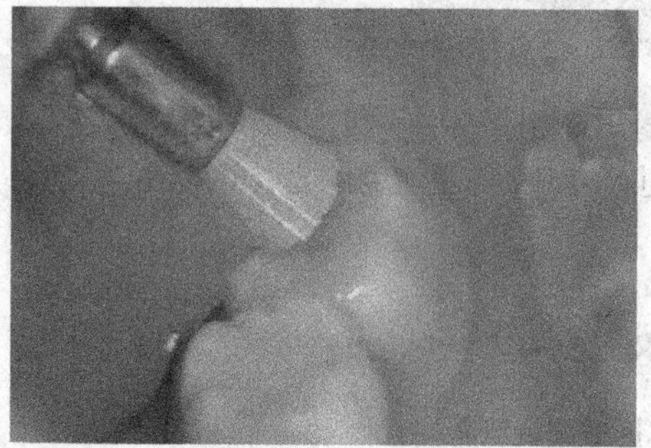

图28-9　清洁窝沟

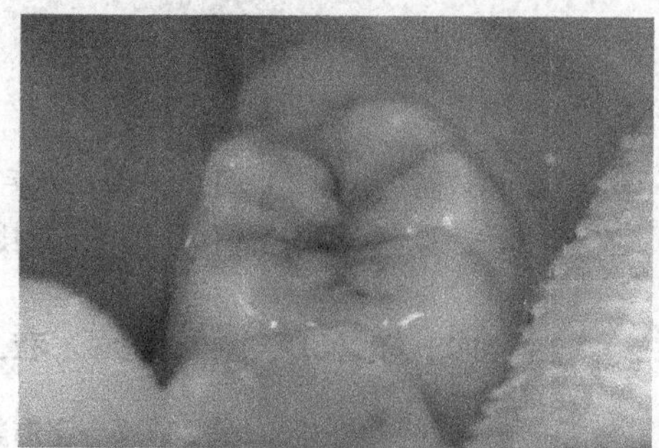

图28-10　涂酸蚀剂于窝沟

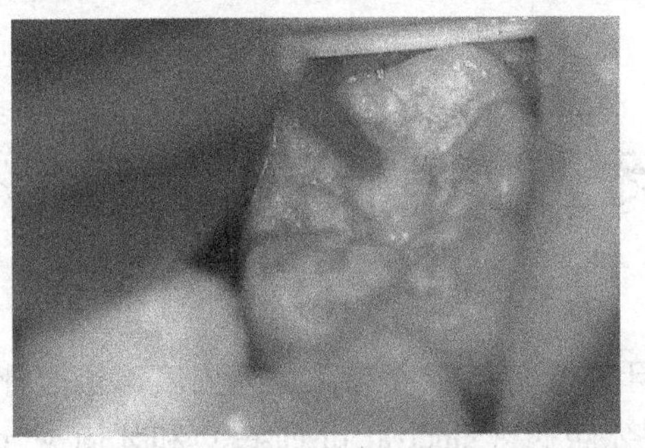

图 28－11　酸蚀殆面呈白垩色

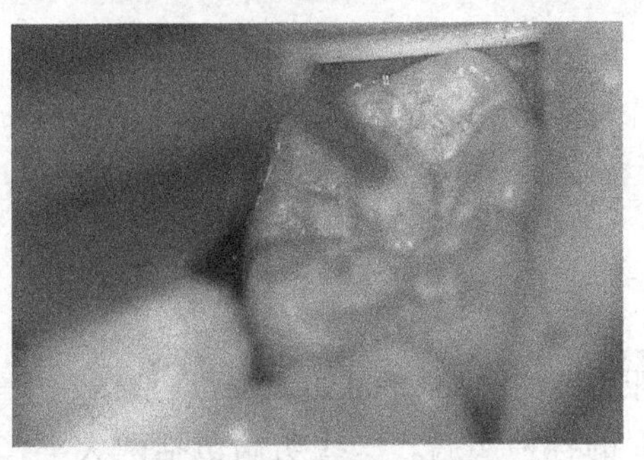

图 28－12　涂窝沟封闭剂

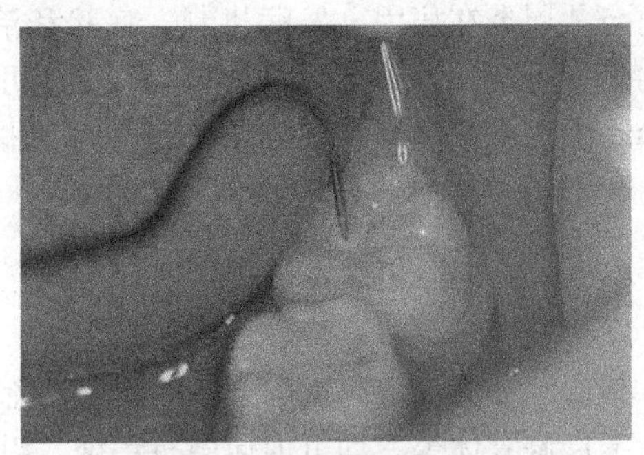

图 28－13　检查窝沟封闭情况

四、护理要点

（1）窝沟封闭剂应放置在专用的避光盒中，不用时及时关闭避光盒盖，以免过多接触光线，影响材料的性能。

（2）窝沟封闭术的成败与隔湿效果密切相关，因此治疗过程中护士应注意观察患者口内唾液分泌情况，及时更换干燥的棉卷，保持治疗面全程干燥。

（3）使用光敏固化灯固化窝沟封闭剂时，护士要注意为医、护、患佩戴护目镜，避免治疗光束对眼睛造成损害。

（4）窝沟封闭术后嘱患者定期（三个月、半年或一年）复查，观察封闭剂保留情况。如有脱落应重做封闭。对已完成封闭的儿童应做好记录，以便复查。

（王淑琴）

第二十九章　牙周病的护理

牙周病（periodontal diseases）是指发生于牙周支持组织（牙龈、牙周膜、牙槽骨和牙骨质）的各种疾病。这些疾病包括两大类，即牙龈病（gingival diseases）和牙周炎（periodontitis）。牙龈病是指只发生于牙龈组织的疾病，而牙周炎则是累及4种牙周支持组织的炎症性、破坏性疾病。牙龈病与牙周炎在病因、发病机制、症状和治疗护理上多有相似之处，但预后是不同的。牙龈病的病变可逆转，一旦病因被除去，炎症可以完全消退，牙龈组织恢复正常。但如果病因未去除，炎症未被控制，部分牙龈病可进一步发展成牙周炎。

一、牙龈炎

（一）病因病理

牙龈炎是多因素疾病，其病因分为局部因素和全身因素。局部因素中，牙菌斑是最主要的病因，牙石、食物嵌塞、不良修复体等，均可促使菌斑积聚，引起或加重龈缘炎症。全身因素可改变宿主对局部因素的反应。

牙龈炎病变局限于牙龈上皮组织和结缔组织内，组织学可见牙龈血管丛的小动脉、毛细血管和小静脉扩张。但结合上皮附着水平仍位于正常的釉牙骨质界。龈沟的加深是由于牙龈的肿胀或增生使龈缘位置向牙冠方向移动，而结合上皮的位置并未向根方迁移，此为假性牙周袋，或称为龈袋。

（二）护理评估

1. 健康史　评估患者有无牙龈病、药物过敏以及长期服用激素、避孕药病史等。

2. 身体状况

（1）牙龈炎：慢性龈缘炎多发生于前牙区，尤其下前牙区最为显著。病损局限于游离龈和龈乳头，严重者波及附着龈。

1）牙龈改变：牙龈变为鲜红或暗红色，严重时可以波及附着龈；龈乳头变为圆钝肥大，点彩消失，表面光滑发亮；质地松软脆弱，缺乏弹性。

2）龈沟深度：龈沟探诊可加深达3mm以上，形成假性牙周袋。

3）探诊出血：牙龈轻触（或探诊）即出血。

4）龈沟液增多：龈沟液渗出增多，重者牙龈沟溢脓。

5）自觉症状：常有刷牙或咬硬物时出血，并有口臭，局部牙龈发痒、肿胀等不适。

（2）青春期牙龈炎：好发于前牙唇侧的牙龈乳头及龈缘，唇侧牙龈乳头肿胀呈球状突起，牙龈暗红或鲜红色，光亮，质地软，探诊易出血，刷牙或咬硬物时有出血，伴口臭等。

（3）妊娠期牙龈炎：患者妊娠期全口牙龈缘和龈乳头充血呈鲜红色或发绀、松软而光亮。触探极易出血。吮吸或进食时易出血，一般无疼痛。严重者龈缘可有溃疡和假膜形成。通常患者妊娠前已有龈缘炎，妊娠2～3个月后开始出现明显症状，至8个月时达到高峰。

妊娠期牙龈瘤常发生于单个牙的牙间龈乳头，有蒂或无蒂，生长较快，易误诊为肿瘤。一般出现于妊娠4～6个月。

3. 辅助检查　X线检查示无牙槽骨吸收。

4. 心理－社会状况

（1）了解患者是否因牙龈慢性红肿、出血、口臭等产生压抑、自卑心理。妊娠者担忧疾病会影响到胎儿的健康和发育，极易产生焦虑状态。

（2）评估患者对疾病的治疗程序、配合方法、费用、预后了解情况以及对口腔卫生保健掌握情况等。

（三）治疗要点

控制菌斑，消除炎症，恢复牙周组织的生理形态和功能，维持长期疗效，防止复发。

（四）常见的护理诊断及医护合作问题

（1）牙龈组织受损：与牙龈炎症有关。

（2）舒适的改变：与牙龈红肿、出血等有关。

（3）自我形象紊乱：与口臭、牙龈红肿有关。

（4）知识缺乏：与缺乏牙龈疾病及自我护理的相关知识有关。

（5）焦虑：与担心疾病预后，妊娠期牙龈炎患者担心影响胎儿健康有关。

（五）护理目标

（1）患者了解牙龈炎特点、治疗方法及预后。

（2）能掌握自我控制菌斑的方法。

（3）牙龈炎症逐渐减轻或消失，口臭消除。

（4）青春期牙龈炎患者纠正用口呼吸的习惯。

（六）护理措施

1. 心理护理　详见口腔内科患者的常规护理。

2. 保持诊室清洁　治疗前予0.2%氯己定液含漱1min，减少洁治时喷雾的细菌数量，减少诊室的空气污染；尽量打开门窗，使诊室内空气流通；每天用清水加入洗涤剂拖地两次，地面污染及时用0.5%含氯消毒液拖地；每天用紫外线空气消毒两次，每次1h，或装置空气过滤设备。

3. 基础治疗护理　在口腔内科患者的常规护理基础上，结合各种基础治疗的特点，实施护理。

（1）龈上洁治术的护理

1）用物准备：超声波洁牙手机及龈上工作尖1套、慢机弯机头1个、抛光杯、抛光膏、3%过氧化氢液及0.2%氯己定冲洗液。

2）护理配合：协助患者用0.2%氯己定含漱清洁口腔。向患者解释术中可能引起的不适，如酸、痛、胀、牙龈出血等，取得合作。保持术野清晰，调节体位及光源，及时吸唾。

洁治：开机后根据牙石厚薄调节洁牙机频率和功率，踩脚踏开关，左手握持口镜牵拉口角，右手以握笔式握持洁牙机手柄，使龈上工作尖的前端与牙面平行或 $<15^\circ$ 角接触牙石的下方来回移动，利用超声振动击碎并震落牙石。对于牙间隙难以清除的牙石，可用手动洁治器清除。对种植牙应换特殊仪器，如塑料器械和钛刮治器等处理。

抛光：安装抛光杯于慢机弯机头上，蘸抛光膏于牙面进行抛光。可稍施压力使抛光杯的薄边缘伸入龈下，使牙面光洁无刻痕。

清洁口腔：用三用枪进行口腔冲洗，并及时吸干液体。

冲洗消毒：用3%过氧化氢液及0.2%氯己定冲洗液进行龈袋交替冲洗，冲洗完毕嘱患者漱口。

3）健康指导：①告知患者洁牙后短期内可能出现冷热敏感不适，随着时间的延长会好转。如症状加重，应随诊。②出血观察及处理，术后24h内有少量渗血属正常，嘱术后当天勿进食过热食物。③预防感染，进食后注意漱口，保持口腔清洁，正常刷牙，预防感染。④准确记录，嘱患者1周后复诊。

（2）牙龈手术的护理：常用的牙龈手术方法包括牙龈切除术、牙龈成形术。

1）用物准备：灭菌手术衣、手套、口罩、帽子，牙龈手术包1个（口镜、探针、镊子、刀柄、牙龈分离器、弯血管钳、方纱、孔巾、斧形刀、龈乳头刀、强吸管、弯眼科剪、牙周探针），以及刀片、无菌手套、龈上洁治器、局部麻醉药、0.2%氯己定、生理盐水、注射器、牙周塞治剂。

2）护理配合

心理护理：患者术前多有紧张、恐惧心理，表现在担心术中出血多、疼痛、术后影响饮食、发音和美观等。针对患者的实际情况做好解释工作，给予理解、关心、安慰，让患者有安全感。帮助患者了解手术意义、预后及风险。

环境准备：手术在门诊独立治疗室或专用小手术室进行，室内应舒适、安静，使患者身心放松，配合手术治疗。

患者准备：协助患者用0.2%氯己定含漱，调整患者位置，使患者仰卧在手术牙椅上，充分暴露手术视野。

麻醉：协助医师局部麻醉。

术前消毒：协助医师用0.2%氯己定消毒棉球消毒手术区．消毒范围为口唇周围半径5cm。

术中配合：

巡回护士：①打开无菌手术包。②添加手术所需用品、敷料。③涂消毒凡士林或石蜡油在病人口角及上下唇，防干燥皲裂及牵拉时间过长受损伤。④术中注意观察患者的脸色及生命体征，及时询问、了解患者的感觉，发现异常，及时配合处理。⑤随时提供手术需要的器械、用物。⑥保持术野清晰，及时调节光源。⑦手术结束后，调拌牙周塞治剂，与洗手护士共同清点器械、敷料。

洗手护士：①铺孔巾，与手术区域相连形成一个无菌区，且方便手术者操作为宜。②标定手术切口的位置，递牙周探针给医师检查牙周袋情况，用探针或印记镊在袋底位置相应的牙龈表面刺一出血点，作为切口位置。③递15号刀片或斧形刀做连续切口，使龈缘成扇贝状外形，递龈乳头刀或11号尖刀将牙龈乳头切断，从而切除增生的牙龈。④递龈上洁治器刮除切下的边缘龈组织和邻面牙间龈组织，然后刮净牙面残留的牙石、病理肉芽组织及病变的牙骨质。⑤修整牙龈，递弯眼科剪修整牙龈边缘，恢复正常生理外形。⑥递生理盐水冲洗创面，纱布压迫止血，检查创面，外敷牙周塞治剂。⑦与巡回护士清点器械、敷料，确保无误。⑧用湿纱布清洁患者唇周血渍，揭去孔巾，撤离手术用物。

3）健康指导：①嘱患者按医嘱服药；术后24h内术区相应面部间断放置冰袋，以减轻组织水肿。②术后1~2d内唾液会有淡红色血丝，属正常，无需处理。③嘱患者术后不要反复吸吮伤口或吐唾液，以免口内负压增加，引起出血。④术后当日可进食温凉软食或流质饮食，不宜进食过热、过硬的食物，防止出血。⑤1周内不刷术区牙。⑥进食后漱口，保持口腔清洁，使用0.2%氯己定每日含漱2次，至恢复正常刷牙；去除塞治剂后可用软毛牙刷轻轻刷牙，用牙线轻柔地清洁牙邻面。⑦男性患者应戒烟。⑧嘱患者1周后复诊，去除塞治剂。

（七）护理评价

通过治疗护理计划的实施，评价患者是否能够达到：①了解牙龈病特点、治疗方法及预后等相关知识。②口腔卫生良好。③患者口臭消失，自信加强。④口呼吸的习惯得到纠正。

二、牙周炎

牙周炎是牙龈、牙周膜、牙槽骨和牙骨质这4种牙周支持组织的炎症性破坏性疾病。

（一）病因及发病机制

微生物是引发牙周炎的始动因子。堆积在龈牙结合部的牙面和龈沟内的菌斑微生物及其产物引发牙龈的炎症和肿胀，更有利于一些厌氧菌的生长。牙石、食物嵌塞、不良修复体可加重和加速牙周炎的进展。当炎症扩延到深部牙周组织，引起牙槽骨吸收和牙周膜纤维的破坏，导致牙周袋的形成（图29－1）。

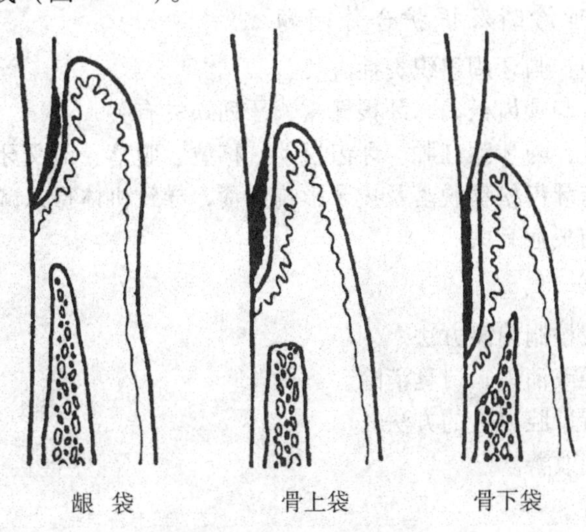

图29－1　牙周袋的类型

（二）护理评估

1. 健康史　详见牙龈炎的健康史。

2. 身体状况

（1）慢性牙周炎：有牙龈炎症、牙周袋形成、牙槽骨吸收和牙齿松动四大典型症状。重度牙周炎还伴有牙龈萎缩、牙根暴露、根面暴露、根面龋、牙周脓肿、牙周溢脓、口臭、食物嵌塞以及逆行性牙髓炎等。

（2）侵袭性牙周炎：早期口腔卫生状况一般较好，牙周组织破坏程度与局部刺激物的量不成正比。病变好发于第一恒磨牙和上下切牙，左右对称。一般不侵犯乳牙。早期出现牙齿松动和移位，病程进展很快。20岁左右牙齿松动严重，自动脱落或需拔除。

（3）牙周脓肿：患者就诊时可有急性面容、体温升高、淋巴结肿大等。急性牙周脓肿发病突然，在患牙的唇颊侧或舌腭侧牙龈形成椭圆形或半球状的肿胀。牙龈发红、水肿，表面光亮。脓肿的早期炎症浸润广泛，组织张力较大，疼痛较剧烈，可有搏动性疼痛。因牙周膜水肿，患牙有“浮起感”、叩痛、松动明显。脓肿的后期脓液局限，扪诊有波动感，疼痛稍减轻。此时指轻压牙龈可有脓液自袋内流出，或脓肿自行从表面破溃，肿胀消退。脓肿可以发生于单个牙齿，也可同时发生于多个牙齿，或此起彼伏。慢性牙周脓肿一般无明显症状，可见牙龈表面有窦道开口，挤压时有少许脓液流出。

3. 辅助检查　X线检查显示，慢性牙周炎牙槽嵴顶高度降低，有水平及垂直骨吸收。侵袭性牙周炎可见第一磨牙邻面有垂直型骨吸收，在切牙区多为水平骨吸收。牙周脓肿可见骨嵴破坏，可有骨下袋。

4. 心理－社会状况　患者因口臭、牙龈红肿、出血可有自卑、焦虑心理，因疼痛患者可出现烦躁、性格变化等。

（三）治疗要点

通过洁治术、刮治术，彻底清除牙石，平整根面，控制菌斑，改善咀嚼功能，止痛，控制感染，脓肿切开引流，牙周手术。

（四）常见的护理诊断及医护合作问题

（1）牙周组织受损：与牙周组织炎症有关。

（2）舒适的改变：与牙齿松动、牙根暴露、牙列缺失有关。

（3）自我形象紊乱：与牙龈红肿、牙齿松动、移位、脱落、戴义牙等有关。

（4）营养失调：与牙齿松动脱落及拔牙影响进食，导致机体摄入减少有关。

（5）体温过高：与炎症有关。

（五）护理目标

（1）患者掌握自我控制菌斑方法。

（2）牙周炎症减轻或消失，口臭消除。

（3）患者掌握保持口腔卫生的方法。

（4）营养状况得到改善。

（5）体温恢复正常。

（六）护理措施

1. 龈上洁治术的护理

2. 龈下刮治术（根面平整术）的护理　龈下刮治术通常在洁治术后待龈炎减轻、出血减少时进行。

（1）用物准备。麻醉药品，3%过氧化氢、0.2%氯己定冲洗液，洁牙机手柄及龈下工作尖，龈下刮治器1套，超声治疗仪。

（2）护理配合

1）患者准备：调节体位与光源，暴露术野，观察局部黏膜健康状况；告知患者术中配合事项，减少患者心理负担；协助患者用0.2%氯己定冲洗液含漱；协助医师进行局部麻醉。

2）安装洁牙机手柄及龈下工作尖并传递给医师。

3）保持术野清晰：调节光源，协助牵拉口角，用弱吸及时吸唾，用细头的强吸管及时吸除术区的血液。

4）根据患牙的位置选择合适的刮治器并及时传递，用乙醇棉球擦拭器械表面血液及肉芽组织。

5）术区冲洗：递3%过氧化氢、0.2%氯己定液交替冲洗，牙周袋上药。

6）观察病情：密切观察患者全身情况，及时向医师汇报。

（3）健康指导：①指导患者正确刷牙及使用牙线、牙缝刷，控制菌斑。②麻醉过后可能会有疼痛，嘱患者按医嘱服用镇痛药，缓解疼痛。③术后患者休息30min无明显渗血方能离开。④术后不要反复吸吮或吐唾，以免口内负压增加，引起出血。⑤术后当日可进食温凉软食或流质饮食，不宜进食过热、过硬的食物，防止出血。⑥按医嘱服用抗生素，并观察服药后有无不良反应。⑦进食后注意漱口，保持口腔清洁，术后当天正常刷牙，预防感染。⑧嘱病人1周后复诊，分区刮治，刮治完成后1、3、6个月复诊。

3. 调𬌗的护理

（1）用物准备：快速手机、慢速手机、各种车针、咬合纸、蜡片、抛光杯、抛光膏等。

（2）护理配合

1）传递咬合纸，嘱患者做各种咬合动作，协助医师找出早接触或𬌗干扰的牙和部位。

2）调磨：根据调𬌗的部位，高速手机安装合适的车针，递给医师调磨。

3）抛光：慢速手机装上抛光杯，蘸抛光膏递给医师，抛光调磨的牙齿。

4）余同口腔内科患者的一般术后护理常规。

4. 松牙固定术的护理

（1）用物准备。结扎钢丝（多用不锈钢软细丝）、钢丝剪1把、钢丝结扎钳2把（平头）、持针钳1把、推压器1支、复合树脂等。

（2）护理配合

1）保持视野清晰：及时调节光源、吸唾，协助暴露术野。

2）选择合适直径的不锈钢丝，长度为结扎牙长度的2倍多，5cm左右，并从中央弯成"U"形，传递给医师。

3）钢丝结扎：及时传递持针钳、结扎丝、钢丝剪、推压器等。

4）选用光固化树脂加强固定，按光固化树脂修复术护理。

（3）健康指导：①指导患者加强口腔卫生的方法，严格控制菌斑。②嘱患者勿用患牙咬硬物。

5. 牙周手术的护理　常用的牙周手术方法有翻瓣术、磨牙远中楔形瓣手术、骨成形术、骨切除术、植骨术等。

（1）用物准备：牙周手术包1个（内置骨膜分离器、龈下刮治器、牙周探针、骨凿、骨挫、小弯剪刀、线剪、吸唾管、刀柄、缝合用物1套、纱布等），遵医嘱备特殊材料如人工骨、组织再生膜等。

（2）护理配合

1）巡回护士：①见牙龈手术护理。②需植入人工骨或组织再生膜者，应备好灭菌生理盐水。

2）洗手护士：洗手护士应戴无菌手套，配合手术护理。

铺孔巾：与手术区域相连形成一个无菌区，且方便手术者操作为宜。

切口：递手术刀给医师进行切口，牵拉口角，暴露术野。及时用强吸管吸除术区血液，保持术野清晰。吸引器必须保持通畅，及时用蒸馏水抽吸冲洗管道，防止血凝块堵塞管腔。

翻瓣：递骨膜分离器进行龈瓣的翻开，暴露病变区。

刮治和根面平整：递刮治器刮除暴露根面和病变处的肉芽组织，刮净牙根表面的牙石及牙骨质。

手术部位冲洗：0.2%氯己定与生理盐水递给医师进行交替冲洗，及时清除术中刮除的结石及炎性组织。

协助龈瓣复位：用湿纱布压迫，使之与根面贴合。

协助缝合：缝合完毕检查口腔内是否有残留的物品，防止发生意外。协助在创口处敷牙周塞治剂。

清点器械：与巡回护士清点器械、敷料，确保无误。用湿纱布清洁患者唇周血渍，揭去孔巾，撤离手术用物。

（3）健康指导：嘱患者1周后复诊拆线，植骨术后10～14d拆线，6周复诊观察牙周情况。

6. 牙周脓肿的护理　患者就诊时局部肿胀明显，疼痛难忍，甚至伴有发热等全身症状，接诊时应注意病情观察，安排优先就诊。体温异常者，注意监测体温变化，及时对症处理。需切开排脓时，遵医嘱准备局部麻醉药并协助注射，递11号刀片进行脓肿切开，递生理盐水、3%过氧化氢、0.2%氯己定溶液交替冲洗，用棉球协助擦干脓血，递引流条置切口引流脓液。嘱患者24～48h内复诊，拔除引流条。

（七）护理评价

通过治疗和护理计划的实施，患者是否能够达到：①了解慢性牙周炎的相关知识，保持口腔卫生及定期复查。②掌握自我控制菌斑方法。③牙周炎症状减轻或消失。④能及时修复缺失牙齿，恢复美观。⑤营养失调改善。⑥体温恢复正常。

三、牙周病健康指导

（1）保持良好的口腔卫生习惯：每天早晚两次彻底刷牙，每次3min。饭后漱口，少食糖类食物，不能口含食物睡觉。

（2）采用正确的刷牙方法。

（3）正确使用牙线。

（4）控制菌斑。坚持不懈采用正确方法刷牙，并定期到医院检查、治疗，及时清除菌斑，预防牙周病的发生。

（5）去除和控制与牙周病关系密切的不良因素：积极改善食物嵌塞，对𬌗创伤的牙齿进行调𬌗，有吸烟嗜好者应戒烟，预防和矫治错颌畸形。

（6）疾病常识及巩固疗效的指导。牙周病是一种反复发作的疾病，需定期检查预防复发。牙周治疗完成后，一般 2～3 个月后复查一次，每 6～12 个月做一次洁治术，维护牙周组织健康。

（7）口腔卫生保健知识指导。建议均衡饮食，经常补充富含蛋白质、维生素 A、维生素 D、维生素 C 及钙和磷的营养食物，增强牙周组织对致病因子的抵抗力和免疫力。

四、牙周专科器械养护

洁治器和刮治器的锐利与否和治疗工作密切相关。为了确保有效地去除牙石，必须保持其正常的外形、结构和锋利度，以减少患者在治疗中的创伤和痛苦，减轻操作者的劳动强度，提高工作效率。因此在治疗前及治疗中，需检查器械刃部是否锋利，并及时加以琢磨。

1. 器械琢磨的原则

（1）根据器械的特点选择合适的磨石。

（2）在磨锐前、后器械需进行严格消毒。

（3）器械在琢磨时需要水或矿物油，琢磨刀缘时必须保持器械原有的角度，尽量避免破坏器械的原有形态，尤其是正面和侧面的夹角角度，要正确掌握磨石与器械的用力方向。

（4）琢磨时器械和磨石需握持稳定，用力均匀，避免过大的压力，切忌刻刺磨石。

2. 磨石　器械琢磨的磨石按其质粒的大小分为粗细两种。粗磨石的磨削作用较快，常用于钝器械的磨锐；细磨石的磨削作用较慢，用于器械最后的琢磨或轻度变钝的器械。

3. 超声洁牙器械

（1）清洁：超声洁牙手柄使用后及时用乙醇棉球将表面的血迹清洁干净，用卸针器将工作尖卸下，工作尖及超声手柄分别放在多酶液中超声清洗。超声洁牙手柄由于带有小电机，柄部不能浸泡于水中。工作尖连接处用小刷子清洗，擦干。

（2）包装：工作手柄用纸塑袋包装封口，工作尖使用专用的工作尖盒消毒，以免损坏。

（3）灭菌：压力蒸汽灭菌法灭菌。

（4）使用前准备：将工作尖装在超声手柄上，并检查超声洁牙手柄连接牙椅电源处是否干燥，保证电源不出故障。

（王淑琴）

参考文献

[1] 孙鹏，张辉，韩永成，等．北京市2011—2012年12岁儿童口腔健康调查分析．北京口腔医学，2013，21（4）：230－233.

[2] 赵吉宏．口腔颌面外科门诊手术操作规范与技巧．北京：北京大学医学出版社，2015.

[3] 上官索奕，郭向晖，柳静，等．12岁人群恒牙龋病抽样调查分析．医学研究杂志，2012，41（5）：121－123.

[4] 潘亚萍．口腔内科．辽宁：辽宁科学技术出版社，2009.

[5] 朱智敏．口腔修复临床实用新技术．北京：人民卫生出版社，2014.

[6] 曹采方．临床牙周病学．北京：北京大学医学出版社，2012.

[7] 王翰章．口腔颌面外科手术学．北京：科学技术文献出版社，2009.

[8] 束蓉．临床牙周病治疗学．北京：世界图书出版社，2011.

[9] 高学军，岳林．牙体牙髓病学．第2版．北京：北京大学医学出版社，2013.

[10] 陈慧．现代临床口腔病诊疗学．北京：科学技术文献出版社，2012.

[11] 陈启林．错颌畸形患者口腔正畸治疗的疗效观察．临床合理用药杂志，2012，5（21）：125.

[12] 葛久禹．根管治疗学．第2版．南京：江苏科学技术出版社，2008.

[13] 孟焕新．牙周病学．第4版．北京：人民卫生出版社，2012.

[14] 傅锦业，高静，郑家伟，等．口腔癌相关危险因素的流行病学调查分析．中国口腔颌面外科杂志，2011，9（4）：316－322.

[15] 樊明文．牙体牙髓病学．第4版．北京：人民卫生出版社，2012.

[16] 岳松龄．现代龋病学．北京：科学技术文献出版社，2009.

[17] 周学东，王翰章．中华口腔医学．第2版．北京：人民卫生出版社，2009.

[18]（丹）贝蒂，梅尔森．白玉兴，厉松，译．成人口腔正畸学．辽宁：辽宁科学技术出版社，2013.

[19] 刘宝林．口腔种植学．北京：人民卫生出版社，2011.

[20] 顾迎新，朱亚琴．锥束CT（CBCT）在牙体牙髓病诊治中的应用进展．牙体牙髓牙周病学杂志，2009，19（4）：238－244.

[21] 胡德渝．预防口腔医学．第6版．北京：人民卫生出版社，2012.

[22] 张震康，俞光岩．实用口腔科学．第3版．北京：人民卫生出版社，2009.

[23] 于飞．口腔常见疾病．江苏：江苏科学技术出版社，2011.

[24] 罗颂椒．当代实用口腔正畸技术与理论．北京：科学技术文献出版社，2010.

[25] 岳林．根尖周炎临床诊断和预后与组织病理学表现的相关性（二）讲座．中华口腔医学杂志，2010，45（4）：245－248.

[26] 林海，李龙江．口腔感染疾病诊疗常规．天津：天津科学技术出版社，2004.
[27] 赵铱民．口腔修复学．第 7 版．北京：人民卫生出版社，2012.
[28] 中华口腔医学会牙本质敏感专家组．牙本质敏感的诊断和防治指南．中华口腔医学杂志，2009，44（3）：132－134.
[29] 林野．口腔种植学．北京：北京大学医学出版社，2014.
[30] 俞光岩．口腔颌面外科手术精要与并发症．北京：北京大学医学出版社，2011.
[31] 谷志远．口腔临床操作技术丛书．北京：人民卫生出版社，2010.